谨以此书献给国家组团式医疗援藏事业

乡村全科医学

主　编　李　欣　龙梅菁　秦　伟
副主编　李　梅　黄晓忠　郭予雄
顾　问　郭　强　许培海　袁卫红

科学出版社
北　京

内 容 简 介

近年我国在建立全科医师制度过程中，乡镇基层医疗卫生机构存在培养师资力量短缺、培养周期长等问题，致使偏远山区、乡村就医问题一直是一个难题。本书是专为身处乡镇基层医疗机构的乡村医务人员编写的一本乡村全科医师培训及工作指导用书。编者从医学人文、公共卫生和全科医疗3个方面系统介绍了医学心理、医学伦理、卫生法规、职业素质、公共卫生策略、健康教育、法定传染病及突发公共卫生事件，以及各系统常见病、多发病的临床表现、诊断与鉴别诊断、治疗及预后等内容。重点对30余种常见症状和100余种疾病的病因、临床特点、诊断思路进行了细致讲解。

本书可作为乡村全科医师培训用书，也可供乡村医师自学及工作参考使用。

图书在版编目（CIP）数据

乡村全科医学 / 李欣，龙梅菁，秦伟主编. —北京：科学出版社，2020.1
ISBN 978-7-03-063533-4

Ⅰ.①乡… Ⅱ.①李… ②龙… ③秦… Ⅲ.①家庭医学 Ⅳ.①R499

中国版本图书馆CIP数据核字（2019）第264643号

责任编辑：郝文娜 张利峰 / 责任校对：张 娟
责任印制：赵 博 / 封面设计：吴朝洪

科学出版社 出版
北京东黄城根北街16号
邮政编码：100717
http://www.sciencep.com
保定市中画美凯印刷有限公司印刷
科学出版社发行 各地新华书店经销
*
2020年1月第 一 版 开本：787×1092 1/16
2025年4月第二次印刷 印张：41
字数：997 000

定价：169.00元

（如有印装质量问题，我社负责调换）

编著者名单

主　编　李　欣　广东省人民医院
龙梅菁　广东省人民医院
秦　伟　中山大学附属口腔医院
副主编　李　梅　中山大学孙逸仙纪念医院
黄晓忠　广东省人民医院
郭予雄　广东省人民医院
顾　问　郭　强　全国第八批援藏工作队
许培海　国家卫生健康委干部培训中心
袁卫红　西藏自治区林芝市人民医院
编　者　（按姓氏汉语拼音排序）
蔡国栋　佛山市南海区人民医院
蔡银娇　罗定市人民医院
陈宏博　江门市中心医院
陈洁冰　中山大学附属第一医院
陈　森　广东省人民医院
陈苑莉　中山大学附属第三医院
陈祖辉　暨南大学附属第一医院（广州华侨医院）
代　群　中山大学附属第三医院
甘　翔　深圳市人民医院
郭予雄　广东省人民医院
何海威　广东省人民医院
何楷然　广东省人民医院
洪一梅　广东省人民医院
胡　北　广东省人民医院
黄尚军　广东省人民医院
黄晓忠　广东省人民医院
黄燕惠　深圳市宝安区慢性病防治院
黄莜然　广东省人民医院
黄泽娜　广东省人民医院
江稳强　广东省人民医院
黎翠芳　肇庆市端州区妇幼保健院
李剑波　中山大学附属第一医院
李　烈　中国科学院大学深圳医院（光明）
李　梅　中山大学孙逸仙纪念医院
李伟峰　广东省人民医院
李伟光　南方医科大学南方医院

李　欣　广东省人民医院
李　越　香港大学深圳医院
林　晓　广东省人民医院
林晓军　广东省人民医院
林艳雅　福建省莆田市莆田学院附属医院
林　颖　中山大学附属第三医院
刘宝娟　广东省人民医院
刘桂金　清远市中医院
刘玉梅　广东省人民医院
柳　学　广东省人民医院
龙梅菁　广东省人民医院
马　飞　广东省人民医院
莫金凤　佛山市第一人民医院
倪锡河　珠海市疾病预防控制中心
彭玉维　江门市中心医院
区永光　肇庆市中医院
饶东平　江门市中心医院
施琳莉　广东省人民医院
宋慧东　广州市第十二人民医院
苏荣琴　中国医学科学院阜外医院深圳医院
孙占鹏　广东省人民医院
陶伍元　深圳市宝安人民医院
王树水　广东省人民医院
王秀龙　深圳市宝安区松岗人民医院
魏永新　汕头市中心医院
肖　林　江门市中心医院
杨　航　广东省人民医院
杨仁强　广东省人民医院
杨　轶　佛山市三水区人民医院
杨中萌　中山大学附属第五医院
叶　根　广东省人民医院
易燕桃　肇庆市第二人民医院
游　伟　佛山市顺德区北滘医院
余　健　暨南大学附属第一医院（广州华侨医院）
曾月玲　广州市中西医结合医院
詹伟峰　广东省人民医院
詹文锋　广东省人民医院
张略韬　广东省人民医院
张燕婷　惠州市第二人民医院
张宇昕　广东省人民医院
甄享凡　广东省人民医院
郑崇伟　广东省人民医院
郑贵浪　广东省人民医院
朱高峰　广东省人民医院

序　一

1994 年开始，中央决定按照“分片负责、对口支援、定期轮换”的方式开展对口支援西藏工作。20 多年来，中央主管部门牵头抓总，承担对口支援任务的有关省市、中央国家机关、中央企业先后选派 8 批次干部人才进藏工作。投入 460 多亿元，建成 1 万余个重点援藏工程，形成了以干部人才援藏为龙头，经济援藏、智力援藏、科技援藏、企业援藏、就业援藏及医疗教育人才“组团式”援藏等相结合的全方位、多渠道、宽领域的援藏格局。一批又一批援藏干部继承发扬“老西藏精神”“两路精神”，用坚韧植根雪域高原，用真情书写援藏情怀。

医疗人才“组团式”援藏是中共中央组织部、国家卫健委贯彻落实中央第六次西藏工作座谈会精神的重要部署。通过医疗人才“组团式”援藏的深入实施，解决了许多西藏长期想解决而未解决的难题，办成了西藏几代人想办而没有办成的大事，一项又一项医学空白被填补，一个又一个医疗记录被开创，各族群众在家门口就可以享受到内地高水平的医疗服务。

《乡村全科医学》的出版解决了一直以来三级医疗对口帮扶缺乏科学理论依据这一难题，创新性地提出了帮扶医学的新概念，为将来高效、合理、可实现、可持续的援藏工作注入了新的力量，必将为提高西藏整体医疗水平做出巨大的贡献。

第八批援藏干部人才总领队、西藏自治区党委组织部副部长　郭　强

2019 年 5 月

序　二

按照中共中央和广东省委、省政府对口支援西藏的部署，一批批广东医师肩负医疗援藏的使命轮番来到林芝市，国家领导人对西藏人民健康事业的特殊关怀更使他们增添了责任感和动力。广东医师不仅带来了先进的医疗设备和技术，而且于 2015 年又采用医疗人才“组团式”援藏的新模式和林芝市医护人员一起谱写新篇章。

医疗人才“组团式”援藏由国家卫健委和对口支援省市指派医院成批次组团选派医疗骨干，支持医院的科室和人才队伍建设，整体提升医疗服务能力和管理水平，每批次确定重点科室和具体目标，援助结束时进行考核。广东的医疗人才遍布整个林芝地区，广州、深圳、珠海、东莞、中山、惠州、佛山 7 个市级的三级甲等医院“点对点”对口支援林芝市六县一区的县级医院，巴宜区卫生服务中心异地新建，波密县医疗急救体系、墨脱县卫生医疗设施改建工程等一个个基础项目拔地而起，他们根据当地的医疗卫生情况制定规划，派出医疗骨干开展帮扶，使基层医院的管理水平和医疗服务能力得到显著提升，大批县级医院顺利通过综合医院等级评审。

在 2015 年帮扶林芝市人民医院通过“三级乙等医院”评审以后，广东省委省政府更为重视，连续两届省委书记、省长年年亲临林芝市人民医院指导工作，并拨付专项资金 8000 万元用于“三级甲等医院”创建工作，广东省卫健委段宇飞主任也多次强调“有求必应，抓好落实”，帮扶力度之大前所未有，医院迎来了历史上前所未有的好时机。

林芝市人民医院创“三级甲等医院”成功以后，肩负更多的责任是辐射带动作用，《乡村全科医学》的出版就是最好的诠释，提高县乡各级医疗服务人员的理论素养，让他们有机会学习新理论、掌握新技术，不断提高诊治水平，为广大患者提供更优质的服务。

林芝市委副书记、常务副市长、广东省第八批援藏工作队领队　许典辉

2019 年 5 月

序 三

广东省“组团式”援藏医疗人才进入林芝市人民医院已有 3 年多时间，涉及医院管理、临床科室等 10 多个专业领域。在医疗“组团式”援藏人才的帮扶下，林芝市人民医院已经发生了翻天覆地的变化。

为加速我院学科建设，广东省 11 家“三级甲等医院”采取“院包科”的方式，以自身最强的学科支援林芝市人民医院 17 个科室，精准援助，效果显著，不断刷新新技术、新项目开展数目，不断填补区域医疗空白。在人才培养方面，医疗“组团式”人才分别与所在科室签订帮扶协议，与本地医疗骨干建立“师带徒”关系，加紧培养本地医疗人才，变“输血”为“造血”。援藏专家还肩负培训职责，辐射全市，将林芝市人民医院打造成西藏地级市唯一的全科医师培训基地，建立起与所属县、乡、村相连的医疗网络。近几年来，医院在门诊量、住院人次、手术人次、业务收入、开发新技术和应急能力等方面均有大幅提高。

为充分利用和开发医疗“组团式”援藏人才资源，我院大力引导区域医疗中心与基层医疗集团建立医疗联盟，通过派遣专家、专科共建、业务指导等方式，支持基层医疗集团提高技术水平。为了全区域更流畅高效的医疗运行，《乡村全科医学》这本书孕育而生，本书的内容不限于各临床专科技术、影像诊断、护理服务等，而是不断在实际工作中寻找医疗、护理过程中的薄弱环节，逐个规范提高，致力于提高林芝市整体诊疗水平。

林芝市人民医院党委书记　袁卫红

2019 年 5 月

前　　言

2015 年 8 月中央第六次西藏工作座谈会，要求加快摘掉西藏缺医少药的“帽子”，为此，医疗人才组团式援藏工作正式拉开序幕，西藏医疗卫生事业加快了发展步伐。

广东省医疗人才组团式援藏队，坚决贯彻落实中央、自治区关于医疗人才组团式援藏工作的各项决策部署，坚持将“合理、可实现、可持续、可评价”总原则贯穿始终，创造性地提出柔性医疗援藏模式，始终把提升管理水平和医疗服务能力作为根本任务。通过几年的持续努力，帮扶林芝市人民医院成功创建三甲医院、国家住院医师规培基地和国家现代医院管理制度试点医院，林芝市基本实现了“两降一升”和“三不出”的总目标。

由于自然条件制约，西藏乡村全科医生大多工作在农牧区医疗卫生第一线，普遍存在理论知识薄弱、综合业务能力偏低。为进一步提高乡村全科医生的临床技能、各种常见病诊断治疗、疾病预防控制能力，我们组织广东省第四批组团式和广东省第二批柔性医疗援藏队专家一同编写了这本《乡村全科医学》。本书知识全面，强调内容条理化，诊断标准化，治疗具体化；叙述深入浅出，简明扼要，通俗易懂，突出实用性；对乡村全科医生诊疗工作具有重要的指导作用和参考价值。

一次援藏行，一生援藏情；西藏各族群众的信任给了编者们无限动力。编者们舍小家，顾大家，发扬缺氧不缺精神的高尚品格，在繁忙的援藏工作之余完成各自承担的编写任务；他们也为能够参与到这份工作中感到光荣和自豪。希望本书能为西藏各基层医疗工作者提升诊疗水平有所帮助，为持续改善西藏各族群众健康状况贡献一份力量。在此诚挚感谢各位编者。援藏战友情谊，值得终生铭记。

广东省第四批组团式医疗援藏队成员：李欣 黄晓忠 许燕 李剑波 杨春华 王东烨 李梅 李伟光 陈彰圣 吴文 刘利东 单宏波 袁晓兰 余健 陈祖辉 王斌 姜丽 秦伟。

广东省第二批柔性医疗援藏队成员：杨中萌 宋慧东 张结莲 李越 甘翔 张立民 李振宇 刘桂金 刘礼胜 朱家茂 王涛 杨轶 韩晓逢 李斌 贾建军 邓武坚 彭玉维 蔡银娇 万泽民 区永光 钟敏之 李杰生 代群 张丹丹 彭锦绍 蔡国栋 易燕桃 赖跃勤 刘顾武 莫就如 陈洁冰 罗辉 陈彩平 王秀龙 黎翠芳 赖晓霞 刘娟琴 邓思敏 曾月玲 陈泽涛 李烈 占世荣 李伟容 刘昌胜 余苑玲 李辉文 陈云 杨筱玲 魏永新 吴逢春 陈经雕 黄燕惠 倪锡河 莫金凤 董海鹏 陈柳珊 刘运芝 冯凡凡 韩杰 王惠丽 刘向娇 陈苑莉

广东省第三、第四批组团式医疗援藏队队长　李　欣

2019 年 12 月 12 日

目　　录

第一部分　概　　论

第 1 章　绪论 …………………………… 3
第一节　乡村全科医学概述 ……………… 3
第二节　帮扶医学概述 …………………… 5
第 2 章　医学心理 ……………………… 8
第一节　概述 ……………………………… 8
第二节　乡村医疗服务中的心理问题 …… 9
第 3 章　医学伦理 ……………………… 15
第一节　概述 ……………………………… 15
第二节　乡村医疗服务中的伦理问题 … 16
第 4 章　卫生法规 ……………………… 21
第一节　执业医师法 ……………………… 21
第二节　处方管理办法 …………………… 23
第三节　抗菌药物临床应用管理办法 … 26
第四节　医院感染管理办法 …………… 36
第五节　传染病防治法 ………………… 43
第六节　疫苗流通和预防接种管理条例 … 46
第七节　突发公共卫生事件应急条例 … 48
第八节　药品管理法 …………………… 51
第九节　侵权责任法 …………………… 53
第十节　医疗事故处理条例 …………… 55
第十一节　中医药条例 ………………… 58
第十二节　中药品种保护条例 ………… 60
第 5 章　职业素质 …………………… 62

第二部分　公 共 卫 生

第 6 章　公共卫生策略 ………………… 67
第一节　初级卫生保健 …………………… 67
第二节　疾病预防策略 …………………… 68
第三节　基本公共卫生服务 ……………… 69
第四节　重大公共卫生服务 ……………… 70
第 7 章　健康教育 ……………………… 72
第一节　健康教育的基本概念 …………… 72
第二节　健康教育内容 …………………… 75
第三节　服务形式和要求 ………………… 81
第 8 章　法定传染病及突发公共卫生事件 ……………………… 85
第一节　传染病流行过程的三个环节及影响因素 ……………………… 85
第二节　传染病的预防与控制策略 …… 89
第三节　传染病暴发疫情及突发公共卫生事件 ………………………… 92
第四节　预防接种 ……………………… 94
第五节　消毒、杀虫、灭鼠 …………… 98
第 9 章　慢性非传染性疾病 ………… 107
第一节　慢性非传染性疾病的基本概念 … 107
第二节　高血压的健康管理 …………… 107
第三节　2 型糖尿病的健康管理 ……… 111
第 10 章　居民健康管理 …………… 114
第一节　居民健康档案管理 …………… 114
第二节　儿童健康管理 ………………… 115
第三节　孕产妇健康管理 ……………… 129
第四节　老年人健康管理 ……………… 136
第五节　严重精神障碍（重性精神病）患者健康管理 ………………… 137

第 11 章　卫生监督协管 ……………… 140
第一节　相关基本概念……………… 140
第二节　服务内容………………… 144
第 12 章　卫生管理政策 ……………… 147
第一节　新型农村合作医疗制度……… 147
第二节　国家基本药物制度…………… 149
第 13 章　基本技能 …………………… 152
第一节　卫生处理操作……………… 152
第二节　个人防护操作……………… 154

第三部分　全科医疗

第 14 章　全科医学基本知识 ………… 159
第一节　全科医疗………………… 159
第二节　全科医师………………… 168
第 15 章　常见症状 ………………… 182
第一节　发热…………………… 182
第二节　皮疹…………………… 187
第三节　水肿…………………… 190
第四节　发绀…………………… 194
第五节　结膜充血………………… 197
第六节　耳鸣和耳聋……………… 198
第七节　鼻出血………………… 199
第八节　口腔溃疡………………… 204
第九节　牙痛…………………… 205
第十节　咽痛…………………… 206
第十一节　吞咽困难……………… 208
第十二节　声音嘶哑……………… 210
第十三节　咳嗽与咳痰…………… 212
第十四节　咯血………………… 217
第十五节　呼吸困难……………… 221
第十六节　胸痛………………… 222
第十七节　心悸………………… 231
第十八节　恶心与呕吐…………… 236
第十九节　黄疸………………… 240
第二十节　腹痛………………… 243
第二十一节　腹泻……………… 246
第二十二节　便秘……………… 248
第二十三节　呕血与便血………… 249
第二十四节　尿频、尿急、尿痛…… 251
第二十五节　血尿……………… 252
第二十六节　阴道出血…………… 253
第二十七节　腰背痛……………… 255
第二十八节　关节痛……………… 256
第二十九节　头痛……………… 257
第三十节　抽搐………………… 275
第三十一节　眩晕……………… 277
第三十二节　晕厥……………… 278
第三十三节　意识障碍…………… 291
第三十四节　失眠……………… 295
第 16 章　常见病与多发病 ………… 297
第一节　呼吸系统………………… 297
第二节　心血管系统……………… 313
第三节　消化系统………………… 328
第四节　泌尿与生殖系统………… 353
第五节　血液、代谢、内分泌系统…… 369
第六节　精神、神经系统………… 375
第七节　运动系统………………… 414
第八节　小儿疾病………………… 440
第九节　传染病与性病、寄生虫病…… 473
第十节　五官、皮肤及其他………… 502
第十一节　常见肿瘤……………… 536
第 17 章　合理用药 ………………… 547
第 18 章　急诊与急救 ……………… 556
第一节　急、危、重症…………… 556
第二节　常见损伤与骨折………… 576
第三节　意外…………………… 587
第 19 章　基本技能 ………………… 607
第一节　病史采集………………… 607
第二节　体格检查………………… 609
第三节　操作项目………………… 627
第四节　医学文书书写…………… 642

第一部分

概　论

第 1 章 绪　论

第一节　乡村全科医学概述

全科医学又称为家庭医学，诞生于 20 世纪 60 年代。它是在西方国家通科医师长期实践经验的基础上，综合了现代生物医学、行为科学和社会科学的最新研究成果，是用以指导医师从事基层医疗保健第一线服务的知识技能体系。全科医学的相关概念于 20 世纪 80 年代后期传入中国，深受我国政府的重视，被视为实现“2000 年人人享有卫生保健”的重要途径，经过 20 多年的研究与实践，目前全科医学的学科地位在我国逐步确立，由全科医师提供的基于患者为中心的基层医疗服务逐渐得到社区居民的认可。新一轮医药卫生体制改革（简称医改）明确提出要积极发展社区卫生服务，要加快发展全科医学，逐步形成功能合理、方便群众的卫生服务网络，大力培养全科医师，建立一支以全科医师为主体的社区卫生服务队伍。

目前大量资料统计发现，在占中国人口 70% 的农村人口中，基层医疗人员仅占全国医疗资源的 37.15%。我国基层县、乡镇、社区及村卫生人才资源匮乏，其中农村卫生人才匮乏尤为突出。加强农村卫生事业建设、提高农民健康水平是我国社会主义新农村建设的重要方面，是当前值得关注和研究的重要课题，这才孕育而生了“乡村全科医学”这样一门学科。为了满足广大乡村医务人员学习，提高业务水平的需要，我们对乡村医师在临床诊断、治疗工作方面进行了具体的指导，使基层诊疗行为有章可循、有据可依，此有利于提高医务人员的综合素质，有利于提高医疗服务的质量，有利于加强医疗工作的管理，有利于提高人民群众的健康水平。

一、乡村全科医学的定义

全科医学是一个面向个人、家庭与社区，整合临床医学、预防医学、康复医学及人文社会学科相关内容于一体的综合性临床二级学科，其涵盖了各年龄段、性别、各个器官系统及各类健康问题和疾病。乡村全科医学则是在全科医学的专业基础上发展起来的，主要适用对象为广大的乡村医师，以乡村常见、多发疾病为研究方向，以最适合在乡村开展的诊疗操作技术为指导，其主旨是强调以基层老百姓为中心、以家庭为单位、以整体健康的维护与促进为方向的长期负责式照顾，并将个体与群体健康照顾融为一体。

二、乡村全科医学的目的

乡村全科医学研究的重点不仅是研究某些基层常见病、多发病的诊疗手段和处理技术，而更是要研究生活中广泛的健康问题、医学伦理、政策法规与善待人生的价值观。乡村全科医学既是自然科学，又是社会科学；既是技术服务，又是艺术服务。因此，发展乡村全科医学的目的就是使用自然科学和社会科学的观念与方法，把技术服务和艺术服务有机地结合为一个整体，实现医学模式转变，完善医学体系，使医学成为真正服务于人的科学，建立基层医疗的理想模式，解决我国三级医疗体系面临的现实问题。

三、乡村全科医学的研究对象

乡村全科医学的研究对象主要有乡村常见健康问题的诊断、治疗、康复和预防；个人及其健康问题，即以人为本，以健康为中心来理解患者作为一个完整的人的特征和需要；乡镇居民的健康问题，以家庭为单位，理解家庭和个人的关系及对健康的影响，服务于乡镇的全体居民。

四、乡村全科医学的特征

乡村全科医学的主要特征如下：

1. *整体医学观*　把医学看成一个整体，把患者及其健康看成一个整体，为患者及其家庭和乡镇提供整体性的服务。

2. *现代的服务模式*　用系统理论和整体论的方法来理解与解决人群和患者的健康问题，注重患者及其健康问题的背景和关系，采取整体性的社会、生物、心理服务模式来服务。

3. *独特的方法与技术*　采取以人为本，以健康为中心，以家庭为单位，以乡镇为范围，以预防为导向的服务方法，强调团队合作和人际交流等技术。

4. *独特的服务内容*　主动为乡村居民提供连续性、综合性、个体化的医疗卫生服务，讲究成本效益和成本效果。

5. *高度重视服务艺术*　乡村全科医学注重人胜于疾病，注重伦理胜于病理，注重满足患者的需要胜于疾病诊断。它在强调技术水平的同时，十分注重服务艺术的重要性。

五、乡村全科医学的发展现状及未来

乡村医师是我国农村医疗卫生服务的主要提供者，是农村基层百姓的“全科医师”，也是我国农村医疗卫生服务三级网的“网底”。农村医疗服务工作是医疗改革的重点内容，我国广大农村地区医疗服务的提供者就是乡镇卫生院卫生人员和乡村医师，他们在宣传卫生知识、开展爱国卫生运动、推行计划免疫、推行合作医疗制度、处治小伤小病等方面起到了很大的作用。乡村医师虽处在我国农村三级医疗卫生网的“网底”，但在农村基本医疗卫生工作中却起着极大的作用。按照医改“保基本、强基层、建机制”的要求，以及落实基本公共卫生服务均等化的各项任务目标，处于农村三级基层医疗卫生保健网“网底”的村卫生室和村医，需要引起各级政府卫生主管部门的重视，“网底”不能丢，“网底”更不能破。

医疗卫生事业是保障我国全面建成小康社会、实现中华民族伟大复兴这一国富民强的惠民目标的重要环节。由于国家对医疗卫生事业的投入有限，有限的医疗卫生资源分配也存在极大的不平衡性，尤其是基层医疗机构和乡镇卫生所建设还非常薄弱，全科医师的培养仍处于探索阶段。医疗卫生工作的现状与满足广大人民群众的医疗卫生需求存在较大的落差。如何打造一支能够扎根乡村且具有一定专业素质的全科医师队伍，是解决当今我国人民群众基本医疗需求的一个关键问题，它不仅关系国民的身体健康，也与我们整个国家的经济建设、社会稳定和长远发展息息相关。

要全面提升乡村医师队伍建设仅有理论指导还不够，还要从地方政府或国家层面上加强鼓励医学毕业生去农村，并从精神上、物质上给予重奖；与此同时，为在乡村就业的全科医师提供稳定的福利政策，从在职培训、学历教育、社会保障、晋升发展等诸多方面给予优先照顾；为全科医师制订相应的职称评审办法，并给予对应的岗位工资级别，从根本上解决他们的后顾之忧，从而才能真正有效改善我国乡村全科医师短缺、发展滞后的现状。

在我国新疆、西藏等边远地区还普遍存在着医疗发展落后、医疗技术水平不高、医护人员受教育程度低等现象。这些集中连片的边缘地带贫困，加之这些地区交通、文化落后，专业的医技人才不愿到这些地区工作，实现将卫生工作摆在第一位，全面保护人民健康这一目标确实存在着一定的难度，这严重影响农村卫生保健事业的发展。因此，在这些地区更需要大力发展乡村全科医学，对该部分地区的医师展开基本知识、基本技能的普及教育和培训，真正提高基层卫生技术人员的专业素质，优化基层卫生人才队伍的建设，满足各地区人民群众日益增长的基本卫生健康需求，为基层老百姓培养出合格的健康“守门人”。

第二节　帮扶医学概述

中华人民共和国成立以来，特别是20世纪70年代末，我国的卫生事业得到了长足发展，取得了显著成就，人民群众的健康水平得到明显提高，居民主要健康指标处于发展中国家前列，为带动其他欠发达国家地区的医疗发展，也体现我国作为一个医疗大国的担当，衍生了援非、援拉丁美洲、援太平洋岛国等一系列跨国医疗帮扶项目。与此同时，随着我国经济的快速增长和社会主义市场经济地位的逐步确立，我国卫生事业发展水平与人民群众健康需求及社会经济协调发展的要求不相适应，这种卫生体制长期受计划经济体制的影响而造成的结果就是卫生资源配置结构和布局不合理，东南部和经济发达省份的医疗水平发展较快，基本能跟上或赶超国际先进医疗水平，而部分西部省份和经济发展滞后的偏远地区的医疗水平则相对落后，为解决这一难题，国家提出了援藏、援疆、支边等医疗帮扶政策。各省份为响应国家号召，积极组织人力、资金、设备，对各个帮扶项目都是不遗余力、倾囊相授，帮扶效果十分明显，然而各省份由于在执行帮扶项目时未得到科学、系统地统筹规划，也产生了很多医疗资源利用不充分的情况，所以在此提出帮扶医学概念，为有效配置和利用医疗资源进行帮扶提供科学的理论依据。

1. *帮扶医学的基本概念*　帮扶医学（援助医学）是依据机构规模、地域特点、服务人口、经济基础、政策支持等因素，对受援医疗机构制订系统、高效的帮扶计划，并在技术、人才、管理、设备等多方面展开多层次、全方位的帮助和扶持。帮扶组织的职责是“指导、帮助、督促、服务”，帮扶双方应本着“优势互补、互惠互利、长期合作、共同发展”的合作原则。

2. *现阶段帮扶医学的研究思路*　解决帮扶医学研究思路首先需要回答的问题是为什么要提出“帮扶医学”这一概念。现阶段各个医疗帮扶项目基本都会遇到以下共同的困难：①受援地地域环境艰苦，多地处在高原、山区、海岛等地区，经济发展受到严重限制；②当地卫生人员长期受到历史、人文和风俗的影响，对医疗保健的认识不足，接受外来医疗新技术的能力也较差；③卫生人员数量总体不足，特别是低级别卫生机构的人员数量不足；④卫生人力资源处于结构失衡状态，各级卫生人员学历和职称普遍偏低；⑤基层医疗设备利用效率低下，相当一部分设备处于闲置和浪费状态；⑥卫生资源配置在基层存在较大不公平性，存在卫生资源配置结构失衡和数量不足的问题。

针对以上存在的共性问题，我们提出了帮扶医学的研究思路：①针对受援地特殊的地域环境特点，制订有利于卫生人员工作和生活的相关优惠政策，鼓励和引导卫生人员流向基层；

②通过对当地老百姓加强教育、宣传、培训来提高当地人员的学历层次，以及对新鲜事物的接受能力；③结合受援地的情况，因地制宜地制订适合当地情况的有关卫生技术职称评定和任职资格的标准，在保证医疗质量的前提下，不断提升中高级职称和任职资格占比；④对于基层被闲置和浪费的设备，制定本区域内设备租赁、二次出售等流转机制，提高设备利用效率；⑤制定一套科学、系统、客观的测评工具，可根据受援地服务人口、卫生需求及经济收入等因素综合测算出帮扶所需的人力、财力和物力的投入，避免卫生资源过度浪费。

3. 帮扶医学研究的核心要素　帮扶工作是一个复杂的系统，涉及人流、物流和信息流等多种因素，还涉及政府、支援医院、受援医院、支援人员、受援人员等多个层次上的多个行为主体。

帮扶医学研究的核心要素分为以下两大类。

（1）经济因素

1）经济发展水平：从经济发展水平来看，受援地大多处在贫困地区，总体发展水平与其他地区有不小的差距，虽然与其自身对比得到了提升，但在消费条件上，城乡差距较大，县、乡级别的居民健康投资意识明显落后于城镇居民。

从经济发展状况来看，随着经济发展水平逐渐提升，卫生服务需求和利用也逐渐提升，具体表现在患病率和住院率增高。由于经济发展落后，生活水平相对较低，健康状况难以得到应有的保障，人们得了病也难以得到及时的治疗。经济状况还会带来一些特殊的社会关系，使心理健康也会受到一定的影响。可见经济状况对人群健康的影响较大。

2）医疗保险状况：不同国家、不同地区的医疗保险制度都各有不同，受援地区通常会有一定优惠政策，但收入和消费水平均明显低于其他地区，以致居民住院自费的比例远高于其他地区，且社会医疗保险具有广覆盖率和低水平覆盖的特点，导致受援地居民次均住院费用高于平均水平，自费费用高抑制了居民的卫生需求，医疗服务是否免费、自费费用的多少是影响居民利用医疗服务的直接因素。

（2）非经济因素

1）环境因素

A. 自然环境：地理海拔、氧含量、日照强度、气温差异都属于自然环境特点，不同地区实际自然环境差异非常明显。不同的自然环境也带来了一些特殊疾病，使人们对卫生服务项目和服务方式有了一定的需求，要求有更多的卫生资源来适应和满足。

B. 文化生活环境：文化生活环境主要包括宗教、传统习俗、饮食特点、膳食结构。不同的地区有着不同的宗教信仰，久远而深刻的宗教影响包括饮食、起居在内的生活习惯，也影响着受援地居民的就医行为及对卫生服务的需求。影响居民健康的威胁也来自不健康的生活方式，当然这种生活方式是千百年来形成的，在满足当地居民卫生服务需求时需要考虑到当地人的生活特色，这样能更好地照顾到当地人的文化传承及心理接受程度。

C. 交通状况：受援地通常存在机构和人员总量不足的问题，再加上交通不便，造成医疗资源的地域分布密度更小，获得医疗资源服务的距离更长，地理可及性因素影响了他们是否选择就医及选择什么地点就医。

2）人口结构：人口分布结构影响受援地卫生服务需求，不同的人口分布会有不同的卫生需求，城乡人口密度差别较大，加大了城乡居民的卫生服务需求特点差异。人口年龄结构也影响着卫生服务需求总量和结构，不同地域居民的年龄结构也不尽相同，年龄结构越是老龄化，就越容易患病、越需要就诊住院，对老年疾病的卫生服务需求也会上升。

3）受教育程度：受援地的文盲率通常高于平均水平，文盲率高造成该地区居民健康意识淡薄、健康素养较低，同时也会影响健康教育和健康促进工作的开展。对促进当地健康水平提高造成不利影响。教育程度的不同，其相应的健康素养也有差别，越是受教育程度低的地方，越是没有人自愿体检。

4）卫生服务提供能力：卫生资源的提供使受援地老百姓的一些健康需求得到改善，但资源的提供仍存在很大的发展空间。各受援地居民的医疗需求层次还停留在以满足基本医疗需求为主。医疗机构服务能力建设不足，还存在不少困难，主要表现为：①床位资源短缺；②卫生技术人员缺口较大；③医疗设备利用率不高；④医疗服务能力较低。

4. 帮扶医学研究现阶段面临的困难 目前，帮扶医学研究处于初期阶段，未来的路还是极其漫长的。不同国家政策、不同地域特点和不同卫生服务需求都给帮扶医学研究带来一定难度，至少必须借鉴系统论等思想，需注意以下几个原则：整体性原则、动态原则、共性与个性并重、最优化原则、模型化具体化原则。整体性原则要求把医学帮扶看成一个整体，把受援与援助看成一个整体。动态原则要求考察援助的整个过程。共性与个性并重要求揭示共性的一般规律时注意每个单个医疗机构间的差异并能在运用时体现个体差异。最优化原则就是以最小代价而取得最好效果。模型化具体化原则要求一切理论可以构建相应的理论或实践模型并能运用于实践，这也是帮扶医学现阶段研究面临的最大困难。

5. 帮扶医学展望 随着经济的发展，科学技术的进步和各医疗援助项目的深入进行，人们会逐渐认识到帮扶医学的重要性。帮扶医学的产生和发展具有必然性，它的发展将极大地促进全球医疗技术的科学化、均衡化发展，大大提高全人类生活质量，降低患病率和死亡率。

（李 欣）

参考文献

曾万明，2018. 践行新时代党的组织路线为深入推进治边稳藏提供坚强组织保证. 新西藏，113(11): 9-12.

董四平，安艳芳，刘庭芳，2011. 我国公立医院规模发展的理论解释与政策建议. 中国卫生经济学，30(1): 78-82.

樊代明，2013. 整合医学初探. 中华消化病与影像杂志，3(1): 34-42.

刘宏伟，刘硕磊，2017. 区域人口与卫生投入对公立医院运营影响的实证分析. 中国卫生经济学，36(6): 92-98.

罗一，黄莉，2008. 卫生资源配置效率与卫生服务需求的关系研究. 中华医学教育探索杂志，7(2): 219-221.

汪国丽，2013. 基于系统论的城乡医院帮扶机制构建理论与实践——以丽水市中心医院为例. 丽水学院学报，35(1): 91-97.

肖建伶，李卫平，2018. 西藏自治区县级综合医院卫生人力资源利用效率分析. 中国社会医学杂志，35(3): 85-88.

杨铧铧，2015. 西藏基本公共卫生服务均等化研究. 中国藏学，(1): 154-159.

扎西达娃，来有文，2011. 西藏居民卫生服务可及性影响因素及对策研究. 中国农村卫生事业管理，31(8): 783-784.

第 2 章 医学心理

第一节 概　　述

一、医学心理学概念

随着社会经济的快速发展，人们的生活及工作节奏不断加快，由此带来的与心理、生理、不良生活方式有关的疾病，以及精神疾病等正日益威胁着人类的健康。临床实践和大量研究结果证明，心理因素与个体的健康和疾病息息相关。负面的情绪、消极的人生观是很多心身疾病、慢性病的重要致病因素，而良好的心理因素和积极的心理状态能够促进人的身心健康。

医学心理学是心理学和医学相结合的学科，是将心理学的理论和技术应用于医学领域，研究心理因素在人类健康和疾病及其相互转化过程中的作用及规律的一门科学，包括病理心理学、临床心理学、药理心理学、护理心理学、心理健康咨询学、心理治疗学等分支。医学心理学从人的本质属性出发，把具有生物学性质的人置于社会关系之中，全面地阐明影响人类健康和疾病的各种因素，强调从整体上认识和掌握人类的健康和疾病问题，主张把人看作是物质运动与精神活动相结合的统一体。

二、医学模式转化

医学模式，是指医学的主导思想，包括疾病观、健康观、诊断观、治疗观等，是某一时代对人类健康与疾病特点和本质的哲学概括，并影响医学工作的思维和行为方式，使其带有一定的倾向性，也影响医学工作的结果。随着社会经济和医学科学的发展，人们对健康和疾病的认识不断深化，医学模式也相应地随之转变。迄今为止，医学模式已经经历了 5 种医学模式，包括神灵主义医学模式、自然哲学医学模式、机械论医学模式、生物医学模式，以及生物 - 心理 - 社会医学模式。

现代医学模式即生物 - 心理 - 社会医学模式，是美国精神病学和内科学教授恩格尔在 1977 年提出的。与传统生物医学模式不同，生物 - 心理 - 社会医学模式主张把人看作是一个多层次、完整的连续体，在研究人类的健康和疾病问题时，既要考虑生物学因素的作用，同时又要重视心理、社会因素的影响，是一种系统论和整体观的医学模式。

我国目前正处于社会急剧变化的转型期，人们遭受的心理、社会因素挑战日益增加，与心理、社会因素密切相关的疾病，如心脑血管疾病、恶性肿瘤等已经取代传染病，成为人类死亡的主要原因。此外，我国广大人民对自身健康的要求也逐渐提高。因此，我国医学模式也正适应形势发展的需要，从传统生物医学模式向生物 - 心理 - 社会医学模式转变。随着我国医学模式的转变，医务工作者需遵循生物 - 心理 - 社会医学模式的原则，学习医学心理学知识，重视心理与情绪对健康的影响，系统地了解患者，做出全面的诊断和治疗。

三、医学心理学的基本观点

医学心理学包括以下6个基本观点。

1. *心身统一的观点* 人体的心理和生理是一个相互依存、相互影响的整体。心理行为可导致疾病发生，而疾病本身也可直接造成心理行为异常。临床医师应树立心身交互的观念，在疾病的预防、发生、发展和治疗过程中，把心身作为一个整体来综合考虑。

2. *社会影响的观点* 人不仅是生物的人，还是社会的人。社会因素如成长的文化背景、职业、家庭等，以及自然环境因素如气候、污染等，都与人的身心健康密切相关。

3. *认知评价的观点* 认知评价是指个体从自己的角度对遇到应激源的性质、程度和可能的危害情况做出的估计，同时也估计面临应激源时个体可动用的应对应激源的资源。认知评价是应激源是否会造成个体应激反应的关键因素。心理社会因素能否影响健康或导致疾病，不完全取决于该因素的性质和意义，还取决于个体对外界刺激是怎样认知和评价的。

4. *主动调节的观点* 心理的主动适应和调节是使个体行为与外界保持相对和谐一致的主要因素，是个体保持健康和抵御疾病的重要力量。

5. *情绪作用的观点* 情绪与健康密切相关，积极的情绪可以提高人体的功能，促进人体的身心健康；而消极的情绪会削弱个体的应对能力，从而导致疾病的发生和发展。

6. *个性特征的观点* 个性是最早被重视的心身相关因素之一。个性在生活事件和健康疾病中起着重要的作用，特定的个性易导致特定的负性情绪反应，进而与精神症状和躯体症状发生联系。

（甄享凡）

第二节 乡村医疗服务中的心理问题

一、心理健康的概念与标准

1. *心理健康的概念* 心理健康（mental health），也称心理卫生，是指以积极有益的教育和措施，维护和改进人们的心理状态以适应当前和发展的社会环境，使生理、心理和社会功能都能保持良好和完满的状态。

心理健康是指在充分发挥个体潜能的内部心理协调与外部行为适应相统一的良好状态。简言之，是指人的心理活动和社会适应良好的一种高效而满意的、持续的心理状态。这一定义表明，心理健康既表现在个体与环境互动时的适应行为上，也蕴含在相对稳定并处于动态发展和完善的心理特质上。这两者是辩证统一的关系，表现在个体与环境互动的适应行为正是基于其内在的良好心理特质，而个体在对环境的良好适应中，又发展并完善了自己的心理特质。

心理卫生就是运用医学心理学的理论和方法，从纵向（按照个体不同年龄发展阶段和心理发展规律）和横向（不同社会群体特定人群存在的心理问题）两方面来研究人的心理健康问题，培养、维护、增进人的心理健康。

目前，心理健康的概念有广义和狭义之分。广义的心理健康应该有三层含义：一是指专业服务体系或实践，即心理健康工作，包括一切旨在改进和保持心理健康的宣传和教育等措施；二是指一门学科，即心理健康学，既是研究如何维护和增进心理健康的科学，也是研究如何维护大众心理健康及预防和减少精神疾病、神经症或其他人格障碍的科学；三是一种健康的心理状态。狭义的心理健康主要指个体的心理健康状态。

2. *心理健康的标准* 关于心理健康的标准，至今仍是有争议的问题。衡量人的生理健康可以用比较客观和具体的形态、生理功能的各项指标。而衡量心理健康则不然，一方面，心理健康与不健康是一个连续的过程，难以划出明显的界限；另一方面，衡量心理健康与否依据的主观因素比较多，不同研究者由于社会背景、学科特点、立场观点和个人的偏好等方面的因素所提出的标准并不完全统一。尽管专家的结论不一致，但仍有共同之处。

世界心理卫生联合会提出心理健康的标志是：①身体、智力、情绪十分调和；②适应环境，人际关系彼此能谦让；③有幸福感；④在工作和职业中，能充分发挥自己的能力，过着有效率的生活。我国学者对心理健康的标准主要集中在以下几点。

(1) 智力发展正常：智力正常是一个人正常生活的基本心理条件，指人适应周围环境、谋求自我的心理保证，因此是心理健康的首要标准。但是，近年来，有关精神发育迟滞的儿童被人们发掘和开发某一项能力而自食其力，使许多学者就智力正常作为心理健康的首要条件提出不同看法。

(2) 情绪乐观稳定：情绪在个体心理健康中起着核心作用。心理健康者积极情绪多于消极情绪，能经常保持愉快、开朗、自信的心情，善于从生活中寻求乐趣，对生活充满希望，一旦有了负面情绪，应主动调控自己的不良情绪以适应外界环境。

(3) 意志品质健全：意志是个体的重要精神支柱。心理健康者的意志品质表现为行动目的明确，独立性强；在复杂的情况中能迅速有效地采取措施；意志坚定，对既定目标的追求不动摇；具有良好的心理承受能力和自我控制能力。

(4) 人际关系和谐：和谐的人际关系是心理健康必不可少的条件。个体的心理健康状况主要是在与他人的交往中表现出来的。人际和谐主要表现为乐于与人交往，既有稳定而广泛的人际关系，又有知心的朋友；在人际交往中保持独立而完整的人格，有自知之明，不卑不亢；能客观评价别人，取长补短，宽以待人；在交往中能以尊重、信任、友爱、宽容和理解的态度与人友好相处；能与他人同心协力、合作共事，并乐于助人。

(5) 人格健全完整：心理健康的最终目标是保持人格的完整，培养健全的人格。人格健全完整表现为具有清醒的自我意识，了解自己，接纳自己，客观评价自己，既不妄自尊大，也不妄自菲薄，生活目标与理想切合实际；以积极进取的人生观、价值观作为人格的核心，有相对完整的心理特征。

(6) 适应社会环境：能否适应变化着的社会环境是判断一个人心理健康与否的重要基础。适应社会环境主要表现为具有积极的社会态度，与社会广泛接触，对社会现状有清晰、正确的认识，其心理行为能顺应社会改革变化的进步趋势，勇于改造社会环境，以达到自我实现和社会奉献的协调统一。在行为方面，行为方式与年龄特点、社会角色相一致；行为反应强度与刺激强度相一致。

2009 年中国心理卫生协会在《中国人心理健康状况与促进策略研究》中，通过文献调查、问卷调查与专家讨论，形成中国人心理健康标准和评价要素，分别表现在自我意识、基本能力、情绪、人际关系和环境适应五方面：①认识自我，感受安全。评价要素为自我认识、自我接纳、有安全感。②自我学习、生活独立。评价要素为生活能力、学习能力、解决问题能力。③情绪稳定，反应适度。评价要素为情绪稳定、情绪控制、情绪积极。④人际和谐，接纳他人。评价要素为人际交往能力、人际满足、接纳他人。⑤适应环境，应对挫折。评价要素为行为符合年龄与环境、接受现实、合理应对。

二、心理应激的应对

应激（stress）或心理应激（psychological stress）是个体面临或觉察到环境变化对机体有威胁或挑战时做出的适应性和应对性反应的过程。

1. *应激源的概念和分类*　应激源（stressor）是引起应激的原因。通常是指向机体提出适应和应对要求并进而导致充满紧张性的生理和心理反应的刺激物。应激源的分类尚未统一，常见分类如下所述。

（1）按应激源性质分类：躯体性应激源、心理性应激源、社会性应激源、文化性应激源。

（2）按生活事件的现象分类：工作事件、家庭事件、人际关系事件、经济事件、社会和环境事件、个人健康事件、自我实现和自尊方面事件、喜庆事件。

（3）按事件对个体影响的分类：正性生活事件、负性生活事件。

（4）按生活事件的主观和客观属性分类：客观事件、主观事件。

2. *心理应激对健康的影响*　应激的后果包括：①适应；②亚适应；③不适应。适应属于生理性应激，常为良性应激，不适应属于病理性应激。亚适应介于适应与不适应之间。

应激引发的生理变化，可影响：①神经系统；②内分泌系统；③免疫系统；④心血管系统；⑤消化系统；⑥呼吸系统；⑦泌尿系统；⑧生殖系统。

应激引发的神经心理障碍，包括：①急性应激障碍（acute stress disorder，ASD）；②创伤后应激障碍（posttraumatic stress disorder，PTSD）；③适应障碍。

3. *影响心理应激的中介因素*

（1）应激的心理中介：认知评价是指个体对遇到的生活事件的性质、程度和可能的危险情况做出估计。认知评价可分为初级评价和次级评价。初级评价是个体在某一事件发生时立即通过认知活动判断其是否与自己有利害关系。次级评价是一旦得到有关系的判断，个体立即会对事件的性质（如是否可以改变）、属性（如是丧失、威胁还是挑战）和个人的能力做出估计。随着次级评价，个体会同时进行相应的应对活动：如果次级评价事件是可以改变的，采用的往往是问题关注应对；如果次级评价为不可改变，则往往采用情绪关注应对（图 2-1）。可见，认知评价在生活事件到应激反应的过程中起重要中介作用。

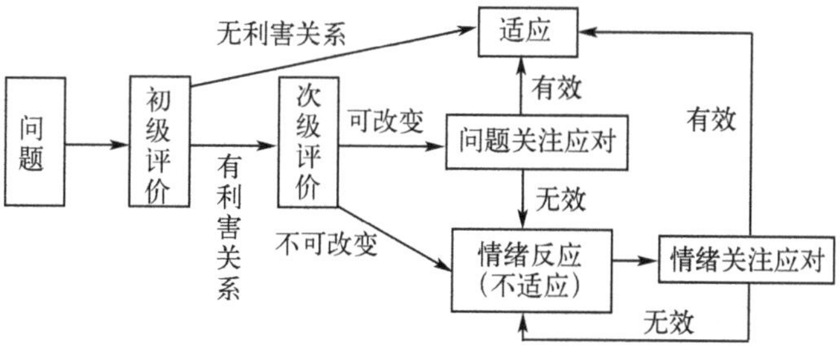

图 2-1　认知、应对与应激过程

（2）应激的生理中介：是指参与介导或调节应激源和应激生理的生理解剖结构和功能系统，包括交感 - 肾上腺髓质系统、自主神经系统、下丘脑 - 垂体 - 肾上腺皮质轴、内源性阿片系统、性腺轴、肾素 - 血管紧张素 - 醛固酮系统、免疫系统、边缘系统、“情绪系统”。应激生理中介相关的细胞与分子机制包括氧化应激、细胞凋亡、代谢应激、神经营养因子分泌异常。

4. *心理应激的应对方法*　应对又称应付。由于应对可以被直接理解成个体解决生活事情和减轻事件对自身影响的各种策略，故又称应对策略。目前一般的定义为，应对是个体对生活事件及因生活事件而出现的自身不稳定状态所采取的认知和行为措施。应对概念的含义是很广的，或者说是多维度的。姜乾金以“过程”论为基础，以国外应对量表中出现的各种因子为分析对象，发现应对活动实际上涉及应激作用过程的各个环节（图2-2）。

应激是一个多因素的集合概念，涉及应激刺激、应激反应、认知评价、应对方式、社会支持、个性特征等因素，应激反应被看作是一个作用过程、一个系统。应激的管理首先从应激涉及的各因素入手，其切入点为针对应激源的管理、针对认知评价的管理、针对应对方式的管理、针对社会支持的管理、针对个性特征的管理、针对应激反应的管理。

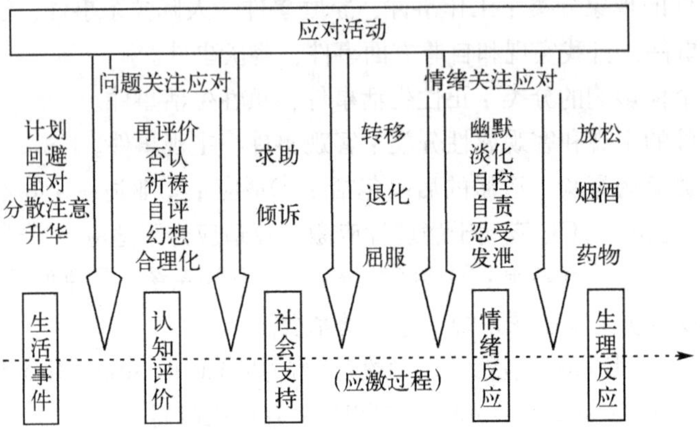

图 2-2 应对与应激过程的关系

三、心身疾病

1. *心身疾病的概念* 心身疾病（psychosomatic disease）又称心理生理疾病（psychophysiological disease），是指心理社会因素在疾病的发生、发展与转归上起着重要作用，有明显的病理基础，器官出现了形态学改变或组织改变的躯体疾病。

2. *影响心身疾病的心理社会因素*

（1）不良行为因素：高盐饮食、肥胖、缺少运动、吸烟、过量饮酒。

（2）童年应激：童年期的应激如被虐待、低社会经济状态可导致视丘-垂体-肾上腺轴的高功能状态，并影响交感-肾上腺髓质系统和肾素-血管紧张素-醛固酮系统。同时使个体面对挑战时，人更易于处在焦虑状态，神经内分泌系统也处于高活动状态，这种状态可持续至成年。

（3）负面情绪：如焦虑、愤怒，以及发怒后抑制情绪的发泄。

（4）慢性应激：持续的应激性生活事件，此外，注意力高度集中，精神紧张而体力活动较少的职业。

（5）人格特征：过分谨慎、顺从、愤怒地扭曲表达、好斗等人格特质。

（6）精神障碍：如失眠、焦虑障碍、抑郁障碍、双相障碍。

3. *心身疾病的诊断要点* 心身疾病的诊断过程包括躯体诊断和心理诊断，躯体诊断的方法、原则与诊断学相同。心理诊断除了病史采集、体格检查，还包括心理行为检查、综合分析。其要点包括以下几方面。

（1）疾病的发生包括心理社会因素，其与躯体症状有明确的时间关系。

（2）躯体症状有明显的器质性病理改变，或存在已知的病理生理学改变。

（3）排除精神、心理障碍。

四、心理干预的基本方法

1. **心理治疗的性质与适应证**　心理治疗是心理干预的重要手段之一。其应用对象是那些已经发生了心理障碍的患者。心理治疗与内科或精神科的药物治疗一样都是常用的治疗手段，所不同的是内科或精神科依靠药物干预人体的病理过程取得疗效，而心理治疗的工具是语言。心理治疗主要是从临床实践中发展起来的，长期以来经过临床实践、实证研究对心理治疗的适用范围已有较为一致的认同。

（1）综合医院临床各科的心理问题

1）急性疾病的患者：此类患者的特点是起病急，且病情重，并存在严重的焦虑、抑郁等心理反应，有时在给予紧急医疗处理的同时，需要同时进行一定的心理治疗。

2）慢性疾病的患者：此类患者一般病情长，由于无法全面康复，以及长期的患者角色的作用，往往存在较多的心理问题，并因此导致疾病症状的复杂化，进一步影响机体的康复过程。

3）心身疾病的患者：由于患者的发病过程有明显的心理、社会因素参与，心理治疗是必不可少的。

（2）精神心理科及相关的患者：包括各类神经症如焦虑症、抑郁症、强迫症、恐惧症、躯体形式障碍、人格障碍、性心理障碍，以及恢复期精神分裂症等。

（3）各类行为问题：包括进食障碍、肥胖、吸烟、酗酒、口吃、遗尿、儿童行为障碍。

（4）社会适应不良：正常人在生活中有时也会遇到难以应对的心理社会压力，从而导致适应困难，出现自卑、自责、自伤、攻击、退缩、失眠等心理行为和躯体症状。

2. **心理治疗的主要方法**　心理治疗的主要方法包括精神分析疗法、行为疗法、认知疗法、以人为中心疗法、森田疗法、暗示和催眠疗法、家庭疗法、团体疗法、危机干预疗法等。

心理治疗的原则如下。

（1）信赖性原则：指治疗者要真诚，无条件积极关注且与患者建立彼此接纳、互相信任的工作联盟，以确保心理治疗的顺利进行。

（2）整体性原则：指治疗者在心理治疗过程中要有整体观念。

（3）发展性原则：指治疗者在心理治疗过程中要以发展的眼光看待患者的问题，不仅在问题的分析和本质的把握上，而且在问题的解决和效果的预测上都要有发展的观念。

（4）个性化原则：指治疗者在心理治疗过程中既要注意患者与同类问题的人的同类表现和一般规律，又不能忽视每个患者自身的具体情况不能千篇一律地处理问题。

（5）中立性原则：要求治疗者在心理治疗过程中保持中立的态度和立场。

（6）保密性原则：要求治疗者尊重患者的权利和隐私。

3. **心理治疗的基本技术**

（1）倾听技术：指咨询师借助言语或非言语的方法和手段，使来访者能详细叙述其所遇到的问题，充分反映其所体验的情感，完全表达其所持有的观念，以便咨询师对其有充分、全面的了解和准确把握的过程。

（2）提问技术：包括开放式提问和封闭式提问。

（3）鼓励技术：指治疗者通过言语和非言语等方式对来访者进行鼓励，促使其进行自我探索和改变的技术。

（4）内容反应技术：指治疗者把患者的言语和非言语的思想内容加以概括、综合与整理后，再用自己的言语反馈给来访者。

（5）情感反应技术：指治疗者把患者的言语和非言语中包含的情绪、情感，加以概括、综合与整理后，再用自己的言语反馈给来访者，以达到加强来访者的情绪、情感的理解，促进沟通。

（6）面质技术：指治疗者运用语言描述在患者的感受、想法和行为中存在的明显差异、矛盾冲突和含糊的信息，并当面提出质疑。

（7）解释技术：依据一种或几种理论，某些科学知识或个人经验对患者的问题、困难、疑虑做出说明，从而使患者从一个新的、更全面的角度来审视自己和自己的问题并借助新的观念和思想加深对自身行为、思想和情感的了解、产生领悟，促进改变。

（8）非言语性技巧：包括面部表情、目光接触、言语表情、躯体表情。

五、医患沟通的技巧

在医疗卫生活动中，医务人员应主动承担起调节医患关系的责任，充分了解医患沟通的内容，熟练掌握医患沟通的方法。医患沟通的基本方法主要涉及以下几方面。

1. *选择适合的沟通场所* 根据沟通的目标和内容，选择恰当的沟通场所，包括门诊接待室、医师办公室、病房、心理治疗室等。沟通场所与沟通内容相符合，是促进沟通有效进行的重要环节，能够显著提高沟通的成功率。

2. *选择正确的沟通形式* 根据患者不同的情况和沟通目标，需要选择正确的沟通形式，包括口头、书面、非语言沟通等。医师、患者及其家属大多数是面对面的口头沟通。当涉及医学决策时可采用书面沟通，如手术知情同意书。

3. *沟通技巧*

（1）尊重接纳患者。从医疗活动开始到结束，医务人员对患者的尊重和接纳应该一直存在。

（2）聆听与共情。医务人员认真并耐心地聆听患者的陈述，并给予恰当的回应，设身处地为患者着想，并对患者的病痛表示理解。

（3）明确沟通目标。医护人员在每一次沟通中都应有明确的目标，围绕沟通的目标获得有效信息，表达对患者的支持，达成诊疗上的共识。

（4）控制沟通中的信息。有效的沟通需要传递与沟通目标相关的信息，医患双方应交换意见，表达态度，共同制订解决方案。

（5）把握沟通的语言、语调和语速。沟通的语言要简练、清晰、通俗易懂，医师不要过度使用医学专业术语而使患者费解。语速和音量要因人而异。

（6）尽可能符合患者的文化背景。医师应根据不同的文化背景，应用通俗易懂的语言、形象的比喻，以清晰的逻辑，与患者进行交流，以便更好地达到沟通的目的。

（7）确认彼此是否真诚、信任。在与患者交流时，可通过观察判断患者是否信任自己，是否真诚，对疾病相关信息是否有隐瞒。

（8）危重患者病情告知技巧。首先医师应向患者及其家属陈述检查结果并推荐治疗方案。其次必须及时签署关键的医疗文件，包括患者指定代理人、病情告知书、检查治疗同意书等。在整个过程中应关注对方的感受和情绪状态。

（龙梅菁）

参 考 文 献

姚树桥，杨彦春，2013. 医学心理学 . 第 6 版 . 北京：人民卫生出版社：44-128.

Kurt Fritzsche, Susan H. Mc Daniel, Michael Wirsching, 2014. Psychosomatic Medicine: An International Primer for the Primary Care Setting. New York: Springer.

第 3 章 医学伦理

第一节 概 述

一、医学伦理学的概念

医学伦理学是指以医德为研究对象的一门科学，是人类尤其是医者认识医德生活的产物；是运用一般伦理学原理和主要准则，在解决医学实践中人与人之间、医学与社会之间、医学与生态之间的道德问题而形成的学说体系；是医学与伦理学相互交叉的新兴学科，属于应用伦理学范畴。

二、中医学的道德传统

1. 对待患者　至亲之想。中国古代医学家认为，医师应该从患者的痛苦出发，把患者当成亲人来对待。“不得问其贵贱贫富，长幼妍媸，怨亲善友，华夷愚智，普同一等，皆如至亲之想”。“凡病家大小贫富人等，请视者便可往之，勿得迟延厌弃，往欲而不往，不为平易”。

2. 治学态度　至精至微。中国古代医学家注重道德的一个重要特征是精于艺术。“博极医源，精勤不倦”。省疾问病，要“至意深心，详察形候，纤毫勿失，处判汤药，无得参差”。

3. 服务态度　一心赴救。中国古代医学家把及时抢救患者作为自己的天职。“见彼苦恼，若己有之，深心凄怆。”

4. 医疗作风　端正纯良。中国古代医家十分重视医师的作风和仪表。医师要“正己正物”。“正己”，指精通医理，严肃医风；“正物”，指诊断正确，用药恰当。

5. 对待同道　谦和谨慎。谦和谨慎是古代医学家处理同道关系的道德原则。故认为“道说是非，议论人物，炫耀声名，訾毁诸医，自矜己德。偶然治瘥一病，则昂首戴面，而有自许之貌，谓天下无双，此医人之膏肓也”。

三、医学伦理的基本原则

1. 不伤害原则　指在诊治过程中不使患者的身心受到损伤，这是医务工作者应遵循的基本原则。

2. 有利原则　是指医务人员的诊治行为以保护患者的利益、促进患者健康、增进其幸福为目的。

3. 尊重原则　是指医务人员要尊重患者及其做出的理性决定。

4. 医疗公正原则　是指社会上的每一个人都具有平等合理享受卫生资源或享有公平分配的权利，享有参与卫生资源的分配和使用的权利。在医疗实践中，公正不仅指形式上的类似，更强调公正的内容。

四、医师行为规范

1. 遵循医学科学规律，不断更新医学理念和知识，保证医疗技术应用的科学性、合理性。

2. 规范行医，严格遵循临床诊疗和技术规范，使用适宜诊疗技术和药物，因病施治，合理医疗，不隐瞒、误导或夸大病情，不过度医疗。

3. 学习掌握人文医学知识，提高人文素质，对患者实行人文关怀，真诚、耐心与患者沟通。

4. 认真执行医疗文书书写与管理制度，规范书写、妥善保存病历材料，不隐匿、伪造或违规涂改、销毁医学文书及有关资料，不违规签署医学证明文件。

5. 依法履行医疗质量安全事件、传染病疫情、药品不良反应、食源性疾病和涉嫌伤害事件或非正常死亡等法定报告职责。

6. 认真履行医师职责，积极救治，尽职尽责为患者服务，增强责任安全意识，努力防范和控制医疗责任差错事件。

7. 严格遵守医疗技术临床应用管理规范和单位内部规定的医师执业等级权限，不违规临床应用新的医疗技术。

8. 严格遵守药物和医疗技术临床试验有关规定，进行实验性临床医疗，应充分保障患者本人或其家属的知情同意权。

五、医患关系的伦理要求

医患关系（doctor-patient relationship）是指医方和患方在医疗实践活动中基于患者健康利益所构成的一种医学人际关系。构建和谐的医患关系，有利于促进患者的身心健康，有利于推进医德建设，有利于推进医学事业发展。

构建和谐的医患关系要求医患双方密切地沟通与交流、自觉维护对方的权利、自觉履行各自的义务、正确认识和处理权利和义务的关系、加强道德自律并遵守共同的医学道德规范。

（胡 北）

第二节 乡村医疗服务中的伦理问题

一、疾病防控的伦理要求

疾病防控是每一位医务人员、每一家医疗机构都要肩负的医学道德责任。疾病防控从宏观层面上体现了预防为主，防控结合的医学道德精神。随着疾病谱和死因顺位发生的变化，疾病防控的重点已经从急性传染病转向慢性疾病，如恶性肿瘤、心脑血管疾病、呼吸系统疾病等，已成为死亡率最高的疾病。因此，疾病防控的伦理要求包括了慢性非传染性疾病防控和传染病防控两大方面的内容。

1. **慢性非传染性疾病防控伦理** 慢性非传染性疾病即慢性病，不是特指某种疾病，而是对一类起病隐匿，病程长且病情迁延不愈，缺乏确切的传染性生物病因证据，病因复杂，且有些尚未完全被确认的疾病的概括性总称。《“健康中国 2030”规划纲要》指出：“强化慢性病筛查和早期发现，针对高发地区重点癌症开展早诊早治工作，推动癌症、脑卒中、冠心病等慢性病的机会性筛查。基本实现高血压、糖尿病患者管理干预全覆盖，逐步将符合条件的癌症、脑卒中等重大慢性病早诊早治适宜技术纳入诊疗常规。”为了实施慢性病综合防控战略，我们应该遵循以下原则。

(1) 全面贯彻实行三级预防理念与措施。一级预防，主要是针对病因或危险因素采取的措施，以达到预防和降低慢性病发病率的目的，包括个体、环境和社会致病因素三方面的预防。二级预防，是在疾病的临床前期为了阻止或减缓疾病的发展而采取的措施，包括早期发现、早期诊断和早期治疗，使疾病在早期就被发现和治疗，避免或减少发生并发症、后遗症和残疾；三级预防，是在各种慢性病的临床期（发病期）为了防止疾病恶化，减少疾病危害而采取的措施，包括对症治疗、防止伤残和康复治疗。

(2) 积极开展健康教育。慢性病病程长且病情迁延不愈。因此，医务人员应该对患者进行相关知识宣教及健康行为指导，促使他们自觉地采纳有益于健康的行为和生活方式，消除或减少影响健康的危险因素。

(3) 关注慢性病患者的心理健康。慢性病患者经受长期疾病的折磨，极易产生忧郁、焦虑、愤怒等情绪。消极情绪可使人的生理活动失衡，导致神经活动的功能失调，从而加重病情。因此，医务工作者应给予慢性病患者充分的心理支持，改善其心理感受，增进患者对疾病的认知，鼓励患者树立战胜疾病的勇气和信心。

2. *传染病防控伦理* 传染病是由各种病原体引起的能在人与人、动物与动物或人与动物之间相互传播的一类疾病。随着社会的进步和科技的发展，人类已经战胜了很多传染病并积累了宝贵的经验。然而，层出不穷的新的传染病依然不断威胁着人类的健康。传染病一旦暴发，传播速度快、流行范围广，危害极其严重。在预防及控制传染病流行的工作中，基层工作人员是承担传染病防治工作的主力军。因此，医务人员应当遵守以下伦理道德要求。

(1) 预防为主的积极防疫原则。传染病得以在某一人群中发生和传播，必须具备传染源、传播途径和易感人群 3 个基本环节。因此，控制传染源、切断其传播途径、保护易感人群是传染病防控的 3 个基本措施。具体措施包括对传染病患者、传染动物，以及疑似患者及疑似传染动物进行隔离，对传染病患者居住的场所、日常用品、分泌物及接触过的医疗器械进行严格消毒，防止交叉感染和疾病扩散。同时对易感人群进行预防接种，控制其流行范围。

(2) 加强传染病的检疫和监测，及时上报疫情，加强监测传染病的流行动态，提前对传染病的暴发和流行做出预警。按照国家相关法律规定主动、准确、及时上报疫情，履行其道德和法律责任。

(3) 尊重和关爱传染病患者。传染病患者在患病及隔离过程中，容易产生较大的心理压力。医务人员应该给予心理疏导、关爱患者，帮助其树立起战胜疾病的信心，促使其早日康复。在采取相应治疗和隔离措施时，要尊重和保护患者的各项正当权益。

(4) 做好传染病的预防保健工作。医务人员应当采取各种形式开展传染病防治的预防保健教育工作和普及卫生知识的工作，积极倡导健康的生活方式，提高全民的卫生预防保健意识。

二、健康教育与健康促进的伦理要求

现代医学已经从疾病医学转向健康医学，从重治疗向重预防转变，从强调医师的作用向强调患者的自我保健发展。健康教育及健康促进作为重要的公共卫生策略在世界范围已经得到广泛认可和有力推进，其目的是帮助人们树立正确的健康观，掌握影响健康的相关因素，合理利用医疗卫生服务资源，采纳有益于健康的行为生活方式预防疾病、增进健康。随着我国社会经济的发展及人民健康意识的觉醒，公众对健康教育与健康促进服务的需求增加，对服务内容和质量的要求越来越高。基层医疗机构作为广大群众与医疗机构接触的第一步，理应遵守健康教育及健康促进的伦理要求并承担起其重任。

1. 健康教育与健康促进的内涵　健康教育是指通过有计划、有组织、有系统的社会和教育活动，促使人们自觉地采纳有益于健康的行为和生活方式，消除或减轻影响健康的危险因素，以预防疾病、促进健康和提高生活质量。健康促进是指个人与家庭、社会和国家一起采取措施，鼓励健康行为，增强人们改进处理自身健康问题的能力。

健康教育通过提升人们自身的认知和能力，促使其采取有益于健康的行为生活方式。健康促进不仅包括健康教育，还包括通过政策支持和环境改善为人们采取健康行为生活方式提供支持和保障。其活动领域包括制定健康的公共政策、创建支持性环境、强化社区行动、发展个人技能及调整卫生服务方向。

2. 健康教育与健康促进的伦理要求

(1) 对公众的责任：通过信息传播和行为干预，帮助个人和群体掌握卫生保健知识，树立健康观念，自愿采纳有助于健康行为和生活方式的教育活动和过程。制定健康促进的公共政策，创建良好的社会环境，动员社会各部门和组织，创建一个良好、安全、和谐的生活环境和工作环境。

(2) 对专业的责任：医务人员需维护自己专业和行业的名誉，应通过持续学习以促进、拓展和更新自己的专业能力，在专业和利益冲突时应诚实正直，不能操纵或侵犯他人的权力，同时还应认可他人做出的贡献。

(3) 在健康教育工作中的责任：医务工作者在进行健康教育时，应意识到社会和文化的多元性，遵循相关的法律。应尊重所有人的权利、尊严、隐私和价值观，通过全面的信息告知，而不是用强制或威逼的方式，赋予个体选择健康生活方式的权利和自由。

三、疾病诊治中的伦理要求

"健康所系、性命相托"，在疾病诊治过程中，医务人员应当坚持以人为本，以患者健康为中心。这就要求医务人员不仅应该具备较高的专业技术能力，还要丰富自己的人文知识，提高自己的人文素养，并遵循临床诊疗原则和具体要求。

1. 临床诊疗工作的基本伦理要求　临床诊疗工作是医务人员通过复杂的医学活动，帮助患者治疗伤痛，以实现医学价值的过程，是医学服务于人类健康的集中表现。临床诊疗工作中，医务人员应该遵循以下的基本伦理原则。

(1) 自主准则

1) 为患者的自主选择提供充分条件。在疾病诊治过程中，医务人员既要发挥主导性，又要充分调动患者的主体性。良好的诊疗效果有赖于医患双方的共同努力，诊疗工作的顺利展开有赖于患者的主动配合和积极参与。医务人员应当详细告知病情，解释诊治过程中可能出现的情况及如何配合治疗，鼓励患者参与到疾病的诊治过程中，引导患者做出最佳的选择。

2) 正确对待患者的拒绝。当医方提出的医疗方案与患方的自主选择不一致时，医务人员需要对患者的自主选择能力进行判断。自主选择力的丧失分两种情况：一种是发育期自主选择力丧失；另一种是病理性自主选择能力丧失。对于自主选择能力丧失的患者，应将其选择权移交给患者的家属、监护人、单位等，由他们替代患者做出选择。而对于自主选择能力正常的患者，则应设法了解患者拒绝的真实理由，为其提供更充分的解释，并帮助其克服接受诊疗措施的困难。如果这种努力失败，则应当尊重患者的意愿，同时做好详细且完整的病例记录，必要时应有患者和家属的签字。

3）拒绝患者的不合理要求。在临床实践中，患者及其家属做出的自主选择不能损害他人和社会的利益。一切有悖于国家法律法规、社会公德的要求，医务人员都应该拒绝。

（2）公平平等原则

1）平等对待：在疾病诊治过程中，所有患者都应该得到公平对待。无论患者种族、国籍、贫富、地位高低，都要一视同仁。在医患关系中，医务人员必须把患者摆在和自己平等的地位上，关心患者的权利和尊严，尊重患者。

2）公平分配卫生资源：医疗卫生资源是指满足人们健康需要的、可用的人力、物力、财力的总和。其分配包括宏观分配和微观分配。医务人员既有宏观分配卫生资源的建议权，更有微观分配卫生资源的参与权，因此，应根据公正原则行使自己的权利，尽力实现患者基本医疗和诊疗的平等。

（3）最优化原则：是指从可供选择的诊疗方案中选择出一种最优的方案，使患者以最小的代价获得最佳效果的决策原则。其内容包括以下4个方面。

1）疗效最佳：要求医务人员应当学习和掌握科学的治疗手段，采用成熟、可靠的临床技术，认真对患者进行诊疗，力争达到在当前医学水平下对特定患者来说最佳的治疗效果。

2）损害最小：医务人员应对诊疗方案进行全面评估，在满足疗效最佳的原则基础上，力求选择痛苦小、副作用小的方案，努力降低诊疗手段对患者的伤害。

3）费用最低：医务人员在保证诊疗效果的前提下，应尽量采取经济实惠的治疗方案，降低患者的医疗费用，以免给患者造成沉重的经济负担。

4）及时有效：医务人员应当尽早全面地发现、了解和分析患者的每一个症状和体征，尽快对疾病做出准确的诊断，主动迅速地采取相应的诊疗措施，并认真、及时地对患者的要求和疾病变化做出有效反应，做到早发现、早诊断、早治疗。

（4）知情同意原则：医务人员在选择和确定疾病的诊疗方案时，必须向患者或其家属提供真实、充分的病情信息，使患者或其家属充分了解并认真考虑后自主做出选择。在患者或其家属知情同意和自主选择的前提下，才可确定和实施诊疗方案。知情同意原则有利于体现对患者人格和权利的尊重，有利于建立平等和谐的医患关系，避免和减少医疗纠纷。

（5）保密原则：医疗保密是指医务人员在防病治病中应当保守医疗秘密，不得对外泄露患者的隐私及疾病情况。医学保密不仅有医学伦理要求，而且有明确的法律规定。《中华人民共和国执业医师法》（以下简称《执业医师法》）第二十二条规定："关心、爱护、尊重患者，保护患者的隐私"；第三十七条规定："泄露患者隐私，造成严重后果的，依法追究法律责任"。

2. 疾病诊断中的伦理要求　疾病诊断是医师通过采集病史、体格检查和各种辅助检查收集患者的病情资料，然后在整理、分析病情资料的基础上做出概括性判断的过程。

（1）采集病史的伦理要求：采集病史是医务人员通过与患者、家属或有关人员的交谈，了解疾病的发生发展过程、治疗情况及患者既往的健康状况等，是获得患者病情资料的首要环节和疾病诊断的主要依据之一。医务人员在询问病史时，应该做到举止端庄、态度认真，以亲切和蔼的语气与患者进行交流。询问病史的过程中，应全神贯注，耐心倾听患者的表述，并根据诊断需要，进行恰当的引导以获得有价值的诊断信息。

（2）体格检查的伦理要求：体格检查是医务人员运用自己的感官和简便的诊断工具，对患者的身体状况进行检查的方法。体格检查中，医务人员需要接触患者的身体，因此，必须先征求患者的同意。如男性医务人员为女性患者做检查且涉及身体特殊部位的检查时，还需有第三者在场，以免发生不必要的误解。要注意采取有效的隔离措施，保护患者隐私，维护患者的尊严。

在体格检查过程中，要全面系统、认真细致，同时关心、体贴患者，尽量减少患者因体格检查导致的痛苦。

（3）辅助检查的伦理要求：辅助检查包括实验室检查和特殊检查，能使医师在更大的范围和更深的层次获得关于疾病的精细资料，对明确诊断具有重要的意义。辅助检查应根据患者的诊治需要，遵循简单先于复杂、无创先于有创、便宜先于昂贵的原则谨慎选择。在确定辅助检查项目之后，要与患者或家属沟通使其知情，并获得患者或家属的自主同意。

3. *疾病治疗中的伦理要求* 临床治疗是指医务人员采用药物、手术等各种方法和措施解除患者痛苦，恢复患者健康的医学过程。医务人员既要努力不断提高自己的治疗技术水平，还应遵守治疗中的伦理道德要求。

（1）药物治疗的伦理要求：药物治疗是临床最常见、最基本的治疗手段，能帮助患者缓解症状，恢复健康。然而，“是药三分毒”，任何药物除了治疗疾病，也可能给患者带来毒副作用和不良反应，用药不当还会导致药源性疾病的发生。因此，医务人员在进行药物治疗时，应遵循安全有效、合理配伍、近远期疗效兼顾、廉价节约等原则，综合考虑药物的性能、适应证及不良反应，对症下药，避免滥用药物。此外，医务人员应当熟悉并严格遵守我国毒麻药使用的相关法律规定，不得违规使用麻醉药物、医用毒性药物、精神药物和放射性药物。

（2）手术治疗的伦理要求：手术具有见效快、不易复发等优点，但手术是一种有创治疗，存在一定的风险性。实施手术应遵循以下伦理道德要求。

1）手术前的伦理要求：由于手术治疗所特有的损伤性和风险性特征，在手术之前，医务人员必须全面分析患者的综合情况，权衡利弊，严格掌握手术适应证，制订最佳的手术方案，并取得患者及其家属的理解和同意后，才可进行手术。手术确定后，医务人员还应认真做好术前的准备工作。

2）手术中的伦理要求：手术是一种技术性、协作性很强的治疗手段，手术成功与否很大程度上取决于医师的技术水平，以及医务人员之间的协作和配合。因此，在手术过程中医务人员不仅要关怀、体贴患者，还要本着严肃认真、一丝不苟的态度施行手术。此外，参与手术的所有医务人员必须密切配合，团结协作，共同完成手术。

3）手术后的伦理要求：术后医务人员需密切观察患者的生命体征和病情变化，及时发现问题、处理问题；同时，应尽量减少患者术后的疼痛和不适，同时加强心理治疗，帮助患者顺利渡过术后阶段，早日康复。

（黄泽娜）

第 4 章 卫生法规

第一节 执业医师法

一、医师的基本要求及职责

《执业医师法》第三条规定："医师应当具备良好的职业道德和医疗执业水平，发扬人道主义精神，履行防病治病、救死扶伤、保护人民健康的神圣职责。"此条款放在《执业医师法》总则部分，体现立法的宗旨，即通过加强卫生法制建设，建设一支高素质的医师队伍，保护人民群众的健康，是依法治国在医疗领域中的重要体现。

医师的基本要求包括两大方面，即具备良好的职业道德和医疗执业水平。由于医疗、预防、保健活动关系到人民群众的生命健康，正所谓"健康所系、性命相托"，医师不但要有过硬的医学知识和技术，更要有高于一般人的职业道德，这是一种对生命尊重的基本要求。

良好的职业道德的基本内容是发扬人道主义精神，即医师在执业活动中应当尊重患者、爱护患者，把患者当作自己的亲人，对所有患者平等地相待，不应有差别和轻视，保障患者的各种权利。在现实生活中，有的医师见死不救，对患者的痛苦熟视无睹，对待患者态度恶劣、草率马虎、不负责任，以致造成严重的医疗事故。这些都是与医师的职业道德不相符的行为，应该受到舆论谴责，甚至受到法律制裁。《执业医师法》第三章规定，医师的义务就是以职业道德为基础，是医师发扬人道主义精神的具体体现。

为确保良好的医疗执业水平，《执业医师法》规定医师行业实行医师资格准入制度，即通过医师资格考试制度来保障进入医疗行业的人具有基本的医疗执业水平，同时通过注册、医师定期考核、培训等制度来保障医师执业水平能够随着社会的发展而发展。对医师来说，这就要求他们在实践中不断接受医学继续教育，努力钻研业务，更新知识，提高专业技术水平。

医师的职责是防病治病、救死扶伤、保护人民健康。具体来说，医师在诊疗活动中要遵守法律、法规，遵守技术操作规范；树立敬业精神，遵守职业道德，履行医师职责，尽职尽责地为患者服务；关心、爱护、尊重患者，保护患者的隐私；努力钻研业务，更新知识，提高专业技术水平；宣传卫生保健知识，对患者进行健康教育。

二、医师执业规则

《执业医师法》关于医师的执业规定为第二十三至二十九条，医师在执业活动中必须遵守这些执业规则。这些执业规则是具体明确的执业底线，触犯执业规则将依法承担法律责任。

1. 医学文书规则 《执业医师法》第二十三条规定："医师实施医疗、预防、保健措施，签署有关医学证明文件，必须亲自诊查、调查，并按照规定及时填写医学文书，不得隐匿、伪造或者销毁医学文书及有关资料。医师不得出具与自己执业范围无关或者与执业类别不相符的医学证明文件。”《执业医师法》赋予执业医师行医的权利，在日常生活工作中，很多医学证明文件是具备法律效力的，如保险理赔的医学证明、伤残鉴定的医学证明等。若医师没有亲自诊查患者，或超范围执业，出具的这类医学证明不但无效，而且会干扰社会运行，甚至干扰司法公正。

2. 急救规则 《执业医师法》第二十四条规定：“对急危患者，医师应当采取紧急措施进行诊治；不得拒绝急救处置。”对于急危患者，基于人道主义和救死扶伤的天职，不论患者贫富，有无经济能力，均应采取紧急措施进行诊治。如果由于不负责任延误急危患者的抢救和诊治，包括因没有缴费而延误诊治，造成严重后果的，由县级以上人民政府卫生行政部门给予警告或责令暂停6个月以上、1年以下执业活动；情节严重的，吊销其执业证书；构成犯罪的，依法追究刑事责任。

3. 用药规则 《执业医师法》第二十五条规定：“医师应当使用经国家有关部门批准使用的药品、消毒药剂和医疗器械。除正当诊断治疗外，不得使用麻醉药品、医疗用毒性药品、精神药品和放射性药品。”这些药品是一把双刃剑，既可以在一定程度上有治疗作用，同时滥用对人体伤害很大，如麻精药品，人体对它容易上瘾。此条是为了加强对上述药品的管理，保证患者正常的医疗需求，防止此类药品流入非法渠道。

4. 告知规则 《执业医师法》第二十六条规定：“医师应当如实向患者或者其家属介绍病情，但应注意避免对患者产生不利后果。医师进行实验性临床医疗，应当经医疗机构批准并征得患者本人或者其家属同意。”此条包含两层含义：首先，医疗机构必须确保患者的知情权；其次，医疗机构保护患者的知情权应当注意方式，避免不利后果发生。在某些特殊情况下，医护人员可选择适当的时机或方式，为避免对患者的疾病治疗和康复产生不良的影响，可向其近亲属介绍病情，这可视为对患者知情权保护的延伸。

5. 廉洁 《执业医师法》第二十七条规定：“医师不得利用职务之便，索取、非法收受患者财物或者牟取其他不正当利益。”《执业医师法》是国家通过法律赋予执业医师行医权，任何人不能利用国家法律赋予职务和权利等公权力之便来谋求非法利益。

6. 服从调遣 《执业医师法》第二十八条规定：“遇有自然灾害、传染病流行、突发重大伤亡事故及其他严重威胁人民生命健康的紧急情况时，医师应当服从县级以上人民政府卫生行政部门的调遣。”这是执业医师的社会责任，医师有两种情况不能拒诊，必须履行职责，一种是上述所说的急救规则，另一种就是突发紧急情况，服从卫生部门的调遣。

7. 报告 《执业医师法》第二十九条规定：“医师发生医疗事故或者发现传染病疫情时，应当按照有关规定及时向所在机构或者卫生行政部门报告。医师发现患者涉嫌伤害事件或者非正常死亡时，应当按照有关规定向有关部门报告。”

三、执业助理医师执业范围与要求

《执业医师法》第三十条规定：“执业助理医师应当在执业医师的指导下，在医疗、预防、保健机构中按照其执业类别执业。在乡、民族乡、镇的医疗、预防、保健机构中工作的执业助理医师，可以根据医疗诊治的情况和需要，独立从事一般的执业活动。”

同时《执业医师法》第十九条规定：“申请个体行医的执业医师，须经注册后在医疗、预防、保健机构中执业满五年，并按照国家有关规定办理审批手续；未经批准，不得行医。”

从上述的法律条文中可以看出，绝大多数情况下，执业助理医师不能独立执业，更不能申请个体行医。执业助理医师在县级及以上的医疗、预防、保健机构执业，必须在执业医师的指导下按照执业类别执业。具体的管理办法依据《处方管理办法》第八条规定："经注册的执业助理医师在医疗机构开具的处方，应当经所在执业地点执业医师签名或加盖专用签章后方有效。"

在乡、民族乡、镇的医疗、预防、保健机构中工作的执业助理医师，可以根据医疗诊治的情况和需要，独立从事一般的执业活动。《处方管理办法》第九条规定："经注册的执业助理医师在乡、民族乡、镇、村的医疗机构独立从事一般的执业活动，可以在注册的执业地点取得相应的处方权。"一般情况下，医疗、预防、保健机构在单位的诊疗科目内，依据医疗诊治的情况，经过对执业助理医师进行处方考核，授予相应的处方权。

执业助理医师不得申请个体行医，其注册只能在县级行政区划执业地点，不能申请多点执业。

（蔡国栋）

第二节　处方管理办法

一、处方书写规则

处方作为患者用药凭证的医疗文书，包括了门诊处方及病区用药医嘱单。处方书写规则由我国《处方管理办法》规定，受卫生行政部门的监督管理。

按照《处方管理办法》的要求，处方书写应当符合以下规则。

1. 患者一般情况（包括姓名、年龄、性别、地址等）、临床诊断应填写清晰、完整，并与病历记载相一致。

2. 每张处方限于一名患者的用药。

3. 字迹清楚，不得涂改；如需修改，应当在修改处签名并注明修改日期。

4. 处方的药品书写一律应用规范的中文名称书写，没有中文名称的可用规范的英文名称代替；医疗机构、医师及药师不得自行对药品名称进行自行编制或采用代号代替；为避免用药差错，处方书写药品的全部信息（包括名称、剂型、规格、用法、用量）要准确规范，药品用法可用规范的中文、英文、拉丁文或缩写体书写，但不得使用"遵医嘱""自用"等含糊不清的字句。

（1）药品中文名称：以《中华人民共和国药典》收录记载或国家药典委员会编写的《中国药品通用名称》为准；也可以是由国家卫生健康委员会公布的药品习惯名称，药名简写或缩写必须为国内通用写法，但不得使用商品名。中成药和医院制剂品名的书写应当与正式批准的名称一致。

（2）药品英文名称：采用世界卫生组织（WHO）编订的国际非专利药名（international nonproprietary names，INN）；没有INN的，可采用其他合适的英文名称。

（3）药品数量：一律使用阿拉伯数字书写。

（4）药品剂量：应当使用法定剂量表示。重量以克（g）、毫克（mg）、微克（μg）、纳克（ng）为单位；容量以升（L）、毫升（ml）为单位；国际单位（IU）、单位（U）；中药饮片以克（g）为单位。

（5）药品剂型：片剂、丸剂、胶囊剂、颗粒剂分别以片、丸、粒、袋为单位；溶液剂以支、瓶为单位；软膏及软膏剂以支、盒为单位；注射剂以支、瓶为单位，应当注明含量；中药饮片以剂为单位。

5. 患者年龄应当填写实足年龄，新生儿、婴幼儿须注明日、月龄，不能填写“成”“婴”“幼”“儿童”等，对特殊患者和特殊用药者还须注明体重，便于药师审方调配、护士执行医嘱时进行核查。

6. 西药和中成药可以分别开具处方，也可以合并成一张处方；中药饮片应当单独开具处方，不得与西药、中成药合并成一张处方。

7. 开具西药、中成药处方，每一种药品应当另起一行，每张处方不得超过 5 种药品。

8. 书写中药饮片处方时应当按照“君、臣、佐、使”的顺序排列；有调剂、煎煮的特殊要求的应注明在药品右上方，并加括号，如布包、先煎、后下等；对饮片的产地、炮制有特殊要求的，应在药品名称之前写明，并加括号。

9. 药品（中药饮片）用法用量应当按照药品说明书（饮片按《中华人民共和国药典》）规定的常规用法用量使用，特殊情况需要超剂量使用时，应当注明原因并在药品处再次签名。

10. 除特殊情况（出于保护患者隐私的考虑，如艾滋病、梅毒等诊断，可以使用标准疾病代码）外，应当注明临床诊断，对某些暂时不能明确诊断的，可写“×× 待查”，如“发热待查”“腹痛查因”等，但不能书写“体检”“购药”等字眼，并且要求处方用药的适应证符合临床诊断。

11. 开具处方后，处方余下的空白处应画一斜线以示处方完毕；电子处方可书写“以下空白”的字样以示处方完毕。处方已开具 5 种药品且正文无空白处可省略斜线。

12. 处方医师的签名式样和专用签章应在注册医疗机构医务处、药学部门留样，以便备查；要求留样备查的式样一致，不得随意改动。若有改动，需重新进行登记留样备案。

13. 电子处方的各项要求按手写处方管理，要求处方打印清晰、整洁，处方内容规范。

二、处方的开具

医师开具处方的准则是根据医疗、预防、保健需要，按照诊疗规范、药品说明书的药品适应证、用法用量、配伍禁忌、不良反应及注意事项等开具处方。

1. 医疗机构须遵守以下规定

（1）医疗机构应根据本机构性质、功能、任务的特点制定药品处方集，并定期更新。

（2）医疗机构在购进药品时，应按照药品监督管理部门批准并公布的药品通用名称购进药品。除特殊诊疗需要使用其他剂型和剂量规格药品外，医疗机构对同一通用名称药品的品种，注射和口服剂型各不得超过 2 种，处方组成类同的复方制剂只可购进 1 ～ 2 种。

2. 医师须遵守以下规定

（1）医师开具处方当天有效。若需延长有效期的，应由开具处方的医师注明有效期限，但最长不得超过 3 天，超出 3 天的处方视为无效处方，按作废处理。

（2）普通药品的处方：门诊处方用药疗程不得超过 7 天用量；急诊处方用药疗程不得超过 3 天用量；对于某些慢性病、老年病或特殊情况，处方用药疗程可适当延长，但须注明原因。

（3）医疗用毒性药品、放射性药品的处方：应当严格遵守国家法律、法规和规章的规定执行。

（4）麻醉药品和精神药品的处方：应当严格遵守《麻醉药品临床应用指导原则》（卫医发[2007]38 号）和《精神药品临床应用指导原则》（卫医发 [2007]39 号）。

1）开具麻醉药品和第一类精神药品处方限量规定

A. 门（急）诊一般患者：注射剂型，每张处方限一次常用量，注射剂型麻醉药品仅限在医疗机构内使用；控释 / 缓释的麻醉药品，每张处方不得超过 7 天常用量；其他剂型的麻醉药品，每张处方不得超过 3 天常用量。治疗儿童多动症而开具哌甲酯用药疗程的，每张处方不得超过 15 天常用量。

B. 门（急）诊癌症和中、重度慢性疼痛患者：注射剂型的麻醉药品，每张处方限 3 天常用量；控释 / 缓释的麻醉药品，每张处方不得超过 15 天常用量；其他剂型的麻醉药品，每张处方不得超过 7 天常用量。门（急）诊癌症疼痛患者和中、重度慢性疼痛患者需长期使用麻醉药品和第一类精神药品的，首诊医师在亲自诊查患者后建立相应的病历，并要求其签署《知情同意书》；病历中应当留存以下 3 份材料的复印件：一是二级以上医院开具的诊断证明，二是患者户籍簿、身份证或其他相关有效身份证明文件，三是为患者代办人员的身份证明文件。

C. 住院患者一律需每天开具，每张处方限 1 天常用量。

D. 盐酸二氢埃托啡、哌替啶为特殊加强管制的麻醉药品。其中，盐酸二氢埃托啡处方为一次常用量，仅限于二级以上医院内使用；盐酸哌替啶处方为一次常用量，仅限于医疗机构内使用。

2）开具第二类精神药品处方限量规定：每张处方不得超过 7 天常用量；对于慢性病或某些情况特殊的患者，处方用量可以适当延长，医师应当注明理由。

（易燕桃）

三、处方的管理

1. 处方权的获得

（1）经所在地县以上地方卫生行政部门注册的执业医师在注册的执业医疗机构取得相应的处方权，并将签名或专用签章到医务部、药学部留存备案，方可开具处方。

（2）经所在地县以上地方卫生行政部门注册的执业助理医师在医疗机构开具的处方，应当经所在执业医疗机构注册的执业医师签名或加盖专用签章后方有效。若经注册的执业助理医师在乡、镇、村等医疗机构独立从事一般的执业活动，可以在注册的执业医疗机构取得相应的处方权。

1）抗菌药物处方权：根据《抗菌药物临床应用指导原则（2015 年版）》及《抗菌药物临床应用管理办法》的规定，每年度二级以上医疗机构须对医师进行抗菌药物临床应用知识和规范化管理进行培训，考核成绩合格者，按照医师的专业技术职称授予相应使用级别的抗菌药物处方权。对于二级以下的其他医疗机构，由县级以上地方卫生行政部门对具有处方权的医师、乡村医师统一培训、考核，考核成绩合格后授予其专业技术职称对应使用级别的抗菌药物处方权。

2）麻醉药品和第一类精神药品处方权：医疗机构定期对本机构执业医师进行麻醉药品和精神药品使用知识和规范化管理的培训，考核成绩合格后授予麻醉药品和第一类精神药品的处方权。医师取得麻醉药品和第一类精神药品处方权后，方可在本机构开具麻醉药品和第一类精神药品处方，但不得为自己开具该类药品处方。

2. 处方的监督管理　医疗机构对处方开具、调剂和保管有监督管理的责任。

（1）各医疗机构按照省、自治区、直辖市卫生行政部门制定的处方格式印制处方。处方分为前记、正文和后记，其标准设定由最后一节处方（书写规则）进行详细描述。

（2）处方颜色有统一规定，不按处方颜色打印处方的视为不合格处方，电子处方设置处方标准不符合下列要求的也视为不合格处方：①普通处方为白色；②急诊处方为淡黄色，且处方右上角标注“急诊”；③儿科处方为淡绿色，且处方右上角标注“儿科”；④麻醉药品和第一类精神药品处方为淡红色，且分别在处方右上角标注“精一”和“麻”；⑤第二类精神药品处方为白色，且处方右上角标注“精二”。

（3）各类处方保存到一定年限后，经医疗机构主要负责人批准、登记备案后方可销毁。

普通处方、儿科处方和急诊处方皆保存 1 年；麻醉药品和第一类精神药品处方保存 3 年，医疗用毒性药品、第二类精神药品处方保存 2 年。

第三节　抗菌药物临床应用管理办法

一、抗菌药物临床应用的原则

为进一步规范抗菌药物的合理应用，由国家卫生和计划生育委员会组织对《抗菌药物临床应用指导原则》（卫医发 [2004]285 号）进行修订，形成了《抗菌药物临床应用指导原则（2015 年版）》（国卫办医发 [2015]43 号）。根据《抗菌药物临床应用指导原则（2015 年版）》的内容，将抗菌药物临床应用的原则分为三部分，一是治疗性应用的基本原则；二是预防性应用的基本原则；三是在特殊病理、生理状况患者中应用的基本原则。

1. 抗菌药物治疗性应用的基本原则

（1）细菌性感染诊断不能成立者、诊断为病毒性感染者均无指征应用抗菌药物。通过患者的症状、体征、实验室检查或放射、超声等影像学结果，诊断为细菌、真菌感染者方有指征应用抗菌药物；非典型病原体所致的感染也有指征应用抗菌药物。若缺乏细菌、真菌和非典型病原体等感染的临床或实验室证据，细菌感染诊断不能成立者及病毒性感染者均无应用抗菌药物指征。

（2）完善病原学检测，尽早明确病原菌和药敏结果选用抗菌药物。有条件的医疗机构，对细菌性感染的患者应用抗菌药物前应及时留取相应合格标本送病原学检测，尤其是血液、脑脊液、关节腔积液等无菌部位标本，尽早明确病原菌和药敏结果，以便可根据此药敏结果调整用药方案。

（3）在未获得病原菌和药敏结果前，应先启动抗菌药物的经验治疗。对于临床诊断为细菌性感染的患者，在未获知细菌培养及药敏结果前，或无法获取培养标本时，可根据患者的感染部位、基础疾病、发病情况、发病场所、既往抗菌药物用药史及其治疗反应等推测可能的病原体，并结合当地细菌耐药性监测数据，先给予抗菌药物经验治疗。待获知病原学检测及药敏结果后，结合先前的治疗反应调整用药方案；对培养结果为阴性的患者，应根据经验治疗的效果和患者情况采取进一步诊疗措施。

（4）根据各种抗菌药物的药学特点，按临床适应证正确选用抗菌药物。各种抗菌药物由于药物效应动力学（简称药效学）与药物代谢动力学（简称药动学）各有差异，且对抗菌谱及强度也有不同，临床医师应根据它们的抗菌作用及其体内过程特点选择合适的抗菌药物。

（5）结合患者病情的严重程度、疾病病原菌的种类及抗菌药物特点制订个体化治疗方案。根据疾病病原菌、感染部位、感染严重程度和患者的生理、病理情况及抗菌药物药效学和药动学证据制订抗菌药物个体化治疗方案，包括抗菌药物的选用品种、剂量、给药次数、给药途径、疗程及联合用药等。在制订治疗方案时应遵循以下原则。

1）选用品种：启动经验治疗时可参考各疾病指南、参考书等资料，同时根据当地耐药情况、可能的病原菌选用抗菌药物。尽可能选择针对性强、窄谱、安全、价格适当的抗菌药物。

2）给药剂量：一般在药物的治疗剂量范围，但当治疗严重感染（如血流感染、感染性心内膜炎）和抗菌药物不易达到的部位的感染（如中枢神经系统感染等），抗菌药物剂量应选择治疗剂量范围高限的剂量；若治疗单纯性下尿路感染时，由于多数药物尿液中药物浓度远高于血药浓度，则应选用治疗剂量范围低限的剂量。

3）给药途径：应遵循 WHO 提倡的能口服就不注射，能肌内注射就不静脉给药的用药原则。

A. 口服吸收良好的抗菌药物品种可应用于轻、中度感染的大多数患者。肌内注射由于限制给药剂量，其吸收也受药物等较多因素影响，所以只适用于不能口服给药的轻、中度感染者，不宜用于重症感染者。仅在下列情况下可先给予注射给药，待病情好转并能口服后，应及早转为口服给药：①不能口服或无法耐受口服给药的患者（如吞咽困难者）；②胃肠道功能障碍或存在明显可能影响口服吸收的情况（如呕吐、严重腹泻、胃肠道病变等）；③选用合适的抗菌药物但只有注射剂型；④部分感染疾病口服给药浓度难以达到，需注射给药才可迅速在感染组织或体液中到达高药物浓度（如感染性心内膜炎、化脓性脑膜炎等）；⑤严重感染或病情发展迅速时，需给予紧急治疗的情况（如血流感染、重症肺炎患者、脓毒症等）；⑥患者对口服治疗的依从性差。

B. 抗菌药物宜尽量避免局部应用：皮肤黏膜局部应用抗菌药物后，由于吸收量少，在感染部位难以达到有效浓度，且易导致耐药菌的产生，故在治疗全身性感染或脏器感染时应避免局部应用抗菌药物。抗菌药物的局部应用只限于少数情况：①全身给药后抗菌药物浓度难以透过感染部位，可加用局部给药作为辅助治疗（如中枢神经系统感染全身给药疗效不佳时可考虑鞘内给药，包裹性厚壁脓腔内注人抗菌药物等）；②耳部及眼部感染的局部用药等（如抗菌药物滴眼液、滴耳液等）；③某些皮肤表层及口腔、阴道等黏膜表面的感染应避免将主要供全身应用的品种进行局部用药，可采用抗菌药物局部应用或外用的制剂（如抗菌药物软膏、阴道软胶囊、栓剂等）。对于较易发生过敏反应的药物，有耳毒性的药物不可局部应用，如青霉素类、头孢菌素、氨基糖苷类等。局部用药宜采用刺激性小、吸收少、不易导致耐药性和过敏反应的抗菌药物。

4）给药次数：为了使抗菌药物在人体内达到最大杀菌活性和最佳临床疗效，抗菌药物应根据药动学和药效学相结合的原则给药。时间依赖性药物（如 β- 内酰胺类、红霉素、克林霉素等），除个别药物外应一天多次给药。浓度依赖性抗菌药物（如氟喹诺酮类、氨基糖苷类等）可每天给药 1 次。时间依赖性且抗菌作用时间较长的药物（如糖肽类、四环素类等），一般推荐每天分 2 次给药，阿奇霉素每日给药 1 次。

5）用药疗程：抗菌药物疗程因感染疾病不同而异，一般宜用至体温正常、症状消退后 72 ～ 96 小时，有局部病灶者需用药至感染灶控制或完全消散。但感染性心内膜炎、骨髓炎、血液感染、化脓性脑膜炎、布鲁菌病、伤寒、B 组链球菌咽炎和扁桃体炎、结核病、侵袭性真菌病等需较长的疗程才能彻底杀死病原菌，并减少或防止疾病复发。

6）抗菌药物的联合应用：联合用药不适用于单一治疗有效的疾病，联合用药仅在存在以下情况时使用。

病原菌尚未查明的严重感染，包括免疫缺陷者的严重感染。单一抗菌药物不能控制的严重感染，需氧菌及厌氧菌混合感染，2 种及 2 种以上复数菌感染，以及多重耐药菌或泛耐药菌感染；需长疗程治疗，但病原菌易对某些抗菌药物产生耐药性的感染，如某些侵袭性真菌病；或病原菌含有不同生长特点的菌群，需要不同抗菌机制的药物联合使用，如结核分枝杆菌和非结核分枝杆菌。毒性较大的抗菌药物，联合用药时剂量可适当减少，但需有临床资料证明其同样有效；如两性霉素 B 与氟胞嘧啶联合治疗隐球菌脑膜炎时，前者的剂量可适当减少，以减少其毒性反应。

联合用药通常采用 2 种药物联合，且应选用药理作用具有协同或相加的药物联合，如青霉素类、头孢菌素类或其他 β- 内酰胺类与氨基糖苷类联合。3 种及 3 种以上药物联合仅限于个别情况，如结核病的治疗。此外，必须注意联合用药后药物不良反应也可能增多。

2. 抗菌药物预防性应用的基本原则

(1) 非手术患者抗菌药物的预防性应用

1) 可用于预防尚无感染征象但有感染高危风险的高危人群（如经常发生链球菌咽峡炎或风湿热的儿童及成人，脾切除后儿童，接受牙科或口腔操作的心内膜炎高危患者等）。

2) 基于循证医学证据下有指征预防用药和选择抗菌药物。

3) 不宜盲目地选用广谱抗菌药或多药联合预防多种细菌多部位的感染，应是针对 1 种或 2 种最可能的细菌感染进行预防用药。

4) 应针对某一段特定时间内可能发生的感染，不能预防任何时间内可能发生的感染。

5) 应判断预防用药效果是否达到预期，若原发疾病不能治愈或纠正者，药物预防效果有限，应权衡利弊，决定是否预防用药；若原发疾病能治愈或纠正者，预防用药价值较大。

6) 以下情况原则上不应进行预防用药：普通感冒、麻疹、水痘等病毒性疾病；昏迷、休克、中毒、肿瘤、心力衰竭、应用肾上腺皮质激素等患者；留置深静脉导管、尿管、胃管等及建立人工气道（包括气管插管或气管切口）患者。

(2) 手术患者抗菌药物的预防性应用：围手术期抗菌药物预防用药，应根据手术切口类别、手术创伤程度、可能污染的细菌种类、手术持续时间等，综合考虑以决定是否预防用药。

1) 围手术期预防用药原则

A. 清洁手术（Ⅰ类手术）：手术脏器为人体无菌部位，局部无炎症、无损伤，也不涉及与人体外界相通的器官。清洁手术原则上不预防用药，仅具备以下高危因素才考虑预防用药：①手术范围大、时间长（超 3 小时）；②手术涉及重要脏器（如头颅手术、心脏手术等）；③有异物植入的手术（如人工关节置换术、人工心瓣膜植入术等）；④有感染高危因素，如高龄（如年龄在 70 岁以上）、糖尿病、免疫功能低下（尤其是接受器官移植者）、营养不良等患者。

B. 清洁 - 污染手术（Ⅱ类手术）：手术部位涉及与人体外界相通的器官，如上、下呼吸道，上、下消化道，泌尿生殖道手术，或经以上器官的手术，如经口咽部手术、胆道手术、子宫全切除手术，以及开放性骨折或创伤手术等。此类手术需预防用抗菌药物。

C. 污染手术（Ⅲ类手术）：造成手术部位严重感染的手术，包括手术涉及急性炎症但未化脓区域；胃肠道内容物有明显溢出污染；新鲜开放性创伤但未及时扩创；无菌技术有明显缺陷，如开胸、心脏按压者。此类手术需预防用抗菌药物。

D. 污秽 - 感染手术（Ⅳ类手术）：有失活组织的陈旧创伤手术；已有临床感染或脏器穿孔的手术。术前已治疗性应用抗菌药物，术中、术后继续用药，不属于预防用药应用范畴。

2) 围手术期预防用药品种选择：预防用药品种选择应根据手术切口类别、可能的污染菌及药物组织浓度分布等综合考虑，选择针对性强、安全性高、有循证医学证据支持且价格低廉的品种。

A. 清洁手术预防用药不宜联合用药。

B. 头孢菌素过敏者，针对革兰氏阳性菌可用克林霉素、万古霉素、去甲万古霉素；针对革兰氏阴性杆菌可用氨曲南、磷霉素或氨基糖苷类。其中，万古霉素、去甲万古霉素的选用有严格的要求，除头孢菌素过敏者且克林霉素选用不合适可选用本类药物外，对于某些手术部位感染（如心脏人工瓣膜置换术、人工关节置换术）会引起严重后果者，在术前发现有耐甲氧西林金黄色葡萄球菌（MRSA）定植或本医疗机构 MRSA 高发，可选用本类药物预防感染，但应严格控制用药时间。

C. 根据《关于抗菌药物临床应用管理有关问题的通知》（卫办医政发 [2009]38 号）及《抗

菌药物临床应用指导原则（2015 年版）》的要求，严格控制氟喹诺酮类药物作为外科围手术期预防用药，只限用于经直肠前列腺活检、泌尿外科手术的预防用药。

3）围手术期预防用药时机及疗程

A. 仅有少数情况为口服给药，大多选择静脉输注的给药途径。为保证药物浓度在手术暴露时达到足以杀灭手术过程中沾染的细菌，同时药物可覆盖整个手术过程。所以，术前给药应在麻醉诱导时或皮肤、黏膜切开前 0.5 ～ 1 小时给药，当输注完后开始手术。但个别药物由于输注速度的要求，如万古霉素、克林霉素或氟喹诺酮类应在手术前 1 ～ 2 小时给药为宜。

B. 术中追加的要求：当手术时间超过 3 小时、超过所用药物半衰期的 2 倍以上或失血 ≥ 1500ml 时应及时追加 1 剂抗菌药物。

C. 预防用药时间：清洁手术的预防用药时间不超过 24 小时，心脏手术可视情况适当延长至 48 小时。清洁 - 污染手术和污染手术的预防用药时间也不超过 24 小时，污染手术必要时可延长至 48 小时。

3. 在特殊病理、生理状况患者中应用的基本原则

（1）肾功能减退患者抗菌药物应用

1）避免使用肾毒性的抗菌药物，尽可能选用无肾毒性或肾毒性较低的抗菌药物。

2）确须使用肾毒性的抗菌药物时，应严密监测患者肾功能。

3）使用经肾排泄的药物时，须根据患者肾功能减退情况（以内生肌酐清除率为准），计算抗菌药物在人体内清除途径的给药剂量及方法进行给药。

4）接受肾替代治疗的患者应根据透析对药物的清除情况选用合适的药物及制订给药剂量。

（2）肝功能减退患者抗菌药物应用

1）避免使用肝毒性药物，如氯霉素、利福平、红霉素酯化物等。

2）虽然药物主要由肝清除，但无明显毒性反应发生（如大环内酯类、克林霉素等），仍可正常应用，但用药须谨慎，必要时减少用药剂量，同时严密监测患者肝功能情况。

3）肝肾功能同时受损的患者在使用经肝肾双排泄药物（青霉素类、头孢菌素类）时，虽然药物本身毒性不大，但肝肾功能同时减退的患者血药浓度升高尤为明显，所以需减少用药剂量。

4）使用经肾排泄的药物（糖肽类、氨基糖苷类）可按正常剂量给药，不需调整用量。

（3）小儿患者抗菌药物应用

1）严格把握年龄禁忌用药：喹诺酮类可对骨骼发育产生不良影响，不可用于 18 岁以下患者；四环素类可导致牙齿黄染及牙釉发育不良，不可用于 8 岁以下患者；氯霉素会引起“灰婴综合征”，不宜用于新生儿；克林霉素禁用于出生 4 周以内的婴儿；磺胺类可引起脑性核黄疸，禁用于新生儿及 2 月龄以下婴儿；呋喃类禁用于新生儿。

2）有耳、肾毒性的药物仅在有明确指征且无其他毒性低的抗菌药物替代时方可选用：氨基糖苷类、糖肽类在治疗过程中必须严密观察不良反应，有条件者开展血药浓度监测，实行个体化给药。

3）在特定疾病状况下避免使用加重疾病的药物：头孢曲松能取代胆红素，与血清白蛋白进行结合，易发生胆红素脑病，故不得用于高胆红素血症的新生儿和早产儿的治疗；葡萄糖 -6- 磷酸脱氢酶缺乏患儿应用磺胺类、呋喃类时易发生溶血性贫血及血红蛋白尿，故葡萄糖 -6- 磷酸脱氢酶缺乏患儿应避免使用这两类药物。

（4）妊娠期和哺乳期患者抗菌药物应用

1）妊娠期抗菌药物的应用需考虑药物对母体和胎儿的影响，美国食品和药品管理局（Food and Drug Administration，FDA）动物实验和临床用药经验对胎儿致畸相关的影响，将药物分为A、B、C、D、X五类。

A. X级（对胎儿有致畸或明显毒性作用，在妊娠期应禁用）：利巴韦林、奎宁、沙利度胺。

B. D级（已证实对人类有危险性，在妊娠期应避免使用，但有明确应用指征，受益大于可能的风险时，经权衡利弊后在严密观察下慎用）：氨基糖苷类、四环素类、替加环素、伏立康唑。

C. C级（药物研究显示毒性，人体研究资料不充分，但用药时可能患者受益大于危险性，在确有应用指征时充分权衡利弊决定是否选用）：克拉霉素、万古霉素、氟康唑、替硝唑、氟喹诺酮类等。

D. B级（动物中研究无危险性或有毒性，但人体研究资料不充分，对胎儿及母体无明显影响及无致畸作用者，在妊娠期感染时可选用）：青霉素类、头孢菌素、红霉素、阿奇霉素、甲硝唑等。

E. A级（在妊娠妇女中研究证实无危险性）：目前未有这类药物入列。

2）哺乳期抗菌药物应用

A. 由于部分抗菌药物对乳儿产生较大的影响，因此哺乳期患者应避免应用氟喹诺酮类、氨基糖苷类、四环素类、氯霉素类、磺胺类等。

B. 少数药物在乳汁中含量较高，如大环内酯类、甲硝唑等；少数药物在乳汁中含量较少，如青霉素、头孢菌素等 β-内酰胺类、氨基糖苷类等；但无论乳汁中药物浓度是多还是少，均对乳儿有潜在的影响，并可能出现不良反应，均宜暂停母乳喂养。

二、抗菌药物处方权的授予

1. 各类医疗机构根据自身情况，结合国家及省级卫生行政部门制定的抗菌药物分级管理目录，制定本医疗机构抗菌药物分级目录。

2. 抗菌药物根据安全性、疗效、细菌耐药性、价格等因素，分为非限制使用级、限制使用级和特殊使用级。

（1）非限制使用级：为首选药物、一线用药，临床各级医师可根据需要用药。

（2）限制使用级：为次选药物、二线用药，需由主治以上医师同意并签名可使用。

（3）特殊使用级：为三线用药，需由抗菌药物临床应用经验的感染性疾病科、呼吸科、ICU、微生物检验科、药学部门等具有高级专业技术职务任职资格的医师和抗菌药物等相关专业临床药师会诊同意后，由高级专业技术资格的医师开具才可使用。本类药物不得在门诊使用。若感染病情严重者，或已有证据表明病原菌只对本类药物敏感时，可越级应用，但只限定用于24小时之内，其后需补办相关手续并由具有处方权限的医师完善处方手续。

3. 根据《抗菌药物临床应用管理办法》规定，每年度二级以上医院对医师进行抗菌药物临床应用知识和规范化管理的培训，培训考核成绩合格后，由医疗机构按医师的专业技术职称授予相应的处方权。

三、基层医疗卫生机构抗菌药物的选用

根据《抗菌药物临床应用管理办法》的要求，基层医疗卫生机构在抗菌药物选用方面应遵循以下规定：基层医疗卫生机构只能选用基本药物（包括各省区市增补品种）中的抗菌药物品种。

根据《国家基本药物目录》（2018年版），基层医疗卫生机构抗菌药物可选用以下品种。

1. 青霉素类

（1）青霉素［注射用无菌粉末（钾盐）：0.25g（40万U）、0.5g（80万U）；注射用无菌粉末（钠盐）：0.24g（40万U）、0.48g（80万U）、0.96g（160万U）］：用于溶血性链球菌、肺炎链球菌等革兰氏阳性球菌所致的感染，包括咽炎、扁桃体炎、猩红热、丹毒、肺炎、中耳炎、脑膜炎、梅毒等，与氨基糖苷类联合应用于草绿色链球菌心内膜炎，也可用于治疗炭疽、破伤风、气性坏疽、钩端螺旋体病、回归热、白喉、流行性脑脊髓膜炎、放线菌病、淋病、樊尚咽峡炎、莱姆病、鼠咬热、李斯特菌感染，还可用于不产青霉素酶的葡萄球菌感染、除脆弱拟杆菌外的许多厌氧菌感染。为预防心内膜炎的发生，青霉素尚可用于风湿性心脏病或先天性心脏病患者在进行某些操作或手术时的预防用药。

（2）苄星青霉素（注射用无菌粉末：30万U、60万U、120万U）：其抗菌谱与青霉素G相仿，属长效制剂，主要用于预防风湿热复发，也可用于控制链球菌感染的流行。本品只能肌内注射，肌内注射120万U后血中浓度可维持4周。

（3）苯唑西林（片剂、胶囊：0.25g；注射用无菌粉末：0.5g、1.0g）：为耐青霉素酶青霉素，其抗菌谱与青霉素G相仿，但抗菌作用差，仅可用于治疗对青霉素耐药的葡萄球菌感染，不宜用于肺炎链球菌、A组溶血性链球菌或青霉素敏感的葡萄球菌感染。

（4）氨苄西林（注射用无菌粉末：0.5g、1.0g）、阿莫西林（片、胶囊、颗粒剂、干混悬剂：0.125g、0.25g）：属广谱青霉素，它们的抗菌谱较青霉素G广，还对部分肠菌科细菌有抗菌活性，适用于敏感细菌（不产生β-内酰胺酶菌株）所致的呼吸道感染、泌尿生殖感染、皮肤软组织感染、急性单纯性淋病、心内膜炎等。其中，阿莫西林尚可用于治疗伤寒、伤寒带菌者及钩端螺旋体病；与克拉霉素、质子泵抑制剂联合用药可根除幽门螺杆菌感染。氨苄西林可作为肠球菌、李斯特菌感染的首选药物。

（5）哌拉西林（注射用无菌粉末：0.5g、1.0g、2.0g）：属抗铜绿假单胞菌的广谱青霉素，抗菌谱较氨苄西林广，抗菌药物作用强，还对铜绿假单胞菌有良好的抗菌活性，适用于铜绿假单胞菌和肠杆菌科细菌所致的呼吸道感染、胆道感染、腹腔感染、泌尿生殖感染及皮肤软组织感染等。

（6）阿莫西林克拉维酸钾［片剂：阿莫西林：克拉维酸=2：1、4：1、7：1；颗粒剂：125mg：31.25mg（4：1）、200mg：28.5mg（7：1）；干混悬剂：250mg：62.5mg（4：1）、200mg：28.5mg（7：1）；注射用无菌粉末：250mg：50mg（5：1）、500mg：100mg（5：1）、1000mg：200mg（5：1）］：克拉维酸钾为β-内酰酶抑制剂，与阿莫西林组成复合制剂，适用于产β-内酰胺酶且对β-内酰胺酶耐药的细菌（甲氧西林敏感葡萄球菌，粪肠球菌，流感嗜血杆菌，卡他莫拉菌，大肠埃希菌等肠杆菌科细菌，脆弱拟杆菌、梭杆菌属等厌氧菌）感染，但不推荐用于对复方制剂中抗菌药物敏感和不产生β-内酰胺酶的耐药菌感染。

2. 头孢菌素

（1）头孢唑林（注射用无菌粉末：0.5g、1.0g）：为第一代头孢菌素，常作为外科手术预防用药的品种。主要治疗敏感细菌（甲氧西林敏感葡萄球菌、A组溶血性链球菌、肺炎链球菌）所致的中耳炎、支气管炎、肺炎等呼吸道感染，尿路感染，皮肤软组织感染，感染性心内膜炎，骨和关节感染，败血症，肝胆系统等感染。本品不宜用于治疗淋病和梅毒，也不宜用于中枢神经系统感染，对慢性尿路感染，尤其是伴有尿路解剖异常者的疗效较差。

（2）头孢拉定（片剂、胶囊：0.25g、0.5g）、头孢氨苄（片剂、胶囊：0.125g、0.25g；颗粒剂：0.05g、

0.125g）：皆为第一代头孢菌素，由于为口服制剂，其抗菌作用较头孢唑林差，适用于敏感细菌（甲氧西林敏感葡萄球菌、A组溶血性链球菌、肺炎链球菌）所致的急性咽炎、扁桃体炎、中耳炎、支气管炎和肺炎等呼吸道感染，泌尿生殖道感染及皮肤软组织感染等。两者均不宜用于严重感染。注意：头孢拉定在国内上市后，有不良反应报道称使用本品可能导致血尿，儿童是发病的易感人群，故儿童患者应用本品应谨慎并在监测下用药。

（3）头孢呋辛（片剂、胶囊、分散片：0.125g、0.25g（钠盐）；注射用无菌粉末：0.25g、0.5g、0.75g、1.5g）：为第二代头孢菌素，是围手术期预防用药的常用品种。主要治疗甲氧西林敏感葡萄球菌、A组溶血性链球菌、肺炎链球菌等革兰氏阳性球菌，以及流感嗜血杆菌、大肠埃希菌等敏感菌株所致的呼吸道感染，耳、鼻、喉感染，泌尿系感染，软组织感染，骨和关节感染，盆腔炎，淋病，血流感染等。

（4）头孢曲松（注射用无菌粉末：0.25g、0.5g、1.0g、2.0g）：为第三代头孢菌素，适用于敏感肠杆菌科细菌等革兰氏阴性杆菌所致的严重感染，如下呼吸道感染，腹部感染，骨、关节、软组织及伤口感染，肾盂肾炎，生殖系统感染、中枢神经系统感染等。尚可用于甲氧西林敏感葡萄球菌、A组溶血性链球菌、肺炎链球菌、草绿色链球菌所致的各种感染。本品半衰期长，每天给药1次。

注意：本品可取代胆红素与血清白蛋白结合，导致胆红素脑病的风险，故禁用于高胆红素血症的新生儿和早产儿治疗。同时，本品与含钙剂或含钙产品合并用药时有可能导致致死性结局的不良事件，故本品不能加入林格及哈特曼等含有钙的溶液中使用。

（5）头孢他啶（注射用无菌粉末：0.5g、1.0g）：根据《国家基本药物目录》（2018年版）要求，本品应在具备相应处方资质的医师或在专科医师指导下使用。本品为第三代头孢菌素，适用于敏感肠杆菌科细菌等革兰氏阴性杆菌所致的严重感染，如下呼吸道感染，腹部感染，骨、关节、软组织及伤口感染，肾盂肾炎，生殖系统感染、中枢神经系统感染等，除此之外，尚可用于铜绿假单胞菌所致的各种感染。

3. *氨基糖苷类*

（1）阿米卡星［注射液：1ml：0.1g（10万U）、2ml：0.2g（20万U）］：适用于铜绿假单胞菌及部分其他假单胞菌、大肠埃希菌、变形杆菌属、克雷伯菌属、肠杆菌属、沙雷伯菌属、不动杆菌等敏感革兰氏阴性杆菌所致的中、重度感染。

（2）庆大霉素［注射液：1ml：40mg（4万U）、2ml：80mg（8万U）］：抗菌谱与阿米卡星相似，临床多采用本品与其他抗菌药物联合应用，与青霉素（或氨苄西林）合用可治疗肠球菌属感染，也可用于治疗土拉菌病、鼠疫，治疗布鲁菌病时需与多西环素联合用药。

由于本类药物对肺炎链球菌、A组溶血性链球菌的抗菌作用均差，又有明显耳、肾毒性，因此，不宜选用本类药物治疗门急诊中常见的上、下呼吸道细菌性感染，也不宜治疗单纯性上、下尿路感染初发的病例。

4. *四环素类*

（1）多西环素（片剂：50mg、100mg）：属于半合成的四环素类，可作为以下疾病的首选或可选药物：①立克次体病，如流行性斑疹伤寒、地方性斑疹伤寒、恙虫病、柯氏立克次体肺炎、洛矶山热和Q热；②支原体属和衣原体属感染；③回归热；④布鲁菌病；⑤霍乱；⑥兔热病；⑦鼠疫；⑧软下疳，治疗布鲁菌病和鼠疫时需与氨基糖苷类联合应用。本品也可用于对青霉素过敏患者的破伤风、气性坏疽、雅司、梅毒、淋病和钩端螺旋体病的治疗，也可用于中、重度痤疮患者的辅助治疗。

（2）米诺环素（片剂：50mg；胶囊：50mg、100mg）：属半合成的四环素类，是四环素类抗生素中抗菌作用最强的品种。适用于因葡萄球菌、链球菌、肺炎球菌、淋病奈瑟菌、痢疾杆菌、大肠埃希菌、克雷伯菌、变形杆菌、铜绿假单胞菌、梅毒螺旋体及衣原体等对本品敏感的病原体引起的感染，如败血症、菌血症；浅表性或深部化脓性感染；急慢性支气管炎、喘息型支气管炎、支气管肺炎等呼吸道感染；痢疾、肠炎、感染性食物中毒、胆管炎、胆囊炎；腹膜炎；肾盂肾炎、尿道炎、淋病等泌尿生殖系统感染；中耳炎、副鼻窦炎、颌下腺炎；梅毒。

由于目前常见致病菌对四环素类耐药比较严重，仅在病原菌对本品敏感时，方有应用指征。由于四环素类在牙齿发育期患者（胚胎期至8岁）可产生牙齿着色及牙釉发育不良，故妊娠期和8岁以下患者禁用本品。

5. 大环内酯类

（1）红霉素[肠溶/琥珀酸乙酯片剂、胶囊：0.125g（12.5万U）、0.25g（25万U）；注射用无菌粉末0.25g（25万U），0.3g（30万U）]：可作为青霉素过敏患者治疗下列感染的替代用药。A组溶血性链球菌、肺炎链球菌等所致的急性扁桃体炎、急性咽炎、鼻窦炎；溶血性链球菌所致的猩红热、蜂窝织炎；白喉及白喉带菌者；气性坏疽、破伤风；放线菌病；梅毒；李斯特菌病等。本品也用于治疗军团菌病，肺炎支原体、肺炎衣原体肺炎，衣原体属、支原体属泌尿生殖系感染，沙眼衣原体结膜炎，淋病奈瑟菌感染，厌氧菌所致口腔感染，空肠弯曲菌肠炎，百日咳等。注意：本品胃肠道反应的发生率与剂量大小有关；本品禁止与特非那定合用，以免引起心脏不良反应。

（2）阿奇霉素[片剂、胶囊、肠溶（片剂、胶囊）0.25g（25万U）；颗粒剂：0.1g（10万U）]：除上述与红霉素适应证相似外，本品尚可用于流感嗜血杆菌、卡他莫拉菌所致的社区获得性呼吸道感染，在治疗和预防鸟分枝杆菌复合群感染时需与其他抗菌药物联合应用。注意：本品受食物影响，故需在饭前1小时或饭后2小时口服给药。

（3）克拉霉素（片剂、胶囊、颗粒剂：0.125g、0.25g）：除上述与阿奇霉素适应证相似外，本品尚可用于海龟分枝杆菌、偶发分枝杆菌或堪萨斯分枝杆菌引起的局部感染，牙源性感染的治疗；也适用于CD4淋巴细胞小于或等于100/mm^3的HIV感染的患者预防由弥散性鸟分枝菌引起的混合感染；与其他药物联合应用于根除幽门螺杆菌的治疗。注意：本品禁止与特非那定合用，以免引起心脏不良反应。

6. 磺胺类

（1）复方磺胺甲噁唑[片剂：100mg∶20mg、400mg∶80mg（磺胺甲噁唑∶甲氧苄啶）]：是磺胺甲噁唑和甲氧苄啶的复方制剂。本品虽然属于广谱抗菌药，但近年来临床常见病原菌对本类药物往往具有耐药性，故在治疗上需参考药敏结果。本品适用于敏感菌株所致的下列感染：①大肠埃希菌、克雷伯菌属、肠杆菌属、奇异变形杆菌、普通变形杆菌和莫根菌属敏感菌株引起的尿路感染；②2岁以上肺炎链球菌或流感嗜血杆菌所致的急性中耳炎；③肺炎链球菌或流感嗜血杆菌所致的成人慢性气管炎急性发作；④福氏或宋氏志贺菌敏感菌株所致的肠道感染、志贺菌感染；⑤卡氏肺孢子虫肺炎的治疗（首选）和预防；⑥大肠埃希菌所致的旅游者腹泻。注意：本品禁用于新生儿及2月龄以下婴儿，妊娠妇女和哺乳期妇女，严重肝肾功能不全者。

（2）磺胺嘧啶（片剂0.2g、0.5g；注射剂2ml∶0.4g、5ml∶1g）：仅用于敏感细菌及其他敏感病原微生物所致的感染：①脑膜炎球菌所致的流行性脑脊髓膜炎的治疗和预防；②流感嗜血杆菌、肺炎链球菌和其他链球菌所致的中耳炎及皮肤软组织等感染，但须与甲氧苄啶同用；③星形奴卡菌病；④对氯喹耐药的恶性疟疾治疗的辅助用药；⑤作为沙眼衣原体所致的宫颈炎和尿道炎的次选药物；⑥作为沙眼衣原体所致的新生儿包涵体结膜炎的次选药物。注意：本品禁用于新生儿及2月龄以下婴儿，妊娠妇女和哺乳期妇女，严重肝肾功能不全者。

7. 喹诺酮类 由于目前国内尿路感染的主要病原菌大肠埃希菌中，耐药株已达50%以上，应尽量参考药敏试验结果选用。本类药物不再推荐用于淋球菌感染，同时应严格控制本类药物作为外科围术期用药。注意：本类药物禁用于18以下未成年患者。

(1) 诺氟沙星（片剂、胶囊：0.1g）：适用于敏感细菌所致的单纯性下尿路感染、前列腺炎、肠道感染和伤寒及其他沙门菌感染。

(2) 环丙沙星（盐酸盐片剂、胶囊：0.25g、0.5g；乳酸盐注射液：2ml：0.1g；乳酸盐氯化钠注射液100ml：0.2g）：适用于敏感细菌所致的泌尿道感染，下呼吸道感染，医院获得性肺炎，皮肤和皮肤软组织感染，骨和关节感染，伤寒，败血症等全身感染。

(3) 左氧氟沙星（盐酸盐/乳酸盐片剂、胶囊0.2g、0.5g；盐酸盐/乳酸盐注射液2ml：0.2g、5ml：0.5g；盐酸盐/乳酸盐氯化钠注射液：100ml：0.2g、250ml：0.5g）：适应证除与环丙沙星一样外，还可用于肺炎链球菌、A组溶血性链球菌所致的咽炎和扁桃体炎、中耳炎和鼻窦炎等，以及肺炎链球菌、支原体、衣原体等所致社区获得性肺炎，与其他药物联合用药可作为治疗耐药结核分枝杆菌和其他分枝杆菌感染的二线用药。

(4) 莫西沙星[片剂：0.4g；氯化钠注射液：250ml（莫西沙星0.4g与氯化钠2.0g）]：适用于敏感菌所致的急性细菌性鼻窦炎、慢性支气管炎急性发作、社区获得性肺炎、非复杂性皮肤和皮肤组织感染、复杂性腹腔内感染、鼠疫，以及轻至中度盆腔炎疾病。但本品由于在尿中浓度低，不适用治疗泌尿系感染。

8. 硝基咪唑类

(1) 甲硝唑（片剂、胶囊：0.2g；氯化钠注射液：100ml：0.5g）：①可用于各种厌氧菌的感染，如盆腔感染、腹腔感染、脓肿等，通常需与其他抗需氧抗菌药物联合应用；②用于治疗肠道和肠外阿米巴病；③用于治疗阴道滴虫病、结肠小袋纤毛虫、皮肤利什曼病和麦地那龙线虫等寄生虫感染；④口服给药可用于艰难梭菌所致的假膜性肠炎、幽门螺杆菌所致的胃窦炎、牙周感染等。注意：本品禁用于有活动性中枢神经系统疾病和血液病患者。在用药期间禁止饮酒或含酒精的饮料。

(2) 替硝唑（片剂、胶囊：0.5g）：除上述与甲硝唑适应证相似外，还可用于结肠直肠手术、妇产科手术及口腔手术等的术前预防用药。注意：本品对12岁以下患者禁用。

9. 硝基呋喃类 呋喃妥因（肠溶片：50mg）。用于大肠埃希菌、肠球菌属、葡萄球菌属，以及克雷伯菌属、肠杆菌属等细菌所致的急性单纯下尿路感染，也可用于预防尿路感染。注意：本品禁用于新生儿、足月妊娠妇女、肾功能减退（内生肌酐清除率＜50ml/min）、分娩、葡萄糖-6-磷酸脱氢酶缺乏的患者。

10. 其他类

(1) 克林霉素（盐酸盐片剂、胶囊0.075g、0.15g；盐酸盐棕榈酸酯分散片：0.075g、0.15g；盐酸盐注射液：2ml：0.15g；盐酸盐注射用无菌粉末：0.15g）：适用于链球菌属、葡萄球菌属及厌氧菌所致的中、重度感染，如下呼吸道感染，皮肤及软组织感染，腹腔感染、盆腔感染及血液感染等。

(2) 磷霉素[（钠盐）注射用无菌粉末：1.0g（100万U）、2.0g（200万U）、4.0g（400万U）；氨丁三醇散剂：3.0g：适用于葡萄球属、链球菌属、肠杆菌科细菌、肠球菌属、铜绿假单胞菌等所致的呼吸道感染、尿路感染、皮肤软组织感染等。也可与其他抗生素联合应用由敏感菌所致重症感染如败血症、腹膜炎、骨髓炎等。

四、村卫生室使用抗菌药物开展静脉输注活动的要求

根据《村卫生室管理办法（试行）》（国卫基层发〔2014〕33 号）及《抗菌药物临床应用管理办法》（卫生部令第 84 号）的要求，村卫生室必须同时具备以下条件，并经县级卫生行政部门核准后方可提供抗菌药物静脉输注服务。

1. 具备独立的静脉给药观察室及观察床。

2. 须配备常用的抢救药品、设备及供氧设施。

3. 具备符合静脉药品配制的条件。

4. 开展抗菌药物静脉给药服务的村卫生室人员应当具备预防和处理输液反应的急救能力和救护措施。

5. 应当经县卫生行政部门批准后，才可开展抗菌药物静脉给药业务。

五、基层医疗卫生机构抗菌药物使用情况监督

根据《抗菌药物临床应用管理办法》（卫生部令第 84 号）的要求，通过对抗菌药物实行科学、规范、常态的管理，促进抗菌药物合理使用，减少和遏制细菌耐药，保证患者用药的安全性、有效性、经济性。

1. 组织机构与职责

（1）基层医疗机构主要负责人是本机构抗菌药物临床应用管理的第一责任人。

（2）基层医疗卫生机构可设立抗菌药物管理工作小组或者指定专（兼）职人员，负责具体管理工作。其主要职责是：①贯彻执行抗菌药物管理相关的法律、法规和规章，制定本机构抗菌药物管理制度并组织实施；②审议本机构抗菌药物供应目录，制定并组织实施抗菌药物临床应用相关技术性文件；③对本机构抗菌药物临床应用与细菌耐药情况进行监测，定期进行分析、评估、上报监测数据并发布相关信息，提出干预和改进措施；④对医务人员进行抗菌药物管理相关知识和规范化管理的培训，组织对患者合理使用抗菌药物的宣传教育。

抗菌药物临床应用管理：抗菌药物供应目录包括采购抗菌药物的品种、品规，应当严格控制品种、品规数量。

1）抗菌药物品种只能在国家基本药物目录（包括各省区市增补品种）中选择，并应向核发其医疗机构执业许可证的卫生行政部门备案。原则上调整周期为 2 年，最短不得少于 1 年，且每次调整后应在 15 个工作日内向核发其医疗机构执业许可证的卫生行政部门备案，未经备案的抗菌药物品种、品规，医疗机构不得采购。

2）基层医疗机构抗菌药物品种、品规数量须符合省、自治区、直辖市卫生行政部门所规定的要求，若所在省、自治区、直辖市卫生行政部门没有具体要求，原则上不得超过二级医院抗菌药物品种、品规的要求。同一通用名称抗菌药物品种，注射剂型和口服剂型各不得超过 2 种，具有相似或者相同药理学特征的抗菌药物不得重复列入供应目录。特殊使用级抗菌药物不得在基层医疗机构使用。

3）经备案后的抗菌药物由药学部门统一采购供应，其他科室或者部门不得从事抗菌药物的采购及调剂活动。临床上不得使用非药学部门采购供应的抗菌药物。

4）若因特殊治疗需要需使用抗菌药物供应目录以外的抗菌药物时，可以临时采购，但应由临床科室提出申请，并填写临时采购申请单，临时采购申请单要求说明申请购入抗菌药物的

名称、剂型、规格、数量、使用的患者资料和使用理由（每次临时采购只限于该患者使用），经本单位抗菌药物管理工作组审核同意后，由药学部门临时一次性购入使用。同一通用名抗菌药物品种启动临时采购程序原则上每年不得超过 5 例次。如果超过 5 例次，应当讨论是否列入本机构抗菌药物供应目录。调整后的抗菌药物供应目录总品种数不得增加。每半年将抗菌药物临时采购情况向核发其医疗机构执业许可证的卫生行政部门备案。

2. 抗菌药物处方权限与临床应用

（1）应按照各省级卫生行政部门制定抗菌药物分级管理目录，制定本医疗机构的目录，并向核发其医疗机构执业许可证的卫生行政部门备案。

（2）依法享有处方权的医师、乡村医师和从事处方调剂工作的药师，由县级以上地方卫生行政部门组织相关培训、考核。经考核合格的，授予相应的抗菌药物处方权或抗菌药物调剂资格。不同级别的专业技术职务任职资格的医师具有不同级别的抗菌药物处方权：具有中级以上专业技术职务任职资格的医师，可授予限制使用级抗菌药物处方权；具有初级专业技术职务任职资格的医师，在乡、民族乡、镇、村的医疗机构独立从事一般执业活动的执业助理医师及乡村医师，可授予非限制使用级抗菌药物处方权。

（3）医疗机构应当开展抗菌药物临床应用监测工作，分析本机构及临床各专业科室抗菌药物使用情况，评估抗菌药物使用适宜性；对抗菌药物使用趋势进行分析，对抗菌药物不合理使用情况应当及时采取有效干预措施。

（易燕桃）

第四节 医院感染管理办法

为加强医院感染管理，有效预防和控制医院感染，提高医疗质量，保证医疗安全，根据《中华人民共和国传染病防治法》《医疗机构管理条例》和《突发公共卫生事件应急条例》等法律、行政法规的规定，我国卫生部于 2006 年制定并发布《医院感染管理办法》，当年 9 月 1 日起施行，各级各类医疗机构严格按照此办法的规定开展医院感染管理工作。

医院感染管理是各级卫生行政部门、医疗机构及医务人员针对诊疗活动中存在的医院感染、医源性感染及相关的危险因素进行的预防、诊断和控制活动。

一、医疗器械、器具的消毒工作技术规范

医疗机构消毒灭菌工作是预防院内感染的重要措施之一，消毒灭菌效果的监测是评价其消毒设备运转是否正常、消毒药剂是否有效、消毒方法是否合理、消毒效果是否达标的唯一手段，因此在医疗机构中消毒灭菌工作必不可少。

1. 法规依据

（1）《中华人民共和国传染病防治法》。

（2）《消毒管理办法》。

（3）《医疗质量管理办法》。

（4）《医院感染管理办法》。

（5）《医院消毒卫生标准》（GB 15982—2012）。

（6）《医疗器械生物学评价》第 1 部分环氧乙烷灭菌残留量；（GB/T 16886.7—2015）。

（7）《紫外线杀菌灯》（GB 19258—2012）。

(8)《最终灭菌医疗器械包装第 1 部分：材料、无菌屏障系统和包装系统的要求》(GB/T 19633.1—2015)。

(9)《医院消毒供应中心　第 1 部分：管理规范》(WS 310.1—2016)。

(10)《医院消毒供应中心　第 2 部分：清洗消毒及灭菌技术操作规范》(WS 310.2—2016)。

(11)《医院消毒供应中心　第 3 部分：清洗消毒及灭菌效果监测标准》(WS 310.3—2016)。

(12)《医疗机构消毒技术规范》(WS/T 367—2012)。

(13)《医务人员手卫生规范》(WS/T 313—2009)。

(14)《医疗机构环境表面清洁与消毒管理规范》(WS/T 512—2016)。

(15)《医院空气净化管理规范》(WS/T 368—2012)。

(16)《基层医疗机构医院感染管理基本要求》(国卫办医发 [2013]40 号)。

(17)《医院感染预防与控制评价规范》(WS/T 592—2018)。

(18)《口腔器械消毒灭菌技术操作规范》(WS 506—2016)。

(19)《软式内镜清洗消毒技术规范》(WS 507—2016)。

(20)《医院医用织物洗涤消毒技术规范》(WS/T 508—2016)。

(21)《血液透析器复用操作规范》(卫医发〔2005〕330 号)。

(22)《医疗机构血液透析室管理规范》(卫医政发〔2010〕35 号)。

(23)《血液透析及相关治疗用水》(YY 0572—2015)。

(24)《血液透析及相关治疗用浓缩物》(YY 0598—2015)。

(25)《医院洁净手术部建筑技术规范》(GB 50333—2013)。

(26)《医用超声耦合剂》(YY 0299—2016)。

(27)《医院隔离技术规范》(WS/T 311—2009)。

(28)《病人、医护人员和器械用手术单、手术衣和洁净服第 1 部分：制造厂、处理厂和产品的通用要求》(YY/T 0506.1—2005)。

(29)《最终灭菌医疗器械包装材料第 4 部分：纸袋要求和试验方法》(YY/T 0698.4—2009)。

2. 医疗器材概念和分类

(1) 医疗器材概念：用于诊断、治疗、护理、支持、替代的器械、器具和物品的总称。

(2) 医疗器材分类：1968 年 E. H. Spaulding 根据医疗器械被污染后继续使用以致发生感染的危险性大小及患者使用时的消毒灭菌要求，将医疗器械分为三类，即高度危险性器材 (critical item)、中度危险性器材 (semi-critical item) 和低度危险性器材 (non-critical item)。

1) 高度危险性医疗器材：可直接进入人体的无菌组织、器官及脉管系统，或有无菌体液从中流过的物品，以及接触破损皮肤、破损黏膜的物品，一旦被微生物污染将导致极高感染危险，如手术器械、穿刺针、腹腔镜、活检钳、心脏导管及植入物等。

2) 中度危险性医疗器材：与完整黏膜相接触，而不进入人体无菌组织、器官和血流，也不接触破损皮肤、破损黏膜的器材，如胃肠道内镜、气管镜、喉镜、体温表 (口腔测温表和肛门测温表)、呼吸机管道、麻醉机管道、压舌板、肛门直肠压力测量导管、膈固定环等。

3) 低度危险性医疗器材：仅与完整皮肤接触而不与黏膜接触的器材，如听诊器、血压计袖带等；病床围栏、床面及床头柜、被褥；台面、墙面、地面；痰盂 (杯)、尿壶和便器等。

3. 消毒灭菌

(1) 消毒 (disinfection)：杀灭或清除传播媒介上病原微生物，使其达到无害化的处理。

（2）灭菌（sterilization）：杀灭或清除传播媒介上一切微生物的处理，但不是绝对的，而是一种无菌保证水平。

（3）灭菌水平（sterilization level）：杀灭一切微生物包括细菌芽孢，达到无菌保证水平。达到灭菌水平常用的方法包括热力灭菌、辐射灭菌等物理灭菌方法，以及采用环氧乙烷、过氧化氢、甲醛、戊二醛、过氧乙酸等化学灭菌剂在规定条件下，以合适的浓度和有效的作用时间进行灭菌的方法。

（4）高水平消毒（high level disinfection）：杀灭一切细菌繁殖体包括分枝杆菌、病毒、真菌及其孢子和大多数细菌芽孢。常用的方法包括采用含氯制剂、二氧化氯、邻苯二甲醛、过氧乙酸、过氧化氢、臭氧、碘酊等，以及能达到灭菌效果的化学消毒剂在规定条件下，以合适的浓度和有效的作用时间进行消毒的方法。传统的概念：杀灭除少数细菌芽孢以外的所有微生物；FDA 提出的概念：微生物数减少 6log 作为达到高水平消毒要求。

（5）中水平消毒（middle level disinfection）：杀灭除细菌芽孢以外的各种病原微生物，包括分枝杆菌。常用的方法包括采用碘类消毒剂（聚维酮碘溶液、氯己定碘等）、醇类和氯己定的复方、醇类和季铵盐类化合物的复方、酚类等消毒剂，在规定条件下，以合适的浓度和有效的作用时间进行消毒的方法。

（6）低水平消毒（low level disinfection）：能杀灭细菌繁殖体（分枝杆菌除外）和亲脂性病毒的化学消毒方法，以及通风换气、冲洗等机械除菌法如季铵盐类消毒剂（苯扎溴铵等）、双胍类消毒剂（氯己定）等，在规定条件下，以合适的浓度和有效的作用时间进行消毒的方法。

4. *消毒灭菌的管理要求* 《基层医疗机构医院感染管理基本要求》有以下规定。

（1）环境与物体表面一般情况下应先清洁再消毒：当其受到患者的血液、体液等污染时，先去除污染物，再清洁与消毒。清洁用具应分区使用，标志清楚，定位放置。

（2）医疗器械、器具、物品的消毒灭菌应达到如下要求。

1）进入人体组织、无菌器官的医疗器械、器具和物品必须灭菌；耐热、耐湿的手术器械，应首选压力蒸汽灭菌，不应采用化学消毒剂浸泡灭菌。

2）接触皮肤、黏膜的医疗器械、器具和物品必须消毒。

3）各种用于注射、穿刺、采血等有创操作的医疗器具必须一用一灭菌。

4）医疗机构使用的消毒药械、一次性医疗器械和器具应当符合国家有关规定。一次性使用的医疗器械、器具不得重复使用。

5）被朊病毒、气性坏疽及突发不明原因的传染病病原体污染的诊疗器械、器具和物品，应按照《医疗机构消毒技术规范》（WS/T 367—2012）有关规定执行。

（3）基层医疗机构设消毒供应室的，应当严格按照《医院消毒供应中心　第 2 部分：清洗消毒及灭菌技术操作规范》（WS 310.2—2016）规定对可重复使用的医疗器械进行清洗，并使用压力蒸汽灭菌法灭菌。没有设置消毒供应室的基层医疗机构，可以委托经地级市以上卫生行政部门认定的医院消毒供应中心，对可重复使用的医疗器械进行清洗、消毒和灭菌。

（4）无菌物品、清洁物品、污染物品应当分区放置。无菌物品必须保持包装完整，注明物品名称、灭菌日期、失效日期，以及检查打包者姓名或编号、灭菌器编号、灭菌批次号等标识，按灭菌日期顺序置于无菌物品存放柜内，并保持存放柜清洁干燥。

（5）从无菌容器中取用无菌物品时应使用无菌持物钳（镊）。从无菌容器（包装）中取出的无菌物品，虽未使用也不可放入无菌容器（包装）内，应重新灭菌处理后方可使用。

（6）一次性使用无菌医疗用品应由医疗机构统一采购，购入时索要医疗器械生产企业许可证、医疗器械产品注册证及附件、医疗器械经营企业许可证等证明文件，并进行质量验收，建立出入库登记账册。用前应检查小包装的密封性、灭菌日期及失效日期，进口产品应有相应的中文标识等，发现不合格产品或质量可疑产品时不得使用。使用中发生热原反应、感染或其他异常情况时，应当立即停止使用，并及时上报医疗机构主管部门。使用后的一次性使用医疗用品按医疗废物进行处置。

（7）应根据消毒对象选择消毒剂的种类，所用的消毒剂必须由医疗机构统一采购，购入时索要消毒产品生产企业卫生许可证、消毒产品卫生安全评价报告等证明文件，建立进货验收和出入库登记账册。严格按照消毒剂使用说明书中的使用范围、方法、注意事项正确使用。医务人员应掌握消毒剂的使用浓度、配制方法、消毒对象、更换时间、影响因素等，保证消毒效果的可靠。具体选择原则和适用方法参照《医疗机构消毒技术规范》（WS/T 367—2012）。

5. 消毒灭菌基本原则　压力蒸汽灭菌是医疗机构消毒灭菌的首选方法，凡是耐热耐湿器械、物品均应使用蒸汽灭菌或消毒。只有在条件不具备时，才用化学消毒剂消毒。

（1）根据物品污染后导致感染的风险高低选择相应的消毒或灭菌方法。

1）高危险性物品：应采用灭菌方法处理。

2）中度危险性物品：应达到中水平消毒以上效果的消毒方法。

3）低度危险性物品：宜采用低水平消毒方法，或做清洁处理；遇到有病原微生物污染时，针对所污染病原微生物的种类选择有效的消毒方法。

（2）根据物品上污染微生物的种类、数量选择消毒或灭菌方法。

1）对受到致病菌芽孢、真菌孢子、分枝杆菌和经血传播病原体（乙型肝炎病毒、丙型肝炎病毒、艾滋病病毒等）污染的物品，应采用高水平消毒或灭菌。

2）对受到真菌、亲水病毒、螺旋体、支原体、衣原体等病原微生物污染的物品，应采用中水平以上的消毒方法。

3）对受到一般细菌和亲脂病毒等污染的物品，应采用达到中水平或低水平的消毒方法。

4）杀灭被有机物保护的微生物时，应加大消毒药剂的使用剂量和（或）延长消毒时间。

5）消毒物品上微生物污染特别严重时，应加大消毒药剂的使用剂量和（或）延长消毒时间。

（3）根据消毒物品的性质选择消毒或灭菌方法。

1）耐高温、耐湿的诊疗器械和物品，应首选压力蒸汽灭菌；耐热的油剂类和干粉类等应采用干热灭菌。

2）不耐热、不耐湿的物品，宜采用低温灭菌法如环氧乙烷灭菌、过氧化氢低温等离子体灭菌或低温甲醛蒸气灭菌等。

3）物体表面消毒，应考虑表面性质，光滑表面宜选择合适的消毒剂擦拭或紫外线消毒器近距离照射；多孔材料表面宜采用浸泡或喷雾消毒法。

6. 高度危险物品的灭菌

（1）手术器械、器具和物品灭菌的清洗、包装、装载遵循《医院消毒供应中心　第 2 部分：清洗消毒及灭菌技术操作规范》（WS 310.2—2016）的要求。

1）耐热、耐湿手术器械应首选压力蒸汽灭菌。

2）不耐热、不耐湿手术器械应采用低温灭菌方法。

3）不耐热、耐湿手术器械应首选低温灭菌方法，无条件的医疗机构可采用灭菌剂浸泡灭菌。

4）耐热、不耐湿手术器械可采用干热灭菌方法。

5）外来医疗器械的灭菌，医疗机构应要求器械公司提供清洗、包装、灭菌方法和灭菌循环参数，并遵其灭菌方法和灭菌循环参数的要求进行灭菌。

6）植入物的灭菌，医疗机构应要求器械公司提供植入物的材质、清洗、包装、灭菌方法和灭菌循环参数，并遵循其灭菌方法和灭菌循环参数的要求进行灭菌，植入物灭菌应在生物监测结果合格后放行；紧急情况下植入物的灭菌，应遵循《医院消毒供应中心 第3部分：清洗消毒及灭菌效果监测标准》（WS 310.3—2016）的要求。

7）动力工具的灭菌，应按照使用说明的要求对各种部件进行清洗、包装、灭菌。

（2）手术敷料的灭菌：手术敷料灭菌前应存放于温度为18～22℃，相对湿度为35%～70%的环境。棉布类敷料可采用符合《最终灭菌医疗器械包装材料 第2部分：灭菌包裹材料 要求和试验方法》（YY/T 0698.2—2009）要求的棉布包装；棉纱类敷料可选用符合《最终灭菌医疗器械包装材料 第2部分：灭菌包裹材料 要求和试验方法》（YY/T 0698.2—2009）、《最终灭菌医疗器械包装材料 第4部分：纸袋 要求和试验方法》（YY/T 0698.4—2009）、《最终灭菌医疗器械包装材料 第5部分：透气材料与塑料膜组成的可密封组合袋和卷材 要求和试验方法》（YY/T 0698.5—2009）要求的医用纸袋、非织造布、皱纹纸或复合包装袋，采用小包装或单包装。灭菌方法如下所述。

1）棉布类敷料和棉纱类敷料应首选压力蒸汽灭菌。

2）符合《病人、医护人员和器械用手术单、手术衣和洁净服 第1部分：制造厂、处理厂和产品的通用要求》（YY/T 0506.1—2005）要求的手术敷料，应根据材质不同选择相应的灭菌方法。

（3）手术缝线分为可吸收缝线和非吸收缝线：可吸收缝线包括普通肠线、铬肠线、人工合成可吸收缝线等。非吸收缝线包括医用丝线、聚丙烯缝线、聚酯缝线、尼龙线、金属线等。灭菌方法根据不同材质选择相应的灭菌方法。

7. *中度危险性物品的消毒* 中度危险性物品如口腔护理用具等耐热、耐湿物品，应选高压蒸汽灭菌，不耐热的物品如体温计（肛表或体表）、氧气面罩、麻醉面罩应采用高水平消毒或中水平消毒。通过管道间接与浅表体腔黏膜接触的器具如氧气湿化瓶、胃肠减压器、吸引器、引流瓶等的消毒方法如下所述。

（1）耐高温、耐湿的管道与引流瓶应首选湿热消毒。

（2）不耐高温的部分可采用中效或高效消毒剂如含氯消毒剂等以上的消毒剂浸泡消毒。

（3）呼吸机和麻醉机的螺纹管及配件宜采用清洗消毒剂进行清洗与消毒。

（4）无条件医院，呼吸机和麻醉机的螺纹管及配件可采用高效消毒剂如含氯消毒剂等以上的消毒剂浸泡消毒。

注意事项：待消毒物品在消毒灭菌前应充分清洗干净；管道中有血迹等有机污染物时，应采用超声波和医用清洗剂浸泡清洗。清洗后的物品应及时进行消毒；使用中的消毒剂应监测其浓度，在有效期内使用。

8. *低度危险性物品的消毒* 诊疗用品如血压计袖带、听诊器等，遇有污染应及时先清洁，后采用中、低效的消毒剂进行消毒。

患者生活卫生用品如毛巾、面盆、痰盂（杯）、便器、餐具、水杯等，保持清洁，个人专用，定期消毒；患者出院、转院或死亡进行终末消毒。消毒方法可采用中、低效的消毒剂消毒；便器可采用冲洗消毒剂进行清洁消毒。

医疗机构应保证床单元（含床档、床头柜等）的表面进行定期清洁和（或）消毒，遇污染应及时清洁与消毒；患者出院时应进行终末消毒。消毒方法应采用合法、有效的消毒剂如复合季铵盐消毒液、含氯消毒剂擦拭消毒，或采用合法、有效的床单元消毒器进行清洗和（或）消毒，消毒剂或消毒器使用方法与注意事项应遵循产品的使用说明。

直接接触患者的床上用品如床单、被套、枕套等，应一人一更换，患者住院时间长时，应每周更换；遇污染应及时更换。更换后的用品应及时清洗与消毒。消毒方法应合法、有效。

间接接触患者的被芯、枕芯、褥子、病床隔帘、床垫等，应定期清洗与消毒；遇到污染应及时更换、清洗与消毒。甲类及按甲类管理的乙类传染病患者、不明原因病原体感染患者等使用后的上述物品应进行终末消毒，消毒方法应合法、有效，其使用方法与注意事项等遵循产品的使用说明，或按医疗废物处置。

二、医院感染危险因素控制

引起医院感染的危险因素有很多，我们应通过调查与监测，发现引起医院感染的主要危险因素，并采取有针对性的措施，提高医院感染预防与控制的效果。医院感染的主要感染部位包括呼吸道、手术切口、胃肠道和泌尿道，占整个医院感染的80%以上。医院感染管理的重点部门包括ICU、新生儿室、母婴室、骨髓移植病房、器官移植病房、血液透析病房等，这些部门的住院患者，其医院感染率明显高于普通病房。

医院感染易感因素主要包括年龄、基础疾病、放疗与化疗、免疫抑制剂的使用、器官移植、环境的变化、人口的不断增长和拥挤等，这些因素使患者发生医院感染的危险性显著增加。抗菌药物的大量使用，多重耐药菌的产生，增加了患者内源性感染和真菌感染的概率。临床治疗过程中的侵袭性操作，包括各种插管、导管、引流管的增加，内镜检查的增多，以及微创外科手术在临床上的广泛应用，增加了病原菌侵入人体的概率，患者发生医院感染的危险性也随之增加。

由于医院感染具有一定的特殊性和复杂性，因此预防和控制医院感染的发生应做好以下几方面的工作。

1. *加大医院感染的管理力度* 要依法开展医院感染的管理工作，建立健全各级医院感染管理体系，不断提高医院领导及医护人员预防感染发生的思想意识，奖罚分明。加强对住院患者的管理和严格的分诊制度，做好医院感染的常规监测工作。

2. *医院的合理布局* 在医院建筑设计初期就应考虑到防止院内交叉感染问题的发生，同时也要兼顾方便患者就诊和治疗原则。应妥善处理各种医用废物。

3. *加强临床微生物检测与细菌耐药监测工作* 建立抗菌药物临床应用预警机制根据《抗菌药物临床应用指导原则》要求，医疗卫生机构要加强临床微生物检测与细菌耐药监测工作。三级医院要建立规范的临床微生物实验室，提高病原学诊断水平，定期分析并报告本机构细菌的耐药情况；要根据全国及本地区细菌耐药监测数据，结合本机构实际情况，建立、完善抗菌药物临床应用与细菌耐药预警机制，并采取相应的干预措施。医疗机构应当加强对耐甲氧西林金黄色葡萄球菌（MRSA）、耐万古霉素肠球菌（VER）、产超广谱β-内酰胺酶（ESBL）、多重耐药的鲍曼不动杆菌等细菌的目标性监测，及时发现、诊断多重耐药菌感染患者和定植患者，加强微生物实验室对多重耐药菌的检测及其对抗菌药物敏感性、耐药模式的监测，根据监测结果指导临床进行多重耐药菌医院感染的控制工作。医疗机构发生多重耐药菌感染的暴发时，应当按照《医院感染管理办法》的规定进行报告。对主要目标细菌耐药率超过30%的抗菌药物，应及时将预警信息通报本机构专职医务人员；对主要目标细菌耐药率超过40%的抗菌药物，应慎重经验用药；对主要目标细菌耐药率超过50%的抗菌药物，应参照药敏试验结果选用；对主要目标细菌耐药率超过70%的抗菌药物，应暂停该类抗菌药物的临床应用，根据追踪细菌耐药监测结果，再决定是否恢复其临床应用。

4. 加强医院消毒与灭菌的效果监测

(1) 诊疗器械、器具和物品清洗的效果监测：在日常监测过程中，应目测和（或）借助带光源的放大镜检查清洗后的器械表面及其关节、齿牙应光洁、无血渍、污渍、水垢等残留物质和锈斑。每月应随机至少抽查 3 个待灭菌的包内全部物品的清洗效果，检查的方法与内容同日常监测，并记录监测结果。

(2) 清洗消毒器及其效果监测：应每批次监测清洗消毒器的物理参数及运转情况，并记录。对清洗消毒的清洗效果可每年采用清洗效果测试纸指示物进行监测。当清洗物品或清洗程序发生改变时，也可采用清洗效果测试指示物进行清洗效果的监测。监测方法应遵循生产厂家的使用说明或指导手册；监测结果不符合要求，清洗器应停止使用。清洗效果测试纸应符合有关标准的要求。清洗消毒器新安装、更新、大修、更换清洗剂、消毒方法、改变装载方法等时，应遵循生产厂家的使用说明或指导手册进行检测，清洗消毒效果检测合格后，清洗消毒器方可使用。

(3) 压力蒸汽灭菌效果的监测：压力蒸汽灭菌效果的监测包括物理监测法、化学监测法和 Bowie-Dick 测试（以下简称 B-D 测试）。B-D 测试，应遵循《医院消毒供应中心 第 3 部分：清洗消毒及灭菌效果监测标准》（WS 310.3—2016）的要求。标准指示菌株为嗜热脂肪杆菌芽孢，菌片含菌及抗力符合国家有关标准。标准测试包由 16 条 41cm × 66cm 的全棉手术巾制成，将每条手术巾的长边先折成 3 层，短边折成 2 层，然后叠放，制成 23cm × 23cm × 15cm 的测试包。将至少一个标准指示菌片装入灭菌小纸袋内或至少一个自含式生物指示剂，置于标准试验包的中心部位即完成标准生物测试包或生物 PCD 的制作。经一个灭菌周期后，在无菌条件下取出标准试验包的指示菌片，投入溴甲酚 - 紫葡萄糖蛋白胨水培养基中，经 56℃ ±1℃培养 7 天，观察培养结果。阳性对照组培养阳性，阴性对照组培养阴性，试验组培养阴性，判定为灭菌合格；阳性对照组培养阳性，阴性对照组培养阴性，试验组培养阳性，则灭菌不合格，同时应进一步鉴定试验组阳性的细菌是否为指示菌或是污染所致。自含式生物批示物不需要做阴性对照。小型压力蒸汽灭菌器因一般无标准生物监测包，应选择灭菌器常用的、有代表性的灭菌包制作生物测试包或生物 PCD，置于灭菌器最难灭菌的部位，且灭菌器应处于满载状态。生物测试包或生物 PCD 应侧放，体积大时可平放。采用快速压力蒸汽灭菌程序灭菌时，应直接将一支生物批示物置于空载的灭菌器内，经一个灭菌周期后取出，规定条件下培养，观察结果。

注意事项：监测所用菌片或自含式菌管应取得卫生部消毒产品卫生许可批件，并在有效期内使用；如果一天内进行多次生物监测，且生物指示剂为同一批号，则只设一次阳性对照即可。B-D 测试包由 100% 脱脂棉布或 100% 全棉手术巾折叠成长 30cm ± 2cm、宽 25cm ± 2cm、高 25 ～ 28cm 大小的布包；将专用 B-D 测试纸，放入上述布包的中间；制成的 B-D 测试包的重量要求为 4kg ± 0.2kg，或采用一次性使用或反复使用的 B-D 测试包。测试前先预热灭菌器，将 B-D 测试包水平放于灭菌柜内灭菌车的前底层，靠近柜门与排气口底前方；柜内除测试包外无任何物品；在 134℃下，时间不超过 3.5 分钟，取出测试包，观察 B-D 测试纸颜色变化。B-D 测试纸均匀一致变色，说明 B-D 测试通过，灭菌器可以使用；变色不均匀说明 B-D 测试失败，可再重复一次 B-D 测试，若合格，灭菌器可以使用；若不合格，需检查 B-D 测试失败原因，直至 B-D 测试通过后该灭菌器方能使用。

5. 加强对医源性传播因素的监测和管理　对使用中的诊疗用液应定期进行细菌学测试，禁止使用已污染的液体，对血液及其制品从献血员的筛选到其制成品都应进行严格的病原学检查，尤其应注意对各型病毒型肝炎及艾滋病的检测。对医院中各种介入性诊疗操作应严格掌握其适应证，并注意其清洗、消毒与灭菌，以减少感染概率。

6. 加强临床使用一次性无菌医疗用品的购入及使用管理　主要加强其质量的监督监测，以防不合格的产品进入临床。同时还需对其使用后的初步消毒与销毁加强管理，防止未经无害化处理的一次性无菌医疗用品流入社会，造成公害。

医院感染一旦发生，应立即组织医院感染管理的相关人员进行流行病学调查，尽快查清引起医院感染流行的三个环节，并及时采样进行病原学检测，同时还需积极采取以下措施。①隔离患者：对已发生医院感染的患者需立即进行隔离，直至连续进行病原学检查确认其无污染性，方可解除隔离。②检疫：是指对接触者进行医学观察，对已发生医院感染的相关科室进行终末消毒，同时停止收容新患者，直至超过该病的最长潜伏期且确无新的感染发生为止。有条件者还可对接触者实行被动免疫，以增强其抵抗力。③检查病原携带者：医院感染发生后，若经流行病学调查仍找不到传染来源，此时应考虑到是否有病原携带者存在，检查对象包括患者、医院工作人员及一些常来医院陪护、探视人员。

（陈祖辉）

第五节　传染病防治法

一、传染病的分类

目前我国法定报告的传染病为39种。

1. 甲类传染病（2种）　鼠疫、霍乱。

2. 乙类传染病（26种）　传染性非典型肺炎、艾滋病、病毒性肝炎、脊髓灰质炎、人感染高致病性禽流感、麻疹、流行性出血热、狂犬病、流行性乙型脑炎、登革热、炭疽、细菌性和阿米巴性痢疾、肺结核、伤寒和副伤寒、流行性脑脊髓膜炎、百日咳、白喉、新生儿破伤风、猩红热、布鲁菌病、淋病、梅毒、钩端螺旋体病、血吸虫病、疟疾、甲型H1N1流感。

3. 丙类传染病（11种）　流行性感冒、流行性腮腺炎、风疹、急性出血性结膜炎、麻风病、流行性和地方性斑疹伤寒、黑热病、棘球蚴病、丝虫病，以及除霍乱、细菌性和阿米巴性痢疾、伤寒和副伤寒以外的感染性腹泻、手足口病。

国务院可以根据情况，增加或减少甲类传染病病种，并予以公布；国务院卫生行政部门可以根据情况，增加或减少乙类、丙类传染病病种，并予以公布。

二、医疗机构在传染病预防中的职责

医疗机构必须严格执行国务院卫生行政部门规定的管理制度、操作规范，防止传染病的医源性感染和医院感染。应当确定专门的部门或者人员，承担传染病疫情报告，本单位的传染病预防、控制及责任区域内的传染病预防工作；承担医疗活动中与医院感染有关的危险因素监测、安全防护、消毒、隔离和医疗废物处置工作。疾病预防控制机构应当指定专门人员负责对医疗机构内传染病预防工作进行指导、考核，开展流行病学调查。

医疗机构实验室及检验科应当符合国家规定的条件和技术标准，建立严格的监督管理制度，对传染病病原体样本按照规定的措施实行严格监督管理，严防传染病病原体的实验室感染和病原微生物的扩散。在使用血液及血液制品时必须遵守国家有关规定，防止因输入血液、使用血液制品引起经血液传播疾病的发生。

三、传染病疫情的报告

传染病管理制度是依照《中华人民共和国传染病防治法》，严格按要求进行疫情报告管理，确保传染性疫情报告的及时性、准确性、完整性。

1. 报告病种类别　具体可见本节“一、传染病的分类”。

2. 责任报告人　凡执行职务的医疗保健人员、卫生防疫人员、包括个体开业医师皆为疫情责任报告人。责任报告人发现传染病患者、病原携带者、疑似传染病患者，应依法填写疫情报告卡，向卫生防疫机构报告疫情。

3. 报告时限

（1）责任报告单位和责任疫情报告人发现甲类传染病和乙类传染病中的肺炭疽、传染性非典型肺炎、脊髓灰质炎、人感染高致病性禽流感的患者或疑似患者时，或发现其他传染病和不明原因疾病暴发时，应于 2 小时内将传染病报告卡通过网络报告；未实行网络直报的责任报告单位应于 2 小时以内以最快的通讯方式（电话、传真）向当地县级疾病预防控制机构报告，并于 2 小时内寄送出传染病报告卡。

（2）对其他乙、丙类传染病患者、疑似患者和规定报告的传染病病原携带者在诊断后，实行网络直报的责任报告单位应于 24 小时内进行网络报告；未实行网络直报的责任报告单位应于 24 小时内寄送出传染病报告卡。

（3）对其他符合突发公共卫生事件报告标准的传染病暴发疫情，应按规定进行报告。

4. 疫情报告工作考核　主要从下面两个指标进行考核。

（1）传染病疫情报告的综合管理：内容包括管理班子及管理制度、医务人员和网络直报人员对传染病登记及报告知识的知晓情况、传染病登记情况（门诊登记、住院登记、化验登记）、预防保健科工作情况。

（2）传染病疫情报告的质量考核：填写报告卡片的完整性与准确性、报告卡片与网上录入报告卡片内容的一致性、传染病重卡情况、传染病疫情报告的报告率与报告及时性等。

四、医疗机构在传染病疫情控制中应当采取的措施

1. 针对传染源采取的措施　主要是为了消除或减少其传播作用，对不同类型的传染源需采取不同的措施。

（1）患者：对患者采取的措施主要是早发现、早诊断、早报告、早隔离、早治疗，其中最关键的是早发现、早诊断。提高医务人员的业务水平和责任感，向群众普及传染病常识，对早期发现患者尤为重要。患者一经诊断为传染病或可疑传染病，就应按传染病防治法规定实行管理，防止传染病在人群中传播和蔓延。

甲类传染病患者必须实施隔离治疗。乙类传染病患者根据病情可在医院或家中隔离，隔离至患者痊愈为止。对某些疾病如肾综合征出血热、钩端螺旋体病、布鲁菌病患者，由于一般的接触传播可能性极小，可不必隔离。

传染病疑似患者必须接受医学检查、随访和隔离措施。甲类传染病疑似患者必须在指定场所进行隔离观察和治疗。乙类传染病疑似患者可在医疗机构指导下治疗或隔离治疗。

（2）病原携带者：对重要疾病的病原携带者要做好登记、管理和随访，直至其病原体检查 2～3 次阴性为止。在饮食行业工作的病原携带者需暂时离开工作岗位，久治不愈的伤寒或病毒性肝炎病原携带者不得从事入口食品工作。艾滋病、乙型和丙型病毒性肝炎、疟疾病原携带

者严禁成为献血员。

（3）接触者：凡与传染源有过接触并有可能受感染者应根据具体情况，按下列方法处理。

1）留验：即隔离观察。甲类传染病接触者应留验，即在指定场所进行观察，限制活动范围，实施诊查、检验和治疗。

2）医学观察：对乙类和丙类传染病密切接触者按传染病的最长潜伏期采取的措施，被观察者可正常工作、学习，但需要接受体检、测量体温、病原学检查和必要的卫生处理等医学观察。

3）应急接种和药物预防：对危害较严重的且潜伏期较长的传染病的密切接触者可施行应急预防接种或药物预防。

（4）动物传染源：对危害大且经济价值不大的动物传染源应予以彻底消灭。对危害大的病畜或野生动物应予以捕杀、焚烧或深埋。对危害不大且有经济价值的病畜可予以隔离治疗。此外，还需要做好家畜和宠物的预防接种和检疫工作。

2. 针对传播途径的措施　对传播途径的措施主要是针对传染源污染的环境采取去除和杀灭病原体的措施。不同传染病的病原体在外界环境中停留和转移所经历的途径不同，如霍乱、伤寒等肠道传染病主要通过粪便排出病原体而污染环境，可对污染物品和环境采取相应的消毒与杀虫措施；麻疹、肺结核等呼吸系统传染病主要通过空气飞沫传播，通风和空气消毒至关重要；对性传播和血源传播的疾病，应大力推荐使用安全套，杜绝吸毒和共用注射器及严格血液制品的检验。

总体来说，对大部分的传染病的传播途径所采取的措施主要是消毒、杀虫，以及灭蚊、蝇、蚤等。消毒是用化学、物理、生物的方法杀灭或消除环境中致病性微生物的一种措施，主要包括预防性消毒和疫源地消毒。

（1）预防性消毒：对可能受到病原微生物污染的场所和物品施行消毒。如乳制品消毒、饮水消毒等。

（2）疫源地消毒：对现有或曾经有传染源存在的场所进行消毒。其目的是消灭传染源排出的致病性微生物。疫源地消毒分为随时消毒和终末消毒。随时消毒是当传染源还存在于疫源地时所进行的消毒；终末消毒是当传染源痊愈、死亡或离开后所做的一次性彻底消毒，从而完全清除传染源所播散、留下的病原微生物。只有对外界抵抗力较强的致病性病原微生物才需要进行终末消毒，如霍乱、鼠疫、伤寒、病毒性肝炎、结核、炭疽、白喉等。对外界抵抗力较弱的疾病如水痘、流感、麻疹等一般不需要进行终末消毒。

3. 针对易感人群的措施

（1）免疫预防：是提高机体抵抗力的一种特异性预防措施，包括主动免疫和被动免疫。免疫规划是预防传染病流行的重要措施。

（2）药物预防：是传染病发生流行时的一种应急预防措施。但药物预防作用时间短、效果不巩固，易产生耐药性，因此其应用具有较大的局限性。

（3）个人防护：要养成良好的个人卫生习惯。在传染病发生流行时，易感者的个人防护措施也是非常重要的。例如，对呼吸道传染病，尽量避免到人群密集的场所，工作和居住场所保持良好的通风，与患者接触时使用必要的个人防护用品如口罩等。对蚊媒传播的传染病，可使用防护蚊帐、驱蚊剂等。接触传染病的医务人员和实验室工作人员应严格遵守操作规程，配置和使用必要的个人防护用品。

4. 传染病暴发的应急措施　根据《中华人民共和国传染病防治法》的规定，在甲类和乙类传染病暴发、流行时，当地政府应立即组织力量按照预防、控制预案进行防治，切断传染病的传播途径，必要时，报经上一级人民政府决定，可以采取下列紧急措施并予以公告。

(1) 限制或停止集市、集会、影剧院演出或其他人群聚集活动。

(2) 停工、停业、停课。

(3) 临时征用房屋、交通工具。

(4) 封闭被传染病病原体污染的公共饮用水源、食品及相关物品。

(5) 控制或扑杀染疫野生动物、家畜家禽。

(6) 封闭可能造成传染病扩散的场所。

在采用紧急措施防止传染病传播的同时，各级卫生防疫机构应积极实施有效的措施控制疫情，医疗部门应积极治疗患者尤其是抢救危重患者。

五、医疗机构应当开展的医疗救治活动

传染病一旦暴发流行，依据传染病的不同类别，医疗卫生机构需根据《中华人民共和国传染病防治法》的相关规定紧急开展救治活动。

1. 医疗机构发现甲类传染病时，应当及时采取下列措施。①对患者、病原携带者，予以隔离治疗，隔离期限根据医学检查结果确定；②对疑似患者，确诊前在指定场所单独隔离治疗；③对医疗机构内的患者、病原携带者、疑似患者的密切接触者，在指定场所进行医学观察和采取其他必要的预防措施。拒绝隔离治疗或者隔离期未满擅自脱离隔离治疗的，可以由公安机关协助医疗机构采取强制隔离治疗措施。

2. 医疗机构发现乙类或者丙类传染病患者，应当根据病情采取必要的治疗和控制传播措施。医疗机构对本单位内被传染病病原体污染的场所、物品及医疗废物，必须依照法律、法规的规定实施消毒和无害化处置。医疗机构的基本标准、建筑设计和服务流程，应当符合预防传染病医院感染的要求。医疗机构应当按照规定对使用的医疗器械进行消毒；对按照规定一次使用的医疗器具，应当在使用后予以销毁。

3. 医疗机构应当按照国务院卫生行政部门规定的传染病诊断标准和治疗要求，采取相应措施，提高传染病医疗救治能力。应当对传染病患者或疑似传染病患者提供医疗救护、现场救援和接诊治疗，书写病历记录及其他有关资料，并妥善保管。应当实行传染病预检、分诊制度；对传染病患者、疑似传染病患者，应当引导至相对隔离的分诊点进行初诊。医疗机构不具备相应救治能力的，应当将患者及其病历记录复印件一并转至具备相应救治能力的医疗机构。具体办法由国务院卫生行政部门规定。

（陈祖辉）

第六节 疫苗流通和预防接种管理条例

一、疫苗的种类

人工自动免疫指采用人工免疫的方法，将疫苗、类毒素和菌苗等免疫原接种到易感者机体，使机体自身的免疫系统产生相关传染病的特异性免疫力，从而预防传染病发生的措施。目前用于人工自动免疫的疫苗如下所述。

1. *减毒活疫苗* 由减毒或无毒的病原微生物制成。

2. *灭活疫苗* 是选用免疫原性强的病原体，经人工培养后，用理化的方法灭活而制成。

3. *类毒素* 将细菌外毒素用 0.3% ～ 0.4% 甲醛脱去其毒性，保存其免疫性，能刺激机体产

生保护性免疫的制剂。

4. *亚单位疫苗* 去除病原体中与激发保护性免疫无关甚至有害的成分，提取病原体中可刺激机体产生保护性免疫的抗原成分制备而成的疫苗即为亚单位疫苗。

5. *合成疫苗* 将能诱导机体产生保护性免疫的人工合成的抗原肽结合于载体上（常用脂质体），再加入佐剂而制成的疫苗即为合成疫苗。

6. *结合疫苗* 将荚膜多糖的水解物连接于白喉类毒素，制成结合疫苗。

7. *基因工程疫苗* ①重组抗原疫苗：是利用DNA重组技术制备的只含保护性抗原的纯化疫苗，不含活病原体和病毒核酸，安全有效，成本低廉。②重组载体疫苗：是将编码具有保护性免疫作用的抗原基因（目的基因）与载体（减毒的细菌或病毒株）重组后导入宿主细胞，目的基因的表达产生大量相应抗原。③DNA疫苗：用编码有效免疫原的基因重组直接接种，使机体表达保护性抗原并获得特异性免疫。④转基因植物疫苗：将目的基因导入食用植物（如番茄、马铃薯、香蕉等）细胞基因重组中，植物可食用部分将稳定表达目的基因产物，人和动物通过摄食而获得免疫。此类疫苗尚在初期研制阶段。

二、疫苗接种

我国从1978年开始实施儿童计划免疫，目前预防接种工作已经有了很大的发展，为适应我国预防接种工作发展的需要，并与国际接轨，引入免疫规划的概念。

计划免疫是指根据某些传染病的发生发展规律，将有关疫苗按科学的免疫程序，有计划地给人群接种，使人体获得对这些传染病的免疫力，从而达到控制、消灭传染病的目的。

扩大计划免疫（expanded program on immunization，EPI）是WHO提出的，要求在1990年前对全世界的儿童进行麻疹、脊髓灰质炎、百日咳、白喉、破伤风及结核病6种儿童传染病的预防接种，以减少上述6种疾病的发病率与死亡率。1981年我国开始实施EPI，并制定了1982～1990年全国计划免疫工作规划，以控制上述6种儿童传染病。

免疫规划是指根据国家传染病防治规划，使用有效疫苗对易感人群进行预防接种所制定的规划、计划和策略，按照国家或省、自治区、直辖市确定的疫苗品种、免疫程序或接种方案，在人群中有计划地进行预防接种，以预防和控制特定传染病的发生和流行，通过国家免疫规划的实施，提高群众健康水平和卫生文明水平。免疫规划的内涵和外延比计划免疫更宽泛，一方面要不断将安全有效的疫苗纳入国家免疫规划，另一方面要扩大预防接种的受益人群。因此，免疫规划是对儿童计划免疫的完善与发展，有利于更好地控制疫苗可预防的传染病。

20世纪70年代中期，我国制定了《全国计划免疫工作条例》，将普及儿童免疫纳入国家卫生计划。其主要内容为“四苗防六病”，即对7周岁及以下儿童进行卡介苗、脊髓灰质炎三价糖丸疫苗、百白破三联疫苗和麻疹疫苗的基础免疫，以及及时加强免疫接种，使儿童获得对结核、脊髓灰质炎、百日咳、白喉、破伤风和麻疹的免疫。1992年，卫生部又将乙肝疫苗纳入计划免疫范畴，使基础免疫的内容改变为“五苗防七病”。随着科技进步，计划免疫还将不断扩大其内容。

2007年12月29日，卫生部印发了关于《扩大国家免疫规划实施方案》的通知，将甲肝、流行性脑炎等15种可以通过接种疫苗有效预防的传染病纳入国家免疫规划。

2016年5月1日起，我国实施新的脊髓灰质炎疫苗免疫策略，停用三价脊髓灰质炎减毒活疫苗（tOPV），用二价脊髓灰质炎减毒活疫苗（bOPV）替代tOPV，并将脊髓灰质炎灭活疫苗（IPV）纳入国家免疫规划。

2008年起，全国均按照《扩大国家免疫规划实施方案》规定执行免疫程序。2016年国务院印发了《疫苗流通和预防接种管理条例》（2016 年修订版），国家卫生和计划生育委员会也印发了《预防接种工作规范》（2016 年版），用以指导人们规范进行疫苗接种。

三、预防接种异常反应的情形

异常反应是指合格的疫苗在实施规范接种过程中或接种后造成受种者机体组织器官功能损害。异常反应是疫苗本身固有特性引起的，是不可避免的；异常反应的发生是小概率事件，它既不是疫苗质量问题造成的，也不是实施差错造成的，各方均无过错。疫苗对于人体而言毕竟是异物，在诱导人体免疫系统产生对特定疾病的保护力的同时，由于疫苗的生物学特性和人体的个体差异（健康状况、过敏性体质、免疫功能不全、精神因素等），有少数接种者会发生不良反应，其中绝大多数可自愈或仅需一般处理，如局部红肿、疼痛、硬结等局部症状，或有发热、乏力等症状。不会引起受种者机体组织器官、功能损害。

通过预防接种建立免疫屏障，保护受种者的同时，也保护了受种者周围的人群。近几年，我国约每年预防接种 10 亿剂次，但是经过调查诊断与接种疫苗有关且较为严重的异常反应很少，发生率很低。对近年来全国疑似预防接种异常反应报告数据分析显示，未发现预防接种异常反应的数量异常增多，异常反应发生率与 WHO 公布的其他国家的发生率基本持平，没有超出 WHO 公布的预期范围。

以下情形不属于预防接种不良反应：①因疫苗本身特性引起的接种后一般反应；②因疫苗质量不合格给受种者造成的损害；③因接种单位违反预防接种工作规范、免疫程序、疫苗使用指导原则、接种方案给受种者造成的损害；④受种者在接种时正处于某种疾病的潜伏期，接种后偶合发病；⑤受种者有疫苗说明书规定的接种禁忌，在接种前受种者或者其监护人未如实提供受种者的健康状况和接种禁忌等情况，接种后受种者原有疾病急性复发或者病情加重；⑥因心理因素发生的个体或者群体的心因性反应。

预防接种有一定的禁忌证。目前，除接种狂犬疫苗外，接种其他任何疫苗都有禁忌证，通常的禁忌证有正在患有严重的器官疾病，尤其是处于活动期的疾病；急性感染性疾病正在发热；对疫苗成分过敏等，免疫缺陷儿童不能接种活疫苗。在有明确禁忌证的时候，确实不能接种疫苗，应待痊愈后再接种。

（陈祖辉）

第七节　突发公共卫生事件应急条例

一、医疗机构发现突发公共卫生事件的报告

2003 年 5 月 7 日国务院第 7 次常务会议通过《突发公共卫生事件应急条例》。及时准确掌握突发公共事件信息是实现快速有效处置的前提，也是卫生应急工作的核心内容之一。信息报告及时、准确、完整，是突发事件紧急医学救援工作全面、有效开展的充分、必要条件，也是卫生应急响应的决策依据。

1. 工作内容　对各类突发事件紧急医学救援工作信息应在规定的时间内向卫生行政部门进行报告。

（1）报告范围：包括医疗机构和院前急救机构参与处置的各类突发事件紧急医学救援工作的信息。

（2）报告方式及程序：医疗机构和院前急救机构突发事件紧急医学救援相关信息应尽快以电话、传真、报送文件等形式，或其他有效途径向属地卫生行政主管部门报告。

（3）报告内容：包括事件名称、事件类别、发生时间、地点、涉及的地域范围、伤亡人数、受伤类型及严重程度、已经采取的措施、事件的发展趋势、下一步的工作计划等。事件发生、发展、控制过程信息分为初次报告、进程报告、结案报告。①初次报告：要求"接报即报"。报告内容包括报告单位、报告人信息、信息来源、事件名称、初步判定的事件类别和性质、发生地点、发生时间、伤亡人数、受伤类型及严重程度、已采取的措施等。②进程报告：要求"及时续报"。报告事件的发展与变化、处置进程、势态评估、控制措施等内容，包括急救力量投入情况、伤者（轻、中、重）人数、死亡人数、救治人数、转运情况、防护情况、进一步的救治措施和救治建议，以及患者转归情况等。同时，对初次报告的有关信息进行补充和修正。重特大事件和有明显扩大趋势的较大事件应及时报告上述变化情况，较大和一般事件按医疗卫生救援指挥部或卫生行政部门的要求时限报告。③结案报告：事件处置结束后，应在3天内进行结案信息报告。

2. 工作要求

（1）注重报告时效：信息报告工作要把握重点，特别注重报告时效。对于涉及10人及以上人员伤亡的事件，医疗机构和院前急救机构在接到报告或在收治伤员并初步确认后，应当立即向所在地卫生行政部门报告基本情况，并及时续报。

（2）规范报告内容：信息报告应做到要素齐全，内容规范，简明扼要。信息应统一出口，统计口径应一致，可根据工作需要采用多种报告形式，涉及敏感内容的，应通过机要途径报告。

二、医疗机构发现突发公共卫生事件的应急措施

医疗机构一旦出现突发公共卫生事件，应立即开展现场流行病学调查，通过对可能或已发生的突发公共卫生事件的现场调查与处置，确定事件性质与强度，查明病因和相关危险因素，提出有针对性预防控制措施，及时控制和消除事件的危害和影响，保障公众的身体健康与生命安全。

现场流行病学调查应遵循边控制、边调查、边完善的原则，以有效措施控制事态发展，主要包括以下步骤。

1. 核实信息，及时报告　医疗卫生机构接到事件相关信息后，应立即核实信息是否属实，经初步证实后立即报告同级卫生行政部门，并迅速组织进行现场调查和实施控制措施。事件规模达到突发公共卫生事件相应级别时，根据分级处置的原则，建议卫生行政部门报请当地政府启动突发公共卫生事件应急预案。

2. 赶赴现场前的工作准备　现场工作组在赶赴现场前，应了解事件的性质、发生的时间、地点、发病人数、死亡人数、受威胁人数，对已有的资料进行分析，形成初步假设，并从技术、人员、物资和后勤保障等方面进行准备。①技术准备：根据已经掌握的线索，向有关专家请教，以及与相关实验室联系现场采样和检测准备事宜。②人员准备：根据事件性质，组织相关专业人员参加现场处置工作组。出发前明确职责和分工。③物资准备：个人防护用品，样本和标本采集、运输的设备和工具，现场快速检测设备和试剂，预防药物或疫苗，消杀器械，调查取证器材（包括照相机、录音笔等），调查表、执法文书、参考资料（专业、法律等），宣传资料，通信设备、电脑、现场联系资料（联系人及联系电话）等。④后勤保障：车辆、交通、食宿等。⑤其他事项：与事件发生地取得联系，约定预备会，交流情况、共同商讨现场工作方案和实施计划。

3. 现场工作实施　事件的调查与处置必须根据预案（或技术方案）的规定有序进行。可分为以下几个步骤。

(1) 现场沟通会：现场工作组一旦到达现场，应立即与当地有关部门一起召开有关会议，了解情况，交流意见，安排布置有关工作。主要内容：①了解事件发生、发展过程，以及最新情况；②了解当地过去有无类似事件发生；③发病地区人群近期与事件相关的生产、生活、娱乐等相关活动情况；④共同暴露或接触人群；⑤已采取的措施及其效果；⑥周边地区或单位有无类似病例发生。了解事件发生的具体情况后，商议初步的预防控制措施实施计划，根据对已有资料的分析和已采取的措施效果，形成初步的预防控制方案，商议落实实施计划。

(2) 核实疫情：与参与诊治的临床医师进行访谈，查阅病历记录，核实化验结果，收集临床相关资料；访视部分病例，必要时亲自对现症病例进行体格检查和采样检测。根据病例的临床表现、实验室结果，结合流行病学资料进行综合分析，对疫情性质做出初步判断。

(3) 设计调查表：确定病例定义。根据事件性质，采用现有调查表或根据现场具体情况进行补充修订或重新拟订。在病原或流行因素还未明确的情况下，调查表的内容应该全面和详尽。

(4) 搜索病例：按照确定的病例定义开展病例搜索，列出病例信息清单（或一览表），并对病例进行流行病学个案调查。

(5) 流行病学个案调查：对发现并核实后的每一个病例都应及时地进行详尽的流行病学调查，完整地逐项地填写个案调查表。在进行个案调查时应注意对调查表中虽然没有列入，但在调查中发现有流行病学意义的内容（线索）应进行详细追问和描述，特别要注意收集指征病例和特殊病例的资料。

(6) 标本采集、运输和检测：根据调查情况，采集患者、宿主动物和传播媒介等标本，及时进行实验室血清学和病原学检测，明确病因或病因线索。①按照及时、准确、代表性和安全的原则，分别采集足量、足够样品。所有样品都应按照不同的检测目的保存，以备检测。②样品采集后要按样品运输管理规定尽快送实验室，实验室在接到样品后要立即进行检测，综合患者的临床症状及流行病学调查结果，以最快的速度出具检测报告。能在现场完成检测的标本应进行现场快速检测。

(7) 描述性分析：在全面调查的基础上提出假设，对调查资料进行整理归纳分析，选用恰当的统计图表，以形象、直观、明了的方式展示疾病的分布状况。必要时，建立和提出病因假设。病因假设应具有合理性，可解释各种分布的特征；被调查中的事实所验证；能够解释大多数的病例情况。

(8) 提出防控措施建议：①开展卫生救援，协助救治患者，怀疑为传染病时，应对尚未隔离的患者进行隔离治疗。②对疑似病例、密切接触者（共同暴露者）进行追踪和医学观察。③必要时，对易感（高危）人群进行预防服药、应急接种，针对性地开展健康教育和行为干预。④在现场及周边地区开展主动监测，必要时实行日报、零报。⑤提出对传染病划分疫点、疫区的建议；对影响范围广的疫情或污染中毒事故应视情况，协助有关部门制定疫区、事故污染区封锁、人员疏散方案。⑥承担卫生行政部门委托的流行病学、标本采集和检测等工作，提出防控措施建议，评价措施效果。⑦化学毒物、职业中毒的现场卫生救援：协助救助患者，分析中毒原因，控制可疑场所和物品；提出划分控制区域的建议；协助有关部门制定疏散或隔离受威胁人群的方案，提出个体防护措施建议，对中毒事件现场周围可能影响人体健康的区域进行毒物监测和人群健康状况的监控，配合现场应急指挥部和卫生行政部门，解决事件造成的公众心理学问题，正确引导公众积极合理的参与并配合事件处理工作。

4. 撰写调查报告 现场调查报告可以分为初次报告、进程报告、阶段报告、结案报告。在疫情暴发应急处理过程中要及时完成相应的现场报告。

（1）初次（发生）报告：是指在事件发生后或到达现场对事件进行初步核实后，根据事件发生情况及初步调查结果所撰写的调查报告。报告强调时效性，要求快速、内容简要。初次（发生）报告要点：①主要针对事件的发生、发现过程及事件的诊断或特征进行扼要的描述，简要分析对事件性质、波及范围及危害程度的判断等；②简要介绍已经掌握的事件相关特征资料，如病例的时间、人群、地区分布；③简要分析事件可能的发展趋势，如疫情可能的走向；④初步分析事件的原因（可疑因素）；⑤下一步要采取的措施或开展的相关工作等。

（2）进程报告：主要用于动态反映某事件调查处理过程中的主要进展、预防控制效果及发展趋势，以及对前期工作的评价和对后期工作的安排或建议。进程报告强调持续性。进程报告的注意事项：①在获取新的信息后及时完成，否则就失去了该类报告撰写的意义，应在开始调查后每隔 1 ～ 2 天完成一份，对出现的新情况进行报告。②随着调查工作的开展和现场控制措施的落实，如果事件趋于逐步稳定，没有什么新的变化，在现场调查处理的中后期，进程报告的时间间隔可根据情况相应延长。③进程报告要有连续性，可有多次。

（3）阶段报告：是在事件调查处理持续较长时间时，每隔一段时间对调查事件所进行的阶段性总结报告，主要用于对前期调查研究工作进行全面总结回顾，对事件处理情况进行阶段性评价，并对事件发展趋势及后期工作进行展望。

（4）结案报告：是在事件调查处理结束后，对整个事件调查处理工作的全面回顾与总结，包括事件的发现、患者的救治、调查研究工作的开展及其结果、预防控制措施及其效果、事件发生及调查处理工作中暴露出的问题、值得总结的经验教训、做好类似工作或防止类似事件发生的建议等。

当现场调查资料的收集和初步分析工作基本完成，事件得到有效控制，可结束现场工作。在撤离现场前应与当地有关部门召开会议，对现场流行病学调查和处置工作进行正式的总结，反馈调查结果和工作建议。现场工作结束后，应及时完成现场工作的总结，将现场调查资料进行归档。

（陈祖辉）

第八节　药品管理法

一、假药和劣药，以及按照假药、劣药论处的情形

《中华人民共和国药品管理法》（以下简称药品管理法）作为我国一部以药品监督管理为中心内容的法律，它规范了从事药品的研制、生产、经营、使用和监督管理的单位或个人的管理，对医药卫生事业和发展具有科学的指导意义。根据 2019 年修正版的《药品管理法》的内容，假药与劣药及按照假药、劣药论处的情况概括如下。

1. 符合以下情形之一的，为假药

（1）药品所含成分与国家药品标准规定的成分不符的。

（2）以非药品或他种药品冒充药品的。

2. 符合下列情形之一的药品，按假药论处

（1）国务院药品监督管理部门规定禁止使用的。

（2）依照本法必须批准而未经批准生产、进口，或者依照本法必须检验而未经检验即销售的。

（3）变质的。

（4）被污染的。

(5) 使用依照本法必须批准而未经批准的原料药生产的。

(6) 所标明的适应证或功能主治超出规定范围的。

3. 劣药　药品成分的含量不符合国家药品标准的。

4. 符合下列情形之一的药品，按劣药论处

(1) 未标明或更改有效期的。

(2) 不注明或更改生产批号的。

(3) 超过有效期的。

(4) 直接接触药品的包装材料和容器未经批准的。

(5) 擅自添加着色剂、防腐剂、香料、矫味剂及辅料的。

(6) 其他不符合药品标准规定的。

二、药品不良反应报告

我国实行药品不良反应报告制度。

1. 组织机构与其职责

(1) 国家药品监督管理局、地方药品监督管理部门分别主管全国、行政区内药品不良反应报告和监测工作，卫生行政部门负责行政区内医疗机构药品不良反应报告和监测管理工作。

(2) 各级地方药品监督管理部门需建立与健全药品不良反应监测机构，旨在指导行政区内药品不良反应报告和监测工作。

(3) 各地方药品不良反应监测机构收集、评价、反馈和上报行政区内药品不良反应报告和监测资料；国家药品不良反应监测中心负责收集、评价、总结全国药品不良反应报告和监测资料。

(4) 药品生产企业应当建立药品不良反应报告和监测管理制度，并设立专门机构并配备专职人员。药品经营企业和医疗机构同样除建立药品不良反应报告和监测管理制度外，还应设立或指定机构并配备专（兼）职人员，承担本单位的药品不良反应报告和监测工作。

2. 药品不良反应的上报

(1) 报告范围：国内生产的新药在监测期内应报告所有发生的不良反应，其他药品仅报告新的和严重的不良反应；进口药品自首次获批应用之日起 5 年内，应报告所有发生的不良反应，超过 5 年期限的药品仅报告新的和严重的不良反应。

(2) 报告流程

1) 药品生产企业、药品经营企业和医疗机构一旦发现可能与用药有关的不良反应后，应通过国家药品不良反应监测网进行填报数据。若缺乏在线报告条件的，可通过纸质填报表向所在地药品不良反应监测机构报告，由所在地监测机构代为在线报告。

2) 若发现或获知群体不良反应事件后，应当立即通过电话或传真等方式报所在地的县级药品监督管理部门、卫生行政部门和药品不良反应监测机构，必要时可越级报告；并填写《药品群体不良事件基本信息表》，对每一病例还应当及时填写《药品不良反应 / 事件报告表》，通过国家药品不良反应监测进行填报数据。

3. 药品生产企业、药品经营企业及医疗机构上报时限要求　死亡病例应立即报告，新的和严重的不良反应应在 15 天内报告，其他不良反应则在 30 天内报告。

4. 监测机构处置要求

(1) 市、县级药品不良反应监测机构需审核药品不良反应报告的完整性、准确性和真实性，严重不良反应在收到报告后 3 个工作日内完成，其他报告应在 15 个工作日内完成。其中，对

于死亡病例（包括基本资料、用药情况、不良反应及诊治情况等）应详细了解，并在收到报告后 15 个工作日内完成调查报告。对于群体不良事件发生后，应当立即与同级卫生行政部门联合开展现场调查，并将调查结果报告省级药品监督管理部门和卫生行政部门。

（2）省级药品不良反应监测机构应在收到下一级监测机构提交的严重药品不良反应评价意见之日起 7 个工作日内完成评价工作，并上报国家药品不良反应监测中心。对于死亡病例，省级药品不良反应监测机构应当及时根据下一级监测机构提交的调查报告进行分析、评价，必要时进行现场调查，并将结果报至省级药品监督管理部门和卫生行政部门，以及国家不良反应监测中心。对于群体不良事件，省级药品监督管理部门与同级卫生行政部门对下一级部门的调查进行督促与指导，并进行分析、评价，若是影响较大的药品群体不良事件，应组织现场调查，评价和调查结果应当及时报国家药品监督管理局和国家卫生健康委员会。

（3）国家药品不良反应监测中心应当及时对死亡病例进行分析、评价，并将评价结果报国家药品监督管理局和国家卫生健康委员会。对全国影响较大的并造成严重后果的药品群体不良事件，国家药品监督管理局应当与国家卫生健康委员会联合开展相关调查工作。

（易燕桃）

第九节　侵权责任法

一、医疗机构承担赔偿责任的情形

综观《中华人民共和国侵权责任法》所有条文，并没有规定医疗损害侵权责任是特殊的侵权责任，因此并不适用“举证责任倒置”，医疗损害责任属于普通的侵权责任，适用“谁主张，谁举证”原则。

医疗机构承担赔偿，主要有以下三大类。

1. 根据《中华人民共和国侵权责任法》第五十四条规定：“患者在诊疗活动中受到损害，医疗机构及其医务人员有过错的，由医疗机构承担赔偿责任。”第一，必须是诊疗活动，即医疗机构及其医务人员运用医学理论和方法维护人体生命健康所必需的行为，包括诊断、治疗、护理、保健等具体诊疗行为及相关的管理行为。而患者自杀、自残，医务人员故意伤害，非法行医等就不属于诊疗行为。第二，必须符合侵权责任构成的要件，诊疗过错、实际损害及两者之间存在因果关系，一般需要经过专业技术鉴定程序判定。

2. 根据《中华人民共和国侵权责任法》第五十五条规定：“医务人员在诊疗活动中应当向患者说明病情和医疗措施。需要实施手术、特殊检查、特殊治疗的，医务人员应当及时向患者说明医疗风险、替代医疗方案等情况，并取得其书面同意；不宜向患者说明的，应当向患者的近亲属说明，并取得其书面同意。医务人员未尽到前款义务，造成患者损害的，医疗机构应当承担赔偿责任。”医疗行为本身就是一把双刃剑，特别是开展手术、特殊检查、特殊治疗的，一方面通过医疗技术治疗疾病，另一方面医疗技术本身给患者造成损害和并发症。如果事先没有过行告知并取得患方同意，由于医疗技术本身给患者造成损害和并发症的，由医疗机构承担赔偿责任。正是因为这个侵袭性的医疗技术未取得合法性，所以不需要经过专业技术鉴定程序就可判定是否存在医疗过错。

3. 根据《中华人民共和国侵权责任法》第五十七条规定：“医务人员在诊疗活动中未尽到与当时的医疗水平相应的诊疗义务，造成患者损害的，医疗机构应当承担赔偿责任。”条文中规定的诊疗义务包括两个方面：第一是最佳注意义务，要求医务人员在诊疗活动中积极履行其应尽的职责，有义务在相同时间、地域等客观条件下在诊疗同种疾病时使用相同的诊疗技术，做到合理的诊疗判断。第二是危害结果回避义务，要求对其实施的每一个环节所具有的危险性加以注意，包括对医疗活动中的不良结果的回避义务，以及对医疗活动中不良结果的抢救处理义务。

二、推定医疗机构有过错的情形

根据《中华人民共和国侵权责任法》第五十八条规定："患者有损害，因下列情形之一的，推定医疗机构有过错：①违反法律、行政法规、规章以及其他有关诊疗规范的规定；②隐匿或者拒绝提供与纠纷有关的病历资料；③伪造、篡改或者销毁病历资料。"

条文推定医疗机构过错主要包括两大类：①在内容上，诊疗行为违反法律法规和诊疗规范等规定。②在形式上，病历资料的制作和管理上存在问题。推定过错内容的违法违规事实清楚，具有一般医学常识的人都可以判断的，并不一定需要进行专业技术鉴定。例如，超范围执业、明显违反诊疗指南的禁忌证、由于病历管理混乱导致病历不能提供，事实无法查清、未按规定进行病历修改导致病历出现涂改和篡改事实的情况。

三、医疗机构不承担赔偿责任的情形

根据《中华人民共和国侵权责任法》第六十条："患者有损害，因下列情形之一的，医疗机构不承担赔偿责任：①患者或者其近亲属不配合医疗机构进行符合诊疗规范的诊疗；②医务人员在抢救生命垂危的患者等紧急情况下已经尽到合理诊疗义务；③限于当时的医疗水平难以诊疗。前款第一项情形中，医疗机构及其医务人员也有过错的，应当承担相应的赔偿责任。"

1. *患者或其近亲属不配合诊疗的常见情形*　①缺乏医疗卫生常识，经详细解释仍无效；②不如实提供病史，不配合检查，不遵守医嘱；③不服从医疗机构管理等。虽然患者或其近亲属有不配合诊疗行为，但是医务人员仍然应当履行诊疗义务，不能因为患方不配合诊疗行为（如欠费等），而置之不理，甚至采取错误的医疗行为，否则应承担赔偿责任。

2. *医务人员在抢救生命垂危的患者等紧急情况下已经尽到合理诊疗义务的认定*　医务人员只要按照紧急救治措施的医疗操作规范实施诊疗行为，虽然没有按照平常规定尽到注意义务，也应当免责。

3. *限于当时诊疗水平难以认定的*　如本地区、本时期的医疗水平；患者个体特异，疾病自然转归；难以避免和预防的并发症。

四、紧急情况下医疗措施的实施

《中华人民共和国侵权责任法》第五十六条规定："因抢救生命垂危的患者等紧急情况，不能取得患者或者其近亲属意见的，经医疗机构负责人或者授权的负责人批准，可以立即实施相应的医疗措施。"

紧急救治义务适用的条件：①抢救生命垂危的患者的紧急情况，也就是说患者病情危急，严重威胁其生命。②不能取得患者或其近亲属的意见。这是对患者充分行使知情同意权的补充，但不能对抗患者的知情同意权紧急治疗方案的批准，一般由医疗机构负责人或者主管医疗管理职能部门负责人进行审批，审批内容包括术前讨论记录、手术风险核查表和手术同意书等。③经批准，一般由医疗机构负责人或主管医疗管理职能部门负责人进行审批。④实施的相应医疗措施，必须是符合医疗常规的。

全面地理解上述条文为：医疗机构及其医务人员在符合紧急医疗规范的情况下实施的医疗措施，造成患者出现一些不良后果，不应当承担法律责任。与此同时，在紧急情形下，医疗机构未履行紧急救治的义务，延误患者的抢救，造成严重后果的，应当承担相应的法律责任。

五、对医疗行为的限制

《中华人民共和国侵权责任法》对医疗行为的限制分为两部分，一个是医疗行为中要保护患者的隐私，另一个是医疗行为不能存在过度医疗。具体条款如下所述。

《中华人民共和国侵权责任法》第六十二条规定："医疗机构及其医务人员应当对患者的隐私保密。泄露患者隐私或者未经患者同意公开其病历资料，造成患者损害的，应当承担侵权责任。"

隐私权，即自然人享有的对其个人的、与公共利益无关的个人信息、私人生活和私有领域进行支配的人格权。在医疗领域，患者的隐私权为：在医疗活动中，患者拥有保护自己有关身体秘密、私人空间、私人生活等信息不受外来侵犯的权利。常见侵犯患者隐私权的情形为：①超出诊疗需要的知情范围刺探患者的隐私；②故意泄露、公开、传播、侵扰患者的隐私；③以非诊疗需要知悉患者的隐私；④直接侵入患者的身体侵犯其隐私；⑤未经患者同意允许实习生观摩；⑥未经患者同意公开其病历等有关资料。

但是公民隐私权并不是无限大的，特别是涉及公共安全和公共利益时，患者的隐私权会受到一定的限制，如：①传染病防治、精神病患者的监护医疗等；②与患者本人有密切关系的第三人利益限制，如医保部门；③来自医务人员知情权的限制；④特定情形下对患者疾病隐私权的限制，如对轻生患者的危机干预等。

《中华人民共和国侵权责任法》第六十三条规定："医疗机构及其医务人员不得违反诊疗规范实施不必要的检查。"

过度检查的定义为：医务人员违反基本诊疗规范，实施与患者疾病无关的、不必要的检查，即超出适度检查的范围。过度检查相对应的就是适度检查。适度检查应为：符合患者病情的实际需求；效果相对最好，既不过分，也不欠缺；经济负担相对最小；对患者侵害最小；便捷。因过度医疗造成的结果，如患方无人身损害后果，要承担违约责任（退费）；如造成人身损害后果，则要承担赔偿责任。

（蔡国栋）

第十节 医疗事故处理条例

一、病历资料的书写和复印复制

病历是指患者在医疗机构中接受问诊、查体、诊断、治疗、检查、护理等医疗过程的所有医疗文书资料，包括医务人员对病情发生、发展、转归的分析等情况的原始记录，是经医务人员、医疗信息管理人员收集、整理、加工后形成的具有科学性、逻辑性、真实性的医疗档案。病历不仅是医疗、教学、科研的第一手资料，而且也是医疗质量、技术水平、管理水平综合评价的依据。发生医疗事故争议时，医疗机构和患者都有举证的义务，由医疗机构保管的病历资料是医疗事故技术鉴定中记录医疗行为和医疗过程的重要文书。

《医疗事故处理条例》第八条规定："医疗机构应当按照国务院卫生行政部门规定的要求，书写并妥善保管病历资料。因抢救急危患者，未能及时书写病历的，有关医务人员应当在抢救结束后6小时内据实补记，并加以注明。”此条是对医疗机构及医务人员书写和保管病历的规定。

关于抢救病历书写时限的问题，《医疗事故处理条例》的规定符合急救医学的特点和规律的。在抢救急危患者时，医师的首要职责是全力抢救患者的生命，抢救结束后要保持患者生命体征平稳。在抢救的紧要关头，时间就是生命，必须争分夺秒，全力以赴地实施各种抢救措施，医师不可能也没有时间书写有关记录，因此，医师可以在抢救结束后6小时内及时补记抢救过程等有关病历，并注明抢救完成时间和补记时间。抢救完成时间以抢救措施停止，患者生命体征平稳开始计算。由于急危患者的抢救成功率难以保证，极易发生医疗事故争议，而记录患者初始生命状态和抢救过程的急救病历是判定责任的重要依据，因此，医师在抢救完成后必须要在6个小时黄金时间内及时、准确、完整地记录有关病历资料。

《医疗事故处理条例》第十条规定："患者有权复印或者复制其门诊病历、住院志、体温单、医嘱单、化验单（检验报告）、医学影像检查资料、特殊检查同意书、手术同意书、手术及麻醉记录单、病理资料、护理记录以及国务院卫生行政部门规定的其他病历资料。患者依照前款规定要求复印或者复制病历资料的，医疗机构应当提供复印或者复制服务并在复印或者复制的病历资料上加盖证明印记。复印或者复制病历资料时，应当有患者在场。医疗机构应患者的要求，为其复印或者复制病历资料，可以按照规定收取工本费。具体收费标准由省、自治区、直辖市人民政府价格主管部门会同同级卫生行政部门规定。”

病历资料可以分为两大类：客观性病历资料和主观性病历资料。客观性病历资料是指记录患者的症状、体征、病史、辅助检查结果、医嘱等客观情况的资料。主观性病历资料是指在医疗活动中医务人员通过对患者病情发展、治疗过程进行观察、分析、讨论并提出诊治意见等而记录的资料。患者有权了解其疾病情况，有权了解为其实施的检查、治疗的方法、内容等，患者也有权获得记录其客观疾病状况及相关信息的病历资料。

当患者提出希望获得病历的要求时，无论是否发生医疗事故争议，医疗机构均应提供复印或复制病历服务。复印或复制病历时，应当医患双方共同在场，以确保复印或复制病历的真实性、有效性。复印或复制完成后，经核对无误，医疗机构应在复印或复制病历的每一页上加盖医疗机构印章。复印或复制病历时，医疗机构可以向患者收取工本费，如纸张、碳粉等耗材和电、复印机消耗等所产生的费用。收费标准由本地区省级价格主管部门和卫生行政部门共同制定。

二、疑似引起不良后果医疗物品的封存和启封

《医疗事故处理条例》第十七条规定："疑似输液、输血、注射、药物等引起不良后果的，医患双方应当共同对现场实物进行封存和启封，封存的现场实物由医疗机构保管；需要检验的，应当由双方共同指定的、依法具有检验资格的检验机构进行检验；双方无法共同指定时，由卫生行政部门指定。疑似输血引起不良后果，需要对血液进行封存保留的，医疗机构应当通知提供该血液的采供血机构派员到场。”

本条是对疑似输液、输血、注射、药物引起不良后果的，对现场实物进行封存保留和检验的规定。当怀疑输液、输血、注射、药物等引起人身损害后果时，在医患双方共同在场的情况下，应立即对输液器、注射器、残存的药液、血液、药物及服药使用的器皿等现场实物进行封存，同时需要封存的还有同批同类物品，以便检验时做对照检验。封存物品送检启封时，也要双方当事人共同在场，在场的双方当事人应具有完全民事行为能力，均保证在2人以上。为了保持封存物品的初始状态，保证检验结果的客观、真实、公正，封存物品的保存需要具备一定条件，如无菌、冷藏等，因此规定了由医疗机构保管封存物品。

对封存物品进行检验时，检验机构应由医患双方共同指定，而且指定的检验机构必须是依法具有检验资格的检验机构，否则出具的检验报告无效。当双方无法共同指定时，由受理医疗事故争议处理的卫生行政部门或所在地县级卫生行政部门指定。

医护人员积极采取措施封存疑似输液、输血、注射、药物等引起不良后果的物品，如果确属于此物品质量问题导致的医疗损害，可以减少医疗机构的经济损失。根据《中华人民共和国侵权责任法》第五十九条规定，医疗机构在赔偿后，医疗机构有权向负有责任的生产者或者血液提供机构追偿，保证医疗机构和医务人员的合法利益。

三、尸检的时限和拒绝尸检的责任

1. *尸检的时限* 根据《医疗事故处理条例》第十八条规定："患者死亡，医患双方当事人不能确定死因或者对死因有异议的，应当在患者死亡后48小时内进行尸检；具备尸体冻存条件的，可以延长至7日。尸检应当经死者近亲属同意并签字。"

尸检是指对已经死亡的机体进行剖验以查明死亡原因的一种医学手段。尽管当今人类征服疾病的技术和手段日益增多，很多疾病可以凭借先进的技术和设备进行诊断和治疗，但仍有相当一部分疾病在患者生前不能得到准确的诊断，需要通过病理解剖查明死因，明确诊断。因此，尸检对于解决死因不明或对死因有异议而发生的医疗事故争议具有独特的无法替代的作用。

一般情况下尸检应在患者死亡后48小时内进行，这是由尸体现象所产生的一系列变化所决定的。根据解剖学原理，所谓尸体现象是指人死后，机体内各组织、器官和细胞的生命活动停止，在内外因素（如生物、物理、化学和细菌等）的作用下，发生一系列化学、物理学的形态学变化。如果超过了上述时限，尸体的组织细胞就会发生严重的自溶与腐败，使尸检结果失去可靠性。因此，对于不能确定死因或对死因有异议的，要争取尽早进行尸检，以充分发挥尸检结果在解决医疗事故争议中的重要作用。

当具备尸体冻存条件时，尸体能够持续低温冷冻保存，这时尸体在一定时间内不发生尸体腐败，尸检时间可延长至7天。

2. *拒绝尸检的责任* 根据《医疗事故处理条例》第十八条规定："医疗事故争议双方当事人可以请法医病理学人员参加尸检，也可以委派代表观察尸检过程。拒绝或者拖延尸检，超过规定时间，影响对死因判定的，由拒绝或者拖延的一方承担责任。"发生医疗事故争议后，由于患者死亡原因不明或医患双方对死因有异议影响对医疗事故的判定时，医患双方均应当及时提出尸检的要求，否则无论哪一方拒绝或拖延尸检，影响对死因的正确判定的，责任将由拒绝或拖延的一方承担。因此，当发生医疗事故争议后，在死因不明或对死因有异议时，医疗机构和死者家属对于尸检都应持积极的态度，这无论是对查明死因、明确责任、维护合法权益，还是对促进医学科学的发展都具有十分重要的意义。

四、不属于医疗事故的情形

《医疗事故处理条例》第三十三条规定："有下列情形之一的，不属于医疗事故：①在紧急情况下为抢救垂危患者生命而采取紧急医学措施造成不良后果的；②在医疗活动中由于患者病情异常或者患者体质特殊而发生医疗意外的；③在现有医学科学技术条件下，发生无法预料或者不能防范的不良后果的；④无过错输血感染造成不良后果的；⑤因患方原因延误诊疗导致不良后果的；⑥因不可抗力造成不良后果的。"

现代医学科学虽然有了很大的发展，但是由于人体的特异性和复杂性是难以完全预测的，人们对许多疾病的发生原理尚未认识，因而现代医学科学的诊疗技术不可能包治百病。有时尽管医护人员在诊疗护理过程中忠于职守，竭尽全力，但由于其他原因仍然使患者遭受了比较严重的不良后果，这也是医护人员本身不愿意看到的结果。而这些情况的出现纯属于现代医学科学技术不能够预见又不能完全避免且不能克服的意外情况，对类似情况本条规定了以上六项免责条款，与《中华人民共和国侵权责任法》当中医疗机构不承担赔偿责任的三大情形是一致的。

（蔡国栋）

第十一节 中医药条例

一、中医医疗机构与从业人员

1. 开办中医医疗机构，应当符合国务院卫生行政部门制定的中医医疗机构设置标准和当地区域卫生规划，并按照我国《医疗机构管理条例》的规定办理审批手续，取得医疗机构执业许可证后，方可从事中医医疗活动。

2. 中医医疗机构从事医疗服务活动，应当充分发挥中医药特色和优势，遵循中医药自身发展规律，运用传统理论和方法，结合现代科学技术手段，发挥中医药在防治疾病、保健、康复中的作用，为群众提供价格合理、质量优良的中医药服务。

3. 依法设立的社区卫生服务中心（站）、乡镇卫生院等城乡基层卫生服务机构，应当能够提供中医医疗服务。

4. 中医从业人员，应当依照有关卫生管理的法律、行政法规、部门规章的规定通过资格考试，并经注册取得执业证书后，方可从事中医服务活动。

以师承方式学习中医学的人员，以及确有专长的人员，应当按照国务院卫生行政部门的规定，通过执业医师或者执业助理医师资格考核考试，并经注册取得医师执业证书后，方可从事中医医疗活动。

5. 中医从业人员应当遵守相应的中医诊断治疗原则、医疗技术标准和技术操作规范。

全科医师和乡村医师应当具备中医药基本知识，以及运用中医诊疗知识、技术，处理常见病和多发病的基本技能。

6. 发布中医医疗广告，医疗机构应当按照规定向所在地的省、自治区、直辖市人民政府负责中医药管理的部门申请并报送有关材料。省、自治区、直辖市人民政府负责中医药管理的部门应当自收到有关材料之日起10个工作日内进行审查，并做出是否核发中医医疗广告批准文号的决定。对符合规定要求的，发给中医医疗广告批准文号。未取得中医医疗广告批准文号的，不得发布中医医疗广告。发布的中医医疗广告，其内容应当与审查批准发布的内容一致。

二、保障措施

1. 县级以上地方人民政府应当根据中医药事业发展的需要，以及本地区国民经济和社会发展状况，逐步增加对中医药事业的投入，扶持中医药事业的发展。任何单位和个人不得将中医药事业经费挪作他用。国家鼓励境内外组织和个人通过捐资、投资等方式扶持中医药事业的发展。

2. 非营利性中医医疗机构，依照国家有关规定享受财政补贴、税收减免等优惠政策。

3. 县级以上地方人民政府劳动保障行政部门确定的城镇职工基本医疗保险定点医疗机构，应当包括符合条件的中医医疗机构。获得定点资格的中医医疗机构，应当按照规定向参保人员提供基本医疗服务。

4. 县级以上各级人民政府应当采取措施加强对中医药文献的收集、整理、研究和保护工作。有关单位和中医医疗机构应当加强重要中医药文献资料的管理、保护和利用。

5. 国家保护野生中药材资源，扶持濒危动植物中药材人工代用品的研究和开发利用。县级以上地方人民政府应当加强中药材的合理开发和利用，鼓励建立中药材种植、培育基地，促进短缺中药材的开发、生产。

6. 与中医药有关的评审或鉴定活动，应当体现中医药特色，遵循中医药自身的发展规律。中医药专业技术职务任职资格的评审，中医医疗、教育、科研机构的评审、评估，中医药科研课题的立项和成果鉴定，应当成立专门的中医药评审、鉴定组织进行评审、鉴定，或由中医药专家参加评审、鉴定。

三、法律责任

1. 负责中医药管理的部门的工作人员在中医药管理工作中违反本条例的规定，利用职务上的便利收受他人财物或获取其他利益，滥用职权，玩忽职守，或者发现违法行为不予以查处，造成严重后果，构成犯罪的，依法追究刑事责任；尚不够刑事处罚的，依法给予降级或撤职的行政处分。

2. 中医医疗机构违反本条例的规定，有下列情形之一的，由县级以上地方人民政府负责中医药管理的部门责令限期改正；逾期不改正的，责令停业整顿，直至由原审批机关吊销其医疗机构执业许可证、取消其城镇职工基本医疗保险定点医疗机构资格，并对负有责任的主管人员和其他直接责任人员依法给予纪律处分。

（1）不符合中医医疗机构设置标准的。

（2）获得城镇职工基本医疗保险定点医疗机构资格，未按照规定向参保人员提供基本医疗服务的。

3. 未经批准擅自开办中医医疗机构，或未按照规定通过执业医师或执业助理医师资格考试取得执业许可，从事中医医疗活动的，依照《中华人民共和国执业医师法》和《医疗机构管理条例》的有关规定给予处罚。

4. 中医药教育机构违反本条例的规定，有下列情形之一的，由县级以上地方人民政府负责中医药管理的部门责令限期改正；逾期不改正的，由原审批机关予以撤销。

（1）不符合规定的设置标准的。

（2）没有建立符合规定标准的临床教学基地的。

5. 违反本条例规定，造成重大中医药资源流失和国家科学技术秘密泄露，情节严重，构成犯罪的，依法追究刑事责任；尚不够刑事处罚的，由县级以上地方人民政府负责中医药管理的部门责令改正，对负有责任的主管人员和其他直接责任人员依法给予纪律处分。

6. 违反本条例规定，损毁或破坏中医药文献的，由县级以上地方人民政府负责中医药管理的部门责令改正，对负有责任的主管人员和其他直接责任人员依法给予纪律处分；损毁或破坏属于国家保护文物的中医药文献，情节严重、构成犯罪的，依法追究刑事责任。

7. 篡改经批准的中医医疗广告内容的，由原审批部门撤销其广告批准文号，1 年内不受理该中医医疗机构的广告审批申请。负责中医药管理的部门撤销中医医疗广告批准文号后，应当自做出行政处理决定之日起 5 个工作日内通知广告监督管理机关。广告监督管理机关应当自收到负责中医药管理的部门通知之日起 15 个工作日内，依照《中华人民共和国广告法》的有关规定对其进行查处。

（张略韬）

第十二节 中药品种保护条例

一、中药保护品种等级的划分和审批

由国务院颁布的《中药品种保护条例》(2018 年修正本，国务院令第 703 号）对中药保护品种等级划为一级和二级，适用于我国境内生产制造的中药品种，包括中成药、天然药物的提取物及其制剂和中药人工制成品。

1. 必须是列入国家药品标准的品种，或是经国务院药品监督管理部门认定，列为省、自治区、直辖市药品标准的已申请保护的品种。

2. 申请一级保护的中药品种需符合下列条件之一

（1）对特定疾病有特殊疗效的。

（2）相当于国家一级保护野生药材物种的人工制成品。

（3）对特殊疾病有预防和治疗作用的。

3. 申请二级保护的中药品种需符合下列条件之一

（1）符合一级保护的中药品种或已经解除一级保护的品种。

（2）对特定疾病有显著疗效的。

（3）从天然药物中提取的有效物质及特殊制剂。

4. 中药保护品种等级的审批流程

（1）对符合一级和二级中药品种保护条件的中药品种，由中药生产企业向所在地省、自治区、直辖市人民政府药品监督管理部门提出申请，经初审签署意见后报送给国务院药品监督管理部门。遇特殊情况，中药生产企业也可以直接向国家中药生产经营主管部门提出申请。

（2）国务院药品监督管理部门委托国家中药品种保护审评委员会负责对申请保护的中药品种进行审评。国家中药品种保护审评委员会是由国务院药品监督管理部门负责，委员会成员由国务院药品监督管理部门聘请的中医药方面的医疗、科研、检验及经营、管理专家担任。

（3）申请中药品种保护的企业，应当按照国务院药品监督管理部门的规定，向国家中药品种保护审评委员会提交完整的资料，国家中药品种保护审评委员会应当自接到申请报告之日起 6 个月内做出审评结论。

（4）经批准保护的中药品种，由国务院药品监督管理部门发放中药保护品种证书。

（5）对批准保护的中药品种及保护期满的中药品种，由国务院药品监督管理部门在指定的专业报刊上予以公告。

二、中药保护品种的保护

由国家中药生产经营主管部门协同管理全国中药品种的保护工作。

1. 保护期限要求：中药一级保护品种分为三十年、二十年、十年；中药二级保护品种为七年。

2. 保护范围

（1）被批准保护的中药品种，在保护期内限由获得中药保护品种证书的企业生产。但除以下第 2 点外。

（2）对于临床用药紧缺的中药保护品种的仿制，经国务院药品监督管理部门批准并发放批准文号，由仿制企业所在地的省、自治区、直辖市卫生行政部门对生产同一中药保护品种的企业发放批准文号。该企业应当付给持有中药保护品种证书并转让该中药品种的处方组成、工艺制法的企业合理的使用费，其数额由双方商定；双方不能达成协议的，由国务院药品监督管理部门裁决。

（3）若在批准前由多家企业生产的被批准保护的中药品种应做如下处理。

1）未申请中药保护品种的企业应在自公告发布之日起6个月内按照相关规定提供有关资料，向国务院药品监督管理部门申报，由国务院药品监督管理部门指定药品检验机构对该申报品种进行同品种的质量检验。

2）国务院卫生行政部门根据检验结果，可以采取以下措施。

A. 对达到国家药品标准的，补发中药保护品种证书。

B. 对未达到国家药品标准的，依照药品管理的法律、行政法规的规定，撤销该中药品种的批准文号。

3. 中药一级和二级保护品种的保护内容

（1）中药一级保护品种的保护内容

1）中药一级保护品种的处方组成和工艺制法在保护期限内不得公开，由获得中药保护品种证书的生产企业和有关的药品监督管理部门及有关单位和个人负责保密，并应按照国家有关规定建立必要的保密制度。

2）向国外转让中药一级保护品种的处方组成、工艺制法的，应当按照国家有关保密规定办理。

3）需要延长保护期限的，由生产企业在该品种保护期满前6个月，依照中药保护品种的审批流程进行申报。延长的保护期限由国务院药品监督管理部门根据国家中药品种保护审评委员会的审评结果确定，但每次延长的保护期限不得超过第一次批准的保护期限。

（2）中药二级保护品种的保护内容：需要延长保护期限的，由生产企业在该品种保护期满前6个月，依照中药保护品种的审批流程进行申报。延长保护期限可以延长7年。

4. 生产中药保护品种的企业及中药生产经营主管部门，应当根据省、自治区、直辖市人民政府药品监督管理部门提出的要求，改进生产条件，提高品种质量。

5. 中药保护品种在保护期内向国外申请注册的，须经国务院药品监督管理部门批准。

三、罚则

1. 对于违反上述中药一级保护品种保护内容的保密规定，造成泄密的，由其所在单位或上级机关给予行政处分；构成犯罪的，应依法追究刑事责任。

2. 擅自仿制中药保护品种的，应由县级以上人民政府负责药品监督管理的部门以生产假药依法论处。

3. 伪造中药保护品种证书及有关证明文件进行生产、销售的，由县级以上人民政府负责药品监督管理的部门没收其全部有关药品及违法所得，并可以处以有关药品正品价格3倍以下罚款。

4. 当事人对负责药品监督管理部门的处罚决定不服的，可以依照有关法律、行政法规的规定，申请行政复议或者提起行政诉讼。

（易燕桃）

第 5 章 职业素质

一、沟通能力

全科医师是执行社区全科医疗服务的主力军，是患者最先接触的首诊医师，承担国家社区卫生服务系统守门人的责任。所以，加强全科医师的医患沟通能力的培养，提高全科医师与服务对象的交流、沟通技巧，建立良好、有效的医患关系，是保障社区卫生服务工作开展的重要保障。

全科医师服务模式主要为社区范围的防、治、保、康一体化模式，强调向社区提供连续性、综合性、协调性、整体性、个性化及人性化医疗服务的特点；服务对象包括社区不同性别、不同年龄层次的居民；服务内容涉及患者一生的全程健康服务。这些都决定了全科医学服务模式具有特殊性。

在国外，医患沟通往往是从医学教育早期开始，贯穿始终，乃至毕业后的继续教育。在我国普遍缺乏此方面的教育，学生毕业后往往出现此项意识和能力的缺失。因此在临床工作中，在重视医疗技术提高的同时，更应该重视全科医师的沟通技巧、协作能力及亲和力等方面的能力培养。

良好的医患沟通是医患关系和谐的重要前提，医患沟通是对医学理解的一种信息传递过程，是为患者的健康需要而进行的，沟通的目的是使医患双方充分、有效地表达对医疗活动的理解、意愿和要求，从而相互理解、相互支持，减少不必要的误解和纠纷。良好的医患沟通也是提高全科医疗服务质量的有力保障和减少医患纠纷的有效途径。

培养全科医师医患沟通能力，第一，需加强法律、法规教育，学习和培训，牢固树立法制观念和依法行医的意识，尊重患者的合法权益。第二，不断深化全科医师理论教学，学习与患者沟通的艺术，改善与患者沟通的技巧，提高理解他人情绪的能力及控制自身情绪的能力，为建立相互信任、尊重、和谐的医患关系奠定基础。第三，加强医患沟通技巧的培训，使全科医师树立正确的医患沟通理念，掌握医患沟通的技巧，提高医患沟通能力；第四，加强临床实践教学和礼仪培训。

总之，大力培养全科医师人才，发展全科医学是现阶段医疗体制改革的需要，加强医患沟通培训，才能保障全科医学事业的全面发展。

二、伦理判断能力

医学伦理学是运用一般伦理学原则解决医疗卫生实践和医学发展过程中的医学道德问题和医学道德现象的学科，它是医学的一个重要组成部分，又是伦理学的一个分支。医学伦理学是运用伦理学的理论、方法研究医学领域中人与人、人与社会、人与自然关系的道德问题的一门学问，包含四大原则：①不伤害原则，指在诊治过程中不使患者的身心受到损伤，这是医务工作者应遵循的基本原则；②有利原则，是指医务人员的诊治行为以保护患者的利益，促进患者健康，增进其幸福为目的；③尊重原则，是指医务人员要尊重患者及其做出的理性决定；医疗公正原则，是指社会上的每一个人都具有平等合理的享受卫生资源或享有公平分配的权利，享有参与卫生资源的分配和使用的权利。在医疗实践中，公正不仅指形式上的类似，更强调公正的内容。

全科医师在社区服务过程中，需要有基本的伦理关怀知识和崇高的价值趋向，医疗组织应该着重培养全科医师的道德能力，构建一个全面的社区医疗支持体系。

三、依法执业能力

2011 年 7 月 7 日发布的《国务院关于建立全科医师制度的指导意见》提出，我国将把全科医师培养逐步规范为“5+3”模式，即先接受 5 年的临床医学（含中医学）本科教育，再接受 3 年的全科医师规范化培养。全科医师应经培训通过国家全科医师资格考试并取得全科医师执业证，要遵守宪法和法律，具备良好的医德医风和敬业精神，具备的素质及知识结构包括综合性的知识、高尚的素质、丰富的生活经验、卓越的管理才能和执着的科学精神。

（余 健 陈 淼）

第二部分

公 共 卫 生

第 6 章 公共卫生策略

公共卫生策略是指卫生发展的战略与策略、目标与指标、政策与措施等，通常包括合理配置卫生资源，科学组织日常卫生服务和突发公共卫生事件应急机制，发展医疗卫生事业，研究与保护人群健康相适应的政治、经济、法律和文化教育等方面的策略与措施。

第一节 初级卫生保健

一、定义

初级卫生保健（primary health care，PHC）是社区内的个人和家庭能够普遍获得的基本卫生保健，这类保健的获得要采取他们能够接受且充分参与的方式，并且社区和国家能够承担所发生的费用。PHC 既是国家卫生体系的核心组成部分，也是社区总体社会和经济发展的不可分割内容。PHC 是 WHO 于 1978 年 9 月在召开国际初级卫生保健大会上提出的概念。《阿拉木图宣言》给初级卫生保健下的定义是：初级卫生保健是依靠切实可行，学术上可靠又受社会欢迎的方法和技术，通过社区的个人和家庭的积极参与普遍能享受的，并在本着自力更生及自决精神在发展的各个时期群众及国家能够负担得起的一种基本的卫生保健。实施初级卫生保健是实现“2000 年人人享有卫生保健”目标的基本途径和基本策略。

PHC 依然是实现“人人享有卫生保健”的策略。PHC 是一种基本的卫生保健。它依靠切实可行、学术上可靠又受社会欢迎的方式和技术，是社区个人和家庭通过积极参与普遍能够享受的，其费用也是社区或国家依靠自力更生精神能够负担的卫生服务。它既是国家卫生系统和社会经济发展的组成部分，是国家卫生系统的中心职能，也是个人、家庭和社区与国家卫生系统接触的第一环，卫生保健持续进程的初始阶段。

初级卫生保健至少包括下面四层含义。

1. *从居民的需要和利益来看* ①是居民最基本的必不可少的；②是居民团体、家庭、个人均能获得的；③是费用低廉、群众乐于接受的卫生保健。

2. *从它在卫生工作中的地位和作用来看* ①是应用切实可行、学术上可靠的方法和技术；②是最基层的第一线卫生保健工作；③是国家卫生体制的一个重要组成部分和基础；④是以大卫生观念为基础，工作领域更宽，内容上更加广泛。

3. *从政府职责和任务来看* ①各级政府及有关部门的共同职责；②各级人民政府全心全意为人民服务、关心群众疾苦的重要体现；③各级政府组织有关部门和社会各界参与卫生保健活动的有效形式。

4. *从社会和经济发展来看* ①社会经济总体布局的成果组成部分，必须与社会经济同步发展；②社会主义精神文明建设的重要标志和具体体现；③农村社会保障体系的重要组成部分。

二、基本内容

PHC 的基本内容主要分为四个方面和九项要素，四个方面如下所述。

1. 健康促进　包括健康教育、保护环境、合理营养、饮用安全卫生水、改善卫生设施、开展体育锻炼、促进心理卫生、养成良好生活方式等。

2. 预防保健　在研究社会人群健康和疾病的客观规律及它们和人群所处的内外环境、人类社会活动的相互关系的基础上，采取积极有效措施，预防各种疾病的发生、发展和流行。

3. 合理治疗　及早发现疾病，及时提供医疗服务和有效药品，以避免疾病的发展与恶化，促使早日好转痊愈，防止带菌（虫）和向慢性发展。药物应用以“节约、有效”为原则，那些药物应用“愈多愈有效”“愈多愈好”的观念是错误的。这种观念不仅造成药物浪费，增加患者经济负担，也增加了药物不良反应发生的可能性。

4. 社区康复　对丧失了正常功能或功能上有缺陷的残疾者，通过医学的、教育的、职业的和社会的综合措施，尽量恢复其功能，使他们重新获得生活、学习和参加社会活动的能力。

初级卫生保健任务的具体内容因不同的国家和居民团体可以有所不同，但是至少应该包括以下九项要素。

（1）对当前流行的卫生问题及预防及控制方法的宣传教育。

（2）促进食品供应和适当的营养。

（3）充足的安全饮水供应和基本卫生设施。

（4）妇女儿童保健，包括计划生育。

（5）针对主要传染病的免疫接种。

（6）预防和控制地方病。

（7）常见病和外伤的妥善处理。

（8）提供基本药物。

（9）使用一切可能的办法，通过影响生活方式和控制自然和社会心理环境来预防和控制慢性非传染性疾病和促进精神卫生。

第二节　疾病预防策略

三级预防策略

国内外大量研究和长期实践经验证明，慢性病防治必须以公共卫生系统为主导，坚持一级预防为主，一、二、三级预防相结合的原则，即第一，按照 WHO 提出的人类健康四大基石“合理膳食、适量运动、戒烟限酒、心理平衡”，防止慢性病的发生，这是一级预防措施；第二，一旦发病，及时诊断和治疗，稳定病情，防止或减缓疾病的发展，这是二级预防措施；第三，坚持长期、规范治疗，控制病情，改善生活质量，防止伤残和促进功能恢复，这是三级预防措施。

（一）一级预防

一级预防（primary prevention）又称病因预防或初级预防，是在疾病尚未发生时针对致病因子、可疑致病因子或相关因素所采取的措施，是预防疾病发生和消灭疾病的根本措施。其主要包括两个方面：一是健康促进（health promotion）；二是针对特异病因采取措施，即特异预防（specific prevention）。

（二）二级预防

二级预防（secondary prevention）又称“三早”预防，包括早期发现、早期诊断和早期治疗，它是在疾病发生后为了防止或减缓疾病的发展而采取的措施。

（三）三级预防

三级预防（tertiary prevention）又称临床预防，是在疾病的后期为了减少疾病危害所采取的措施。其目的是防止病残和促进功能恢复，提高生存质量，延长寿命，降低病死率。预防措施包括提倡患者自我管理；建立社区卫生服务中心（站）与医院之间的双向转诊制度；患者在急性期可以获得及时、有效、规范的治疗，病情稳定后，按照合理的治疗方案，在社区获得方便、连续、经济、有效、规范的治疗与康复；晚期患者能够得到规范化的康复指导、医疗照顾和临终关怀等。

第三节　基本公共卫生服务

一、国家基本公共卫生服务项目的概念

国家基本公共卫生服务项目，是促进基本公共卫生服务逐步均等化的重要内容，是深化医药卫生体制改革的重要工作；是我国政府针对当前城乡居民存在的主要健康问题，以儿童、孕产妇、老年人、慢性病患者为重点人群，面向全体居民免费提供的最基本的公共卫生服务。开展服务项目所需资金主要由政府承担，城乡居民可直接受益。

二、国家基本公共卫生服务项目的内容及实施

国家基本公共卫生服务项目覆盖我国 13 亿人口，与人民群众的生活和健康息息相关。实施该项目可促进居民健康意识的提高和不良生活方式的改变，逐步树立起自我健康管理的理念；可以减少主要健康危险因素，预防和控制传染病及慢性病的发生和流行；可以提高公共卫生服务和突发公共卫生服务应急处置能力，建立起维护居民健康的第一道屏障，对于提高居民健康素质有重要促进作用。

实施国家基本公共卫生服务项目是促进基本公共卫生服务逐步均等化的重要内容，是我国公共卫生制度建设的重要组成部分。国家基本公共卫生服务项目自 2009 年启动以来，在基层医疗卫生机构得到了普遍开展，取得了一定成效。2011 ～ 2016 年，人均基本公共卫生服务经费补助标准从 25 元提高至 45 元，先后增加了中医药健康管理服务和结核病患者健康管理服务。为进一步规范国家基本公共卫生服务项目管理，国家卫生和计划生育委员会在《国家基本公共卫生服务规范（2011 年版）》基础上，组织专家对规范内容进行了修订和完善，于 2017 年发布《国家基本公共卫生服务规范（第三版）》（以下简称《规范》）。

《规范》包括 12 项内容，即居民健康档案管理、健康教育、预防接种、0 ～ 6 岁儿童健康管理、孕产妇健康管理、老年人健康管理、慢性病患者健康管理（包括高血压患者健康管理和 2 型糖尿病患者健康管理）、严重精神障碍患者管理、肺结核患者健康管理、中医药健康管理、传染病及突发公共卫生事件报告和处理、卫生计生监督协管。在各服务规范中，分别对国家基本公

共卫生服务项目的服务对象、内容、流程、要求、工作指标及服务记录表等做出了规定。本《规范》规定了对个体的相关服务记录表应纳入居民健康档案统一管理，工作指标标准由各地根据本地实际情况进行合理确定。

本《规范》是乡镇卫生院、村卫生室和社区卫生服务中心（站）等基层医疗卫生机构为居民提供免费、自愿的基本公共卫生服务的参考依据，也可作为各级卫生行政部门开展基本公共卫生服务绩效考核的依据。基层医疗卫生机构开展国家基本公共卫生服务应接受当地疾病预防控制、妇幼保健、卫生计生监督等专业公共卫生机构的相关业务指导。其他医疗卫生机构提供国家基本公共卫生服务可参照本《规范》执行。地方各级卫生行政部门可根据本《规范》的基本要求，结合当地实际情况制订本地区的基本公共卫生服务规范。国家基本公共卫生服务项目将随着社会经济发展、公共卫生服务需要和财政承受能力等因素的不断调整，国家卫生计生委将根据实际情况适时对本《规范》进行修订。各地在实施国家基本公共卫生服务项目过程中，要结合全科医师制度建设、分级诊疗制度建设和家庭医师签约服务等工作，不断改进和完善服务模式，积极采取签约服务的方式为居民提供基本公共卫生服务。

第四节 重大公共卫生服务

国家重大公共卫生项目包括结核病、艾滋病等重大疾病的防控，国家免疫规划，农村孕产妇住院分娩等。

从 2009 年开始，我国增加以下项目。

1. 15 岁以下人群补种乙肝疫苗项目。计划用 3 年时间，在全国范围内对 1994 ～ 2001 年出生的未免疫人群实施乙肝疫苗接种，进一步降低该人群乙肝病毒感染率和乙肝表面抗原携带率。2009 年全国需接种 2330 万人，占应接种人群的 31%。

2. 农村妇女乳腺癌、宫颈癌检查项目。农村妇女开展宫颈癌检查、乳腺癌检查，提高农村妇女“两癌”早诊早治率，降低死亡率。2009 年，在全国约 200 个县启动试点，完成宫颈癌检查 200 万人，乳腺癌检查 40 万人，通过试点，总结经验，进一步探索适合基层的“两癌”检查服务模式和优化方案，逐步形成制度化和规范化的工作机制。

3. 增补叶酸预防神经管缺陷项目。对全国农村妇女妊娠前和妊娠早期进行免费补服叶酸，降低我国神经管缺陷等发生率，提高出生人口素质。

4. 实施“百万贫困白内障患者复明工程”。利用 3 年时间，对目前全国现有的和当年新发的贫困白内障患者进行复明手术，力争使每例符合手术条件的贫困白内障患者能得到及时的手术治疗。2009 年计划完成 20 万例贫困白内障患者手术。

5. 在贵州、云南等六省实施消除燃煤型氟中毒危害项目，扩大地氟病区的改炉改灶覆盖范围。2009 年完成 87 万户的炉灶改造任务，同时加强已完成改炉改灶病区的后期管理和防治效果评价监测。

6. 实施农村改水改厕项目。为农户进行无害化厕所建设，改善农村环境卫生。2009 年计划完成 411 万户，同时开展农村饮水安全集中供水工程水质监测 12 万份，保障农村饮水安全。目前，中央财政已下达 6 个重大公共卫生服务项目补助资金，标志着促进基本公共卫生服务逐步均等化工作正式启动。

（饶东平）

参考文献

郝伟，陆林，2018. 精神病学 . 第 9 版 . 北京：人民卫生出版社 .

沈洪兵，齐秀英，2018. 流行病学 . 第 9 版 . 北京：人民卫生出版社 .

杨辉，2018. 初级卫生保健与中国全科医学的发展及挑战 . 中国全科医学，21(28): 3407-3410.

中华人民共和国国家卫生和计划生育委员会，2017. 国家卫生计生委关于印发《国家基本公共卫生服务规范（第三版)》的通知 .

中华人民共和国国家卫生和计划生育委员会，2017. 关于做好 2017 年国家基本公共卫生服务项目工作的通知 .

朱启星，傅华，2015. 流行病学 . 北京：人民卫生出版社 .

第 7 章 健康教育

第一节 健康教育的基本概念

一、健康教育的定义

健康教育（health education）是通过信息传播和行为干预，帮助个人和群体掌握卫生保健知识，树立健康观念，自愿采纳有利于健康行为、生活方式的教育活动与过程。其目的是消除或减轻影响健康的危险因素，预防疾病，促进健康和提高生活质量。健康教育的核心是帮助人们建立健康行为和生活方式，它追求的是“知—信—行”的统一，知识是基础，信念是动力，行为是目标。

教育对于增加健康知识、树立健康观念、提升个体采纳健康行为的能力发挥着重要作用，更注重使受教育对象产生内化的过程，因此在此基础上提出的健康教育的概念突出了教育对于改变行为的价值及个体在改变行为方面的自愿性。健康教育是有计划、有组织、有系统和有评价的完整过程，通过对健康教育对象的需求评估，提出科学的健康教育计划，制订教育目标，确定相应的策略与方法，对实施的健康教育活动及教育的效果进行科学的评价。

二、健康的决定因素

不同国家、一个国家内的不同地区健康指标的差异明显。分析这些健康差异是如何造成的，受到哪些因素的影响，必将有助于制定更为有效的改善健康的策略，全面推进人类健康。随着社会经济、科学文化的发展，人们对影响健康因素的认识不断发展和深化，分类方法出不完全相同。从健康教育的角度，影响健康的因素可分为以下四类。

1. 行为与生活方式因素　由人们自身的不良行为和生活方式给个人、群体乃至社会的健康带来直接或间接的危害，这些不利于健康的行为和生活方式涉及范围十分广泛，如不合理饮食、吸烟、酗酒、久坐而不锻炼、性乱、吸毒、药物依赖、驾车与乘飞机不系安全带等。行为生活方式对健康的影响具有潜袭性、累积性和广泛性的特点。

大量流行病学研究表明，人类的行为与生活方式与大多数慢性非传染性疾病关系极为密切，改善行为可有效控制这些疾病的发生发展；感染性疾病、意外伤害和职业危害的预防、控制也与行为密切相关。

2. 环境因素　以人为主体的外部世界，围绕人们的客观事物的总和，包括自然环境和社会环境，自然环境包括阳光、空气、水、气候、地理等，是人类赖以生存的物质基础，是人类健康的根本。人们对于室外环境对健康影响的认识较多，如大气污染、基本卫生设施和安全饮用水缺乏等对健康造成的危害。

社会环境又称文化，包括社会制度、法律、经济、文化、教育、人口、民族、职业等，也包括工作环境、家庭环境、人际关系等。疾病的发生和转化直接或间接地受社会因素的影响和制约，环境因素影响人们生活方式的选择。例如，国家间和一个国家内部高收入者和低收入者健康状况存在明显差异，而这种差异又影响到人们获得卫生保健的机会及能力，从而影响健康。

环境因素中的以下因素对健康起着决定性作用：①收入和社会地位；②社会支持网络；③教育文化；④就业和工作环境；⑤社会与自然环境；而且健康与社会发展的双向作用已被不少国家和地区的实践所证实。

3. **生物学因素** 包括病原微生物、遗传、生长发育、衰老、个人生物学特征(包括年龄、性别、形态和健康状况等)。这一组因素与个体的遗传基因、胎儿期的生长发育状况等有关，如基因特点、性别、年龄等。20世纪初人类已经开始逐步发现引起传染病和感染性疾病的各类病原微生物，也可以归为生物性致病因素。遗传与生物学因素对健康的影响除表现为典型的遗传疾病外，还表现为现已查明的一些慢性非传染性疾病，如高血压、糖尿病、乳腺癌等的家族遗传性。

4. **卫生服务因素** 指卫生机构和卫生专业人员为了防治疾病、增进健康，运用卫生资源和各种手段，有计划、有目的地向个人、群体和社会提供必要服务的活动过程。以人为本，以健康为中心的健全的医疗卫生机构，完备的服务网络，一定的卫生经济投入及合理的公平的卫生资源配置，均对人群健康有促进作用。

三、健康相关行为

健康相关行为（health-related behavior）是指人类个体或群体与健康和疾病有关的行为。健康相关行为可分为促进健康行为和危害健康行为两大类。

1. **促进健康行为**（health promoted behavior） 指个体或群体表现出的、客观上有益于自身和他人健康的一组行为。促进健康行为具有5个方面特征。①有利性：行为有利于自身和他人健康；②规律性：行为表现规律有恒而不是偶然行为；③和谐性：个体行为表现有个性但同时能与其所处的环境和谐；④一致性：个体外在的行为表现与其内在的心理情绪一致，没有冲突；⑤适宜性：行为强度适宜，能理性控制。

促进健康行为有五种类型。

（1）日常健康行为：指日常生活中有益于健康的基本行为，如合理营养、有规律的作息、适当的身体活动等。

（2）避开环境危害行为：指避免暴露于自然环境和社会环境中有害健康的危险因素。如离开被二手烟污染的环境、在有污染的环境中工作时穿戴防护用具、积极应对心理应激的紧张生活事件等。

（3）戒除不良嗜好：不良嗜好指的是对健康有危害的个人偏好，如吸烟、酗酒与滥用药品等。戒烟、戒毒、戒除酗酒、滥用药品、网络成瘾等属于戒除不良嗜好行为。

（4）预警行为：指对可能发生的危害健康的事件预先采取预防措施从而预防事故发生，以及能在事故发生后正确处置的行为，如驾车使用安全带，溺水、车祸、火灾等意外事故发生后的自救和他救行为。

（5）合理利用卫生服务：指有效、合理地利用现有卫生保健服务，以实现三级预防，维护自身健康的行为，包括定期体检、预防接种、患病后及时就诊、遵从医嘱、配合治疗、积极康复等。①求医行为（health-seeking behavior）：指人们感到不适，或察觉到自己患有疾病时，主动寻求科学可靠的医疗帮助的行为。②遵医行为（compliance behavior）：指个体在确诊患有疾病后，积极遵从医嘱检查、用药，配合治疗的一系列行为。

2. *危害健康行为*（health-risky behavior） 指偏离个人、他人乃至社会的健康期望，客观上不利于健康的一组行为。危害健康行为具有以下特点。

（1）潜伏期长：不良生活方式形成以后，一般要经过相当长的时间才能对健康产生影响，出现明显的致病作用。这一特点使得人们不易发现并理解不良生活方式与疾病的关系，加之行为的习惯性，改变起来难度较大。但从另一个角度讲，这也给了我们充分的时间采取干预措施，阻断其对健康的危害。

（2）特异性差：与致病行为模式的特异性不同，不良生活方式与疾病之间没有明确的对应关系，表现为一种不良生活方式与多种疾病和健康问题有关，而一种疾病或健康问题又与不良生活方式中的多种因素有关。例如，吸烟与肺癌、冠心病、高血压等多种疾病有关；而高血压又与吸烟、高盐饮食、缺乏锻炼等多种不良生活方式有关。

（3）变异性大：不良生活方式对健康的危害大小、发生时间早晚存在着明显的个体差异，例如，有的人吸烟会发生肺癌，而有的人也同样有此不良生活方式却没有得肺癌。此外，即使是同时开始不良生活方式，以同样的量作用同样长时间，其结果也不尽相同。

（4）协同作用强：当多种不良生活方式同时存在时，各因素之间能协同作用、互相加强，这种协同作用最终产生的危害，将大于每一因素单独作用之和。

（5）习得性：危害健康的行为都是在个体后天的生活经历中学会的，故又称“自我制造的危险行为”。

危害健康行为有四种类型。

（1）不良生活方式与习惯：持续的定势化的行为称为习惯，日常生活和职业活动中的行为习惯及其特征称生活方式（life style）。不良生活方式则是一组习以为常的、对健康有害的行为习惯，包括能导致各种成年期慢性退行性病变的生活方式，如吸烟、酗酒、缺乏运动锻炼等。不良的生活方式与肥胖、心血管系统疾病、早衰、癌症等的发生关系密切。其对健康的影响具有潜伏期长、特异性差、协同作用强、个体差异大、广泛存在等特点。

（2）致病行为模式：致病行为模式是导致特异性疾病发生的行为模式，国内外研究较多的是A型行为模式和C型行为模式。①A型行为模式：是一种与冠心病密切相关的行为模式，表现为争强好胜，工作节奏快，有时间紧迫感；警戒性和敌对意识较强，勇于接受挑战并主动出击，而一旦受挫就容易不耐烦。该行为模式又称“冠心病易发性行为”，有关研究表明，具有A型行为者冠心病的发生率、复发率和死亡率均显著高于非A型行为者。②C型行为模式：是一种与肿瘤发生有关的行为模式，其核心行为表现是情绪过分压抑和自我克制，爱生闷气，表面隐忍而内在情绪起伏大。C型行为模式又称“肿瘤易发性行为”，研究表明C型行为者患宫颈癌、胃癌、结肠癌、肝癌、恶性黑色素瘤的发生率高出其他人3倍左右。

（3）不良疾病行为：疾病行为指个体从感知到自身有病到疾病康复全过程所表现出来的一系列不利于健康的行为。不良疾病行为常见的表现形式有疑病、恐惧、讳疾忌医、不及时就诊、不遵从医嘱、迷信乃至自暴自弃等。

（4）违规行为：指违反法律法规、道德规范并危害健康的行为，如药物滥用、性乱等。违规行为即直接危害行为者个人健康，又严重影响社会健康与正常的社会秩序。

第二节 健康教育内容

一、特殊人群的健康教育

1. 妇女健康教育内容

（1）各生理周期健康教育要点：①月经期，包括对青春期少女进行月经初潮教育、月经的生理知识、经期卫生保健的重要性与心理卫生教育等。②妊娠期，包括妊娠的生理卫生知识、母体的变化、妊娠期劳动、休息、营养等保健知识、妊娠期用药及性生活注意事项、妊娠期的自我监护和胎教、定期产前检查及胎教的意义。③围生期和哺乳期，围生期的生理和心理知识、分娩的先兆、临产和分娩的过程、产褥期的卫生保健常识、产后常见病的预防、新生儿护理、喂养、保健及教育等。④更年期，生理、心理及社会适应的健康教育，帮助女性正确对待更年期，学习心理调节的方法。

（2）合理膳食教育：妇女多承担家庭主妇的角色，应学习营养学知识，根据家人的健康状况科学、合理地安排饮食，注意营养与平衡膳食、饮食规律，把好病从口入关。

（3）科学育儿：应掌握妊娠期的保健知识、做好妊娠期保健，掌握母乳喂养和婴幼儿喂养的知识等。

（4）妇女常见病的教育：常见妇科病的防治知识，乳腺癌和妇科肿瘤的定期普查和早期发现。

（5）心理健康教育：妇女在社会上多处于弱势状态，妇女要学会自我心理调节和保护，培养积极乐观的性格。社会应给予她们以情感和教育支持，使她们掌握行之有效的情绪转移、疏导及心理调节的方法。

（6）美容保健知识教育：指导女性正确选择使用化妆品，正确选择美容院及美容医院，了解美容手术应注意的事项，以及健康的美容观念等。

2. 0～6岁儿童健康教育内容　本阶段的健康教育对象不是儿童本人，而是儿童的照料者。根据儿童发育特点分为两个阶段。

（1）出生至18个月的健康教育重点：先天缺陷的筛查、母乳喂养、辅食添加、预防接种、智力开发等。

（2）19个月至6岁的健康教育重点：传染病和意外伤害的预防，同时对贫血、营养缺乏、佝偻病、发育迟缓、智力落后、语言障碍等防治进行教育。

3. 老年人健康教育内容

（1）行为指导：指导老年人科学规律的生活起居，良好的生活习惯；纠正不良的行为和生活方式，限制吸烟、饮酒。

（2）心理卫生教育：鼓励老人多参加社会活动、参加力所能及的活动，与子女相互适应、相互支持；合理安排作息时间；保持乐观的情绪，加强健脑锻炼，避免孤独。减少焦虑情绪。

（3）生活卫生：提倡科学合理的平衡膳食，以富含蛋白质、低脂肪、低胆固醇、少盐、少糖、富含维生素和微量元素的食物为主；少吃多餐，定时定量；正确选择保健品。

（4）常见病防治：心脑血管疾病、糖尿病、白内障、青光眼、腰腿痛、关节炎等疾病的防治知识和自我护理方法。

（5）体能活动：根据自身特点选择适合自己的体育活动项目，运动不过量。

二、重点疾病的健康教育

1. 慢性病的健康教育

（1）高血压病的健康教育

1）控制体重：超重与肥胖是高血压病的一个重要的独立危险因素。根据中国人体重指数（BMI）的标准，BMI 在 18.5 ～ 23.9 者为正常体重；≥ 24 者为超重；≥ 28 者为肥胖。我国 24 万成人数据分析结果表明，BMI ≥ 24 者患高血压的危险是正常体重者的 3 ～ 4 倍。男性腰围 ≥ 85cm、女性≥ 80cm 者患高血压的危险为腰围低于此界限者的 3.5 倍。

2）合理膳食：膳食中摄入过量油脂可导致高血压、动脉粥样硬化等疾病。过多摄入的钠盐是导致高血压病的重要原因。WHO 推荐我国每人每天食盐量摄入量不应超过 6g。膳食中的钾可以对抗钠的升血压的作用。钾的来源是蔬菜水果，高盐而蔬菜水果少的膳食会造成体内高钠低钾，会更加促进高血压病的发生。故提倡少摄入盐，多摄入新鲜蔬菜水果。

3）控制饮酒：长期大量饮酒是高血压的重要危险因素。控制饮酒后，血压水平明显下降。

4）戒烟：吸烟是心血管病的重要危险因素，吸烟可在短期内使血压急剧升高，吸烟量与高血压发病率存在剂量反应关系，随着吸烟量的减少，发生高血压的概率下降。

5）适量锻炼：有规律中等强度的有氧耐力运动是预防高血压风险的良好方法之一。

6）应对紧张刺激：各种内外紧张刺激因子会引起人体明显的主观紧迫感觉、相应的紧张行为和伴随的生理和心理变化，这些最终会导致血压升高、心率加快。如果长期处于此状态下，会导致心血管系统功能性和器质性变化。

7）提高依从性：单纯的非药物治疗只适于血压略高、没有心血管损害的年轻人。如采用非药物性治疗方法在治疗一段时间内没有效果，应合并使用抗高血压药物。但药物不能根治高血压，只能控制血压，因此要求患者终身服用药物，切忌忽停忽用，特别是中度以上患者，即使症状暂缓解也不能停止使用药物。

8）健康教育的目标人群及其教育内容分为四类。

A. 高血压病患者及其家属健康教育：加强随访和管理，使其知道坚持从医行为的重要性；提高个人和家庭自我保健能力，预防病程恶化。

B. 高危人群健康教育：矫正不良的行为习惯，消除或减少高血压病的行为危险因素；定期测量血压，做到早诊断，早治疗；减少可避免的高血压患病风险。

C. 社区人群健康教育：使儿童青少年树立全面的健康观念，养成良好的行为习惯，防患于未然；使成年人的知、信、行向有利于全身心健康的方向发展，发现并矫正不良行为习惯。充分利用大众传播媒体，开展每年 10 月 8 日“全国高血压病日”宣传教育活动。

D. 社区领导和决策者的健康教育：提供必要的信息，让其了解高血压病预防的重要性，预防工作的社会效益、经济效益、可行方法，促使领导决策，使高血压预防成为全社会的行动，获得政策、组织协调、环境、舆论和经费的支持。

（2）糖尿病的健康教育：糖尿病是一种代谢紊乱的终身性疾病，由于多种原因引起人体内胰岛素分泌绝对或相对不足，导致糖、脂肪和蛋白质代谢障碍，以血糖升高为主要临床表现。随着生活方式的改变，全球糖尿病（主要是 2 型糖尿病）的发病率呈逐年上升趋势。健康教育的核心是引导人们树立健康意识，做好保健。糖尿病的危险因素有以下几点。

A. 遗传因素：不管是 1 型还是 2 型糖尿病，其遗传因素的作用均很肯定。

B. 病毒感染与自身感染：病毒感染后糖尿病的发病率增加。

C. 肥胖：是2型糖尿病的主要易患因素之一。

D. 饮食与体力活动：长期进食高热量、低纤维的食物，同时体力活动过少能导致肥胖，促进糖尿病的发生。

糖尿病的干预措施如下所述。

A. 普及防治知识：让大众了解糖尿病防治知识，动员高危人群积极参加糖尿病的筛查。

B. 积极治疗糖尿病：患者应按医嘱服药。患者需进行饮食控制和适宜的运动，控制体重，需坚持自我监测血糖。同时医师应对患者进行心理疏导，减少焦虑和悲观的思想。

C. 预防并发症：让患者和家属了解糖尿病并发症的相关症状，定期进行血糖和尿糖监测，控制血压和血脂水平，定期检查眼底、眼压。鞋袜要合脚、卫生、透气，防治神经和血管病变，不用热水泡足。要防止低血糖的发生。

2. 传染病的健康教育

(1) 艾滋病的健康教育：艾滋病的全称为"获得性免疫缺陷综合征"(acquired immunodeficiency syndrome，AIDS)，是由人类免疫缺陷病毒(human immunodeficiency virus，HIV)引起的以人体免疫系统全面崩溃为特征的传染性疾病。WHO及世界绝大多数国家一致认为，当前AIDS防控仍应以健康宣传教育为主，通过社会广泛参与及不同利益人群的合作，增强全民对AIDS的认识和防控意识，才能实现对AIDS的防控目标。AIDS健康教育的目标人群：①HIV感染者、AIDS患者；②高危人群，一般指卖淫嫖娼者、吸毒者、同性恋者、受劳动教养的人员，以及性病患者、HIV感染者和AIDS患者的亲属；③重点人群，指年轻人、流动人口、宾馆或服务行业人员、长途汽车司机；其余则属一般人群。

AIDS的健康教育内容如下所述。

1) 危害的严重性：AIDS有着一些与其他传染病不同的特征，是严重危害人类健康与生存的一种新型传染性疾病，有以下特点：①普遍的易感性；②威胁的长期性；③控制与治疗的困难性；④资源的消耗性。此外，由于AIDS主要发生在性活跃的青壮年，而青壮年是国家主要的劳动力，是兵员的重要来源，青壮年数量与质量的下降直接影响生产力的提高及经济发展，并削弱国防力量。

2) 可预防性：AIDS虽然可怕，但它是可以预防的"行为性"疾病，导致该病传播的最主要原因是由人类自身酿造的不良的性行为、吸毒行为等。

3) AIDS传播途径的预防

A. 性传播：经性传播的途径可分为异性传播和同性传播两类。预防性传播应提供以下基本信息，即所谓"ABC"措施。"A"，abstinence，禁欲，主要指的是不发生婚前性行为，而非要求人们终身不与人发生性关系。"B"，being faithful，忠诚，指忠于配偶，不与配偶以外的人发生性关系。"C"，correct and consistent condom use，安全套使用。

B. 血液途径传播：①尽量减少输血和血制品，必须输血时要使用经过HIV抗体检测的血液和经过严格消毒的输液器。②避免不必要的静脉注射。静脉注射要使用一次性注射器具，不要与他人共用注射器具。③不与他人共用刮脸刀、剃须刀、牙刷等，尽可能避免使用容易刺破皮肤而又公用的工具。④从事人工授精，接触血制品、治疗和护理AIDS患者的医务人员应认识到其工作有感染HIV的危险性，必须严格遵守操作规程，避免医源性感染。

C. 母婴传播：感染HIV的母亲在妊娠后，血液中的病毒可以通过胎盘直接到达婴儿体内，也可在分娩、母乳喂养过程中将HIV传染给婴儿。母婴传播的概率全球估计为30%。预防母婴垂直传播应提供以下基本信息：①HIV感染妇女要使用高质量安全套，避免非意外妊娠；

② HIV 感染妇女要在妊娠期、产时和产后使用抗病毒药物；③ HIV 感染妇女所生婴儿出生后要使用抗病毒药物；④提倡人工喂养。

在教育公众认识传染途径及其预防的同时，必须让公众了解不会感染 HIV 的途径：①在工作和生活中与 AIDS 患者和 HIV 感染者的一般接触（如握手，拥抱，共同进餐，共用工具、办公用具等）不会感染 HIV；② HIV 不会通过马桶、电话机、餐饮具、卧具、游泳池或公共浴池等公共设施传播；③咳嗽和打喷嚏不会传播 HIV；④蚊虫叮咬不会传播 HIV。

4）关爱和不歧视：关爱和不歧视 HIV 感染者及 AIDS 患者是预防与控制 AIDS 的重要策略。所谓社会歧视是针对某社会群体的不公平、不合理、排斥性的社会行为或制度安排。积极鼓励感染者和患者参与和合作是 AIDS 预防与控制的一个重要组成部分。有关歧视的行为包括：①强制性 HIV 抗体检测；②拒绝为 HIV 感染者提供相应的医疗；③拒绝为 HIV 感染者提供就业、教育、住房、医疗保险、社会福利及其他社会性服务；④拒绝 HIV 感染者为求学深造或寻求庇护而旅游和移民的自由；⑤对 HIV 感染者强行隔离或拘留；⑥有意地泄密，如不经本人同意将情况告诉其领导或其他人；⑦强迫感染 HIV 的妊娠妇女堕胎。

5）自愿性艾滋病病毒咨询和检测（VCT）：指人们在经过咨询后能对 HIV 检测与否做出明智选择的过程。它包括检测前的咨询、自愿性检测、检测后咨询、检测后医疗关怀服务及精神关怀与社会支持服务。

（2）结核病的健康教育：结核病是由结核杆菌感染引起的慢性、消耗性的传染病，结核菌进入人体后是否引起疾病取决于两个方面，即结核菌的毒力、数量及人体的防御反射和人体对结核菌的易感性。人体各个器官都可能患结核病，其中以发生在肺部的肺结核病最为常见。

肺结核病是一种顽固的慢性传染病，不及时、不规范、不彻底的治疗可导致疾病复发、恶化，不规范的服药又可能产生结核菌耐药性，给治疗带来很多困难，从而使患者成为慢性传染源。呼吸道感染是肺结核的主要感染途径，飞沫感染为最常见的方式。传染源主要是排菌的肺结核患者（尤其是痰涂片阳性、未经治疗者）的痰液。健康人吸入患者咳嗽、打喷嚏时喷出的飞沫而被感染。感染的次要途径是经消化道进入体内。少量、毒力弱的结核菌多能被人体免疫防御机制所杀灭。结核病预防健康教育内容有以下几点。

1）防治原则：控制传染源、切断传染途径及增强免疫力、降低易感染等，是控制结核病流行的基本原则。卡介苗可保护未受感染者，使受感染后不易发病，即使发病也易痊愈。有效化学药物治疗（化疗）对已患病者，能使痰菌较快阴转，但在其阴转之前，尚须严格消毒隔离，避免传染。治愈排菌患者，有助于控制传染源及改善疫情。确诊病例应及时合理化疗或介绍至结核病防治机构接受督导化疗，定期随访，直至痊愈。对肺结核患者进行登记，加强管理。卡介苗（BCG）是活的无毒力牛型结核菌疫苗，接种后可使人体产生对结核菌的获得性免疫力。其接种对象是新生儿，可以预防新生儿粟粒型肺结核和结核性脑膜炎等重症结核病。卡介苗不能预防感染，但能减轻感染后的发病与病情，故卡介苗对于成人预防结核病的意义不大。

2）结核病患者：作为结核病的受害者，针对他们的教育重点在于结核病的基本症状、如何就诊、治疗管理的基本知识、规范治疗的益处及国家免费治疗的政策，让他们切实做到依从规范的治疗。

3）医务人员：无论是作为通常状况下首先接诊结核病可疑症状者的医师或报告、转诊患者的责任人员，还是发现和实行督导化疗管理的实施者，医务人员都应该是掌握最准确知识的人，这样他们才能不仅做好正确诊断和自我防护，同时向患者及相关人员进行正确的健康教育活动。采取的主要教育活动方式是对他们进行业务和健康传播能力培训，提高医务人员的防治水平。

4）密切接触者：由于结核病是传染病，因此作为最直接的接触者，他们自身患病存在着极大的可能。他们可能是患者的家属、朋友、同事等，他们可以对患者接受治疗和管理发挥正面或负面的影响。

5）普通公众：作为最广大的结核病知识受众，也是结核病患病的潜在人群，他们应当接收最简单明了的信息，从而在发生结核病可疑症状时及时就诊。当然，在条件允许的情况下，这部分人群可以进一步细分，如按性别、年龄、民族等进行更有针对性的宣传教育工作。

6）学生：是一个特殊的群体，他们正处于身心发育阶段，学生时期形成的卫生习惯和生活方式，会对他们一生的行为方式产生深远的影响。另外，通过学生对家长进行结核病基本知识的宣传，向家庭和社区辐射，可以提高当地结核病防治知识的知晓率，促进不良行为的改变，对预防结核病的发生可产生较大的影响。

7）流动人口：通常来自结核病疫情较高的农村地区，是结核杆菌感染率高的群体，由于劳动强度大、生活条件差，结核病发生的概率显著增加，从而使得基本已得到控制的城市结核病疫情出现回升。因此，专门针对流动人口开展结核病健康教育活动非常必要。

三、重点公共卫生问题的健康教育

1. 烟草控制的健康教育

（1）吸烟和被动吸烟的概念：现在吸烟者指现在吸烟的人。被动吸烟者指曾经在任何一个场所暴露于卷烟末端散发出的或吸烟者呼出的烟雾的不吸烟者。我国是世界上吸烟人数最多的国家，现在吸烟者超过3亿人，约占世界吸烟者总数的30%。烟草给我国带来了巨大的健康负担，我国每年有超过100万人死于吸烟，此外，我国还有80%左右的非吸烟者遭受二手烟暴露的危害。

（2）烟草的主要有害成分：纸烟烟雾中含有3800多种已知的化学物质，有害成分主要包括尼古丁、焦油、潜在性致癌物、一氧化碳和烟尘。它们具有多种生物学作用，包括对呼吸道黏膜产生刺激、对细胞产生毒性作用、使人体产生成瘾作用（如尼古丁）、对人体有致癌或促癌作用、使红细胞失去携氧能力（如一氧化碳）。国际上评价烟草有害物质的含量，通常采用烟焦油、尼古丁和一氧化碳三项指标。

（3）烟草对健康的危害

1）主动吸烟的危害：①吸烟是肺癌的最主要病因，危险程度与每天吸烟量、持续吸烟时间和烟草中焦油和尼古丁含量有直接关系。②吸烟是冠心病的主要危险因素，吸烟者缺血性心脏病的发病率和死亡率比不吸烟者高70%。③80%～90%的慢性阻塞性肺疾病由吸烟引起。④吸烟与口腔、喉、食管癌的发病密切相关，与膀胱癌、胃癌、胰腺癌等癌症有关。⑤吸烟与消化道溃疡和卒中、动脉硬化、外周血管病及其他血管疾病有关。

2）被动吸烟的危害：被动吸烟是指不吸烟者每天暴露于烟雾环境之中，无意或被动吸入由于烟草燃烧所产生的烟雾15分钟。①母亲吸烟对胎儿的影响：吸烟妇女导致低出生体重婴儿、流产、早产及胎儿、新生儿死亡的增加；导致胎盘早期剥离、早期出血等并发症的增加。②对儿童的影响：父母吸烟与其2岁以下儿童的呼吸道疾病有密切关系；影响儿童生长发育；增加儿童猝死的概率；是中耳炎的危险因素。③对成年人的影响：引起眼刺激、头痛、鼻部症状、咳嗽及过敏反应；加剧患有心、肺疾病和过敏反应患者的症状。被动吸烟者可增加患肺癌的危险。

2. *戒酒的健康教育* 酗酒的危害当血液中酒精含量达 0.1% 时，人的动作协调、视觉、言谈及平衡会受损，出现中毒现象。当血液中酒精含量达 0.5% 时，神经生理平衡会严重受损而且失去意识。酗酒对肝造成伤害，胃溃疡更是常见。妊娠妇女酗酒会产生酒精性胎儿症候群。司机酗酒也是造成交通不安全的重要因素。总之，长期无节制地饮酒给酒精依赖者自己的身体、精神、家庭和社会带来的危害性是不能低估的。

3. *戒毒的健康教育* 吸毒在医学上称为药物滥用，是指过分和有害地使用有潜在成瘾倾向的药物，导致了不可逆转的躯体损伤，它违背了社会风俗和文化，以取得快感或避免不快为特点的一种精神和躯体性病理状态。我国相关文件规定，毒品是指鸦片、海洛因、甲基苯丙胺（冰毒）、吗啡、大麻、可卡因和摇头丸、氯胺酮（K 粉），以及国家规定管理的其他能够使人形成毒瘾的麻醉药品和精神药品。

我国毒品问题死灰复燃于 20 世纪 80 年代初，而且因吸毒诱发的凶杀、盗窃、抢劫、诈骗、性犯罪和艾滋病等问题逐年增多。截至 2009 年底，我国吸毒人群中男性占 84.6%，女性占 15.4%；年龄结构中，35 岁以下人员占 58.1%。据《2011 年世界毒品报告》称，可卡因、海洛因和大麻的全球市场缩小，而处方类阿片药物和新合成毒品的产量和滥用量都有所上升。吸毒的危害有以下几方面。

（1）个体危害：长期吸食毒品对中枢神经系统产生明显的损害，成瘾者丧失对毒品外使用事物的兴趣，丧失对社会、家庭、事业的责任感，丧失对周围人和事物的信任感，缺乏自信心、自尊心、道德沦丧，学习、记忆、判断能力急剧下降。呼吸系统疾病发病率增高，睡眠减少、食欲下降，免疫功能下降，感染概率增加。吸毒人员的死亡率通常是正常人群的 15 倍。

（2）社会危害：吸毒行为不仅危害个人的身心健康，还危及家庭的稳定、社会的安定。而且吸毒已成为诱发犯罪、危害社会治安的根源之一。

（3）公共卫生危害：由于注射毒品者常共用注射器和针头，导致艾滋病、肝炎等通过血液传播的疾病在吸毒者间传播。

（4）经济危害：体现在导致社会劳动力减少、禁毒戒毒的代价、毒资的消耗等。

4. *突发公共卫生事件* 根据 2006 年 1 月 8 日国务院颁布的《国家突发公共事件总体应激预案》，突发公共卫生事件主要包括传染病疫情、群体性不明原因疾病、食品安全和职业危害、动物疫情，以及其他严重影响公众健康和生命安全的事件。如生物病源性群体疾病；预防接种出现的群体性异常反应、群体性医院感染等；食物源性群体中毒；群体性职业中毒；不明原因引起的群体性疾病等。突发急性传染病是指严重影响社会稳定、对人类健康构成重大威胁，需要对其采取紧急处理措施的鼠疫，以及传染性非典型肺炎（以下简称“SARS”）、人类高致病性禽流感等新发生的急性传染病和不明原因疾病等。

突发公共卫生事件的特征：①突发公共卫生事件多为突然发生，发病很急，甚至事先没有预兆，因而较难做出能完全避免此类事件发生的应对措施。②突发公共卫生事件往往表现为病情严重、发病人数多或病死率高。③突发公共卫生事件影响到相当的群体而非个别人或少数人。发病者之间存在着一种已知或者尚未查明的共同原因。④突发公共卫生事件的传播速度很快，危害因素可以通过各种传播途径迅速扩大影响范围，造成更多人受害。⑤突发公共卫生事件的发生和应急处理往往涉及社会的诸多方面。因此，应急处理不仅仅是卫生部门的责任，需要在上级政府的统一指挥下社会各有关方面通力协作，妥善处置。⑥突发公共卫生事件的发生都是有原因的，不明原因只是暂时未有调研结果。由此说明，突发公共卫生事件从根本上说是可以预防和控制的。

健康教育在突发公共卫生事件中发挥了重要作用。WHO 指出，健康促进是公共卫生的核心功能，它对于传染性疾病、非传染性疾病及其他威胁人民健康的因素同样是有效的。加强健康教育是落实各项防控措施，减轻突发公共卫生事件危害的重要组成部分。健康教育在突发公共卫生事件前、事件中和事件后的工作可归纳以下几点。

（1）迅速有效的信息传播：信息传播活动是突发公共卫生事件处置中的关键环节，健康教育工作者应与相关专家一起，在引导公众理性地面对风险中发挥主导作用。

（2）加强人力资源开发，建立培训机制：健康教育者与有关部门协作，在卫生行政部门统一部署下，制订培训规划，编写培训教材，提供培训师资。①医护人员的全员培训：重点在疾病的发现、报告、防护、密切接触者的管理等。一般由专门机构负责，健康教育可在人际沟通、医患关系等方面配合培训。②专业人员培训：对健康教育专业人员定期进行有关突发公共卫生事件自身和公众应对知识和能力的培训和演练，并把该内容纳入整体培训体系，作为提高专业人员素质和业务水平的组成部分。③公众的培训：突发公共卫生事件中社区公众既是救护的对象，亦是自救救人的主体，突发公共卫生事件一旦发生，处在第一时间，第一现场的群众能否保持较好的心理状态，掌握应对的能力，将直接关系到能否最大限度地减少危害和损失。

（3）心理危机干预：是医疗救援工作的一个组成部分，必须与健康教育紧密结合，提供心理救援服务。心理干预的目的是帮助人们重新获得突发事件发生前的心理平衡状态，阻止极端应激事件所致后果的恶化，通过及时处理心理危机，使人们失衡的认识和情感反应趋于稳定，促进心理健康重建，积极预防、及时控制和减缓灾难的心理社会影响，避免心理痛苦的长期化和复杂化。

心理危机干预首先应评估目标人群的心理健康状况，将目标人群分为普通人群和重点人群。普通人群是指目标人群中经过评估没有严重应激症状的人群。对于普通人群要采用心理危机管理的措施，利用大众媒体向灾民宣传心理应激和心理健康知识和应对灾难的有效方法。

重点人群是指目标人群中经过评估有严重应激症状的人群。对重点人群要采取“稳定情绪”“放松训练”“心理辅导”技术开展心理危机救助。心理危机干预的核心是“谈话”，它应用的是健康传播中人际传播技巧。

第三节　服务形式和要求

一、健康教育资料的种类和使用

健康教育材料的类型很多，随着科学技术的发展，一些新型的材料也不断在健康教育领域得到开发和利用。常见的健康教育材料包括以下几种。

1. 平面印刷材料

（1）用于大众的健康教育材料：如报纸、杂志、书籍等，通常有专门的传媒机构设计、发行，为此健康教育者需要与媒体保持良好沟通，建立合作伙伴关系，为媒体提供健康信息，充分发挥报刊等平面大众传媒在健康教育中的作用。

（2）用于特定目标人群的材料：如宣传单、健康教育处方、折页、小册子、招贴画等。

1）健康教育处方：是用医嘱形式提供的健康教育材料，供医护人员在门诊发放给前来就诊的患者及其家属使用。健康教育处方多由基层卫生服务机构自行设计制作，其内容为针对某种疾病的特点，对前来就诊的群众进行防治知识、用药及生活方式方面的指导。

2）折页：通常为二折页和三折页，以彩色印刷，图文并茂、简单明了、通俗易懂，吸引力强，适合文化程度较低的居民，可以宣传知识、倡导理念，也可以具体指导某项操作技能，便于携带和保存。折页既适宜放置于基层医疗卫生机构，也适于入户发放或在义诊中发放。

3）小册子：大多由专业卫生机构编写、印刷，发放至社区等基层卫生服务机构。其形式类似于书籍，以文字为主，信息量大，内容丰富，通常包含较多的健康知识、健康行为指导等，其适合初中及以上文化程度的居民系统地学习健康知识和技能。

4）招贴画/海报：画面通常由少量文字和较为突出的主题图构成。由于招贴画/海报的特点，决定了这种类型的宣传材料更适宜于唤醒人们对健康问题的关注，有时也具有传播健康知识的作用。其适合张贴在医疗卫生机构和城乡社区的公共场所。

2. 声像/电子材料

（1）用于大众的材料：各种形式的电视、广播节目/栏目，互联网网站/栏目等，主要由专业传媒机构主持，但是医疗卫生机构通常有自己的网站，也是传播健康信息的重要途径。

（2）用于特定目标人群的材料：录像带、录音带、DVD/VCD、电子显示屏、手机短信息等。

1）DVD 光碟/录像带：属于影像材料，其特点是直观、生动，以声音和影像的形式传播健康知识、技能，指导人们的行为。此外，DVD 光碟/录像带材料可以重复使用，传播的信息稳定，避免在人际传播中信息的损失或由于传播者自己理解局限性而造成的信息偏误。

2）手机短信：随着手机日益普及，通过手机短信传播健康信息，可及性和覆盖率非常高，且不受地理条件的限制。健康教育者需要与手机运营商合作，充分发挥其方便、快捷、灵活的特点，为居民提供健康教育服务。

健康教育材料生产发放与使用建议：在材料样稿经过预试验和修改并定稿之后，应按照计划确定生产数量、生产单位，尽快安排生产。同时，需要确定发放的渠道。健康教育材料应通过什么渠道到达使用单位或个人手里，渠道是否畅通，是否能够尽量减少损失等问题都应该予以考虑。

健康教育材料的使用方法也应该预先拟定。例如，一个录像节目需要组织目标人群分小组观看，对于组织者是否应该先进行简单培训，让他们了解应该如何组织和指导目标人群观看和讨论，组织者应该做哪些讲解等。没有发放和使用计划而只有制作计划是不全面的，发放和使用计划可以帮助健康教育材料发挥最大的作用。

二、健康教育的常用方法

1. 个体健康相关行为干预　针对个体不利于健康的行为进行干预，干预方法包括通过认知和技能提高促使个体采纳有益于健康的行为，也包括通过行为矫正改变不利于健康的行为。改变认知和技能的策略将在健康教育计划设计部分详细介绍，故重点介绍行为矫正。

行为矫正指的是按照一定的期望，在一定条件下采取特定的措施，促使矫正对象改变自身特定行为的行为改变过程。行为矫正过程的核心问题是针对矫正对象的具体行为来选择矫正技术。行为矫正技术是 20 世纪 50 年代末发展起来的，用于矫正各种危害健康的行为，直到建立有益于健康的行为。迄今，在健康教育领域运用较为广泛的行为矫正技术有以下 4 类。

（1）脱敏法：具体如系统脱敏法、直接脱敏法、自身脱敏法等。其主要用于消除个体对某种因素过于敏感而产生的不良行为表现，如恐惧症、焦虑症等。该方法以认知原理为基础，在治疗中有目的、循序渐进地主动提供这一刺激因素，适时修正个体对刺激因素的错误认知，再通过反复的操作、强化，就可以达到消除这种过于敏感行为的目的。

（2）示范法：将所要提供的促进健康行为分解成不同阶段或不同表现，设计相应的模拟场景，让行为矫正对象扮演其中角色或观察角色行为，身临其境模范角色的示范，从中得到启发，促进态度和行为转变。

（3）厌恶法：在目标行为出现之后立即给予一个能引起负性心理效应的厌恶刺激。反复作用后，在矫正对象的内心就会建立起该行为与恶性刺激之间的条件反射，引起内心的由衷厌恶，直至消除该行为。其常用于矫正各种成瘾行为，如酗酒、吸烟、吸毒，以及强迫症、异常癖好等。

（4）强化法：是一种在行为发生后通过正强化或负强化来矫正行为的方法。当矫正对象表现出有益于健康的行为时，对矫正对象施以正强化，以肯定和巩固健康行为，常用方法有口头表扬、物质 / 货币奖励等。反之，当矫正对象表现出对健康有危害的行为时，对其施以负强化，如批评、惩罚等，使矫正对象由于逃避负强化而放弃不利于健康的行为。本方法是迄今在帮助个体矫正危害健康行为、建立健康行为方面最有前途的矫正手段。

2. 团体健康相关行为干预　团体健康相关行为指以社会团体作为行为主体的各种健康相关行为。具有以下特点：团体掌握着大量的资源，伴随其健康相关行为的发生，往往有大量资源投入与利用；它是一种有目的、有组织的行为；它的影响和后果要比个体行为大得多；它的启动和停止都较个体健康相关行为缓慢；团体往往有自己的文化特点；团体对社会压力有较个体为大的承受能力。对团体的健康教育行为干预可考虑如下策略。

（1）动员领导：其作用不仅表现为榜样，更重要的是其具有决策权，可制定有益于健康的公共政策，决定目标和资源投入，能对健康教育给予物质、精神、组织上的倾斜与支持，能号召和组织成员。

（2）发动群众参与：团体行为的改变有赖于群体中每个成员的参与。只有当每个成员自觉地表述健康要求并采纳符合健康要求的行为，团体的良好行为才有可能长时间地巩固。

（3）培养骨干和典型：改变团体行为需要从团体中每个个体和整个团体两方面入手。必须在团体中培养骨干，树立典型，成为团体改变行为的中坚力量。

（4）利用舆论、法规及社会监督的力量。

（5）应用竞争与评价机制：在团体间引入竞争与评价机制，利用团体凝聚力，激发团体的强大力量，促使团体成员健康行为的形成与巩固。评价可以总结成功的经验，发现存在的问题，激励行为干预取得良好成果的团体，督促还存在差距的团体，最终达到采纳健康行为。增进健康的目的。

（6）改善环境：包括物质环境与社会环境。例如，我国已制定了对职业健康危害进行防护的相关法规，从职业人群了解到工作性质并愿意采取行动保护自身健康时，如果缺乏相应的防护措施，人群的健康行为仍无法实现。社会环境指舆论倡导、社会氛围、团体氛围等。

三、健康教育的服务要求

根据我国《国家基本公共卫生服务规范（第三版）》，健康教育内容及要求：①宣传普及《中国公民健康素养——基本知识与技能（2015 年版）》。②对青少年、妇女、老年人、残疾人、0 ～ 6 岁儿童家长、农民工等人群进行健康教育。③开展合理膳食、控制体重、适当运动、心理平衡、改善睡眠、限盐、控烟、限酒、控制药物依赖、戒毒等健康生活方式和可干预危险因素的健康教育。④开展高血压、糖尿病、冠心病、哮喘、乳腺癌和宫颈癌、结核病、肝炎、艾滋病、流感、手足口病和狂犬病等重点疾病健康教育。⑤开展食品安全、职业卫生、放射卫生、环境卫生、饮水卫生、计划生育、学校卫生等公共卫生问题健康教育。⑥开展应对突发公共卫生事件应急处置、防灾减灾、家庭急救等健康教育。⑦宣传普及医疗卫生法律法规及相关政策。

服务形式：①提供健康教育资料；②设置健康教育宣传栏；③开展公众健康咨询活动；④举办健康知识讲座；⑤开展个体化健康教育。

（龙梅菁）

参 考 文 献

傅华, 2018. 健康教育学. 第 3 版. 北京：人民卫生出版社：44-128.

World Health Organization, Regional Office for the Eastern Mediterranean, 2012. Health education: theoretical concepts, effective strategies and core competencies: a foundation document to guide capacity development of health educators.

第 8 章　法定传染病及突发公共卫生事件

第一节　传染病流行过程的三个环节及影响因素

一、传染源的定义、潜伏期、传染期的概念及流行病学意义

1. 传染源　是指机体内有病原体生长、繁殖并且能排出病原体的人和动物。传染源包括患者、病原携带者和受感染的动物。

（1）患者：是最重要的传染源，因为患者体内存在大量病原体，又具有利于病原体排出的临床症状，如咳嗽、腹泻等。患者排出病原体的整个时期，称为传染期。传染期的长短可影响疾病的流行特征，传染期短的疾病，继发病例常成簇出现；传染期长的疾病，继发病例陆续出现，持续时间可能较长。传染期是决定传染病患者隔离期限的重要依据。

（2）病原携带者：是指没有任何临床症状而能排出病原体的人，是带菌者、带毒者和带虫者的统称。病原携带者按其携带状态和临床分期可分为三类：①潜伏期病原携带者；②恢复期病原携带者；③健康病原携带者。其中健康病原携带者指无任何症状、体征及病史，却能排出病原体者。这种携带者只能由实验室检验方法证实。健康携带者可能是隐性感染的结果。此型携带者排出病原体数量较少，时间较短，因而流行病学意义相对较小。但是，有些疾病如流行性脑脊髓膜炎、脊髓灰质炎等健康病原携带者为数众多，也可成为重要传染源。

病原携带者作为传染源的意义大小，不仅取决于携带者的类型、排出病原体的数量，持续时间，更重要的取决于携带者的职业、生活行为、活动范围，以及环境卫生状况、生活条件及卫生防疫措施等。例如，历史上美国纽约有一位女厨师 Mary Mallon，身体非常健康，但粪便中伤寒杆菌持续阳性，人们称她为“伤寒玛丽”。她曾引起纽约和新泽西地区伤寒的暴发。因此，对这类服务人员的定期病原学检查和病后随访具有极其重要的流行病学意义。

（3）受感染的动物：作为传染源的动物包括家畜、野生哺乳动物、家禽及野禽等。人类的许多传染病是由动物传播所致。一些疾病的病原体主要在自然界中的动物间传播，在一定条件下可以传给人，所致疾病称为自然疫源性疾病，如鼠疫、森林脑炎等。也有些疾病是在动物和人之间传播的，并由共同的病原体引起，称为人畜共患疾病，如血吸虫病，狂犬病等。人畜共患疾病按病原储存宿主性质可分四类。

1）以动物为主的人畜共患病：病原体主要在动物间传播并世代延续，在一定条件下可以传给人，人与人之间一般不传播，如森林脑炎、钩端螺旋体病等。

2）以人为主的人畜共患病：疾病一般在人群中传播，偶然感染动物，如人型结核、阿米巴痢疾等。

3）人畜并重的人畜共患病：人畜均可作为传染源，病原体在人间和兽间都可以独立的世

代延续，如血吸虫病。

4）真正的人畜共患病：病原体必须以人和动物分别作为终宿主和中间宿主，如牛、猪条虫病等。

动物作为传染源的流行病学意义，主要取决于人与动物的接触机会和密切程度，且与动物的种类和密度，以及环境中是否有适宜该疾病传播的条件等有关。

动物作为传染源的流行病学意义，主要取决于人与动物的接触机会和密切程度，且与动物的种类和密度，以及环境中是否有适宜该疾病传播的条件等有关。

动物源性传染病的流行病学特征为：①在人群中多呈散发性，但也有些传染病传到人群后，原有的传播方式发生改变，造成人传人的流行；②多数动物源性传染病有较明显的地区分布，此类传染病在人间流行前通常先有动物间的流行；③有些动物源性传染病有严格的季节性。

2. 潜伏期　指病原体侵入机体至最早出现临床症状的时间。潜伏期的流行病学意义及用途：①判断患者受感染的时间，借此追踪传染源，寻找传播途径。②确定接触者的留验、检疫和医学观察期限，一般将平均潜伏期加 1 ～ 2 天，危害严重者可按该病的最长潜伏期。③确定免疫接种时间。④评价预防措施效果。一项预防措施实施后经过一个潜伏期，如果发病数明显下降，则认为可能与措施有关。⑤潜伏期长短还可影响疾病的流行特征。一般潜伏期短的疾病，常以暴发形式出现。

3. 传染期　指患者排出病原体的整个时期。传染期的流行病学意义：传染期是决定传染病患者隔离期限的重要依据，而且在一定程度上也影响疾病的流行特征，如传染期短的疾病，续发病例成簇出现；传染期长则续发病例陆续发生，持续时间可能较长。

二、传播途径的概念及特点、传播因素的概念

1. 传播途径　指病原体从传染源排出后，侵入新的易感宿主前，在外环境中所经历的全部过程。

传播因素：传染病可通过一种或多种途径传播。在外界的病原体必须借助一定的物质如水、空气、食物等才能进入易感宿主体内，这些物质称为传播因素或传播媒介。

2. 各种传播途径传播的特点　按传播因素分为经空气、水、食物、接触、虫媒、土壤、医源性和垂直等多种传播途径。

（1）经空气传播：是呼吸系统传染病的主要传播方式，包括飞沫、飞沫核与尘埃三种。经空气传播的传染病流行特征为：因为传播途径易实现，因此传播广泛、发病率高；冬春季高发；少年儿童多见；在未免疫预防人群中，发病率呈周期性升高现象；受居住条件和人口密度的影响。经空气传播的传染病，通过切断传播途径的方法来达到预防和控制的目的，效果甚微。

（2）经水传播：包括经饮用水传播和疫水接触传播，一般肠道传染病经此途径传播。

经饮用水传播的传染病的流行特征为：病例分布与供水范围一致，有饮用同一水源史；除哺乳婴儿外，无职业、年龄及性别的差异；如水源经常受污染，则病例长期不断；停用污染源或采取消毒、净化措施后，暴发或流行即可平息。

经疫水传播的传染病的流行特征为：患者有接触疫水史；发病有地区、季节、职业分布特点；大量易感人群进入疫区，可引起暴发或流行；加强个人防护、对疫水采取措施等可控制疾病的发生。

（3）经食物传播：主要为肠道传染病、某些寄生虫病、少数呼吸系统疾病的传播方式。经食物传播的传染病的流行病学特征为：患者有进食某一食物史，不食者不发病；一次大量污染

物可致暴发，潜伏期较短，流行的持续时间也较短；停止供应污染食物后，暴发可平息。食物多次被污染，暴发和流行可持续较长的时间。

（4）经接触传播：通常分为直接接触传播和间接接触传播两种。

1）直接接触传播：是指没有外界因素参与，易感者与传染源直接接触而导致的传播，如性病、狂犬病的传播。

2）间接接触传播：是指易感者接触了被传染源的排泄物或分泌物污染的日常生活物品等造成的传播，手的污染在此类型的传播中起重要作用。许多肠道传染病、体表传染病及某些人畜共患病均可通过间接接触传播。

经间接接触传播的传染病的传染源的流行特征为：病例一般呈散发，可在家庭或同住者之间传播，可呈现家庭及同住者中病例聚集的现象；个人不良卫生习惯和卫生条件差的地区，发病较多；加强传染源管理，严格消毒制度，注意个人卫生。可以减少此类传播。

（5）经媒介节肢动物传播：包括机械携带和生物性传播两种方式。

1）机械携带：肠道传染病的病原体，如伤寒、痢疾等可以在苍蝇、蟑螂等体表和体内存活数天。节肢动物通过接触、反吐和粪便将病原体排出体外，污染食物和餐具，感染接触者。

2）生物学传播：吸血节肢动物因叮咬血液中带有病原体的感染者，病原体进入其体内发育、繁殖，经过一段时间的增殖或完成其生活周期中的某阶段后，节肢动物才具有传染性，再通过叮咬感染易感者。

经节肢动物传播的传染病的流行特征为：地区性分布特征明显，节肢动物传播的传染病具有明显的地区分布，那些分布广泛的节肢动物传播的疾病则没有明显的地区差异；呈现一定的季节性，主要是由于有些节肢动物呈季节性消长，病原体在节肢动物体内生长繁殖也受季节影响；有明显的职业特点，主要与接触机会有关；有明显的年龄差异，传播广泛的疾病，青壮年发病较多；在老疫区儿童发病率较高；新迁入疫区者发病年龄差异不明显。

（6）经土壤传播：是指易感人群通过各种方式接触了被病原体污染的土壤所致的传播。经土壤传播的传染病的流行与病原体在土壤中的存活时间、易感者与土壤接触的机会和个人卫生条件有关。

（7）医源性传播：是指在医疗、预防工作中，由于未能严格执行规章制度和操作规程，人为地造成某些传染病的传播。医源性传播分为外源性感染和内源性感染两类。

（8）垂直传播：是指病原体通过母体传给子代的传播。

传染病的传播主要有两种方式，即垂直传播和水平传播。垂直传播是指病原体通过母体直接传给子代，这种传播主要发生在妊娠期间，又称为围生期传播。其传播的主要方式包括经胎盘传播、上行性感染和分娩时传播。水平传播是指病原体在外环境中借助传播因素实现人与人之间的传播，以上经空气、水、食物、接触、虫媒、土壤和医源性传播均为水平传播。

三、影响人群易感性的因素

人群作为一个整体对传染病的易感程度称为人群易感性。人群易感性的高低取决于该人群中易感个体所占的比例。与之相反的是群体免疫力，即人群对于传染病病原体的侵入和传播的抵抗力，可以从群体中有免疫力的人口占全人口的比例来反映。

可引起人群易感性升高的主要因素包括以下几个。①新生儿增加：出生后 6 个月以上的婴儿，其源自母体的抗体逐渐消失，获得性免疫尚未形成，缺乏特异性免疫，因此对许多传染病易感。②易感人口迁入：流行区的居民因隐性或显性感染而获得免疫力。但一旦大量缺乏相应免疫力的非流行区居民进入，则会使流行区人群的易感性增高。③免疫人口免疫力自然消退：当人群的病后免疫或人工免疫水平随时间逐渐消退时，人群的易感性升高。④免疫人口死亡：免疫人口的死亡可相对地使人群易感性增高。

可引起人群易感性降低的主要因素包括以下几个。①计划免疫：预防接种可提高人群对传染病的特异性免疫力，是降低人群易感性的重要措施。预防接种必须按程序规范实施。②传染病流行：一次传染病流行后，有相当部分人因发病或隐性感染而获得免疫，但其免疫力持续时间因病种而定。

四、影响流行过程的因素（自然因素及社会因素）

传染过程是指病原体进入机体后，与机体相互作用、相互斗争的过程，即传染发生、发展直至结束的整个过程。

传染源、传播途径和易感者是传染病流行的三个基本环节，任何一个环节的变化都可能影响传染病的流行和消长。然而，三个环节中的每一个环节本身及它们之间的连接都受到自然因素和社会因素的影响和制约。

1. *自然因素* 主要包括气候、地理、土壤和动植物等因素，对流行过程的三个环节都有影响。

（1）对传染源的影响：自然因素对动物传染源的影响较大。其中，地理环境条件可影响动物的地理分布，如某地类型的地形、地貌适合某些种类的动物传染源生存，因而构成某些动物的自然疫源地；地理、气候等因素造成自然疫源性疾病的地方性与季节性。近年来，全球气候变暖明显影响着某些传染病的地区分布，如原属温带、亚热带的部分地区变成了亚热带和热带，使局限于热带、亚热带的传染病蔓延至温带。

（2）对传播途径的影响：经虫媒传播的传染病受自然因素的影响最为明显。媒介生物的地理分布、季节消长、活动能力，以及病原体在媒介生物体内的发育、繁殖等均受自然因素制约。气温影响环境中病原体的存活，如冰中的伤寒杆菌甚至可以越冬。雨量可影响病原体的传播，如洪水泛滥之后易引起肠道传染病、钩端螺旋体病等的流行。干旱时经蚊传播的传染病减少。由于全球气候变暖造成的温度变化带来了新的降雨格局，为蚊蝇提供了理想的生存条件与场所。温度的上升也促进了媒介昆虫的繁殖生长，促进了疟疾、登革热、乙型脑炎等暴发和流行。

（3）对易感者的影响：自然因素对易感者的影响程度远比对传染源和传播途径的影响小，主要是气候地理条件的变化对人们的生活方式的影响，如夏季气候炎热，人们喜食生冷食物，增加肠道病原体感染的概率；冬天寒冷，人们多在室内活动，增加了飞沫传播传染病发生的概率。

2. *社会因素* 包括人类的一切活动，如生产和生活条件、卫生习惯、卫生条件、医疗卫生状况、居住环境、人口流动、风俗习惯、宗教信仰、社会动荡等。社会因素非常复杂，它对传染病流行过程的影响也相当复杂，许多因素对三个环节都有影响。近年来新发、再发传染病的流行，很大程度上是受到了社会因素的影响。

不同生产环境和生活方式对传染病或寄生虫病均有明显影响。如下水田劳动、收割、捕鱼、摸虾或打湖草而感染血吸虫病；牧民可在给患布鲁菌病的母羊接产过程中感染布鲁菌病；我国南方冬季兴修水利，民工在野外简易工棚中起居而感染流行性出血热等。

居住拥挤、室内卫生设施不佳均可导致呼吸道及肠道传染病的传播。营养不良与许多传染病的发生有关。

生活方式、风俗习惯、宗教信仰、文化素养等因素也可影响流行过程。例如，我国有些地区居民喜欢吃生的或半生的水产食品而引起肺吸虫病、华支睾吸虫病、绦虫病、甲型肝炎等病。

医疗卫生条件的恶化或改善，其中特别是卫生防疫措施对促进或抑制传染病传播起着重要作用。例如，在计划免疫工作推行较好的地区，脊髓灰质炎、麻疹、结核病、百日咳、白喉及破伤风的发病率与死亡率就会下降。

经济贫困、战争或内乱、人口大规模迁移、城市衰败等因素均促进了传染病的传播和蔓延。如苏联的解体和东欧的动荡局势使这一地区 20 世纪 90 年代白喉严重流行。全球旅游业的急剧发展，航运速度的不断增快致使传染病的全球性蔓延。

抗生素和杀虫剂的滥用使病原微生物和传播媒介耐药性日益增加。

政府对传染病预防与控制的重视程度直接影响传染病的流行和蔓延。例如，对传染源进行严格的管理，疾病的扩散就会大受影响。传染源的管理包括了阻止传染源从境外输入、隔离、治疗等措施。我国非常重视对传染源的管理，先后颁布了《中华人民共和国国境卫生检疫条例》和《中华人民共和国国境卫生检疫法》以防止检疫传染病从国外输入；颁布了《中华人民共和国传染病防治法》，对传染病采取积极的治疗，对危害较大的传染源实行严格的隔离制度，以防止传染病的蔓延。这些对我国传染病的控制都起到了非常重要的作用。

第二节　传染病的预防与控制策略

一、传染病疫情的发现和登记

根据《中华人民共和国传染病防治法》的相关规定，发现传染病疫情时要做到以下内容。

1. 各医疗机构为传染病疫情责任报告单位，执行职务的医务人员为责任报告人。

2. 传染病报告实行谁接诊，谁报告，首诊医师负责制。

3. 责任报告人在发现法定传染病病例后，根据诊断结果，按照规定时限及时填写传染病报告卡进行报告。发现漏报的应及时补报。

4. 疫情管理人员应及时审核传染病报告卡，进行错项、漏项、逻辑错误等检查，如发现上述问题，立即向报告人进行核实、补充或订正，将审核后的传染病报告卡及时录入网络直报系统。

5. 网络直报人员收集到传染病报告卡片后，应该按照规定的时限和程序通过网络直报系统进行实时报告，以便上级疾病预防控制部门对信息进行审核、监测、统计分析和预测、预警。

6. 已报告病例如果诊断发生变更、死亡时，责任报告人应及时进行订正报告，并重新填写传染病报告卡，卡片类别选择订正项，并注明原报告病名。

7. 疫情管理人员应每月对上月报告的传染病疫情进行监测、分析，并上报预防保健科和主管院长。

8. 责任报告人和疫情管理人员应严格保护传染病患者、病原携带者、疑似患者、密切接触者涉及个人隐私的有关信息、资料。

9. 传染病报告卡应按编号装订，传染病报告卡及传染病报告记录应按有关规定保存，保存期限 3 年。

10. 传染病责任报告人、疫情管理员、网络直报员瞒报、缓报、谎报传染病疫情的，给予直接责任人及其主管领导行政处分，并给予相当经济处罚。

11. 网络直报人员应保障网络直保系统有关设备和运行环境的安全，保障计算机功能正常发挥。经常检查直报系统安全状况，发现问题及时处理。

二、传染病相关信息的报告

传染病管理制度是依照《中华人民共和国传染病防治法》，严格按要求进行疫情报告管理，确保传染性疫情报告的及时性、准确性、完整性。

1. *报告病种类别*　目前我国法定报告传染病为 39 种。

（1）甲类传染病（2 种）：鼠疫、霍乱。

（2）乙类传染病（26 种）：传染性非典型肺炎、艾滋病、病毒性肝炎、脊髓灰质炎、人感染高致病性禽流感、麻疹、流行性出血热、狂犬病、流行性乙型脑炎、登革热、炭疽、细菌性和阿米巴性痢疾、肺结核、伤寒和副伤寒、流行性脑脊髓膜炎、百日咳、白喉、新生儿破伤风、猩红热、布鲁菌病、淋病、梅毒、钩端螺旋体病、血吸虫病、疟疾、甲型 H1N1 流感。

（3）丙类传染病（11 种）：流行性感冒、流行性腮腺炎、风疹、急性出血性结膜炎、麻风病、流行性和地方性斑疹伤寒、黑热病、棘球蚴病、丝虫病，以及除霍乱、细菌性和阿米巴性痢疾、伤寒和副伤寒以外的感染性腹泻、手足口病。

国务院可以根据情况，增加或减少甲类传染病病种，并予以公布；国务院卫生行政部门可以根据情况，增加或减少乙类、丙类传染病病种，并予以公布。

2. *责任报告人*　凡执行职务的医疗保健人员、卫生防疫人员及个体开业医师皆为疫情责任报告人。责任报告人发现传染病患者、病原携带者、疑似传染病患者，应依法填写疫情报告卡，向卫生防疫机构报告疫情。

3. *报告时限*

（1）责任报告单位和责任疫情报告人发现甲类传染病和乙类传染病中的肺炭疽、传染性非典型肺炎、脊髓灰质炎、人感染高致病性禽流感的患者或疑似患者时，或发现其他传染病和不明原因疾病暴发时，应于 2 小时内将传染病报告卡通过网络报告；未实行网络直报的责任报告单位应于 2 小时以内以最快的通讯方式（电话、传真）向当地县级疾病预防控制机构报告，并于 2 小时内寄送出传染病报告卡。

（2）对其他乙、丙类传染病患者、疑似患者和规定报告的传染病病源携带者在诊断后，实行网络直报的责任报告单位应于 24 小时内进行网络报告；未实行网络直报的责任报告单位应于 24 小时内寄送出传染病报告卡。

（3）对其他符合突发公共卫生事件报告标准的传染病暴发疫情，按规定要求进行报告。

4. *疫情报告工作考核*　主要从下面两个指标进行考核。

（1）传染病疫情报告的综合管理：内容包括管理班子及管理制度、医务人员和网络直报人员对传染病登记及报告知识的知晓情况、传染病登记情况（门诊登记、住院登记、化验登记）、预防保健科工作情况。

（2）传染病疫情报告的质量考核：填写报告卡片的完整性与准确性、报告卡片与网上录入报告卡片内容的一致性、传染病重卡情况、传染病疫情报告的报告率与报告及时性等。

三、传染源的管理

针对传染源采取的措施主要是为了消除或减少其传播作用，对不同类型的传染源需采取不同的措施。

1. *患者*　对患者的措施主要是早发现、早诊断、早报告、早隔离、早治疗，其中最关键的是早发现、早诊断。提高医务人员的业务水平和责任感，向群众普及传染病常识，对早期发现患者尤为重要。患者一经诊断为传染病或可疑传染病，就应按传染病防治法规定实行管理，防止传染病在人群中的传播蔓延。

甲类传染病患者必须实施隔离治疗。乙类传染病患者根据病情可在医院或家中隔离，隔离至患者痊愈为止。对某些疾病如流行性出血热、钩端螺旋体病、布鲁菌病患者，由于一般的接触传播可能性极小，可不必隔离。

传染病疑似患者必须接受医学检查、随访和隔离措施。甲类传染病疑似患者必须在指定场所进行隔离观察和治疗。乙类传染病疑似患者可在医疗机构指导下治疗或隔离治疗。

2. *病原携带者*　对重要疾病的病原携带者要做好登记、管理和随访，直至其病原体检查 2 ～ 3 次为阴性为止。在饮食行业工作的病原携带者需暂时离开工作岗位，久治不愈的伤寒或病毒性肝炎病原携带者不得从事入口食品的工作。艾滋病、乙型和丙型病毒肝炎、疟疾病原携带者严禁成为献血员。

3. *接触者*　凡与传染源有过接触并有可能受感染者应根据具体情况，隔离观察。甲类传染病接触者应留验，即在指定场所进行观察，限制活动范围，实施诊查、检验和治疗。

医学观察对乙类和丙类传染病密切接触者按传染病的最长潜伏期采取措施，被观察者可正常工作、学习，但需要接受体检、测体温、病原学检查和必要的卫生处理等医学观察。

应急接种和药物预防对危害大且经济价值不大的动物传染源应予以彻底消灭。对危害大的病畜或野生动物应予以捕杀、焚烧或深埋。对危害不大且有经济价值的病畜可予以隔离治疗。此外还要做好家畜和宠物的预防接种和检疫。

四、传染病密切接触者和健康危害暴露人员的管理基本方法

针对易感人群采取的措施主要有免疫预防、药物预防及个人防护。

1. *免疫预防*　是提高机体免疫力的一种特异性预防措施，包括主动免疫和被动免疫。免疫规划是预防传染病流行的重要措施。

2. *药物预防*　是传染病发生流行时的一种应急预防措施。但药物预防作用时间短、效果不巩固，易产生耐药性，因此其应用具有较大的局限性。

3. *个人防护*　要养成良好的个人卫生习惯。在传染病发生流行时，易感者的个人防护措施也非常重要。例如，对呼吸道传染病，尽量避免到人群密集的场所，工作和居住场所保持良好的通风，与患者接触时使用必要的个人防护用品如口罩等。对蚊媒传播的传染病，可使用防护蚊帐、驱蚊剂等。接触传染病的医务人员和实验室工作人员应严格遵守操作规程，配置和使用必要的个人防护用品。

五、疫源地发生条件、范围及消灭条件

传染源及其排出的病原体向周围播散所能波及的范围称为疫源地。形成疫源地的条件包括两方面，即存在传染源和病原体能够持续传播。疫源地范围的大小因病种而异，主要取决于 3 个因素，即传染源的存在时间和活动范围、传播途径的特点及周围人群的免疫状况。例如，卧床的传染病患者和可以自由活动的病原携带者所形成的疫源地范围完全不同。携带病原时间短的与时间长的传染源所形成的疫源地的范围也不一样。不同的传播途径对疫源地的范围也有较大的影响，经飞沫传播的传染病，其所形成的疫源地范围较小，仅限于其接触者，但这些接触者感染后可继续传播，所以疫源地的范围取决于蚊虫的活动半径或飞程。此外，传染源周围接触者的免疫状况也有影响，如果传染源的周围都是易感者，则疫源地范围会波及传播途径所能

涉及的整个范围。

疫源地消灭必须具备3个条件：①传染源已被移走（住院或死亡）或不再排出病原体（治愈）；②通过各种措施消灭了传染源排于外环境的病原体；③所有的易感接触者，经过该病最长潜伏期而未出现新病例或证明未受感染。具备了这3个条件时，针对疫源地的各种防疫措施即可结束。

第三节 传染病暴发疫情及突发公共卫生事件

一、突发公共卫生事件的定义、分类

1. 突发公共卫生事件　是指突然发生、造成或可能造成社会公众健康严重损害的重大传染病疫情群体性不明原因疾病重大食物和职业中毒及其他影响公众健康的事件。其具有以下特征。①突发性：突发公共卫生事件不易预测，突如其来，但其发生与转归也具有一定的规律性；②公共属性：突发事件所危及的对象不是特定的人，而是不特定的社会群体，在事件影响范围内的人都有可能受到伤害；③危害的严重性：突发事件可对公众健康和生命安全、社会经济发展、生态环境等造成不同程度的危害，这种危害既可以是对社会造成的即时性严重损害，也可以是从发展趋势看对社会造成严重影响的事件。其危害可表现为直接危害和间接危害。直接危害一般为事件直接导致的即时性损害，间接危害一般为事件的继发性损害或危害，例如，事件引发公众恐慌、焦虑情绪等，对社会、政治、经济产生影响。

2. 突发公共卫生事件分级　根据突发公共卫生事件性质、危害程度、涉及范围，突发公共卫生事件划分为特别重大（Ⅰ级）、重大（Ⅱ级）、较大（Ⅲ级）和一般（Ⅳ级）四级。

（1）有下列情形之一的为特别重大突发公共卫生事件（Ⅰ级）：①肺鼠疫、肺炭疽在大、中城市发生并有扩散趋势，或肺鼠疫、肺炭疽疫情波及2个以上的省，并有进一步扩散趋势。②发生传染性非典型肺炎、人感染高致病性禽流感病例，并有扩散趋势。③涉及多个省份的群体性不明原因疾病，并有扩散趋势。④发生新传染病或我国尚未发现的传染病发生或传入，并有扩散趋势，或发现我国已消灭的传染病重新流行。⑤发生烈性病菌株、毒株、致病因子等丢失事件。⑥周边，以及与我国通航的国家和地区发生特大传染病疫情，并出现输入性病例，严重危及我国公共卫生安全的事件。⑦国务院卫生行政部门认定的其他特别重大突发公共卫生事件。

（2）有下列情形之一的为重大突发公共卫生事件（Ⅱ级）：①在一个县（市）行政区域内，一个平均潜伏期内（6天）发生5例以上肺鼠疫、肺炭疽病例，或者相关联的疫情波及2个以上的县（市）。②发生传染性非典型肺炎、人感染高致病性禽流感疑似病例。③腺鼠疫发生流行，在一个市（地）行政区域内，一个平均潜伏期内多点连续发病20例以上，或流行范围波及2个以上市（地）。④霍乱在一个市（地）行政区域内流行，1周内发病30例以上，或波及2个以上市（地），有扩散趋势。⑤乙类、丙类传染病波及2个以上县（市），1周内发病水平超过前5年同期平均发病水平2倍以上。⑥我国尚未发现的传染病发生或传入，尚未造成扩散。⑦发生群体性不明原因疾病，扩散到县（市）以外的地区。⑧发生重大医源性感染事件。⑨预防接种或群体性预防性服药出现人员死亡。⑩一次食物中毒人数超过100人并出现死亡病例，或出现10例以上死亡病例。⑪一次发生急性职业中毒50人以上，或死亡5人以上。⑫境内外隐匿运输、邮寄烈性生物病原体、生物毒素造成我境内人员感染或死亡的。⑬省级以上人民政府卫生行政部门认定的其他重大突发公共卫生事件。

（3）有下列情形之一的为较大突发公共卫生事件（Ⅲ级）：①发生肺鼠疫、肺炭疽病例，一个平均潜伏期内病例数未超过 5 例，流行范围在一个县（市）行政区域以内。②腺鼠疫发生流行，在一个县（市）行政区域内，一个平均潜伏期内连续发病 10 例以上，或波及 2 个以上县（市）。③霍乱在一个县（市）行政区域内发生，1 周内发病 10 ～ 29 例或波及 2 个以上县（市），或市（地）级以上城市的市区首次发生。④ 1 周内在一个县（市）行政区域内，乙、丙类传染病发病水平超过前 5 年同期平均发病水平 1 倍以上。⑤在一个县（市）行政区域内发现群体性不明原因疾病。⑥一次食物中毒人数超过 100 人，或出现死亡病例。⑦预防接种或群体性预防性服药出现群体心因性反应或不良反应。⑧一次发生急性职业中毒 10 ～ 49 人，或死亡 4 人以下。⑨市（地）级以上人民政府卫生行政部门认定的其他较大突发公共卫生事件。

（4）有下列情形之一的为一般突发公共卫生事件（Ⅳ级）：①腺鼠疫在一个县（市）行政区域内发生，一个平均潜伏期内病例数未超过 10 例。②霍乱在一个县（市）行政区域内发生，1 周内发病 9 例以下。③一次食物中毒人数 30 ～ 99 人，未出现死亡病例。④一次发生急性职业中毒 9 人以下，未出现死亡病例。⑤县级以上人民政府卫生行政部门认定的其他一般突发公共卫生事件。

二、风险排查、风险信息收集与提供

突发公共卫生事件一旦发生，将会对社会公众健康造成严重损害，因此，卫生行政部门应制定突发公共卫生事件风险隐患排查工作方案，认真组织开展重大传染病传染源、疫病疫源地等公共卫生隐患的调查，建立公共卫生隐患数据库，编制主要疫病疫情的全国区域风险图，并收录入全国各级卫生应急指挥平台系统进行管理。

加强突发公共卫生事件风险排查，风险信息收集工作，不断完善卫生应急物资储备机制。充分发挥专家咨询委员会作用，完善专家咨询制度，健全卫生应急专家库和各级各类医疗卫生应急队伍，开展多种形式的医疗卫生人员全员培训，提高队伍的卫生应急能力。定期排查区域内潜在风险，确保应急设备安全、有效，能及时进行突发公共卫生事件的急救工作。规范填写门诊日志、入 / 出院登记本、检测结果登记本，首诊医师在诊疗过程中发现传染患者、疑似传染病患者后，按照要求填写染病报告卡并及时上报。

已开通传染病网络直报系统的单位，在规定时间内使用该系统报告；未开通网络直报系统的单位，按相关要求通过传真、电话等方式尽快进行疫情报告。根据疫情，当怀疑有传染病暴发流行的可能时，应依据《突发公共卫生事件应急条例》向上级卫生行政部门报告。发现甲类传染病和乙类传染病中的肺炭疽与传染性非典型肺炎患者或疑似患者，以及按照甲类管理的传染病患者，或发现其他传染病和不明原因疾病暴发时，应于 2 小时内将传染病报告卡通过网络直报系统报告；未实行网络直报的责任报告单位，应于 2 小时内以最快的通讯方式向上级卫生行政部门报告。对其他乙类及丙类传染病患者、疑似患者和规定报告的传染病病原携带者，在诊断后实行网络直报的责任报告单位应于 24 小时内进行网络报告。做好传染病报告的订正工作，对漏报的传染病患者，应及时补报。

三、报告及相关信息收集、参与处理

及时准确掌握突发公共事件信息是实现快速有效处置的前提，也是卫生应急工作的核心内容之一。信息报告及时、准确、完整，是突发事件紧急医学救援工作全面、有效开展的充分、必要条件，也是卫生应急响应的决策依据。

1. 工作内容 对各类突发事件紧急医学救援工作信息应在规定的时间内向卫生行政部门进行报告。

(1) 报告范围：信息报告范围包括医疗机构和院前急救机构参与处置的各类突发事件紧急医学救援工作的信息。

(2) 报告方式及程序：医疗机构和院前急救机构突发事件紧急医学救援相关信息应尽快以电话、传真、报送文件或其他有效途径向属地卫生行政部门报告。

(3) 报告内容：信息报告主要内容包括事件名称、事件类别、发生时间、地点、涉及的地域范围、伤亡人数、受伤类型及严重程度、已经采取的措施、事件的发展趋势、下一步工作计划等。事件发生、发展、控制过程信息分为初次报告、进程报告、结案报告。①初次报告：要求"接报即报"。报告内容包括报告单位、报告人信息、信息来源、事件名称、初步判定的事件类别和性质、发生地点、发生时间、伤亡人数、受伤类型及严重程度、已采取的措施等。②进程报告：要求"及时续报"。报告事件的发展与变化、处置进程、势态评估、控制措施等内容，包括急救力量投入情况、伤病员（轻、中、重）人数、死亡人数、救治人数、转运情况、防护情况、进一步的救治措施和救治建议，以及患者转归情况等。同时，对初次报告的有关信息进行补充和修正。重特大事件和有明显扩大趋势的较大事件应及时报告上述变化情况，较大和一般事件按医疗卫生救援指挥部或卫生行政部门的要求时限报告。③结案报告：事件处置结束后，应在 3 天内进行结案信息报告。

2. 工作要求

(1) 注重报告时效：信息报告工作要把握重点，特别注重报告时效。对于涉及 10 人及以上人员伤亡的事件，医疗机构和院前急救机构在接到报告或在收治伤员并初步确认后，应当立即向所在地卫生行政部门报告基本情况，并及时续报。

(2) 规范报告内容：信息报告应做到要素齐全、内容规范，简明扼要。信息应统一出口，统计口径应一致，可根据工作需要采用多种报告形式，涉及敏感内容的，应通过机要途径报告。

第四节 预防接种

一、扩大免疫规划疫苗的分类

按《疫苗流通和预防接种管理条例》疫苗可分为两大类。第一类疫苗，是指政府免费向公民提供，公民应当依照政府的规定受种的疫苗，包括国家免疫规划确定的疫苗，省、自治区、直辖市人民政府在执行国家免疫规划时增加的疫苗，以及县级以上人民政府或其卫生主管部门组织的应急接种或群体性预防接种所使用的疫苗；第二类疫苗，是指由公民自费并且自愿受种的其他疫苗。

目前第一类疫苗以儿童常规免疫疫苗为主，包括乙肝疫苗、卡介苗、脊灰减毒活疫苗、无细胞百白破疫苗、白破疫苗、麻疹疫苗、麻腮风疫苗、甲肝疫苗、A 群流脑疫苗、A+C 群流脑疫苗和乙脑疫苗等，此外，还包括对重点人群接种的出血热疫苗和应急接种的炭疽疫苗、钩体疫苗。

我国 1978 年开始实施计划免疫以来，通过普及儿童免疫，减少了疫苗针对疾病的发病和死亡。

二、医疗卫生人员在疫苗接种中的责任

为确保人群接种的疫苗安全、有效，医疗卫生人员在疫苗接种中要做到以下要求。

1. 参加预防接种的工作人员要有高度责任心、严格的科学态度，发现异常反应须及时处理，记录并上报区疾控中心。

2. 接种时要做好查对工作（查生物制品、查姓名、查应接种什么疫苗）。

3. 活疫苗安瓿打开后半小时用完，灭活疫苗 1 小时用完。

4. 严格掌握免疫程序，疫苗的覆盖率和单项疫苗合格率均达 100%。

5. 注射后在接种证和卡片上记录好，证和卡的项目填写要完整。

三、预防接种的管理

国务院 2005 年颁布的《疫苗流通和预防接种管理条例》规定，经县级人民政府卫生主管部门依照本条例规定指定的医疗卫生机构，承担预防接种工作。接种单位要求具有医疗机构执业许可证件，具有经过县级人民政府卫生主管部门组织的预防接种专业培训并考核合格的执业医师、执业助理医师、护士或乡村医师，具有符合疫苗储存、运输管理规范的冷藏设施、设备和冷藏保管制度。

为了规范预防接种管理，原卫生部颁布了《预防接种工作规范》，并会同原国家食品药品监督管理局颁布了《疫苗储存运输管理规范》，另外还制定了一系列规章制度，对疫苗计划制定、出入库管理、冷链管理和预防接种服务等方面提出了明确的技术要求。地方卫生行政部门根据当地需要，制定了相应的工作细则，并组织开展日常工作考核。

各级疾控中心负责预防接种和免疫规划的技术指导，承担疫苗针对疾病的监测和控制、国家免疫规划疫苗需求计划制定、冷链管理与维护、疫苗分发与指导使用、疑似预防接种异常反应监测、接种率监测、人员培训和社会宣传动员等工作。基层接种单位负责本单位疫苗和冷链管理，为适龄儿童建立预防接种证和预防接种卡，按照国家制定的免疫程序提供预防接种服务。

四、免疫规划程序

免疫规划程序是指儿童应该接种疫苗的先后次序、起始月（年）龄、剂量、间隔时间和要求，以达到合理使用疫苗的目的。免疫规划实施基本原则是免费为适龄儿童提供疫苗接种，无论居住地点、经济条件如何，均能保证每一名儿童都有接种疫苗的权利，使疫苗的接种率达到较高水平，实现疾病控制、消除甚至消灭的目的，提高全人群的健康状况。2008 年起，全国均按照《扩大国家免疫规划实施方案》规定执行。2016 年国务院印发了《疫苗流通和预防接种管理条例》(2016 年修订版)（表 8-1)，国家卫生和计划生育委员会也印发了《预防接种工作规范》(2016 年版)。实施免疫规划过程中要做到如下要求。

1. *及时办理预防接种证*　一般情况下，儿童出生后 1 个月内，监护人应携带儿童出生时医院提供的新生儿首剂乙型肝炎（乙肝）疫苗和卡介苗预防接种登记卡到其居住地预防接种单位建立儿童预防接种证。办理预防接种证时，儿童监护人应将可靠的联系方式和住址告知预防接种工作人员，以便联系。儿童每次接种疫苗时，儿童监护人须携带预防接种证，并由预防接种人员做好接种记录，以便按规定程序完成以后的预防接种，防止漏种、重种和误种。同时，儿童入托、入园、入学或出境时须查验预防接种证。儿童监护人要妥善保管儿童预防接种证。之前未办理儿童预防接种证或有损坏或遗失等现象发生，应及时到预防接种单位补办预防接种证。

2. *流动儿童的预防接种* 我国对流动儿童的预防接种实行属地（即现居住地）化管理，流动儿童与本地儿童享受同样的预防接种服务。如果有 6 岁及以上的孩子迁入其他省（自治区、直辖市），可直接携带原居住地卫生和计划生育（计生）部门颁发的预防接种证，到现居住地所在预防接种单位接种疫苗。

3. *疫苗安全要求* 我国对预防接种有严格的监督管理措施：第一，上市前，对每批疫苗进行强制性检验、审核。检验不合格或者审核未被批准者，不得上市；第二，在运输和储存环节，有严格的冷链运输要求；第三，预防接种各环节有严格的操作规范。除以上三项外，对上述流程各个环节我国有符合WHO规定的、严格的监管体系执行整个监管过程，从而保障预防接种的安全。

4. *儿童监护人的要求* 儿童监护人应带儿童前往有资质的预防接种单位进行接种，以确保儿童能够安全接种。每次预防接种前，儿童监护人应将儿童健康状况告知预防接种医师，若因身体不适等原因未能在当天完成接种，待儿童身体恢复健康后进行补种。接种疫苗后，因个体不同，有极少数的儿童会发生异常反应，因此须在预防接种单位留观至少 30 分钟。若接种后有发热、接种部位红肿等一般反应，可加强观察，一般不需要任何处理，必要时适当休息，防止继发其他疾病。若高热不退或伴有其他并发症者，应及时前往医院就诊。

表 8-1 国家免疫规划疫苗儿童免疫程序表（2016 年版）

疫苗种类		接种年（月）龄														
名称	缩写	出生时	1个月	2个月	3个月	4个月	5个月	6个月	8个月	9个月	18个月	2岁	3岁	4岁	5岁	6岁
乙肝疫苗	HepB	1	2					3								
卡介苗	BCG	1														
脊灰灭活疫苗	IPV			1												
脊灰减毒活疫苗	OPV				1	2								3		
百白破疫苗	DTaP				1	2	3				4					
白破疫苗	DT															1
麻风疫苗	MR								1							
麻腮风疫苗	MMR										1					
乙脑减毒活疫苗	JE ～ L								1			2				
或乙脑灭活疫苗①	JE ～ I								1、2			3				4
A 群流脑多糖疫苗	MPSV ～ A							1		2						
A 群 C 群流脑多糖疫苗	MPSV ～ AC												1			2
甲肝减毒活疫苗	HepA ～ L										1					
或甲肝灭活疫苗②	HepA ～ I										1	2				

注：①选择乙脑减毒活疫苗接种时，采用 2 剂次接种程序。选择乙脑灭活疫苗接种时，采用 4 剂次接种程序；乙脑灭活疫苗第 1 剂和第 2 剂间隔 7 ～ 10 天

②选择甲肝减毒活疫苗接种时，采用 1 剂次接种程序。选择甲肝灭活疫苗接种时，采用 2 剂次接种程序

五、扩大免疫规划内容

扩大免疫规划是 WHO 提出的，要求在 1990 年前对全世界儿童进行麻疹、脊髓灰质炎、百日咳、白喉、破伤风及结核病 6 种儿童传染病的预防接种，以减少上述传染病的发病率与死亡率。随着我国科技进步，免疫规划的内容进一步扩大。例如，2002 年在原有卡介苗、脊灰、麻疹、百白破疫苗的基础上，将乙肝疫苗纳入国家免疫规划；2007 年，经过论证进一步将乙脑、风疹、腮腺炎、甲肝、流脑等五种疾病的疫苗纳入国家免疫规划；2016 年又将脊灰灭活疫苗（第 1 剂次）纳入国家免疫规划。

六、疫苗的保存、冷链系统管理

第一类疫苗，是由省级卫生行政部门根据政府采购的有关法规，通过省级集中招标采购，并逐级进行配送，或者通过有资质的第三方物流企业进行配送，冷链条件完全能够得到保障。

第二类疫苗可以由疫苗生产企业向疾控机构、接种单位、疫苗批发企业供应，疫苗批发企业也可以向疾控机构、接种单位供应，另外县级疾控机构也可以向接种单位供应疫苗。疾控机构、接种单位在购进疫苗时，要向有资质的企业购进疫苗，并要索取相关的证明文件。同时对于疫苗的购进、分发，均要求进行严格登记，记录疫苗的品种、规格、生产企业、批号、数量等关键信息，并要求保存该疫苗至超出有效期后 2 年以备查。部分地区还对疫苗的出入库实施信息系统管理。

第一类疫苗和第二类疫苗均要遵循相同的冷链储存运输标准和要求。目前我国已经建立了相对完善的冷链系统，覆盖全国各级疾控机构和接种单位。疫苗一般储存在冷库、冰箱中，运输则使用冷藏车或冷藏箱。无论是疫苗储存还是运输，都要求记录温度状态，来证明疫苗处于适当的冷链温度条件下。疫苗的冷链储运温度记录数据，要求保存该疫苗至超出有效期后 2 年以备查。

七、预防接种注意事项

1. 预防接种禁忌证　预防接种并不是对所有的儿童都适宜，因此，在接种前应仔细了解使用疫苗的禁忌证，同时也要做好宣传工作，让接种儿童的家长充分了解接种的禁忌证，以配合预防接种的顺利进行。

2. 预防接种的反应　包括局部反应、全身反应及异常反应等。

3. 冷链　疫苗从生产厂家到各级贮存单位和基层、接种点的各个环节，都应配备冷藏冷运设备，即称为冷链。冷链是保证疫苗质量的重要措施之一。

4. 安全注射　对疫（菌）苗应用灭菌的注射器和规范的操作进行注射，并对使用过的注射器具进行安全处理，达到对接受注射者无害，对实施注射者无危险，注射后的物品（废物）不会给公众带来危害，称为安全注射。①预防接种要使用合格的注射器（包括注射器要无菌包装，在有效期内使用）；②实施预防接种人员要持技术合格证、上岗证上岗；③预防接种必须掌握各种疫（菌）苗的禁忌证；④预防接种的操作要规范化；⑤预防接种的环境要符合工作要求；⑥接种后的接种器材及其废弃物品安全的回收、销毁。

八、常见接种异常反应相关信息的报告

为做好疫苗上市后疑似预防接种异常反应（AEFI）的监测工作，我国逐步建立并不断完善 AEFI 信息管理系统。2005 年，在 WHO 的支持下，在部分省试点开展了 AEFI 监测工作。2008 年，依托中国疾病预防控制信息系统平台实现了全国 AEFI 个案的网络直报。2010 年 6 月卫生部和

国家食品药品监督管理局联合发布了《全国疑似预防接种异常反应监测方案》，明确了 AEFI 监测病例定义、报告范围、调查诊断、处置原则、分析评价与信息交流、职责等内容；同时，实现了疾控机构和药品不良反应监测机构均可通过 AEFI 信息管理系统实时浏览、下载并利用 AEFI 监测信息，进一步提高了 AEFI 监测处置的工作质量。

全国 AEFI 信息管理系统运行 10 余年来，各项工作均取得了快速发展。WHO 于 2011 年 3 月和 2014 年 7 月 2 次宣布我国国家疫苗监管体系（NRA）以优异成绩通过了 WHO 的评估，也说明我国在 AEFI 监测处置相关方面均取得了重大进步，已经达到 WHO 相关的标准。

目前，我国已逐步建立和完善疑似预防接种异常反应监测信息管理系统。县级疾控机构通过全国疑似预防接种异常反应信息管理系统进行网络直报疑似预防接种异常反应个案，有条件的乡级接种单位也可直接进行网络上报。各级疾控机构和药品不良反应监测机构均可通过该系统实时浏览、分析和利用疑似预防接种异常反应监测信息。

第五节　消毒、杀虫、灭鼠

一、消毒、灭菌的基本概念

1. 消毒（disinfection）　杀灭物体上或环境中的病原微生物，但不一定能杀死细菌芽孢及非病原微生物的方法。具有消毒作用的化学药品，称为消毒剂。

2. 灭菌（sterilization）　杀灭物体上所有微生物，包括病原微生物（细菌、真菌和病毒）、非病原微生物和芽孢的方法。

3. 无菌（asepsis）　指不含活微生物的状态，即灭菌的结果，并使用无菌术保持其不被微生物污染。

4. 防腐（antisepsis）　为防止或抑制微生物生长繁殖，防止物体腐烂的方法，细菌不一定被杀灭。用于防腐的化学制剂，称为防腐剂。许多化学消毒剂，在低浓度时可作为防腐剂使用。

消毒与灭菌的方法一般可分为物理学方法和化学方法两大类。物理学方法多可达到灭菌效果，而化学方法多数仅达到消毒目的。

二、常用的消毒方法

消毒方法包括物理方法、化学方法及生物方法，但生物方法利用生物因子去除病原体，作用缓慢，而且灭菌不彻底，一般不用于传染疫源地消毒，故消毒常用物理方法及化学方法。

1. 物理消毒灭菌法

（1）热力灭菌法的种类及应用：热力灭菌法包括干热灭菌与湿热灭菌法。干热灭菌可使菌体蛋白质变性及电解质浓缩。湿热灭菌可使菌体蛋白质变性，核酸降解及损伤细菌的细胞膜。湿热灭菌的优越性是穿透力强，使菌体吸收水分易变性凝固及蒸汽具有潜在热能。

1）干热灭菌法：主要有焚烧法、烧灼法、干烤法和红外线 4 种。

A. 焚烧法：是一种较彻底的灭菌方法，在焚烧炉内焚烧尸体及废弃物，可杀灭细菌芽孢。

B. 烧灼法：为直接用火焰灭菌方法，如在微生物学实验室内，利用火焰对接种环、试管口等灭菌。

C. 干烤法：为利用烤箱于 160 ～ 170℃加热 2 小时。本法适用于对耐高温的玻璃、陶瓷或金属器皿的灭菌。

D. 红外线：热效应只能在照射到的物体表面。本法多用于医疗器械和食具的消毒与灭菌。

2）温热灭菌法：包括巴氏消毒法（pasteurization）、煮沸法和高压蒸汽灭菌法等。

A. 巴氏消毒法：62℃加热 30 分钟或 71.1℃加热 15 ～ 30 秒，不使蛋白质变性，但可杀灭常见致病菌，常用于牛奶和酒类的消毒。

B. 煮沸法：在 1 个大气压下，将水煮沸（100℃）5 分钟，可杀灭细菌繁殖体，如加入 2% 碳酸氢钠，可提高沸点至 105℃并可防锈，常用于餐具及一些医疗器皿的消毒。

C. 高压蒸汽灭菌法：应用高压蒸汽灭菌器，加压至 $1.05kg/cm^2$ 即温度达到 121.3℃，15 ～ 20 分钟，可杀灭细菌芽孢和所有微生物，常用于培养基、葡萄糖盐水输液、敷料及各种耐高温耐湿物品的灭菌。

热力灭菌法效果可靠而又简便易行，为首选灭菌方法。

（2）辐射杀菌法的原理和应用

1）辐射灭菌的原理和应用：辐射灭菌是利用专用设施放射源钴 -60（^{60}Co）产生的 γ 射线或电子加速器产生的 β 射线通过损伤微生物的核酸及酶类的物理灭菌方法，具有穿透力强、灭菌可靠和不使物品升温等优点。它日益被广泛应用于一次性塑料、乳胶医用品，生物制品及药品等不耐热医用品，精密仪器、移植的组织、人工器官和节育用品等的灭菌处理。

2）紫外线消毒的原理和应用：紫外线杀菌的原理是使细菌 DNA 链上相邻的嘧啶碱基形成嘧啶二聚体，从而干扰 DNA 正常碱基配对，导致细菌死亡或突变。紫外线杀菌的有效波长为 240 ～ 280nm，其中波长为 265 ～ 266nm 的杀菌作用最强。紫外线消毒的特点是穿透力差，且需照射 30 分钟～ 1 小时才有效，仅适于直射物品表面消毒及对空气的消毒，尤其不能用于微生物的灭活处理，以免被激活后，微生物复活。紫外线对人体皮肤和眼睛有损伤作用，应注意防护。

2. 化学消毒灭菌法　常用化学消毒剂的种类、浓度和应用：化学消毒剂可使细菌菌体蛋白变性凝固，或干扰细菌的酶系统和代谢，或改变细菌细胞膜的通透性，达到消毒的目的。按照杀灭微生物的强度，将消毒剂分为三大类：①高效消毒剂，可杀灭包括细菌芽孢在内的所有微生物的消毒剂，如戊二醛、甲醛、环氧乙烷及过氧乙酸等；②中效消毒剂，可杀灭包括结核分枝杆菌在内的细菌繁殖体和大多数的真菌及病毒，但不能杀灭细菌芽孢的消毒剂，如碘酊及聚维酮碘、乙醇及异丙醇等；③低效杀毒剂，可杀灭多种细菌繁殖体，但不能杀灭细菌芽孢、结核分枝杆菌及抵抗力较强的某些真菌和病毒的消毒剂，如氯己定、苯扎溴铵、高锰酸钾溶液等。使用消毒与灭菌方法，应首选物理灭菌法，不得不使用化学消毒法时，应注意以下事宜：①根据消毒对象或物品的种类和目的，选用适合的消毒剂；②注意消毒剂的正确使用浓度和时间；③许多消毒剂不稳定，在稀释使用时应现用现配。

已被证明有效的常用化学消毒剂种类、应用浓度和范围列举如下。

1）重金属盐类：1% 硝酸银溶液给新生儿滴眼，为预防淋病奈瑟球菌感染。0.01% ～ 0.1% 硫柳汞溶液可作为生物制品防腐剂。

2）氧化剂：3% ～ 6% 过氧化氢溶液，用于口腔黏膜消毒，冲洗伤口防止厌氧菌感染。0.2% ～ 0.3% 过氧乙酸溶液，用于手及耐腐蚀物品消毒。

3）烷基化消毒剂：10% 甲醛溶液浸泡 1 小时以上，用于物体表面消毒。2% 碱性戊二醛浸泡 1 小时，用于各种内镜、导管、口腔科医用器材及透析器械的消毒。环氧乙烷（沸点 10.8℃，易燃易爆气体，需在专用密闭容器中使用），常用浓度为 0.12% ～ 0.8%，密闭熏蒸 6 ～ 12 小时，用于电子仪器及不耐高温物品，如皮革、皮毛、化纤纺织物品及一次性医疗用品等的灭菌。

甲醛与高锰酸钾液熏蒸，每立方米容积使用高锰酸钾0.1g溶于少量水中，加入36%甲醛溶液（又称福尔马林）20ml形成气雾，密闭熏蒸6小时，用于室内空气、衣物及物品消毒。甲醛溶液刺激性大且有一定的毒性，消毒完成后应注意开窗通风。

4）醇类：70%～75%乙醇溶液或异丙醇溶液，用于皮肤消毒及体温计的浸泡消毒。

5）卤素及其化合物：10%～20%漂白粉上清液，用于地面、厕所及排泄物消毒。每升水中加入5～10mg漂白粉，用于浅层地表水的饮水消毒。0.2%～0.5%氯氨溶液，用于物品表面及空气喷雾消毒。含有0.2～0.5ppm（1ppm=1mg/L）氯浓度，用于自来水及游泳池水的消毒。2%碘酊溶液，用于皮肤消毒。

6）酸碱类：生石灰加水配成12.5%～25%糊状液，用于排泄物及地面的消毒。

三、常用消毒剂的使用方法

1. 含氯消毒剂　适用于物品、物体表面。分泌物、排泄物等的消毒。消毒液的配制：根据产品有效氯的含量按稀释定律$C_1V_1=C_2V_2$，用蒸馏水稀释成所需浓度，C_1、V_1为含氯消毒剂原液的浓度和毫升数，C_2、V_2为配制含氯消毒剂使用液的浓度和体积，用蒸馏水将消毒液稀释成所需浓度。

消毒方法：①将待消毒的物品浸没于装有含氯消毒剂溶液的容器中，加盖。对细菌繁殖体污染的物品消毒，用含有效氯500mg/L的消毒液浸泡10分钟以上，对经血液传播病原体、分枝杆菌和细菌芽孢污染物品的消毒，用含有效氯2000～5000mg/L消毒液，浸泡30分钟以上。②大件物品或其他不能浸泡消毒的物品用擦拭消毒，消毒所用的浓度和作用时间同浸泡法。③对一般污染物品表面，用含有效氯400～700mg/L的消毒液均匀喷洒，作用时间为10～30分钟；对经血液传播病原体、结核杆菌等污染表面的消毒，用含有效氯2000mg/L的消毒液均匀喷洒，作用时间在60分钟以上。喷洒后有强烈的刺激性气味，人员应离开现场。④对分泌物、排泄物的消毒，用含消毒剂干粉加入分泌物、排泄物中，使有效氯含量达10000mg/L，搅拌后作用大于2小时；对医院污水的消毒，用干粉按有效氯50mg/L用量加入污水中，并搅拌均匀，作用2小时后排放。

2. 碘制剂　主要包括聚维酮碘和碘酊。

（1）聚维酮碘：适用于手、皮肤、黏膜及伤口的消毒。冲洗黏膜时，根据有效碘含量用灭菌蒸馏水或纯化水，按照聚维酮碘稀释成所需浓度。皮肤、黏膜用浸有聚维酮碘消毒液原液的无菌棉球或其他替代物品擦拭消毒。外科手消毒用聚维酮碘消毒液原液擦拭揉搓作用至少3分钟。手术部位的皮肤消毒，用聚维酮碘消毒液原液局部擦拭2～3遍，作用至少2分钟。注射部位的皮肤消毒，用聚维酮碘消毒液原液局部擦拭2遍，作用时间遵循产品的使用说明。口腔黏膜及创面消毒，用含有效碘1000～2000mg/L的聚维酮碘擦拭，作用时间为3～5分钟。对阴道黏膜创面的消毒，用含有效碘500mg/L的聚维酮碘冲洗，作用到使用产品的规定时间。

（2）碘酊：适用于注射及手术部位皮肤的消毒。使用碘酊原液直接涂擦注射及手术部位皮肤2遍以上，作用时间为1～3分钟，待稍干后再用70%～80%（体积比）乙醇溶液脱碘。

复方聚维酮碘消毒液适用于医务人员的手、皮肤消毒，有些可用于黏膜消毒。应严格遵循卫生部消毒产品卫生许可批件规定的使用范围。含有乙醇或异丙醇的复方聚维酮碘消毒剂可用于手、皮肤消毒，原液擦拭1～2遍，作用1～2分钟，不可用于黏膜消毒。

3. 醇类消毒剂（含乙醇、异丙醇、正丁醇或两种成分法复方制剂）　适用于手、皮肤、物体表面及诊疗器械的消毒。①手消毒使用符合国家有关规定的含醇类手消毒剂，手消毒方法遵循《医务人员手卫生规范》WS/T313—2009的要求。②皮肤消毒使用70%～80%（体积比）乙醇溶液擦拭皮肤2遍，作用3分钟。③物体表面消毒使用70%～80%（体积比）乙醇溶液擦拭物体表面 2 遍，作用 3 分钟。④诊疗器具的消毒将待消毒物品浸没于装有 70% ～ 80%（体积比）的乙醇溶液中消毒≥ 30 分钟，加盖；或进行表面擦拭消毒。

4. 醛类　主要包括戊二醛和邻苯二甲酸。

(1) 戊二醛：适用于不耐热诊疗器械、器具与物品的浸泡消毒与灭菌。诊疗器械、器具与物品的消毒与灭菌应将洗净、干燥的诊疗器械器具与物品放入 2% 的碱性戊二醛溶液中完全浸泡，并应除去器械表面的气泡，容器加盖，温度为 20 ～ 25℃，消毒作用到产品使用说明的规定时间，灭菌作用为 10 小时。无菌方式取出后用无菌水反复冲洗干净，再用无菌纱布等擦干后使用。其他戊二醛制剂的用法遵循卫生行政部门或国家相关规定进行。

(2) 邻苯二甲醛：适用于不耐热诊疗器械、器具与物品的浸泡消毒。将待消毒的诊疗器械、器具与物品完全淹没于含量为 5.5g/L、pH 为 7.0 ～ 8.0、温度为 20 ～ 25℃的邻苯二甲醛溶液中浸泡，消毒容器加盖，作用 5 ～ 12 分钟。

5. 过氧化物类　包括过氧乙酸、过氧化氢和二氧化氯。

(1) 过氧乙酸：适用于耐腐蚀物品、环境、室内空气等的消毒。常用的方法包括浸泡法、擦拭法、喷洒法、喷雾法和熏蒸法。①将待消毒物品浸没于装有过氧乙酸的容器中，加盖。对于一般物体表面，用 1000 ～ 2000mg/L 过氧乙酸溶液浸泡 30 分钟，对耐腐蚀医疗器械的高水平消毒，采用 0.5%（5000mg/L）过氧乙酸溶液冲洗作用 10 分钟，用无菌方法取出后采用无菌水冲洗干净，无菌巾擦干后使用。②大件物品或其他不能用浸泡法消毒的物品用擦拭法消毒。消毒使用的浓度和作用时间同浸泡法。③用于环境消毒时，用 0.2% ～ 0.4%（2000 ～ 4000mg/L 过氧乙酸溶液喷洒，作用 30 ～ 60 分钟）。④采用电动超低容量喷雾器，使用 5000mg/L 过氧乙酸溶液，按照 20 ～ 30ml/m^3 的用量进行喷雾消毒，作用 1 小时。⑤使用 15% 过氧乙酸（7ml/m^3）溶液加热蒸发，相对湿度为 60% ～ 80%，室温熏蒸 2 小时。

(2) 过氧化氢：适用于外科伤口、皮肤黏膜冲洗消毒，室内空气的消毒。伤口、黏膜消毒采用 3%(30g/L) 过氧化氢溶液冲洗、擦拭，作用 3 ～ 5 分钟。室内空气消毒，使用气溶胶喷雾器，采用 3%（30g/L）过氧化氢溶液按照 20 ～ 30ml/m^3 的用量喷雾消毒，作用 1 小时。

(3) 二氧化氯：适用于物品、环境、物体表面及空气的消毒。将待消毒物品浸没于装有二氧化氯溶液的容器中，加盖。对细菌繁殖体污染物品的消毒，用 100 ～ 250mg/L 二氧化氯溶液浸泡 30 分钟；对肝炎病毒和结核分枝杆菌污染物品的消毒，用 500mg/L 二氧化氯溶液浸泡 30 分钟；对细菌芽孢污染物品的消毒，用 1000mg/L 二氧化氯溶液浸泡 30 分钟。大件物品或其他不能用浸泡法消毒的物品用擦拭法消毒。消毒使用的浓度和作用时间同浸泡法。对细菌繁殖体污染的表面，用 500mg/L 二氧化氯溶液均匀喷洒，作用 30 分钟；对肝炎病毒和结核杆菌污染的表面，用 1000mg/L 二氧化氯溶液均匀喷洒，作用 60 分钟。室内空气消毒，使用气溶胶喷雾器，采用 500mg/L 二氧化氯溶液按照 20 ～ 30mg/m^3 的用量喷雾消毒，作用 30 ～ 60 分钟；或采用二氧化氯溶液按照 10 ～ 20mg/m^3 加热蒸发或加激活剂熏蒸消毒。

四、常见杀虫药、灭鼠药的分类和安全注意事项

杀虫药和灭鼠药的合理使用能有效预防及控制传染病暴发及突发公共卫生事件的发生，改善人群环境卫生，具体措施如下所述。

1. 蝇类滋生地控制　对于公共厕所、私厕等，可以使用滞留喷洒处理厕所内 1m 以下的墙面，蹲坑挡板，2 周处理 1 次。如果厕所内有大量蝇类飞舞，可以进行空间喷洒予以杀灭。杀灭粪坑内蝇蛆的方法，可以参考 WHO 推荐用于杀灭蝇蛆的常用药物及其剂型、用量、使用方法（表

8-2）。如 0.2% 马拉硫磷乳剂，每平方米 500ml，12 小时内可杀死全部蝇幼。

表 8-2　常用于防治蝇类幼虫的杀虫剂

产品名称	有效成分及含量	剂型	持效期	使用场所	特点	使用方法
0.5% 灭幼宝颗粒剂	0.5% 吡丙醚	颗粒剂	长效（4 周）	蝇蛆滋生场所	昆虫生长调节剂	20 ～ 40g/m^2，撒布于滋生地表面
杀螟硫磷	40% 杀螟硫磷	可湿性粉剂	速效	蝇蛆滋生场所	有机磷杀虫剂	配制成 0.2% 药液，每平方米使用 1000ml；即 2g/m^2，喷洒
倍硫磷	5% 倍硫磷	颗粒剂	速效	蝇蛆滋生场所	有机磷杀虫剂	30g/m^2，撒布
马拉硫磷	45% 马拉硫磷	乳油	速效	蝇蛆滋生场所	有机磷	配制 0.2% 药液，使用 500 ～ 1000ml/m^2，喷洒
噁虫威	80% 噁虫威	粉剂	速效	蝇蛆滋生场所	氨基甲酸酯	10 ～ 20g/m^2，即 80 ～ 120mg/m^2，撒布

注：可根据有效成分选用国家登记批准的其他类型杀虫剂产品，根据说明书使用

2. **蚊类滋生地控制**　对蚊蚴的滋生地，要及时清除生活区周围（50 ～ 100m）的小型积水，将看到的废弃陶瓷容器（盆、碗、罐、缸等）随手倒置，减少蚊虫滋生地。对有大量蚊虫滋生且暂不能填平的水坑或池塘可喷撒马拉硫磷、杀螟硫磷、双硫磷，每周 1 次。使用安备（1% 双硫磷颗粒剂）等缓释剂，可以根据水体类型和蚊虫的发生期调整施药间隔期（清洁水体可以每 4 周投药 1 次，污水或蚊虫发生高峰期每 1 ～ 2 周投药 1 次）。使用微生物制剂（B.t.i. 与 B.s. 制剂），可以减少对非靶标水生昆虫的危害，对环境更有利（表 8-3）。

表 8-3　常用灭蚊幼虫杀虫剂

产品名称	有效成分及含量	剂型	持效期	使用场所	特点	使用方法
1% 安备杀孑孓颗粒剂	1% 双硫磷	颗粒剂	不流动的水体持效大于 30 天，流动水体持效 5 天	蚊幼虫滋生的水体	缓释剂，较普通制剂持效期长	干净水 0.5 ～ 1g/m^2，中度污染水 1 ～ 2g/m^2，高度污染水 2 ～ 5g/m^2，直接投入水中
杀螟硫磷	40% 杀螟硫磷	可湿性粉剂	速效	蚊幼虫滋生水体	有机磷杀虫剂	2g/m^2，喷洒
倍硫磷	5% 倍硫磷	颗粒剂	速效	蚊幼虫滋生水体	有机磷杀虫剂	30g/m^2，撒布
0.5% 灭幼宝颗粒剂	0.5% 吡丙醚	颗粒剂	不流动水体持效期 1 个月	蚊幼虫滋生场所	昆虫生长调节剂	100mg/m^3，直接投入水中
1200ITU/mg 上开杀虫可湿性粉剂	1200ITU/mg 苏云金杆菌（以色列亚种）	可湿性粉剂	5 ～ 10 天	蚊幼虫滋生的水体	生物杀虫剂	0.5 ～ 1g/m^2，喷洒

注：可根据有效成分选用国家登记批准的其他类型杀虫剂产品，根据说明书使用

3. 蚊、蝇等成虫控制

（1）物理控制：使用粘蝇纸、粘蝇条、诱蝇笼、蚊蝇诱灭器（诱杀蚊蝇灯）、电蚊拍、苍蝇拍等捕杀蚊蝇。

（2）化学控制：经监测评估后，对超过控制指标的高密度区或整个安置点、社区，蚊蝇控制用含有高效氯氰菊酯、氯氰菊酯、顺式氯氰菊酯、溴氰菊酯、马拉硫磷、辛硫磷等有效成分的药剂，使用常量喷雾器、超低容量喷雾器、热烟雾机等喷洒进行蚊蝇控制。确有必要时，使用飞机喷洒。灾区常用卫生杀虫药剂及其使用方法（表 8-4）。

表 8-4　地震灾区灭蚊、蝇常用杀虫剂

产品名称	有效成分及含量	剂型	持效期	使用场所防制对象	特点	使用方法
1%甲基吡啶磷灭蝇剂	1%甲基吡啶磷	饵剂	6～8 周	在苍蝇活动集中，干燥、避风、人活动少的地方	短距离引诱苍蝇取食	将饵剂布放在瓦片、纸板、报纸等器皿或物品上，每处 2g，放置在苍蝇集中的地方诱杀成蝇。药剂可以在去除苍蝇后重复使用。用少量牛奶或啤酒可以增加引诱效果
大灭	2.5%高效氯氟氰菊酯	微胶囊水悬浮剂	3 个月以上	适用于室内外蚊蝇蟑螂控制	长时间持续控制	在天花板、窗子、墙壁等表面，做滞留喷洒。50ml 制剂用 5L 水稀释，约处理 125m^2 表面，10～20mg/m^2
爱克宁	10%高效氯氟氰菊酯	可湿性粉剂	3 个月以上	广谱环境卫生用药，适用于室内外蚊蝇控制	长时间持续控制，无气味及污染现象	室外：5g 商品制剂加 1L 水配制，按照 40ml/m^2 喷洒量施药（20mg 有效成分/m^2） 室内：2.5g 商品制剂加 1L 水配制，按照 40ml/m^2 喷洒量施药（10mg/m^2）
水性列喜镇	10.4%（10.26 氯菊酯、0.14%S-生物丙烯菊酯）	水乳剂	速效	广谱卫生杀虫剂，室内外控制蚊、蝇、飞蛾和其他卫生害虫	只能在水中溶解，用于超低容量（ULV）气雾、热雾及水雾处理	1hm^2 用 100ml 制剂（1hm^2=10 000m^2） 室外热烟雾：10ml 商品制剂加 1L 水配制，10L/hm^2（高量喷出机型），20ml 商品制剂加 1L 水配制，5L/hm^2（低量喷出机型）。超低容量喷雾：100ml 商品制剂加 1L 水配制，500ml/hm^2；50ml 商品制剂加 1L 水配制，1L/hm^2

续表

产品名称	有效成分及含量	剂型	持效期	使用场所防制对象	特点	使用方法
都灭5%悬浮剂	5%顺式氯氰菊酯	悬浮剂	3个月以上	广谱卫生杀虫剂，室内外控制蝇、蚊、跳蚤等	击倒迅速，持效期长	使用15～25mg有效成分/m^2防跳蚤，10～20mg有效成分/m^2防蚊蝇
凯素灵2.5%可湿性粉剂	2.5%溴氰菊酯	可湿性粉剂	3个月以上	室内外控制蝇、蚊、蟑螂、臭虫等卫生害虫	触杀兼胃毒作用	滞留喷洒防蚊虫5mg/m^2、蝇10mg/m^2、臭虫15mg/m^2、蟑螂10～15mg/m^2
卫豹10%顺式氯氰菊酯	10%顺式氯氰菊酯	可湿性粉剂	3个月以上	室内外控制蚊、蝇、蟑螂、蚂蚁等	击倒迅速，持效期长	使用15～25mg有效成分/m^2防跳蚤，10～20mg有效成分/m^2防蚊蝇
奋斗呐10%悬浮剂	10%顺式氯氰菊酯	悬浮剂	3个月以上	室内外控制蟑螂、苍蝇、蚊子、蚂蚁、臭虫等各种卫生害虫	能进行滞留喷雾，蚊帐浸泡，超低容量喷雾等各种操作。推荐与48%毒死蜱乳油混配使用	热雾：10.5ml药液加入2.5L柴油中，用药浓度为0.01mg有效成分/m^3 室内超低容量冷雾：67倍水或油稀释后冷雾，75ml/1000m^3 室外超低容量冷雾：67倍水或油稀释后冷雾，75ml/hm^2 蚊帐浸泡：以2.3ml药液加入适量水后可浸泡9m^2的常规单人蚊帐，以4ml药液加入适量水后可浸泡16.2m^2的常规双人蚊帐

注：食品加工等场所尽量不要使用上述杀虫剂，如果使用注意避免食物污染

1）室外停留面喷洒：室外的垃圾桶、垃圾堆和其他蝇类停留的场所，可以用常量喷雾器作滞留喷洒（停留面喷洒）。

2）室外空间喷洒：室外局部环境蚊虫或苍蝇等密度较高时，也可采用空间喷洒迅速杀灭成虫。

3）室内化学防制：在帐篷内对帐篷四周篷布进行滞留喷洒。对有蚤类或蜱螨滋生的地面也可进行表面喷洒。

如果室内大量蚊虫飞舞，可用喷雾器做空间喷洒（使用浓度见表8-5），也可以使用市售气雾剂。

4）在临时居住帐篷或住所周围5～10m范围进行表面喷洒，防止蜱螨蚤侵害。

4. 鼠类防治　经监测，对灾民安置点、救灾营地等有鼠的部位进行定点处理，对垃圾收集点、

厕所等重点部位定期投放灭鼠毒饵。当群众反映鼠普遍较多或当灾民安置点的鼠等病媒生物密度达到灭鼠的参考指标时，建议对整个灾民安置点进行相应的灭鼠处理。震灾期间的临时聚居地属于特殊环境，对各种灭鼠方法选择顺序和平时有所不同。

（1）多用器械灭鼠：如鼠笼、鼠夹、粘鼠板等。注意操作安全，避开儿童。

（2）慎用毒饵：当鼠密度很高或人群受到鼠源疾病严重威胁时，则应在严密组织、充分宣传基础上，开展毒饵灭鼠。如有鼠源疾病发生须灭鼠时，须按照特定鼠源疾病的相关要求做好死鼠的收集、处理等。

（3）灭鼠只能用国家准用鼠药，建议使用高效、安全的抗凝血灭鼠剂（表 8-5）。如果情况紧急，必须使用急性药，应首选磷化锌。但它对人和禽畜有一定危险，尤其对鸡鸭毒性大，只应使用 0.5% ～ 1.0% 低浓度。必须加强投药全过程管理。绝对不用毒鼠强（424）、氟乙酰胺等禁药，不用未获国家登记的其他药物和集贸市场上私卖的毒饵。

若需当地配制毒饵，必须由专业技术人员统一制备。根据鼠情决定毒饵投放量，一般每 $10m^2$ 布放 2 堆，敌鼠钠和杀鼠迷每堆 10g，氯敌鼠、溴敌隆等 5g，磷化锌 2g。晚上放，早晨收或用物品掩盖，晚上再暴露，有消耗处补充毒饵至原量，吃光处加倍补充。敌鼠钠盐、杀鼠迷连放 5 晚；氯敌鼠、溴敌隆、大隆、杀它仗在第 1 晚和第 4 晚各投 1 次，磷化锌连投 3 晚。

（4）确保人畜安全：不能用熟食配制毒饵，更不能用饼或方便面等。毒饵必须有警告色。投饵点应有醒目标记。投饵工作由受过培训的灭鼠员承担。投毒后及时搜寻死鼠，管好禽畜，保藏好食品，照看好小孩。投饵结束应收集剩饵，焚烧或在适当地点深埋。卫生部门要做好中毒急救的准备。

（5）为避免鼠死后，游离鼠体的蚤、蜱螨等病媒生物袭击和叮咬人，最好在灭鼠同时，即死鼠高峰期之前在居住区滞留喷洒杀虫剂，但要避免杀虫剂喷洒到灭鼠毒饵上，以免影响毒饵的适口性。

（6）在居民没有撤离的村庄，必须做好环境卫生，柴草远离住房，室内物品保持清洁，保管好粮食、饲料。重点要做好村边的灭鼠防鼠，清除杂物，设置投饵带，随时消灭逃窜进村的野鼠。村内灭鼠可用捕鼠工具，也可使用毒饵。

针对医院、临时救治场所、食堂、灾民集聚地、粮库、物资库等重点场所，投放抗凝血灭鼠剂溴敌隆、大隆等毒饵（表 8-5），最好使用蜡块。对于粮食毒饵，应该使用毒饵盒或临时毒饵盒。投饵前做好宣传，投饵时做好警示标记，防止儿童和老人误食中毒。投饵后定期检查，如果发现毒饵被取食，要及时补充，发现被吃光的，加倍投饵。

表 8-5　常用灭鼠药的使用

药剂	常用浓度（%）	投饵量（克 / 堆）	投饵期	死亡时间及死亡高峰
磷化锌	1	1	连投 3 晚	一般死于 3 ～ 10 小时，个别超过 24 小时
敌鼠钠	0.025	20	连投 5 晚	一般死于 3 ～ 15 天，高峰在 5 ～ 8 天
杀鼠迷	0.0375	20	连投 5 晚	一般死于 3 ～ 15 天，高峰在 4 ～ 7 天
溴敌隆	0.005	10	第 1、4、7 晚	一般死于 2 ～ 11 天，高峰在 3 ～ 6 天
大隆	0.005	10	第 1、4、7 晚	一般死于 2 ～ 11 天，高峰在 3 ～ 6 天
杀它仗	0.005	10	第 1、4、7 晚	一般死于 2 ～ 11 天，高峰在 3 ～ 6 天

5. 安全注意事项　施药前注意做好宣传工作，防止人畜中毒。尽量避开中午温度较高的时段喷洒药剂。

卫生杀虫灭鼠药剂要做到专库、专人管理。卫生杀虫、灭鼠药剂运送、分装及喷药人员应做好个人防护。穿长袖衣裤，戴帽子、眼罩、口罩、手套等。工作期间禁止吸烟、饮水、进食。工作结束后要进行个人清洗、器械清洗、药剂入库和废弃物的无害化处理。

在当地医疗机构储备适量杀虫剂的解毒剂（如阿托品、氯解磷定、碘解磷定等）及治疗技术。发现有中毒现象，首先清除毒物，立即将患者移离中毒现场，脱去污染衣服，用肥皂水或清水彻底清洗污染的皮肤、头发、指（趾）甲；眼部受污染时，迅速用清水或2%碳酸氢钠溶液清洗，并及时去医院进行治疗。

医疗机构要储备一定的维生素 K_1 解毒剂，作为抗凝血灭鼠剂的特效解毒剂。

（陈祖辉）

第 9 章 慢性非传染性疾病

第一节 慢性非传染性疾病的基本概念

一、慢性非传染性疾病的定义

慢性非传染性疾病（noninfectious chronic disease，NCD）简称“慢性病”，不是特指某种疾病，而是对一组起病时间长、缺乏明确的病因证据，一旦发病即病情迁延不愈的非传染性疾病的概括性总称。

慢性非传染性疾病已经取代传染性疾病成为全球致病致残的最大病因。非传染性疾病是21世纪全球发展面临的主要挑战之一。这些疾病主要由职业和环境因素，生活与行为方式等暴露引起，如肿瘤、心脏血管疾病、慢性阻塞性肺疾病、精神疾病等，一般无传染性。慢性非传染性疾病的发生与吸烟、酗酒、不合理膳食、缺乏体力活动、精神因素等有关。

由于慢性病死亡的人数占总人数的60%，80%慢性病发生在低、中收入国家，约1/2慢性病患者死亡发生在70岁以下人群，世界上慢性病的发生男女概率相同，约1700万慢性病患者不到期望年龄就过早死亡，如能控制主要危险因素，80%心脏病、脑卒中和2型糖尿病能够预防，40%癌症也可以防治。

二、慢性非传染性疾病的主要病种

最常见的慢性非传染性疾病，即心血管疾病、癌症、慢性呼吸道疾病和糖尿病等。

1. *心脑血管疾病* 常见有高血压、血脂异常、冠心病、脑卒中等。

2. *癌症* 主要为胃癌、肺癌、肝癌、食管癌等。

3. *慢性呼吸道疾病* 主要包括慢性支气管炎、哮喘、支气管扩张、肺气肿、肺心病等。

4. *糖尿病* 包括胰岛素依赖型糖尿病（1型）、非胰岛素依赖型糖尿病（2型）。

第二节 高血压的健康管理

高血压患病率在不同的国家、地区或者种族之间有差别，发达国家高于发展中国家，在美国，黑种人的患病率约是白种人的2倍。高血压的血压水平、患病率和发病率随着年龄在增长而升高。老年人高血压较为常见，特别是单纯收缩期高血压最多发。

我国高血压患病率和流行存在地区、城乡和民族的差异，随年龄增长而升高。沿海高于内地；城市高于农村；高原少数民族地区患病率较高；北方高于南方。男、女性高血压的患病率差别不大。自20世纪50年代以来进行了3次较大规模的成人血压普查，高血压患病率分别为5.11%、

7.73% 与 11.88%，总体趋势呈明显上升趋势。我国约有 1/3 成人患有高血压。高血压是心脑血管病发病的第一危险因素，我国 71% 的脑卒中患者和 54% 的心肌梗死患者与高血压有关。

当前，估计我国高血压患病人数已达 2.7 亿。包括脑卒中、冠心病、心力衰竭、肾脏疾病在内的高血压严重并发症致残率和致死率高，已成为我国家庭和社会的沉重负担。然而，高血压可防可控。研究表明，降压治疗可降低脑卒中风险 35% ～ 40%，降低心肌梗死风险 20% ～ 25%，降低心力衰竭风险超过 50%。因此，预防和控制高血压是遏制我国心脑血管疾病流行的核心策略。

基层医疗卫生机构（社区卫生服务中心、社区卫生服务站、乡镇卫生院、村卫生室）是高血压管理的“主战场”，其管理水平的高低将直接影响我国未来心脑血管疾病的发展趋势。国家基本公共卫生服务项目中的高血压患者健康管理，旨在通过合理、有效的治疗，提高血压达标率，减少或延缓并发症的发生，以达到降低病死率、提高生活质量的最终目的。因此，对高血压进行健康管理尤为重要。

一、服务对象

辖区内 35 岁及以上常住居民中原发性高血压患者。

通常所说的高血压是指原发性高血压（primary hypertension）是以体循环动脉压升高为主要临床表现的心血管综合征。高血压常与其他心血管疾病危险因素共存，可伤害如心、脑、肾的结构和功能，最终导致这些器官的功能衰竭。原发性高血压已被公认为是一种心身疾病，该病与遗传、饮食、内分泌及心理等因素有着非常密切的关系。本病不仅需要长期的药物治疗，更需要进行有效的健康管理。

高血压的标准是根据临床和流行病学资料界定的。目前我国的血压分类和标准如表 9-1。

表 9-1　血压水平分类和定义　（单位：mmHg）

分类	收缩压		舒张压
正常血压	＜ 120	和	＜ 80
正常高值血压	120 ～ 139	和（或）	80 ～ 90
高血压	≥ 140	和（或）	≥ 90
1 级高血压（轻度）	140 ～ 159	和（或）	90 ～ 99
2 级高血压（中度）	160 ～ 179	和（或）	100 ～ 109
3 级高血压（重度）	≥ 180	和（或）	≥ 110
单纯收缩期高血压	≥ 140	和	＜ 90

注：当收缩压和舒张压分属于不同分级时，以较高的级别作为标准。以上标准适用于任何年龄的成年男性和女性

《国家基层高血压防治管理指南》提出的高血压诊断标准如下所述。

（1）以诊室血压测量结果为主要诊断依据：首诊发现收缩压≥ 140mmHg 和（或）舒张压≥ 90mmHg，建议在 4 周内复查 2 次，非同天 3 次测量均达到上述诊断界值，即可确诊。

若首诊收缩压≥ 180mmHg 和（或）舒张压≥ 110mmHg，伴有急性症状者建议立即转诊；无明显症状者，排除其他可能的诱因，并安静休息后复测仍达此标准，即可确诊，建议立即给予药物治疗。

（2）诊断不确定或怀疑“白大衣高血压”，有条件的可结合动态血压监测或家庭自测血压辅助诊断。动态血压和家庭自测血压诊断高血压的标准（表 9-2），具体参见《国家基层高血压防治管理手册》；无条件的，建议转诊。

（3）注意鉴别伴有紧急或危重情况、怀疑继发性高血压等需转诊的情况。

表 9-2　诊室及诊室外高血压诊断标准　（单位：mmHg）

分类	收缩压		舒张压
诊室测量血压	≥ 140	和（或）	≥ 90
动态血压监测			
白天	≥ 135	和（或）	≥ 85
夜间	≥ 120	和（或）	≥ 70
24 小时	≥ 130	和（或）	≥ 80
家庭自测血压	≥ 135	和（或）	≥ 85

注：收缩压≥ 140mmHg 和（或）舒张压≥ 90mmHg："和（或）"表示包括 3 种情况，即收缩压≥ 140mmHg 且舒张压≥ 90mmHg，收缩压≥ 140mmHg 且舒张压< 90mmHg，收缩压< 140mmHg 且舒张压≥ 90mmHg

（4）特殊定义

1）白大衣高血压：反复出现的诊室血压升高，而诊室外的动态血压监测或家庭自测血压正常。

2）单纯性收缩期高血压：收缩压≥ 140mmHg 和舒张压< 90mmHg。

二、筛查、危险因素的识别和干预

1. 筛查

（1）对辖区内 35 岁及以上常住居民，每年为其免费测量 1 次血压（非同天 3 次测量）。

（2）对第一次发现收缩压≥ 140mmHg 和（或）舒张压≥ 90mmHg 的居民在去除可能引起血压升高的因素后预约其复查，非同天 3 次测量血压均高于正常，可初步诊断为高血压。建议转诊到有条件的上级医院确诊并取得治疗方案，2 周内随访转诊结果，对已确诊的原发性高血压患者纳入高血压患者健康管理范围。对可疑继发性高血压患者，及时转诊。

2. 危险因素的识别和干预　如有以下 6 项指标中的任一项高危因素，建议每半年至少测量 1 次血压，并接受医务人员的生活方式指导。

（1）血压高值 [收缩压 130 ～ 139mmHg 和（或）舒张压 85 ～ 89mmHg]。

（2）超重或肥胖，和（或）腹型肥胖：超重，28kg/m^2 > BMI ≥ 24kg/m^2；肥胖：BMI ≥ 28kg/m^2。腰围：男≥ 90cm（2.7 尺），女≥ 85cm（2.6 尺）为腹型肥胖。

（3）高血压家族史（一、二级亲属）。

（4）长期膳食高盐。

（5）长期过量饮酒（每天饮白酒≥ 100ml）。

（6）年龄≥ 55 岁。

三、随访

常规每 3 个月随访 1 次，血压未达标患者，应 2 周内再次随访，若仍未达标，建议转诊治疗。转诊后 2 周内随访转诊情况。

随访时应询问上次随访至今是否有新诊断的并发症，如冠心病、心力衰竭、脑卒中、糖尿病、慢性肾疾病或外周动脉粥样硬化病等。每次随访均应查体（检查血压、心率等，超重或肥胖者应监测体重及腰围），生活方式评估及建议，了解服药依从性及不良反应情况，必要时调整治疗。

所有患者每年应进行 1 次年度评估，可与随访相结合。除了进行常规体格检查外，每年至少测量1次体重和腰围。建议每年进行必要的辅助检查，包括血常规、尿常规、生化（肌酐、尿酸、谷丙转氨酶、血钾、血糖、血脂）、心电图。有条件者可选做动态血压监测、超声心动图、颈动脉超声、尿白蛋白/肌酐、胸部X线片、眼底检查等。

对原发性高血压患者，每年要提供至少4次面对面的随访。随访评估内容如下所述。

（1）测量血压并评估是否存在危急情况，如出现收缩压≥180mmHg和（或）舒张压≥110mmHg；意识改变、剧烈头痛或头晕、恶心呕吐、视物模糊、眼痛、心悸、胸闷、喘憋不能平卧及处于妊娠期或哺乳期同时血压高于正常等危急情况之一，或存在不能处理的其他疾病时，须在处理后紧急转诊。对于紧急转诊者，乡镇卫生院、村卫生室、社区卫生服务中心（站）应在2周内主动随访转诊情况。

（2）若不需紧急转诊，询问上次随访到此次随访期间的症状。

（3）测量体重、心率，计算BMI。

（4）询问患者疾病情况和生活方式，包括心脑血管疾病、糖尿病、吸烟、饮酒、运动、摄盐情况等。

（5）了解患者服药情况。

四、分类干预

1. 对血压控制满意（一般高血压患者血压降至140/90mmHg以下；≥65岁老年高血压患者的血压降至150/90mmHg以下，如果能耐受，可进一步降至140/90mmHg以下；一般糖尿病或慢性肾脏病患者的血压目标可以在140/90mmHg基础上再适当降低）、无药物不良反应、无新发并发症或原有并发症无加重的患者，预约下一次随访时间。

2. 对第一次出现血压控制不满意，或出现药物不良反应的患者，结合其服药依从性，必要时增加现用药物剂量、更换或增加不同类的降压药物，2周内随访。

3. 对连续2次出现血压控制不满意或药物不良反应难以控制，以及出现新的并发症或原有并发症加重的患者，建议其转诊到上级医院，2周内主动随访转诊情况。

4. 对所有患者进行有针对性的健康教育，与患者一起制订生活方式改进目标并在下一次随访时评估进展。同时告知患者出现哪些异常时应立即就诊。

五、服务要求

1. 高血压患者的健康管理由医师负责，应与门诊服务相结合，对未能按照管理要求接受随访的患者，乡镇卫生院、村卫生室、社区卫生服务中心（站）医务人员应主动与患者联系，保证管理的连续性。

2. 随访包括预约患者到门诊就诊、电话追踪和家庭访视等方式。

3. 乡镇卫生院、村卫生室、社区卫生服务中心（站）可通过本地区社区卫生诊断和门诊服务等途径筛查和发现高血压患者。有条件的地区，对人员进行规范培训后，可参考《中国高血压防治指南》对高血压患者进行健康管理。

4. 发挥中医药在改善临床症状、提高生活质量、防治并发症中的特色和作用，积极应用中医药方法开展高血压患者健康管理服务。

5. 加强宣传，告知服务内容，使更多的患者和居民愿意接受服务。

6. 每次提供服务后及时将相关信息记入患者的健康档案。

第三节　2 型糖尿病的健康管理

糖尿病（diabetes mellitus，DM）是一组由多病因引起的以慢性高血糖为特征的代谢性疾病，是胰岛素分泌和（或）作用缺陷所引起。长期糖类，以及脂肪、蛋白质代谢紊乱可引起多系统损害，导致眼、肾、神经、心脏等组织器官出现慢性进行性病变、功能减退和衰竭；病情严重或应激时可发生急性严重代谢紊乱，如糖尿病酮症酸中毒（DKA）、高渗高血糖综合征。目前国际上通用 WHO 糖尿病专家委员会提出的糖尿病分型标准。其中 2 型糖尿病（T_2MD）被定义为：从以胰岛素抵抗为主伴随胰岛素进行性分泌不足到以胰岛素进行性分泌不足为主伴随胰岛素抵抗的一组异质性疾病。糖尿病可发生在任何年龄，但多见于成人，常在 40 岁以后起病；多数起病隐匿，症状相对较轻，半数以上无任何症状；不少患者因慢性并发症、伴发病或仅于健康体检时发现，常有家族史。

我国糖尿病流行特点：以 2 型糖尿病为主，1 型糖尿病及其他类型糖尿病少见。2013 年全国调查中 2 型糖尿病患病率为 10.4%，男性高于女性（11.1% 比 9.6%）。各民族间的糖尿病患病率存在较大差异。经济发达地区的糖尿病患病率明显高于不发达地区，城市高于农村（12.0% 比 8.9%）。未诊断的糖尿病比例较高。2013 年全国调查中，未诊断的糖尿病患者占总数的 63%。肥胖和超重人群糖尿病患病率显著增加，肥胖人群糖尿病患病率升高了 2 倍。2013 年按 BMI 分层显示，BMI ＜ $25kg/m^2$ 者糖尿病患病率为 7.8%，$25kg/m^2$ ≤ BMI ＜ $30kg/m^2$ 者患病率为 15.4%，BMI ≥ $30kg/m^2$ 者患病率为 21.2%。

为此，加强基层医疗卫生机构对糖尿病的健康管理对目前我国糖尿病的防治形势十分重要。糖尿病健康管理水平的高低将直接影响我国未来糖尿病患病率的发展趋势。国家基本公共卫生服务项目中的 2 型糖尿病患者健康管理，旨在通过合理、有效的治疗，提高血压达标率，减少或延缓并发症的发生，以达到降低病死率、提高生活质量的最终目的。

一、服务对象

辖区内 35 岁及以上常住居民中 2 型糖尿病患者。

二、筛查、危险因素的识别和干预

1. *筛查*　对工作中发现的 2 型糖尿病高危人群进行有针对性的健康教育，建议其每年至少测量 1 次空腹血糖，并接受医务人员的健康指导。

2. *危险因素的识别和干预*　我国目前采用国际通用的 WHO 糖尿病专家委员会（1999 年）提出的分类和诊断标准（表 9-3、表 9-4）。

表 9-3　糖代谢状态分类（WHO，1999 年）　（单位：mmol/L）

糖代谢分类	静脉血浆葡萄糖	
	空腹血糖	糖负荷后 2 小时血糖
正常血糖	＜ 6.1	＜ 7.8
空腹血糖受损（IFG）	≥ 6.1，＜ 7.0	＜ 7.8
糖耐量异常（IGT）	＜ 7.0	≥ 7.8，＜ 11.1
糖尿病	≥ 7.0	≥ 11.1

注：IFG 和 IGT 统称为糖调节受损，也称糖尿病前期

表 9-4 糖尿病的诊断标准 （单位：mmol/L）

诊断标准	静脉血浆葡萄糖
典型糖尿病症状（烦渴多饮、多尿、多食、不明原因的体重下降）加上	≥ 11.1
随机血糖或加上	
空腹血糖或加上	≥ 7.0
葡萄糖负荷后 2 小时血糖无典型糖尿病症状者，需改日复查确认	≥ 11.1

注：空腹状态指至少 8 小时没有进食热量；随机血糖指不考虑上次用餐时间，1 天中任意时间的血糖，不能用来诊断空腹血糖异常或糖耐量异常

应依据患者病情特点结合其经济、文化、对治疗的依从性、医疗条件等多种因素，制订个体化的治疗方案，且强调跟踪随访，根据病情变化调整治疗方案，力求达到安全平稳降糖、长期达标。2 型糖尿病控制目标见表 9-5。

表 9-5 中国 2 型糖尿病综合控制目标

指标	目标值
血糖（mmol/L）[a]	
空腹	4.4 ～ 7.0
非空腹	＜ 10.0
糖化血红蛋白（%）	＜ 7.0
血压（mmHg）	＜ 130/80
总胆固醇（mmol/L）	＜ 4.5
高密度脂蛋白胆固醇（mmol/L）	
男性	＞ 1.0
女性	＞ 1.3
三酰甘油（mmol/L）	＜ 1.7
低密度脂蛋白胆固醇（mmol/L）	
未合并动脉粥样硬化性心血管疾病	＜ 2.6
合并动脉粥样硬化性心血管疾病	＜ 1.8
体质指数（kg/m^2）	＜ 24.0

注：a. 毛细血管血糖

三、随访

对确诊的 2 型糖尿病患者，每年进行 1 次较全面的健康体检，体检可与随访相结合。内容包括体温、脉搏、呼吸、血压、空腹血糖、身高、体重、腰围、皮肤、浅表淋巴结、心脏、肺部、腹部等常规体格检查，并对口腔、视力、听力和运动功能等进行判断。

对确诊的 2 型糖尿病患者，每年提供 4 次免费空腹血糖检测，至少进行 4 次面对面随访。随访评估内容包括以下几点。

（1）测量空腹血糖和血压，并评估是否存在危急情况，如出现血糖≥ 16.7mmol/L 或血糖≤ 3.9mmol/L；收缩压≥ 180mmHg 和（或）舒张压≥ 110mmHg；意识或行为改变、呼气有烂苹果样丙酮味、心悸、出汗、食欲缺乏、恶心、呕吐、多饮、多尿、腹痛，有深大呼吸、皮肤潮红；持续性心动过速（心率超过 100 次 / 分）；体温超过 39℃或有其他的突发异常情况，如视力突然骤降、妊娠期及哺乳期血糖高于正常值等危险情况之一，或存在不能处理的其他疾病时，须在处理后紧急转诊。对于紧急转诊者，乡镇卫生院、村卫生室、社区卫生服务中心（站）

应在 2 周内主动随访转诊情况。

（2）若不需紧急转诊，询问上次随访到此次随访期间的症状。

（3）测量体重，计算 BMI，检查足背动脉搏动。

（4）询问患者疾病情况和生活方式，包括心脑血管疾病、吸烟、饮酒、运动、主食摄入情况等。

（5）了解患者服药情况。

四、分类干预

1. 对血糖控制满意（空腹血糖＜ 7.0mmol/L），无药物不良反应、无新发并发症或原有并发症无加重的患者，预约下一次随访。

2. 对第一次出现空腹血糖控制不满意（空腹血糖≥ 7.0mmol/L）或药物不良反应的患者，结合其服药依从情况进行指导，必要时可增加现有药物剂量，或更换或增加不同类的降糖药物，2 周时随访。

3. 对连续 2 次出现空腹血糖控制不满意或药物不良反应难以控制，以及出现新的并发症或原有并发症加重的患者，建议转诊到上级医院，2 周内主动随访转诊情况。

4. 对所有的患者进行针对性的健康教育，与患者一起制订生活方式改进目标并在下一次随访时评估进展。告诉患者出现哪些异常时应立即就诊。

五、服务要求

1.2 型糖尿病患者的健康管理由医师负责，应与门诊服务相结合，对未能按照健康管理要求接受随访的患者，乡镇卫生院、村卫生室、社区卫生服务中心（站）应主动与患者联系，保证管理的连续性。

2. 随访包括预约患者到门诊就诊、电话追踪和家庭访视等方式。

3. 乡镇卫生院、村卫生室、社区卫生服务中心（站）要通过本地区社区卫生诊断和门诊服务等途径筛查和发现 2 型糖尿病患者，掌握辖区内居民 2 型糖尿病的患病情况。

4. 发挥中医药在改善临床症状、提高生活质量、防治并发症中的特色和作用，积极应用中医药方法开展 2 型糖尿病患者健康管理服务。

5. 加强宣传，告知服务内容，使更多的患者愿意接受服务。

6. 每次提供服务后及时将相关信息记入患者的健康档案。

（区永光）

第10章 居民健康管理

第一节 居民健康档案管理

一、服务对象

辖区内常住居民，包括居住半年以上的户籍及非户籍居民。以0～6岁儿童、孕产妇、老年人、慢性病患者和重性精神疾病患者等人群为重点。

二、居民健康档案的内容、建立及使用

（一）居民健康档案的内容

居民健康档案内容包括个人基本情况、健康体检、重点人群健康管理记录和其他医疗卫生服务记录。

1. 个人基本情况　包括姓名、性别等基础信息和既往史、家族史等基本健康信息。

2. 健康体检　包括一般健康检查、生活方式、健康状况及其疾病用药情况、健康评价等。

3. 重点人群健康管理记录　包括国家基本公共卫生服务项目要求的0～6岁儿童、孕产妇、老年人、慢性病和重性精神疾病患者等各类重点人群的健康管理记录。

4. 其他医疗卫生服务记录　包括上述记录之外的其他接诊、转诊、会诊记录等。

（二）居民健康档案的建立

1. 辖区居民到乡镇卫生院、村卫生室、社区卫生服务中心（站）接受服务时，由医务人员负责为其建立居民健康档案，并根据其主要健康问题和服务提供情况填写相应记录。同时为服务对象填写并发放居民健康档案信息卡。

2. 通过入户服务（调查）、疾病筛查、健康体检等多种方式，由乡镇卫生院、村卫生室、社区卫生服务中心（站）组织医务人员为居民建立健康档案，并根据其主要健康问题和服务提供情况填写相应记录。

3. 已建立居民电子健康档案信息系统的地区应由乡镇卫生院、村卫生室、社区卫生服务中心（站）通过上述方式为个人建立居民电子健康档案，并发放国家统一标准的医疗保健卡。

4. 将医疗卫生服务过程中填写的健康档案相关记录表单，装入居民健康档案袋统一存放。农村地区可以家庭为单位集中存放保管。居民电子健康档案的数据存放在电子健康档案数据中心。

（三）居民健康档案的使用

1. 已建档居民到乡镇卫生院、村卫生室、社区卫生服务中心（站）复诊时，应持居民健康档案信息卡（或医疗保健卡），在调取其健康档案后，由接诊医师根据复诊情况，及时更新、补充相应记录内容。

2. 入户开展医疗卫生服务时，应事先查阅服务对象的健康档案并携带相应表单，在服务过程中记录、补充相应内容。已建立电子健康档案信息系统的机构应同时更新电子健康档案。

3. 对于需要转诊、会诊的服务对象，由接诊医师填写转诊、会诊记录。

4. 所有的服务记录由责任医务人员或档案管理人员统一汇总，及时归档。

三、服务要求

1. 乡镇卫生院、村卫生室、社区卫生服务中心（站）负责首次建立居民健康档案、更新信息、保存档案；其他医疗卫生机构负责将相关医疗卫生服务信息及时汇总、更新至健康档案；各级卫生行政部门负责健康档案的监督与管理。

2. 健康档案的建立要遵循自愿与引导相结合的原则，在使用过程中要注意保护服务对象的个人隐私，建立电子健康档案的地区，要注意保护信息系统的数据安全。

3. 乡镇卫生院、村卫生室、社区卫生服务中心（站）应通过多种信息采集方式建立居民健康档案，及时更新健康档案信息。已建立电子健康档案的地区应保证居民接受医疗卫生服务的信息能自动汇总到电子健康档案中，保持资料的连续性。

4. 统一为居民健康档案进行编码，采用 17 位编码制，以国家统一的行政区划编码为基础，以村（居）委会为单位，编制居民健康档案唯一编码。同时将建档居民的身份证号作为身份识别码，为在信息平台上实现资源共享奠定基础。

5. 按照国家有关专项服务规范要求记录相关内容，记录内容应齐全完整、真实准确、书写规范、基础内容无缺失。各类检查报告单据和转、会诊的相关记录应粘贴留存归档。

6. 健康档案管理要具有必需的档案保管设施设备，按照防盗、防晒、防高温、防火、防潮、防尘、防鼠、防虫等要求妥善保管健康档案，指定专（兼）职人员负责健康档案管理工作，保证健康档案完整、安全。电子健康档案应有专（兼）职人员维护。

7. 积极应用中医药方法为城乡居民提供中医健康服务，记录相关信息纳入健康档案管理。健康体检表的中医体质辨识内容由基层医疗卫生机构的中医医务人员或经过培训的其他医务人员填写。

8. 电子健康档案在建立完善、信息系统开发、信息传输全过程中应遵循国家统一的相关数据标准与规范。电子健康档案信息系统应与新农合、城镇基本医疗保险等医疗保障系统相衔接，逐步实现各医疗卫生机构间数据互联互通，实现居民跨机构、跨地域就医行为的信息共享。

9. 对于同一个居民患有多种疾病的，其随访服务记录表可以通过电子健康档案实现信息整合，避免重复询问和录入。

第二节　儿童健康管理

一、小儿年龄分期及各期特点

1. 胎儿期　受孕到分娩，约 40 周（280 天）。受孕最初 8 周称胚胎期，8 周后到出生前为胎儿期。

特点：胎儿完全依靠母体生存，易受内外因素的影响。

2. 新生儿期　出生后脐带结扎开始到足 28 天。

围生期：胎龄满 28 周（体重≥ 1000g）至出生后足 7 天。

特点：小儿开始独立生活，适应环境的过渡时期，适应能力差，发病率、病死率均高。

3. 婴儿期　出生后到满1周岁。

特点：①小儿生长发育最迅速的时期，身长50cm → 75cm，体重3kg → 9kg。②易发生消化不良和营养缺乏。③易患各种感染性疾病，应按时预防接种。

4. 幼儿期　1周岁后到满3周岁。

特点：①生长发育速度减慢，智能发育较前突出。②易发生意外创伤和中毒。③乳牙出齐。

5. 学龄前期　3周岁至入小学前。

特点：①好奇，多问，好模仿。②自理能力增强。③可塑性强，应加强早期教育。

6. 学龄期　从入小学起（6、7岁）到青春期（13、14岁）开始之前。

特点：①器官发育接近成人水平（除生殖器官）。②是接受科学文化教育的重要时期。③认知和心理-社会发展迅速。

7. 青春期　女孩11～18岁；男孩13～20岁。

特点：①体重、身高迅速增长（第二生长高峰）。②第二性征出现。③易出现心理、行为、精神方面的问题。

二、小儿生长发育指标及评价

（一）体格生长评价

1. 评价指标　体重/年龄、身长（身高）/年龄、头围/年龄、体重/身长（身高）和体重指数（BMI）/年龄。

2. 评价方法

（1）数据表法

1）离差法（标准差法）：以中位数（M）为基值加减标准差（SD）来评价体格生长，可采用五等级划分法和三等级划分法（表10-1）。

表10-1　等级划分法

等级	＜M－2SD	M－2SD～M－1SD	M±1SD	M+1SD～M+2SD	＞M+2SD
五等级	下	中下	中	中上	上
三等级	下		中		上

2）百分位数法：将参照人群的第50百分位数（P_{50}）为基准值，第3百分位数值相当于离差法的中位数减2个标准差，第97百分位数值相当于离差法的中位数加2个标准差。

（2）曲线图法：以儿童的年龄或身长（身高）为横坐标，以生长指标为纵坐标，绘制成曲线图，从而能直观、快速地了解儿童的生长情况，通过追踪观察可以清楚地看到生长趋势和变化情况，及时发现生长偏离的现象。

描绘方法：以横坐标的年龄或身长（身高）点做一与横坐标垂直的线，再以纵坐标的体重、身长（身高）、头围测量值或BMI为点做与纵坐标垂直的线，两线相交点即为该年龄儿童体重、身长（身高）、头围、BMI在曲线图的位置或水平，将连续多个体重、身长（身高）、头围、BMI的描绘点连线即获得该儿童体重、身长（身高）、头围、BMI生长轨迹或趋势。

3. 评价内容

（1）生长水平：指个体儿童在同年龄同性别人群中所处的位置，为该儿童生长的现况水平（表10-2）。

（2）匀称度：包括体型匀称和身材匀称，通过体重/身长（身高）可反映儿童的体型和人体各部分的比例关系（表 10-2）。

表 10-2　生长水平和匀称度的评价

指标	测量值		评价
	百分位法	标准差法	
体重 / 年龄	$< P_3$	$<$ M － 2SD	低体重
身长（身高）/ 年龄	$< P_3$	$<$ M － 2SD	生长迟缓
体重 / 身长（身高）	$< P_3$	$<$ M － 2SD	消瘦
	$P_{85} \sim P_{97}$	M+1SD ～ M+2SD	超重
	$> P_{97}$	$>$ M+2SD	肥胖
头围 / 年龄	$< P_3$	$<$ M － 2SD	过小
	$> P_{97}$	$>$ M+2SD	过大

（3）生长速度：将个体儿童不同年龄时点的测量值在生长曲线图上描记并连接成一条曲线，与生长曲线图中的参照曲线比较，即可判断该儿童在此段时间的生长速度是正常、增长不良或过速。纵向观察儿童生长速度可掌握个体儿童自身的生长轨迹。

1）正常增长：与参照曲线相比，儿童的自身生长曲线与参照曲线平行上升即为正常增长。

2）增长不良：与参照曲线相比，儿童的自身生长曲线上升缓慢（增长不足：增长值为正数，但低于参照速度标准）、持平（不增：增长值为零）或下降（增长值为负数）。

3）增长过速：与参照曲线相比，儿童的自身生长曲线上升迅速（增长值超过参照速度标准）。

（二）心理行为发育评价

采用儿童生长发育监测图监测婴幼儿心理行为发育。如果某项运动发育指标至箭头右侧月龄仍未通过者，需进行心理行为发育筛查或转诊。

三、新生儿家庭访视

（一）访视次数

1. 正常足月新生儿　访视次数不少于 2 次。

（1）首次访视：在出院后 7 天之内进行。如发现问题应酌情增加访视次数，必要时转诊。

（2）满月访视：在出生后 28 ～ 30 天进行。新生儿满 28 天后，结合接种乙肝疫苗第 2 针，在乡镇卫生院、社区卫生服务中心进行随访。

2. 高危新生儿　根据具体情况酌情增加访视次数，首次访视应在得到高危新生儿出院（或家庭分娩）报告后 3 天内进行。符合下列高危因素之一的新生儿为高危新生儿。

（1）早产儿（胎龄＜ 37 周）或低出生体重儿（出生体重＜ 2500g）。

（2）宫内、产时或产后窒息儿，缺氧缺血性脑病及颅内出血者。

（3）高胆红素血症。

（4）新生儿肺炎、败血症等严重感染。

（5）新生儿患有各种影响生活能力的出生缺陷（如唇裂、腭裂、先天性心脏病等）及遗传代谢性疾病。

（6）母亲有异常妊娠及分娩史、高龄分娩（≥ 35 岁）、患有残疾（视、听、智力、肢体、精神）并影响养育能力者等。

（二）访视内容

1. 问诊

（1）妊娠期及出生情况：母亲妊娠期患病及药物使用情况，孕周、分娩方式，是否双（多）胎，有无窒息、产伤和畸形，出生体重、身长，是否已做新生儿听力筛查和新生儿遗传代谢性疾病筛查等。

（2）一般情况：睡眠，有无呕吐、惊厥，大小便次数、性状及预防接种情况。

（3）喂养情况：喂养方式、吃奶次数、奶量及其他存在的问题。

2. 测量

（1）体重

1）测量前准备：每次测量体重前需校正体重计零点。新生儿需排空大、小便，脱去外衣、袜子、尿布，仅穿单衣裤，冬季注意保持室内温暖。

2）测量方法：称重时新生儿取卧位，新生儿不能接触其他物体。使用杠杆式体重计称重时，放置的砝码应接近新生儿体重，并迅速调整游锤，使杠杆呈正中水平，将砝码及游锤所示读数相加；使用电子体重计称重时，待数据稳定后读数。记录时需除去衣服重量。体重记录以千克(kg)为单位，至小数点后2位。

（2）体温

1）测量前准备：在测量体温之前，体温表水银柱在35℃以下。

2）测量方法：用腋表测量，保持5分钟后读数。

3. 体格检查

（1）一般状况：精神状态，面色，吸吮，哭声。

（2）皮肤黏膜：有无黄染、发绀或苍白（口唇、甲床）、皮疹、出血点、糜烂、脓疱、硬肿、水肿。

（3）头颈部：前囟大小及张力，颅缝，有无血肿，头颈部有无包块。

（4）眼：外观有无异常，结膜有无充血和分泌物，巩膜有无黄染，检查光刺激反应。

（5）耳：外观有无畸形，外耳道是否有异常分泌物，耳廓是否有湿疹。

（6）鼻：外观有无畸形，呼吸是否通畅，有无鼻翼扇动。

（7）口腔：有无唇腭裂，口腔黏膜有无异常。

（8）胸部：外观有无畸形，有无呼吸困难和胸凹陷，计数1分钟呼吸次数和心率；心脏听诊有无杂音，肺部呼吸音是否对称、有无异常。

（9）腹部：腹部有无膨隆、包块，肝脾有无肿大。重点观察脐带是否脱落，脐部有无红肿、渗出。

（10）外生殖器及肛门：有无畸形，检查男孩睾丸位置、大小，有无阴囊水肿、包块。

（11）脊柱四肢：有无畸形，臀部、腹股沟和双下肢皮纹是否对称，双下肢是否等长等粗。

（12）神经系统：四肢活动度、对称性、肌张力和原始反射。

4. 指导

（1）居住环境：新生儿卧室应安静清洁，空气流通，阳光充足。室内温度在22～26℃为宜，湿度适宜。

（2）母乳喂养：观察和评估母乳喂养的体位、新生儿含接姿势和吸吮情况等，鼓励纯母乳喂养。对吸吮力弱的早产儿，可将母亲的乳汁挤在杯中，用滴管喂养；喂养前母亲可洗手后将手指放入新生儿口中，刺激和促进吸吮反射的建立，以便主动吸吮乳头。

（3）护理：衣着宽松，质地柔软，保持皮肤清洁。脐带未脱落前，每天用 75% 的乙醇溶液擦拭脐部一次，保持脐部干燥清洁。若有头部血肿、口炎或鹅口疮、皮肤皱褶处潮红或糜烂，给予针对性指导。对生理性黄疸、生理性体重下降、“马牙”“螳螂嘴”、乳房肿胀、假月经等现象无须特殊处理。早产儿应注意保暖，在换尿布时注意先将尿布加温，必要时可放入成人怀中，直接贴紧成人皮肤保暖。

（4）疾病预防：注意并保持家庭卫生，接触新生儿前要洗手，减少探视，家人患有呼吸道感染时要戴口罩，以避免交叉感染。出生后数天开始补充维生素 D，足月儿每天口服 400U，早产儿每天口服 800U。对未接种卡介苗和第 1 剂乙肝疫苗的新生儿，提醒家长尽快补种。未接受新生儿疾病筛查的新生儿，告知家长到具备筛查条件的医疗保健机构补筛。有吸氧治疗史的早产儿，在出生后 4 ～ 6 周或矫正胎龄 32 周转诊到开展早产儿视网膜病变（ROP）筛查的指定医院开始进行眼底病变筛查。

（5）伤害预防：注意喂养姿势、喂养后的体位，预防乳汁吸入和窒息。保暖时避免烫伤，预防意外伤害的发生。

（6）促进母婴交流：母亲及其家人多与新生儿说话、微笑和皮肤接触，促进新生儿感知觉发展。

5. 转诊

（1）立即转诊：若新生儿出现下列情况之一，应立即转诊至上级医疗保健机构。

1）体温≥ 37.5℃或≤ 35.5℃。

2）反应差伴面色发灰、吸吮无力。

3）呼吸频率＜ 20 次 / 分或＞ 60 次 / 分，呼吸困难（鼻翼扇动、呼气性呻吟、胸凹陷），呼吸暂停伴发绀。

4）心率＜ 100 次 / 分或＞ 160 次 / 分，有明显的心律失常。

5）皮肤严重黄染（手掌或足跖），苍白，发绀和厥冷，有出血点和瘀斑，皮肤硬肿，皮肤脓疱达到 5 个或很严重。

6）惊厥（反复眨眼、凝视、面部肌肉抽动、四肢痉挛性抽动或强直、角弓反张、牙关紧闭等），囟门张力高。

7）四肢无自主运动，双下肢 / 双上肢活动不对称；肌张力消失或无法引出握持反射等原始反射。

8）眼窝或前囟凹陷、皮肤弹性差、尿少等脱水征象。

9）眼睑高度肿胀，结膜重度充血，有大量脓性分泌物；耳部有脓性分泌物。

10）腹胀明显伴呕吐。

11）脐部脓性分泌物多，有肉芽或黏膜样物，脐轮周围皮肤发红和肿胀。

（2）建议转诊：若新生儿出现下列情况之一，建议转诊至上级医疗保健机构。

1）喂养困难。

2）躯干或四肢皮肤明显黄染、皮疹，甲周红肿。

3）单眼或双眼溢泪，黏性分泌物增多或红肿。

4）颈部有包块。

5）心脏杂音。

6）肝、脾大。

7）首次发现五官、胸廓、脊柱、四肢畸形并未到医院就诊者。

在检查中，发现任何不能处理的情况，均应转诊。

（三）访视意义

定期对新生儿进行健康检查，宣传科学育儿知识，指导家长做好新生儿喂养、护理和疾病预防，并早期发现异常和疾病，及时处理和转诊。降低新生儿患病率和死亡率，促进新生儿健康成长。

四、婴幼儿健康管理

满月后的随访服务均应在乡镇卫生院进行，偏远地区可在村卫生室进行，时间分别在3、6、8、12、18、24、30、36月龄时，共8次。服务内容包括询问上次随访到本次随访之间的婴幼儿喂养、患病等情况，进行体格检查，做生长发育和心理行为发育评估，进行母乳喂养、辅食添加、心理行为发育、意外伤害预防、口腔保健、中医保健、常见疾病防治等健康指导。在婴幼儿6～8、18、30月龄时分别进行1次血常规检测。在6、12、24、36月龄时使用听性行为观察法分别进行1次听力筛查。在每次进行预防接种前均要检查有无禁忌证，若无，体检结束后接受疫苗接种。

五、学龄前儿童健康管理

为4～6岁儿童每年提供一次健康管理服务。散居儿童的健康管理服务应在乡镇卫生院进行，集体儿童可在托幼机构进行。服务内容包括询问上次随访到本次随访之间的膳食、患病等情况，进行体格检查，生长发育和心理行为发育评估，血常规检测和视力筛查，进行合理膳食、心理行为发育、意外伤害预防、口腔保健、中医保健、常见疾病防治等健康指导。在每次进行预防接种前均要检查有无禁忌证，若无，体检结束后接受疫苗接种。

六、常见儿童健康问题处理

儿童常见的健康问题可以分为感染性疾病、非感染性疾病、儿童社会心理问题及疾病，以及意外伤害等。

（一）感染性疾病

感染性疾病包括呼吸道感染、消化道感染、传染性疾病、寄生虫病等。

1. *呼吸道感染* 急性呼吸道感染是儿童常见的呼吸道炎症，包括气管炎、支气管炎和肺炎。干预措施：健康教育（增强体质）、早期发现、及时治疗。

2. *消化道感染* 以婴幼儿腹泻和急性胃肠炎常见。干预措施：提倡母乳喂养、及时添加辅食；开展营养、饮水和卫生方面的教育；及时治疗，控制发生。

3. *传染性疾病* 水痘、麻疹、小儿脊髓灰质炎、流行性乙型脑炎、病毒性肝炎、百日咳、痢疾、猩红热、结核病属于常见的儿童传染病。干预措施：加强预防和控制。

4. *寄生虫病* 常见的包括蛔虫病、蛲虫病和丝虫病。切断传播途径是预防儿童寄生虫病的主要方法。干预措施：指导儿童养成良好的卫生习惯，如洗手。

（二）非感染性疾病

1. *肥胖问题* 2000年全国学生体质健康调研结果显示，我国学生的体质健康状况得到较大的改善，与1995年调研结果相比，学生的身高、体重、胸围等形态发育指标呈现增长趋势。学生的肥胖检出率中，城市男生上升最快，由5.9%上升为10.1%。城市女生由3.0%上升为4.9%，其中7～12岁小学生是肥胖检出率最高的人群。

多数儿童的肥胖问题是与热量过剩和缺乏运动有关。干预措施：定期筛查、营养指导、合理运动、积极的生活方式。

2. *营养不良问题*　主要是营养素缺乏而引起的营养不良，常导致佝偻病和营养性贫血。干预措施：营养合理、进食习惯的养成、纠正偏食挑食的问题。

3. *口腔卫生不良问题*　干预措施：宣传教育、建立良好口腔卫生习惯、合理营养、定期接受牙齿检查。

4. *视力问题*　近视和弱视是儿童常见的视力问题。干预措施：采光合理、姿势正确、劳逸结合、定期检查。

（三）儿童社会心理问题及疾病

中国每年有约 25 万人死于自杀，即每 10 万中国人每年有 22 人轻生，估计还有不少于 200 万人自杀未遂。目前我国中小学生心理障碍患病率在 21.6% 以上，大学生也在 16% 以上。

北京师范大学发展心理研究所沃建中博士主持的“中小学生心理素质建构与培养研究”课题调查表明，我国小学生中有异常心理问题倾向的比例是 16.4%，有严重心理行为问题的比例是 4.2%；初中生中有异常心理问题倾向的比例是 14.2%，有严重心理行为问题的比例是 2.9%；高中生中有异常心理问题倾向的比例是 14.8%，有严重心理行为问题的比例是 2.5%。儿童社会心理问题不容忽视。

1. *儿童应对挫折能力下降*　据北京心理危机研究与干预中心的调查分析，自杀已成为 15 ～ 34 岁人群的首位死因。据 WHO 的估算，每年与自杀有关的经济损失高达数十亿美元。2003 年 9 月 10 日被 WHO 和国际自杀预防协会共同制定为首次世界预防自杀日。中国每年有 25 万人自杀，自杀成为中国青少年头号死因。

由于现在的儿童绝大部分是独生子女，在童年可能受到抚育者过多的关注与赞美，因此，在成长过程中也总期待别人的注意与赞美。但过分看重自我的能力就难免对自己的潜力有期待，当未受到别人注意与赞美时，常会产生敌意，甚至有伤害和毁灭别人的企图与行为。

2. *儿童孤独症*　孤独症是广泛性发育障碍的一种亚型，患者极度沉溺于自己的想法、幻想和个人冲动。孤独症是儿童期最严重的问题之一。每 2500 名儿童中有 1 名孤独症患者，通常男孩是女孩的 4 倍以上。

现在发现，孤独症是神经系统先天缺陷引起的，在这些儿童中仅 25% 能够通过治疗接近正常儿童，只有 2% 最终能独立生活。在适当的关心照顾下，几乎所有患儿的症状都会有所好转。

一般采用行为矫正的方法进行治疗，在矫正过程中，对患孤独症儿童的每一个不适当的行为都用奖励和惩罚的方法加以改变。

3. *注意缺失多动障碍*（attention-deficit hyperactivity disorder, ADHD）　是儿童（学龄初期）较常见的发育问题。

（1）定义：指学龄期儿童，具有与年龄不相称的注意力不集中，与环境不相适宜的活动过度和行为冲动，多伴有不同程度的学习困难，动作不协调，行为或性格上的异常。有半年以上的病史。患儿的智力正常或接近正常。是儿童常见的一种行为障碍。

（2）流行病学资料：由于诊断标准的问题，国内统计的发病率为 1.3% ～ 13%。国外报道 18 岁以下患病率为 3% ～ 10%。男性高于女性，性别比为 4 ∶ 1 ～ 9 ∶ 1。ADHD 患者通常有家族史。

（3）表现

1）注意力集中困难：注意力集中时间短暂，易受外界干扰而分心，轻者对有兴趣的故事、电视尚能集中注意力听讲、观看；重者对任何事情都不能集中注意力，不能自始至终完成任何一件事情。

2）活动过多：手脚动作不停，坐不住、上课小动作多、话多，甚至乱跑、爱冒险、喜欢惹人、常与同学吵嘴打架，违反学校纪律等。

3）冲动任性、情绪波动：自控能力差、情绪不稳定、易激动易怒易哭、常发脾气，个性倔强，固执，急躁。喜欢与比自己小的儿童玩耍，表现幼稚，缺乏荣誉感，不辨是非，有说谎、逃学、欺骗等不良习惯。

4）学习困难：多动症儿童虽然智力正常，但都表现为学习困难，学习成绩低下，常不及格，有的智力很好，但学习成绩不理想，表现忽上忽下，成绩波动很大。

5）精细及协调动作困难：多动症儿童自幼动作笨拙，如扣纽扣、系鞋带、用剪刀动作不灵活，走路不成直线，体操动作不正确、不协调。

6）神经系统体征：多动症儿童一般没有严重的神经系统体征，1/2 ～ 2/3 可有轻微的“软性”神经系统体征阳性，常见的如指鼻试验、快速对指试验、轮替试验、翻手试验为阳性。到了青少年期可能继续有分心、冲动的表现，并是导致在校不良表现的主要原因，他们被描述为低成就者；还有一种人呈现侵犯性或有品行问题。

4. *受虐与忽视*（children abuse and neglect，CAN）

(1) 定义：虐待儿童是指由于暴力、虐待或忽视引起儿童身体或情绪上受到伤害。一般来说，包括以下 4 方面。

1）生理虐待（physical abuse）：对儿童造成实际的或潜在的体格 / 生理损伤，或者不保护儿童免受体格 / 生理损伤，其中包括投毒、窒息等。

2）性虐待（sexual abuse）。

3）心理虐待（psychological abuse）。

4）儿童忽视（neglect）：长期、持续或严重忽视儿童；或者不保护儿童使之免受任何一种危险的侵害，如寒冷、饥饿，或者不给予儿童重要的护理，从而造成儿童健康或发育的严重损伤，其中包括非器质性生长发育不良。

(2)对儿童的影响：CAN 不仅对儿童的身体有影响，而且还影响儿童的心理。在一项研究中，对受过虐待的 1 ～ 3 岁的儿童与小伙伴在一起时的情景进行了观察，要了解的问题是：当小伙伴在啼哭或感到痛苦时，那些受过虐待的儿童的反应。结果是，受过虐待的儿童对别人的痛苦非但不同情，反而表现出恐惧，或威胁和殴打小伙伴，几乎无一例外。简而言之，受过虐待的孩子很快成为施虐的孩子，其中很多人后来成为施虐的成人。在童年期从一个有爱心的成人那里得到过情感支持或曾经接受过治疗，是那些儿时受过虐待的人能够打破暴力轮回的重要条件，有一个能在感情上支持她的伴侣是另一个重要条件。

(3) 儿童期虐待的预防：身体虐待预防的重点是教育成人，特别是双亲，严禁发生家庭暴力。对于性虐待，预防重点在儿童，要教会儿童警惕、识别、躲避可能发生的性侵犯。

预防身体虐待应当开展下述工作：建立儿童保护中心、预防儿童虐待监测网、举报中心和热线电话，以利于及时发现、迅速制止、快速转运、立即脱离伤害环境。预防教育的重点是妊娠期母亲，让她知道儿童的权利和妇女权利，知道如何依法保护自己和孩子，怎样取得这种保护。对于高危人群（单亲家庭、小年龄母亲、家庭成员中有暴力倾向的人）应给予更多的关怀、照顾和教育，使之减少危险因素，生活在低危险因素的安全环境中。

预防性虐待的方案应当加强对学龄前和学龄儿童、青春期青少年的特殊保护。开展防范意识教育的重点是提高警觉。对于家庭成员或家庭外成人的性接触身体敏感部位接触应保持警惕，持拒绝态度。对于已发生的此类接触应及时报告，决不能因为不好意思、怕丢人而不报。对于儿童的性虐待防范教育不能简单说教或吓唬，研究表明，4 ～ 7 岁的儿童有时不明白什么是性虐待，也想不到犯罪者不只是“外边的人”，也有可能是“家里的人或亲近的人”，甚至自己的父亲。

（4）治疗：虐待对儿童造成的躯体损伤应当给予及时的医学抢救和治疗，对于心理、情感和行为损伤应当给予耐心、细致的心理治疗。

七、常见儿童伤害的预防

意外伤害(unintentional injury)是指因各种意外事故而引起的人体损伤。它是一种突发事件，其伤害主要是物理的、化学的和生物因素对人体的损伤，如摔伤、药物中毒等。按国际分类标准可分为交通事故、运输事故、意外性机械窒息、砸伤、切割伤、溺水、触电、自杀等 14 类。

意外伤害不单是一种躯体伤害，还是一个严重的社会经济问题。同时，儿童意外死亡和伤残后对家庭的精神打击是无法直接计算的。在我国独生子女的家庭模式中，失去一个孩子或儿童终生伤残给父母带来的心理打击更是难以估计的。

（一）溺水

1. *加强监护* 强化成年人的监护是预防儿童溺水的重要措施。家长或看护人监管缺失或疏忽是 1 ～ 4 岁儿童溺水的根本原因。5 岁以下儿童家长或看护人应该做到：①不将儿童单独留在浴缸、浴盆里，或待在开放的水源边，不把儿童独自留在卫生间和浴室；②无论儿童在家里、室外或其他地点的水中或水旁，家长与儿童的距离要伸手可及，专心看管；③儿童一定要由成人监管，不能将 5 岁以下的儿童交给未成年人看护；④在儿童乘船、嬉水、学习游泳时，家长应为儿童准备并使用合格的漂浮设备，如救生衣等；⑤带儿童在设有专职救生员的公共游泳场所游泳，救生员可提供救援和复苏急救，也可减少游泳儿童发生溺水的危险行为。

2. *环境改善*

（1）安装围栏：在池塘、小溪、沟渠等自然水体周围安装围栏已证明是预防儿童溺水有效的干预措施之一。

（2）院门或房门安装栅栏：家中有 5 岁以下儿童的农村家庭，如果房屋在距离池塘、小溪等自然水体 25m 内，应在院子或通向室外的房门安装门栅栏，以阻挡婴幼儿自行外出。

（3）水容器加盖或不存水：居民家中的水缸、水桶等蓄水容器应加盖。使用澡盆、浴缸等后马上将水倾倒干净。卫生间坐便器应盖好盖。卫生间门应上锁，避免儿童自行进入。

（4）设立醒目警示牌：在江、河、水库、鱼塘周围设立明显警示牌，进行危险提示，避免儿童接近这些危险水体。

3. *工程设施*

（1）加强水井管理：为水井安装汲水泵，若无条件安装，也应加设防护盖，应注意合理设计，避免儿童攀爬或防护设施设置过于稀疏起不到作用。西部地区的“母亲水窖”也应注意取水后盖好防护盖。

（2）架设和维护桥梁：工程部门在江、河、湖上架设安全的桥梁，已建桥梁应注意维修和保养，保证行人出行安全。

（3）铺设地下排水管道：合理构建地下管道排水系统，减少排水沟渠暴露，以减少人们接触开放性水域的机会。

（4）加强基建设施管理：给窖井、粪池、建筑工地蓄水池和石灰池加盖，并加强巡查和监督。

（5）实行预防性卫生监督：卫生监督部门在水上娱乐设施、小区的水池等建设前进行图纸审核，避免公共休闲区域的水相关设施存在儿童溺水的隐患。

4. 健康教育与技能发展

(1) 家庭溺水安全教育

1) 健康教育和健康促进：对家长和儿童看护人进行溺水事故风险教育，强调监护的重要性，提高他们对儿童溺水危险的认识，促进看护行为改变。特别要告诫他们5岁以下儿童独自或与其他幼童一起留在水源附近的危险性。鼓励父母和看护人积极参加社区的溺水干预专题培训，学习相关知识、掌握技能、配合工作，并在学习前理清问题，有目的地学习。

2) 识别家庭的危险因素：社区医师对5岁以下儿童的家庭进行定期访问，指导家长用家庭儿童安全清单定期检查家庭的溺水隐患，帮助家长发现家中存在的潜在危险，并监督其消除可能导致溺水的危险环境。

(2) 学校溺水安全教育

1) 建立溺水安全教育工作领导小组：学校要成立溺水安全教育工作领导小组，儿童溺水干预工作实行责任制，将责任分解落实到部门和各责任人，逐层签订责任书，确保儿童安全。

2) 开展教育和干预：健康教育的对象包括学生、教师、学生家长等。学校溺水干预工作是一个复杂的系统工程，强调应将学校溺水干预工作融入日常工作中，成为日常工作的一部分，使伤害干预具有可持续性。通过培训、讲座和实地考察等方式，使学校领导和教师掌握溺水有关的法律、法规、政策和技能，了解儿童溺水的有关知识和技能、儿童溺水干预的主要策略和方法，提高学校和教师对儿童溺水严重性的认识，使学校溺水干预工作得到有效开展。使学生做到：①不去江、河、池塘等开放性水域中游泳、捉鱼或在旁边玩耍和打闹；②即使在游泳池，也不能单独游泳，绝不能在无成人监管下游泳；③避免在不知深浅的水中跳水或潜水；④掌握施救溺水同伴技巧，当同伴落水时，在大声呼救的同时，使用树枝、木棍等施救，不能盲目下水以免造成更多的伤亡；⑤鼓励在老师指导下，有组织地游泳。

(3) 社区溺水安全教育：研究显示，儿童溺水事件中相当一部分发生在社区，特别是在节假日、寒暑假期间，儿童在社区自由活动时更易发生溺水。在社区开展溺水安全教育的人群主要是儿童看护人（父母、其他监护人）和社区工作者、社区志愿者等。健康教育的主要内容是溺水的危险因素、看护的技巧及急救的技能等。

1) 开展目标明确的宣传：在池塘、沟渠等开放性水域分布多、距离居民区又近的地区，全方位、多渠道组织宣传教育推广活动，广泛宣传儿童溺水干预理念，向居民宣传溺水对儿童健康的危害、开放性水域的危险性及预防措施，提高居民对儿童溺水的防范意识，加强对儿童的监管，尤其是对5岁以下儿童的照料，提高相关知识的知晓率，提高社区成员的安全意识和观念。

2) 开展多层面教育培训：组织街道、社区、学校 / 幼儿园主管校长（园长）、保健医师 / 校医、教师、社区医师、居民、流动家庭、孕产妇、志愿者、项目执行人员培训；举办看护人和儿童参加的伤害干预知识教育和儿童溺水现场急救技术的培训。组织应急救援演练，提高安全意识和自护自救技能。

(4) 宣传与倡导：是儿童溺水干预工作的重要组成部分，包括向公众的宣传倡导和向政府有关部门的倡导。

1) 向公众的宣传动员：通过主题活动和大众媒体等多种途径，开展多种形式的宣传活动，向社会公众宣传和倡导儿童溺水的危害，使人们认识到溺水的危险因素，纠正公众在溺水的原因和可预防性方面的错误认识，提高公众对儿童溺水危险的认识和关注，提高防范意识，减少危险行为。

2）向其他部门的宣传倡导：许多政府部门不熟悉儿童溺水预防控制的方法。卫生部门可以通过研讨会、工作会发布溺水事故信息、简讯，邀请相关团体讨论等形式，倡导其他部门参与儿童溺水的预防控制，提出行之有效的干预策略和措施。

（5）培训游泳技术：教儿童游泳是预防溺水的有效办法。开设游泳课的学校应确定和培训教师成为有资质的教练，提供训练所用的安全游泳场所，具备预防学生在训练中溺水的应急预案和措施。在无条件拥有游泳池的农村地区，建议在自然水体修建简易的游泳设施或使用帆布等材料制作的简易泳池。教练不但要使学生学会游泳池游泳规则，而且要使学生懂得在自然水体游泳的安全要求和危险性：自然水体易受环境状况影响，如水深、水温、暗流、天气，不清澈的水体下易隐藏危险，以及无法及时实施急救等。

5. 医疗和救护

（1）院前急救：儿童溺水的后果包括死亡和神经系统严重损害所导致的残疾。溺水后尽早开始基础生命支持，恢复有效呼吸循环是成功复苏、降低死亡率和减少严重神经系统后遗症的最有效方法。院前急救包括在事故发生地就地实施的现场急救，以及运送溺水儿童到医疗机构。在淹溺地点立即实施心肺复苏能够挽救儿童的生命，或减轻窒息对大脑的损害，避免或减轻残疾程度。溺水现场急救应包括及早呼救、开放气道、人工呼吸及胸外心脏按压等。

急救者的现场抢救方法如下所述。

1）水中救援：尝试救援一名溺水儿童时，救援者应尽可能快速接近溺水儿童，最好采用交通工具（船、救生筏、冲浪板或漂浮物）；救援者应保证自身安全。

2）心肺复苏：溺水者最初和最重要的治疗是立即给予通气，迅速开始人工呼吸能增加患儿生存的概率。通常对于意识不清的患者要在浅水或岸上开始人工呼吸。如果救援者在水中难以捏住患儿的鼻子，支撑头部并打开气道，口对鼻通气可代替口对口通气。大多数溺水者仅呛入少量的水，并很快吸入中心循环，并不会在气管内形成阻塞，有些患儿无任何吸入物，却出现气道阻塞，这是因为发生喉痉挛或屏气所致，因此不需要清除气道中呛人的水。

3）在抢救的同时，溺水者可能会呕吐。如果发生呕吐，将患儿的头偏向一侧，用手指或布除去呕吐物。还要对患儿做好保暖护理。每位溺水儿童，即使在苏醒前仅需要简单的复苏，也需要在监护下转送至医院进行进一步评估，遵循儿科高级生命支持指南处理。

4）现场初步心肺复苏的同时，应拨打 120 急救电话呼叫急救系统，做进一步救助及转运。

实施现场急救的人员为溺水现场目击者及其周边的人，包括儿童的家长、经过的路人、少年溺水者的同伴。因此，不仅要使各级医务人员掌握儿童溺水现场急救技术，更要向大众普及溺水现场急救技术，培训家长、社区居民和中学生掌握基本的急救技术。普及溺水现场急救技术的方式主要有：针对不同的人群举办专题培训班、模拟演习、观看录像、知识竞赛等。通过各种形式的教育，使居民掌握心肺复苏技术，当遇到自己孩子或路遇其他儿童溺水时，可及时实施心肺复苏，将显著增加儿童生还概率；如果学生掌握心肺复苏技术，当遇同伴或低年龄儿童溺水时，能够及时相救，不仅可以减轻溺水造成的脑损害，甚至能挽救生命。

（2）医院救护：经现场急救的溺水幸存者，被转运至医院后需进一步抢救、监护、评估和治疗，包括急诊室急救和 ICU 救治，稳定生命体征，减少脑损伤。医院应建立“急救绿色通道”，即对急诊的医护人员都给予儿童复苏的相关培训，从而保证在第一时间内高效、规范、畅通地救治危重患儿；治疗溺水后的一系列严重并发症，如呼吸衰竭、缺氧性脑损害、肺炎、低体温和颅脑脊柱损伤等，以减少后遗症的发生率，提高患儿的生存质量。

（二）中毒

1. 概述 据世界卫生组织估计，全球每年死于各类中毒人数超过50万。非故意中毒在我国儿童期疾病中占较大比例。第六次全国人口普查数据显示，我国18岁以下儿童人数2.79亿，约占全国人口总数的21%。我国儿童非故意中毒死亡率为（1.15±0.14）/10万，保守估计我国每年有3000名0～17岁儿童死于非故意中毒，低于全球（1.8/10万）及低收入国家（2.0/10万）水平，是高收入国家（0.5/10万）的2倍。

根据2004～2010年全国疾病监测系统（disease surveillance points system，DSP）中的儿童中毒死亡数据，可知以下内容。

（1）0～岁年龄组和1～岁年龄组为儿童中毒的高发年龄，这与儿童的生理和心理状况、家庭条件和社会环境等因素密切相关。婴儿期死亡率较高主要是因为该时期儿童各器官功能尚未发育完善，对毒物耐受性较差，接触少量毒物或用药过量导致中毒。1～岁年龄组幼儿随年龄增长，机体发育日趋完善，好奇心增强、喜欢模仿，尚缺乏对有毒物品的分辨能力及自我保护能力，该年龄段儿童非故意中毒死亡率仍明显高于5～岁年龄和10～岁年龄。儿童非故意中毒死亡率除0～岁年龄组外，男童明显高于女童，原因之一为男童较活泼好动，活动频率高，活动范围广，好奇心强，喜欢尝试新事物，因而增加毒物的接触机会；原因之二可能与性别间的体质差异有关，医学证明女婴确比男婴具有明显的生存优势。

（2）儿童非故意中毒在地区和城乡间差异显著，主要是受经济水平、医疗条件、文化素质和社会关注度等多方面因素影响。国外的一些研究也表明，儿童中毒发生与贫穷、缺少看护、缺少整个社会的支持密切相关。农村父母在努力提高经济水平的同时往往疏于对孩子看护，且农村有毒物质的保管不够严格，显著增加了农村儿童接触毒物的机会；而农村居民文化水平普遍较低，安全意识较为薄弱，社会关注度和有毒物品相关安全知识宣传力度不够，不能清楚认识毒物对于儿童的危害。此外，农村和西部地区相对较落后的医疗水平也严重影响儿童中毒治疗与预后。

2. 预防

（1）一方面，家长及监护人应加强自身健康教育，提高安全意识；应多了解儿童的心理、生理特点，切实保管好家庭药品及其他化学制品，教育小儿，增强他们对有害物质的辨认能力。另一方面，对心理承受能力较差的儿童应重视交流沟通，进行心理教育，防止儿童服毒、服药等自杀行为。

（2）对儿童的严格监护有助于减少中毒的发生率。非医源性中毒药品绝大部分为家庭常备药，因此正确贮藏家庭药品显得非常重要。服药应在医师指导下或仔细阅读药品说明书后，不可随意服用。经济落后、贫穷是导致社会缺少对儿童监护支持和忽略儿童看护的重要原因，这也导致了儿童中毒存在着较为明显的城乡差别。我国农村儿童中毒以农药、灭害药为主，而城市却以医药类中毒为主。

（3）加强毒物包装立法可使药品和日用品生产厂家采用儿童无法开启的安全包装；加强饮食行业管理，加强合理使用农药的有关规定，加强蔬菜生产及经营者安全教育确保食品卫生安全；建立伤害预防控制中心，完善中毒监测网络；提供急救知识咨询，加强对儿童伤害事件的反应协调、预防控制能力。

儿童中毒等伤害问题不仅仅是疾病控制问题，还是家庭、社会问题。当今“全球儿童安全”国际网络已引入中国，一些重点城市也开展了儿童伤害的预防控制工作，这需要社会、家庭的高度重视和通力合作，才能减少和控制儿童中毒伤害的发生。

（三）烧烫伤

烧烫伤一般指热力，包括热液（水、汤、油等）、蒸气、高温气体、火焰、热金属液体或固体等，所引起的组织损伤，主要是指皮肤和黏膜，严重者也可伤及皮下和黏膜下组织，如肌肉、骨、关节甚至内脏。幼儿期和学龄前期的儿童能独立行走，活动范围增大，而且有较强的好奇心。在儿童家庭护理中，烧伤、烫伤意外事件发生率较高。接触 44℃以上的热液足够长时间即可导致皮肤全层坏死；儿童烧伤中 80% 源于生活中的热液烫伤。

1. 不同年龄阶段儿童烧烫伤的预防　针对家中宝宝的年龄阶段，需要相应预防措施，防范侧重点也各有不同。

（1）婴幼儿

1）小儿好动，因而要管理好易燃物品和高温物品，如汽油、鞭炮、火柴、打火机、火炉、电熨斗等，把它们放置在孩子摸不到的地方；桌上不要放台布，以免小儿在拉扯台布时，弄翻桌上热菜饭或开水而引起烫伤。

2）给孩子用浴盆洗澡时，要先倒冷水再加热水调整水温。中间添热水时，最好将孩子抱离浴盆，由他人帮助添加热水。使用热水器时，要先将开关拧至冷水侧，然后缓慢把水温调高，并用自己的手试水温。

3）热水瓶要放置在小儿摸不到的高处或柜子里，以免孩子碰倒而引起烫伤，也不要让不懂事的孩子自己拿开水或过热的饮料喝。家用饮水机的热水开关应相对固定，或将饮水机放在儿童不易碰到的地方，以免其无意打开热水开关而引起烫伤。

4）抱着孩子在餐桌边吃饭，要将菜汤放到离孩子远一点的地方，以免孩子抓翻菜汤而引起烫伤。

5）夏天，在儿童房内，尽量不要使用蚊香驱蚊，以免蚊香引燃被褥、衣物、纸屑等可燃物造成火灾和烫伤。

（2）学龄前儿童

1）火柴、照明灯及化学物品均应收藏于儿童不易拿到的地方。

2）外出玩耍时远离高压电、变电房、高速运转的机器等危险地带。

3）不要单独燃放烟花爆竹。

4）食物应妥善放置，以免儿童攀高，伸手触摸造成烫伤危险。

5）不要把儿童单独留在家中。

6）不要把厨房视作玩乐的地方，尤其是家中在做饭时。

（3）学龄期青少年

1）强调在烈日下暴露的安全时间，防止皮肤晒伤。

2）易燃物品应与其他物品分开放置，防止燃烧。

3）指导他们正确用电。

4）用餐时间不打闹，以免碰翻热的饭菜，引起烫伤。

5）在孩子使用某些危险物品时，家长应在旁注视关心。

6）教导孩子不要把学校的化学实验材料带到家里进行试验。

2. 不同类型烧烫伤的预防

（1）烫伤

1）厨房之地禁止小孩进入；热水瓶、汤锅等请放置儿童接触不到的地方。

2）使用热水袋、暖手器时选择合适温度，并用布包裹后使用，尽量避免晚上使用。

3）洗澡时，请先放冷水。不要将装满沸水的浴盆和儿童单独留在浴室，避免儿童打翻或跌入浴盆造成烫伤。

4）使用取暖设备请加防护架。

5）使用饮水机烧热水时，避免儿童触碰热水开关导致烫伤。

6）远离汽车或摩托车排气管避免烫伤。

（2）火焰烧伤

1）儿童衣物尽量选用防火阻燃材质，并注意衣物和玩具的放置远离火源。

2）注意空气清新剂、酒精、汽油等易燃品的使用，以免引起火灾和爆炸。

3）教育儿童不要单独玩耍和靠近正在燃放的爆竹，远离打火机、火柴等。

4）烧伤时，不要慌乱，避免带火奔跑和用手拍打导致火势借风助长。

5）避免在火场大声呼喊，导致呼吸道烧伤。应用湿毛巾捂住口鼻，避免烟雾吸入导致窒息或中毒。

6）用手遮脸部，就地卧倒滚动，或以大衣包住灭火。

7）火熄灭后按上述“烫伤”方法处理。

（3）电击伤

1）儿童玩耍时请远离危险场所，如发电厂、加油站、高压电线、变压器。

2）安装合适的插座保护盖，防止儿童好奇玩耍插座时造成电烧伤。

3）受伤时，切断电源或用干燥的木棒等不导电物品拨开电源。

4）扑灭着火衣物。若受伤者发生心搏呼吸停止，应立即进行人工呼吸和胸外心脏按压。

5）尽快送往医院进行治疗：除非是电弧或电弧引燃衣物造成的烧伤，一般电击伤程度较深，不同于烧伤和烫伤，可不必经过冲水等过程直接送医治疗。

（4）化学烧伤：化学腐蚀物品，如洁厕剂、消毒水、去污剂的放置请远离儿童，避免接触损伤皮肤和误食；化学烧伤严重程度与化学品的性质、浓度和接触时间有关，但无论何种化学品，首先应去除大量沾染，然后立即用大量清水冲洗60分钟以上。开始用水量应够大，迅速冲尽创面残余化学物质；头面部化学烧伤，眼部应优先冲洗。

3. 烧烫伤急救法　一旦发生意外，家属可以进行五个步骤的急救。

（1）冲：迅速将受伤部位浸泡于冷水中，或用流动的自来水冲洗，以快速降低皮肤表面热度。如果烧烫伤面积大，程度比较深，用冷水处理可能会加重全身反应，应该立即送医院抢救。如果烧烫伤部位在颜面、头颈部、会阴部等处，由于部位特殊，即使伤处面积不大，也可能会出现并发症，这时除用冷水紧急处理外，为防止发生休克，可以给伤者喝些淡盐水，补充血容量，减轻休克程度。

（2）脱：充分冲洗后，感觉不是很痛后再小心除去衣物，必要时可以用剪刀剪开衣服，或暂时保留粘住部分，尽量避免将水疱弄破。

（3）泡：进一步浸泡于冷水中，可减轻疼痛及稳定情绪。但若烫伤面积大，年龄较小，则不必浸泡过久，以免体温降至过低，或延误治疗时机。

（4）盖：用干净床单或布、纱布等覆盖受伤部位，包扎好再送医。

（5）送：除极小的烧烫伤可以自行处理外，最好送往邻近的医院做进一步的创面处理，若伤势较大需要住院治疗，则最好送到设施条件好、经验丰富的烧伤专科。

（四）意外窒息

意外窒息致死，目前我国5岁以下儿童意外伤害死亡原因之首。

1. 常见原因

（1）婴幼儿尚未发育完善，奶汁易误入气管，这情况称为“呛奶”；婴儿的一些反射还很薄弱，不能把呛入气管的奶咳出来，阻塞气道而发生缺氧，即称为“呛奶窒息”。

（2）婴幼儿的咀嚼能力尚未发育完全，无法把食物嚼得很碎，容易被食物卡住气管。

（3）婴幼儿喜欢把东西放进嘴里咬，因此容易发生异物吸入喉道及气管引发窒息。

2. 预防

（1）宝宝睡觉时，最好让宝宝睡自己的小床，应露出头部。枕头周围不要放置毛绒玩具，以防堵住宝宝的口鼻。妈妈晚上喂奶时要保持清醒状态，不要躺在床上喂奶。每次喂完奶后应抱起宝宝，轻拍其后背直到打嗝。

（2）给宝宝准备食物时，尽量做成糊状或煮烂食物，以方便宝宝吞咽。尽量避免让 5 岁以下的孩子吃花生、瓜子、豆类及其他带核食品；吃果冻应该用勺子吃，不要一下吸入口中；骨头汤、骨头粥要把骨头过滤后再给孩子吃。另外，进食时不要让孩子说话、打闹、哭笑，以防食物呛入气管。

（3）宝宝周围不要有塑料袋等不能透气的物品，以免蒙到宝宝的脸或宝宝玩耍时将塑料袋套在头上以致窒息。要经常检查宝宝衣服上的纽扣等配件是否牢固，以防宝宝抓脱放嘴里引发窒息。

（4）避免让宝宝玩硬币、钢笔或圆珠笔的笔帽、橡皮、弹珠、小球或纽扣、珠宝首饰等。小玩具对 3 岁以下的宝宝来说都不太安全，父母可利用卫生纸卷筒来检测，能轻易穿过卷筒的小玩具都尽量避免。

八、服务要求

1. 开展儿童健康管理的乡镇卫生院、村卫生室应当具备所需的基本设备和条件。

2. 从事儿童健康管理工作的人员（含乡村医师）应取得相应的执业资格，并接受过儿童保健专业技术培训，按照国家儿童保健有关规范的要求进行儿童健康管理。

3. 乡镇卫生院、村卫生室应通过妇幼卫生网络、预防接种系统及日常医疗卫生服务等多种途径掌握辖区中的适龄儿童数，并加强与托幼机构的联系，取得配合，做好儿童的健康管理。

4. 加强宣传，向儿童监护人告知服务内容，使更多的儿童家长愿意接受服务。

5. 儿童健康管理服务在时间上应与预防接种时间相结合。鼓励在儿童每次接受免疫规划范围内的预防接种时，对其进行体重、身长（高）测量，并提供健康指导服务。

6. 每次服务后及时记录相关信息，纳入儿童健康档案。

7. 积极应用中医药方法，为儿童提供生长发育与疾病预防等健康指导。

（代　群）

第三节　孕产妇健康管理

一、妊娠的判断

（一）症状与体征

1. 停经　育龄期有性生活史的健康妇女，平时月经周期规则，一旦月经过期，应考虑妊娠可能。停经 10 天以上，应高度怀疑妊娠。若停经已达 8 周以上，则妊娠的可能性更大。停经是妊娠最早与最重要的症状，但不是妊娠的特有症状。产妇哺乳期月经虽未恢复，但仍有可能再次妊娠。

2. *早孕反应*（morning sickness）　在停经 6 周左右出现畏寒、头晕、乏力、嗜睡、流涎、食欲缺乏、喜食酸物或厌恶油腻、恶心、晨起呕吐等症状，称早孕反应。恶心、晨起呕吐与体内 HCG 增多、胃酸分泌减少以及胃排空时间延长有关。早孕反应多于停经 12 周左右自行消失。

3. *尿频*　妊娠早期出现尿频，是增大的前倾子宫在盆腔内压迫膀胱所致。约在妊娠 12 周以后，增大的宫体进入腹腔后不再压迫膀胱，尿频症状自然消失。

4. *乳房变化*　妊娠后因受增多的雌激素及孕激素影响，乳腺腺泡及乳腺小叶增生，乳房逐渐增大，并可出现乳房胀痛，乳房表面有明显的静脉显露；乳头增大，乳头及乳晕着色加深；乳晕周围皮脂腺增生出现深褐色结节，称为蒙氏结节。哺乳期妇女妊娠后乳汁分泌可以减少。

5. *妇科检查*　阴道黏膜及宫颈阴道部充血呈紫蓝色。停经 6 ～ 8 周时，阴道双合诊检查可发现宫颈峡部极软，感觉宫颈与宫体似不相连，称为黑加征（Hegar sign）。随妊娠进展宫体逐渐增大变软，呈球形，至妊娠 8 周时宫体约为非妊娠时的 2 倍；妊娠 12 周时约为非妊娠时的 3 倍，在耻骨联合上方可触及。

（二）辅助检查

1. *基础体温测定*（basal body temperature，BBT）　有性生活的育龄期妇女，双相型体温高温相超过 18 天持续不降，早孕可能性大。高温持续超过 3 周，早孕可能性更大。

2. *宫颈黏液检查*　宫颈黏液量少而黏稠，涂片干燥后光镜下可见排列成行的珠豆状椭圆体，这种结晶见于黄体期，也可见于妊娠期。若黄体期宫颈黏液稀薄，涂片干燥后光镜下出现羊齿植物叶状结晶，基本能排除早期妊娠。

3. *妊娠试验*（pregnancy test）　受精卵着床后不久，即可用放射免疫法测出受检者血液中 HCG 升高。临床上多用早早孕试纸法检测受检者尿液；若结果阳性结合临床表现，则可以诊断为妊娠。因异位妊娠与之有相同的临床表现，故需与异位妊娠相鉴别。

4. *超声检查*　妊娠早期超声检查的主要目的是确定宫内妊娠，排除异位妊娠和滋养细胞疾病，推算孕龄，排除盆腔肿物或子宫异常；若为多胎，可根据胚囊的数目和形态判断绒毛膜性。停经 35 天时，宫腔内见到圆形或椭圆形妊娠囊（gestational sac，GS）；妊娠 6 周可见胚芽和原始心管搏动。停经 14 周，测量胎儿头臀长度（crown-rump length，CRL）能较准确地估计孕周，推算预产期。妊娠 9 ～ 14 周 B 型超声检查可以排除严重的胎儿畸形，如无脑儿。B 型超声测量指标有胎儿颈项透明层（nuchal translucency，NT）和胎儿鼻骨（nose bone）等，可作为妊娠早期染色体疾病筛查的指标。彩色多普勒超声检查可见胎儿心脏区彩色血流，可以确诊为早期妊娠、活胎。

二、围生医学的概念

围生医学是研究在围生期内对围产儿及孕产妇卫生保健的一门学科，对降低围生期母儿死亡率和病残儿发生率、保障母儿健康具有重要意义。我国现阶段围生期是指妊娠满 28 周（即胎儿体重 ≥ 1000g 或身长 ≥ 35cm）至产后 1 周。一些国家将围生期从妊娠 20 周或 24 周开始算起。围生期死亡率是评价产科和新生儿科质量的重要指标。

三、妊娠早期健康管理

1. *健康教育及指导*

（1）流产的认识和预防。

（2）营养和生活方式的指导（卫生、性生活、运动锻炼、旅行、工作）。根据妊娠前 BMI，提出妊娠期 DMI 增加建议。

（3）继续补充叶酸 0.4 ～ 0.8mg/d 至妊娠 3 个月，有条件者可继续服用含叶酸的复合维生素。

（4）避免接触有毒有害物质（如放射线、高温、铅、汞、苯、砷、农药等），避免密切接触宠物。

（5）慎用药物，避免使用可能影响胎儿正常发育的药物。

（6）改变不良的生活习惯（如吸烟、酗酒、吸毒等）及生活方式；避免高强度的工作、高噪声环境和家庭暴力。

（7）保持心理健康，解除精神压力，预防妊娠期及产后心理问题的发生。

2. 常规保健

（1）建立妊娠期保健手册；首次产前检查（妊娠 6 ～ 13 周 $^{+6}$）。

（2）仔细询问月经情况，确定孕周，推算预产期。

（3）评估妊娠期高危因素。孕产史（特别是不良孕产史，如流产、早产、死胎、死产史），生殖道手术史，有无胎儿畸形或幼儿智力低下，妊娠前准备情况，妊娠妇女及配偶的家族史和遗传病史。注意有无妊娠并发症，如慢性高血压、心脏病、糖尿病、肝肾疾病、系统性红斑狼疮、血液病、神经和精神疾病等，及时请相关学科专家会诊，不宜继续妊娠者应告知患者并及时终止妊娠；高危妊娠继续妊娠者，评估是否转诊。本次妊娠有无阴道出血，有无可能致畸的因素。

（4）全面体格检查，包括心肺听诊，测量血压，计算 BMI；常规妇科检查（妊娠前 3 个月未查者）；胎心率测定（多普勒听诊，妊娠 12 周左右）。

3. 必查项目

（1）血常规。

（2）尿常规。

（3）血型（ABO 和 Rh 血型）。

（4）肝功能。

（5）肾功能。

（6）空腹血糖水平。

（7）HBsAg 筛查。

（8）梅毒血清抗体筛查。

（9）HIV 筛查。

（10）地中海贫血筛查（广东、广西、海南、湖南、湖北、四川、重庆等地区）。

（11）超声检查。在妊娠早期（妊娠 6 ～ 8 周）行超声检查，以确定是否为宫内妊娠及孕周、胎儿是否存活、胎儿数目、子宫附件情况。

4. 备查项目

（1）丙型肝炎（HCV）筛查。

（2）抗 D 滴度检测（Rh 血型阴性者）。

（3）75g OGTT（高危妊娠妇女）。

（4）甲状腺功能检测。

（5）血清铁蛋白（血红蛋白＜ 110g/L 者）。

（6）结核菌素（PPD）试验（高危妊娠妇女）。

（7）子宫颈细胞学检查（妊娠前 12 个月未检查者）。

（8）子宫颈分泌物检测淋球菌和沙眼衣原体（高危妊娠妇女或有症状者）。

（9）细菌性阴道病（BV）的检测（有症状或早产史者）。

（10）胎儿染色体非整倍体异常的妊娠早期（妊娠 10～13 周 $^{+6}$）母体血清学筛查 [妊娠相关血浆蛋白 A（PAPP-A）和游离 β -HCG]。注意事项：空腹；超声检查确定孕周；确定抽血当天的 BMI。

（11）超声检查：妊娠 11～13 周 $^{+6}$ 测量胎儿颈部透明层（nuchal translucency，NT）的厚度；核定孕周；双胎妊娠还需确定绒毛膜性质。NT 的测量按照英国胎儿医学基金会标准进行（超声医师需要经过严格的训练并进行质量控制）。高危者，可考虑绒毛活检或羊膜腔穿刺检查。

（12）绒毛穿刺取样术（妊娠 10～13 周 $^{+6}$，主要针对高危妊娠妇女）。

（13）心电图检查。

四、妊娠中期健康管理

1. 妊娠 14～19 周 $^{+6}$ 产前检查

（1）健康教育及指导

1）流产的认识和预防。

2）妊娠生理知识。

3）营养和生活方式的指导。

4）妊娠中期胎儿染色体非整倍体异常筛查的意义。

5）非贫血妊娠妇女，如血清铁蛋白＜ 30μg/L，应补充元素铁 60mg/d；诊断明确的缺铁性贫血妊娠妇女，应补充元素铁 100～200mg/d，具体参考中华医学会围产医学分会发布的《妊娠期铁缺乏和缺铁性贫血诊治指南》。

6）开始常规补充钙剂 0.6～1.5g/d。

（2）常规保健

1）分析首次产前检查的结果。

2）询问阴道出血、饮食、运动情况。

3）体格检查，包括血压、体质量，评估妊娠妇女 BMI 增加是否合理；子宫底高度；胎心率测定。

（3）必查项目：无。

（4）备查项目

1）无创产前基因检测（non-invasive prenatal testing，NIPT）：NIPT 筛查的目标疾病为 3 种常见胎儿染色体非整倍体异常，即 21- 三体综合征、18- 三体综合征、13- 三体综合征。适宜孕周为 12～22 周 $^{+6}$。具体参考国家卫生健康委员会发布的《孕妇外周血胎儿游离 DNA 产前筛查与诊断技术规范》。不适用人群为：①孕周＜ 12 周；②夫妇一方有明确的染色体异常；③ 1 年内接受过异体输血、移植手术、异体细胞治疗等；④胎儿超声检查提示有结构异常须进行产前诊断；⑤有基因遗传病家族史或提示胎儿罹患基因病高风险；⑥妊娠期合并恶性肿瘤；⑦医师认为有明显影响结果准确性的其他情形。NIPT 检测结果为阳性，应进行介入性产前诊断。NIPT 报告应当由产前诊断机构出具，并由副高以上职称且具备产前诊断资质的临床医师签署。NIPT 检测结果为阳性，应进行介入性产前诊断。

2）胎儿染色体非整倍体异常的妊娠中期母体血清学筛查（妊娠 15～20 周，最佳检测孕周为 16～18 周）。注意事项：同妊娠早期血清学筛查。

3）羊膜腔穿刺术检查胎儿染色体核型（妊娠 16～22 周），针对高危人群。

2. 妊娠 20 ～ 24 周产前检查

(1) 健康教育及指导

1) 早产的认识和预防。

2) 营养和生活方式的指导。

3) 胎儿系统超声筛查的意义。

(2) 常规保健

1) 询问胎动、阴道出血、饮食、运动情况。

2) 体格检查同妊娠 14 周～ 19 周 $^{+6}$ 产前检查。

(3) 必查项目

1) 胎儿系统超声筛查 (妊娠 20 ～ 24 周)，筛查胎儿的严重畸形。

2) 血常规。

3) 尿常规。

(4) 备查项目：经阴道超声测量子宫颈长度，进行早产的预测。

3. 妊娠 25 ～ 28 周产前检查

(1) 健康教育及指导

1) 早产的认识和预防。

2) 妊娠期糖尿病 (GDM) 筛查的意义。

(2) 常规保健

1) 询问胎动、阴道出血、宫缩、饮食、运动情况。

2) 体格检查同妊娠 14 周～ 19 周 $^{+6}$ 产前检查。

(3) 必查项目

1) GDM 筛查。直接行 75g OGTT，其正常上限为：空腹血糖水平为 5.1mmol/L，1 小时血糖水平为 10.0mmol/L，2 小时血糖水平为 8.5mmol/L。妊娠妇女具有 GDM 高危因素或者医疗资源缺乏的地区，建议妊娠 24 ～ 28 周首先检测空腹血糖 (FPG)。具体参考《妊娠合并糖尿病诊治指南 (2014)》。

2) 血常规、尿常规。

(4) 备查项目

1) 抗 D 滴度检测 (Rh 血型阴性者)。

2) 子宫颈分泌物检测胎儿纤连蛋白 (fFN) 水平 (子宫颈长度为 20 ～ 30mm 者)。

五、妊娠晚期健康管理

1. 妊娠 29 ～ 32 周产前检查

(1) 健康教育及指导

1) 分娩方式指导。

2) 开始注意胎动或计数胎动。

3) 母乳喂养指导。

4) 新生儿护理指导。

(2) 常规保健

1) 询问胎动、阴道出血、宫缩、饮食、运动情况。

2) 体格检查：同"妊娠 14 周～ 19 周 $^{+6}$ 产前检查"；胎位检查。

（3）必查项目

1）血常规、尿常规。

2）超声检查：胎儿生长发育情况、羊水量、胎位、胎盘位置等。

（4）备查项目：无。

2. 妊娠 33 ～ 36 周产前检查

（1）健康教育及指导

1）分娩前生活方式的指导。

2）分娩相关知识（临产的症状、分娩方式指导、分娩镇痛）。

3）新生儿疾病筛查。

4）抑郁症的预防。

（2）常规保健

1）询问胎动、阴道出血、宫缩、皮肤瘙痒、饮食、运动、分娩前准备情况。

2）体格检查同“妊娠 30 ～ 32 周产前检查”。

3）必查项目：尿常规。

（3）备查项目

1）妊娠 35 ～ 37 周 B 族链球菌（GBS）筛查：具有高危因素的妊娠妇女（如合并糖尿病、前次妊娠出生的新生儿有 GBS 感染等），取直肠和阴道下 1/3 分泌物培养。

2）妊娠 32 ～ 34 周肝功能、血清胆汁酸检测（妊娠期肝内胆汁淤积症高发病率地区的妊娠妇女）。

3）妊娠 32 ～ 34 周后可开始电子胎心监护 [无应激试验（NST）检查（高危妊娠妇女）]。

4）心电图复查（高危妊娠妇女）。

3. 妊娠 37 ～ 41 周产前检查

（1）健康教育及指导

1）分娩相关知识（临产的症状、分娩方式指导、分娩镇痛）。

2）新生儿免疫接种指导。

3）产褥期指导。

4）胎儿宫内情况的监护。

5）妊娠≥ 41 周，住院并引产。

（2）常规保健内容

1）询问胎动、宫缩、见红等。

2）体格检查同“妊娠 30 ～ 32 周产前检查”。

（3）必查项目

1）超声检查：评估胎儿大小、羊水量、胎盘成熟度、胎位，有条件可检测脐动脉收缩期峰值和舒张末期流速之比（S/D 比值）等。

2）NST 检查（每周 1 次）。

（4）备查项目：子宫颈检查及 Bishop 评分。

六、产后访视

产后访视是围生期保健的重要内容之一。产妇出院后 3 天内、产后 14 天、产后 28 天，要对产妇及新生儿进行访视，并要求及时将访视情况记录在《母子保健手册》及相应的管理登记中。

高危产妇及体弱儿增加访视次数，并进行专案管理。

1. *产妇访视*

（1）了解一般情况（精神、睡眠、饮食、大小便情况，心理状况）。

（2）测血压、体温。

（3）检查：乳头有无皲裂，泌乳是否通畅，乳房有无红肿硬结，乳汁分泌量，宫底高度，子宫硬度及有无压痛，观察恶露及性状；会阴切口及剖宫产腹部切口愈合情况。

1）乳胀：多因乳房过度充盈及乳腺管阻塞所致，哺乳前湿热敷 3 ～ 5 分钟并按摩，频繁哺乳排空乳房。

2）催乳：若乳汁不足，鼓励乳母树立信心，按需哺乳，适当调节饮食。

3）退奶：停止哺乳不排空乳房，少进汤汁，但会有产妇乳房胀痛。不推荐用雌激素退奶，可以生麦芽 60 ～ 90g 水煎服当茶饮，每天 1 剂，连服 3 ～ 5 天；芒硝 250g，分装 2 袋外敷乳房并包扎，湿硬时更换；维生素 B_6 片 200mg 口服，每天 3 次，共 5 ～ 7 天。

4）乳头皲裂：轻者可继续哺乳，哺乳前湿热敷 3 ～ 5 分钟，挤出少许乳汁，使乳晕变软，以利新生儿含吮乳头和大部分乳晕，哺乳后挤出少许乳汁涂在乳头和乳晕上，暴露干燥；也可涂抹抗生素软膏；严重者停止哺乳，可挤出或吸奶器吸出乳汁后喂给新生儿。

5）恶露：产后 3 ～ 4 天为血性，浆液性恶露 10 天左右，白色恶露持续 3 周左右干净。正常恶露有血腥味但无臭味，持续 6 周左右，总量 250 ～ 500ml。保持会阴清洁干燥，会阴水肿者可用 50% 硫酸镁湿热敷，恶露有臭味且子宫有压痛应给予广谱抗生素及甲硝唑控制感染，会阴切口及剖宫产切口发现异常应及时给予处理。

（4）指导母乳喂养，根据产妇具体情况选择适宜的计划生育措施。

（5）指导产褥期保健，防止产后并发症，如晚期产后出血等。

（6）督促产妇及其家属及时进行 42 天产后检查。

2. *具体指导方法*

（1）看：《母子保健手册》妊娠期、产时的第一手资料，有无高危因素，现为产后几天；休养环境是否整洁、安静、舒适，温度是否在 24 ～ 26℃，空气是否通畅，尤其是空调房，与室外温差不宜超过 7℃；产妇和婴儿的被褥是否合适，特别是婴儿的被褥保暖性能是否良好；婴儿一般情况、精神状态、吸吮能力等；产妇的一般情况，精神面貌、情绪状态是否良好，有无贫血面容。

（2）问：生活起居、饮食、睡眠、大小便及一般情况，并按访视卡内容询问产妇及婴儿相关内容，以及前次访视后、本次访视前有无异常情况或疾病发生等。

（3）听：产妇及家属提出的有关问题，并给予解答。

（4）查：按访视卡中内容进行查体。查婴儿体温、体重、面容是否红润、黄疸有无消退、有无湿疹、脐带有无渗血、有无分泌物、有无红臀、大小便是否正常，母乳喂养的体位、含接姿势是否正确等；产妇体温、血压、乳房有无红肿硬结、乳头有无皲裂、乳汁量的多少、子宫底高度是否正常、会阴或腹部伤口恢复情况，有无红肿及分泌物；恶露的颜色、量是否正常，有无异味。

（5）指导：指导产妇及其家属开展婴儿抚触，指导他们掌握产褥期卫生保健知识、母乳喂养知识、产褥期合理膳食知识、避孕知识、心理调节知识、形体康复知识等。

3. *新生儿访视*

（1）了解新生儿出生、喂养等情况。

（2）观察精神状态、吸吮、哭声、肤色、脐部、臀部及四肢活动等。

(3) 听心肺，测量体温、体重和身长。

(4) 提供新生儿喂养、护理及预防接种等保健指导。

七、产后42天健康检查

1. 产妇

(1) 了解产褥期基本情况。

(2) 测量体重、血压，进行盆腔检查，了解子宫复旧及伤口愈合情况。

(3) 对孕产期有合并症和并发症者，应当进行相关检查，提出诊疗意见。

(4) 提供喂养、营养、心理、卫生及避孕方法等指导。

2. 婴儿

(1) 了解婴儿基本情况。

(2) 测量体重和身长，进行全面体格检查，如发现出生缺陷，应当做好登记、报告与管理。

(3) 对有高危因素的婴儿，进行相应的检查和处理。

(4) 提供婴儿喂养和儿童早期发展及口腔保健等方面的指导。

八、服务要求

1. 开展孕产妇健康管理的机构应当具备所需的基本设备和条件。

2. 尝试孕产妇健康管理服务工作的人员（含乡村医师）应取得相应的执业资格，并接受过孕产妇保健专业技术培训。

3. 按国家有关孕产妇保健工作规范的要求进行孕产妇保健管理工作。

4. 加强与村（居）委会、妇联、计生等相关部门的联系，掌握辖区内孕产妇人口信息。

5. 加强宣传、告知服务内容，使更多的育龄妇女愿意接受服务，提高妊娠早期建册率。

6. 将每次随访服务的信息及检查结果准确、完整地记录在《孕产妇保健手册》和孕产妇健康档案上。

7. 积极运用中医方法（如饮食起居、情志调摄、食疗药膳、产后康复等），开展妊娠期、产褥期、哺乳期保健服务。

（李 烈）

第四节 老年人健康管理

一、服务对象

辖区内65岁及以上常住居民。

二、生活方式和健康状况评估

通过问诊及老年人健康状态自评了解其基本健康状况、体育锻炼、饮食、吸烟、饮酒、慢性疾病常见症状、既往所患疾病、治疗及目前用药和生活自理能力等情况。

三、健康指导

1. 对发现已确诊的原发性高血压和2型糖尿病等患者同时开展相应的慢性病患者健康管理。

2. 对患有其他疾病（非高血压或糖尿病）者，应及时治疗或转诊。

3. 对发现有异常的老年人建议定期复查或向上级医疗机构转诊。

4. 进行健康生活方式，以及疫苗接种、骨质疏松预防、防跌倒措施、意外伤害预防和自救、认知和情感等健康指导。

5. 告知或预约下一次健康管理服务的时间。

四、服务要求

1. 开展老年人健康管理服务的乡镇卫生院和社区卫生服务中心应当具备服务内容所需的基本设备和条件。

2. 加强与村（居）委会、派出所等相关部门的联系，掌握辖区内老年人口信息变化。加强宣传，告知服务内容，使更多的老年人愿意接受服务。

3. 每次健康检查后及时将相关信息记入健康档案。具体内容详见《城乡居民健康档案管理服务规范》健康体检表。对于已纳入相应慢性病健康管理的老年人，本次健康管理服务可作为一次随访服务。

4. 积极应用中医药方法为老年人提供养生保健、疾病防治等健康指导。

第五节　严重精神障碍（重性精神病）患者健康管理

一、服务对象

辖区内诊断明确、在家居住的重性精神疾病患者。重性精神疾病是指临床表现有幻觉、妄想、严重思维障碍、行为紊乱等精神病性症状，且患者社会生活能力严重受损的一组精神疾病。主要包括精神分裂症、分裂情感性障碍、偏执性精神病、双相障碍、癫痫所致精神障碍、精神发育迟滞伴精神障碍。

二、患者信息管理

在将重性精神疾病患者纳入管理时，需由家属提供或直接转自原承担治疗任务的专业医疗卫生机构的疾病诊疗相关信息，同时为患者进行一次全面评估，为其建立一般居民健康档案，并按照要求填写重性精神疾病患者个人信息补充表。

三、随访

对应管理的重性精神疾病患者每年至少随访 4 次，每次随访应对患者进行危险性评估；检查患者的精神状况，包括感觉、知觉、思维、情感和意志行为、自知力等；询问患者的躯体疾病、社会功能情况、服药情况及各项实验室检查结果等。其中，危险性评估分为 6 级。0 级：无符合以下 1 ～ 5 级中的任何行为。1 级：口头威胁，喊叫，但没有打砸行为。2 级：打砸行为，局限在家里，针对财物。能被劝说制止。3 级：明显打砸行为，不分场合，针对财物；不能接受劝说而停止。4 级：持续的打砸行为，不分场合，针对财物或人，不能接受劝说而停止。包括自伤、自杀。5 级：持管制性危险武器的针对人的任何暴力行为，或者纵火、爆炸等行为，无论在家里还是公共场合。

四、分类干预

根据患者的危险性分级、精神症状是否消失、自知力是否完全恢复，工作、社会功能是否恢复，以及患者是否存在药物不良反应或躯体疾病情况，对患者进行分类干预。

1. 病情不稳定患者：若危险性为 3 ～ 5 级或精神病症状明显、自知力缺乏、有急性药物不良反应或严重躯体疾病，对症处理后立即转诊到上级医院。必要时报告当地公安部门，协助送院治疗。对于未住院的患者，在精神专科医师、居委会人员、民警的共同协助下，2 周内随访。

2. 病情基本稳定患者：若危险性为 1 ～ 2 级，或精神症状、自知力、社会功能状况至少有一方面较差，首先应判断是病情波动或药物疗效不佳，还是伴有药物不良反应或躯体症状恶化。分别采取在规定剂量范围内调整现用药物剂量和查找原因对症治疗的措施，必要时与患者原主管医师取得联系，或在精神专科医师指导下治疗，经初步处理后观察 2 周，若情况趋于稳定，可维持目前治疗方案，3 个月时随访；若初步处理无效，则建议转诊到上级医院，2 周内随访转诊情况。

3. 病情稳定患者：若危险性为 0 级，且精神症状基本消失，自知力基本恢复，社会功能处于一般或良好状态，无严重药物不良反应，躯体疾病稳定，无其他异常，继续执行上级医院制定的治疗方案，3 个月时随访。

4. 每次随访根据患者病情的控制情况，对患者及其家属进行有针对性的健康教育和生活技能训练等方面的康复指导，对家属提供心理支持和帮助。

五、健康检查

在患者病情许可的情况下，征得监护人与患者本人同意后，每年进行 1 次健康检查，可与随访相结合。健康检查内容包括一般体格检查、血压、体重、血常规（含白细胞分类）、转氨酶、血糖、心电图。

六、服务要求

1. 配备接受过重性精神疾病管理相关培训的专（兼）职人员，开展相关健康管理工作。

2. 与相关部门加强联系，及时为辖区内新发现的重性精神疾病患者建立健康档案并按时更新。

3. 随访包括预约患者到门诊就诊、电话追踪和家庭访视等方式。

4. 加强宣传，鼓励和帮助患者进行生活功能康复训练，指导患者参与社会活动，接受职业训练。

（代　群）

参考文献

陈锐，丘伟，2013. 儿童急性中毒病因分析及预防 . 中国伤残医学，21(1):14-15.

崔焱，仰曙芬，2017. 儿科护理学 . 第 6 版 . 北京：人民卫生出版社 .

国家卫生和计划生育委员会，2017. 国家卫生计生委关于印发《国家基本公共卫生服务规范（第三版）》的通知 . 2017-02-28.

合生元营养与护理研究院，2016. 儿童常见病护理手册 . 南京：江苏凤凰科学技术出版社 .

李学信，2008. 社区卫生服务实用手册 . 南京：东南大学出版社 .

罗树生，王燕，高军，等，2006. 中国 1998 ～ 2003 年婴儿死亡率及其相关因素研究 . 中国妇幼保健，21(13):1841-1845.

宋萍，2008. 497 例儿童中毒相关因素分析 . 儿科药学杂志，14(1):33-35.

卫生部办公厅，2012. 卫生部办公厅关于印发新生儿访视等儿童保健技术规范的通知 . 2012-04-20.

吴斌，解启莲，2014. 儿童急性中毒临床特点与急救分析 . 现代中西医结合杂志，23(26) : 2887-2889.

张驭涛，蒋绍锋，何仟，等，2017. 2004 ～ 2010 年中国儿童非故意中毒死亡率分析 . 疾病监测 ,32(1):62-65.

Lassi ZS, Salam RA, Das JK, et al, 2015. An unfinished agenda on adolescent health: opportunities for interventions. Semin Perinatol, 39(5):353-360.

Manouchehrifar M, Derakhshandeh N, Shojaee M, et al, 2016. An epidemiologic study of pediatric poisoning: a six-month crosssectional study. Emerg(Tehran), 4(1):21-24.

Perez ER, 2000. Guidelines for poison control.J Epidemiol Community Health, 54(2):159.

Sminkey L, 2008. World report on child injury prevention.In J Prev,14(1):69.

第 11 章 卫生监督协管

第一节 相关基本概念

一、食源性疾病、食物中毒的概念、特点

1. 食源性疾病（food borne disease，FBD） 分广义和狭义的概念。从广义讲，是指由食物和摄食而引起的疾病，包括某些慢性病、代谢病和营养不平衡导致的疾病，如糖尿病、高脂血症等，还应包括食源性变态反应性疾病、急性或慢性传染性疾病和非传染性疾病。从狭义上讲，WHO 在 1984 年定义 FBD 为“凡是通过摄食进入人体内的各种致病因子引起的、通常具有感染性质或中毒性质的一类疾病”，特指与饮食相关的感染性和非传染性疾病。

食源性疾病的特点：①食物传播，食物和水源是所有食物中毒的载体。②暴发性，一起食源性疾病的暴发少则几个人，多则成百上千人。③散发性，化学性食物中毒和某些有毒动植物食物中毒多以散发病例出现，各病例间在发病时间和地点上没有明显的联系。④地区性，指某些食源性疾病常发生在某一地区或某一人群。⑤季节性，某些疾病在一定季节内的发病率会升高。

2. 食物中毒（food poisoning） 属于食源性疾病的范畴，是食源性疾病的暴发形式，在《食品中毒诊断标准及技术处理总则》（GB14938-94）中明确指出，食物中毒是指摄入含有生物性、化学性有毒有害物质的食品，或把有毒有害物质当作食品摄入后所出现的非传染性的急性、亚急性疾病。

食物中毒的特点：①暴发流行。潜伏期比较短，发病时间较集中，短期内有多人发病。②症状基本一致。在同一起的食物中毒的患者中，无论男女老少、进食量多少，表现的中毒症状及其潜伏期基本一致。③发病均与某种食品或者拥有共同的进餐史。④一般无人与人之间的直接传染。⑤采取措施后控制快。

二、细菌性、有毒动植物、化学性食物中毒的特点及预防措施

1. 细菌性食物中毒

（1）特点：①具有明显的季节性。一般容易发生在每年的 5 ～ 10 月；②发病急，病死率低:潜伏期短，呈急剧暴发型，能及时抢救，一般病程短、恢复快、预后良好（肉毒中毒除外）；③发病与进食有关；④无传染性。

（2）预防措施：①加强卫生宣传教育。改变生食等不良习惯；接触食品的所有物品应清洗干净，凡是接触直接入口食品的物品，还应在清洗的基础上进行消毒。一些生吃的蔬菜、水果也应进行清洗消毒，严格遵守牲畜屠宰前、屠宰中、屠宰后的卫生要求，防止污染；食品加工、储存和销售过程严格遵守卫生制度，做好食具、容器和工具的消毒，避免生熟交叉污染；

食品在食用前要控制适当的温度，加热充分，以杀灭病原菌和破坏毒素；在低温或通风阴凉处存放食品，控制细菌的繁殖和毒素形成；食品加工人员、医院、托幼机构人员和炊事人员应认真执行就业前的体检和录用后定期查体的制度，经常接受食品卫生教育，养成良好的个人卫生。②加强食品卫生质量检查和监督管理。食品卫生监督部门应加强对食堂、食品餐点、食品加工厂等相关部门的卫生检验检疫工作。③建立快速可靠的病原菌检测技术。

2. 有毒动植物食物中毒

（1）特点：①有明确的有毒动植物食物史；②临床表现、预后与所摄食的有毒物质有关；③植物性食物中毒多散发，并多见于家庭。

（2）预防措施：①河豚。加强宣传教育，防止误食，新鲜河豚应统一加工处理，经鉴定合格后方可出售。②毒蕈中毒。根本办法是不要采集野蘑菇食用。③含氰苷类食物中毒。加强宣传教育，向公众宣传苦杏仁、木薯中毒的知识，不吃苦杏仁、李子仁和桃仁，用杏仁做成菜时，应反复用水浸泡，充分加热，使其失去毒性，木薯要煮熟，蒸熟后方可食用。④四季豆。烹饪时一定要把菜豆彻底加热后再食用，用大锅加工四季豆更要注意翻炒均匀，煮熟焖透，失去四季豆的豆腥味方可食用。

3. 化学性食物中毒

（1）特点：①发病与进食含有的化学物食物有关；②潜伏期短，最短的 10 分钟即可发病；③病情重，可出现特征性的临床表现；④全年均可发生，无季节性；⑤剩余食品或呕吐物、胃内容物可检出毒物。

（2）预防措施：①食品加工过程中所使用的原料、添加剂等砷含量不得超过国家允许标准；严格遵照国家卫生标准的限量规定在肉制品中添加硝酸盐、亚硝酸盐。②健全管理制度，亚硝酸盐、含砷化合物及有机磷农药的标识要鲜明，要实行专人专库、领用登记，不准与食品、食盐混放混装；盛装含砷化合物、有机磷农药的容器用具应有明显的标记并不得再用于盛装任何食品；禁止食用因剧毒农药致死的各种畜、禽；食品加工、运输和储存过程均不可使用镀锌容器和工具接触酸性食品。③在临床医师指导下进行微量元素补充，不可自己乱补、乱用。④保持蔬菜的新鲜，不要食用存放过久或变质的蔬菜，烹调过的蔬菜不可以在高温下存放过久。⑤腌菜时所加盐的含量应达到 12% 以上，至少需腌制 15 天以上再食用。

三、粮谷、蔬菜、肉、鱼、奶制品、酒等食品的常见卫生问题

1. 粮谷　自然陈化，霉菌与霉菌毒素的污染（常见为曲霉、青霉、毛霉、根酶和镰刀菌等）、农药残留（主要为有机磷农药）、有毒有害物质的污染（主要为工业废水和生活污水）、仓储害虫（主要为甲虫、螨虫等）、其他污染（如无机夹杂物和有毒种子）、掺假（如滑石粉、吊白块等）。

2. 蔬菜　生物和寄生虫卵污染（蔬菜栽培用人、畜的粪便作肥料，被肠道致病菌和寄生虫卵所污染）、工业废水和生活污水污染、农药残留、腐败变质与亚硝酸盐含量（贮藏条件不适、烂果）。

3. 肉类　腐败变质（宰杀污染）、人畜共患传染病污染（如炭疽、鼻疽、口蹄疫、猪瘟、囊虫病、旋毛虫病、结核等）、药物残留、使用违禁饲料添加剂。

4. 鱼类　腐败变质、寄生虫病（肺吸虫、肝吸虫）、工业废水污染。

5. 奶制品　微生物（主要源于乳房、空气和水）、致病菌（结核杆菌、布氏杆菌、伤寒杆菌、痢疾杆菌）、有毒有害物质残留（农药残留、重金属）、掺假、杂质。

6. 酒类　甲醇、醛类、氰化物、铅、锰。

四、水源选择与卫生防护、饮用水常用消毒方法

1. 水源选择

（1）城市水源选择：水源具有充沛的水量，满足城市近，远期发展的需要；水源具有较好的水质；坚持开源节流的方针，协调与其他经济部门的关系；水源选择要密切结合城市近远期规划和发展布局，从整个给水系统的安全和经济来考虑；选择水源时还应考虑取水工程本身与其他各种条件；保证供水安全。

（2）农村水源选择：应从供水水量、供水水质、卫生防护、供水连续性、供水范围等方面加以综合权衡和评价，有多处水源可供选择时，应对其水量、水质、投资、运行成本、施工和管理条件等进行全面技术经济比较后择优确定，当地表水、地下水均可满足要求时，宜优先选择地下水和泉水水源；水源水量充沛可靠。用地表水作为水源时，枯水期流量的保证率应不低于 90%；以地下水作为水源时，其取水量应小于可开采量。水源水质应符合国家饮用水水源水质标准；利用已有水源工程作为工程水源时，应重点分析其水量、水质和供水保证率是否满足要求，并应取得原工程管理单位的书面同意。

2. 卫生防护

（1）地下水水源卫生防护：地下水取水构筑物的卫生防护范围应根据水文地质条件、取水构筑物的形式和附近地区的环境卫生状况确定。在卫生防护带和生产厂区设置有明显标志的保护区和范围。在净水厂外围 30m 内，不得设置生活住宅区、禽畜养殖场、渗水厕所、污水渗透沟渠，不得设立垃圾、粪便、废渣等堆放场，并严格控制污水收集管道的铺设位置；在单井或井群的影响半径范围内，不得使用工业废水或生活污水灌溉，严禁使用持久性、剧毒性农药。在水厂生产区的范围内，应按地面水厂生产区的要求执行。

（2）地表水水源卫生防护：以河流为供水水源时，在划定的水源保护流域内不得进行养殖活动，不得排入工业废水和生活污水，沿岸防护范围内不得从事任何有可能污染水域水质的活动，严禁捕捞、停靠船只、游泳等，并应设有明显的范围标志和严禁事项的告示牌。以水库、湖泊为供水水源时，应根据不同情况的需要，将取水点周围部分或整个水域及其沿岸划为水源保护区；凡新建的有一定容量的水源地，如水库、堰坝等，首次作为水源使用前必须进行清理和消毒处理；对处于枯水期的内河、水库等水源“死水位”时底层淤泥引起的水质变化，应采取有效措施；对利用水电站尾水作为饮用水源时，应对电厂发电，检修过程提出卫生学防护要求；对明渠输水沿线可能引发的各种卫生问题采取相应措施加以防范；水厂生产区的范围应明确划定，并设立明显标志，在生产区外围不小于 10m 范围内不得设置生活居住区和修建畜饲养场、渗水厕所、渗水坑，不得堆放垃圾、粪便、废渣或铺设污水渠道，应保持良好的卫生状况和绿化，水源地的护岸绿化和植被应选择适宜的乔木和灌木，以保护和改善水质。

3. 饮用水常用消毒方法　氯化消毒、二氧化氯消毒、紫外线消毒和臭氧消毒。

五、室内空气污染的来源和健康危害、预防控制措施

1. 室内空气污染的来源　①烟雾污染：吸烟产生的烟雾是最普遍的室内空气污染来源。②室内装饰和装修污染：建筑材料、涂料、油漆、胶合板材、家具等装修材料，尤其是在新装修的居室内不少装饰材料会散发出氨、甲醛、苯和苯系物、放射性氡等一系列致癌物质。③厨房污染：主要为煤灶、柴灶、煤气灶、液化石油气灶、电灶、电磁灶中燃料的燃烧。④人体通

过汗液蒸发、皮肤脱落、呼吸道呼吸等新陈代谢过程中排放出数百种气溶胶、化学物质和粉屑等，也会造成室内空气污染。⑤室内地毯和空调中滋生各种细菌，真菌和螨虫等有害生物，呼吸道患者散发的病源菌，以及饲养的宠物携带的各种病菌，它们通过附着在尘埃上，随空气流动而传播疾病。⑥电子产品污染：使用微波炉、电视机、电脑音响、抽油烟机、电热毯、电话等过程中，产生的各种电辐射等污染。⑦杀虫剂污染。

2. *健康危害*　①刺激作用。②不良建筑物综合征（sick building syndrome）：眼睛不适、鼻腔和咽喉不适、流鼻水或鼻塞、胸闷、空气有刺激性、头痛、精神无法集中和过敏等。③致癌作用。④氟中毒。⑤臭氧和铅中毒。⑥对心血管系统的影响。⑦危害儿童健康。⑧生物性变应原引起的过敏症。⑨病原微生物污染。⑩军团菌和军团菌病。

3. *预防控制措施*　①从源头减少或控制：装修前应该充分考虑所用板材的种类和用量，使用符合国家标准的装修材料，尽量少使用人工合成材料，使用环保材料，合理装饰，减少室内污染源的数量；改变生活习惯，控制吸烟和燃烧所产生的排放。②加强室内通风换气：无论是普通家庭还是所有的室内场所，如宾馆、酒店房间、学校、写字楼等，均应经常且定时通风透气，平时使用化学用剂后，不可马上关窗，烹饪前后必须通风换气，且打开抽风机，对于甲醛、室内放射性氡物质时，更应增加通风换气的次数。对甲醛的污染治理方法，一般有使用活性炭或某些绿色植物、通风换气和使用化学剂等。③使用空气净化技术。④合理布局及分配室内外的污染源。应避免居民住宅与工厂混杂的问题，将居民生活区等人口密集的地方安置在远离污染源的地区，并将污染源安置在远离居民区的下风口方向。

六、土壤污染的来源和健康危害、粪便和垃圾无害化处理方法

1. *土壤污染的来源*　①有机污染源头：首要污染物是化学农药，如有机磷农药、有机氯农药、氨基甲酸酶类、苯氧羧酸类、苯酚、胺类。石油、多环芳烃、多氯联苯、甲烷、有害微生物等，也是土壤中常见的有机污染物。②重金属污染源头:重金属首要有汞、铜、锌、铬、镍、钴等，运用富含重金属的废水进行灌溉和随大气沉降落入土壤是重金属进入土壤的 2 个重要路径。③放射性元素污染源头：放射性元素首要源于大气层核试验的沉降物，以及原子能在利用进程中所排放的各种废气、废水和废渣。这些物质随着天然沉降、雨水冲刷和废弃物堆积而污染土壤。同时也可经过食物链进入人体。④病原微生物污染源头：土壤中的病原微生物,首要包含病原菌和病毒等。还有人畜的粪便及用于灌溉的污水(未经处理的生活污水，特别是医院污水)。

2. *土壤污染的健康危害*　①生物性污染的危害：引起肠道传染病和寄生虫病。人吃了被含有病原体的粪便污染的蔬菜瓜果等而感染得病（人—土壤—人）；引起钩端螺旋体病和炭疽病：含有病原体的动物粪便污染土壤后,病原体通过皮肤和黏膜进入人体而得病（动物—土壤—人）；引起破伤风和肉毒中毒:天然土壤中常含有破伤风杆菌和肉毒杆菌，人接触土壤而感染（土壤—人）。②重金属污染的危害：镉中毒导致的痛痛病等。③农药污染的危害：可引起急慢性中毒及致突变、致癌和致畸作用。

3. *粪便和垃圾无害化处理方法*　①垃圾的压缩、粉碎和分选；②垃圾的卫生填埋；③垃圾的焚烧；④白色污染的防治；⑤垃圾的回收利用。

第二节 服务内容

一、食品安全信息报告

1. 发现或怀疑有食物中毒、食源性疾病、食品污染等对人体健康造成危害或可能造成危害的线索和事件，按照地方卫生行政部门的要求，按程序和时限及时报告卫生监督机构并协助行食品安全事故流行病学调查。

2. 要求对辖区食品流通领域（副食品经营单位）里的从业人员要开展规定项目的健康检查并将相关资料（体检表、1寸照片2张）报县卫生监督所办理健康证（图11-1）。

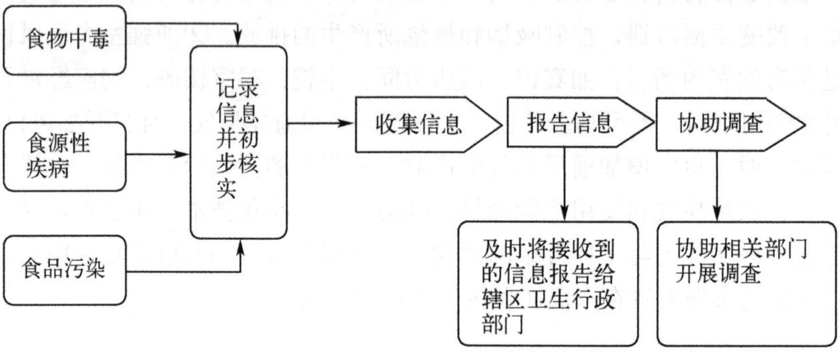

图 11-1 食品安全信息报告流程图

二、职业卫生监督协管

1. 在医疗服务过程中，发现从事接触或可能接触职业危害因素的服务对象，对其开展针对性的职业病防治咨询、指导，对发现的可疑职业病患者向职业病诊所机构报告。

2. 掌握辖区内职业健康危害单位基本情况，每季度对职业健康危害单位进行一次监督检查，督促用人单位对职工上岗前、在岗期间和离岗时进行职业健康检查并建立完善健康档案（图11-2）。

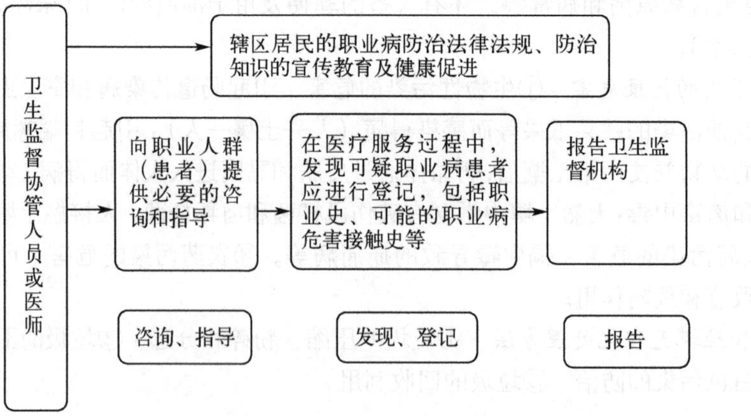

图 11-2 职业卫生监督协管流程图

三、饮用水卫生安全巡查

1. 定期对辖区集中式供水单位、二次供水单位和学校自备供水单位进行巡查，当发现水质异常变化情况和群众举报投诉时应及时报告并协助卫生监督部门调查及处理。

2. 督促供水单位每年定期对制水、管水从业人员进行健康检查并建立健康档案，协助开展供水、管水人员卫生知识及业务知识培训。对供水单位中的制水、管水从业人员，要求单位每年进行定期的健康检查并建立健康档案，并协助卫生监督所开展对制水、管水人员的卫生知识培训和业务知识培训。

3. 每月定期对辖区内集中式供水单位进行一次监督检查，主要检查制水工艺流程是否规范、混凝剂和消毒剂索证及投加是否规范，常规检验开展情况及记录。并填写卫生监督报告卡（图 11-3）。

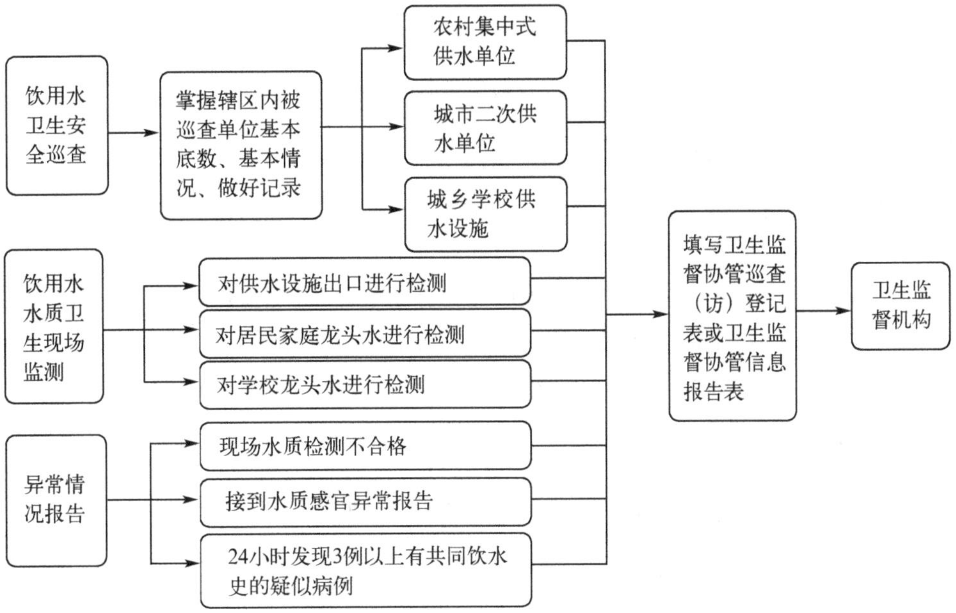

图 11-3　饮用水安全卫生巡查流程图

四、学校卫生服务

1. 每学期开学时和在校期间定期对辖区内所有学校传染病防控（预案、晨检午检实施及记录、因病缺课记录、学生健康档案）；饮用水卫生（自来水、饮用水水质及水质卫生现状）；托幼机构保健（一人一巾一杯、洗手消毒设施、幼儿个人卫生习惯、幼师健康证明及幼儿健康档案）；教学设施（教室人均面积、采光照明、黑板、课桌椅）及学生生活设施（寝室人均面积、水冲式厕所、洗手设施）开展卫生监督检查，做好监督检查笔录及监督意见书，填写经常性监督报告卡，发现问题隐患及时报告卫生监督部门。

2. 指导学校定期设立卫生宣传栏，协助开展学生健康教育（课程表、教材教案），协助有关专业机构对校医（保健教师）开展业务培训（图 11-4）。

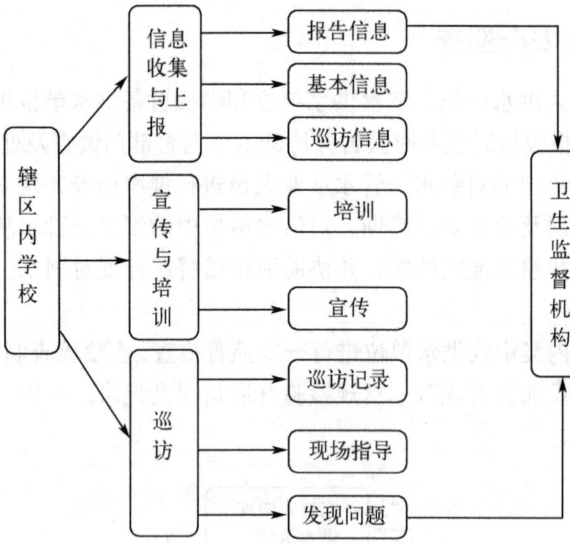

图 11-4　学校卫生服务流程图

五、非法行医和非法采供血信息报告

1. 建立辖区内个体诊所、村卫生室设置、人员等基本情况一览表和监管单位医疗废弃物处置和传染病报告基本情况统计表。

2. 每月对辖区内个体诊所、村卫生室的医疗废弃物处置和传染病报告等进行监督检查；经常对辖区非法行医、非法采供血开展巡访，发现相关信息即使向卫生监督机构报告；每季度组织个体诊所、村卫生室进行相关卫生法律法规、消毒技术规范及医疗废弃物处置等专业知识培训（图 11-5）。

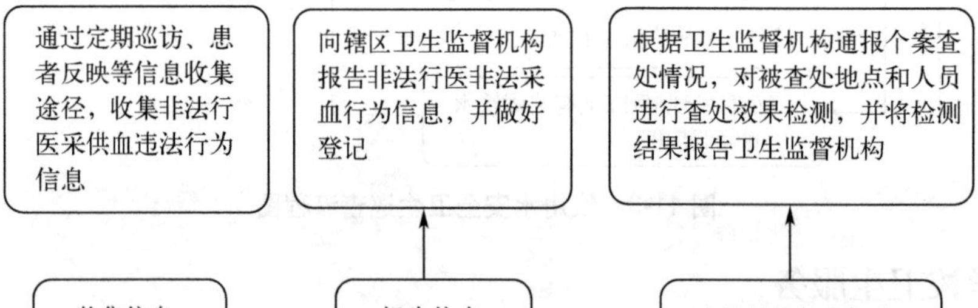

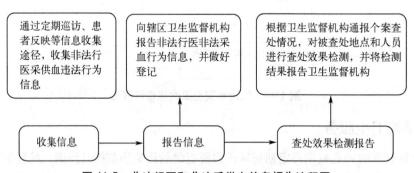

图 11-5　非法行医和非法采供血信息报告流程图

（曾月玲）

第12章 卫生管理政策

第一节 新型农村合作医疗制度

一、新型农村合作医疗制度原则

2003年1月10日卫生部、财政部、农业部发布《关于建立新型农村合作医疗制度的意见》指出，新型农村合作医疗制度是由政府组织、引导、支持，农民自愿参加，个人、集体和政府多方筹资，以大病统筹为主的农民医疗互助共济制度。从2003年起，各省、自治区、直辖市至少要选择2～3个县（市）先行试点，取得经验后逐步推开。到2010年，实现在全国建立基本覆盖农村居民的新型农村合作医疗制度的目标，减轻农民因疾病带来的经济负担，提高农民健康水平。

建立新型农村合作医疗制度要遵循以下原则。

（1）自愿参加，多方筹资：农民以家庭为单位自愿参加新型农村合作医疗，遵守有关规章制度，按时足额缴纳合作医疗经费；乡（镇）、村集体要给予资金扶持；中央和地方各级财政每年要安排一定专项资金予以支持。

（2）以收定支，保障适度：新型农村合作医疗制度要坚持以收定支，收支平衡的原则，既保证这项制度持续有效运行，又使农民能够享有最基本的医疗服务。

（3）先行试点，逐步推广：建立新型农村合作医疗制度必须从实际出发，通过试点总结经验，不断完善，稳步发展。要随着农村社会经济的发展和农民收入的增加，逐步提高新型农村合作医疗制度的社会化程度和抗风险能力。

二、主要内容

（一）筹资标准

2017年，各级财政对新农合的人均补助标准在2016年的基础上提高30元，达到450元，其中中央财政对新增部分按照西部地区80%、中部地区60%的比例进行补助，对东部地区分别按一定比例补助。农民个人缴费标准在2016年的基础上提高30元，原则上全国平均达到180元左右。探索建立与经济社会发展水平、各方承受能力相适应的稳定可持续筹资机制。

（二）保障绩效

政策范围内门诊和住院费用报销比例分别稳定在50%和75%左右，逐步缩小政策报销比和实际报销比之间的差距。扩大纳入支付的日间手术范围，将符合条件的住院分娩费用纳入报销范围，将符合条件的养老机构内设医疗机构和社会办医疗机构按规定纳入定点范围。积极推进对高血压、糖尿病、严重精神障碍等慢性疾病实施按病种定额付费等有别于普通门诊的慢性病补偿政策。

（三）完善大病保险政策

继续加大投入力度，新型农村合作医疗制度（以下简称“新农合”）新增筹资中的一定比例要用于大病保险，进一步调整和完善大病保险统筹补偿方案。将贫困人口大病保险起付线降低50%，促进更多贫困人口从大病保险受益。健全新农合、大病保险、医疗救助、疾病应急救助、商业补充保险等制度联动报销机制，推进“一站式”结算服务。做好农村贫困人口大病专项救治工作，将儿童白血病、儿童先天性心脏病、食管癌、胃癌、结肠癌、直肠癌、终末期肾病等大病集中救治范围覆盖至所有农村参合贫困患者，并将罹患儿童先心病、儿童白血病的城市参合贫困患者同时纳入专项救治范围。支持各地对贫困人口采取“先诊疗、后付费”的政策，对县域内医疗机构垫付的贫困人口报销资金要及时予以足额支付。

（四）深化支付方式改革

全面推进按病种付费、按人头付费、按床日付费等复合型支付方式改革，开展按疾病诊断相关分组（DRG）收付费试点，进一步扩大支付方式改革对定点医疗机构和参合患者的覆盖面。将对医疗机构个体的总额控制转变为区域内总额控制，探索开展点数法付费。建立健全支付方式改革联系点工作机制，加强对支付方式改革的指导、评估和总结。助力分级诊疗制度建设，将符合规定的家庭医师签约服务费纳入医保支付范围。支持区域医疗服务一体化改革，探索通过总额预付等支付政策的引导与调控，促进城市紧密型医联体、县域医共体内各级医疗机构规范服务、上下联动、分工协作、主动控费。启动实施按照药品通用名称制订新农合药品支付标准，配合做好医疗服务价格改革，探索制订新农合医疗服务支付标准，协同推进药品和医疗服务价格改革。

（五）加快异地就医联网结报

加快推进新农合信息平台全国联网，完善异地就医信息系统建设、补偿政策和管理运行机制。全面推进省内异地就医结报，切实提高参合患者异地就医结报的便捷性、及时性。加快推进跨省异地就医结报工作，实现新农合转诊住院患者跨省定点就医直接结报。鼓励社会力量参与异地结报工作，充分发挥市场机制作用，提高经办效率和水平。各级各类定点医疗机构要及时联通信息系统，加强内部管理，完善相关工作机制，协同做好异地就医结报服务工作。积极推进医保智能监控系统应用，将医保对医疗机构的监管延伸到医务人员。

（六）推进制度整合

贯彻落实国务院《关于整合城乡居民基本医疗保险制度的意见》（国发〔2016〕3号）和中共中央办公厅、国务院办公厅转发的《国务院深化医药卫生体制改革领导小组关于进一步推广深化医药卫生体制改革经验的若干意见》（厅字〔2016〕36号）要求，完成城乡居民基本医疗保险制度整合，实行“六统一”政策，合理确定筹资标准和待遇水平，确保待遇公平和基金安全。在制度整合过程中实行分档筹资、参保人自愿选择缴费档次办法的统筹地区，个人缴费最低档不得低于国家规定标准。加强对整合前后政策连续性和基金运行的监测分析，确保基金平稳运行和制度可持续发展。加快理顺基本医疗保险管理体制，开展设立医疗保险基金管理中心试点工作，承担基金支付和管理、药品采购和费用结算、医疗保险支付标准谈判、定点机构的协议管理和结算等职能，充分发挥医疗保险对药品生产流通企业、医院和医师的监督制约作用。继续推进管办分开，深入推进商业保险机构等社会力量参与经办服务，推动建立公平公开、有序竞争的城乡居民基本医疗保险经办服务格局。

（七）保障基金安全

做好城乡居民医保制度整合过程中基金运行的监测和分析，切实防范基金风险。加强组织领导，落实监管职责，形成部门联动、齐抓共管的工作格局。各级卫生、财政部门要主动会同审计、公安、监察等部门，严密防范、严厉打击骗取套取新农合基金的行为，及时排查和消除基金安全隐患。健全责任追究制度，依法加大对贪污、挤占、挪用、骗取新农合基金等违法违规行为的处罚力度。

第二节 国家基本药物制度

一、国家基本药物制度特点

全面贯彻党的十九大、十九届二中和十九届三中全会精神，以习近平新时代中国特色社会主义思想为指导，坚持以人民健康为中心，强化基本药物“突出基本、防治必需、保障供应、优先使用、保证质量、降低负担”的功能定位。

二、国家基本药物制度目标

从基本药物的遴选、生产、流通、使用、支付、监测等环节完善政策，全面带动药品供应保障体系建设，着力保障药品安全有效、价格合理、供应充分，缓解“看病贵”问题。促进上下级医疗机构用药衔接，助力分级诊疗制度建设，推动医药产业转型升级和供给侧结构性改革。

三、国家基本药物制度内容

1. 适应基本医疗卫生需求　以满足疾病防治基本用药需求为导向，根据我国疾病谱和用药特点，充分考虑现阶段基本国情和保障能力，坚持科学、公开、公平、公正的原则，以诊疗规范、临床诊疗指南和专家共识为依据，中西药并重，遴选适当数量的基本药物品种，满足常见病、慢性病、应急抢救等主要临床需求，兼顾儿童等特殊人群和公共卫生防治用药需求。强化循证决策，突出药品临床价值；规范剂型规格，能口服不肌内注射，能肌内注射不静脉输注。支持中医药事业发展，鼓励医药行业研发创新。

2. 完善目录调整管理机制　优化基本药物目录遴选调整程序，综合药品临床应用实践、药品标准变化、药品新上市情况等因素，对基本药物目录定期评估、动态调整，调整周期原则上不超过 3 年。对新审批上市、疗效较已上市药品有显著改善且价格合理的药品，可适时启动调入程序。坚持调入和调出并重，优先调入有效性和安全性证据明确、成本效益比显著的药品品种；重点调出已退市的，发生严重不良反应较多、经评估不宜再作为基本药物的，以及有风险效益比或有成本效益比更优的品种替代的药品。原则上各地不增补药品，少数民族地区可增补少量民族药。

3. 提高有效供给能力　把实施基本药物制度作为完善医药产业政策和行业发展规划的重要内容，鼓励企业技术进步和技术改造，推动优势企业建设与国际先进水平接轨的生产质量体系，增强基本药物生产供应能力。开展生产企业现状调查，对于临床必需、用量小或交易价格偏低、企业生产动力不足等因素造成市场供应易短缺的基本药物，可由政府搭建平台，通过市场撮合确定合理采购价格、定点生产、统一配送、纳入储备等措施保证供应。

4. 完善采购配送机制　充分考虑药品的特殊商品属性，发挥政府和市场两方面作用，坚持集中采购方向，落实药品分类采购，引导形成合理价格。做好上下级医疗机构用药衔接，推进市（县）域内公立医疗机构集中带量采购，推动降药价，规范基本药物采购的品种、剂型、规格，满足群众需求。鼓励肿瘤等专科医院开展跨区域联合采购。生产企业作为保障基本药物供应配送的第一责任人，应当切实履行合同，尤其要保障偏远、交通不便地区的药品配送。因企业原因造成用药短缺，企业应当承担违约责任，并由相关部门和单位及时列入失信名单。医疗保险经办机构应当按照协议约定及时向医疗机构拨付医疗保险资金。医疗机构应当严格按照合同约定及时结算货款；对拖延货款的，要给予通报批评，并责令限期整改。

5. 加强短缺预警应对 建立健全全国短缺药品监测预警系统，加强药品研发、生产、流通、使用等多源信息采集，加快实现各级医疗机构短缺药品信息网络直报，跟踪监测原料药货源、企业库存和市场交易行为等情况，综合研判潜在短缺因素和趋势，尽早发现短缺风险，针对不同短缺原因分类应对。对垄断原料市场和推高药价导致的药品短缺，涉嫌构成垄断协议和滥用市场支配地位行为的，依法开展反垄断调查，加大惩处力度。将军队所需短缺药品纳入国家短缺药品应急保障体系，通过军民融合的方式，建立短缺急需药品军地协调联动机制，保障部队急需短缺和应急作战储备药材供应。

6. 加强配备使用管理 坚持基本药物主导地位，强化医疗机构基本药物使用管理，以省为单位明确公立医疗机构基本药物使用比例，不断提高医疗机构基本药物使用量。公立医疗机构根据功能定位和诊疗范围，合理配备基本药物，保障临床基本用药需求。药品集中采购平台和医疗机构信息系统应对基本药物进行标注，提示医疗机构优先采购、医师优先使用。将基本药物使用情况作为处方点评的重点内容，对无正当理由不首选基本药物的予以通报。对医师、药师和管理人员应加大对基本药物制度和基本药物临床应用指南、处方集培训力度，提高基本药物合理使用和管理水平。鼓励其他医疗机构配备使用基本药物。

7. 建立优先使用激励机制 医疗机构科学设置临床科室基本药物使用指标，并纳入考核范围。将基本药物使用情况与基层实施基本药物制度补助资金的拨付挂钩。深化医保支付方式改革，建立健全医保经办机构与医疗机构间“结余留用、合理超支分担”的激励和风险分担机制。通过制定药品医保支付标准等方式，引导医疗机构和医务人员合理诊疗、合理用药。

8. 实施临床使用监测 依托现有资源建立健全国家、省两级药品使用监测平台，以及国家、省、地市、县四级监测网络体系，重点监测医疗机构基本药物的配备品种、使用数量、采购价格、供应配送等信息，以及处方用药是否符合诊疗规范。开展以基本药物为重点的药品临床综合评价，指导临床安全合理用药。加强部门间信息互联互通，对基本药物从原料供应到生产、流通、使用、价格、报销等实行全过程动态监测。

9. 逐步提高实际保障水平 完善医保支付政策，对于基本药物目录内的治疗性药品，医保部门在调整医保目录时，按程序将符合条件的优先纳入目录范围或调整甲乙分类。对于国家免疫规划疫苗和抗艾滋病、结核病、寄生虫病等重大公共卫生防治的基本药物，加大政府投入，降低群众用药负担。

10. 探索降低患者负担的有效方式 鼓励地方将基本药物制度与分级诊疗、家庭医师签约服务、慢性病健康管理等有机结合，在高血压、糖尿病、严重精神障碍等慢性病管理中，在保证药效前提下优先使用基本药物，最大程度减少患者药费支出，增强群众获得感。

11. 强化质量安全监管 对基本药物实施全品种覆盖抽检，向社会及时公布抽检结果。鼓励企业开展药品上市后再评价。加强基本药物不良反应监测，强化药品安全预警和应急处置机制。加强对基本药物生产环节的监督检查，督促企业依法合规生产，保证质量。

12. 推进仿制药质量和疗效一致性评价　对通过一致性评价的药品品种，按程序优先纳入基本药物目录。对已纳入基本药物目录的仿制药，鼓励企业开展一致性评价，未通过一致性评价的基本药物品种，逐步调出目录。鼓励医疗机构优先采购和使用通过一致性评价、价格适宜的基本药物。

13. 加强组织领导　实施国家基本药物制度是党中央、国务院在卫生健康领域做出的重要部署，各级政府要落实领导责任、保障责任、管理责任、监督责任，将国家基本药物制度实施情况纳入政府绩效考核体系，确保取得实效。各相关部门要细化政策措施，健全长效机制，加强协作配合，形成工作合力。

14. 加强督导评估　建立健全基本药物制度实施督导评估制度，充分发挥第三方评估作用，强化结果运用，根据督导评估结果及时完善基本药物制度相关政策。鼓励地方结合实际，重点围绕保障基本药物供应和优先使用、降低群众负担等方面，探索有效做法和模式，及时总结推广。

15. 加强宣传引导　通过电视、广播、报刊、网络新媒体等多种渠道，充分宣传基本药物制度的目标定位、重要意义和政策措施。坚持正确舆论导向，加强政策解读，妥善回应社会关切，合理引导社会预期，营造基本药物制度实施的良好社会氛围。

（詹文锋）

第13章 基本技能

第一节 卫生处理操作

常用环境、物品的消毒

（一）医院消毒、灭菌的重要性

医院消毒与灭菌是控制或减少医院感染的重要手段，尤其在控制或减少外源性医院感染的发生方面发挥了重要的作用。

医院感染分为内源性感染与外源性感染。外源性医院感染指病原体来自患者体外，如其他患者、病原携带者、污染的医疗器械、血液制品、病房用物等。《医院感染管理办法》第十二条指出：医疗机构应当按照《消毒管理办法》，严格执行医疗器械、器具的消毒技术规范：①进入人体组织、无菌器官的医疗器械、器具和物品必须达到灭菌水平；②接触皮肤、黏膜的医疗器械、器具和物品必须达到消毒水平；③各种用于注射、穿刺、采血等有创操作的医疗器具必须一用一灭菌。

（二）消毒灭菌的基本原则

重复使用的诊疗器械、器具和物品，应遵循“先清洗，再消毒灭菌”的原则。被朊病毒、气性坏疽及突发不明原因的传染病病原体污染的诊疗器械、器具和物品，遵循“消毒—清洗—消毒”的原则。

根据物品污染后导致感染的风险高低选择相应的消毒或灭菌的方法；根据物品上污染微生物的种类、数量、危害性来选择消毒灭菌方法。

1. *高度危险物品* 手术器械、注射器、血液和血制品、外科敷料等进入人体组织、无菌器官的医疗器械、器具和物品必须灭菌。

灭菌的方法：①高压蒸汽灭菌——物理灭菌（首选）。②不耐高温的——化学灭菌（次选）：戊二醛浸泡 10 小时以上；环氧乙烷低温灭菌；低温等离子体灭菌。

2. *中度危险物品* 胃肠道内镜、气管镜、喉镜、肛表、口表、压舌板、呼吸机管道、麻醉机管道等。

灭菌的方法：①中水平消毒。可杀灭细菌芽孢以外的各种病原微生物，如分枝杆菌。中水平消毒包含聚维酮碘、醇类消毒剂。②高水平消毒。可杀灭绝大多数芽孢。高水平消毒包括热力、紫外线、臭氧、含氯消毒剂、碘酊、过氧化氢、邻苯二甲醛等。

3. *低度危险物品* 听诊器、血压计袖带、床面及床头柜、被褥；毛巾、面盆、痰盂（杯）、便器等。

灭菌方法：低水平消毒或做清洁处理。低水平消毒：杀灭细菌繁殖体（分枝杆菌除外）和亲脂病毒，如使用季铵盐类（苯扎溴铵）或双胍类消毒剂（氯己定）。遇有病原微生物污染时，针对所污染病原微生物的种类选择有效的消毒方法。

雾化吸入器、胃管、注射器、尿管、引流袋、留置针等一次性物品禁止重复使用。其原则为：①静脉留置针每 3 天更换 1 次。②胃管每月更换或根据胃管材质、厂家说明书更换。③导尿管 2 ～ 4 周更换 1 次，根据材质、厂家说明书更换。④普通尿袋每周更换 2 次。⑤精密集尿袋每周更换 1 次。⑥配药、皮试、胰岛素注射免疫接种等一人一针一管一用。尽可能使用单剂量注射用药。多剂量用药无法避免时，应保证“一人一针一管一用”，严禁使用用过的针头及注射器再次抽取药液。

抽出的药液、开启的静脉输入的液体、无菌溶液、消毒液、手消毒剂、无菌容器、无菌用品等应注明开启时间，其中抽出的药液、开启的静脉输入的液体放置时间超过 2 小时的不得使用；启封抽吸的各种溶媒超过 24 小时的不得使用。

（三）常用物品的消毒

1. 体温表：一用一消毒，消毒液每天更换。口表和肛表，用 500mg/L 含氯消毒剂浸泡 30 分钟，冷开水冲净，纱布擦干。腋表也可采用乙醇溶液擦拭，终末用 500mg/L 含氯消毒剂盖盒浸泡 30 分钟。

2. 听诊器、血压计：用 75% 乙醇溶液或 250mg/L 含氯消毒剂擦拭，袖带每周清洗、晾干备用。

3. 止血带：清洗后用 250mg/L 含氯消毒剂浸泡 30 分钟，用清水冲净晾干（虽然是低度危险性物品，但常被血液污染）。存在问题：不消毒，反复使用。

4. 中度危险性物品：压舌板、开口器、舌钳子，耐高温耐湿，高压蒸汽灭菌，易于保存。

5. 吸引瓶、引流瓶：先流动水刷洗，用 500mg/L 含氯消毒剂浸泡 30 分钟，流动水冲净，晾干。有条件的尽可能使用一次性吸引、引流装置。

6. 痰盂、便器：专人专用，用后冲洗，出院终末消毒。先流动水刷洗、晾干，再用 500mg/L 含氯消毒剂浸泡 30 分钟，最后用流动水冲净，晾干。

7. 盛放用于皮肤消毒的非一次性使用的聚维酮碘溶液、乙醇溶液的容器等应密闭保存，每周更换 2 次。更换时，禁止将未用完的聚维酮碘溶液、酒精棉球倒入新换的容器内。

8. 无菌持物钳（镊）、无菌盘消毒原则：①持物钳（镊）干式保存，每 4 小时更换 1 次，有污染时及时更换。②缸、罐、钳（镊）等清洗、消毒，高压蒸汽灭菌。③无菌盘 4 小时有效。需要注意的是不得用消毒液保存持物钳（镊），同时一罐内不得放多把镊钳，持物钳（镊）不能用于换药，换药缸（罐）不能代替换药碗使用。

9. 凡士林纱布：不能用高压蒸汽灭菌，对于没有干热灭菌设备的医院，应尽量选择使用一次性凡士林无菌纱布。

10. 喉镜、气切导管、吸氧装置：需要中、高水平消毒。

（1）喉镜片：①清洗擦干后 500mg/L 含氯消毒剂浸泡消毒 30 分钟，干燥后置于自封式塑料袋内备用。②使用热力消毒，90℃ 5 分钟或 93℃ 3 分钟。

（2）气管切开内套管：使用中的气切内导管每 4 ～ 6 小时消毒。其消毒方法为：①煮沸消毒 30 分钟。② 3%H_2O_2 溶液浸泡 30 分钟。

注意事项：消毒前一定要清洗干净。

终末处理：送供应室清洗—消毒—高压灭菌—备用。

（3）氧气湿化瓶、氧气连接管。

1）氧气湿化瓶：湿化液用无菌水每天更换。湿化瓶每周消毒更换 1 次。流动水清洗、晾干，用 500mg/L 含氯消毒剂浸泡 30 分钟，干燥、保存于自封袋内备用。

2）长期吸氧患者氧气连接管每次用后清水清洁、晾干备用。

3）一次性吸氧装置每周更换 1 次。

第二节 个人防护操作

一、消化道传染病个人防护

1. 消化道传染病个人防护穿戴顺序　①戴帽子；②穿防护服；③穿胶鞋；④戴上手套，将手套套在防护服袖口外面。

2. 消化道传染病个人防护脱掉顺序　①摘掉手套，将反面朝外，放入医疗废物专用袋中；②脱掉胶鞋，放入医疗废物专用袋中；③解开防护服，脱防护服，将防护服反面朝外，放入医疗废物专用袋中；④脱帽子：将手指内面朝外掏进帽子，将帽子轻轻摘下，将反面朝外，放入医疗废物专用袋中；⑤将医疗废物专用袋口扎紧；⑥双手洗手、消毒。

二、呼吸道传染病个人一级防护

1. 严格遵守标准预防的原则　①既要防止血源性疾病的传播，也要防止非血源性疾病的传播；②强调双向防护，既防止疾病从患者传至医务人员，又防止疾病从医务人员传至患者；③根据疾病的主要传播途径，采取相应的隔离措施，包括接触隔离、空气隔离和微粒隔离。

2. 严格遵守消毒、隔离的各项规章制度　①保持治疗室、换药室整洁，严格区分清洁区和污染区，标识清楚。医务人员衣帽整齐，进行无菌操作时戴口罩，检查、治疗操作前后洗手。②感染患者和非感染患者分开，同类感染患者相对集中，特殊感染患者单独处置。③住院患者在住院期间发生急性传染病后应及时隔离，上报病情，严格执行隔离措施。④特殊感染（朊毒、破伤风、气性坏疽、炭疽、突发不明原因的病原体、多重耐药菌感染等）患者，按照医院感染管理制度执行。⑤积极宣传卫生科普知识和消毒隔离知识，做好卫生宣教工作，定期洗澡、理发、剪指甲，保持个人卫生。⑥病房定期通风换气，空气消毒每周一次。床单位湿式打扫，一床一巾一换。每天消毒液擦拭桌、柜、门窗、地面一次，一桌一布用后消毒。⑦患者洗漱用具、餐具专用，出院后进行终末消毒。⑧各室保洁用具专用，标志明显，用后消毒。⑨患者被服有污染时随时更换，污染被服定点放置，不得在病室、走廊清点被服。

3. 工作时应穿工作服、隔离衣、戴工作帽和外科口罩，必要时戴乳胶手套　呼吸道传染病个人防护穿戴顺序：①戴口罩；②戴帽子；③穿防护服；④穿胶鞋；⑤戴防护眼镜；⑥戴上手套，将手套套在防护服袖口外面。呼吸道防护用品脱掉顺序：①摘掉手套，将反面朝外，放入医疗废物专用袋中；②摘掉防护眼镜，放入医疗废物专用袋中；③脱掉胶鞋，放入医疗废物专用袋中；④解开防护服，脱防护服，将防护服反面朝外，放入医疗废物专用袋中；⑤脱帽子将手指内面朝外掏进帽子，将帽子轻轻摘下，将反面朝外，放入医疗废物专用袋中；⑥摘掉口罩，一手按住口罩，另一只手将口罩带摘下，注意双手不接触面部；⑦将医疗废物专用袋口扎进；⑧双手洗手、消毒。

4. 严格执行手卫生　手卫生为医务人员洗手、卫生手消毒和外科手消毒的总称。

（1）各科室应配备合格的手卫生设施，洗手应使用流动水和洗手液。

（2）重点部门、各科室治疗室、换药室等处应安装非手触式水龙头开关并保持正常使用。

（3）洗手液的容器定期清洁和消毒。禁止将洗手液直接添加到未使用完的出液器中，应在清洁、消毒取液器后添加洗手液。

（4）用于洗手的手卫生设施，包括洗手池、水龙头、流动水、清洁剂、干手用品及手消毒剂等应保持清洁，避免造成二次污染。

（5）所有医务人员应掌握并正确运用手卫生方法，保证洗手与手消毒效果。

（6）医务人员在下列情况下应当洗手：①直接接触患者前后，接触不同患者之间，从同一患者身体的污染部位移动到清洁部位时，接触特殊易感患者前后物、排泄物、伤口敷料之后。②接触患者黏膜、破损皮肤或伤口前后，接触患者的血液、体液、分泌。③穿脱隔离衣前后，摘手套后。④进行无菌操作、接触清洁、无菌物品之前。⑤接触患者周围环境及物品后。⑥处理药物或配餐前。

（7）医务人员在下列情况时应当进行手消毒：①接触患者的血液、体液和分泌物，以及被传染性致病微生物污染的物品后。②直接为传染病患者进行检查、治疗、护理或处理传染患者污物之后。

（8）医务人员手无可见污染物时，可用速干手消毒剂消毒双手代替洗手。

（9）手术室、产房、导管室、骨髓移植病房、重症监护病房、新生儿室、母婴室、血液透析室、烧伤病房、感染疾病科、口腔科等科室每季度对手卫生效果进行监测。当怀疑流行暴发与医务人员手有关时，及时进行监测。

（10）手卫生合格标准：洗手及卫生手消毒，细菌菌落总数≤ 10cfu/cm；外科手消毒细菌菌落总数≤ 5cfu/cm^2。

（11）各科室主任、护士长及高年资的医务人员应当率先做好手卫生，感染监控小组应将本科室手卫生管理制度的落实纳入科室日常质量管理工作，监督医务人员手卫生执行情况，努力提高手卫生依从性。

5. **下班后进行个人卫生处置，并注意呼吸道与黏膜的防护**　洗脸、洗鼻、洗眼、洗耳、漱口。

（陈苑莉　郑崇伟）

第三部分

全科医疗

第14章 全科医学基本知识

第一节 全科医疗

一、全科医疗的概念

全科医疗（general practice）在北美等国家也被称为家庭医疗（family practice），是全科医师提供的所有医疗服务的总和，是初级卫生保健的一部分，旨在为所有年龄、所有性别、所有器官系统、患有各种疾病的个人或家庭提供连续的、综合的医疗保健服务。它是一门整合了生物医学、行为医学和社会科学的临床医学专科，提供的医疗服务包括预防、治疗、保健、康复、计划生育和健康教育。

全科医疗是我国卫生服务的重要的组成部分，以解决社区常见健康问题为主要目的，同时也是解决我国“看病难、看病贵”问题的重要途径。

二、全科医疗的服务模式、基本特征和原则

1. 全科医疗的服务模式　以个人为中心，以家庭为单元，以社区为基础，以预防为导向。

2. 全科医疗的基本特征和原则

（1）基本医疗：全科医疗是以门诊为主体的第一线医疗照顾，是公众在寻求医疗卫生服务时最先接触的医疗保健部门的专业服务。它主要包括六方面的功能：疾病的首次医学诊断和治疗；心理诊断与治疗；对患者提供个性化的支持；交流关于诊断、治疗及预后的信息；对慢性病患者提供连续性的服务；通过筛查、教育和预防性干预来预防疾病和功能的丧失。它能够解决社区居民90%左右的健康问题，并根据需要安排患者进入其他级别或种类的医疗保健服务。正因为如此，全科医疗得以成为世界上大多数国家医疗保健体系和医疗保险体系的基础与“守门人”。全科医疗使人们在追求改善全民健康状况的同时，能够提高医疗保健医疗资源利用的成本效益。

（2）以人为中心的照顾：以人为中心的照顾，也称全人的照顾。从而体现出全科医疗重视人胜于重视疾病，将患者看成是有感情和个性的人，而不仅是疾病的载体，其照顾目标不仅是要寻找有病的器官，更重要的是维护服务对象的整体健康。为达到这一目标，全科医师必须坚持以人为中心的原则，与患者建立亲密的关系，从患者的角度看他们的问题，从“整体人”的生活质量的角度全面考虑其生理、心理、社会需求并加以解决，同时以个性化的服务调动患者的主动性，使之积极参与健康维护和疾病控制的过程，从而达到良好的服务效果。

（3）连续性照顾：是全科医疗的主要特征之一，是从生前到死后的全过程服务。全科医疗的连续性照顾可以从以下几个角度理解：①健康照顾责任的连续性。无论何时何地，全科医师

对负责对象连续性的责任都不应间断或终止，包括负责对象外出期间，甚至患者转诊、住院及疾病痊愈后的不同时期。②沿疾病周期（健康—疾病—康复）的各个阶段提供照顾。全科医疗对其服务对象负有一、二、三级预防的不间断责任。从健康促进、危险因素的监控，到疾病的早、中、晚各期的长期管理，无论何时何地，全科医师对其都负有连续性责任，要根据患者需要事先或随时提供服务。③沿着人的生命周期（人生的各个阶段）提供照顾。从婚育咨询开始，经过妊娠期、产期、新生儿期、婴幼儿期、少儿期、青春期、中年期、老年期直至濒死期，都可覆盖在全科医疗服务之下；当患者去世后，全科医师还要顾及其家属居丧期的保健乃至某些遗传危险因素的连续性关照问题。

（4）以家庭为单位的照顾：家庭是社会的基本单位，是全科医师的服务对象，也是全科医师诊疗工作的重要场所和可利用的有效资源。家庭的结构与功能会直接或间接影响家庭成员的健康，也可受到家庭成员健康或疾病状况的影响。家庭生活周期的不同阶段存在不同的重要事件和压力，若处理不当而产生危机，则可能对家庭成员造成健康损害。因此，全科医师要提供以家庭为单位的服务，要善于了解并评价家庭结构、功能与周期并对家庭存在的问题进行诊断和甄别。全科医师在发现对家庭成员可能存在的潜在威胁时要及时通过适当的干预使之化解，还要善于动员家庭资源以协助对疾病的诊断与长期管理。以家庭为单位的照顾的最终目标包括：第一，预防家庭内冲突并增强家庭对压力的调适能力；第二，预防疾病的发生和促进健康的维护；第三，促进家庭功能的健康发展。

（5）协调性照顾：是家庭医学的基本原则之一，是针对每一位患者的要求而进行的调整、组合保健服务的过程，需要全科医师关注患者的健康照顾需求的所有方面，包括协调提供预防性服务和健康监护、及时提供健康促进和对患者进行宣传教育。协调性照顾需要全科医师同社区患者保持联系，明确他们的卫生需求，并为这些需求提供服务。在提供服务的过程中，全科医师扮演着“协调人”的角色，是动员各级各类医疗资源为患者及其家庭提供服务的中转站。协调性照顾的常用方法有会诊和转诊，而全科医师掌握各级各类专科医疗的信息和转、会诊专家的名单，可随时为患者提供全过程“无缝式”的转、会诊服务。

全科医师不仅是患者的治疗者，也是患者的管理者。对患者进行有效的管理，需要全科医师协调好患者、家庭、社区的关系，协调好多学科的医疗保健资源。正是因为全科医师更接近协调照顾的角色，并且将协调照顾作为学科的中心准则，全科医师才能为患者提供更有效的管理。

（6）可及性照顾：全科医疗是可及的、方便的基层医疗照顾。由于全科医疗是第一线服务，全科医师是患者的第一求助者，所以全科医疗的可及性应体现出地域上的接近、使用上的方便、心理上的亲密、关系上的稳定、结果上的有效及价格上的合理等一系列使服务对象易于利用的特点。全科医疗点满足上述可及性条件时，会使绝大部分民众，特别是基层百姓感受到这种服务是属于自己的，可以并值得充分利用的服务。评价可及性照顾，通常从地域可及性、人员可及性、经济可及性、需求可及性和设施可及性五个指标出发。

（7）综合性照顾：可以被定义为能覆盖一个很大范围的患者需要的照顾。这一特征是全科医学“全方位”或“立体性”的体现。具体表现在：第一，就服务对象而言，不分性别、年龄，不管健康状况和疾病类型；第二，就服务内容而言，包括预防、医疗、保健、康复和健康促进；第三，就服务层面而言，涉及生物、心理和社会文化各个方面；第四，就服务范围而言，涵盖个人、家庭与社区；第五，就服务手段而言，可利用对服务对象有利的所有方式和工具，包括现代医学、传统医学或替代医学。

（8）以社区为基础的健康照顾：全科医疗是立足于社区的卫生服务，充分利用社区资源，为社区民众提供服务。全科医师在社区的服务目标就是着眼于社区全体居民健康水平的提高和社区全体居民生活质量的提高。

社区为导向的基层医疗（community-oriented primary care，COPC）是以社区为基础的健康照顾的主要内容，将全科医疗中个体和群体健康照顾紧密结合、互相促进。社区为导向的基层医疗是以个人为单位，以治疗为目的的基层医疗与以社区为单位，重视预防保健的社区医疗两者有机结合的基层工作。全科医师在治疗过程中，既要了解患者的相关问题，也要对患者身上反映出来的群体问题具有敏感性，了解其单位、团体或家庭可能发生的重大生活事件，评估事件对患者的负面影响，并提出合理的社区诊断。

（9）以预防为导向的照顾：预防服务的对象为人群，目标为健康，主要内容为去除影响健康的危险因素，目的为保护健康、促进健康、恢复健康。全科医疗着眼于服务对象整体健康和全程管理，即在人健康时、由健康向疾病转化过程中及在疾病发生早期（或无症状时）就主动提供关注，因此除了患者之外，其服务对象还包括健康人群与高危人群。全科医师关心的不是疾病而是全人，无论服务对象有无疾病或病患，全科医疗都要根据服务对象的需求提供相应的照顾和服务。全科医疗关注并实行从生到死的“生命周期保健”，根据服务对象不同的生命周期中可能存在的危险因素和健康问题提供一级预防（病因预防）、二级预防（临床前期预防）和三级预防（临床预防），其中以提供一级预防和二级预防为重点，也兼顾三级预防措施的落实。

三级预防属于综合性预防保健，涉及预防、医疗、康复、心理、行为、社会等多个领域，需要多学科协同分担完成。在三级预防的多项任务中，全科医师主要承担患者教育和咨询、个案发现、筛查和周期性健康检查，乃至后期患者的生命质量评价和改善等临床预防工作。由于全科医师接受过以临床医学为中心的一体化服务训练，能够作为学术核心，胜任对服务对象进行长期跟踪式三级预防工作。

（10）团队合作的工作方式：全科医疗服务具有综合性、持续性和协调性等特征，仅靠全科医师孤军奋战是不可能实现的，需要全科医疗团队合作完成。团队合作指的是一群有能力、有信念的人在特定的团队中，为了一个共同的目标凝聚在一起，相互支持、奋力合作的过程。全科医疗团队是以全科医师为核心，与社区护士与公共卫生医师、理疗师、营养医师、健康管理师、心理医师、口腔医师、康复医师、其他专科医师甚至社区志愿者等配合，一起为服务对象提供立体网络式健康维护和疾病管理。在基层医疗与各级各类医疗保健网络之间，存在着双向转诊和继续医学教育的合作关系，这种关系保证了全科医师协调性服务的开展和服务水平的持续提高。

三、全科医疗和专科医疗的区别和联系

1. 全科医疗与专科医疗的区别

（1）从服务宗旨与责任上比较：专科医疗和全科医疗负责健康与疾病发展的不同阶段。

全科医疗负责健康时期、疾病早期乃至经专科诊疗后无法治愈的各种患者的长期照顾，可称为照顾医学。其关注的中心是人而不是病，是为了个人、家庭提供全面照顾，而非单纯的疾病诊治。因此，全科医师类似于“医学服务者”与“管理者”，其工作遵循“照顾”的模式，其责任既涉及医学科学，又延及与这种服务相关的各个专业领域（包括医学以外的行为科学、社会学、人类学、伦理学、文学、艺术等），其最高价值既有科学性，又顾及服务对象的满意度。

专科医疗负责疾病形成以后一段时期的诊治，可称为治愈医学。其宗旨是根据科学对人体生命与疾病本质的深入研究来认识和对抗疾病，同时还承担着深入研究一些医学暂时空白或不确定的问题的责任，如病因、病理等微观机制和诊断方法、药物、手术等治疗技术等。在这种意义上，专科医师类似于“医学科学家”，其工作遵循“科学”的模式，其责任局限于医学科学认识与实践的范围，其最高价值是科学性。

(2) 从服务内容与方式上比较：全科医疗处于卫生服务系统的下层，多处理常见健康问题，形式上多利用社区和家庭的卫生资源，以低廉的成本维护大多数民众的健康，同时干预各种无法被专科医疗治愈的慢性疾病及其导致的功能性问题。由于这些问题通常涉及服务对象的生活方式、社会角色与健康信念，全科医师手中没有包治百病的“万灵药”，其服务方式是通过团队合作进行“一体化”的全方位管理，这种管理的依据既包括现代医学各学科的新成果，又包括多年积累的实践经验，还包括各种行之有效的传统医学手段。在全科医疗服务团队中，患者(个体或群体）应是医护人员得力的合作伙伴，是社区及家庭健康管理目标制定与实施的积极主体之一。

专科医疗处于卫生服务系统的上层，其所处理的多为少数患者生物医学上的重病或疑难问题，往往需要动用昂贵的医疗资源。其方式为各个不同专科的高新技术，即从艾利希发明第一枚“魔弹”以来现代医学日新月异的高科技诊疗手段。专科医师是运用越来越复杂而精密的仪器装置救治患者的技术权威，而患者是“听凭医师处置”的高技术手段的被动受体（表 14-1)。

表 14-1 全科医疗与专科医疗的区别

项目	全科医疗	专科医疗
医学模式	以现代生物 - 心理 - 社会医学模式为主	以近代生物医学模式为主
服务对象	有健康需求的个人、家庭	求医的患者
服务内容	卫生保健、基本医疗	疑难重症诊治
服务场所	社区卫生服务中心	综合医院、专科医院
医疗技术	一般简易技术	复杂高新技术
医疗方法	照顾 + 科学	科学
医疗责任	长期持续	短期不连续
医患关系	“共同参与型”为主	“主动 - 被动型”为主

2. *全科医疗与专科医疗的联系*　在医疗卫生服务体系中，全科医疗和专科医疗是一种互助与互补的关系，既有自己的领域又相互联系。

(1) 各司其职。在医疗卫生服务体系中，全科医疗和专科医疗各自发挥各自的优势，分工明确。全科医疗主要为社区人群提供基本医疗保健服务，包括患者首诊，常见病诊治，适时转诊，慢性病管理，社区康复，健康咨询，儿童、妇女、老年人保健等，社区居民主要通过就近的社区卫生服务中心获取基本医疗保健服务；专科医疗主要诊治疑难病和危重症及解决严重危害健康的重大生物学问题，患者主要通过综合医院或专科医院使重大疾病得到有效诊治。

(2) 密切合作。全科医疗和专科医疗都有自己领域，换句话说，双方都有各自的弱点，而通过双向转诊可实现互助互补，克服各自不足。双向转诊不是简单的转出或转入患者，同时保持对患者相关信息的交流。全科医疗不能诊疗的疑难重症的患者，可通过转诊转入综合医院或专科医院，使患者及时的获得最佳专科救治。专科医疗无法为疑难重症患者提供长期治疗和后期康复时，可将患者转回社区的卫生服务中心，使患者能够得到慢性病管理、社区康复和姑息治疗等。全科医疗和专科医疗通过双向转诊和信息互通克服各自的弱点，发挥各自的优势，从而形成一个完整的医疗卫生服务体系，满足社会的医疗服务需求。

四、临床预防

1. 概念　临床预防（clinical prevention）是预防医学的一个分支，是预防医学的重要组成部分。临床预防又称个体预防，是指在临床条件下，由临床医务人员（包括医师、护士和其他工作人员）向健康人、无症状患者及患者提供的集预防、医疗、保健、康复为一体的综合性卫生服务。

2. 三级预防　临床预防根据其内容和目的不同，可分为一级预防、二级预防和三级预防。一级预防又称病因预防或发病前期预防，是指在疾病尚未发生时所采取的预防措施。它的主要目的是消除疾病的危险因素，主要措施包括根本性预防措施、针对个人和群体的预防措施，以及针对社会和环境的预防措施。二级预防又称临床前期预防，即在疾病的临床前期，做好早期发现、早期诊断、早期治疗的“三早预防”，以阻止疾病的发展和恶化。三级预防又称临床预防，是指在疾病的临床期对患者采取积极的对症治疗和康复治疗措施，及时有效防止病情恶化，预防并发症及残疾，最大限度地改善患者的生活质量，延长生存期，并降低死亡率。

3. 全科医疗中常见的临床预防服务　在全科医疗中临床预防服务对象是健康人和无症状“患者”。因此，医务人员在临床环境下主要提供主要提供一级预防和二级预防结合的服务。主要服务内容包括健康咨询、病例发现、疾病筛查、周期性健康检查、免疫接种和化学预防。

五、全科医疗的常用工具

在全科医疗的各种评估和评价中，除了利用环境、背景、条件、结构和功能等进行客观评估和评价，利用自我报告或主观测验进行主观评估和评价及利用原理、系统理论和发展规律进行分析评估和评价，还可以利用预先设计好的进行工具评估和评价。以下为在全科医疗评估和评价中常用的工具。

1. 家系图及其应用　家系图可用来描述家庭结构、疾病史、家庭成员疾病间有无遗传的联系、家庭关系及家庭重要事件等，包括家庭的遗传背景及其对家庭成员的影响，也包括其他的主要医疗、社会问题及其之间的相互作用，是高度浓缩的家庭信息，可使医师快速掌握该家庭的重要信息。家系图可作为基本资料存于家庭健康档案中。具体画法应遵循一定的原则：标准的家系图有 3 代或 3 代以上的家人，包括夫妇双方的所有家庭成员；可以从最年轻的一代开始向上追溯，也可以从患者这一代开始分别向上下展开；夫妻之间，男在左，女在右；同代人中年龄大的排在左边，年龄小的排在右边，并在每个人的符号旁边注上出生或死亡日期、遗传病或慢性病等资料。还可以根据需要，在家族谱上标明家庭成员的职业、文化程度、家庭的决策者、照顾患者的人、家庭中的重要事件及成员的主要健康问题等资料。因此，从家系图中获得以下信息：家庭人口学信息、家庭的结构类型、家庭生活周期、家庭关系、遗传病的发病情况。家系图是了解家庭客观资料的最佳工具，一般可在 10 ～ 15 分钟完成，内容可不断积累和完善。家系图绘制和相关信息的记录是一个连续的过程，随着全科医师对患者及其家庭照顾的延续，还会了解和记录更多的家庭相关信息（图 14-1）。

通过家系图，可以使医师快速地了解、评估家庭情况，从而改善连续性和综合性的照顾；快速识别家庭成员中的危险因素，如糖尿病的家族史等；便于识别并进行高危患者的筛查；促进家庭生活方式的改变并加强患者教育。家系图绘制中经常使用符号，家系图举例见图 14-2。

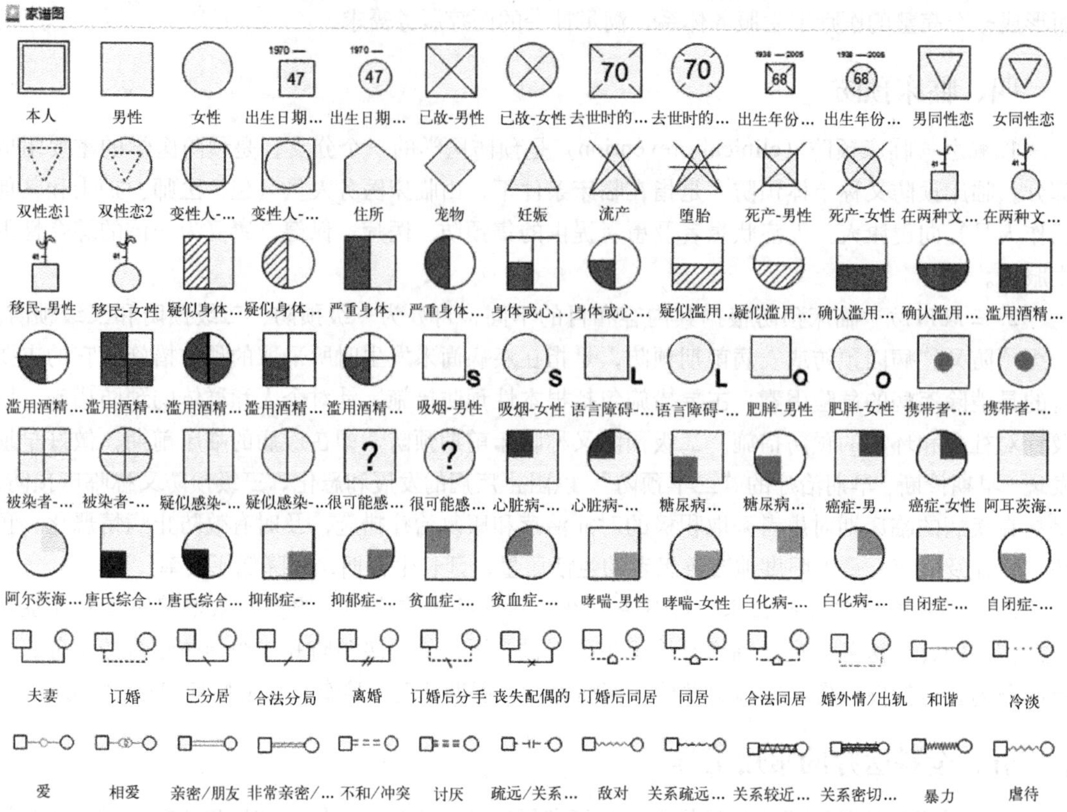

图 14-1 家系图常用符号

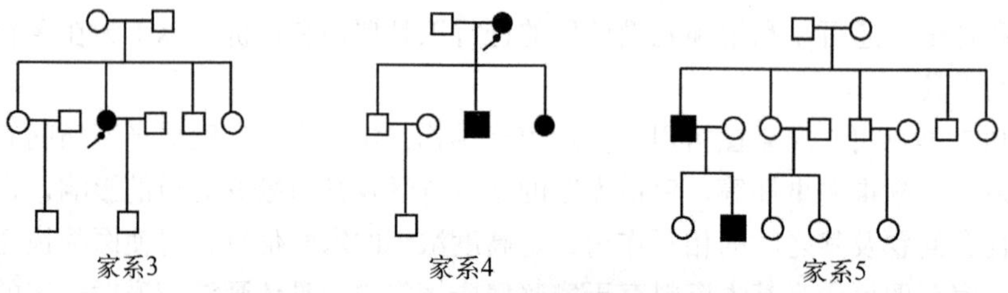

图 14-2 家系图绘制范例

2. *家庭圈及其应用* 家庭圈是由某一家庭成员描述家庭内情感关系的方法，是一种主观评价方法。家庭圈的做法是：先让患者画一个大圈，再在大圈内画上若干小圈，分别代表患者自己和他认为重要的家庭成员。由于文化背景的差异，患者也可以在大圈内画出他认为对他很重要的“家庭”的其他部分，如家庭中的宠物等。小圈本身的大小代表权威或重要性的大小，与圈之间的距离代表关系亲密程度（图 14-3）。患者可独自完成，随后医师向患者提问题或让患者向医师解释图的含义，从而使医师了解患者的家庭情况。医师还可以比较两个不同家庭成员的家庭圈，并与 2 位或几位家庭成员一起比较分析，发现他们之间缺少沟通的方面或彼此间不同的期望，继而采取干预措施以改善家庭功能。

3. *家庭关怀指数及其应用* 家庭关怀度指数测评量表即 APGAR 量表，是 Smilkstein 于 1978 年设计出的检测家庭功能的问卷，是自我报告法中比较简便的一种，主要用来测量家庭成员对家庭功能的主观满意度。因为问题较少，评分容易，可以粗略、快速地评价家庭功能，因而比较适宜在基层工作中使用。该量表分两步进行。

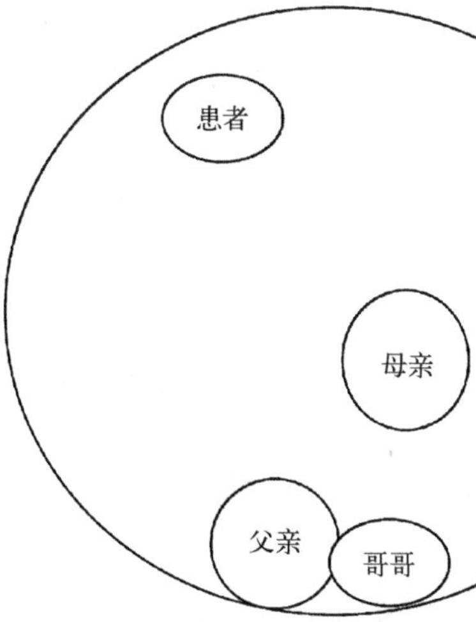

图 14-3　家庭圈

第一步：测量个人对家庭功能的整体满意度。共 5 个测题，每个问题代表一项家庭功能。这 5 个问题每个都有 3 个答案可供选择，若答“经常”得 2 分，“有时”得 1 分，“很少”得 0 分。将 5 个问题得分相加，总分在 7 ～ 10 分表示家庭功能良好，4 ～ 6 分表示家庭功能中度障碍，0 ～ 3 分表示家庭功能严重障碍。APGAR 量表的名称和含义见表 14-2，通过分析每个问题的得分情况，可以粗略了解家庭功能障碍的基本原因，即哪一方面的家庭功能出了问题。

第二步：分别了解被测试者与家庭其他成员间的关系，分良好、较差、恶劣 3 种程度。

表 14-2　APGAR 量表的项目和含义

项目	含义	得分（分）		
		经常	有时	很少
1. 适应度（adaptation）	家庭遭遇危机时，利用家庭内、外源解决问题的能力	2	1	0
2. 合作度（partnership）	家庭成员分担责任和共同做出决定的程度	2	1	0
3. 成熟度（growth）	家庭成员互相支持所达到的身心成熟程度和自我实现的程度	2	1	0
4. 情感度（affection）	家庭成员间相爱的程度	2	1	0
5. 亲密度（resolve）	家庭成员间共享相聚时光、金钱和空间的程度	2	1	0

4. *家庭适应度及凝聚度评估量表*（family adaptability and cohesion evaluation scale，FACES）也是一种主观评估的方法，由 Olson 等于 1979 年提出并修订，用来测定家庭的适应度（adaptability）和凝聚度（cohesion）。适应度和凝聚度是家庭行为的两个方面，两者被假定为与家庭功能存在着曲线关系，当适应度与凝聚度达到平衡时，家庭功能状态最佳。其中凝聚度需要在过度亲密（其导致家庭系统缠结状态）和过度疏远（其导致家庭系统破碎状态）之间找到平衡点；适应度也需要在变化过多（其导致家庭系统混乱状态）和变化过少（其导致家庭系统僵硬状态）之间达到平衡。这种各种状态的过渡和组合可用 Circumplex 模型来表达（图 14-4）。

FACES Ⅱ问卷分为三种，分别用于成人家庭、有青少年的家庭和年轻夫妇双人家庭。每种问卷都由 30 个问题组成，以表 14-3 成人问卷为例，表的右侧有与各个答案相对应的分数。评价的步骤为：首先，将受试者所答各题的分数用表 14-4 的方法，分别算出凝聚度和适应度的得分；然后，根据得分分别评定凝聚度（破碎为 0 ～ 50 分、分离为 51 ～ 59 分、联结为 61 ～ 70 分、缠结为 71 ～ 80 分）和适应度（僵硬为 0 ～ 39 分、有序为 40 ～ 45 分、灵活为 46 ～ 54 分、混乱 55 ～ 70）的性质；最后，便可将所评估的家庭归入 16 种家庭类型中的一种。

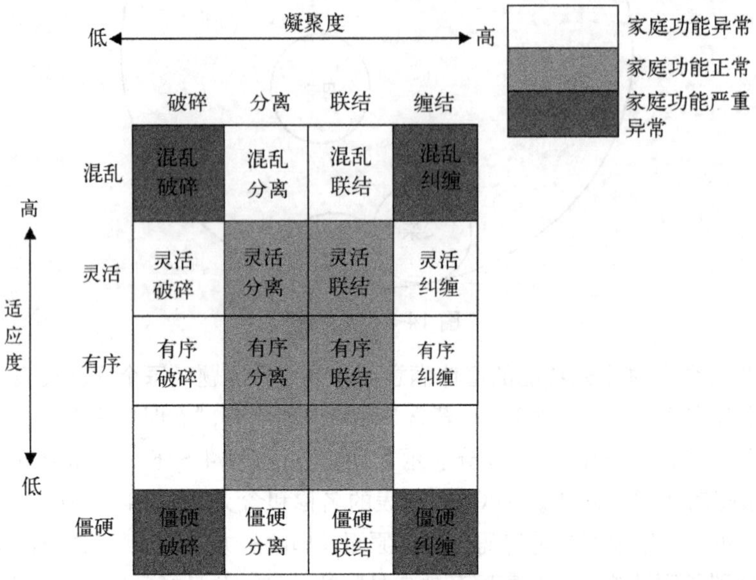

图 14-4 Circumplex 模型

表 14-3 FACES Ⅱ成人问卷

问题	得分（分）				
	从不	很少	有时	经常	总是
1. 遇到困难时，家人能互相帮助	1	2	3	4	5
2. 在家里，每个人能自由发表意见	1	2	3	4	5
3. 同外人讨论问题比同家人容易	1	2	3	4	5
4. 做出重大的家庭决定时，每个家庭成员都能参与	1	2	3	4	5
5. 家庭成员能融洽地相聚在一起	1	2	3	4	5
6. 在为孩子定规矩时，孩子也有发言权	1	2	3	4	5
7. 家人能一起做事	1	2	3	4	5
8. 家人能一起时论问题，并对做出的决定感到满意	1	2	3	4	5
9. 在家里，每个人都各行其是	1	2	3	4	5
10. 家务活由各家庭成员轮流承担	1	2	3	4	5
11. 家庭成员互相了解各自的好友	1	2	3	4	5
12. 不清楚家里有哪些家规	1	2	3	4	5
13. 家庭成员在做决定时同其他家人商量	1	2	3	4	5
14. 家庭成员能畅所欲言	1	2	3	4	5
15. 我们不太容易像一家人那样共同做事	1	2	3	4	5
16. 解决问题时，孩子的建议也予以考虑	1	2	3	4	5
17. 家人觉得互相很亲密	1	2	3	4	5
18. 家规很公正	1	2	3	4	5

续表

问题	得分（分）				
	从不	很少	有时	经常	总是
19. 家庭成员觉得同外人比同家人更亲密	1	2	3	4	5
20. 解决问题时，家庭成员愿意尝试新途径	1	2	3	4	5
21. 各家庭成员都尊重全家共同做出的决定	1	2	3	4	5
22. 在家里，家人一同分担责任	1	2	3	4	5
23. 家人愿意共同度过业余时间	1	2	3	4	5
24. 要改变某项家规极其困难	1	2	3	4	5
25. 在家里，家庭成员之间互相回避	1	2	3	4	5
26. 出现问题时，我们彼此让步	1	2	3	4	5
27. 我们认同各自的朋友	1	2	3	4	5
28. 家庭成员害怕说出心里的想法	1	2	3	4	5
29. 做事时，家人喜欢结对而不是形成一个家庭群体	1	2	3	4	5
30. 家庭成员有共同的兴趣和爱好	1	2	3	4	5

表 14-4　计算凝聚度和适应度的方法

凝聚度	适应度
①第 3、9、15、19、25、29 题得分之和	①第 24、28 题得分之和
②用数字 36 减去步骤①的结果	②用数字 12 减去步骤①的结果
③其余所有奇数题及第 30 题得分之和	③其余偶数题得分之和（除外第 30 题）
④步骤②和③的结果之和	④步骤②和③的结果之和

5. *P.R.A.C.T.I.C.E. 评估模型及其应用*　P.R.A.C.T.I.C.E. 评估模型是以问题为中心的家庭评估工具。每一个字母代表评估中一项独立的内容，为全科医师进行家庭评估时组织和记录家庭资料提供了一个基本的结构性框架。此工具常被用于评估医疗、行为和人际关系等相关问题。

P.R.A.C.T.I.C.E. 评估工具具体含义和内容如下所述。

（1）P（presenting problem）：展现问题。描述家庭中存在的问题，如与家庭成员所患健康问题或疾病及其管理中的相关问题。

（2）R（role and structure）：家庭结构和家庭角色。家庭成员各自在家庭中扮演的角色，以及其在成员健康问题 / 疾病控制中的角色。

（3）A（affect）：影响。家庭成员所患健康问题（疾病）对家庭的影响，家庭成员对患病成员的健康问题（疾病）影响与感受。

（4）C（communication）：交流。家庭成员间的语言表达和相互交流状况。

（5）T（time in life cycle）：家庭生活周期。家庭所处家庭生活周期中的时段。

（6）I（illness in family, past and present）：家族的疾病史（既往史和现病史）。家族疾病史、家庭成员的患病状况、家庭成员对患病成员健康状况的理解和担心情况。

（7）C（coping with stress）：应对压力。家庭成员适应婚姻、家庭及所患健康问题（疾病）等带来的压力的情况。

（8）E（ecology）：生态学。家庭生态学情况，如家庭内外资源的情况、家庭的支持度等。

在基层医疗服务中，全科医师经常会到患者的家庭进行访视或会谈，了解家庭中与健康照顾相关的情况，在此过程中如果能够运用较好的家庭评估或资料收集模式或借助一个较好的家庭评价工具，将更有利于全科医师和相关工作者对患者及其家庭进行有效的干预和系统的健康照顾。

第二节　全科医师

一、全科医师的概念

全科医师在国外又称家庭医师（family doctor）或全科医师（general practitioner），是全科医疗服务的提供者。全科医师是经过全科医学的专业培训，掌握了全科医学学科的基本理论和服务方式，同时具备了坚实的临床知识和技能功底，能对个人、家庭和社区提供优质、方便、经济有效、一体化的医疗保健服务，进行生命、健康与疾病全方位负责式的管理医师。

各国对全科医师的定义不完全相同。全科医师在不同的国家提供的服务也不完全一样。英国皇家全科医学院对全科医师的定义是："在家庭、诊所或医院里向个人和家庭提供人性化、初级、连续性医疗服务的医师。他承担对自己的患者所陈述的任何问题做出初步决定的责任，在适当的时候请专科医师会诊。为了共同的目的，他通常与其他全科医师以团队的形式一起工作，并得到医疗辅助人员、适宜的行政人员和必要的设备支持。其诊断由生物、心理、社会几个方面组成，并为促进患者的健康而对患者进行教育性、预防性和治疗性的干预。"美国家庭医师学会（AAFP）对全科医师的定义为："家庭医师是经过家庭医疗这种范围宽广的医学专业教育训练的医师。家庭医师具有独特的态度、技能和知识，使其具有资格向家庭的每一个成员提供持续性与综合性的医疗照顾、健康维持和预防服务，无论其年龄、性别或健康问题类型是生物医学的、行为的还是社会的。家庭医师所接受的训练和经验，使他们最具资格服务于每一个患者，并作为所有健康相关事务的组织者，包括适当利用顾问医师、卫生服务及社区资源。"世界家庭医师学会（WONCA）对全科医师的定义是："全科医师的基本职责是为每一个寻求医疗保健的人提供综合性的医疗保健服务，必要时也安排其他卫生专业人员为其提供有关服务。"

总之，全科医师是接受过全科医学专门训练的新型医师，工作在国家的基层卫生保健系统中，能够熟练解决社区居民所患的常见健康问题，适时提供预防服务并及时协调医疗卫生资源，提供连续且综合的卫生保健服务的临床医师。

全科医师面对的不仅仅是有疾病的人，还包括广大的健康人群，他们可利用社区的一切资源，如政府、民政、慈善，以及企业团体、居委会等，解决患者的具体困难。根据疾病的需要可将其妥善地转入专科或大医院诊治，全面协调医、患之间的关系，为患者负起全程的责任。

二、全科医师的签约服务

1. 全科医师签约服务的定义　全科医师签约服务是以全科医师为服务载体，通过转变服务方式，与居民进行签约，向签约人及家庭成员提供连续、安全、有效、适宜的综合医疗卫生服务。国外经验已经证明，全科医师制度可以更好地实现卫生资源的优化配置和充分利用，引导常见病、多发病患者到基层医院治疗，从而促进居民健康生活方式形成，规范居民就医秩序，控制医疗费用快速上涨。

全科医师签约服务是深化基层医疗服务改革的一项重要工作，在推进医药卫生体制改革、提高居民身体健康素质中具有重要的地位。

2. 全科医师签约服务在我国的发展历程　深入贯彻医药卫生体制改革精神，国务院2011年就出台了《关于建立全科医师制度的指导意见》（国发[2011]23号）（以下简称《意见》），该

《意见》提出到 2020 年，在我国初步建立起充满生机和活力的全科医师制度，基本形成统一规范的全科医师培养模式和“首诊在基层”的服务模式。该《意见》指出，推行全科医师与居民建立契约服务关系。基层医疗卫生机构或全科医师要与居民签订一定期限的服务协议，建立相对稳定的契约服务关系，服务责任落实到全科医师个人。参保人员可在本县（市、区）医保定点服务机构或全科医师范围内自主选择签约医师，期满后可续约或另选签约医师。卫生行政部门和医保经办机构要根据参保人员的自主选择与定点服务机构或医师签订协议，确保全科医师与居民服务协议的落实。随着全科医师制度的完善，逐步将每名全科医师的签约服务人数控制在 2000 人左右，其中老年人、慢性患者、残疾人等特殊人群要有一定比例。

2012 年 6 月，国家发改委、卫生部等五部委联合出台《关于印发全科医师执业方式和服务模式改革试点工作方案的通知》（发改社会 [2012]287 号），在总体目标中明确提出探索推行防治结合的契约服务，同时公布了 10 个全科医师执业方式和服务模式改革试点城市。推行全科医师签约服务首先要明确签约服务的内容，10 个试点城市均出台了本地的试点工作实施方案，其中 6 个城市制订了签约服务包，以服务包的形式明确签约服务内容。尽管 6 个试点城市签约服务包内容有所差异，但设置总体思路具有一致性，最终落脚点都是为了更好地满足社区居民健康需求。总体上看，6 个城市服务包内容设置主要体现以下思路：一是凸显“防治结合”的契约服务内涵；推行防治结合的契约服务是签约服务试点的总体目标之一，依据该目标各城市服务包均涵盖基本医疗服务和基本公共卫生这两大类若干项服务。二是向签约居民免费提供一般诊疗费项目，基本签约服务费由当地财政或医保部门支付。三是服务项目一定程度上体现对签约居民的优惠；如武汉、贵阳在常规检查、中医诊疗等项目上给予签约居民 20% 费用减免优惠；北京、宝鸡在个性服务包费用打包支付上给予签约居民一定优惠。

2015 年，国务院办公厅出台《国务院办公厅关于推进分级诊疗制度建设的指导意见》（国办发 [2015]70 号），该文件指出建立分级诊疗制度，是合理配置医疗资源、促进基本医疗卫生服务均等化的重要举措，是深化医药卫生体制改革、建立中国特色基本医疗卫生制度的重要内容，对于促进医药卫生事业长远健康发展、提高人民健康水平、保障和改善民生具有重要意义。同时提出建立基层签约服务制度。通过政策引导，推进居民或家庭自愿与签约医师团队签订服务协议。签约医师团队由二级以上医院医师与基层医疗卫生机构的医务人员组成，探索个体诊所开展签约服务。签约服务以老年人、慢性病和严重精神障碍患者、孕产妇、儿童、残疾人等为重点人群，逐步扩展到普通人群。明确签约服务内容和签约条件，确定双方责任、权利、义务及其他有关事项。根据服务半径和服务人口，合理划分签约医师团队责任区域，实行网格化管理。签约医师团队负责提供约定的基本医疗、公共卫生和健康管理服务。规范签约服务收费，完善签约服务激励约束机制。签约服务费用主要由医保基金、签约居民付费和基本公共卫生服务经费等渠道解决。签约医师或签约医师团队向签约居民提供约定的基本医疗卫生服务，除按规定收取签约服务费外，不得另行收取其他费用。探索提供差异性服务、分类签约、有偿签约等多种签约服务形式，满足居民多层次服务需求。慢性病患者可以由签约医师开具慢性病长期药品处方，探索多种形式满足患者用药需求。

2016 年 5 月，国务院医改办、国家卫生计生委等七部委出台《关于印发推进家庭医师签约服务指导意见的通知》（国医改办发 [2016]1 号），该指导意见指出转变基层医疗卫生服务模式，实行家庭医师签约服务，强化基层医疗卫生服务网络功能，是深化医药卫生体制改革的重要任务，也是新形势下更好维护人民群众健康的重要途径。该指导意见从总体要求、明确签约服务主体、优化签约服务内涵、健全签约服务收付费机制、建立签约服务激励机制、加强签约服务绩效考核、强化签约服务技术支撑和组织实施八个方面对如何推进家庭医师签约服务进行了阐述和指导。指导意见的总体思路包括：①根据深化医药卫生体制改革的总体部署和要求，围绕推进健康中国建设、实现人人享有基本医疗卫生服务的目标，以维护人民群众健康为中心，促进医疗卫生工作重心下移、资源下沉，结合基层医疗卫生机构综合改革和全科医师制度建设，加快推进家庭医师签约服务。②不断完善签约服务内涵，突出中西医结合，增强群众主动签约的意愿；建立健全签约服务的内在激励与外部支撑机制，调动家庭医师开展签约服务的积极性；鼓励引导二级以上医院和非政府办医疗卫生机构参与，提高签约服务水平和覆盖面，促进基层首诊、分级诊疗，为群众提供综合、连续、协同的基本医疗卫生服务，增强人民群众获得感。指导意见的主要目标包括：① 2016 年，在 200 个公立医院综合改革试点城市开展家庭医师签约服务，鼓励其他有条件的地区积极开展试点。重点在签约服务的方式、内容、收付费、考核、激励机制等方面实现突破，优先覆盖老年人、孕产妇、儿童、残疾人等人群，以及高血压、糖尿病、结核病等慢性疾病和严重精神障碍患者等。②到 2017 年，家庭医师签约服务覆盖率达 30% 以上，重点人群签约服务覆盖率达 60% 以上。③到 2020 年，力争将签约服务扩大到全部人群，形成长期稳定的契约服务关系，基本实现家庭医师签约服务制度全覆盖。

3. 我国全科医师签约服务的基本框架

（1）明确签约服务主体

1）明确家庭医师为签约服务第一责任人。现阶段家庭医师主要包括基层医疗卫生机构注册全科医师（含助理全科医师和中医类别全科医师），以及具备能力的乡镇卫生院医师和乡村医师等。积极引导符合条件的公立医院医师和中级以上职称的退休临床医师，特别是内科、妇科、儿科、中医医师等，作为家庭医师在基层提供签约服务，基层医疗卫生机构可通过签订协议为其提供服务场所和辅助性服务。鼓励符合条件的非政府办医疗卫生机构（含个体诊所）提供签约服务，并享受同样的收付费政策。随着全科医师人才队伍的发展，逐步形成以全科医师为主体的签约服务队伍。

2）实行团队签约服务。签约服务原则上应当采取团队服务形式。家庭医师团队主要由家庭医师、社区护士、公共卫生医师（含助理公共卫生医师）等组成，二级以上医院应选派医师（含中医类别医师）提供技术支持和业务指导。逐步实现每个家庭医师团队都有能够提供中医药服务的医师或乡村医师，有条件的地区可引进药师、健康管理师、心理咨询师、社（义）工等加入团队。家庭医师负责团队成员的任务分配和管理。基层医疗卫生机构要明确家庭医师团队的工作任务、工作流程、制度规范及成员职责分工，并定期开展绩效考核。其他专科医师和卫生技术人员要与家庭医师团队紧密配合。

3）签订服务协议。根据服务半径和服务人口，合理划分签约服务责任区域，居民或家庭自愿选择 1 个家庭医师团队签订服务协议，明确签约服务内容、方式、期限和双方的责任、权利、义务及其他有关事项。签约周期原则上为 1 年，期满后居民可续约或选择其他家庭医师团队签约。鼓励和引导居民就近签约，也可跨区域签约，建立有序竞争机制。

4）鼓励组合式签约。加强医院与基层医疗卫生机构对接，可引导居民或家庭在与家庭医师团队签约的同时，自愿选择一所二级医院、一所三级医院，建立“1+1+1”的组合签约服务模式，在组合之内可根据需求自行选择就医机构，并逐步过渡到基层首诊；在组合之外就诊应当通过家庭医师转诊。研究探索流动人口签约服务模式，促进基本医疗卫生服务均等化。

（2）优化签约服务内涵

1）明确签约服务内容。家庭医师团队为居民提供基本医疗、公共卫生和约定的健康管理服务。基本医疗服务涵盖常见病和多发病的中西医诊治、合理用药、就医路径指导和转诊预约等。公共卫生服务涵盖国家基本公共卫生服务项目和规定的其他公共卫生服务。各地应当根据服务能力和需求，设定包含基本医疗和公共卫生服务在内的基础性签约服务内容，向所有签约居民提供。健康管理服务主要是针对居民健康状况和需求，制定不同类型的个性化签约服务内容，可包括健康评估、康复指导、家庭病床服务、家庭护理、中医药"治未病"服务、远程健康监测等。现阶段要首先从重点人群和重点疾病入手，确定服务内容，并逐步拓展服务范围。充分发挥中医药在基本医疗和预防保健方面的重要作用，满足居民多元化健康需求。各地卫生计生部门、中医药管理部门、人力资源社会保障部门和财政部门要结合实际，协商确定家庭医师团队服务的项目、内涵、流程、规范、标准。

2）增强签约服务吸引力。各地要采取多种措施，在就医、转诊、用药、医保等方面对签约居民实行差异化政策，引导居民有效利用签约服务。家庭医师团队要主动完善服务模式，可按照协议为签约居民提供全程服务、上门服务、错时服务、预约服务等多种形式的服务。通过给予家庭医师团队一定比例的医院专家号、预约挂号、预留床位等方式，方便签约居民优先就诊和住院。二级以上医院的全科医学科室或指定科室对接家庭医师转诊服务，为转诊患者建立绿色转诊通道。对于签约的慢性病患者，可酌情延长单次配药量。对于下转患者，可根据病情和上级医疗机构医嘱按规定开具处方。要充分发挥医保支付的引导作用，实行差异化的医保支付政策，采取对符合规定的转诊住院患者连续计算起付线等措施，引导居民到基层就诊。

（3）健全签约服务收付费机制

1）合理确定签约服务费。家庭医师团队为居民提供约定的签约服务，根据签约服务人数按年收取签约服务费，由医保基金、基本公共卫生服务经费和签约居民付费等分担。具体标准和分担比例由各地卫生计生部门、人力资源社会保障部门、财政部门等部门根据签约服务内容、签约居民结构，以及基本医保基金和公共卫生经费承受能力等因素协商确定。符合医疗救助政策的按规定实施救助。签约服务中的基本公共卫生服务项目费用从基本公共卫生服务专项经费中列支。

2）发挥家庭医师控费作用。有条件的地区可探索将签约居民的门诊基金按人头支付给基层医疗卫生机构或家庭医师团队，对经基层向医院转诊的患者，由基层或家庭医师团队支付一定的转诊费用。探索对纵向合作的医疗联合体等分工协作模式实行医保总额付费，发挥家庭医师在医保付费控制中的作用，合理引导双向转诊，发挥家庭医师守门人作用。

3）规范其他诊疗服务收费。家庭医师团队向签约居民提供约定的服务，除按规定收取签约服务费外，不得另行收取其他费用。提供非约定的医疗卫生服务或向非签约居民提供医疗卫生服务，按规定收取费用。

（4）建立签约服务激励机制

1）完善家庭医师收入分配机制。综合考虑社会公益目标任务完成情况，包括签约服务在内的绩效考核情况、事业发展等因素，合理确定基层医疗卫生机构绩效工资总量，使家庭医师通过提供优质签约服务等合理提高收入水平，增强开展签约服务的积极性。基层医疗卫生机构内部绩效工资分配可采取设立全科医师津贴等方式，向承担签约服务等临床一线任务的人员倾斜。基层医疗卫生机构收支结余部分可按规定提取奖励基金。二级以上医院要在绩效工资分配上向参与签约服务的医师倾斜。有条件的地方可对通过相应评价考核的家庭医师团队和参与签约服务的二级以上医院医师予以资金支持引导。

2）完善综合激励政策。在编制、人员聘用、职称晋升、在职培训、评奖推优等方面重点向全科医师倾斜，将优秀人员纳入各级政府人才引进优惠政策范围，增强全科医师的职业吸引力，加快全科医师队伍建设，提升签约服务水平。继续开展全科医师特岗计划。落实《人力资源社会保障部国家卫生计生委关于进一步改革完善基层卫生专业技术人员职称评审工作的指导意见》（人社部发〔2015〕94号），合理设置基层医疗卫生机构全科医师中、高级岗位的比例，扩大职称晋升空间，重点向签约服务考核优秀的人员倾斜。将签约服务评价考核结果作为相关人员职称晋升的重要因素。对成绩突出的家庭医师及其团队，按照国家规定给予表彰，大力宣传先进典型。拓展国内外培训渠道，建立健全二级以上医院医师定期到基层开展业务指导与家庭医师定期到临床教学基地进修制度。加强家庭医师及其团队成员的继续医学教育，提高签约服务质量。

（5）加强签约服务绩效考核

1）建立定期考核机制。各地卫生计生部门、中医药管理部门、人力资源社会保障部门、财政部门等部门要健全签约服务管理规范。建立以签约对象数量与构成、服务质量、健康管理效果、居民满意度、医药费用控制、签约居民基层就诊比例等为核心的签约服务评价考核指标体系，定期对家庭医师团队开展评价考核，鼓励家庭医师代表、签约居民代表及社会代表参与。考核结果及时向社会公开，并与医保支付、基本公共卫生服务经费拨付，以及团队和个人绩效分配挂钩。对于考核结果不合格、群众意见突出的家庭医师团队，建立相应的惩处机制。

2）发挥社会监督作用。建立以签约居民为主体的反馈评价体系，畅通公众监督渠道，反馈评价情况并及时向社会公开，将其作为家庭医师团队绩效考核的重要依据和居民选择家庭医师团队的重要参考。综合考虑家庭医师工作强度、服务质量等，合理控制家庭医师团队的签约服务人数。

（6）强化签约服务技术支撑

1）加强技术支持。整合二级以上医院现有的检查检验、消毒供应中心等资源，向基层医疗卫生机构开放；探索设置独立的区域医学检验机构、病理诊断机构、医学影像检查机构等，实现区域资源共享，为家庭医师团队提供技术支撑。加强家庭医师签约服务必需设施设备配备，有条件的地方可为家庭医师配备统一的着装、出诊装备、交通工具等。基层医疗卫生机构要对家庭医师团队提供必需的业务和技术支持。

2）发挥信息化支撑作用。构建完善的区域医疗卫生信息平台，实现签约居民健康档案、电子病历、检验报告等信息共享和业务协同。通过远程医疗、即时通讯等方式，加强二级以上医院医师与家庭医师的技术交流。通过移动客户端等多种方式搭建家庭医师与签约居民的交流平台，为信息咨询、互动交流、患者反馈、健康管理等提供便利。积极利用移动互联网、可穿戴设备等为签约居民提供在线预约诊疗、候诊提醒、划价缴费、诊疗报告查询、药品配送和健康信息收集等服务。

（7）组织实施

1）加强组织领导。各地要结合实际，及时出台开展家庭医师签约服务的具体方案。切实加强组织领导和统筹协调，形成政府主导、部门协作、全社会参与的工作机制，确保各项任务落实到位。加强家庭医师签约服务与公立医院综合改革、分级诊疗制度建设等改革工作的衔接，形成叠加效应和改革合力。

2）强化分工协作。相关部门要切实履行职责，合力推进家庭医师签约服务工作。发展改革（价格）部门要积极支持家庭医师签约服务所需的设施设备配备，做好签约服务价格的相关工作。财政部门要统筹核定基层医疗卫生机构的各项补偿资金，并建立与签约服务数量和质量相挂钩的机制。人力资源社会保障部门和卫生计生部门要建立健全有利于分级诊疗和家庭医师签约服务的基本医疗保险支付政策、人事政策。卫生计生部门和中医药管理部门要切实承担家庭医师签约服务工作的组织、协调职能，统一调配医疗卫生资源，加强对签约服务行为的监管。

3）加强督导评估。国务院医改办要会同有关部门大力推进家庭医师签约服务工作，认真总结经验，加强督导评估，探索开展第三方评估。同时各地要建立定期调研督导机制，及时研究解决出现的问题和困难，总结推广典型经验和做法。加强家庭医师签约服务相关监测、评估、培训等工作。

4）做好舆论宣传。要充分利用各种信息媒介，采取多种形式广泛宣传家庭医师签约服务的政策与内容，重点突出签约服务便民、惠民、利民的特点。大力宣传家庭医师先进典型，增强职业荣誉感，营造全社会尊重、信任、支持家庭医师签约服务的良好氛围。

4. 我国现阶段全科医师签约服务的不足及发展方向 近年来，在各地政府大力支持下，各地卫生计生委紧紧抓住深化医改的契机，加快推进全科医师签约服务，相继开展了以“家庭签约、基层首诊、分级诊疗及双向转诊”为主要内容的全科医师签约服务工作，浙江、陕西、重庆等省市相继推出了“1+1+1”签约创新服务模式，可以说，各地探索家庭医师签约服务新机制的热潮是一浪高过一浪，困顿数年的医疗改革似乎找到了新方向和突破口。

上海市卫生部门从 2016 年起逐步试点实行“1+1+1”三级联动诊疗体系。在实行过程中，主要存在的问题有以下几方面。①宣传力度远远不够：非签约社区居民的知晓率仅为 44.14%。②引导患者合理就医政策缺失：“1+1+1”医院组合签约的初衷是引导居民合理就医，减少盲目就医给居民带来的不便。但目前社区首诊、分级诊疗和双向转诊等均无政策保证，相关政策出台滞后，居民盲目就医的趋势并没有得到有效抑制。③社区卫生服务中心配药难的问题突出：家庭医师转诊至上级医院的签约居民通过“延伸处方”服务，在回到社区就诊时，家庭医师可延用上级医院处方的药品，并通过第三方物流实现配送。由于目前医保政策严格限定了各级医疗机构的药品和种类，一些城市郊区社区服务中心配药难的问题更加突出，加上实现物流配送药品的安全风险，因此在相关政策和配套措施出台前，基本上只是纸上谈兵而已。

武汉市全科医师签约服务政策分析及社区居民签约服务利用和效果情况的调查显示：①签约人群以老年人为主，服务范围需要进一步扩大。②服务项目较为单一，服务差异化不明显。③执业方式改革尚未触及，服务内涵需深化。

我国在全科医师签约服务的探索和实施道路上还有很长的路要走，就现在而言，在以下几个方面要继续努力：①要加大签约宣传力度，特别是针对年轻人；在全社会和居民区加大宣传力度，整体改变和提高全社会人群对该服务的认识；对社区居民，可通过公示家庭医师信息、健康教育和舆论宣传等方式培养居民的预防保健观念，树立“小病在社区，大病进医院”的意识，提高居民对家庭医师的依从性和信任度。②加快完善政策，引导患者合理就医。应赋予家庭医师更多可调配的卫生资源。一是健全基层首诊、双向转诊制度。二是在全市探索建立由基层医疗机构、三甲医院组成的区域医疗联合体；三是调整家庭医师签约服务医保政策，将家庭医师公共卫生服务项目纳入医保报销范围，并拉大不同级别医疗机构医保报销比例的差距，基层门诊则执行最低收费和最低医药费用自付比例。③放开基层医院的药品配送。建议政府在安全用药的前提下放开基层医院的药品配送，尤其是对一些慢性病、常见病药品的配送，这样才能吸引居民首诊在社区。另外，为方便部分有困难患者的需求，应尽快出台实现安全物流配送药品的相关政策和配套措施。④要加强对全科医师签约服务的专项投入：政府应当坚定地继续推进全科医师签约服务，通过加大专项投入在宣传推广、队伍建设、管理提升、考核评价等方面加强建设，特别是在队伍建设上，要为全科医师打造规划服务平台。⑤要提高全科医师签约服务的水平和质量。相关主管部门可以学习借鉴国内外经验，在社区卫生服务中心推行 SMART 服务模式，提升社区医院的管理能力、服务水平，为社区居民提供高质量的服务。政府必须将惠民政策落实到基层，使广大居民在长期、稳定、优质的基层社区进行疾病的预防、保健和治疗。

三、全科医师的诊疗思维

临床诊疗思维是临床诊断治疗过程中的科学、辩证思维，是一种最基本的临床实践活动，是临床医师必备的一种能力。临床诊疗思维方法是指临床医师认识和诊断疾病等临床实践过程中使用的推理方法和逻辑思维过程。以健康问题为导向的临床方法是全科医学重要的基本方法之一。所谓以健康问题为导向的临床诊断思维是指以发现、确定临床问题为出发点，以解释、解决临床问题为目标，综合运用适宜的临床诊断思维方法，对患者的各种临床问题进行初步诊断、鉴别诊断、修正或确定诊断，尽可能明确其产生的原因及影响因素，为妥善处理临床问题提供科学、可靠的依据。以健康问题为导向的诊断思维的落脚点是妥善处理个体、家庭和群体的临床问题，维护和促进患者整体健康。

1. 全科医疗中常见临床问题　全科医疗是一种以门诊为主体的第一线医疗服务，其范围是宽广的，不因服务对象的性别、年龄、背景或器官系统所限制，全科医师需要应对的临床问题也是广泛、多维而具有特色的。根据美国国家卫生统计中心调查结果显示，美国门诊就诊中最常见的 20 种疾病依次为原发性高血压、儿童健康检查、急性上呼吸道感染、关节病及相关疾病、恶性肿瘤、糖尿病、脊柱疾病、风湿病、体格检查、随诊检查、特殊操作及出院后医疗、正常妊娠、中耳炎和咽鼓管疾病、哮喘、脂肪代谢异常、慢性鼻窦炎、心脏病、急性咽炎和过敏性鼻炎。常见的慢性病疾病依次为高血压、关节炎、血脂异常、糖尿病、抑郁症、肥胖症、癌症、哮喘、慢性阻塞性肺疾病、缺血性心脏病、骨质疏松症、脑血管疾病、充血性心力衰竭和慢性肾衰竭。在美国、加拿大、英国和澳大利亚全科医疗诊所中，患者就诊症状相似，只是排序略有不同，最常见的症状为咳嗽、咽部不适、背痛、上呼吸道感染、皮疹、腹痛、抑郁、耳痛、头痛、发热、疲劳、腹泻、哮喘、鼻塞、打喷嚏、腹泻、胸痛、膝部不适、视功能不良等。

根据我国第五次国家卫生服务调查结果，调查地区居民两周就诊率为 13.0%，城乡相近。排名前五位的是感冒、高血压病、糖尿病、急慢性胃肠炎和椎间盘疾病，占就诊人次的 63.5%。调查人口疾病两周就诊率与构成如表 14-5 所述。

表 14-5　2013 年国家卫生服务调查人口两周就诊疾病构成

顺位	城乡合计		城市		农村	
	疾病名称	构成（%）	疾病名称	构成（%）	疾病名称	构成（%）
1	感冒	25.8	高血压病	25.9	感冒	28.0
2	高血压病	23.9	感冒	23.5	高血压病	21.8
3	糖尿病	6.2	糖尿病	8.5	急慢性胃肠炎	5.5
4	急慢性胃肠炎	4.8	急慢性胃肠炎	6.0	糖尿病	3.9
5	椎间盘疾病	2.8	椎间盘疾病	4.2	椎间盘疾病	3.1
6	脑血管病	2.5	脑血管病	2.5	脑血管病	2.5
7	类风湿关节炎	1.9	慢性阻塞性肺疾病	1.8	类风湿关节炎	2.3
8	慢性阻塞性肺疾病	1.9	缺血性心脏病	1.7	慢性阻塞性肺疾病	2.0
9	缺血性心脏病	1.6	类风湿关节炎	1.5	缺血性心脏病	1.5
10	牙齿疾病	1.3	牙齿疾病	1.2	牙齿疾病	1.3

资料来源：2013 年我国第五次国家卫生服务调查结果

与专科医师在医院接诊的症状谱和疾病谱相比，全科医师在基层涉及的症状、疾病或健康问题通常有以下特点：①广泛性。全科医师接触首次就诊患者遇到的临床问题通常是没有经过其他医师筛选的，临床评估诊断过程需要从整个医学范围内进行考虑。②多维性。健康问题涉及生理、心理和社会适应等多个层面，由多种原因综合作用而致，知识、态度、信仰、情绪、行为、关系及社会环境的相互作用，影响患者的患病体验。因而，全科医疗实践中更需要系统整体的思维方式，这也增加了全科医疗中的复杂性。③变异性。处于早期、未分化阶段的健康问题在全科医疗中十分常见，这可能是急性或重症疾病的早期表现，也可能是自限性、轻微的功能改变，这两种情况的鉴别诊断需要经过充分训练以至具备娴熟的临床技能。处理尚未分化的疾病是全科医师应具备的核心能力之一。④诊断明确的慢性病或慢性病健康问题很常见。随着医学诊疗技术进步及人口老龄化进程的加剧，慢性病共病（multiple chronic disease）即同时患有 2 种及 2 种以上的慢性疾病或健康问题的患者日益增多，需要采用系统整体论的方法进行推理和提供全人照顾。⑤健康问题多于疾病，常见病、多发病多于少见病、罕见病。在基层门诊，疾病发生的概率与医院门诊是不同的。疾病患病率不同，预测值也就不同，因而诊断思维也有所不同。

2. 常用的临床推理方法　推理是思维的基本形式之一，是从一个或几个已知的前提推出另一个结论的过程。全科医学住院医师培训是将一名本专业初学者培养成能够胜任岗位要求、刚刚开始独立执业的全科医师。

（1）归纳推理法：是从特殊到一般的推理方法，即从个别性前提出发，根据一类事物的部分对象具有某种性质，推出这类事物的所有对象都具有这种性质的推理，得出一般性结论。临床诊断通常是针对个体患者的，个体患者的症状、体征等临床表现、其他病史及相关检查结果也都是个别的、具体的或是特殊的，由此获得初步诊断却是一种普遍性的结论。例如，黄疸，持续进行性加深，伴有中上部腹痛，考虑胰头癌的可能性大。临床医师做出初步判断后，需要进一步完善相关检查和（或）制定经验性治疗方案，如果治疗有效，和（或）进一步检查结果支持初步诊断，将可以确定诊断。反之，就需要重新验证，修订诊断。因此，临床医师总是如履薄冰的。

（2）演绎推理法：是从一般到个别的推理方法，即从一般性的前提出发，通过推导即“演绎”，得出具体或个别结论的过程。临床上最常采用的诊断推理方法是假设—演绎推理，首先提出假设诊断解释患者的临床问题，然后从普遍性原理出发，进一步有针对性地收集患者信息，选择实验室和辅助检查，或制订初步的治疗方案，根据检查结果和（或）治疗效果来验证假说是否正确，修正鉴别诊断，必要时回归患者，以肯定、补充或排除初步诊断，最终得出最可能的诊断结论。假设—演绎推理的过程为：①如果我们有一定的临床信息，那么某种疾病诊断假设可能是正确的；②我们需要根据诊断假设，安排相关检验和检查以获得进一步的信息来验证诊断假设；③接下来判断我们是否有充分的证据确认该假设是真的还是假的。在此过程一般会形成一个经典的鉴别诊断列表。

（3）概率推理法：是指利用特定症状、体征或诊断试验的诊断价值来确认或排除诊断的推理方法。在临床工作中，医师根据临床资料做出可能的临床诊断以解释患者症状、体征或辅助检查阳性结果。通常医师做出的诊断不是一个而是多个，一般根据每一个可能诊断发生的概率对这些诊断进行排序，形成鉴别诊断列表，使用不同的术语来表示可能性的大小，如肯定（可靠）、非常可能、可能、不可能、非常不可能、不能排除等。然后，进一步完善相关资料，查找诊断依据，缩小诊断范围，获得最可能的诊断。对于检查前疾病发生概率的估计

(验前概率）应选择与患者临床表现相似人群的流行病学资料，而不是一般人群的患病率。实际上是某种症状或症状群的预测值，即具有某种症状或症候群患者患某病的概率。对于检查后概率的变化（验后概率）则依据诊断试验的似然比来评估患某种疾病的可能性。全科医师熟悉社区患病率和个人背景资料，有利于用概率的方法得出最可能的诊断。关于表述诊断可能性的词汇是不确定的，患者通常难以理解。循证诊断常采用 0 ～ 100%的定量方法来表述，如临床诊断中常见“发热待查，病毒性肺炎可能性大”“水肿待查，特发性水肿可能性大”。有时，临床上带有“问号”的诊断可能比带“句号”的诊断更符合科学，更有利于妥善处理患者的健康问题。

(4) 类比推理法：是指根据 2 个或 2 个以上患者的部分临床信息相同或相似，推出某个患者的其他临床资料与其他患者相同或相似，从而获得临床诊断的推理方法。类比推理过程中，医师不仅比较不同患者临床资料的相同点，也比较两者的不同点，以不同的方式去思考不同患者的临床问题。类比推理法常需要和其他推理方法相结合以提高临床诊断的准确性和效率。

(5) 模型识别法：属于一种类比推理方法。有些疾病的临床表现和检查结果会形成一些特定的组合，临床上常称其为疾病的“典型特征”，经临床实践获得了反复的证实。当我们遇到某个患者的临床表现和检查结果与之相同或相似时，会迅速做出初步诊断。如发热、咳嗽、咳铁锈色痰，伴白细胞计数升高，提示大叶性肺炎。使用模型识别方法需要临床医师记住疾病的典型表现或者以前的典型案例，需要注意的是，临床上可能会出现不典型的情况，不适合模型识别。

(6) 临床预测规则：属于一种模型识别方法，根据已被明确的定义、广泛验证的疾病症候群，通过类比建立初步诊断或进行鉴别诊断、确定。如全科医疗中经常使用的 Ottawa 足踝损伤鉴别诊断标准、卒中风险预测 ABCD2 评分、深静脉血栓形成的 Wells 评分等。

3. *全科医疗诊断思维三阶段模型* 研究显示，在基层医疗实践中，全科医师在实际工作中的诊断程序并不总是按照传统教科书中所描述的那样进行病史采集、体格检查，归纳和分析临床资料后列出需要解决的临床问题，形成诊断假设，鉴别诊断，选择实验室和辅助检查来验证假设，进一步搜集和分析临床资料，做出最终诊断。通常在问诊的早期就形成了诊断假设，并在假设—演绎推理中指导后续的病史采集和体格检查。Heneghan C. 和 Clasziou P. 等英国全科医学学者提出了一个适合全科医师在日常诊疗实践中使用的诊断思维三阶段模型（图 14-5），每个阶段运用一种或多种不同的临床推理方法。首先，建立初步诊断。在问诊初期，通常采用现场即刻诊断法、自我诊断、列出主诉和模型识别方法建立初步诊断假设。然后，验证、修正诊断假设。采用限制性除外诊断（Murtagh 诊断策略）、定位和定性龟缩诊断逐步验证、概率推理、模型识别验证诊断、临床预测规则等策略和方法验证诊断假设，修正诊断。最后，确认诊断。对于某些疾病，如痤疮，若在第一阶段能够基本确定诊断，则可以跳过第二步，直接确诊。国外研究显示，在全科医疗中，不需要进一步检查，能明确诊断的病例不足 50%，大多数病例需要通过进一步检查、诊断性治疗及“等等看”策略，利用时间帮助诊断以确诊。对于仍不能诊断的病例，一般可选择以下策略：重新搜集资料进一步验证，试验性治疗，与患者分享不确定性，推迟诊断，转诊至上级医院。针对具体的临床病例，一般不能通过单一的推理方法获得可靠的结论，往往需要综合运用多种临床推理方法，形成一定的临床诊断策略或诊断思维程序，来明确诊断。

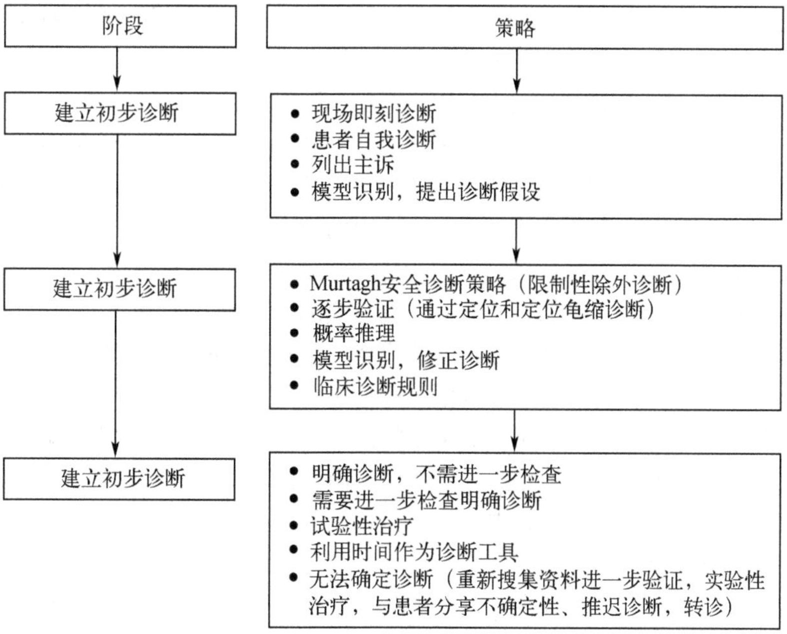

图 14-5　全科医疗诊断思维三阶段模型

4. Murtagh 安全诊断策略　临床医师在每天的医疗实践中面对的临床问题千变万化。全科医师在基层需要处理更多的不典型、非特异的症状或症状群；而且需要在有限的资源条件下，早期识别严重的、危及生命的疾病并及时转诊。因此，全科医师需面对更多的挑战。为此，澳大利亚著名家庭医学专家 John Murtagh 根据其多年的临床经验和理论研究结果，提出了一种适合全科医师简单且安全的诊断策略，目前已在国外被普遍采用。该策略多用于初步诊断常见病，尽快识别急性的、严重的、危及生命的疾病，分析并判断是否可能有导致某种症状、体征、容易被忽略的疾病，可供我们学习和借鉴。Murtagh 安全诊断策略的基本诊断思维包括以下 5 个自问自答的问题。

（1）引起某种症状、体征的常见疾病有哪些。首先列出引起某种症状、体征可能性最大的诊断，然后搜集分析临床资料，提出诊断假设。这与“首先考虑常见病”的临床思维原则一致。常见病地列出主要依据医师的医学知识、临床经验、研究证据、患者资料和背景，以及对社区患病率等流行学资料的了解。以慢性疲劳为例，最常见的原因可能有：①紧张、应激；②焦虑或抑郁；③病毒感染或病毒感染后；④睡眠相关疾病。

（2）有没有严重的不能被忽略的疾病。该问题与“首先考虑器质性疾病”及严重疾病需要优先检查的原则相一致，主要依靠医师的临床经验和非分析性推理或直觉。刻画诊断法、诊断三联征等也是有益的思维方法。诊断三联征是指记住非常见疾病的 3 个主要症状，有助于快速诊断，如“头晕＋失聪＋耳鸣＝听神经瘤”。在临床上，还应时刻牢记严重疾病的不典型表现，避免因过于忙碌而被忽视。如急性心肌梗死的典型症状是心前区压榨性疼痛，但也可表现为下颌、颈部、上肢、上腹部和肩胛区疼痛。任何时候都是可能优于肯定，避免危及生命、严重的疾病漏诊和误诊。就慢性疲劳而言，不能忽视的严重疾病可能有：①恶性肿瘤；②心律失常；③心肌病；④贫血；⑤血色病；⑥ HIV 或丙型肝炎。在诊断过程中尤其应注意是否伴随有报警信号，如无法解释的体重下降、睡眠障碍、抑郁症状、药物或酒精滥用、持续发热。

（3）有没有容易被漏诊的疾病。该问题是指在全科医疗中容易被漏诊或误诊的疾病，重点针对不会危及生命的、轻症的疾病。这些健康问题、不适症状和疾病一样困扰患者，同样不能漏诊或忽视。如吸烟引起的腹痛、尿路感染引起的腰痛、微量元素缺乏、经前综合征、绝经期综合征、职业环境引起的过敏反应等。通常的做法是将这些疾病、健康问题也纳入诊断框架中。在慢性疲劳的诊断与鉴别诊断过程中，以下疾病常被忽视：①隐匿性抑郁症；②食物不耐受；③慢性感染；④充血性心力衰竭早期；⑤纤维肌痛；⑥缺乏锻炼；⑦药物滥用；⑧绝经综合征等。

(4) 有没有因患者存在多个症状而不容易被识别的疾病。针对存在多个不典型症状，阳性体征少的情况，患者可能患有重要疾病，也可能是轻微的小病，在临床上不容易识别和诊断，常可能被漏诊和误诊。如本章前文所述案例，患者陈述了头晕、气短、心悸、腹胀、关节痛、背痛和周身不适等多个症状，体格检查和辅助检查也没有阳性的检查结果，临床上需要考虑用是否可用一个诊断来解释，是否还并存其他疾病，这会令临床医师十分困惑。再比如，系统性红斑狼疮是一个可累及多系统的疾病，最常见的症状是关节痛和疲劳，也可能出现多个器官系统的症状，在疾病早期很难识别。在实际工作中，同样推荐采用诊断列表的方式来帮助尽快识别和诊断。莫塔医师在《全科医学》中介绍了 7 种常引起多种症状、在全科医疗中不容易被识别和诊断的疾病，分别是：①抑郁症；②糖尿病；③药物滥用；④贫血；⑤甲状腺疾病及其他内分泌疾病；⑥脊柱疾病；⑦尿路感染。这些疾病也适用于慢性疲劳的鉴别诊断。

(5) 患者是不是有什么话还没有说。患者可能有意或无意隐瞒或忽视一些症状，这种情况常可能与精神心理问题、性问题、药物滥用问题，以及与家庭、工作背景相关等问题。例如，患者可能因有某种症状，害怕得恶性病而要求做全身检查，但可能不明确表达自己的担忧，这需要全科医师敏锐地感觉到患者的忧虑和感受。与患者建立良好的、长期的、稳固的医患关系，尊重、关心、同情患者，长期了解患者，以及从整体观点出发合理运用各种手段等均有助于患者的表达，为临床诊断提供有益的线索。慢性疲劳最常见的原因是精神心理疾病，因而患者非常可能隐瞒或忽视一些病史。一般来讲，任何精神心理疾病都能出现疲劳症状。

四、全科医师的应诊任务与接诊技巧

1. *全科医师的应诊任务*　以人为中心的健康照顾是全科医疗的基本特征之一，因此，全科医师在初级保健过程中要提供以人为中心的个体化的全过程和全方位式的照顾。所以全科医师主要有以下四大应诊任务：①确认和处理现患问题；②对连续性问题进行管理；③适时提供预防性照顾；④改善患者的就医和遵医行为。

(1) 确认和处理现患问题：是全科医师应诊中的首要任务，也是全科医师在应诊过程中耗时最长的部分。现患问题是指患者近期感觉到身体不适或怀疑患上某种疾病。现患问题通常是患者就医的主要原因。

全科医师在处理现患问题时不仅追求生物学问题的诊断，还要从心理和社会层面对患者进行多层面的关怀和照顾。这是全科医师应该具备的能力之一。如首先通过查阅患者的健康档案了解患者，然后询问患者就诊原因、患者需要怎样的帮助及患者个人、家庭、社区、社会背景，最后根据获取的资料从生物、心理和社会三方面全方位分析现患问题的性质并制订合理的处理方案和计划。

(2) 对连续性问题进行管理：在全科医疗中连续性问题的主体是患者，所以对连续性问题进行管理就相当于对患者的连续性管理，这就突出了“以人为中心的照顾”理念。连续性管理是在时间轴上长期、不间断地对健康问题进行管理，管理的健康问题不仅包括现患问题，还包括个人心理、社会等各方面的问题。全科医师在连续性管理过程中要对患者的家庭及其生活环境和社会环境等进行多方面的全面了解。

慢性病是常见的健康问题，一般病程在 3 个月以上，通过一次或几次的诊治或处理不能解决问题，而是需要长期的、连续的、规范的、系统的照顾管理。所以患者是否对其患有的慢性病进行了规范化的治疗、其症状体征是否得到了有效改善、由慢性病所导致的心理压力是否有所缓解及缓解程度等问题都应该是全科医师关注的重点。全科医师要利用每次与患者交流的机会，对患者的慢性病进行适当的检查和评价。通过有效的交流不仅可以提高患者对医师的信任，提高患者的依从性，也可以改善慢性病的管理状态，改进医患关系。在连续性管理中，这种持续性照顾覆盖了疾病的各个阶段、人生的各个时期。全科医师的一个重要责任是提高患者自我保健和自我管理能力，在慢性病管理过程中把有关知识教给患者。全科医师应对患者的生活方式进行指导，警惕生活中一些暂时性问题对慢性病的影响。总之，全科医师要通过连续性管理帮助患者控制疾病的症状和进程，实现最佳功能状态，使患者达到躯体、心理和社会适应上的完满健康状态。

（3）适时提供预防性照顾：“预防为主”是我国医疗卫生工作的重要指导方针，也是人们与疾病做斗争最明智的决策。全科医师要在诊疗过程的各个环节体现“预防为主”的观念，同时将这一观念灌输给每一位服务对象。提供预防性照顾从疾病发展的不同阶段可分为两部分内容：①促进健康的生活方式指在患者未发生疾病或因某一疾病就诊时，医师通过健康教育帮助患者养成健康的生活习惯或改变不良生活习惯，以防止该疾病的发生或进展，如戒烟限酒、健康饮食等。②在症状未出现或出现早期及时进行诊断和干预。指患者因其他疾病就诊，全科医师对其尚未出现症状或高危因素进行干预，防止病情继续恶化。

全科医师在日常医疗服务过程中应注意提供以预防为导向的服务，利用与患者接触的任何机会，对不健康的生活方式对健康的影响给予说明和科学指导，同时在患者遇到挫折时及时给予鼓励，在取得进步时给予赞扬。“治未病”是人们保持健康的捷径，同时也是真正为人们带来健康的有效手段。全科医师有义务为不同年龄阶段的患者进行特定地周期性的健康体检，如中年男性最主要的死亡原因包括心脏病、恶性肿瘤、卒中、机动车辆造成的意外伤害，而这些死亡原因大多可以通过减肥、戒烟、限酒、健康饮食、规律锻炼、驾车时使用安全带等行为来预防。预防性医疗照顾是全科医疗中重要的一环，只有防患于未然，才能给人以健康，缩减疾病治疗费用。

（4）改善患者的就医、遵医行为：就医行为是指人们感到不适或觉察到自己可能患有某种疾病时，寻求医疗帮助的行为。然而由于患者对疾病的认识，以及患者的年龄、经济能力、受教育程度及当地医疗资源的多少等因素的影响，会发生有病的人没有就医，没病的人或仅有轻微疾病的人频繁就医的情况。而改善患者就医行为就是要让患者知道，在什么情况下应该就医，什么情况下不应该就医。通常就医过多反映了患者依赖、敏感、紧张的心理，求医过少反映了患者对自己的健康不重视或缺乏医学知识。适时就医不仅可以避免不必要的就诊造成的医疗资源的浪费，也可以避免由于延迟就诊造成患者耽误病情、病痛增加及更大的医疗资源的浪费。

遵医行为指患者对医护人员的医嘱、建议、要求等遵守的程度，包括定期复诊、按量服药、执行干预措施等。遵医行为是保证全科医疗服务质量的重要条件，也是决定疗效和转归的关键。造成遵医率低的因素有：①患者医疗知识缺乏；②患者健康信念不正确；③药物处方复杂。所以提高患者遵医行为可以通过以下方法来实现：①通过说服教育，建立信任关系，激发患者遵医嘱的动力；②让患者参与治疗过程的制定，明确患者自己应该承担的责任；③简化药物种类，减轻患者用药负担；④重视患者的心理行为，有针对性地采取个性化措施以提高患者的遵医行为。

全科医师若能在应诊中很好地完成这四项任务，就可以为人们提供持续的、全方位的全科医疗服务。

2. 全科医师的接诊技巧　全科医师的接诊过程主要包括四个环节：从生理、心理和社会三个方面全面收集患者资料；做出临床判断和评价；医患双方共同制定健康目标和处置计划；利用多方资源提供整体性服务。在整个接诊过程中，有两个点显得特别重要，一个是如何全面的对患者的心理、社会背景资料进行收集，二是如何帮助患者建立正确的就医行为和遵医行为，使患者有一个良好的疾病预后结果。为更好地解决以上两点问题，下面重点介绍"BATHE 问诊方式"和"健康信念模式"两种接诊技巧。

(1) BATHE 问诊方式：是 Sam 和 Lieberman 于 1986 年提出的一种全新的全科医疗问诊方式，通过这种简明、系统的问诊方式，可以迅速达到患者心理、社会问题的核心。这种开放式问诊强调从患者的背景、情感、烦恼、自我管理能力四个方面收集心理、社会资料，具体如下所述。

1) B (background)：背景，了解患者的就医背景、心理状况和社会因素等。医师通常用最常问的问题引导患者说出前来就医的背景。例如，"最近家里有什么事情吗""最近你的自我感觉怎么样""最近上班感觉怎么样""从你觉得不舒服到现在，你的生活有什么变化吗"等。

2) A (affect)：情感，了解患者的情绪状态及情感变化。医师常提的问题是："与配偶相处的怎样？""最近工作情况怎样？""你的心情如何"等。

3) T (trouble)：烦恼，主要了解现患问题对患者带来的影响及其程度。医师会经常问以下问题："您觉得这些问题对您的生活和健康有哪些影响""您最近的烦恼有哪些""您最担心的是什么"等。

4) H (handling)：处理，是指了解患者的自我管理能力。医师常问的问题有："您打算如何处理这个问题""您的同事给了您什么意见""您的家人在处理这一问题时给了您怎样的支持"等。

5) E (empathy)：移情，即换位思考，也就是对患者的痛苦和不幸表示理解和同情，从而使患者感觉到医师对他的关心、理解和支持，与此同时医师也可获得患者的信任。医师常对患者表示真心的同情和理解："是的，您可真不容易啊""是的，换了我也会这样""是的，我非常能理解你的心情"等。

BATHE 问诊的语言都非常朴素，但正是通过这些口语化的问诊语言，医师得以快速知道患者的背景及健康问题出现的原因，并通过问诊给患者以心灵上的抚慰和支持。这样的问诊不仅使患者敞开心扉，使医患交流更加深入，也使医疗服务更加高效。

(2) 健康信念模型与患者的行为：患者的行为包括患病行为、就医行为和遵医行为，这些行为的产生与患者的健康信念模式密切相关。健康信念是指人们对自己健康的价值观念，反映了人们对自身健康的关心程度，主要涉及就医行为的价值和可能性。健康信念在人们是否会采取措施预防疾病中起着至关重要的作用，而人们健康信念的形成主要受社会角色、文化水平、经济状况、受教育程度和所受到家庭、社会的影响。

健康信念模型 (health belief model) 起初用来解释人们为什么不愿意接受政府提出的结核病筛查计划，现在则经常被用来规划健康促进计划，解释人们能否养成新的健康习惯的原因（图 14-6）。该模型的基本假设是如果某一疾病对患者威胁很大，而采取就医行为产生的效益很高，那么患者就有可能就医；反之，则可能不就医。从模型中可知，影响患者是否采取相应预防保健措施的因素主要有四个。①患者对该疾病严重程度的认知：是否认识到该疾病的严重性关系到个人是否采取预防保健措施。当意识到如果不采取健康保健行动可能会出现严重的后果时，人们采取相应的行动的可能更大。②采取预防措施的利弊和存在的障碍：指一旦采取健康保健行为，能获得什么益处。人们在做针对健康问题的抉择时，常常会权衡利弊。人们只有在认为所采取的行动能够保护他们的健康，使他们免受健康问题的困扰时，才会采取行动。人们认识到一个正面的益处的存在，对于想要接受一项预防措施是非常重要的。同样，认识到采取某种行动会阻碍他们健康，对于人们是否会采取某项行为也有巨大的作用。③个体因素的影响：如患者的生理、心理、社会背景等因素都会影响到患者对疾病威胁程度的判断。④外界的触发因素：尽管患者对某一健康问题已经有了一定的认识，但在真正付诸行动前常有一个触发因素。这些触发因素可来自媒体的宣传、亲友患病、医师的告诫、他人的建议等。

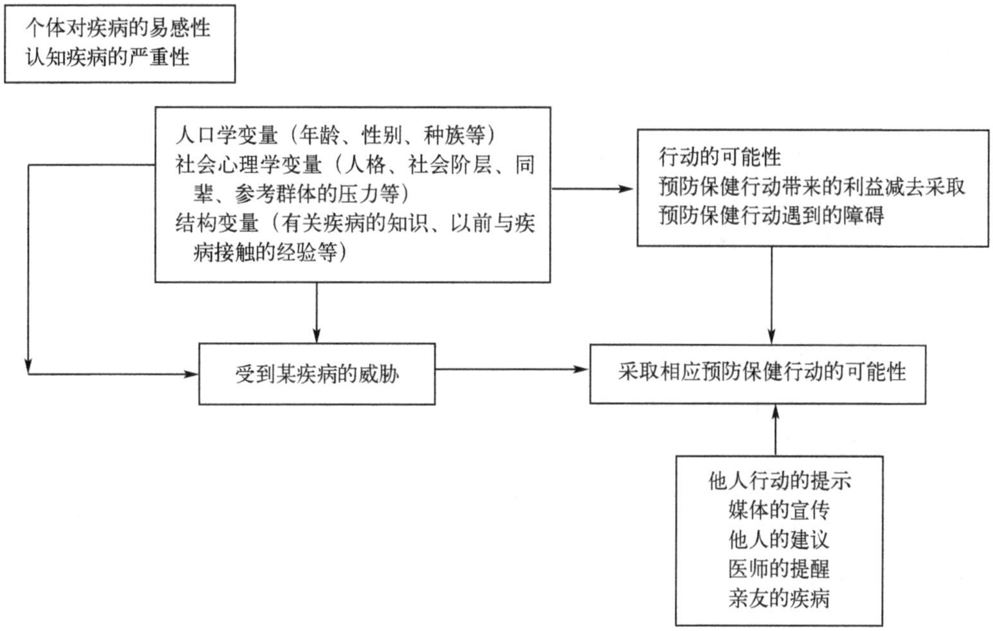

图 14-6　健康信念模型

健康信念模式关系到患者就医行为的价值与可能性，全科医师应积极主动地了解患者的健康信念模式。了解患者对自身健康的关心程度，搞清楚患者对相关疾病的严重性和易感性等问题的认识是否正确及认识程度；通过问诊、医患交流等手段了解患者对就医效益有何考虑，其就医行为是否正确。患者的上述认识和想法不仅影响其就医、遵医行为，还会影响疾病的转归与预后。总之，只有了解患者的健康信念，才能从中发现可能存在的问题并予以引导与纠正，帮助患者改变其健康信念模式，从而使患者产生正确的健康行为，减少和杜绝那些因健康信念模式不正确而导致的过度就医、过少就医及不遵医行为等行为。

（王秀龙）

第15章 常见症状

第一节 发 热

一、概述

正常人在体温调节中枢的调控下，机体的产热和散热过程经常保持动态平衡，当机体在致热原的作用下或体温中枢功能障碍时，使产热过程增加，而散热不能相应地随之增加或散热减少，体温升高超过正常范围，直肠温度超过37.7℃，舌下温度超过37.3℃，腋下温度超过37.0℃称为发热。

二、常见病因

按病因分类大致可分为感染性和非感染性发热。

（一）感染性发热

感染性发热包括各种病原体如细菌、病毒、肺炎支原体、立克次体、真菌、螺旋体及寄生虫等侵入后引起的发热。

（二）非感染性发热

（1）无菌性坏死组织吸收：包括物理、化学因素或机械性损伤，如大面积烧伤、内出血及创伤或大手术后的组织损伤；组织坏死或细胞破坏，如恶性肿瘤、白血病、急性溶血反应等。

（2）变态反应：如风湿热、血清病、药物热、结缔组织病及某些恶性肿瘤等。

（3）内分泌与代谢疾病：如甲状腺功能亢进时产热增多，严重脱水患者散热减少，使体温升高等。

（4）心力衰竭或某些皮肤病：慢性心力衰竭时由于心排血量降低，尿量减少及皮肤散热减少，以及水肿组织隔热作用，使体温升高。某些皮肤病如广泛性皮炎、鱼鳞病等也使皮肤散热减少，引起发热。

（5）体温调节中枢功能失常：常见于物理性因素，如中暑；化学性因素，如重度催眠药中毒；机械性因素，如脑震荡、颅骨骨折、脑出血及颅内压升高等。

（6）自主神经功能紊乱。

三、临床特点

根据发热的缓急、程度、病程、特殊热型及伴随不同症状及体征，具有不同的临床特点。

（一）发热热型

1. 稽留热　是指体温恒定地维持在39～40℃或以上的高水平，达数天或数周，24小时内体温波动范围不超过 1℃。其常见于大叶性肺炎、斑疹伤寒及伤寒高热期。

2. *弛张热*　又称败血症热型。体温常在 39℃以上，波动幅度大，24 小时内波动范围超过 2℃，但都在正常水平以上。其常见于败血症、风湿热、重症肺结核及化脓性炎症等。

3. *间歇热*　体温骤升达高峰后持续数小时，又迅速降至正常水平，无热期（间歇期）可持续 1 天至数天，如此高热期与无热期反复交替出现。其常见于疟疾、急性肾盂肾炎等。

4. *波状热*　体温逐渐上升达 39℃或以上，数天后又逐渐下降至正常水平，持续数天后又逐渐升高，如此反复多次。其常见于布氏杆菌病。

5. *回归热*　体温急剧上升至 39℃或以上，持续数天后又骤然下降至正常水平。高热期与无热期各持续若干天后规律性交替一次。其可见于回归热、霍奇金病等。

6. *不规则热*　发热的体温曲线无一定规律，可见于结核病、风湿热、支气管肺炎、渗出性胸膜炎等。

（二）发热特征

1. *急性发热*　临床上急性发热性疾病常见，且不少为高热，绝大多数为急性感染，其他为过敏反应、结缔组织疾病、血液病、组织坏死和血液分解产物的吸收、物理与化学因素、恶性肿瘤等。

（1）急性感染性疾病：细菌、病毒、立克次体、螺旋体及寄生虫感染。如感冒、肝炎、脑膜炎、肺炎、伤寒、痢疾、结核等。

急性感染的表现：①突然起病。②可有寒战。③呼吸的症状，如咽痛、流涕、咳嗽。④全身不适感，伴肌痛或关节痛、畏光、眼痛、头痛。⑤恶心、呕吐或腹泻。⑥淋巴结或脾的急性肿大。⑦脑膜刺激症状。⑧白细胞计数增高或减低。

（2）急性非感染性疾病：常见于风湿热，药物热，红斑狼疮，急性胰腺炎，急性溶血，烧伤，白血病，甲状腺危象，脱水，痛风，恶性高热，脑出血，癌症。

2. *急性发疹性发热*　指由于出疹性的传染病，结缔组织，变态反应及血液病等导致机体发热并伴有皮疹的症状。如果为病毒或细菌引起的传染病，如小儿瘾疹、水痘、猩红热等病变引起，应及早诊治，适当隔离，减少人群传染的危险。

（1）急性发疹性传染病：包括猩红热、风疹、水痘、登革热、斑疹伤寒、恙虫病、伤寒、副伤寒、丹毒、野兔热、马鼻疽等多种疾病。其特点是发疹多伴有不同形式的发热。由于病种的不同，此类疾病各有特色。

1）水痘：皮疹常于发病数小时或 1 ～ 2 天分批陆续出现，初为红斑，次为斑疹，再次为丘疹，继后则转为水疱。

2）猩红热：皮疹常于发病第 1 ～ 2 天，先出现于胸上部与颈底部，继而迅速蔓延全身，面部发红而唇周苍白，有脱屑现象，发病以急性发热、咽喉炎开始，可伴有白细胞计数增多及典型的杨梅样舌；麻疹的皮疹常发于病后的第 3 ～ 4 天，发疹开始于面部、耳后、发际，以后遍布全身，呈斑疹或斑丘疹，后期有脱屑及色素沉着、伴有白细胞计数减少，上呼吸道感染症状及口腔内的麻疹黏膜症状。

3）麻疹：病毒属副黏液病毒，通过呼吸道分泌物飞沫传播。临床上以发热、上呼吸道炎症、眼结膜炎及皮肤出现红色斑丘疹和颊黏膜上有麻疹黏膜斑，疹退后遗留色素沉着伴糠麸样脱屑为特征。其常并发呼吸道疾病如中耳炎、喉气管炎、肺炎等，也可有麻疹脑炎、亚急性硬化性全脑炎等严重并发症，皮疹常于发病第 3 ～ 4 天。患者应立即作疫情报告，并进行隔离至疹后 5 天，有并发症者延至 10 天。凡接触患者的易感儿应检疫 3 周，并根据情况给予自动免疫或被动免疫，接受免疫制剂者，应延长检疫至4周。在麻疹流行期间，应大力宣传患者不出门，医药送上门，易感儿不出门，集体机构加强晨间检查，对可疑者应隔离观察。

4）斑疹伤寒：是由斑疹伤寒立克次体引起的一种急性传染病。鼠类是主要的传染源，以恙螨幼虫为媒介将斑疹伤寒传播给人。其临床特点为急性起病、发热、皮疹、淋巴结肿大、肝脾大和被恙螨幼虫叮咬处出现焦痂等。斑疹伤寒立克次体死亡后所释放的毒素为致病的主要因素。在局部可引起丘疹、焦痂和溃疡。在全身可引起淋巴结肿大，焦痂附近的淋巴结肿大尤为显著。

5）风疹：发疹于病后第1～2天，皮疹迅速出现且迅速消退，呈散在性小斑丘疹，由面部向下蔓延，无脱屑及色素沉着，一般病程短且症状轻。

（2）结缔组织病：主要包括急性系统性红斑狼疮及急性皮肌炎。

1）急性系统性红斑狼疮：其典型的皮肤损害为鼻梁或双颊出现蝶形红斑，其他皮肤损害如出现渗出性多形性红斑、丘疹、紫癜、荨麻疹等，同时伴发热、皮疹、脾大、关节痛等症状。实验室检查可发现红细胞沉降率加快、血清白蛋白降低、抗核抗体试验呈阳性，狼疮细胞的发现对确诊此病有决定性意义。

2）急性皮肌炎：发病急骤，伴有高热、全身不适及对称性全身横纹肌剧痛与压痛。皮疹为多形性，常见斑疹或斑丘疹，特征性的表现是眼睑水肿及毛细血管扩张所致的浅紫色眼睑。化验检查尿中肌酸含量显著升高，血清肌酸激酶显著升高，肌电图异常，肌肉活检均可提示诊断。

（3）变态反应性疾病：风湿热患者有1/3可出现各种皮疹。最常见的为环形红斑与皮下结节，此病多伴发热、汗多、关节痛及红细胞沉降率加快等反应。

药物热通常伴有药疹，但多呈对称性、多形性分布，常伴有瘙痒感、烧灼感。常见的发疹类型为猩红热样红斑、荨麻疹、麻疹样红斑、固定性红斑等，其发病前有服用抗生素、水杨酸制剂、苯巴比妥等。

荨麻疹由过敏所致，可由寒冷刺激及其他过敏原所致，其特征与暂时性水肿性皮肤隆起相似，顶面齐平，常伴有瘙痒和灼热感，通常突然发生，经过数十分钟或数小时后即迅速消失。

（4）血液病：急性发疹也可见于某些血液病。其常伴有发热，可见于急性白血病、霍奇金淋巴瘤及恶性组织细胞病。骨髓象检查可帮助诊断。

3. 发热伴有肺部体征

（1）感染性疾病

1）寄生虫感染：肺寄生虫病或为肺或胸膜直接侵犯致病，或为过敏反应。前者可以是原发性肺部感染，如卡氏肺孢子虫肺炎，也可以是继发于邻近器官病变的扩散如胸膜肺阿米巴病；后者表现为各种类型（单纯性、迁延性、热带性）的肺嗜酸性细胞浸润，大多伴随于蠕虫移行症。

2）真菌感染：具有支气管肺炎的各种症状和体征，但起病缓慢，多在应用抗生素治疗中肺炎出现或加剧，可有发热，咳嗽剧烈，痰为无色胶冻样，偶带血丝。肺部听诊可有中小水泡音。常继发于婴幼儿肺炎、肺结核、糖尿病、血液病等；应用抗生素和激素等是主要诱因。这是因为青霉素有刺激白念珠菌过度繁殖的作用，而广谱抗生素抑制体内细菌，使念珠菌失去细菌的制约，皮质激素可抑制体内的免疫功能等都可以导致肺部真菌感染。另外，新型隐球菌所致的隐球菌病、曲霉菌所致的曲霉病、念珠菌所致的念珠菌病及毛霉菌病，是另外四种常见的肺部真菌感染。其中隐球菌病为最常见的一种，可发生于健康人，但重症隐球菌病仅见于原有免疫系统疾病如艾滋病患者。隐球菌病可发生扩散，特别是到达脑膜后可引起隐球菌性脑膜炎。曲霉菌可引起艾滋病患者和器官移植者发生肺部感染。肺部念珠菌病为一罕见的感染疾病，主要发生于白细胞减少的患者，如进行化疗的白血病患者。毛霉菌病，是一种相对罕见的真菌感染，最常发生于严重糖尿病或白血病患者。该四种真菌感染的治疗均采用抗真菌药物，如伊曲康唑、氟康唑和两性霉素 B。但是，患有艾滋病或其他免疫系统疾病的患者常不能康复。

3）细菌性肺炎：起病急骤，可有脓毒性休克表现，较少有上呼吸道症状，或先有上呼吸道疾病继而急性加重（提示病毒和细菌重叠感染）；血白细胞计数 $> 15 \times 10^9$/L 或 $\leqslant 6 \times 10^9$/L，杆状核计数升高；影像学有呈节段性密度增高影或肺叶实变；血清 PCT $\geqslant$ 0.25μg/L。

4）螺旋体感染：主要指肺出血型钩端螺旋体病，是由各种不同型别的致病性钩端螺旋体引起的急性传染病；是接触带菌的野生动物和家畜，钩体通过暴露部位的皮肤进入人体而获得感染的人畜共患病。患者起病急骤，出现恶寒或寒战、高热、头痛、全身肌肉疼痛，咳嗽、血痰或咯血。根据胸部 X 线检查所示病变的深度和广度，以及心肺功能表现可以诊断。

5）支原体或衣原体肺炎：无上述支持细菌性肺炎的临床特点，年轻人多发，可有聚集性发病，持续干咳超过 5 天以上且没有急性加重表现；血白细胞计数正常或稍高，血清 PCT $\leqslant$ 0.1μg/L；影像学病变可出现在上叶或双侧，间质改变较实质病变更常见。

6）立克次体感染：主要是 Q 热，贝纳柯克斯体所致的急性传染病，是一种自然疫源性疾病。临床上起病急，高热，多为弛张热伴寒战、严重头痛及全身肌肉酸痛。少数患者尚可出现咽痛、恶心、呕吐、腹泻、腹痛及精神错乱等表现。无皮疹，常伴有间质性肺炎、肝功能损害等，外斐反应阴性。急、慢性 Q 热分别由贝纳柯克斯体的不同株所引起。

7）军团菌病：临床和影像表现与肺炎链球菌肺炎或其他细菌性肺炎相似。前驱症状为头痛、肌痛、乏力和食欲缺乏。可突发高热（常有相对缓脉）、畏寒、咳嗽、呼吸困难、胸痛。肺外症状突出，如头痛、意识障碍、嗜睡、肌肉痛、关节痛、腹泻、恶心或呕吐。实验室检查示血白细胞计数增多而淋巴细胞相对减少，肝肾功能损害，低钠血症和低磷血症等。血清 PCT $\geqslant$ 0.25μg/L，尿军团菌抗原阳性。胸部影像学为斑片状渗出影进展到实变影，与一般细菌性肺炎相似，可伴有胸腔积液。

8）病毒性肺炎：无上述支持细菌性肺炎的临床特点，有相关流行病学史，上呼吸道症状明显；胸部影像学可表现为斑片状密度增高影，密度较淡，双侧多见；血白细胞计数正常或稍升高，血清 PCT $\leqslant$ 0.1μg/L。流感暴发期间，流感病毒可成为 CAP 的主要原因，少数为原发病毒性肺炎，多数为病程后期并发细菌性肺炎。

9）肺结核：无上述支持细菌性肺炎的临床特点，咳嗽、咳痰 2 周以上，或痰中带血、午后潮热、倦怠乏力、盗汗、食欲缺乏和消瘦。胸部影像学检查示病变多在肺尖后段、背段和后基底段，呈多态性阴影。血白细胞计数正常或轻度升高，ESR 增快，血清 PCT 不高。

（2）非感染性疾病：包括肺癌、血液系统疾病、结缔组织疾病、间质性肺疾病、血管炎、过敏性肺炎、放射性肺炎、肺水肿及肺栓塞等。因胸部 X 线检查能提供的鉴别诊断信息有限，建议进行胸部 CT 检查，通常胸部 CT 平扫即可，如怀疑肺动脉栓塞时可直接行 CT 肺动脉造影（CTPA）。可先根据胸部 CT 影像学特点进行分类鉴别，最后结合实验室检查结果明确诊断。

4. 周期性发热 凡是体温突然或缓慢上升达到高峰，保持一定的时间，然后迅速或缓慢下降至正常；经过一定时间的无热期后再发热，历经一定时间后又下降至正常体温。这种发热期与无发热期交替出现，反复多次，即为周期性发热。

（1）感染性周期性发热：它主要见于布鲁杆菌病（波状热）、回归热、疟疾。①传染病：回归热、间日疟、三日疟、黑热病、丝虫病、布鲁菌病、鼠咬热、弓形虫病。②感染性非传染性疾病：败血症、肾盂肾炎、胆囊炎。鼠咬热、化脓性感染（包括胆道感染伴胆管梗阻，或尿路感染伴输尿管梗阻，每当梗阻解除，感染消除，其热度也就下降。如再出现梗阻，又可导致感染再引起发热)、淋巴瘤、丝虫病等。

(2) 非感染性周期性发热：包括周期热、风湿热、结节性脂膜炎、恶性组织细胞病、铸工热、痛风、恶性组织细胞病、恶性淋巴瘤及嗜铬细胞瘤等。其中周期热比较罕见，是一种慢性非感染性疾病，其发热可能与类固醇激素代谢障碍有关，一般各项检查均无异常。结节性脂膜炎特征为成批反复发生的皮下结节，结节有疼痛感和显著触痛，大多数发作时伴发热，以脂肪细胞坏死和变性为特征。病理变化可分3期：第一期为急性炎症期，此期较短，有脂肪细胞变性伴中性粒细胞、淋巴细胞和组织细胞浸润。中性粒细胞可以很多但不形成脓肿。第二期为巨噬细胞期，除少数淋巴细胞和浆细胞外，不少组织细胞吞噬了溶解的脂肪滴而成为泡沫细胞和噬脂性巨细胞。此时中性粒细胞减少以至消失。本期有诊断价值。第三期为纤维化期，泡沫细胞减少，除淋巴细胞和一些浆细胞外，成纤维细胞增生，最后大量胶原纤维增殖而纤维化。铸工热多见于熔铜炉等金属铸造工人，与氧化锌中毒导致内源性致热源释放有关，其发热表现与疟疾相似。

5. *长期发热* 是指发热持续2周以上，其热型多以弛张热及不规则热多见。主要分类如下所述。

(1) 感染：波状热，伤寒，副伤寒，亚急性细菌性心内膜炎，结核病，肝病。

(2) 血液病：急性白血病，恶性淋巴瘤。

(3) 变态反应与结缔组织疾病：风湿热，红斑狼疮，结节性多动脉炎。

(4) 恶性肿瘤：深部器官癌与肉瘤。

常见原因包括风湿热，变应性亚急性败血症，播散性红斑狼疮，肿瘤，血液病，亚急性细菌性心内膜炎，胆囊炎，血吸虫，败血症，结核，伤寒，布氏杆菌病等。

四、诊断思路

1. *发热热型* 发热患者在不同时间测得的体温数值分别记录在体温单上，将各体温数值点连接起来成体温曲线，该曲线的不同形态（形状）称为热型（fever—type)。不同的病因所致发热的热型也常不同。不同的发热性疾病各具有相应的热型，根据热型的不同有助于发热病因的诊断和鉴别诊断。但必须注意：①由于抗生素的广泛应用，及时控制了感染，或因解热药或糖皮质激素的应用，可使某些疾病的特征性热型变得不典型或呈不规则热型；②热型也存在个体反应的差异。

热型可分为稽留热，弛张热，间歇热，回归热，波状热和不规则热等。

(1) 稽留热：常见于伤寒、大叶性肺炎、流行性脑脊髓膜炎、恙虫病等的症状明显期。

(2) 弛张热：常见于伤寒的缓解期、败血症、风湿热、细菌性肝脓肿等。

(3) 间歇热：见于疟疾、急性肾盂肾炎等。

(4) 回归热：可见于回归热、霍奇金病等。

(5) 波状热：常见于布氏杆菌病。

(6) 不规则热：可见于结核病、风湿热、支气管肺炎、渗出性胸膜炎等。

2. *发热伴寒战* 常见于大叶性肺炎、败血症、急性胆囊炎、急性肾盂肾炎、流行性脑脊髓膜炎、钩端螺旋体病、疟疾、急性溶血性疾病。

3. *发热伴眼睛充血* 常见于麻疹、流行性出血热、斑疹伤寒等，类似兔眼表现。

4. *发热伴出血* 常见于重症感染和血液病。前者如重症麻疹、流行性出血热、登革热、病毒性肝炎、斑疹伤寒、败血症、感染性心内膜炎、钩端螺旋体病。后者如急性白血病、急性再生障碍性贫血、恶性组织细胞病。

5. *发热伴淋巴结肿大及触痛* 可能为局部感染所致。如全身淋巴结肿大，提示可能有淋巴结结核、白血病、淋巴瘤、转移癌等。

6. *发热伴关节肿痛* 可见于败血症、猩红热、布鲁菌病、结核病、风湿热、结缔组织病、痛风等。

7. *发热伴皮疹* 多见于出疹性的传染病，结缔组织，变态反应及血液病等。其中传染病包括猩红热、风疹、水痘、登革热、斑疹、伤寒、恙虫病、副伤寒、丹毒、野兔热、马鼻疽等多种疾病。结缔组织病需要鉴别急性系统性红斑狼疮及急性皮肌炎；变态反应最常见的为环形红斑与皮下结节，风湿热患者中常见。另外，通常伴有药疹的药物热，常见的发疹类型为猩红热样红斑、荨麻疹、麻疹样红斑、固定性红斑等，其发病前有服用抗生素、水杨酸制剂、苯巴比妥等病史。另外，还需要鉴别荨麻疹，通常突然发生，经过数十分钟或数小时后即迅速消失。最后，急性白血病、霍奇金淋巴瘤及恶性组织细胞病等血液病也可导致发热及皮疹。

五、处理和转诊

临床上，通常首先考虑发热由病原微生物感染引起（如细菌、病毒、真菌、寄生虫等），应积极寻找感染灶和致病微生物，针对致病微生物给予抗感染治疗。

如果没有找到明确的感染灶和致病微生物，则要在经验性抗感染治疗、支持治疗的同时，积极完善系统全面的检查，对不明原因发热的患者需要排查是否有非感染性疾病引起的发热，如肿瘤性疾病（常见为淋巴瘤、胃肠道肿瘤、胆道肿瘤等）、结缔组织病（如类风湿关节炎、系统性红斑狼疮、血管炎等），还需要排查发热是否由特殊感染引起（如艾滋病、肺外结核等）。

（黄晓忠）

第二节 皮 疹

一、概述

皮疹是所看到或所摸到的皮损害。有斑疹、丘疹、风团、结节、斑块、脓疱、鳞屑、水疱、溃疡、囊肿、糜烂、痂、裂、瘢痕、苔藓样变。

二、常见病因

1. *传染性皮肤病* 由各种传染性病原体感染。如麻疹、风疹、水痘、疱疹、传染疣、疥疮、手足口病、小儿急诊、梅毒、HIV、麻风、登革热、流行性出血热、钩端螺旋体等。

2. *感染性皮肤病* 由各种病毒、细菌、真菌、寄生虫等病原体感染。如脓疱疮、毛囊炎、丹毒、蜂窝织炎、玫瑰糠疹、疖、痈、癣、皮肤猪囊虫病、尾皮炎、刺胞皮炎等。

3. *接触性皮肤病* 主要是接触原直接对皮肤的损害或机体对接触原产生的过敏反应。如接触性皮炎、工农业职业病相关性皮炎、食物过敏性皮炎、药物过敏性皮炎、隐翅虫皮炎、螨皮炎、毛虫皮炎、虫咬伤、湿疹、荨麻疹、痱子、鸡眼、红皮病、日光性皮肤病、夏季皮炎、冻疮、放射性皮炎等。

4. *血管、风湿免疫相关性皮肤病* 与自身免疫功能异常及机体相关变态反应等多种因素有关。过敏性紫癜、变态性皮肤血管炎、银屑病、白癜风、黄褐斑、天疱疮、红斑疮、结节性红斑、皮肌炎、硬皮病、白塞病等。

5. 肿瘤相关性皮肤病 由皮肤的各种良、恶性肿瘤所致。如痣、汗管瘤、血管瘤、皮肤纤维瘤、恶性黑素瘤、鲍恩病、佩吉特病等。

三、临床特点

1. 皮疹的损害 临床上分为原发皮损和继发皮损。

(1) 原发皮损

1) 斑疹：皮肤黏膜的局限性颜色改变。皮损与周围皮肤齐平，无隆起或凹陷，大小可不一，形状可不规则，直径一般小于 2cm，大于 2cm 称斑片（常见于白癜风、黄褐斑等）。

2) 丘疹：为局限性、充实性、浅表性皮损，隆起于皮面，直径小于 1cm（常见于湿疹、扁平疣、色素痣等）。

3) 风团：为暂时性、隆起性皮损，大小可不一，形状可不规则，可为红色或白色，周围常有红晕，皮损发生快，消退亦快，且消退后不留任何痕迹（常见于荨麻疹等）。

4) 结节：为局限性、实质性、深在性皮损，位置可深达真皮或皮下，皮损呈圆形或椭圆形，可隆起于皮面，也可不隆起。结节可吸收消退，也可破溃成溃疡，愈合后可形成瘢痕（常见于结节性红斑、结节性黄色瘤等）。

5) 斑块：为直径大于 1cm 的隆起性、浅表性皮损，顶端较扁平，多为丘疹扩大或融合而成（常见银屑病等）。

6) 脓疱：为高出皮面、内含脓液的局限性、腔隙性皮损，疱液一般较浑浊，皮损周围常有红晕（常见于脓疱疮等）。

7) 水疱、大疱：水疱为高出皮面、内含液体的局限性、腔隙性皮损，直径一般小于 1cm，大于 1cm 者称大疱（常见于天疱疮等）。

8) 囊肿：为含有液体、半固体黏稠物或细胞成分的囊性皮损，一般位于真皮或更深位置，可隆起于皮面或仅可触及，触之有弹性，大小不等（常见于皮样囊肿、皮脂腺囊肿等）。

(2) 继发皮损

1) 糜烂：局限性表皮或黏膜上皮缺损形成的湿性创面，常由水疱、脓疱或浸处表皮脱落所致，皮损大小、形态各异，基底部较清洁。一般糜烂愈合较快且愈后不留瘢痕。

2) 溃疡：局限性表皮或黏膜缺损形成的创面，可深达真皮或更深位置，可由感染、放射性损伤、皮肤癌等引起。

3) 鳞屑：已经脱落或即将脱落的角质层细胞，常由角化过度、角化不全演变而来。

4) 瘢痕：真皮或深部组织缺损或破坏后，由新生结缔组织增生修复而成。皮损光滑无弹性，表面无皮纹和毛发。瘢痕可分为萎缩性瘢痕、平滑性瘢痕、增生性瘢痕。

5) 苔藓样变：皮肤局限性粗糙增厚，常由搔抓、摩擦及皮肤慢性炎症所致。其表现为皮嵴隆起，皮沟加深，皮损界线清楚。

6) 萎缩：为皮肤退行性变化，由表皮细胞数目或真皮和皮下的结缔组织减少所致。

7) 痂：常附着于有渗液的创面上，由渗液与脱落组织、药物等混合干涸后形成。痂可薄可厚，质地柔软或脆硬，并可与皮肤粘连。

8) 抓痕：线状或点状的表皮或深达真皮浅层的剥脱性缺损，常由搔抓或摩擦所致。若损伤较浅则愈后不留瘢痕。

9) 裂隙：为线状的皮肤裂口，可深达真皮。

10）浸渍：皮肤角质层含水量增多导致的表皮强度减弱，常见于长时间浸水或处于潮湿状态下。

2. *皮疹特点*

（1）皮疹的大小：可用直径（毫米、厘米）或面积表示，也可用针尖、针头、米粒、绿豆、豌豆、花生米、龙眼、荔枝、核桃、鸡蛋、拳头、硬币、手掌等实物比拟。

（2）形态：皮疹形态有各种各样，即令是同一种皮疹，也有不同的形态。常有圆形、椭圆形、半球形、尖顶形、扁平形、多角形、弧形、环形、不规则形。

（3）颜色：不仅要观察皮疹颜色的不同（如红、黄、褐、黑、白、正常肤色等），还要注意色泽的不同（如鲜红、淡红、暗红等）。

（4）数目：单发或多发，可用具体数字描写。

（5）表面：光滑或粗糙，乳头状或菜花状，尖顶，中心有无脐窝。

（6）边缘：清楚或模糊，整齐或呈现清润状，隆起或凹陷等。

（7）质地：坚实或柔软、囊性、波动感。

（8）排列：由多发性损害形成的不同图形，有线状、多环状、群集性、散在性，带状或伞状。

四、诊断思路

皮疹的鉴别诊断与其他疾病的鉴别诊断有共同之处，在分析病例时均可按照综合分析，提取特点；进行鉴别，提出诊断；继续观察，临床验证三个步骤进行。

第一步，综合分析，提取特点：通过病历资料从中提取出对鉴别诊断有价值的病史，尤其是皮疹表现、排列、分布、延变和自觉症状的关系。

第二步，进行鉴别，提出诊断：根据病例特点进行鉴别，提出初步诊断。主要方法有三种：

1. *直接诊断法* 对有些病情简单、皮疹形态明显，一望即知的疾病，如扁平疣、口唇部单纯疱疹、皮脂溢出症、睑腺炎等疾病。

2. *特征诊断法* 疾病表现复杂，抓住主要特征进行判断，如带状疱疹好发于肋间神经和三叉神经支配区。

3. *排除诊断法* 使用于鉴别的疾病，尤其是突出一种皮疹，而缺乏特异性表现的疾病。

第三步，继续观察，临床验证：经过上述分析鉴别，提出初步诊断和对治疗的反应，对初步诊断进行验证。如果治疗后病情不断减轻或痊愈，说明诊断是正确的。如果治疗后病情变化不明显，甚至继续恶化，表明诊断有误，应及时分析、修改诊断。

五、处理和转归

1. *治疗* 临床上引起皮疹的疾病共有1500多种，治疗主要按照病因分类处理。

（1）病因明确：按病因治疗。

（2）病因不明确：对症处理。

（3）传染性疾病按传染病管理，职业病按职业病防治，专科性疾病按专科处理等。

2. *转归* 根据患者引起皮疹的疾病类型不同，病因不同，病情严重程度不同等情况，最终转归有治愈、好转、恶化等不同结局。

（林 晓）

第三节 水 肿

一、概述

组织间隙过量的体液潴留称为水肿，通常指皮肤及皮下组织液体潴留，体腔内体液增多则称积液。根据分布范围，水肿可表现为局部性或全身性，全身性水肿往往同时有浆膜腔积液，如腹水、胸腔积液和心包腔积液。全身性水肿主要有心源性水肿、肾源性水肿、肝源性水肿、营养不良性水肿、黏液性水肿、特发性水肿、药源性水肿、老年性水肿等。根据水肿的程度可分为轻、中、重度水肿。①轻度：水肿仅见于眼睑、眶下软组织，胫骨前、踝部的皮下组织，指压后可见组织轻度凹陷，体重可增加5%左右。②中度：全身疏松组织均有可见性水肿，指压后可出现明显的或较深的组织凹陷，平复缓慢。③重度：全身组织严重水肿，身体低垂部皮肤张紧发亮，甚至可有液体渗出，有时可伴有胸腔、腹腔、鞘膜腔积液。

二、常见病因

引起体液平衡失调的原因有血浆胶体渗透压降低；毛细血管内流体静力压升高；毛细血管壁通透性增高；淋巴液回流受阻。

1. *血浆胶体渗透压降低* 见于蛋白质吸收不良或营养不良及伴有大量蛋白尿的肾部疾病等。当血浆白蛋白量降到25g/L或总蛋白量降到50g/L时，就可出现全身性水肿。

2. *毛细血管内流体静力压升高* 见于各种原因引起的静脉阻塞或静脉回流障碍。局部静脉回流受阻引起相应部位的组织水肿或积水，如肝硬化引起胃肠壁水肿的和腹水，心力衰竭时腔静脉回流障碍则引起全身性水肿。

3. *毛细血管壁通透性增高* 血管活性物质（组胺、激肽）、细菌毒素、缺氧等可增加毛细血管壁的通透性而引起水肿。炎性病灶的水肿即主要由于毛细血管壁的通透性增高，血管神经性水肿和变态反应引起的水肿亦属此机制。此类水肿通常发生于血管壁受损的局部。

4. *淋巴回流受阻* 乳腺癌根治术后，由于腋窝淋巴结切除后的局部淋巴液循环破坏，可发生患侧上肢水肿；丝虫病时下肢和阴囊由于淋巴管被虫体阻塞，常发生下肢和阴囊水肿。此外，淋巴管广泛性的癌细胞栓塞可引起局部水肿。

5. *肾素-血管紧张素-醛固酮系统辅助水钠潴留* 肾素-血管紧张素-醛固酮系统对心力衰竭、肝硬化、肾病综合征引起的水肿起辅助作用。心力衰竭时心搏出量减少，肾灌注血量不足，刺激肾近球感受器，使肾素分泌增多，肾素使血管紧张素原变为有活性的血管紧张素Ⅰ，再经转化酶的作用将血管紧张素Ⅰ变为血管紧张素Ⅱ，后者作用于肾上腺皮质球状带细胞，使之分泌醛固酮，从而促进肾远曲小管的钠重吸收，招致钠潴留，引起血液晶体渗透压增高，后者刺激血管壁渗透压感受器，使垂体后叶分泌抗利尿激素，从而加强肾远曲小管的水重吸收。水的潴留助长了心源性水肿的形成。肝硬化时的水肿和腹水，也有醛固酮作用的参与，这是由于肝细胞对醛固酮的灭活作用减退，同时在腹水形成之后，由于循环血量减少，又引起醛固酮分泌增多。肾病综合征因白蛋白大量流失，血浆蛋白量降低，发生水肿，体液自血管内向血管外逸出，循环血量下降，又激发肾素-血管紧张素-醛固酮系统的活性。

三、临床特点

根据水肿的性质可以区分为全身性及局限性、压陷性与非压陷性及炎症与非炎症水肿。

（一）全身性及局限性水肿

1. 全身性水肿

（1）心脏疾病：风湿病、高血压病、梅毒等各种病因及瓣膜、心肌等各种病变引起的充血性心力衰竭、缩窄性心包炎等。

（2）肾脏疾病：急性肾小球肾炎、慢性肾小球肾炎、肾病综合征、肾盂肾炎、肾衰竭、肾动脉硬化症、肾小管病变等。

（3）肝脏疾病：肝硬化、肝坏死、肝癌、急性肝炎等。

（4）营养性因素

1）原发性食物摄入不足，见于战争或其他原因（如严重灾荒）所致的饥饿。

2）继发性营养不良性水肿，见于多种病理情况，如继发性摄食不足（神经性厌食、严重疾病时的食欲缺乏、胃肠疾病、妊娠呕吐、口腔疾病等）；消化吸收障碍（消化液不足，肠道蠕动亢进等）；排泄或丢失过多（大面积烧伤和渗出、急性或慢性失血等），以及蛋白质合成功能受损、严重弥漫性肝疾病等。

（5）妊娠因素：妊娠后半期，妊娠期高血压疾病等。

（6）内分泌疾病：抗利尿激素分泌异常综合征，肾上腺皮质功能亢进（库欣综合征、醛固酮分泌增多症），甲状腺功能低下（垂体前叶功能减退症、下丘脑促甲状腺素释放激素分泌不足），甲状腺功能亢进等。

（7）特发性因素：该型水肿为一种原因未明或原因尚未确定的（原因可能一种以上）综合征，多见于妇女，往往与月经的周期性有关。

（8）结缔组织病所致水肿：常见于红斑狼疮、硬皮病及皮肌炎等。

2. 局部性水肿

（1）淋巴性水肿：原发性淋巴性水肿，如先天性淋巴性水肿、早发性淋巴性水肿；继发性淋巴性水肿，如肿瘤、感染、外科手术、丝虫病的象皮腿、流行性腮腺炎所致胸前水肿等。

（2）静脉阻塞性水肿：肿瘤压迫或肿瘤转移、局部炎症、静脉血栓形成、血栓性静脉炎、下肢静脉曲张等。静脉阻塞性水肿可分为慢性静脉功能不全、上腔静脉阻塞综合征、下腔静脉阻塞综合征及其他静脉阻塞。

（3）炎症性水肿：为最常见的局部水肿。见于丹毒、疖肿、蜂窝织炎等所致的局部水肿等。

（4）变态反应性水肿：荨麻疹，血清病，以及食物、药物等的过敏反应等。

（5）血管神经性水肿：属变态反应或神经源性，可因昆虫、机械刺激、温热环境或感情激动而诱发。部分病例与遗传有关。

（二）压陷性水肿与非压陷性水肿

压陷性水肿是由于体液渗聚于皮下疏松的结缔组织间隙所致；非压陷性水肿是由于慢性淋巴液回流受阻（如丝虫病象皮肿），黏液性水肿等所致。

（三）炎症与非炎症水肿

炎症性水肿以局部潮红、灼热、疼痛及压痛为特征，是一种局限性水肿。其余均属于非炎症性水肿。

四、诊断思路

（一）全身性水肿

1. 心源性水肿　各种原因引起的心脏功能障碍引起心脏排血功能障碍，均会使静脉系统压力增高及心排血量减少，继发体液潴留。各种原因所致的心脏病，当心力衰竭时即出现水肿。左心衰竭时主要引起肺水肿，而右心衰竭、心脏压塞及三尖瓣病变等引起体循环淤血而导致周围性水肿。

常见疾病：充血性心力衰竭、急或慢性心包炎、大量心包积液、缩窄性心包炎、限制性心肌病、甲状腺功能亢进症、高血压、急性或慢性肺血管疾病等。

2. 肾病性水肿　因肾脏原发性疾病引起的全身性水肿，称为肾性水肿。肾性水肿既是肾脏疾病的主要表现又是诊断肾炎的重要线索，按其发生机制可分为肾炎水肿和肾病性水肿。

肾是身体排出水分的主要器官，当肾脏患病时，致使水分不能排出体外，潴留在体内，称为肾性水肿。水肿是肾脏疾病最常见的症状，轻者眼睑和面部水肿，重者全身水肿或并有胸腔积液、腹水。水肿的程度可轻可重，轻者无可见的水肿，仅有体重增加或在清晨眼睑稍许肿胀。重者可全身明显水肿，甚至有胸、腹腔积液，致体重增加数十千克（重度水肿）。最常见的应该是指凹性水肿，即用手指按下去你会看到出现凹陷。

肾性水肿原因一般分为两类：一种原因是肾小球滤过下降，而肾小管对水钠重吸收尚好，从而导致水钠潴溜，此时常伴全身毛细血管通透性增加，因此组织间隙中水钠潴溜，此种情况多见于肾炎。另一种原因是，由于大量蛋白尿导致血浆蛋白过低所致。

3. 肝源性水肿　由于各种原因引起的肝硬化、重症肝炎及肝脏肿瘤等严重肝脏病变造成低蛋白血症和门静脉高压，导致胶体渗透压降低及循环障碍，以腹水为特征的可凹性体液潴留和水肿状态。也可首先出现踝部水肿，逐渐向上蔓延，而头面部、上肢常无水肿。患者常伴有黄疸、肝大、脾大、蜘蛛痣、腹壁静脉曲张等肝功能减退和门静脉高压症。治疗针对原发疾病，酌情给予维持水电解质酸碱平衡、抗休克、降颅压等对症处理。必要时行透析或换血治疗。

4. 营养缺乏性水肿　营养不良性水肿又称低蛋白血症，是一种营养缺乏的特殊表现，由于长时间的负氮平衡，以致血浆蛋白减少，胶体渗透压降低，出现全身性水肿为其特征。本病除发生于工业不发达的地区，多见于6个月（断奶后）至5岁小儿，恶病质、重度烧伤或冻伤、慢性酒精中毒也可以导致营养缺乏性水肿。

5. 维生素 B_1 缺乏症　又称脚气病，是因缺乏维生素 B_1（硫胺素）引起的疾病，多见于以大米为主食的地区，任何年龄均可发病。维生素 B_1 人体自身不能合成维生素 B_1，主要来源为食物。维生素 B_1 缺乏，主要引起糖代谢障碍，能量生成不足，导致血中丙酮酸和乳酸堆积，使主要由葡萄糖供能的神经、心脏、脑组织结构和功能发生改变，出现相应的症状和体征，血中丙酮酸和乳酸浓度增高，可引起周围小动脉扩张，舒张压下降，脉压增大，静脉回流量增多，加重心脏负担。

婴儿多为急性发病，以神经系统为主者称脑型脚气病；出现心功能不全者称心型（冲心型）脚气病；以水肿症状显著者称水肿型脚气病。也可数型症状同时出现，年长儿则以水肿和多发性周围神经炎为主要表现。常突发心力衰竭，表现为气促、烦躁、尖叫、呛咳、出冷汗、发绀、心率快，出现奔马律、心音低钝、心脏扩大、双肺布满湿啰音、肝大，重症可迅速死亡。可于早期出现下肢踝部水肿，甚至延及全身或伴发心包、胸腔、腹腔积液。可能为局部感染所致。

6. 妊娠期水肿　妊娠后，肢体面目等部位发生浮肿，称“妊娠水肿”，也称“妊娠肿胀”。主要是由于妊娠妇女内分泌发生改变，致使体内组织水分及盐类潴留（钠潴留）；另外，妊娠子宫压迫盆腔及下肢的静脉，阻碍血液回流，使静脉压增高，故水肿经常发生在肢体远端，以足部及小腿为主。特别是从事站立工作的妇女更为明显。妊娠中晚期，由于子宫压迫盆腔静脉，站立位时腹内压力增加，会影响下肢静脉回流，从而导致下肢水肿。但是，营养不良性低蛋白血症、贫血和妊娠高血压综合征也是妊娠妇女水肿的重要原因。

7. *结缔组织病所致水肿* 多见于系统性红斑狼疮、硬皮病及皮肌炎等结缔组织病。系统性红斑狼疮可出现轻度水肿，以面部及踝部多见，也可以表现为全身性水肿。水肿形成与全身性血管病变、血清白蛋白降低及狼疮性肾炎有关。硬皮病早期，皮肤显示轻度红肿，部分患者有红斑、瘙痒和水肿，早期手指水肿可持续很久，皮肤的改变在上肢远端，也可以蔓延至前臂、前胸、腹、背和颜面部。急性皮肌炎常出现特征性皮疹，眼睑特别是上睑有暗紫色皮疹，可为一侧或两侧，常伴眶周水肿和近睑缘处毛细血管扩张。水肿严重时，双睑遮眼，无法视物。

8. *血清病所致水肿* 多在一次应用大量异种血清或球蛋白等抗原物质后 1 ～ 3 周发生。少数曾有过同样血清接种病史者，可在接种后 1 ～ 3 天发生。发病的程度和时间与接种途径及抗原剂量有关，即静脉注射且大剂量时易发病。部分患者出现眼睑、面部及手足等处水肿，体重增加，水、钠潴留，一般肾功能正常。

9. *内分泌疾病性水肿* 多见于垂体前叶功能减退症、黏液性水肿、水肿性甲状腺功能亢进症、皮质醇增多症、原发性醛固酮增多症。经前期紧张综合征及糖尿病等内分泌疾病，水肿主要发生在颜面及下肢。

10. *药物所致水肿* 使用肾上腺皮质激素、甘草、睾酮、雌激素、胰岛素等药物可引起水、钠潴留而导致水肿。

11. *特发性水肿* 多发于 20 ～ 50 岁女性，是一种水盐代谢紊乱，细胞外液在皮下间隙有异常增多，大多无严重后果，病情常周而复始。水肿多为轻中度，往往呈周期性。水肿发展至一定程度后，机体可将较多的水盐排出体外，从而使水肿恢复。经休息、平卧后水肿可减轻。患者常有自主神经功能失调，包括情绪不安、多汗、潮热等表现，常于精神创伤、环境变更后起病。一天内体重变化较大，清晨空腹和夜间睡前体重差在 1.5kg 以上，重者可达 3.0 ～ 5.0kg。约 50% 患者有肥胖倾向，有学者称其为水盐滞留性肥胖。部分患者可伴有直立性低血压。

12. *功能性水肿* 包括夏季出现，反复多年发作的高温条件下出现的手、足等处的轻度水肿，肥胖者水肿、旅行者水肿及间脑综合征水肿多累及下肢。

（二）局限性水肿

1. *局部炎症所致的水肿* 疖、痈、丹毒、蜂窝织炎等局部炎症都可以引起局部水肿。炎症性水肿的发生是因局部毛细血管扩张，血流增多、增快，血浆从血管内渗入炎症区和炎症细胞浸润的结果，因此，炎症性水肿的特点是伴有局部潮红、灼热、疼痛与压痛。

2. *静脉梗阻性水肿* 肢体静脉血栓形成及血栓性静脉炎均可引起局限性水肿。肢体浅组织静脉血栓形成和血栓性静脉炎的重要区别是：后者除有局限性水肿外，还有局部炎症表现。在深组织静脉血栓形成或血栓性静脉炎时，因两者局部均有疼痛、压痛及水肿等症状，故较难区别，然而前者多无发热，而后者常有发热。

3. *下肢静脉曲张性水肿* 下肢静脉曲张多发生在小腿，静脉呈高度扩张、弯曲、隆起，尤以站立时更为明显，患肢踝部及足背往往出现水肿，晚期局部皮肤可有萎缩、色素沉着及慢性溃疡形成。

4. *血管神经性水肿* 属于变态反应性疾病，病者往往有对药物、食物或周围环境过敏的历史，发病前无任何前驱症状。该病水肿的特点是突然发生的、无痛的、硬而富有弹性的局限性水肿。水肿的皮肤呈苍白色或蜡样光泽，水肿的中央部微凹下，边缘无明显的界线。

5. 神经营养障碍所致水肿 因中枢神经系统疾病如脑出血或脑血栓形成后，其瘫痪或麻木的患肢可发生轻、中度的水肿，以下肢水肿为重，是神经营养障碍引起局部毛细血管渗透性增加所致。

6. 上腔静脉阻塞综合征 大多由肺部恶性肿瘤、恶性淋巴瘤等引起；少数为慢性纵隔炎或血栓性静脉炎引起。水肿仅限于胸廓以上，出现于面、颈、上肢及上胸部，形成所谓“披肩状”水肿，伴有颈静脉怒张，前胸部表浅静脉扩张、血流方向向下，肝也常增大，或兼有发绀、气促、咳嗽与声音嘶哑，上肢静脉压显著升高为本综合征的特点。

7. 下腔静脉阻塞综合征 原因包括血栓形成、恶性肿瘤压迫或肿瘤组织侵入静脉引起阻塞等。本综合征可出现腹胀、腹壁静脉曲张、下肢及阴囊水肿。

8. 淋巴回流受阻所致水肿 包括丝虫病所致的象皮肿，非特殊性淋巴管炎及淋巴结切除术后均出现淋巴回流受阻，出现下肢、阴囊及上肢等处皮革样皮肤粗糙与增厚，皮下组织增厚所致的象皮肿。

9. 局部黏液性水肿 多发于突眼性甲状腺肿年龄较大的男性，甲状腺手术后或复发的病例，也可见于甲状腺功能正常或减退者。水肿多发于下肢，皮肤结节增厚隆起，毛孔粗大，局部温度较低，无压痛，多对称发生。

五、处理和转诊

临床上，通常先判断是局限性水肿还是全身性水肿。局限性水肿首先判断水肿区域是否出现红、肿、热、痛等炎症情况。由病原微生物感染引起局限性水肿，应针对致病微生物给予抗感染治疗。

局限性水肿还需要鉴别静脉阻塞性（包括上、下腔静脉，下肢静脉阻塞）水肿、血管神经性水肿、神经营养障碍、局限性黏液性水肿及淋巴回流受阻等原因所导致的水肿，并针对水肿原因进行治疗。

全身性水肿除需要根据患者水肿情况进行利尿等对症治疗外，还要根据心脏疾病（包括心力衰竭、缩窄性心包炎等）、肾脏疾病（包括急性肾小球肾炎、慢性肾小球肾炎、肾病综合征等）、肝脏疾病（包括肝硬化、肝坏死、肝癌等）、各种原因导致的营养不良、妊娠因素（包括妊娠后半期，妊娠期高血压疾病等）、内分泌疾病 [包括抗利尿激素分泌异常综合征，肾上腺皮质功能亢进（库欣综合征、醛固酮分泌增多症），甲状腺功能低下（垂体前叶功能减退症、下丘脑促甲状腺素释放激素分泌不足），甲状腺功能亢进等]、结缔组织病所致水肿（常见于红斑狼疮、硬皮病及皮肌炎等）等病因进行病因学治疗。

（黄晓忠）

第四节 发 绀

一、概述

发绀是指血液中去氧血红蛋白增多使皮肤和黏膜呈青紫色改变的一种表现，也可称为“紫绀”。这种改变常发生在皮肤较薄，色素较少和毛细血管较丰富的部位，如唇、指（趾）、甲床等。

二、常见病因

血液的红色是由于红细胞内含有血红蛋白。当血红蛋白充分和氧结合，成为氧合血红蛋白时，它的颜色是鲜红的；当它放出了氧，成为去氧血红蛋白时，颜色就变为暗红。动脉和毛细血管里的血，含氧合血红蛋白多而去氧血红蛋白少，因此它的颜色鲜红，透过薄的黏膜和半透明的指甲，红色仍明显。

静脉血因含去氧血红蛋白多、氧合血红蛋白少，所以它是暗红色的，透过皮肤，就呈现青紫色。苯胺、硝基苯和亚硝酸盐等化学品可使血红蛋白变为变性血红蛋白，这种血红蛋白本身就是紫色的。因此，凡黏膜、指甲和皮肤里的毛细血管和小动脉里血液的氧合血红蛋白减少，而去氧血红蛋白增多或出现变性血红蛋白的时候，就会出现发绀。血液中去氧血红蛋白增多导致皮肤黏膜出现青紫的现象。通常毛细血管血液中去氧血红蛋白超过 50g/L 就可形成发绀。

发绀可分为中央性发绀、周围性发绀及混合性发绀。另外，药物及化学物品中毒导致血中异常血红蛋白衍生物的出现也可形成发绀。

1. **中央性发绀** 表现为全身性、除四肢及颜面外，也累及躯干和黏膜的皮肤，但受累部位的皮肤是温暖的。发绀的原因多由心、肺疾病引起呼吸衰竭、通气与换气功能障碍、肺氧合作用不足导致 SaO_2 降低所致。①肺性发绀：即呼吸功能不全、肺氧合作用不足所致。常见于各种严重的呼吸系统疾病，如喉、气管、支气管的阻塞、肺炎、阻塞性肺气肿、弥漫性肺间质纤维化、肺淤血、肺水肿、急性呼吸窘迫综合征、肺栓塞、原发性肺动脉高压等。②心性混合性发绀：由于异常通道分流，使部分静脉血未通过肺循环进行氧合作用，而人体循环动脉，如分流量超过心排血量的 1/3，即可出现发绀。常见于发绀型先天性心脏病，如法洛四联症、艾森门格综合征等。

2. **周围性发绀** 常由于周围循环血流障碍所致。其特点表现在发绀常出现于肢体的末端与下垂部位。这些部位的皮肤是冷的，但若给予按摩或加温，使皮肤转暖，发绀可消退。此特点也可作为与中心性发绀的鉴别点。①瘀血性周围性发绀：常见于引起体循环淤血、周围血流缓慢的疾病，如右心衰竭、渗出性心包炎、心脏压塞、缩窄性心包炎、血栓性静脉炎、上腔静脉阻塞综合征、下肢静脉曲张等；②缺血性周围性发绀：常见于引起心排血量减少的疾病和局部血流障碍性疾病，如严重休克、暴露于寒冷中和血栓闭塞性脉管炎、雷诺病、肢端发绀症、冷球蛋白血症等。

3. **混合性发绀** 中心性发绀与周围性发绀同时存在。可见于心力衰竭等。

三、临床特点

（一）血液中去氧血红蛋白增高

1. **中心性发绀** 由于心、肺疾病导致动脉血氧饱和度降低引起。因呼吸系统疾病所引起的发绀称肺性发绀，常见于呼吸道阻塞、重症肺炎、肺淤血、肺水肿、大量胸腔积液、自发性气胸等。因心血管疾病引起的发绀称心性发绀，常见于法洛四联症等发绀型先天性心脏病。其临床特点为全身性发绀，除四肢末梢及颜面部（口唇、鼻尖、颊部、耳垂）外，躯干皮肤和黏膜（包括舌及口腔黏膜）也可见发绀，且发绀部位皮肤温暖，局部加温或按摩发绀不消失。

2. **周围性发绀** 由于周围循环血流障碍所致。见于体循环淤血、周围组织血流灌注不足、局部血液循环障碍，如右心衰竭、大量心包积液、重症休克、血栓闭塞性脉管炎、寒冷刺激等。其临床特点为发绀常出现于肢体末梢与下垂部位，如肢端、耳垂、鼻尖等，发绀部位皮肤发凉，若加温或按摩使之温暖后，发绀即可减轻或消失。

3. *混合性发绀* 中心性发绀与周围性发绀同时并存，常见于全心衰竭。

（二）异常血红蛋白血症

1. *高铁血红蛋白血症* 可由伯氨喹、亚硝酸盐、磺胺类、硝基苯、苯胺等药物或化学物质中毒所致；也可因大量进食含有亚硝酸盐的变质蔬菜引起肠源性发绀。其临床特点是发绀急骤出现，暂时性、病情危重，氧疗发绀不退，抽出的静脉血呈深棕色，暴露于空气中也不能转变为鲜红色，若静脉注射亚甲蓝、硫代硫酸钠或大剂量维生素 C 溶液，均可使发绀消退。还有极少数高铁血红蛋白血症为先天性，患者自幼即有发绀，有家族史，身体健康状况较好。

2. *硫化血红蛋白血症* 凡能引起高铁血红蛋白血症的药物或化学物质均能引起硫化血红蛋白血症，但患者同时有便秘或服用硫化物，在肠内形成大量硫化氢为先决条件。此类发绀的临床特点是持续时间长，可达数月或更长时间，患者血液呈蓝褐色。根据水肿的性质可以区分为全身性及局限性、压陷性与非压陷性及炎症与非炎症水肿。

四、诊断思路

1. *发绀的发生情况* 发生的年龄、起病时间、可能诱因、出现的急缓。

2. *发绀的特点及严重程度* 注意发绀的部位与范围、青紫的程度，是全身性还是局部性；发绀部位皮肤的温度，经按摩或加温后发绀能否消退；发绀是否伴有呼吸困难。全身性发绀见于心肺疾病及异常血红蛋白血症；而心肺疾病发绀严重者常伴呼吸困难，异常血红蛋白血症者却一般无呼吸困难。红细胞增多者发绀明显，而休克和贫血者发绀不明显。

3. *相关病史* 有无心肺疾病及其他与发绀有关的疾病病史；是否出生及幼年时期就发生发绀；有无家族史；有无相关药物、化学物品、变质蔬菜摄入史，和在持久便秘情况下过食蛋类或硫化物病史等。

4. *伴随症状* 急性发绀伴意识障碍见于某些药物或化学物质急性中毒、休克、急性肺部感染、急性肺水肿等；发绀伴杵状指（趾）见于发绀型先天性心脏病、某些慢性肺部疾病；发绀伴呼吸困难见于重症心、肺疾病、气胸、大量胸腔积液等。

5. *发绀、杵状指肝病综合征* 可能为肝脏产生某种异常物质导致肺内动静脉分流，引起发绀及杵状指；染料稀释试验可间接提示肺内动静脉分流，并提示肝硬化病情严重，也可能是肝肺综合征的一种表现。

五、处理和转诊

1. 青紫仅限于四肢末端、耳轮、鼻尖等体温较低部位的周围性发绀，保暖后即可改善。

2. 婴幼儿全身性发绀伴有呼吸困难者，应考虑有羊水吸入，奶或呕吐物呛入，当发生时应立即用吸管将其吸出，并给氧。疑有肺炎者给予抗生素治疗。

3. 未成熟儿出现全身性发绀，怀疑肺不张及呼吸窘迫综合征者，应正压给氧，当发生时应进一步明确诊断。

4. 手术产儿出现发绀并呼吸困难或抽搐等，应考虑有颅内出血并做相应处理。

5. 全身性发绀并有心脏阳性体征者，应进一步除外先天性心脏畸形、膈疝或气管食管瘘等，与有关科室共同诊治。

新生儿发绀相关治疗方法如下所述。

1. 对于新生儿发绀，要及时给予氧气治疗。发绀提示体内缺氧，有可能对新生儿的脑、心脏、肾、肺等重要器官造成损害，以致影响其智力和身体发育。

2. 在家庭可以用制氧器产氧来满足新生儿对氧气的需要。但是一定要选择绝对安全的器械设备，制氧剂要无任何副作用。家庭制氧器的使用为新生儿缺氧的救治赢得时间，避免因缺氧时间长而造成脏器发育和智力发育不可逆转的损伤。

3. 在护理新生儿时应注意保暖，保持呼吸道通畅，防止奶及呕吐物呛入气管。

（黄晓忠）

第五节 结膜充血

一、概述

眼部发红是临床常见的体征之一。常说的“红眼”是一个笼统的概念，泛指眼结膜充血、睫状充血和结膜下出血。本节主要介绍结膜充血。结膜为一层薄而透明的黏膜组织，覆盖在眼睑后面和眼球前面，分睑结膜、球结膜、穹窿部结膜。结膜的血管来自眼睑的动脉弓和睫状前动脉。眼睑周围动脉弓上行支经过穹窿再下行移向球结膜形成结膜后动脉。结膜后动脉供应睑结膜、穹窿部结膜及距角膜缘 4mm 以外的球结膜，此血管充血称为结膜充血。睫状前动脉，在角膜缘外约 4mm 处穿入巩膜与虹膜动脉大环相吻合，尚没穿入巩膜时，其末梢细支继续向前形成结膜前动脉，并在角膜缘周围形成深层血管网，此血管充血时，称为睫状充血。有些疾病可以两种充血同时存在，这种情况称混合充血。若结膜血管本身病变或损伤破裂，则出血可积聚于球结膜下，称为结膜下出血。

二、常见病因

当结膜受到感染、炎症（非感染性）、过敏、眼压升高等因素刺激后，就会出现结膜充血。结膜充血的常见病因如下所述。①结膜疾病：急性感染性结膜炎（包括细菌、真菌、病毒等病原体），化学性（刺激物）结膜炎，过敏性结膜炎（包括春季结膜炎）等。②角膜疾病：急性感染性角膜炎（包括细菌、真菌、病毒等病原体），角膜擦伤或异物，接触镜相关角膜炎等。③急性虹膜睫状体炎。④急性闭角型青光眼。⑤巩膜炎。⑥全身性疾病：各种传染病如流行性感冒、麻疹、流行性出血热等，风湿免疫疾病如白塞病、强直性脊柱炎等。

三、临床特点及意义

（1）化学性（刺激物）结膜炎、角膜擦伤或异物，接触镜相关角膜炎引起的结膜充血常有相应的刺激物接触史、外伤史及隐形眼镜佩戴史。过敏性结膜炎可能既往有过敏史或最近有用药过敏史。

（2）急性感染性结膜炎引起的结膜充血常有分泌物，除非炎症波及角膜，一般无剧烈眼痛，对视力影响也不大。细菌性结膜炎分泌物为黏液性或脓性，早晨起来眼睛常被分泌物封闭。病毒性结膜炎感染的分泌物多为水样，且可伴有角膜病变，耳前、颌下淋巴结肿大及压痛。

（3）角膜疾病或虹膜睫状体炎症引起的眼充血多为角膜充血和睫状充血一起存在的混合充血，其中睫状充血部位以角膜周围为主，由于充血血管在深处，故呈暗红色，常合并流泪、畏光、眼痛等刺激症状，可以出现视力下降，提示病情较严重。急性虹膜睫状体炎可见瞳孔缩小，通过裂隙灯检查可见房水浑浊和角膜后沉降物。角膜疾病引起的结膜充血常合并角膜刺激症状，通过裂隙灯检查可以发现角膜的病变情况。

（4）急性闭角型青光眼引起的结膜充血常伴有以下特点：急性发作的头痛、眼痛、视力下降、患侧瞳孔扩大，眼压计可以发现眼压升高。

（5）如果眼红无分泌物，也无其他症状，可能为结膜下出血，自发性出血常见于老年人，年轻人一般有外伤史或剧烈咳嗽、呕吐史，结膜下出血呈鲜红色。平坦、境界清楚、点或片状，使用去氧肾上腺素等收缩血管眼药水眼红不消退。

（6）全身性疾病引起的结膜充血常有其他系统的临床异常表现，如发热、皮疹、关节痛等。

（何楷然）

第六节 耳鸣和耳聋

一、耳鸣

1. 概述 耳鸣是耳科临床常见三大难题之一，其发病率较高。耳鸣是指主观上感觉耳内或头部有声音，但外界并无相应声源存在。耳鸣是耳科临床最常见症状之一，发病率随年龄增长而增加，一般人群中 17% 有不同程度耳鸣，老年人耳鸣发生率可达 33%。

2. 常见病因

（1）耳源性耳鸣：指产生耳鸣的病变部位位于听觉系统内，大多指感音神经性耳鸣或主观性耳鸣。外耳、中耳、耳蜗、蜗后、中枢听觉径路病变均可导致耳源性耳鸣。

（2）非耳源性耳鸣：又称他觉性耳鸣，指起源听觉系统以外部位的耳鸣，多指体声。非耳源性耳鸣包括血管源性耳鸣、肌源性耳鸣、咽鼓管病变耳鸣、颞颌关节病耳鸣等。

（3）疾病性耳鸣：某些疾病可导致耳鸣，如甲状腺功能异常、糖尿病、颈椎病、多发性硬化、佩吉特病、碘或锌缺乏、贫血、偏头痛、高血压、高血脂、肾病、自身免疫性疾病等。

（4）精神心理性耳鸣、幻听：①耳鸣声呈语言样，如听见被指责或被骂声，为精神病的一种症状，应进行精神病治疗。②听像是由心理学原因引起的耳鸣声中最常见的，为乐声或歌声，它可能是平常的耳鸣声而被想象转换为愉快的乐声。也可能为轻型精神病或精神紊乱而同时伴有耳鸣者。如无其他严重精神病的表现可不治疗，但若严重影响工作、学习及生活者应当治疗。

3. 临床特点及意义 耳鸣分为主观性耳鸣和客观性耳鸣，前者指患者自己感觉而无客观检查发现，后者指患者和检查者都可听到，用听诊器听患者的耳、眼、头、颈部等处常可听到血管杂音。神经系统疾病引起的耳鸣多表现为高音调（如听神经损伤后、脑桥小脑脚处听神经瘤或颅底蛛网膜炎），而外耳和中耳的耳鸣多表现为低音调。耳鸣患者应仔细采集病史，需完善全身检查、神经系统检查、耳鼻咽喉科物理检查、听功能检查、前庭功能检查、耳鸣的测试、影像学检查等。但耳鸣的诊断极为困难，乃因耳鸣可能是许多全身疾病及局部疾病的一种症状，促发因素及影响因素又极多，且与患者的心理状态又有密切关系。耳鸣的诊断目标应力求达到以下几点。①定性：主观性还是客观性耳鸣；②定位：病变部位诊断；③定因：病因诊断；④定量：分级诊断。

二、耳聋

1. 概述 耳聋是影响人类生活质量和导致终生残疾的最主要问题之一，是听觉传导通路发生器质性或功能性病变导致不同程度听力损害的总称，程度较轻的有时也称为重听，显著影响正常社交能力的听力减退称为聋，因双耳听力障碍不能以语言进行正常社交者称为聋哑人或聋人。根据耳聋的发生部位与性质，可分为传动性聋、感音神经性聋、混合性聋。

2. 常见病因

（1）传导性耳聋：经空气径路传导的声波，受到外耳道、中耳病变的阻碍，到达内耳的声能减弱，致使不同程度听力减退者称为传导性聋。上述解剖部位的炎症、外伤、异物或其他机械性梗阻、畸形等病变，均可导致传导性聋。

（2）感音神经性耳聋：内耳听毛细胞、血管纹、螺旋神经节、听神经或听觉中枢器质性病变均可阻碍声音的感受与分析或影响声信息传递，由此引起的听力减退或听力丧失称为感音神经性聋。常见病因为药物性（抗生素、利尿类、水杨酸盐、抗肿瘤类等）、突发性（病毒感染、迷路水肿、血管病变、迷路窗膜破裂、铁代谢障碍等）、遗传性、老年性、先天性、噪声性、创伤性、病毒或细菌性、全身疾病相关性、某些必需元素代谢障碍（碘、锌、铁、镁等）、自身免疫性内耳病、听神经病、脑干听觉路径病变、耳蜗耳硬化等均可引起感音神经性耳聋。

（3）混合型耳聋：中耳、内耳病变同时存在，影响声波传导与感受所造成的听力障碍称混合性耳聋。混合性耳聋可由同一疾病引起，如耳硬化中期、爆破声导致鼓膜穿孔及内耳损伤、急性或慢性化脓性中耳炎并发迷路炎等，因病变同时或先后累及耳传音与感音系统，使耳聋兼有传导性耳聋和感音神经性耳聋的特点。混合性耳聋也可因不同疾病引起，如内分泌中耳炎伴老年性耳聋、听骨链中断伴突发性耳聋、粘连性中耳炎伴梅尼埃病等，分别导致中耳或内耳功能障碍。

（4）功能性耳聋：又称心理性耳聋、非器质性耳聋、癔症性耳聋、假性器质性耳聋、假性神经性耳聋、精神性耳聋等，由精神心理性因素引起。

3. 临床特点及意义　传导性耳聋低音调的听力明显减低或丧失，而高音调的听力正常或轻微减低；瑞内试验阴性，即骨导大于气导；韦伯试验偏向患侧；无前庭功能障碍。感音神经性耳聋高音调的听力明显减退或消失，低音调听力正常或轻微减低。瑞内试验阳性，即气导大于骨导，但两者都降低；韦伯试验偏向健侧；可伴有前庭功能障碍。混合性耳聋可能以传导性耳聋为主，或以感音神经性耳聋为主，也可能以传导性耳聋或感音神经性耳聋成分大致相同或相似的形式存在。功能性耳聋有伴发症状者必须排除器质性病变如癫痫、心血管疾病、颅内占位性病变等。诊断应注意收集有关精神心理创伤病史。纯音测听检查多为双耳重度耳聋或全聋，缓慢发生者可能为单侧发病。声导抗测试、耳声发射、听性脑干反应等客观测听多无异常发现（表 15-1）。

表 15-1　传导性耳聋与感音神经性耳聋的鉴别

检查方法	正常	传导性耳聋	感音神经性耳聋
瑞内试验	气导＞骨导	气导＜骨导	气导＞骨导（均缩短）
韦伯试验	居中	偏向患侧	偏向健侧
施瓦巴试验	正常	延长	缩短

（马　飞）

第七节　鼻　出　血

一、概述

鼻出血（epistaxis，nosebleed）又称鼻衄，是耳鼻咽喉科常见急症之一，正常人群中 60% 曾发生过鼻出血，发病年龄呈双峰型分布，10 岁以前及 45 ～ 65 岁分别为两个易出血的高峰，多因鼻腔、鼻窦疾病引起，也可因鼻腔鼻窦邻近部位如鼻咽部病变、海绵窦病变、颈内动脉破裂及其假性动脉瘤破裂出血经鼻腔流出，某些全身性疾病也可导致鼻出血。

鼻出血多为单侧，少数情况下可出现双侧鼻出血；出血量多少不一，轻者可表现为涕中带血，重者可引起失血性休克，反复鼻出血可导致贫血。按病因分为原发性鼻出血（特发性或自发性）和继发性鼻出血（有明确病因）；也可按出血部位分为鼻腔前部出血和鼻腔后部出血，两者分界为梨状孔，其中鼻腔前部出血占 90% 以上，而大多数鼻腔前部出血的来源为鼻中隔前部的利特尔区。

二、常见病因

鼻出血常见病因分为局部因素和全身因素两大类，可以是单一病因，也可以是多种病因并存所致。

1. 局部因素

（1）鼻部损伤。①机械性创伤：如车祸、跌伤、手术、拳击伤及挖鼻等，造成鼻、鼻中隔、鼻窦、颅前窝及颅中窝底损伤，是引起鼻出血常见的原因，如果筛前动脉破裂、颈内动脉破裂或其假性动脉瘤破裂，可导致严重的鼻出血，甚至危及生命；②气压性损伤：如在高空飞行、潜水及登高山等过程中，如果鼻窦内外的气压差突然变化过大，会使鼻腔鼻窦内黏膜血管扩张破裂出血；③放疗性损伤：头颈部放疗期间及放疗后，鼻黏膜发生充血水肿，或上皮脱落，也可出现鼻出血。

（2）鼻中隔疾病。①鼻中隔偏曲：多发生在骨嵴或骨棘（矩状突）附近或鼻中隔偏曲的凸面，该处黏膜较薄，张力较大，空气气流的流向在此处发生改变，故黏膜变得干燥，以致血管破裂出血；②鼻中隔溃疡：鼻中隔黏膜糜烂、结痂、溃烂等容易出现鼻出血症状；③鼻中隔穿孔：存在鼻中隔穿孔的患者，由于穿孔边缘的黏膜干燥、糜烂及干痂脱落，可引起反复鼻出血。

（3）鼻部炎症。①鼻部非特异性炎症：如急性鼻炎、急性鼻 - 鼻窦炎、干燥性鼻炎、萎缩性鼻炎等易引起鼻出血，出血量一般不多；②鼻部特异性感染：鼻硬结症、结核、狼疮、梅毒、麻风、白喉、艾滋病、鼻真菌病等特异性感染，因有黏膜糜烂、溃疡、肉芽、鼻中隔穿孔可引起鼻出血。

（4）鼻腔、鼻窦及鼻咽部肿瘤。其中最易发生鼻出血者为鼻中隔血管瘤、鼻咽纤维血管瘤、出血性鼻息肉和鼻腔鼻窦恶性肿瘤。发生于鼻咽部的纤维血管瘤及鼻咽癌等均可导致鼻出血。早期出血量一般不多，但可反复发生；晚期破坏大血管者，可引起致命性大出血。血管性肿瘤出血量一般较大，少量鼻出血或涕中带血是恶性肿瘤的早期主要症状之一。

（5）鼻腔异物。常见于儿童，多为单侧鼻出血，因鼻腔异物长期存留于鼻腔内，可致鼻腔黏膜糜烂出血。动物性鼻腔异物，如水蛭等，可引起反复大量鼻出血。

2. 全身因素

（1）心血管系统疾病。①动脉压升高：高血压和动脉硬化是中老年人鼻出血的重要原因，血管硬化是其病理基础。血压增高，特别是在便秘、用力过猛或情绪激动时，可使鼻血管破裂，造成鼻出血。另外，打喷嚏、用力咳嗽、猛力地经鼻呼吸或鼻腔按摩，也是鼻出血反复和难以控制的因素。②静脉压增高：肺气肿、肺源性心脏病、二尖瓣狭窄、颈部或纵隔占位性病变等疾病，可致上腔静脉高压，这些患者的鼻腔及鼻咽静脉常怒张、淤血，当患者剧烈咳嗽或有其他诱因时，血管可破裂出血，出血部位多位于后鼻孔处的鼻咽静脉丛分布区。

其中，以动脉压升高或波动引发的鼻出血较为多见，发生在易出血区可见波动性出血，发生在鼻腔后部，出血量较多，不易止血。

（2）血液系统疾病。①血管壁结构和功能缺陷性疾病：如维生素 C 缺乏症、过敏性紫癜、药物性血管性紫癜、感染性血管性紫癜、血管性假血友病等；②血小板数量或功能障碍性疾病：如原发性血小板减少性紫癜、各种原因引起的继发性血小板减少及功能异常等；③凝血机制障碍性疾病：如各型血友病、维生素 K 缺乏症等，以及长期服用水杨酸类药物、抗凝剂及溶栓、降纤维药物使用不当、异常蛋白血症等。鼻腔以渗血为主，双侧多见，常伴有身体其他部位的出血。

（3）急性发热性传染病。如上呼吸道感染、流行性感冒、出血热、猩红热、疟疾、麻疹、伤寒及穿山行肝炎等。多因高热，血管发生中毒性损害，鼻黏膜充血、肿胀及干燥，以致毛细血管破裂出血。一般情况下出血量较少，多发生于发热期，且出血部位多位于鼻腔前部易出血区。

（4）内分泌及代谢性疾病。①内分泌失调：主要为女性，代偿性月经、妊娠期、绝经前期及绝经期鼻出血，可能与激素水平及血管脆性有关。②严重营养障碍及维生素缺乏：如维生素 C、维生素 P、维生素 K 及钙等缺乏时，引起血管脆性改变及影响凝血过程，易发生鼻出血。

（5）理化因素及中毒性疾病。如磷、汞、砷、苯等中毒，可破坏造血系统的功能而引起鼻出血。

（6）遗传性疾病。如遗传性出血性毛细血管扩张症，有家族史，多见双侧鼻腔中隔黏膜下、舌体、口唇、手掌毛细血管扩张，双侧鼻出血较严重且反复发生。

（7）其他全身性疾病。严重肝病患者可因肝合成凝血因子障碍引起鼻出血。尿毒症也可引起鼻出血。鼻出血可以是风湿热的早期表现之一。

3. *病理生理* 鼻腔的动脉主要来自颈内动脉的眼动脉和颈外动脉的上颌动脉，眼动脉在鼻腔的主要分支为筛前动脉和筛后动脉；上颌动脉在翼腭窝相继分出蝶腭动脉、眶下动脉和腭大动脉供应鼻腔。筛前动脉主要供应鼻腔外侧壁的前上部、鼻中隔前上部，筛后动脉供应鼻腔外侧壁的后上部、鼻中隔后上部，并与蝶腭动脉分支吻合。蝶腭动脉分支供应鼻中隔后部、下部及前下部。眶下动脉分支供应鼻腔外侧壁的前部。腭大动脉供应鼻中隔前下部分。另外，颈外动脉的面动脉分支上唇动脉供应鼻前庭及鼻中隔前下部。蝶腭动脉的分支、筛前动脉、筛后动脉、上唇动脉的分支与腭大动脉在鼻中隔前下吻合形成网状动脉丛，称为 Little’s 区，是鼻出血最常见的部位。鼻腔静脉在鼻腔吻合形成网状静脉丛，位于鼻中隔前下方的克氏静脉丛（Kiesselbach venous plexus）和位下鼻道外侧壁后方邻近鼻咽部的吴氏静脉丛（Woodruff venous plexus）均为鼻出血的好发部位。

三、临床特点

鼻出血由于原因不同其表现各异，多数鼻出血为单侧，亦可为双侧；可间歇反复出血，也可呈持续性出血。出血量多少不一，轻者仅涕中带血、数滴或数毫升，重者可达几十毫升甚至数百毫升以上，导致失血性休克。反复少量出血则可引发贫血。多数少量出血可自止或自行压迫后停止。出血部位多数发生于鼻中隔前下部的易出血区（Little 区），有时可见喷射性或搏动性小动脉出血。少年儿童鼻出血几乎全部发生于易出血区；青年人也以此区出血多见。中老年人的鼻出血，常与高血压和动脉硬化有关，出血部位多见于鼻腔后部，位于下鼻甲后端附近的吴氏鼻 - 鼻咽静脉丛（Woodruff naso-nasopharyngeal venous plexus）及鼻中隔后部的动脉出血为鼻后部出血的较常见部位。此部位出血一般较为凶猛，不易止血，出血常迅速流入咽部，从口吐出。局部疾患引起的鼻出血，多限于一侧鼻腔，而全身疾病引起者，可能两侧鼻腔内交替或同时出血。

四、诊断思路

1. 详细询问病史及出血情况，确认出血源于鼻腔或相邻组织，排出咯血和呕血。

2. 结合前鼻镜、鼻内镜和（或）CT、MRI 检查，确定出血部位。

3. 根据具体情况进行局部和全身检查（如常规测量血压；血常规检查，对于出血量较大及怀疑为血液病的患者必不可少；对应用抗凝药物及怀疑凝血功能异常的患者，需要检查出凝血功能）。

4. 估计出血量，评估患者当前循环系统状况，有无出血性休克，必要时尚须与有关科室共同会诊。根据每次出血情况及发作次数、患者的血压、脉搏、一般情况及实验室检查来综合判断出血量。失血量达 500ml 时，可出现头晕、口渴、乏力、面色苍白等症状；失血量达 500 ～ 1000ml 时可出现出汗、血压下降、脉速而无力；若收缩压低于 80mmHg，则提示血容量已损失约 1/4。

5. 排查全身性疾病。

（1）咯血：为喉、气管、支气管及肺部出血后，血液经口腔咯出，常见于肺结核、支气管扩张、肺癌、肺脓肿及心脏病导致的肺淤血等。可根据患者既往病史、体征及辅助检查相鉴别。

（2）呕血：是上消化道出血的主要表现之一，当大量呕血时，血液可从口腔及鼻腔涌出，常伴有消化道疾病的其他症状，全身查体可有阳性体征，可予以鉴别。

五、处理

1. *一般处理* 患者常因鼻出血而情绪紧张，安慰其使其镇静，在准备止血物品的同时，询问病史，有利于了解出血情况，如出血量的多少、左或右侧鼻腔出血的先后，判断出血原因及全身状况，以便进一步给予有效治疗。

2. *寻找出血点* 应用 1% 麻黄碱棉片，羟甲唑啉或 0.1% 肾上腺素棉片收缩鼻腔黏膜血管，可暂时止血，配合吸引器在前鼻镜，最好是内镜下寻找出血部位，实施止血治疗。

3. *鼻腔止血法* 根据出血的轻重缓急、出血部位及病因，选择不同的止血方法。

（1）指压法：嘱患者用手指紧捏双侧鼻翼或将出血侧鼻翼压向鼻中隔 10 ～ 15 分钟，可同时冷敷前额和后颈。此法适用于出血量少且出血部位在易出血区的患者。

（2）烧灼法：收缩并表面麻醉鼻腔黏膜后，通过物理治疗封闭出血的血管。烧灼的方法有化学烧灼如应用 50% 硝酸银、50% 三氯醋酸或高铁止血剂等，电灼、双极电凝、高频电刀、射频、冷冻或激光凝固法（二氧化碳激光、Nd-YAG 或 He-Ne 激光），应避免过深或同时在鼻中隔相对的两面烧灼，烧灼后可局部涂软膏或用复方薄荷油剂滴鼻以防局部干燥或鼻中隔穿孔。此法适用于反复少量出血并有明确出血点者，鼻内镜下烧灼效果更佳。

（3）填塞法：是最有效和常用的鼻腔止血方法，适用于出血较剧烈、渗血面较大或出血部位不明者。此法是利用填塞物直接压迫鼻腔出血部位，使破裂的血管闭塞而达到止血目的。鼻腔的填塞材料包括可吸收材料和不可吸收材料两大类。可吸收材料有吸收性明胶海绵、纤维蛋白棉、可吸收高分子止血棉等。不可吸收的材料包括纱条（凡士林油纱、紫草油纱、碘仿纱或抗生素油纱）、高分子膨胀止血棉、藻酸钙止血棉、止血气囊或水囊等。凡士林纱条做前鼻孔填塞较为常用。

1）经前鼻孔鼻腔填塞法：①鼻出血量小、出血部位明确且范围较小者，应用可吸收的明胶海绵、止血纱布、止血绫、纳吸棉等或不可吸收高分子膨胀止血棉、藻酸钙止血棉等直接或蘸上云南白药等填塞鼻腔出血部位。其优点是对鼻腔黏膜损伤小。②鼻出血量多、出血部位不明确且范围较大，应用上述方法无效者，将灭菌的凡士林纱条或紫草纱条制成宽约 2cm，长 5 ～ 8cm 的纱条段，也可一根长纱条折叠填塞可避免纱条坠入鼻咽部。填塞时，纱条远端固定，逐渐由后向前，由下而上或由上而下逐层填紧，此法对鼻腔前部出血效果较好。

2）后鼻孔填塞法：前鼻孔填塞无效、鼻腔后部、鼻咽部出血者使用后鼻孔填塞。先将灭菌的凡士林纱条或碘仿纱条卷叠成块形或圆锥形近似患者后鼻孔大小（相当于患者手拇指第一指节的粗细），用粗线缝紧，尖端有约 25cm 长的双线，底部有 10cm 长的单线。填塞时，先用 1% ～ 2% 麻黄碱和 1% 丁卡因，收缩和表面麻醉患者鼻腔黏膜，咽部也可喷表面麻醉剂。用小号导尿管由出血侧前鼻孔沿鼻腔底部插入直达咽部，用止血钳将导管从口腔拉出，导尿管尾端则留于前鼻孔外，再将填塞物上的双线系于导尿管，此时将填塞物由口腔送入鼻咽部，填塞于后鼻孔，一般都需加行鼻腔填塞，最后在前鼻孔处用一个小纱布球，将双线系于其上，以作固定，口腔端的线头可剪短固定于口角旁，便于以后取出填塞物时作牵拉之用。还可用乳胶或硅橡胶气囊填入鼻腔，注入空气或水使气囊膨胀，进行压迫止血，优点是患者的痛苦轻于油纱填塞，缺点是部分出血部位不能完全有效的压紧。

需注意鼻腔填塞物（前后鼻孔填塞）通畅于填塞后 48 ～ 72 小时取出，碘仿填塞于 7 天后取出，全身应用抗生素以防引起鼻腔鼻窦及中耳感染等并发症。

（4）鼻内镜下止血：目前随着鼻内镜手术技术在临床的广泛应用，为鼻出血的检查、诊断和治疗提供了一个先进和准确的技术手段。借助鼻内镜易于明确鼻腔各部位活动出血点，特别是鼻腔后部出血。同时在直视观察下通过鼻腔局域性填塞、激光、微波、高频电凝等手段完成止血治疗，损伤小，患者痛苦少，止血准确且迅速，效果良好。

（5）血管结扎法：对于经反复前后鼻孔填塞及内科治疗无法止血者，外伤或手术损伤大血管出血凶猛者可考虑血管结扎。因鼻腔中鼻甲上部为筛前动脉和筛后动脉分布，中鼻甲平面以下为颈外系统供血。所以常用结扎方法有颈外动脉结扎和筛前动脉结扎。禁忌证为凝血机制障碍所致的鼻出血。

（6）血管栓塞法：将动脉导管选择性地置于颈外动脉主干，行造影并行数字减影摄片。在数字减影下确定出血血管，栓塞靶动脉。此方法适用于顽固性鼻出血，以及通过有效的反复前后鼻腔填塞，特别是应用鼻内镜并结合激光、电凝和微波及内科治疗无法止血者，外伤或手术损伤大血管出血凶猛者及假性动脉瘤破裂的诊断与治疗。本术式不能用来控制由筛前动脉或筛后动脉引起的鼻出血。造影剂过敏者；严重的动脉粥样硬化、肝及肾功能不全者；颌内动脉、眼动脉及椎动脉有吻合支者；凝血机制障碍所致的鼻出血禁用此法。血管栓塞可引起脑梗死、偏瘫和脑血管痉挛等并发症。鼻腔填塞物在栓塞术后 1 ～ 2 天分次松解、取出。

4. *全身治疗*

（1）半坐位休息，注意营养，给予高热量易消化饮食。对老年或出血较多者，注意有无失血性贫血、休克、心脏损害等情况，并及时处理。失血严重者，需给予输血、输液、抗休克，必要时请相关科室协助诊治。

（2）寻找出血病因，进行病因治疗。

（3）给予足够的维生素 C、维生素 K、维生素 P 等，并给予适量的镇静剂。

（4）适当应用止血剂，如凝血酶、抗血纤溶芳酸、6- 氨基己酸、酚磺乙胺、云南白药等。

5. *其他治疗*

（1）对鼻中隔前下方反复出血，可考虑局部注射硬化剂或鼻中隔黏膜下剥离术或划痕术，使该处形成瘢痕组织，闭塞血管而止血。

（2）鼻中隔偏曲者可行鼻中隔偏曲矫正术。

（3）遗传性出血性毛细血管扩张症者可行鼻中隔植皮成形术。

（4）鼻出血患者极易产生恐惧心理，要耐心做好思想工作，安慰患者，消除其紧张恐惧心理。

因鼻孔填塞后，患者只能张口呼吸，吞咽时有窒息感，再加上出血较多，精神萎靡，所以要多关心、了解患者的痛苦及思想顾虑。

（孙占鹏）

第八节 口腔溃疡

一、概述

狭义的口腔溃疡一般指复发性阿弗他溃疡（recurrent aphthous ulcer，RAU），是一种以周期性、复发性、自限性为特点的口腔黏膜疾病，主要表现为反复发作的圆形或椭圆形病损，具有典型的“黄、红、凹、痛”特点。由于复发性阿弗他溃疡的病因不明，目前针对该疾病的治疗以对症治疗为主，尚无根治溃疡的方法。广义的口腔溃疡除了复发性阿弗他溃疡还可分为创伤性溃疡、癌性溃疡、结核性溃疡和坏死性唾液腺化生等。

二、常见病因

1. 复发性阿弗他溃疡　尽管复发性阿弗他溃疡是最常见的口腔黏膜溃疡类疾病，但其病因及发病机制尚不明确，目前认为主要与以下因素相关：遗传、系统性疾病、微生物感染、精神紧张、微量元素缺乏及免疫因素等。

2. 创伤性溃疡　一般与物理损伤、化学灼伤及温度损伤有关。患者口内常有不良修复体边缘刺激口腔黏膜，或曾进食过热、过硬食物。

3. 癌性溃疡　一般发生于癌性增生物上，由于癌性增生物表面破溃形成溃疡。如舌癌、颊癌、牙龈癌等表面可发生癌性溃疡。

4. 结核性溃疡　是结核杆菌感染形成的肉芽肿性溃疡。

5. 坏死性唾液腺化生　是发生于唾液腺的良性病变，因外因导致局部缺血而发生坏死性炎症。

三、临床特点及意义

1. 复发性阿弗他溃疡　主要表现为“黄、红、凹、痛”四个特点，即溃疡表面覆盖黄色假膜、周围黏膜发红、病损中央呈凹形、触痛明显。根据其临床特征，可分为 3 种类型。

（1）轻型复发性阿弗他溃疡：好发于唇、舌、颊、软腭，大小为 5 ～ 10mm，一般少于 10 个，散在分布，10 ～ 14 天溃疡愈合，不留瘢痕。一般无明显全身症状与体征。

（2）重型复发性阿弗他溃疡：好发于口角，其后有向口腔喉部移行的趋势，直径大于 10mm，一般为 1 ～ 2 个溃疡，愈合时间延长，可至 1 ～ 2 个月或更长，可留瘢痕。常伴发热、乏力等全身症状。

（3）疱疹型复发性阿弗他溃疡：好发于唇、舌、颊、软腭，直径小于 5mm，一般多于 10 个溃疡，散在分布，呈“满天星”状，10 ～ 14 天溃疡愈合，不留瘢痕。可伴发热、乏力、淋巴结肿痛等全身症状。

2. 创伤性溃疡　该类溃疡深浅不一，形状不规则，其发病部位常与损伤因素契合，无周期性复发史，无自限性，一般需去除病因后溃疡才能愈合。

3. 癌性溃疡　该类溃疡深浅不一，边缘不齐，周围有浸润，质较硬，底部呈菜花状，无周期性复发史，无自限性，常伴恶病质全身表现。

4. *结核性溃疡*　该类溃疡较深，形状不规则，周围轻度浸润，呈鼠噬状，多伴有肺结核的体征和症状。

5. *坏死性唾液腺化生*　该类溃疡好发于软腭、硬腭交界处，深及骨面，边缘可隆起，底部有肉芽组织，患者全身情况较好。

（林　颖）

第九节　牙　　痛

一、常见病因

牙痛是口腔疾病最常见的症状之一，造成牙痛的原因可分为牙源性疼痛及非牙源性疼痛。牙源性疼痛最为常见，一般指牙齿硬组织或牙齿周围组织的损伤造成的疼痛。非牙源性疼痛虽不常见，但容易与牙源性疼痛相混淆，如心绞痛、上颌窦炎、三叉神经痛等均可以牙痛作为主要症状，临床上需要进行仔细鉴别诊断。本文仅对牙源性疼痛的主要原因及表现进行介绍。牙痛还可分急性疼痛与慢性疼痛，前者病程短，后者病程长；也可出现慢性病程的急性发作，其表现与急性病程相似。

1. *牙髓炎*　产生疼痛的原因是牙齿硬组织损伤（如龋坏、隐裂、缺损等）导致牙髓受细菌感染而充血、化脓、坏死，使髓腔内的炎性渗出物无法彻底引流，局部压力增高，因此压迫神经产生剧烈疼痛。

2. *根尖周炎*　多为牙髓病的进一步进展，当根管内的炎性渗出波及根尖周围组织，可造成根尖周围组织的炎症反应。当渗出、水肿造成局部压力过大时，可引起患牙及周围组织剧烈疼痛。

3. *龈乳头炎*　是由于两邻牙之间食物嵌塞导致龈乳头充血、水肿、疼痛的一种疾病，也可表现为剧烈的自发性牙痛。

4. *智齿冠周炎*　是指智齿萌出位置不佳导致周围软组织发生的炎症反应。当智齿萌出高度不足或方向不佳时，容易在智齿与周围软组织之间造成食物嵌塞而不易清洁，当身体抵抗力下降或局部细菌毒力增强时可引起智齿冠周炎的急性发作。

二、临床表现

1. *牙髓炎*　急性牙髓炎的临床特点是发病急，疼痛剧烈，表现为自发痛、夜间痛及冷热刺激持续性疼痛，且无法定位患牙，可能出现同侧上下牙齿疼痛感混淆的情况。对于化脓性牙髓炎，患者可有“热痛冷缓解”的特点。临床检查可见接近髓腔的深龋洞或其他牙体硬组织损伤，探诊疼痛，叩诊可有不适，温度测试表现为持续性疼痛。慢性牙髓炎一般不发生剧烈的自发性疼痛，但可出现阵发性隐痛、冷热刺激痛或咬合不适，一般可定位患牙。

2. *根尖周炎*　急性根尖周炎主要表现为咬合痛、自发性跳痛，患者自觉患牙有浮出感及伸长感，不敢咬物。临床检查可见牙体硬组织疾病，牙髓无活力，叩痛明显，患牙牙龈根尖部潮红、肿胀、扪痛，患牙可有松动。严重病例可在相应的颌面部出现蜂窝织炎，表现为软组织肿胀、压痛等。慢性根尖周炎一般无明显的自觉症状，可在咀嚼时有不适感。

3. *龈乳头炎*　主要表现为持续性胀痛，一般疼痛可定位。临床检查发现龈乳头两邻牙之间食物嵌塞，龈乳头充血、水肿、溢脓，触痛明显。

4. *智齿冠周炎*　初期仅有周围软组织胀痛不适，当病情继续进展可表现为自发性跳痛或放射性疼痛，甚至出现患侧下颌软组织的肿胀、疼痛。临床检查可发现智齿萌出不全，牙龈红肿、溢脓、触痛等。

三、处理及转诊

1. 牙髓炎　对于暂时无法处理的病例可予以合理镇痛，后转诊至口腔科进一步处理。对于可以保留的牙齿，建议进行根管治疗及冠部修复；对于无法保留的残根、残冠建议予以拔除。

2. 根尖周炎　对于暂时无法处理的病例可给予合理镇痛及消炎处理；若周围软组织形成脓肿，可予以切开排脓，后转诊至口腔科进一步处理。对于可以保留的牙齿，建议进行根管治疗及冠部修复；对于无法保留的残根、残冠建议予以拔除。

3. 龈乳头炎　治疗原则是去除病因，对症处理。可使用牙线清理嵌塞食物，同时对龈沟进行局部冲洗。转诊口腔科及时解除引起食物嵌塞的原因。

4. 智齿冠周炎　急性期可进行周围龈袋的局部冲洗以清除食物残渣及脓液，并嘱患者餐后漱口；若周围软组织形成脓肿，可予以切开排脓；根据患者局部及全身反应进行合理镇痛、消炎及全身支持疗法。当病程进入慢性期，对于无保留价值的支持应尽早拔除，以防感染再发。

（林　颖）

第十节　咽　　痛

一、概述

咽痛是一种最常见的病症，它多发于一年中的寒冷季节，感冒、扁桃体炎、鼻窦炎、百日咳、咽喉炎及病毒感染甚至心肌梗死均可引起咽喉痛。

二、常见病因

任何刺激咽及口腔黏膜的物质都可能引起咽痛。它们包括病毒、细菌感染、过敏反应、灰尘、香烟、废气、热饮料或食物，牙齿或牙龈感染有时也会累及咽喉，慢性咳嗽、极干燥的环境、胃食管反流及说话声音过大同样会刺激咽喉，声音嘶哑是常见的伴随症状。出现咽喉痛症状的常见疾病有全身病毒感染、腮腺炎、咽炎或扁桃体炎、感冒、咽喉炎。

三、临床特点

不同部位引起的咽痛伴随症状也不相同。

1. 鼻咽部　鼻咽在急性炎症期，患者会有一种干疼的感觉，同时炎症期的血管扩张，会导致患者将鼻涕回吸吐出时略带血性。

2. 口咽部　口咽部位的发炎症状多为急性扁桃体发炎和急性咽炎，这两种情况多与感冒有关。扁桃体急性发炎时，患者感觉咽痛，并伴有中度发热或高热，严重时还会出现扁桃体肿胀、化脓。

3. 喉咽部　喉咽的炎症多是急性会厌炎和急性喉炎。急性会厌炎是耳鼻咽喉头颈外科常见的急危重症之一，患者多感觉咽部很痛，甚至不敢吞咽食物，说话时有含水的声音，同时，咽部还有被堵住的感觉，严重会导致呼吸困难，危及生命。患者遇到这种情况，一定要尽快到医院的耳鼻喉科急诊。急性喉炎发作时患者也有咽痛、咽部有异物感，但与急性会厌炎有一个明显的区别，患者说话的声音嘶哑，不是含水说话声。

四、诊断思路

咽痛可分为感染性及非感染性。

1. *感染性疾病*　可根据伴随症状不同进行诊断。

（1）伴随咽喉部干燥刺痒、咽部异物感、干咳等症状，考虑肥厚性咽炎。

（2）伴随咽痛、高热、恶寒等症状，考虑细菌性咽扁桃体炎。

（3）伴随咳嗽、胸闷、口干等症状，考虑痰热咳嗽。

（4）伴随咳嗽、咳出黄色痰液、口干等症状，考虑肺热咳嗽。

（5）伴随恶寒、怕冷、周身不适等症状，考虑恶寒发热。

2. *非炎性疾病*　咽喉痛的原因有很多，也很复杂，并非都由炎症引起。如舌咽神经痛、外界刺激、口腔溃疡等都会引起咽痛。

（1）舌咽神经痛引起的疼痛多是一侧疼痛，且疼痛得较剧，没有一定的原因，在使用消炎药以后症状没有明显改善，此时，医师多建议使用治疗三叉神经痛的镇痛药消除疼痛。

（2）茎突过长导致的咽部疼痛多为一侧疼痛，吞咽时疼得更加明显，与舌咽神经痛不同的是，这种疼痛会在咽部同一侧上下放射。患者需要尽早到医院拍片确诊。

（3）口腔溃疡：由于维生素缺乏等原因导致的口腔溃疡多是自愈性疾病，在 7 ～ 10 天就会愈合，在发病过程中，会引发咽部持续性疼痛。而一些恶性的、经久不愈的口腔溃疡，需要积极治疗。

（4）外界刺激：某些外界刺激也会引起咽部疼痛，如吃瓜子过多使咽喉受到刺激，引发淋巴组织非炎症性疼痛，多喝点水或服用祛火中药就会好转。

（5）其他

1）肿瘤如扁桃体肿物、喉癌、鼻咽癌等，在早期没有明显的疼痛感，患者自感疼痛就医时往往病情已经发展到了中晚期。因此这些没有疼痛感觉的咽喉疾病更需要人们重视，一旦感觉咽部不明原因出现了异物感、鼻涕中带血、面部有麻木感、耳后以下出现活动力差的肿块等症状时，要尽早就医检查。

2）心肌梗死出现咽喉痛，如找不到明确原因，并伴有胸闷、出汗或恶心症状时，要警惕心肌梗死的发生。这是因为咽喉和心脏的神经受到同一节段脊神经的支配，当心肌缺血、缺氧时，产生的乳酸、丙酮酸、磷酸等酸性物质及多肽类物质，会刺激神经产生疼痛，并扩散至咽部的迷走神经，诱发咽喉疼痛症状。因此，有高血压、冠心病的老人出现咽喉疼痛时要当心，最好卧床休息，避免精神过度紧张，舌下含服硝酸甘油，并立即就医。

五、处理

1. 咽部感染性炎症如急性扁桃体炎，主要应用抗生素治疗；咽部各种脓肿除应用抗生素外，还需要行脓肿切开引流；对全身症状重者要进行对症支持治疗；局部可给予漱口液。

2. 急性会厌炎者要应用抗生素和糖皮质激素联合治疗。

3. 咽部异物者要取出异物。

4. 伴有胸闷、出汗或恶心症状时，要警惕心肌梗死的发生，最好卧床休息，避免精神过度紧张，舌下含服硝酸甘油，有条件可行心电图检查及抽血查肌钙蛋白、心肌酶，如有异常，应立即就近转至可行冠状动脉造影术的医院进一步治疗。

（詹伟峰）

第十一节 吞咽困难

一、概述

吞咽困难是指由于下颌、双唇、舌、软腭、咽、喉、食管等结构和（或）功能受损，不能使食物到达胃部，可表现为咽部或胸骨后梗阻、黏附、不适感。吞咽困难可由中枢神经系统疾病引起，也可由食管、口咽部疾病或吞咽肌肉的运动障碍所致。

二、常见病因

按病因分类大致可分为机械性梗阻和动力性梗阻。

1. 机械性梗阻 正常的食管壁具有弹性，食物通过时管腔直径可扩张至 4cm 以上，若各种原因使管腔扩张受限，扩张后直径达不到 2.5cm 时，食物通过障碍，则可出现吞咽困难，管腔直径扩张程度越小，吞咽困难越明显。常见病因如下。

（1）腔内因素：食团过大或食管异物。

（2）管腔狭窄

1）口咽部感染：咽炎、扁桃体炎、口咽损伤（机械性、化学性）、咽白喉、咽喉结核、咽肿瘤、咽后壁脓肿等。

2）食管良性狭窄：良性肿瘤如平滑肌瘤、脂肪瘤、血管瘤、息肉；食管炎症如反流性食管炎、放射性食管炎、腐蚀性食管炎、食管结核及真菌性感染等。

3）恶性肿瘤：舌癌、咽肿瘤、食管癌等。

4）食管蹼：缺铁性吞咽困难。

5）黏膜环：食管下端黏膜环。

（3）外压性狭窄：咽后壁肿块或脓肿；甲状腺极度肿大；纵隔占位病变，如纵隔肿瘤及纵隔脓肿、左心房肥大、主动脉瘤、食管型颈椎病等。

2. 动力性梗阻 与食管动力异常和感觉异常有关；心理因素、焦虑、抑郁和躯体化精神疾病也可能是病因。常见于以下原因。

（1）吞咽启动困难：口咽肌麻痹；口腔咽部炎症、脓肿；唾液缺乏，如干燥综合征。

（2）咽、食管横纹肌功能障碍：延髓麻痹、运动神经元疾病、重症肌无力、肉毒杆菌食物中毒、有机磷农药中毒、多发性肌炎、皮肌炎、甲亢性肌病等。

（3）食管平滑肌功能障碍：系统性硬化症、糖尿病、酒精中毒性肌病、食管痉挛、贲门失弛缓症、吉兰 - 巴雷综合征等。

（4）其他：狂犬病、破伤风、肉毒杆菌食物中毒、缺铁性吞咽困难等，某些精神心理疾病如癔症、抑郁症、焦虑症等，都可有吞咽困难的表现。

三、临床特点

吞咽困难往往因为不同的病因，伴随不同的临床特点。

1. 吞咽困难伴声嘶 多见于食管癌纵隔浸润、主动脉瘤、淋巴结肿大及肿瘤压迫喉返神经。

2. 吞咽困难伴呛咳 多见于脑神经疾病、食管憩室和食管贲门失弛缓症致潴留食物反流等。

3. 吞咽困难伴呃逆 一般病变位于食管下端，常见于贲门失弛缓症、膈疝等。

4. 吞咽困难伴疼痛　多见于急性炎症，如口咽炎、溃疡、急性化脓性扁桃体炎等。

5. 吞咽困难伴反酸和烧灼感　常见于反流性食管炎、食管消化性溃疡和食管良性狭窄。

6. 吞咽困难伴呼吸困难　常见于纵隔肿物、大量心包积液压迫等情况。

7. 吞咽困难伴有进食流质后立即反流并呛咳　为咽部神经肌肉功能失常的表现，如果较长时间后反流，提示为食管近端梗阻或食管憩室内有滞留；若反流量较大，并有发酵臭味，提示贲门失弛缓症。

四、诊断思路

1. 年龄与性别　中年以上的患者吞咽困难以食管癌可能性为大，食管癌一旦出现吞咽困难，常是进行性恶化；儿童突然发生吞咽困难，应想到有食管内异物的可能；女性患者注意排除缺铁性吞咽困难，常伴随缺铁性贫血的症状。

2. 病史与诱因　以往有吞服腐蚀剂或异物等病史，提示为食管良性狭窄；因精神创伤或情绪激动而诱发吞咽困难者，应考虑由食管贲门失弛缓症、原发性食管痉挛或神经官能症所致。

3. 梗阻部位　患者多可描述较为准确的梗阻部位，有定位诊断的参考意义。食管上段的吞咽困难除癌肿外，可由肿大的甲状腺、结核性或恶性肉芽肿、缺铁性贫血患者的环咽部、颈段食管蹼（先天性异常）等疾病引起；中段梗阻常为食管癌、纵隔占位性病变、食管良性狭窄、食管息肉、食管黏膜下肿瘤等疾病引起；食管下段的吞咽困难常由癌肿、食管贲门失弛缓症等疾病引起。

4. 与进食的关系　机械性吞咽困难可随着管腔阻塞程度的加重而对固体食物、软食、流质食物依次出现梗阻症状；运动性吞咽困难，如食管贲门失弛缓症、食管痉挛患者，进食固体或流质食物时均出现吞咽困难；如果是脑神经病变引起的吞咽肌麻痹、运动不协调者，可表现为饮水反呛。

食管贲门失弛缓症可间歇、反复发作，症状可时轻时重；弥漫性食管痉挛多继发于反流性食管炎、腐蚀性食管炎等，容易与心绞痛相混淆。

五、处理

引起吞咽困难最常见的原因是各种食管疾病，其次是口咽部疾病、与吞咽有关的神经肌肉病变及某些全身性疾病。

1. 咽部脓肿等咽喉部炎症疾病，经对症抗炎处理，吞咽梗阻感能得到明显改善或解除。

2. 食管疾病一般是积极治疗各种食管的原发病，在此基础上进行适当的对症支持治疗，如反流性食管炎，选用提高食管下括约肌张力、增强食管蠕动的药物，可应用多潘立酮、莫沙必利等促胃肠动力剂及胃黏膜保护剂（铋制剂、铝碳酸镁、复方三硅酸镁或硫糖铝等），也可以选用法莫替丁等 H_2 受体拮抗剂或奥美拉唑等质子泵抑制剂。

3. 贲门失弛缓症、食管弥漫性痉挛及其他食管下括约肌高压症可采用平滑肌松弛药，口服硝酸异山梨酯等钙通道阻滞剂或舌下含化硝酸甘油等；症状重者可每次静脉注射丁溴东莨菪碱（解痉灵）；如果药物效果不满意，可转上级有条件医院行食管下段狭窄部扩张或外科手术治疗。

4. 食管癌一旦经确诊应尽早手术，如果患者已失去手术机会，可考虑狭窄部扩张、支架放置治疗等，也可应用激光或高频电灼烧梗阻部位，以获得暂时缓解效果。

5. 与吞咽有关的神经肌肉病变（如脑卒中）的康复治疗，应该注意进食的体位，食物的性质由流质逐渐过渡到普食，并坚持运动训练。中、重度吞咽困难应增加面部肌群的运动、舌运动和下颌骨的开合运动。

（柳　学）

第十二节 声音嘶哑

一、概述

声音嘶哑又称为声嘶，是喉部（特别是声带）病变的主要症状，多由喉部病变所致，也可因全身性疾病引起。声嘶的程度因病变的轻重而异，轻者仅见音调变低、变粗，重者发声嘶哑甚至只能发出耳语声或失声。

二、常见病因

人的喉头必须具备以下条件才能发出正常的声音：①喉内诸肌必须相互配合，自动调节肌肉的张力；②声带边缘必须整齐、光滑、扁平并具有良好的弹性；③双侧声带必须向中线紧密靠拢；④如果闭合声带的形状、弹性、紧张度出现异常，因而声带振动既不对称，又不均匀，便产生声音嘶哑。

1. 声带息肉，声带小结，慢性喉炎。患者多有过度发音，如长时间讲话、高声喊叫、长时间啼哭的病史，或者有用声不当，就会出现持续性声嘶，而声带小结和声带息肉多表现为持续性声嘶。

2. 伴有喉痛、吞咽痛，在感冒发热后出现，可能为急性咽喉炎。严重的喉痛，长时间不愈，还要考虑喉结核或恶性肿瘤的可能。

3. 声音发哑，甚至刺耳，伴有喉部阻塞感，咳嗽，痰中带血，伴有颈部包块，年龄较大的患者要警惕喉癌的可能。

4. 咽部异物感，伴有咳嗽，声音易发倦，或有睡前喜食，或经常出现反酸、嗳气，也可能是反流性喉炎，但有的反流性喉炎的患者也可仅有一种症状。

5. 外伤，环杓关节脱位及喉部的物理化学损伤均可以导致声嘶。

三、临床特点

1. 急性喉炎　最为常见，声嘶为主要症状。小儿急性喉炎较成人重，除声嘶外，并有发热、咳嗽等症状。喉镜检查可见喉黏膜急性充血，声带水肿并附有脓性分泌物，声带运动有不同程度的受限。本病应与白喉和呼吸道异物相鉴别。

2. 咽白喉　声嘶和干咳为白喉的首发症状，多见于儿童。起病初期时发音粗糙并逐渐加重，进而声嘶至完全失声。患者除有喉部症状外多有明显的中毒现象。喉镜检查见黏膜红肿，表面盖有白色假膜。涂片及培养可确诊。

3. 慢性喉炎　慢性喉炎患者常诉咽喉干燥不适，晨起频咳，有黏稠分泌物。声调低沉、声质粗糙到沙哑、嘶哑不等，与炎症的轻重不尽一致。喉镜检查可见到 3 种不同的类型。

（1）单纯型：喉黏膜呈弥漫性充血，光滑，湿润，有小静脉扩张，发声时声门闭合差。

（2）肥厚型：喉黏膜充血，对称性肥厚，有限局性的息肉样或乳头状突起。

（3）萎缩型：喉黏膜干燥、萎缩、结痂。

肥厚型喉炎应与肿瘤相鉴别，活组织检查可以明确诊断。

4. 喉结核　原发者少，多继发于开放性肺结核。早期患者感喉内干燥不适或微痛，用声易疲劳或轻度声嘶。检查可见喉黏膜苍白，也有一侧声带充血者。晚期声嘶显著，检查喉黏膜有溃疡，常位于一侧声带或杓间区。溃疡表浅，边缘不整齐，有假膜覆盖。胸部 X 线透视、胸部 X 线片、活组织检查可确诊。

5. *声带小结* 是慢性喉炎的一种类型，又称为结节性声带炎。本病多见于女高音演员、小学教师、噪声环境中的工作人员。其发生部位主要在声带边缘的前、中 1/3 段的移行部。早期结节较软，后期变硬。小结多对称，大小相等，但也有一侧较大，一侧较小，甚至仅一侧者。声带小结仅呈现小的局限性隆起，但不至于过度增大。病理表现为声带上皮局限性增厚和角化。

6. *声带息肉* 多发生于用声过度或发声不当或始于一次强烈地发声之后，局部损伤为主要因素。早期的声带息肉局限于一侧声带前、中 1/3 处上面或下面的 Reinke 层，呈水肿变性。后期可呈现小黏液囊肿、玻璃样变性或纤维增生等。息肉基底多有蒂，但也有广泛基底者。声带息肉一般仅引起声嘶，其程度与息肉的位置和大小有关。

7. *声带乳头状瘤* 病因未明，多认为与病毒感染或与性激素有关。儿童乳头状瘤有多发倾向，随着年龄的增长，肿瘤有自限趋势。成人乳头状瘤易发生癌变。乳头状瘤可发生在喉黏膜的任何部位，以声带前段为多。瘤体呈菜花样或鸡冠花样。

8. *喉癌* 喉的恶性肿瘤以鳞状细胞癌多见。按其发生的部位不同，临床上分为声门上型、声门型、声门下型三型。声门型常位于声带的中段或前段，因此，很早就有声嘶症状。喉镜检查可见一侧声带充血、表面粗糙不平、呈颗粒状隆起或乳头样增生，活组织检查可证实，诊断比较容易。声门上型及声门下型的早期症状往往不是声嘶，诊断较为困难。

9. *神经性瘫痪导致的声嘶*

（1）喉上神经瘫痪：由于喉上神经司喉部膜的感觉，并支配环甲肌运动。因此，一侧喉上神经瘫痪时，声带缺乏张力，发声时声弱易疲劳，声质粗糙。检查时患侧声带呈波纹状，随呼吸气流上下扑动。

（2）单侧喉返神经瘫痪：发音嘶哑，易疲劳，常呈现破裂声，说话、咳嗽有漏气感，后期出现代偿，健侧声带出现内收超过中线靠拢于患侧，发声好转。

（3）双侧喉返神经瘫痪：突然发生两侧声带外展瘫痪则可引起急性喉阻塞，如系逐渐发病，患者可能适应而无呼吸困难，对发声的影响也不大；如内收、外展均有瘫痪，则发声嘶哑无力，说话费力且不能持久。双侧声带居旁中位，松弛，边缘尚规则，则易发生误吸、咳嗽、排痰困难。

（4）甲杓肌瘫痪：多属肌病性瘫痪，系由甲杓肌过度疲劳所致。喉肌无力症的晚期出现神经末梢的萎缩，亦可列入此内。发音低沉而粗，易疲劳。声带内收运动及外展运动正常。发声时声门闭合正常，但膜间部出现梭形裂隙。

（5）杓间肌瘫痪：杓间肌单独受损者很少见，常由两侧神经损害引起。见于喉的急、慢性炎症或妄用噪声之后。发音时两侧声带闭合后，其后端有三角形裂隙。

（6）单侧环杓后肌瘫痪：又称为单侧声带正中位瘫痪，是一种最常见的声带瘫痪。其主要是由喉返神经末梢支的后支受损所致。自觉症状不明显，开始有暂时性的声嘶，代偿后症状全部消失。患侧声带固定正中位。随后，瘫痪肌肉失去肌张力，致使杓状软骨隆起。因杓会厌皱襞失去支撑作用，患侧杓状软骨前移。

（林晓军）

第十三节 咳嗽与咳痰

一、概述

咳嗽、咳痰是临床最常见的症状之一，也是门诊患者最常见的主诉之一。咳嗽是一种反射性防御动作，通过咳嗽可以清除呼吸道分泌物及气道内异物。咳嗽的发生机制包括气道和胸外气道的高反应性、咳嗽敏感性升高、咽喉部炎症等。痰液为气管、支气管的分泌物或肺泡内的渗出液，借助咳嗽将其排出称为咳痰。

1. 咳嗽按照病程分为以下三种。

急性咳嗽：咳嗽时长＜3周。

亚急性咳嗽：咳嗽时长3～8周。

慢性咳嗽：咳嗽时长＞8周。

2. 按咳嗽性质分为干咳、湿咳（每天痰量＞10ml）。

二、常见病因

1. 呼吸道疾病　鼻咽部至小支气管整个呼吸道黏膜受到刺激均可引起咳嗽。肺泡内有分泌物、渗出物、漏出物进入小支气管即可引起咳嗽，或某些化学刺激物刺激分布于肺的C类纤维末梢亦可引起咳嗽。例如，咽喉炎、喉结核、喉癌、咽喉部反流、上气道咳嗽综合征等可引起干咳；气管支气管炎、支气管扩张、支气管哮喘、支气管结核等疾病，各种物理、化学、过敏因素对气管支气管的刺激，以及肺部细菌、结核菌、真菌、支原体、病毒、寄生虫等感染和肺部肿瘤均可引起咳嗽和（或）咳痰，呼吸道感染是引起咳嗽、咳痰最常见的原因。

2. 胸膜疾病　各种原因所致的胸膜炎、胸膜间皮瘤、自发性气胸或胸腔穿刺等均可引起咳嗽。

3. 心血管疾病　二尖瓣狭窄或其他原因所致的急性左心衰竭引起肺淤血或肺水肿时，因肺泡及支气管内有浆液性或血性渗出物，可引起咳嗽。此外，右心或体循环静脉栓子脱落造成肺栓塞时也可引起咳嗽。

4. 中枢神经因素　从大脑皮质发出的冲动传至延髓咳嗽中枢后可发生咳嗽，如皮肤受冷刺激或三叉神经分布的鼻黏膜及舌咽神经支配的咽峡黏膜受刺激时，可反射性引起咳嗽。脑炎、脑膜炎时也可出现咳嗽，但人们可自主地咳嗽或抑制咳嗽。

5. 其他因素所致　按照咳嗽病程区分的咳嗽常见病因如下。

（1）急性咳嗽常见病因

1）可威胁生命：肺炎、哮喘、慢性阻塞性肺疾病（COPD）严重急性加重、肺栓塞、心力衰竭等。

2）不威胁生命：呼吸道感染、原有疾病（哮喘、支气管扩张、COPD等）加重、环境因素等。

（2）亚急性咳嗽的常见病因可分为感染后咳嗽或非感染后咳嗽。

1）感染后咳嗽：肺炎、百日咳、气管炎。

2）非感染后咳嗽：新发或原有疾病（上气道咳嗽综合征、哮喘、胃食管反流病、支气管炎）的加重等。

（3）慢性咳嗽的常见病因则需考虑吸烟、血管紧张素转化酶抑制剂（ACEI）相关性咳嗽、上气道咳嗽综合征、咳嗽变异性哮喘、非哮喘性嗜酸性粒细胞性支气管炎、胃食管反流病及过敏性咳嗽。

三、临床特点

1. *咳嗽的性质* 可分为干咳和湿咳。干咳是指无痰或痰量极少的咳嗽。湿咳是指伴有咳痰的咳嗽。干咳或刺激性咳嗽常见于急性或慢性咽喉炎、喉癌、急性支气管炎初期、气管受压、支气管异物、支气管肿瘤、胸膜疾病、原发性肺动脉高压及二尖瓣狭窄等。湿性咳嗽常见于慢性支气管炎、支气管扩张、肺炎、肺脓肿和空洞型肺结核。

2. *咳嗽的时间与规律* 突发性咳嗽常由吸入刺激性气体或异物、淋巴结或肿瘤压迫气管或气管分叉处引起。发作性咳嗽可见于百日咳、支气管结核、咳嗽变异性哮喘，尤其夜间、凌晨出现的剧烈干咳需考虑咳嗽变异性哮喘。夜间咳嗽也可见于左心衰竭和肺结核患者。若感冒后继发咳嗽迁延不愈需考虑感染后咳嗽。

3. *咳嗽的音色指咳嗽声音的特点* ①咳嗽声音嘶哑：多为声带的炎症或肿瘤压迫喉返神经所致；②鸡鸣样咳嗽：表现为连续阵发性剧咳伴有高调吸气回声，多见于百日咳，会厌、喉部疾病或气管受压；③金属音咳嗽：常见于纵隔肿瘤、主动脉瘤或支气管癌直接压迫气管所致的咳嗽；④咳嗽声音低微或无力：见于严重肺气肿、声带麻痹及极度衰弱者。

4. *痰的性质和痰量* 急性呼吸道炎症时痰量较少，痰量增多常见于支气管扩张、肺脓肿、支气管胸膜瘘等，且排痰与体位有关，静置时可分层。黄色或黄绿色黏液脓性痰提示有葡萄球菌、肺炎链球菌、铜绿假单胞菌等感染，见于慢性支气管炎急性加重、支气管扩张、空洞型肺结核合并细菌感染、大叶性肺炎、肺脓肿。恶臭痰提示厌氧菌感染。铁锈色痰为典型肺炎链球菌肺炎的特征。粉红色或白色泡沫痰见于急性左心衰竭、肺水肿。痰白黏稠且牵拉成丝难以咳出提示有真菌感染，慢性咳嗽患者需考虑真菌相关性咳嗽。大量稀薄浆液性痰中含粉皮样物提示棘球蚴病。日咳数百至上千毫升浆液泡沫痰还需考虑肺泡癌可能。

5. *咳嗽的伴随症状* 咳嗽伴有午后潮热、盗汗提示结核；慢性咳嗽伴有鼻部症状、鼻后滴流感提示上气道咳嗽综合征；咳嗽伴有反酸、嗳气、胸骨后烧灼感提示胃食管反流性咳嗽；咳嗽伴胸痛常见于肺炎、胸膜炎、支气管肺癌、肺栓塞、自发性气胸；咳嗽伴呼吸困难见于喉水肿、喉肿瘤、COPD、重症肺炎、肺结核、大量胸腔积液、气胸、肺淤血、肺水肿及气管或支气管异物；咳嗽伴咯血常见于支气管扩张、肺结核、肺脓肿、支气管肺癌、二尖瓣狭窄、支气管结核、肺含铁血黄素沉着症；咳嗽伴流涕、鼻塞、鼻痒、频繁清喉及鼻后滴流感，提示上气道咳嗽综合征。

四、诊断思路

1. *急性咳嗽* 见图 15-1。

2. *亚急性咳嗽* 见图 15-2。

预警症状：若急性咳嗽患者出现以下表现，考虑可能为危及生命的疾病，则需要优先评估并治疗。

- 咯血。
- ＞ 45 岁的吸烟者新出现咳嗽、咳嗽性质变化或伴有语音障碍。
- 55 ～ 80 岁且吸烟史超过 30 包 / 年，当前正吸烟或在过去 15 年内戒烟。
- 明显呼吸困难，尤其是在休息时或晚上。
- 声音嘶哑。

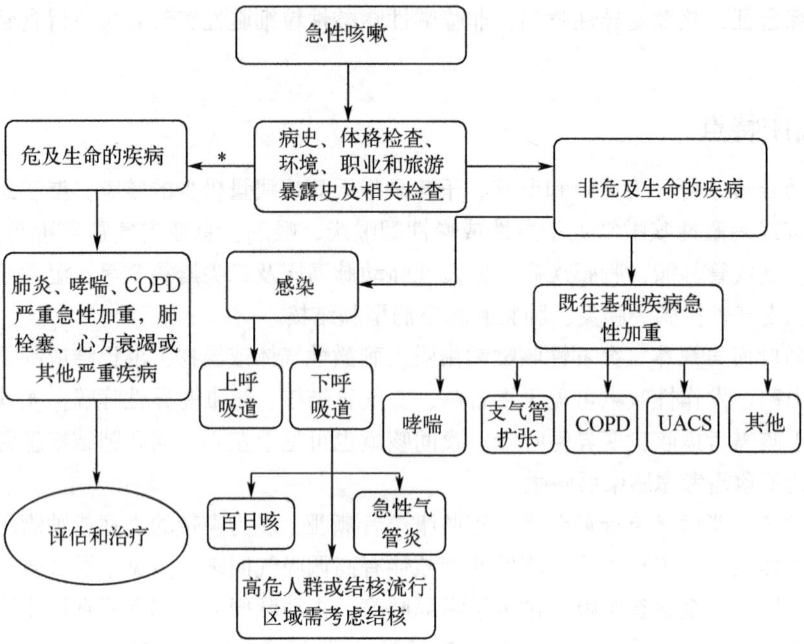

图 15-1 急性咳嗽的诊断流程

* 预警症状；COPD. 慢性阻塞性肺疾病；UACS. 上气道咳嗽综合征

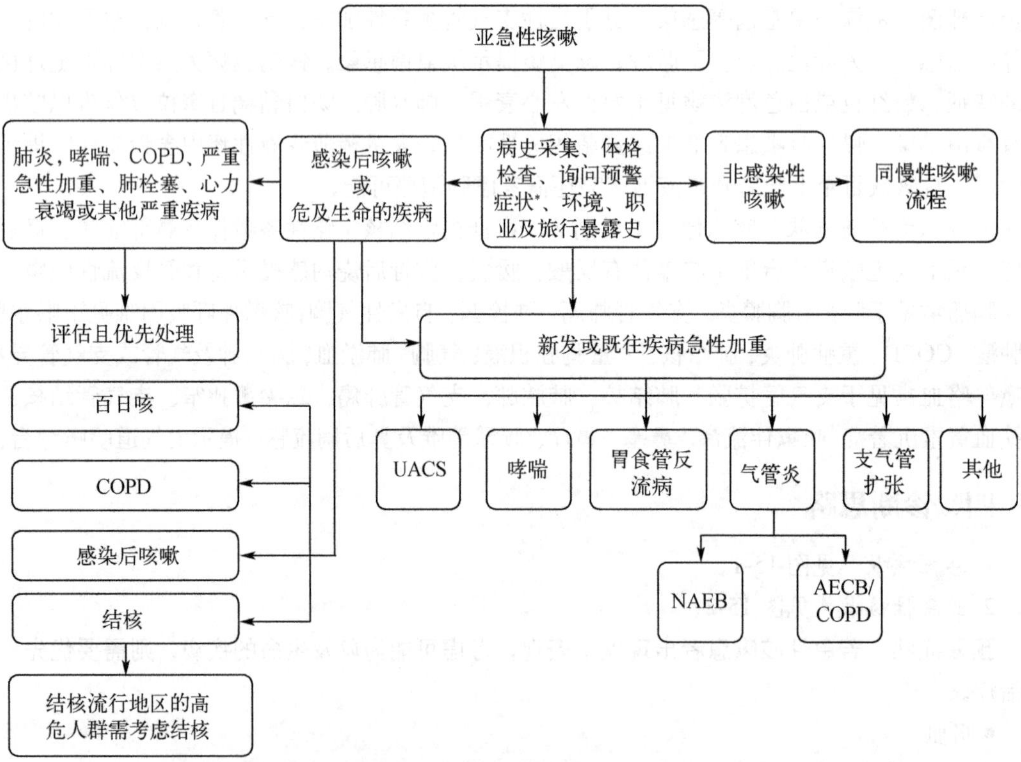

图 15-2 亚急性咳嗽的诊断流程

* 预警症状；COPD. 慢性阻塞性肺疾病；UACS. 上气道咳嗽综合征；NAEB. 非哮喘性嗜酸性粒细胞性支气管炎；AECB. 慢性支气管炎急性加重

- 全身症状：发热、体重下降、周围性水肿、体重增加。
- 吞咽困难。
- 呕吐。
- 反复肺炎。
- 呼吸系统体格检查异常和（或）胸部 X 线片异常且与咳嗽时长一致。

3. 慢性咳嗽（图 15-3）

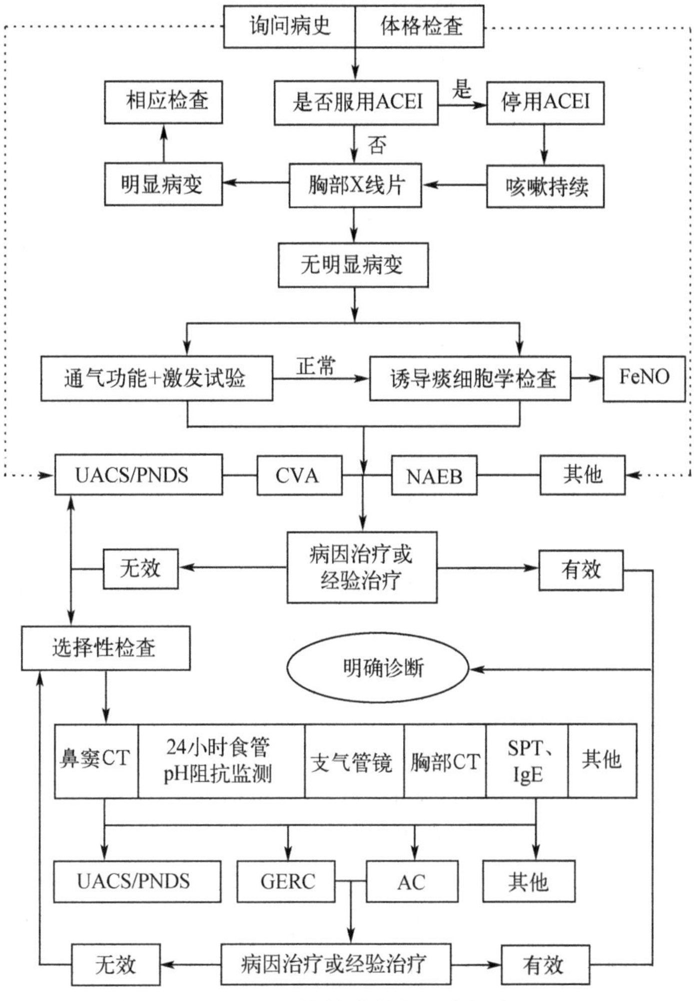

图 15-3 慢性咳嗽病因诊断流程

ACEI. 血管紧张素转化酶抑制剂；UACS：上气道咳嗽综合征；NAEB. 非哮喘性嗜酸性粒细胞性支气管炎；SPT. 过敏原皮试；GERC. 胃食管反流性咳嗽；AC. 变应性咳嗽；CVA. 咳嗽变异性哮喘；FeNO. 呼出气一氧化氮；PNDS. 鼻后滴流感

五、处理和转诊

轻度的咳嗽不需要镇咳治疗，应首先明确病因，但严重的咳嗽，如剧烈咳嗽影响到睡眠、休息时可适当给予镇咳治疗。痰多患者宜用祛痰治疗。考虑为肺炎、哮喘、COPD 严重急性加重、肺栓塞、心力衰竭或其他严重疾病时应按照相应的治疗方案立即开始治疗，并及时评估病情变化，若当地医疗条件有限，应及时转诊到上级医院继续治疗。

1. 急性咳嗽

(1) 普通感冒以对症治疗为主，不推荐常规使用抗菌药物，减充血剂与第一代抗组胺药联用能够明显缓解咳嗽症状。以咳嗽等呼吸道症状为主要表现而无发热、肌痛的患者不建议用非甾体抗炎药。推荐由第一代抗组胺药、减充血剂联合镇咳药物的复方制剂治疗伴有咳嗽的普通感冒。

(2) 急性气管 - 支气管炎：以对症处理为主。不必常规给予抗生素治疗，但对于咳黄脓痰的患者推荐给予抗生素治疗，未取得病原学和药敏结果前可选用 β- 内酰胺类、喹诺酮类等口服抗菌药，不必常规使用 β_2 受体激动剂，但伴有咳喘的成人患者使用 β_2 受体激动剂治疗可能受益。

2. 亚急性咳嗽

(1) 感染后咳嗽：多为自限性，多能自行缓解，病毒感染后咳嗽不必使用抗生素治疗，对部分咳嗽症状明显的患者建议短期应用镇咳药物、抗组胺药联合减充血剂等，复方甲氧那明治疗有效，不建议使用孟鲁司特和吸入糖皮质激素治疗。

(2) 迁延性感染性咳嗽：常由肺炎支原体和衣原体引起，也可由细菌引起，致病菌常为流感嗜血杆菌和肺炎链球菌，多见于婴幼儿和年老体弱者，肺炎衣原体 / 支原体感染引起的迁延性感染性咳嗽使用大环内酯类或喹诺酮类药物治疗有效，由革兰氏阳性球菌引起的迁延性感染性咳嗽可使用阿莫西林或头孢菌素类药物，疗程需 2 ～ 3 周。

(3) 百日咳：一旦确诊，应在起病后 1 ～ 2 周（卡他期）内开始行大环内酯类药物治疗，虽然不能改变疾病进展，但能降低疾病传染性；非卡他期（迁延期）不建议使用抗生素治疗。不建议使用皮质类固醇、β_2 受体激动剂、百日咳特异性免疫球蛋白和抗组胺药治疗百日咳。

3. 慢性咳嗽 慢性咳嗽的经验性治疗是指病因诊断不确定的情况下，根据病情和可能的诊断给予相应的治疗，通过治疗反应来确立或排除诊断。当客观条件有限时，经验性治疗可作为替代措施。经验性治疗应遵循以下六条原则：

(1) 推荐首先针对慢性咳嗽的常见病因（咳嗽变异性哮喘、上气道咳嗽综合征、非哮喘性嗜酸性粒细胞性支气管炎、胃食管反流性咳嗽、变应性咳嗽）进行治疗。

(2) 建议根据病史推测可能的慢性咳嗽病因并进行相应治疗。

(3) 建议根据临床特征将慢性咳嗽分为激素敏感性咳嗽（包括咳嗽变异性哮喘、NAEB、过敏性咳嗽）、上气道咳嗽综合征、胃食管反流性咳嗽进行经验性治疗。优先考虑常见、治疗简单和见效快的病因，最后考虑少见、疗程长和起效慢的病因，边诊断边治疗的方案适用于不够典型或多种病因同时存在的情况，建议将美敏伪麻溶液、复方甲氧那明用于上气道咳嗽综合征、过敏性咳嗽、感染后咳嗽等经验性治疗。怀疑激素敏感性咳嗽者，可建议先口服小剂量激素治疗 1 周，症状缓解后改用吸入糖皮质激素或联合 β_2 受体激动剂治疗。

(4) 咳嗽伴咳脓痰或流脓鼻涕者建议用抗生素治疗，多数病因与感染无关，经验性治疗时应避免滥用抗生素。

(5) 建议上气道咳嗽综合征、咳嗽变异性哮喘、非哮喘性嗜酸性粒细胞性支气管炎的经验性治疗疗程为 1 ～ 2 周，胃食管反流性咳嗽的治疗疗程至少 2 ～ 4 周。口服糖皮质激素一般不超过 1 周。治疗有效者，继续按相应咳嗽病因的标准化治疗方案治疗。

(6) 经验性治疗前应排除支气管肿瘤、结核和其他肺部疾病。经验性治疗无效者建议及时到有条件的医院进行相关检查以明确病因。

（刘宝娟）

第十四节 咯 血

一、概述

咯血是指喉部以下呼吸道或肺组织出血，经口腔咳出。咯血主要由呼吸系统疾病引起，也可以由循环系统疾病、血液系统疾病及其他系统疾病或全身性因素引起。

二、常见病因

咯血病因繁多，按照病因所属的解剖部位可为以下六类，见表 15-2。

表 15-2 咯血病因分类

解剖部位	疾病
咽、喉部	淋巴瘤、癌症、结核性溃疡等
气管、支气管	支气管炎，支气管扩张、气管支气管结核、支气管良性或恶性肿瘤、支气管囊肿、外伤、支气管内异物、食管或其他纵隔结构肿瘤侵蚀等
肺实质	肺炎、肺结核、肺脓肿、肺真菌病、肺寄生虫病（阿米巴、肺吸虫、肺棘球蚴等）、肺原发或转移瘤、肺尘埃沉着病等
心血管	肺梗死、肺淤血、左心衰竭、肺动脉高压、肺动静脉畸形、二尖瓣狭窄、主动脉瘤瘘入肺实质、单侧肺发育不全、先天性心脏病等
血液系统	血小板减少、肝素治疗、维生素 K 依赖凝血因子缺乏、纤维蛋白溶解治疗、先天性凝血缺陷疾病、弥散性血管内凝血、白血病等
全身性疾病	结缔组织病、急性传染性疾病（流行性出血热、钩端螺旋体病）、肺出血 - 肾炎综合征等

三、临床特点

1. 病史

（1）年龄、性别：年幼者多见于先天性心脏病；儿童慢性咳嗽伴少量咯血和低色素性贫血须注意特发性肺含铁血黄素沉着症的可能；青壮年咯血多见于肺结核、支气管扩张、风湿性心脏病二尖瓣狭窄；成年女性反复咯血须排除支气管内膜结核和支气管腺瘤；于月经期呈周期性咯血，须考虑呼吸道子宫内膜异位症；40 岁以上长期大量吸烟史（纸烟 20 支 / 天 ×20 年）应警惕肺部肿瘤。

（2）既往病史：需询问咯血为初次抑或多次，多次者与以往有无不同。反复咯血伴有慢性咳嗽，脓痰且痰量较多，胸部 X 线片上有环状或条纹状阴影或有囊肿形成者多考虑支气管扩张；幼年曾患麻疹、百日咳，亦可能为支气管扩张；既往有结核病史，近期在咯血的同时伴有低热、咳嗽、乏力、盗汗、消瘦等症状，多提示空洞型肺结核可能；咯血伴发热、咳恶臭痰提示有肺脓肿可能；咯血同时伴有皮肤、黏膜、牙龈出血常提示有凝血机制障碍；心脏病史也可能成为咯血原因；有近期胸部外伤史应考虑肺挫伤可能；长期卧床史、手术史、深静脉炎史合并咯血需考虑肺栓塞引起的咯血。

（3）个人生活史：有结核病患者接触史需考虑肺结核；流行季节到过疫区，要考虑流行性出血热或钩端螺旋体病；生活居住在西北或内蒙古牧区者，有肺包虫病可能；有进食喇蛄、石蟹史，应考虑肺吸虫病。

（4）职业病史：从事有害粉尘作业者患肺尘埃沉着病的可能性较大。

2. 症状

（1）咯血症状：咯血的量、颜色及性状等。

（2）咯血量

1）小量咯血：24 小时咯血＜100ml。多见于肺结核、肺脓肿、肺癌、慢性支气管炎等。

2）中量咯血：24 小时咯血 100～500ml。多见于肺结核、支气管扩张、二尖瓣狭窄等。

3）大量咯血：24 小时咯血＞500ml（或一次咯血 300～500ml）。可见于空洞型肺结核、支气管扩张、二尖瓣狭窄和主动脉瘤等。

（3）咯血颜色及性状：鲜红色血液多见于肺结核、支气管扩张、肺脓肿、支气管结核、血液系统性疾病等；暗红色血液常见于二尖瓣狭窄、肺栓塞；粉红色泡沫样痰多见于急性左心衰竭引起的肺水肿；铁锈色痰常见于肺炎球菌感染的肺炎或肺吸虫病；砖红色胶冻状痰常见于肺炎克雷伯杆菌肺炎；棕褐色脓血样痰常见与肺阿米巴病。

（4）伴随症状：发热，见于肺结核、肺炎、肺脓肿、流行性出血热等。胸痛，见于肺炎、肺栓塞、肺结核、肺部肿瘤等。呛咳，见于肺癌、支气管异物等。消瘦，见于肺结核、肺癌等。皮肤黏膜出血，见于血液病、流行性出血热、肺出血型钩端螺旋体病、风湿性疾病等。

3. 体征

（1）发绀：见于急、慢性心肺疾病，先天性心脏病等。

（2）颈部及其他部位浅表淋巴结肿大：见于淋巴结结核、转移性肿瘤、淋巴瘤等。

（3）肺部啰音：湿啰音见于肺炎、肺结核、支气管扩张、肺癌继发阻塞性肺炎等肺部炎症性病变、气道血液存积、急性左心衰竭等。局限性哮鸣音见于肿瘤、支气管异物引起的支气管狭窄或不完全阻塞。

（4）胸膜摩擦音：见于累及胸膜的病变如肺炎、肺脓肿、肺栓塞等。

（5）心脏体征：二尖瓣面容、心律失常、心脏或血管杂音等见于循环系统疾病。

（6）杵状指（趾）：见于支气管炎、支气管扩张、慢性肺脓肿、肺癌、先天性心脏病等。

（7）黄疸：见于中毒性肺炎、肺出血型钩端螺旋体病、肺栓塞等。

四、诊断思路

1. 出血来源分析　临床咯血需要与口腔、咽喉、鼻腔出血鉴别，口腔与咽喉出血容易观察到局部出血灶；鼻腔出血多从前鼻孔流出，常在鼻中隔前下方发现出血灶，有时鼻腔后部出血量较多，可被误诊为咯血，如用鼻咽镜检查见血液从后鼻孔沿咽壁下流，即可明确诊断。

此外，咯血还需与呕血（上消化道出血）相鉴别，见表 15-3。

表 15-3　咯血与呕血的鉴别

项目	咯血	呕血
疾病	见表 15-2 病因	各种消化道疾病
前驱症状	胸闷、喉痒、咳嗽等	恶心、腹胀、腹痛、反酸、胃灼热、呕吐、吞咽困难等
出血方式	随咳嗽咳出	呕出，可为喷射状

续表

项目	咯血	呕血
血液性状	鲜红色或紫色，血丝或泡沫状，血中混有痰、泡沫	棕黑色或暗红色，有时鲜红，凝块状，血中混有食物残渣、胃液
症状演变	大咯血后常持续血痰数日，吞入较多咯血时，可有少量黑便	呕血停止后仍可持续黑便数日，为柏油样便

2. 优先查找病因

（1）支气管扩张：多见于儿童和青年。大多继发于急、慢性呼吸道感染和支气管阻塞后，反复发生支气管炎症致使支气管壁结构破坏，引起支气管异常和持久性扩张。临床主要表现为慢性咳嗽、咯大量脓痰和（或）反复咯血。其中 50% ～ 70% 的病例可发生咯血，主要原因为气道炎症引起伴行支气管树的支气管动脉肥大和扭曲，以及黏膜下和支气管周围血管丛扩张，一旦血管破裂均会引起迅速出血，体循环中的支气管动脉循环需承受体循环的高压。需注意的是，虽然支气管扩张的典型表现为频繁咳嗽和大量咯痰，但是有时临床表现很轻微，尤其是那些所谓“干性”支气管扩张患者。

（2）结核病：2010 年我国结核病年发病例为 100 万，发病率为 78/10 万，除咯血外，低热、盗汗、乏力、食欲缺乏或痰中带血是肺结核的常见可疑症状，约 1/3 的患者有咯血，多数患者为少量咯血，少数为大咯血，由活动性肺结核引起的大咯血多见于空洞性病变，但部分非空洞性病变也会出现咯血。此类患者出血往往源于体循环中的支气管动脉循环，少部分患者来自肺动脉。

（3）支气管肺癌：是咯血的常见病因之一，但出血量差异很大；7% ～ 10% 的患者起病时就存在咯血，约 20% 的患者在病程中期出现咯血，仅 3% 的患者晚期出现大咯血。多表现为痰中带血，量不多但常反复出现，常伴胸痛，可有局限性哮鸣音。

（4）肺部感染：无论是何种形式的肺部感染、肺组织坏死或慢性炎症，均可引起炎症侵及的肿胀支气管动脉破裂。肺脓肿常引起大咯血；细菌性肺炎偶尔也会导致大咯血，特别是合并血小板减少症或凝血功能障碍者；在某些特定地区，寄生虫感染是常见咯血病因，如东南亚地区的肺吸虫病；严重的钩端螺旋体病可能并发大量肺泡出血和咯血。单独的支气管炎是否足以导致大咯血尚存在争议，目前多数医师认为，在仅有支气管炎的情况下如发生大咯血，必定存在凝血系统疾病或其他促进因素。

3. 临床特点回顾　重新回顾临床特点，对患者的咯血症状再次进行详细问诊和体检，咯血的诱因、持续时间、加重因素、缓解因素、发病年龄及咯血性状进行分析，询问患者有无伴随症状以进行鉴别诊断。怀疑肺实质或气管支气管原因时，伴随症状多为咳嗽、咳痰，需注意体格检查肺部呼吸音、气管呼吸音、支气管呼吸音、支气管肺泡呼吸音及肺泡呼吸音是否与其正常听诊区相对应，同时注意异常呼吸音，干、湿啰音。考虑循环系统疾病引起的咯血时，患者多伴有定位不明确的胸痛、心悸或胸闷等症状，查体主要注意各瓣膜区的听诊是否异常。倾向于血液疾病或其他全身疾病时，胸部以外的症状体征或更有诊断价值，此类咯血患者病因涉及多个器官，除咯血以外患者可主诉其他症状，如其他部位的出血、小便异常等，查体不可忽视其他系统的检查，如皮肤黏膜紫癜、瘀点、瘀斑或黄疸，消化系统如肝、脾大压痛，泌尿系统如肾区、肋脊角叩痛等。

4. 实验室及特殊检查　依靠辅助检查，血液学检查：外周血白细胞计数或中性粒细胞比例增高，伴或不伴核左移提示感染性疾病或合并感染。如发现有幼稚细胞则应考虑白血病的可能。嗜酸性粒细胞增多提示过敏性疾病或寄生虫病的可能。血红蛋白量及红细胞计数、血小板计数、凝血时间、凝血酶原时间异常等均须考虑血液系统疾病。从血红蛋白量及红细胞计数的变化还可推断出血的程度。痰液检查：通过该项检查可以查找到一些致病原，如细菌、真菌、寄生虫卵及肿瘤细胞等。胸部X线检查：该项检查对咯血的诊断意义重大，常可及时发现肺部病变，如肺结核、肺炎、肺脓肿、支气管扩张、肺部肿瘤、慢性支气管炎、肺尘埃沉着病等。胸部CT，尤其是高分辨率CT可显示以次级肺小叶为基本单位的细微结构，可明确病变的性质及范围。支气管镜检查：对咯血病因不明或经内科非手术治疗止血效果不佳者，可在咯血期间施行支气管镜检查，目的在于更加准确地明确出血部位，经支气管镜施行活组织检查、分泌物吸取、防污染毛刷采样、支气管肺泡灌洗等可进行病原学、细胞学、组织学和免疫学分析而发现病因。运用支气管镜检查可以发现一些胸部X线或胸部CT正常的咯血病例不易发现的疾病，如气管或支气管的非特异性溃疡、静脉曲张、呼吸道的内膜结核和肺部肿瘤等。血管造影：选择性支气管动脉造影和肺动脉造影不仅可以发现病变，明确出血部位，而且可以为进一步的治疗提供依据。其他如磁共振检查、同位素扫描、右心导管检查等亦可为明确咯血的原因提供帮助，可视病情需要作相应选择。

五、处理和转诊

咯血的治疗原则包括维持患者生命功能、制止出血、治疗原发病和防止并发症。

1. 镇静、休息：小量咯血无须特殊处理，休息、对症治疗即可。中量以上咯血需卧床休息，患侧卧位或平卧位。对精神紧张、恐惧烦躁者应解除不必要的顾虑，必要时可给予少量镇静药，如地西泮10mg或苯巴比妥0.1～0.2g肌内注射，或口服地西泮5～10mg。大咯血一般不用镇咳药，如剧烈咳嗽妨碍止血或剧烈咳嗽引起出血量大者，可在血液咳出后适当给予镇咳药，如可卡因30mg口服或肌内注射，咳美芬10mg口服。注意年老体弱、肺功能不全者不宜用镇咳药。禁用吗啡，以免过度抑制咳嗽引起窒息。

2. 加强护理、密切观察：中量以上咯血者应定时测定基本生命体征如血压、脉搏、呼吸等。鼓励患者将血轻轻咳出，以免造成呼吸道阻塞和肺不张。保持呼吸道通畅，吸痰器备用引流。保持大便通畅。向家属交代病情。

3. 大咯血患者应开放静脉，备血，必要时补充血容量。

4. 止血药的应用

（1）垂体后叶素：本药收缩肺小动脉，使局部血流减少、血栓形成而止血。将5～10U垂体后叶素溶于20～40ml 5%的葡萄糖溶液中缓慢静脉注射（10～15分钟），然后将10～20U垂体素溶于250～500ml 5%的葡萄糖溶液中静脉滴注维持0.1U/（kg・h）。不良反应：面色苍白、出汗、心悸、胸闷、腹痛、便意、过敏反应、血压升高。禁忌证：高血压、冠心病、肺心病、心力衰竭、妊娠妇女。

（2）酚妥拉明：本药为α-肾上腺素能受体阻滞剂，可直接扩张血管平滑肌，降低肺动静脉压而止血。将10～20mg本药加入5%葡萄糖溶液500ml中静脉滴注。不良反应：心率增快、血压下降。

（3）硝酸甘油：可用5～10mg硝酸甘油加入5%葡萄糖溶液250～500ml中静脉滴注，与垂体后叶素合用可更为有效。其适用于高血压、冠心病、肺心病、心力衰竭及妊娠妇女等患者。应在补足血容量的基础上使用。

（4）氨基己酸：抑制纤维蛋白溶酶原的激活因子，抑制纤维蛋白溶酶原激活成为纤维蛋白溶酶，抑制纤维蛋白溶解。将 4 ～ 6g 氨基己酸加入 5% 葡萄糖溶液 250ml 中静脉滴注，1 次 / 天。

(5) 氨甲环酸：又称为凝血酸，可阻抑纤维蛋白溶酶、纤维蛋白溶酶原与纤维蛋白结合，从而强烈地抑制由纤维蛋白溶酶所致的纤维蛋白分解。氨甲环酸 250mg 加入 25% 葡萄糖溶液 40ml 中静脉注射，或 500 ～ 750mg 加入 5% 葡萄糖溶液 500ml 中静脉滴注，每天 1 ～ 2g，分 1 ～ 2 次给药。

(6) 维生素 K：促进肝脏合成凝血酶原，促进凝血。10mg 肌内注射，2 次 / 天。

(7) 纤维蛋白原：直接提供促凝血物质纤维蛋白，1.5 ～ 3.0g 纤维蛋白原加入 5% 葡萄糖溶液 500ml 中静脉滴注。

5. 输血：持续大咯血出现循环内容量不足者应及时补充血容量。血液疾病缺乏相关凝血因子或凝血途径成分时，进行相关成分输血。

6. 局部止血：经过药物治疗无效时可考虑通过支气管镜止血，行气管插管或使用支气管镜时，至病变部位注入 4℃冷生理盐水 50ml，或 4℃冷生理盐水 500ml 加用肾上腺素 5mg 稀释后配制溶液 50ml，留置 30 ～ 60 秒后吸出，重复数次，通过冷刺激使血管收缩达到止血目的。

7. 转诊指征：诊断不明、频繁发生或试验性治疗无效者。怀疑肺结核、肿瘤、其他系统疾病（心血管系统、血液系统）者。大量咯血，休克状态患者，初步治疗后应及时转诊。患者或其家属要求转诊者。

（张略韬）

第十五节 呼吸困难

一、概述

呼吸困难是主观感觉和客观征象的综合表现，患者主观上感觉吸气不足、呼吸费力，客观上表现为呼吸频率、节律和深度的改变。严重时可出现张口呼吸、鼻翼扇动、端坐呼吸，甚至发绀。呼吸困难是呼吸衰竭的主要临床症状之一。

二、常见病因

1. 呼吸系统疾病　气道阻塞，肺疾病，胸壁、胸廓与胸膜疾病，膈疾病与运动受限。

2. 心血管系统疾病　各种原因所致的心力衰竭、心脏压塞、缩窄性心包炎等。

3. 其他　肥胖、酸中毒、急性感染、血液病等也可引起呼吸衰竭。

三、临床特点

1. 肺源性呼吸困难

(1) 吸气性呼吸困难：表现为喘鸣、吸气费力，重者可出现三凹征，即胸骨上窝、锁骨上窝和肋间隙明显凹陷。

(2) 呼气性呼吸困难：表现为呼气费力，呼气明显延长而缓慢，常伴有哮鸣音。

(3) 混合性呼吸困难：表现为吸气与呼气均感费力，呼吸频率加快，幅度变浅，常伴有呼吸音减弱或消失。

2. 心源性呼吸困难　表现为活动时出现或加重，休息时减轻或缓解，仰卧位可加重，坐位时可减轻。轻者短时间内可缓解，重者表现为哮喘，面色青紫，咳粉红色泡沫样痰。

3. 中毒性呼吸困难　可出现深长而不规则的呼吸，频率可快可慢。

四、诊断思路

1. 病史　注意心、肺及肾脏病史，支气管哮喘发作史，中毒史，粉尘或异物吸入史，过敏史等。

2. 临床表现　首先确定是否为呼吸困难，观察患者呼吸频率、深度、节律，呼吸方式，有无“三凹征”等临床体征。

3. 辅助检查　完善血细胞分析、痰培养、肺功能检查、心电图检查、支气管镜及胸腔镜检查、超声心动图。肺动脉造影、CT、放射性核素通气/血流扫描等可协助诊断。

五、处理和转诊

1. 病因治疗　当诊断确立后进行病因治疗，如及时取出呼吸道异物、解除喉痉挛、切除新生物、切开并引流咽部脓肿、处理心力衰竭、控制哮喘发作、抽出胸膜腔积液或积气等。

2. 对症治疗　根据患者情况，如呼吸困难的程度、发病原因、有无并发病等，结合具体条件，选择不同的方案治疗。

（1）一般治疗：患者取半卧位，给予患者吸痰。适当补液，严重贫血者纠正贫血等。

（2）氧疗：给予患者吸氧，氧流量及浓度视情况而定。

3. 药物治疗　给予患者镇静剂、呼吸兴奋剂、肾上腺皮质激素类药物、抗生素及其他药物进行治疗。

4. 手术治疗　手术方法包括气管切开术、气管内插管术、支气管镜手术等。

（黄晓忠）

第十六节　胸　　痛

一、概述

胸痛是一种常见而又危及生命的病症，造成胸痛的原因复杂多样，包括急性冠脉综合征、主动脉夹层、肺栓塞、气胸、心包炎、心脏压塞和食管破裂等，其中急性冠脉综合征在这些严重危及生命的疾病中所占比例最高，心肌梗死的误诊率为 3% ～ 5%，主动脉夹层动脉瘤的发病率为（0.5 ～ 1）/10 万，如果误诊，其死亡率超过 90%。PE 的发病率约为 70/10 万，自发性气胸发病率为（2.5 ～ 18）/10 万，食管破裂的发病率为 12.5/10 万。2009 年，北京急性胸痛注册研究共入选 5666 例患者，结果显示胸痛患者占急诊就诊患者的 4%，其中急性冠脉综合征占 27.4%，主动脉夹层占 0.1%，肺栓塞占 0.2%。如何快速、准确地诊断和鉴别急性冠脉综合征及其他致死性胸痛的病因成为急诊处理的难点和重点。

二、常见病因

引起胸痛的原因常包括下述疾病。

1. 胸壁疾病　急性皮炎、皮下蜂窝织炎、带状疱疹、流行性胸痛、肌炎、非化脓性肋软骨炎、肋间神经炎、肋骨骨折、急性白血病、多发性骨髓瘤等。

2. 心血管疾病　心绞痛、急性心肌梗死、心肌炎、急性心包炎、二尖瓣或主动脉瓣病变、主动脉瘤、主动脉窦瘤破裂、主动脉夹层动脉瘤、肺梗死、肺动脉高压和心脏神经官能症等。

3. 呼吸系统疾病　胸膜炎、胸膜肿瘤、自发性气胸、肺炎、急性气管支气管炎、肺癌等。

4. 纵隔及食管疾病　纵隔炎、纵隔脓肿、纵隔肿瘤及食管炎、食管裂孔疝、食管癌等。

5. 其他　膈下脓肿、肝脓肿、脾梗死等。

三、临床特点

胸痛需要重点对急性冠脉综合征、主动脉夹层、肺栓塞、张力性气胸等高危胸痛进行鉴别。

1. 急性冠脉综合征　包括 ST 段抬高型心肌梗死（STEMI）、非 ST 段抬高型心肌梗死（NSTEMI）和不稳定型心绞痛。其中，后两种类型统称为非 ST 段抬高型急性冠脉综合征（NSTE-ACS）。典型的心绞痛位于胸骨后，呈压榨性、紧缩感、憋闷或烧灼感等，可放射至颈部、下颌、上腹部、肩部或左前臂，一般持续 2 ～ 10 分钟，休息或含服硝酸甘油后 3 ～ 5 分钟可缓解。诱发因素包括劳累、运动、饱餐、寒冷、情绪激动等。不稳定型心绞痛胸痛诱因与性质同前述，但是患者活动耐量下降，或在静息下发作，胸痛持续时间延长，程度加重，发作频率增加。心肌梗死的胸痛持续时间常大于 30 分钟，硝酸甘油无法有效缓解，可伴有恶心、呕吐、大汗、呼吸困难等表现。但是老年人、糖尿病患者症状可不典型，临床中需仔细鉴别。不稳定型心绞痛患者一般没有异常的临床体征，少数可出现心率变化，或由于乳头肌缺血出现心脏杂音。心肌梗死的患者也可无临床体征，部分患者可出现面色苍白、皮肤湿冷、发绀、颈静脉充盈怒张、低血压、奔马律、肺部啰音等。新出现的胸骨左缘收缩期杂音要高度警惕室间隔穿孔；部分患者可合并心律失常，如出现心动过缓、房室传导阻滞、心动过速，特别要警惕室性心动过速和心室颤动。

2. 主动脉夹层　是由于主动脉内膜撕裂，血液进入血管壁内造成主动脉剥离或破裂。约有半数的主动脉夹层由高血压引起，尤其是急进型及恶性高血压，或者长期未给予控制及难以控制的顽固性高血压。遗传性血管病变如马方综合征、主动脉瓣二瓣畸形、Ehlers-Danlos 综合征、家族性主动脉瘤和（或）主动脉夹层及血管炎症性疾病包括 Takayasu 动脉炎、贝赫切特综合征、梅毒等均是引起主动脉夹层的高危因素。其他如医源性因素包括导管介入诊疗术、心脏瓣膜及大血管手术损伤，或是主动脉粥样硬化斑块内膜的破溃，健康女性妊娠晚期也是导致本病的原因。患者常以骤然发生的剧烈胸痛为主诉，其性质多为刀割样、撕裂样或针刺样的持续性疼痛，程度难以忍受，可伴有烦躁、面色苍白、大汗、四肢厥冷等休克表现。胸痛的部位与夹层的起源部位密切相关，随着夹层血肿的扩展，疼痛可随之向近心端或远心端蔓延。患者其他伴随症状及体征也与夹层累及的部位相关。夹层累及主动脉根部，可导致主动脉瓣关闭不全及反流，查体可闻及主动脉瓣杂音；夹层破入心包引起心脏压塞。倘若夹层累及无名动脉或颈总动脉，可导致脑血流灌注障碍，从而出现头晕、嗜睡、失语、定向力障碍、肢体瘫痪等表现。血肿压迫锁骨下动脉可造成脉搏短绌、双侧收缩压和（或）脉搏不对称的表现。夹层累及腹主动脉或肠系膜动脉，可伴有反复的腹痛、恶心、呕吐、黑便等症状；累及肾动脉时，可引起腰痛、少尿、无尿、血尿，甚至急性肾衰竭。临床中主动脉夹层的分型方法较多，常用的为 DeBakey 分型与 Standford 分型。其中，DeBakey 分型将同时累及升主动脉及降主动脉者归为Ⅰ型，仅累及升主动脉者为Ⅱ型，仅累及降主动脉者为Ⅲ型，前两者同归属为 Standford A 型，是主动脉夹层中较常见也是最为高危的类型，需要外科迅速干预。

3. 肺栓塞　包括肺血栓栓塞症、脂肪栓塞综合征、羊水栓塞症等。其中，肺血栓栓塞症为最常见类型，通常肺栓塞所指的即为肺血栓栓塞症。深静脉血栓形成是引起肺血栓栓塞症的主要血栓来源，多发生于下肢或骨盆深静脉。因此，肺血栓栓塞症的危险因素与深静脉血栓形成相同，包括原发和获得性两大类危险因素。呼吸困难及气促是肺栓塞患者最常见的症状，见于

80% 的肺栓塞患者。严重者可出现烦躁不安、惊恐甚至濒死感，可能与患者低氧血症有关。晕厥或意识丧失可以是肺栓塞的首发或唯一症状。患者呼吸频率增快是最常见的体征，可伴有口唇发绀。循环系统的体征主要为急性肺动脉高压、右心功能不全及左心室心搏量急剧减少。常见心动过速、肺动脉瓣第二心音（P_2）亢进或分裂、颈静脉充盈或异常搏动、三尖瓣反流产生的心脏杂音、右心奔马律、肝大、肝颈静脉回流征、下肢水肿等。少数患者可有心包摩擦音。血压下降、休克提示大面积肺栓塞。患者下肢肿胀、双侧周径不对称、腓肠肌压痛提示患者合并深静脉血栓形成。多数急性肺栓塞患者血气分析 $PaO_2 < 80mmHg$ 伴 $PaCO_2$ 下降。血浆 D- 二聚体＜ 500μg/L，可以基本排除急性肺栓塞。

4. 张力性气胸　是指较大的肺气泡破裂或较大较深的肺裂伤或支气管破裂，裂口与胸膜腔相通，且形成单向活瓣，又称为高压性气胸。吸气时空气从裂口进入胸膜腔内，而呼气时活瓣关闭，腔内空气不能排出，导致胸膜腔内压力不断升高，压迫肺使之逐渐萎陷，并将纵隔推向健侧，挤压健侧肺，产生呼吸功能和循环功能的严重障碍。胸膜腔内的高压空气若被挤入纵隔，扩散至皮下组织，形成颈部、面部、胸部等处的皮下气肿。临床上，患者极度呼吸困难，端坐呼吸。缺氧严重者，发绀、烦躁不安、昏迷，甚至窒息。体格检查可见患侧胸部饱胀，肋间隙增宽，呼吸幅度减低，可有皮下气肿。叩诊呈高度鼓音。听诊呼吸音消失。胸部 X 线检查显示胸膜腔大量积气。肺可完全萎陷，气管和心影偏移至健侧。胸膜腔穿刺有高压气体向外冲出。抽气后，症状好转，但不久又见加重，如此表现亦有助于诊断。严重胸部损伤如张力性气胸征象出现迅猛，可能有支气管断裂，应迅速抢救乃至剖胸探查。张力性气胸需立即排气，降低胸膜腔内压力。

四、诊断思路

1. 心肌损伤标志物　传统心肌损伤标志物包括肌钙蛋白（cTn）、肌酸激酮同工酶（CK-MB）、肌红蛋白等一系列反映心肌细胞坏死的生物分子。近年来，多种新型生物标志物如缺血修饰蛋白、心型脂肪酸结合蛋白等也逐渐应用于临床。①肌红蛋白起病后 2 小时内升高，12 小时内达高峰，24 ～ 48 小时恢复正常。②肌钙蛋白 I (cTnI) 或肌钙蛋白 T (cTnT) 起病 3 ～ 4 小时后升高，cTnI 于 11 ～ 24 小时达高峰，7 ～ 10 天降至正常，cTnT 于 24 ～ 48 小时达高峰，10 ～ 14 天降至正常。这些心肌结构蛋白含量的增高是诊断心肌梗死的敏感指标。③ CK-MB 在起病后 4 小时内升高，16 ～ 24 小时达高峰，3 ～ 4 天恢复正常，其增高的程度能较准确地反映梗死的范围。

对心肌坏死标志物的测定应进行综合评价。如肌红蛋白在急性心肌梗死后出现最早，也十分敏感，但特异性不很强；cTnT 和 cTnI 出现稍延迟，而特异性很高，在症状出现后 6 小时内测定为阴性则 6 小时后应再复查，其缺点是持续时间可长达 10 ～ 14 天，对在此期间出现的胸痛应判断是否有新的梗死不利。CK-MB 虽不如 cTnT、cTnI 敏感，但对早期（＜ 4 小时）急性心肌梗死的诊断有较重要价值。

2. D- 二聚体　是交联纤维蛋白在纤溶系统作用下产生的可溶性降解产物，为特异性的纤溶过程标志物，可作为急性肺栓塞的筛查指标。D- 二聚体＜ 500μg/L 可以基本排除急性肺血栓栓塞症。

3. 心电图　所有因胸痛就诊的患者均需进行心电图检查，首份心电图应在接诊患者 10 分钟内完成。心电图是诊断缺血性胸痛的重要手段。

4. 超声心动图　也是一项诊断胸痛患者的重要无创检查，如果发现新发的室壁矛盾运动、主动脉内出现游离内膜瓣、右心扩张并室间隔左移呈“D”字形等，可有助于急性心肌梗死、主动脉夹层及急性肺栓塞的诊断。对于其他非致命性胸痛，如应激性心肌病、心包积液等，超声心动图也具有重要的诊断价值。

5. 心脏负荷试验　包括平板运动试验、负荷超声心动图、负荷心肌核素灌注显像。各类负荷试验均有助于协助排查缺血性胸痛，但是对于存在血流动力学障碍、致命性胸痛及严重的主动脉瓣狭窄、梗阻性肥厚型心肌病等情况时禁忌选择心脏负荷试验。

6. 胸部 X 线片　适用于排查呼吸系统源性胸痛患者，可发现的疾病包括肺炎、纵隔与肺部肿瘤、肺脓肿、气胸、胸椎骨折与肋骨骨折等。心脏与大血管的轮廓变化有时可提示患者主动脉夹层、心包积液等疾病，但缺乏特异性。

7. CT 检查　普通胸腹部 CT 扫描广泛应用于临床工作中，其清晰的成像对于大部分胸腹腔疾病可提供直观的诊断依据。注射对比剂选择性 CT 血管成像已经成为主动脉夹层、急性肺栓塞等胸痛相关疾病的首选确诊检查，也成为筛查冠心病的重要手段。

五、处理和转诊

1. 急性心肌梗死的治疗

（1）监护和一般治疗：无并发症者急性期绝对卧床 1 ～ 3 天，吸氧，持续心电监护，观察心率、心律变化及血压和呼吸，低血压、休克患者必要时监测肺毛细血管楔压和静脉压。给予低盐、低脂饮食，少量多餐，保持大便通畅。无并发症患者 3 天后逐步过渡到坐在床旁椅子上吃饭、大小便及室内活动。一般可在 2 周内出院。有心力衰竭、严重心律失常、低血压等患者卧床时间及出院时间需酌情延长。

（2）镇静镇痛：小量吗啡静脉注射为最有效的镇痛方法，也可用哌替啶镇痛。烦躁不安、精神紧张者可给予地西泮（安定）口服。

（3）调整血容量：入院后尽快建立静脉通道，前 3 天缓慢补液，注意出入量平衡。

（4）再灌注治疗，缩小梗死面积：再灌注治疗是急性 ST 段抬高型心肌梗死最主要的治疗措施。在发病 12 小时内开通闭塞的冠状动脉以恢复血流，可缩小心肌梗死面积，减少死亡。越早使冠状动脉再通，患者获益越大。“时间就是心肌，时间就是生命”。因此，对所有急性 ST 段抬高型心肌梗死患者就诊后必须尽快做出诊断，并尽快做出再灌注治疗的策略。

1）直接冠状动脉介入治疗（PCI）：在有急诊 PCI 条件的医院，在患者到达医院 90 分钟内能完成第一次球囊扩张的情况下，对所有发病 12 小时以内的急性 ST 段抬高型心肌梗死患者均应进行 PCI 治疗，球囊扩张使冠状动脉再通，必要时置入支架。急性期只对梗死相关动脉进行处理。对心源性休克患者不论发病时间都应行 PCI 治疗。因此，急性 ST 段抬高型心肌梗死患者应尽可能到有 PCI 条件的医院就诊。

2）溶栓治疗：如无急诊 PCI 治疗条件或不能在 90 分钟内完成第一次球囊扩张时，若患者无溶栓治疗禁忌证，对发病 12 小时内的急性 ST 段抬高型心肌梗死患者应进行溶栓治疗。常用溶栓剂包括尿激酶、链激酶和重组组织型纤溶酶原激活剂（rt-PA）等，静脉注射给药。溶栓治疗的主要并发症是出血，最严重的是脑出血。溶栓治疗后仍宜转至有 PCI 条件的医院行进一步治疗。非 ST 段抬高型心肌梗死患者不应进行溶栓治疗。

（5）药物治疗：持续胸痛患者若无低血压可静脉滴注硝酸甘油。所有无禁忌证的患者均应口服阿司匹林，置入支架患者应服用氯吡格雷 1 年，未置入支架患者可服用 1 个月。应用 rt-PA 溶栓或未溶栓治疗的患者可用低分子量肝素皮下注射或肝素静脉注射 3 ～ 5 天。对无禁忌证的患者应给予 β 受体阻滞剂。对无低血压的患者应给予血管紧张素转化酶抑制剂（ACEI），对 ACEI 不能耐受者可应用血管紧张素受体阻滞剂（ARB）。对 β 受体阻滞剂有禁忌证（如支气管痉挛）而患者持续有缺血或心房颤动、心房扑动伴快速心室率，而无心力衰竭、左心室功能失调及房室传导阻滞的情况下，可给予维拉帕米或地尔硫䓬。所有患者均应给予他汀类药物。

(6) 抗心律失常：偶发室性期前收缩可严密观察，不需用药；频发室性期前收缩或室性心动过速（室速）时，立即用利多卡因静脉注射继之持续静脉滴注；效果不好时可用胺碘酮静脉注射。室性心动过速引起血压降低或发生心室颤动时，尽快采用直流电除颤。对缓慢心律失常，可用阿托品肌内注射或静脉注射；二、三度房室传导阻滞时，可安置临时起搏器。室上性心律失常：房性期前收缩不需特殊处理，阵发性室上性心动过速和快心室率心房颤动可给予维拉帕米、地尔硫䓬、美托洛尔、洋地黄制剂或胺碘酮静脉注射。对心室率快、药物治疗无效而影响血流动力学者，应行直流电同步电转复。

(7) 急性心肌梗死合并心源性休克和泵衰竭的治疗：肺水肿时应吸氧，静脉注射吗啡、呋塞米，静脉滴注硝普钠。心源性休克可用多巴胺、多巴酚丁胺或间羟胺静脉滴注，如能维持血压，可在严密观察下加用小量硝普钠。药物反应不佳时应在主动脉内气囊反搏术支持下行 PCI，若冠状动脉造影病变不适于 PCI，应考虑行急诊冠状动脉旁路移植手术。

(8) 出院前评估及出院后生活与工作安排：出院前可进行 24 小时动态心电监测、超声心动图、放射性核素检查，发现有症状或无症状性心肌缺血和严重心律失常，了解心功能，从而估计预后，决定是否需血管重建治疗，并指导出院后活动量。

出院后 2 ～ 3 个月可酌情恢复部分工作或轻体力活动的工作，以后部分患者可恢复全天工作，但要避免过度劳累或过度紧张。

(9) 家庭康复治疗：急性心肌梗死患者在医院渡过了急性期后，对病情平稳、无并发症的患者，医师会允许其回家进行康复治疗。①按时服药，定期复诊；保持大便通畅；坚持适度体育锻炼。②不要情绪激动和过度劳累；戒烟限酒和避免吃得过饱。

在上述原则中,坚持合理适当的体育锻炼是康复治疗的主要措施。因为心肌梗死后,1 ～ 2 个月心肌坏死已愈合。此时促进体力恢复，增加心脏侧支循环，改善心肌功能，减少复发及危险因素，是康复治疗的目的。应做到:①选择适宜运动方式和方法，在医师指导下，根据病情轻重、体质强弱、年龄大小、个人爱好等，选择能够坚持的项目，如步行、打太极拳等。②掌握好运动量是一个关键问题。运动量必须与医师协商决定，运动量过小，尽管比不运动好，但起不到应有的作用；过大则可能有害。运动中若有心前区不适发作，应立即终止运动。③运动量增加要循序渐进，尤其出院早期运动量一定要适当，根据体力恢复情况及心功能情况逐步增加运动量。需要再次强调的是，心肌梗死后每个患者的情况都不相同，运动康复必须个体化，必须在医师指导下进行，并应有家属陪伴进行。

2. *主动脉夹层的治疗* 对任何可疑或诊断为主动脉夹层的患者，应立即住院进入监护病室 (ICU) 治疗。治疗分为非手术治疗及手术治疗。

(1) 非手术治疗

1) 一般治疗：疼痛严重可给予吗啡类药物镇痛，并密切注意神经系统、肢体脉搏、心音等变化，监测生命体征、心电图、尿量等，采用鼻导管吸氧，避免输入过多液体以免升高血压及引起肺水肿等并发症。

2) 控制血压和降低心率:联合应用 β 受体阻滞剂和血管扩张剂，以降低血管阻力、血管壁张力和心室收缩力，减低左心室 d_p/d_t，控制血压于 100 ～ 120mmHg。心率保持在 60 ～ 75 次 / 分以防止病变的扩展。

3) 通气、补充血容量：严重血流动力学不稳定的患者应立刻插管通气，并补充血容量。

（2）手术治疗：外科手术包括切除内膜撕裂口，防止夹层破裂导致的大出血，重建因内膜片或假腔造成的血管阻塞区域的血流。

1）A 型主动脉夹层：为防止急性 A 型主动脉夹层破裂或恶化，应尽早手术治疗，慢性期患者经观察病情变化，也需手术。A 型主动脉夹层需在体外循环下进行，手术的关键是找到内膜破口位置，明确夹层远端流出道情况，根据病变不同，采用不同手术方式（升主动脉置换、Bentall 手术、Sun 式手术等）。近几年已有学者尝试腔内治疗 A 型主动脉夹层。

2）B 型主动脉夹层：血管腔内技术及支架材料不断发展，B 型主动脉夹层更多地使用覆膜支架隔绝，其优点创伤小、出血少、恢复快，死亡率低，尤其适用于高龄及全身情况差而无法耐受传统手术者，已成为复杂性 B 型主动脉夹层的标准治疗术式，也适用于部分累及主动脉弓或内脏动脉的夹层病例，与传统开放手术相比降低了围术期并发症的发生率。

3. 肺梗死的治疗

（1）急救措施：肺栓塞发病的前 2 天最危险，患者应收入 ICU，连续监测血压、心率、呼吸、心电图、中心静脉压和血气分析等。

1）一般处理：使患者安静、保暖、吸氧；为患者镇静、镇痛，必要时可给予吗啡、哌替啶、可待因；为预防肺内感染和治疗静脉炎应用抗生素。

2）缓解迷走神经张力过高引起的肺血管痉挛和冠状动脉痉挛，静脉注射阿托品 0.5 ～ 1.0mg，如不缓解可每 1 ～ 4 小时重复 1 次，也可给罂粟碱 30mg 皮下、肌内或静脉注射，1 次 / 小时，该药也有镇静和减少血小板聚集的作用。

3）抗休克：合并休克者给予多巴胺 5 ～ 10μg/（kg•min）、多巴酚丁胺 3.5 ～ 10μg/（kg•min）或去甲肾上腺素 0.2 ～ 2.0μg/（kg • min），迅速纠正引起低血压的心律失常，如心房扑动、心房颤动等。维持平均动脉血压＞ 80mmHg、心脏指数＞ 2.5L/（min • m^2）及尿量＞ 50ml/h。同时积极进行溶栓、抗凝治疗，争取病情迅速缓解。需指出，急性肺栓塞 80% 死亡者死于发病后 2 小时以内，因此治疗抢救须抓紧进行。

4）改善呼吸：如伴有支气管痉挛可应用氨茶碱、二羟丙茶碱（喘定）等支气管扩张剂和黏液溶解剂，也可用酚妥拉明 10 ～ 20mg 溶于 5% ～ 10% 葡萄糖溶液 100 ～ 200ml 中静脉滴注，此既可解除支气管痉挛，又可扩张肺血管。呼吸衰竭严重低氧血症患者可短时应用机械通气治疗。

（2）溶栓治疗：溶栓疗法是药物直接或间接将血浆蛋白纤溶酶原转变为纤溶酶，迅速裂解纤维蛋白，溶解血块；同时通过清除和灭活凝血因子Ⅱ、Ⅴ和Ⅷ，干扰血液凝血作用，增强纤维蛋白和纤维蛋白原的降解，抑制纤维蛋白原向纤维蛋白转变及干扰纤维蛋白的聚合，发挥抗凝效应。

1）常用的溶栓药有：①链激酶（streptokinase，SK），是从丙组 β 溶血性链球菌分离纯化的细菌蛋白，与纤溶酶结合形成激活型复合物，使其他纤溶酶原转变成纤溶酶。链激酶具有抗原性，至少 6 个月内不能再应用，作为循环抗体可灭活药物和引起严重的过敏反应。链激酶负荷量 25 万 U/30min，继 10 万 U/h，持续 24 小时静脉滴注。②尿激酶（urokinase，UK），是从人尿或培养的人胚肾细胞分离所得，无抗原性，直接将纤溶酶原转变成纤溶酶发挥溶栓作用。尿激酶负荷量 2000U/（lb • 10min）（1lb=0.4536kg），继 2000U/（lb • h），持续静脉滴注。③阿替普酶（rt-PA），是新型溶栓剂，用各种细胞系重组 DNA 技术生产，阿替普酶亦无抗原性，直接将纤溶酶原转变成纤溶酶，对纤维蛋白比 SK 或 UK 更具有特异性（较少激活全身纤溶酶原）。使用剂量为 100mg/2h，持续外周静脉滴注。

2）溶栓疗法的优点：①比单用肝素血块溶解得快；②可迅速恢复肺血流和右心功能，减少并发休克大块肺栓塞的病死率；③减少血压和右心功能正常肺栓塞患者的病死率与复发率；④加快小的外周血栓的溶解，改善运动血流动力学反应。

3）急性肺栓塞溶栓治疗的适应证：①大块肺栓塞超过两个肺叶血管。②不管肺栓塞的解剖学血管大小，但伴有血流动力学改变者。③并发休克和体动脉低灌注 [即低血压、乳酸酸中毒和（或）心排血量下降] 者。④原有心肺疾病的次大块肺栓塞引起循环衰竭者。⑤有症状的肺栓塞。

4）肺栓塞溶栓治疗的禁忌证

A. 绝对禁忌证：①近期活动性胃肠道大出血；② 2 个月内的脑血管意外、颅内或脊柱创伤或外科手术；③活动性颅内病变（动脉瘤、血管畸形、肿瘤）。

B. 相对禁忌证：①未控制的高血压（收缩压≥ 180mmHg，舒张压≥ 110mmHg）；②出血性糖尿病，包括合并严重肾病和肝病者；③近期（10 天内）外科大手术、不能被挤压止血血管的穿刺、器官活检或分娩；④近期大小创伤、包括心肺复苏；⑤感染性心内膜炎；⑥妊娠；⑦出血性视网膜病；⑧心包炎；⑨动脉瘤；⑩左心房血栓；⑪潜在的出血性疾病。

5）肺栓塞溶栓治疗的具体实施

A. 溶栓前必须确定诊断，可用无创方法，如放射性核素肺灌注（或加通气）扫描及增强 CT，必要时做肺动脉造影检查明确诊断。观察颈静脉，做下肢深静脉检查，结合心电图、胸部 X 线片及动脉血气等改变，认真全面做床旁超声心动图检查（经胸和食管）去发现肺栓塞的直接与间接征象，并为排除需鉴别的疾病做出判断。

B. 急性肺栓塞最适宜的溶栓时间窗：肺栓塞溶栓的主要目的是溶解血栓，而不完全是保护肺组织，因肺组织有双重血运供给，并又可直接从肺泡摄氧，故肺组织缺氧坏死一般多不发生，即使发生也相对较轻。因此，只要血栓尚未机化均有血栓溶解的机会。应该说，发病后或复发后越早溶栓效果越好，最初溶栓时间限在 5 天以内，后来发现第 6 ～ 14 天溶栓也有一定疗效，故现已将肺栓塞的溶栓时间窗延长至 14 天。

C. 审慎考虑溶栓治疗的适应证与禁忌证，特别要仔细采集神经系统疾病史，如有无发作性右手或左手无力、说话困难、头痛、视觉改变等症状和相关治疗史，以及有无其他禁忌证。

D. 溶栓前检验血型和备血，输血时要滤出库存血血块。

E. 溶栓前用一套管针做静脉穿刺，保留此静脉通道至溶栓结束后第 2 天，此间避免做静脉、动脉穿刺和有创检查。

F. 选择任一溶栓药均可，国内应用较多的是尿激酶。阿替普酶的作用似略好于其他两种，但价格较贵。药物剂量通常按体重调节。一般经外周静脉给药，Verstraete 等比较了 34 例肺栓塞患者阿替普酶周围静脉与肺动脉内给药的结果，未发现肺动脉内给药比周围静脉给药更优越，两个用药途径的溶栓速度、出血及周身溶栓状态均相似。但在一些特殊情况，如有相对禁忌证或潜在出血的患者肺动脉内给药剂量较小可达到与周身大剂量给药相同的效果，出血的危险性也相对较小，但需做心导管检查，增加穿刺部位的出血。

G. 溶栓过程尽量减少患者搬动。

H. 与心肌梗死不同，肺栓塞溶栓过程不用肝素，溶栓药剂量固定，故不需监测部分凝血活酶时间（activated partial thromboplastin time，APTT）、纤维蛋白原水平或其他凝血指标。溶栓完成后应测 APTT，如小于对照值 2.0 倍（或＜ 80 秒）开始应用肝素（不用负荷剂量），APTT 维持在对照值的 1.5 ～ 2.0 倍，如大于 2.0 倍则每 2 ～ 4 小时测 1 次 APTT，直至治疗范围再开始使用肝素。如不能及时测定 APTT，可于溶栓结束后即刻给予肝素，再根据 APTT 调整剂量。

溶栓疗法最重要的并发症是出血，各家统计不一，平均为 5% ～ 7%，致死性出血约为 1%。3 种溶栓药大出血的发生率相似，阿替普酶、UK 和 SK 大出血发生率分别为 13.7%、10.2% 和 8.8%。最严重的是颅内出血为 1.2%，约半数死亡，舒张压升高是颅内出血另一个危险因素。腹膜后出血症状不多，比较隐匿，多表现为原因不明的休克，应注意观察。另外，较重要的出血是肺动脉造影股静脉穿刺部位多形成血肿。一般小量出血者可不给予处理，严重出血时即刻停药，输冷沉淀和（或）新鲜冷冻血浆及对氨基苄胺或氨基己酸等。颅内出血请神经外科医师紧急会诊。溶栓药其他副作用还可能有发热、过敏反应、低血压、恶心、呕吐、肌痛、头痛等。过敏反应多见于用链激酶患者。

肺栓塞溶栓疗法已有很大进步，安全、有效，治疗方案趋向简便和规范化，治疗时间窗延长至 14 天，剂量固定或按体重给药，外周静脉 2 小时滴注，不做血凝指标监测，可在普通病房实施。因此，溶栓疗法应积极推广、普及。

（3）抗凝治疗：肺栓塞常用的抗凝药物有肝素和华法林。

1）肝素：标准的普通肝素是一种高硫酸黏多糖，由猪肠黏膜或牛肝部分纯化所得，其分子质量为 3 ～ 30kDa，平均为 15kDa。低分子量肝素（LMWH）是普通肝素降解而来的片段，比普通肝素与血浆蛋白和内皮细胞结合的较少。因此，低分子量肝素有较大的生物利用度、较好的可预测的剂量反应和较长的半衰期。肝素主要通过与抗凝血酶Ⅲ（AT Ⅲ）起作用，后者是一种酶，抑制凝血酶因子Ⅱa、Ⅹa、Ⅸa、Ⅺa 和Ⅻa，继而促使 AT Ⅲ构型变化，提高其活性约 100 倍到 1000 倍。预防附加血栓的形成，使用内源纤维蛋白溶解机制溶解已形成的血块，但肝素不能直接溶解已存在的血栓。

用普通肝素治疗需要监测，激活的部分凝血活酶时间（APTT）至少要大于对照值的 1.5 倍（通常是 1.5 ～ 2.0 倍），在有效抗凝范围内给予最小肝素治疗剂量。血浆肝素水平在 0.2 ～ 0.5U/ml。测定血浆肝素水平在两种情况下特别有用：①监测由于狼疮抗凝血或抗心脂质抗体基线 APTT 增加的患者；②监测深静脉血栓形成和肺栓塞每天需要大剂量肝素的患者。

用药期限以急性过程平息，临床情况好转，血栓明显溶解为准，通常 7 ～ 10 天。肝素治疗过程中少数患者可发生血小板减少，因此每 3 ～ 4 天需复查血小板计数 1 次，血小板计数在（70 ～ 100）$\times 10^9$/L 时肝素仍可应用，小于 50×10^9/L 时应停止用药。

肝素最重要的副作用是出血，出血的危险性除基础血小板计数外，也与年龄、基础疾病、肝功能不全及并用药物等有关。多数中等量出血终止肝素治疗即可，威胁生命的事件或颅内出血，停止肝素的同时应用硫酸鱼精蛋白（鱼精蛋白），后者与酸性肝素结合形成稳定的复合物，逆转抗凝活性。硫酸鱼精蛋白的用量约 100U 肝素需用 1mg，缓慢静脉滴注 [如 50mg/（10 ～ 30）min]。硫酸鱼精蛋白可引起过敏反应，特别是既往暴露于硫酸鱼精蛋白的糖尿病患者。与肝素有关的副作用还有血小板减少、骨质疏松及氨基转移酶升高等。

2）华法林：是维生素 K 的对抗剂，阻止凝血因子Ⅱ、Ⅶ、Ⅸ和Ⅹ的 γ 羧酸酯的激活。华法林抗凝的第 5 天，即使凝血酶原时间很快延长，其作用仍可能是不充分的。凝血酶原时间延长最初可能反映凝血因子Ⅶ的耗竭，其半衰期约为 6 小时，而凝血因子Ⅱ的半衰期为 5 天。在活动性血栓形成过程开始应用华法林治疗时，C 蛋白和 S 蛋白下降，使凝血酶原产生潜在功能，经过肝素与华法林重叠治疗 5 天，非对抗性华法林的前凝血作用可被抵消。根据凝血酶原时间调整华法林剂量，应依据国际标准化比率（INR），用 INR 监测比用凝血酶原时间比率监测发生出血并发症者少。

华法林通常应用 5 ～ 7 天，APTT 证明已达到有效治疗范围的第 1 天始用华法林，首次剂量一般为 3.0mg，以后根据 INR 调整剂量，长期服用者 INR 宜维持在 2.0 ～ 3.0mg。周身疾病患者常伴维生素 K 缺乏，易致抗凝过量。口服抗凝药至少持续 6 个月。停用抗凝剂应逐渐减量，以避免发生反跳，增加血凝。应用抗凝疗法的禁忌情况有活动性胃肠道出血、创伤、术后、感染性心内膜炎、未控制的重症高血压、脑血管病、潜在出血性疾病等。华法林最主要的毒副作用是出血，发生率约为 6%，大出血为 2%，致死性出血为 0.8%。出血随 INR 增加而增多，出血的危险因素有肝、肾疾病，酒精中毒，药物相互作用，创伤，恶性肿瘤和既往胃肠道出血等，年龄也是一个重要因素。威胁生命的大出血需紧急用冷沉淀或新鲜冷冻血浆治疗，使 INR 正常，即刻止血。不太严重的出血可应用维生素 K 10mg 皮下或肌内注射，在 6 ～ 12 小时逆转华法林的作用。伴 INR 延长的轻度出血只需中断华法林治疗，不需输冷冻血浆，直至 INR 恢复至适宜的治疗范围。如果在 INR 治疗范围内时发生出血，应疑有和排除隐匿性恶性肿瘤疾病的可能。

（4）手术治疗

1）肺动脉血栓摘除术：用于伴有休克的巨大肺栓塞，收缩压低到 100mmHg，中心静脉压增高，肾衰竭，内科治疗失败或不宜内科治疗者。在体外循环下手术，手术死亡率较高。

2）导管破碎肺栓塞：一般用特制的猪尾旋转导管破碎伴休克的大块急性肺栓塞，也可同时合用局部溶栓。破碎后休克指数下降，48 小时肺动脉平均压明显下降，有效率为 60%，死亡率为 20%。多用于溶栓和抗凝治疗禁忌的患者。

3）安装下腔静脉滤器：下腔静脉滤器主要用于已证实栓子来源于下肢或盆腔者，用以防止肺栓塞的复发。其最主要的适应证如下所述。

A. 证实有肺栓塞并抗凝治疗禁忌：活动性出血；担心大出血者；抗凝引起的并发症；计划加强癌症化疗者。

B. 尽管已充分治疗而抗凝失败者（如肺栓塞复发）。

C. 高危患者的预防：广泛、进行性静脉血栓形成；行导管介入治疗或外科血栓切除术者；严重肺动脉高压或肺心病者。多数无漂动的深静脉血栓形成（DVT）很少发生栓塞，可以单纯肝素抗凝治疗。因滤器只能预防肺栓塞复发，并不能治疗 DVT，因此，安装滤器后仍需抗凝，防止进一步血栓形成。最近，有可以取出的滤器用于预防溶栓过程中栓子脱落导致的肺栓塞再发，效果较好，并发症也较少。

4）深静脉血栓形成的治疗：70% ～ 90% 急性肺栓塞的栓子来源于 DVT 的血栓脱落，特别是下肢深静脉尤为常见，因此对急性肺栓塞患者的治疗绝不能忽视 DVT 的检查和处理，以防肺栓塞的再发。DVT 的治疗原则是卧床、患肢抬高、抗凝（肝素和华法林）、消炎及使用抗血小板集聚药等。至于深静脉血栓形成患者的溶栓治疗尚不够成熟。多数患者对溶栓疗法有禁忌，如果溶栓药从外周静脉给予，完全堵塞的静脉血栓不能溶开。因此，美国食品药品监督管理局批准的 DVT 溶栓方案（链激酶 25 万 U 静脉滴注，继 10 万 U/h 维持 24 ～ 72 小时），效果是不满意的，因为延时链激酶滴注经常引起过敏反应，以及链激酶的浓度需 2 ～ 4 倍才能达到维持周身溶栓状态。尿激酶可能作用会好一些。因此，DVT 的溶栓治疗应视情况个体化实施。

4. 张力性气胸治疗　张力性气胸的急救治疗原则为立即排气，降低胸膜腔内压力。在紧急状况下，可用粗针头在伤侧第 2 肋间锁骨中线处刺入胸膜腔，有喷射状气体排出，即能收到排气减压效果。患者在转送过程中，在插针的接头处，缚扎一橡胶手指套，将手指套硬端剪 1cm

开口，起活瓣作用，即在吸气时能张开裂口排气，呼气时闭合，防止空气进入；或用长橡胶管或塑料管一端连接插入的针接头，另一端放在无菌水封瓶水面下。

张力性气胸的正规处理是在积气最高部位，放置胸膜腔引流管（通常是第 2 肋间锁骨中线），连接水封瓶。有时需用负压吸引装置，以利气体排出，促使肺膨胀。应用抗生素，预防感染。经闭式引流后，肺小裂口多可在 3 ～ 7 天闭合。停止漏气 24 小时后，经胸部 X 线检查证实肺已膨胀，方可拔除插管。长时间漏气者应进行剖胸修补术。若胸膜腔插管后，漏气仍严重，患者呼吸困难未见好转，提示肺、支气管的裂伤较大或断裂，应及早剖胸探查，修补裂口，或做肺段、肺叶切除术。

需要指出的是多数张力性气胸经胸腔闭式引流术后，可暂时控制病情，但其潜在复发的可能性仍然存在。肺复张后，应做胸部 CT 检查，若有肺大疱，应在胸腔镜下或开胸手术时切除肺大疱。

5. 心包炎的治疗　急性心包炎的治疗包括对原发疾病的病因治疗、解除心脏压塞和对症治疗。风湿性心包炎时应加强抗风湿治疗；结核性心包炎时应尽早开始抗结核治疗，并给予足够的剂量和较长的疗程，直到结核活动停止后 1 年左右再停药，如出现心脏压塞症状，应进行心包穿刺放液；如渗液继续产生或有心包缩窄表现，应及时做心包切除，以防止发展为缩窄性心包炎；化脓性心包炎时应选用足量对致病菌有效的抗生素，并反复心包穿刺抽脓和心包腔内注入抗生素，如疗效不显著，即应及早考虑心包切开引流，如引流发现心包增厚，则可做广泛心包切除；非特异性心包炎时肾上腺皮质激素可能有效，如反复发作亦可考虑心包切除。

同时，患者宜卧床休息。胸痛时给予镇静剂，必要时使用吗啡类药物或左侧星状神经节封闭。

6. 其他原因的胸痛治疗　根据胸痛的病因不同，给予对症、支持治疗，并根据不同病因给予相应治疗。

（黄晓忠）

第十七节　心　　悸

一、概述

心悸是主观感觉上对心脏搏动的一种不适感觉。心悸可以由心脏活动的频率、节律或收缩强度的改变而导致，也可以在心脏活动完全正常的基础上产生。临床上分为心脏器质性病变或功能性病变。

二、常见病因

心悸的病因多种多样，有的是心脏器质性病变，有的是由功能性的因素所致，临床上须加以鉴别，从而进行不同的诊治。常见的引起心悸的病因有以下四种。

1. 心律失常

（1）过早搏动：如房性期前收缩、交界性期前收缩及室性期前收缩等。

（2）心动过速：如各种原因所致的窦性心动过速、阵发性心动过速及快速型心房颤动、心房扑动等。

（3）心动过缓：成人心率低于 60 次 / 分称为心动过缓，引起心动过缓的最常见的原因是病理性窦性心动过缓、窦性停搏、窦房阻滞、房室传导阻滞，还可见于病态窦房结综合征、急性心肌梗死、甲状腺功能低下、颅内压增高或使用了有减慢心率作用的药物等。

1）全身性疾病：流行性感冒、伤寒、甲状腺功能减退、白喉恢复期、阻塞性黄疸、颅内压增高、某些感染如钩端螺旋体病、传染性单核细胞增多症、垂体功能减低、高血钾、碱中毒、食管憩室、抑郁症都可引起窦性心动过缓。

2）药物性：一些药物如 β 受体阻滞剂、利血平、利多卡因、胺碘酮、胍乙啶、吗啡、洋地黄、奎尼丁、维拉帕米、新斯的明、麻醉药等可引起窦性心动过缓。

3）心脏血管性疾病：急性心肌梗死，心肌炎、心内膜炎、心包炎侵及窦房结，慢性缺血性心脏病，窦房结炎症，窦房结动脉的血栓、扩张、炎症，某些心肌病如淀粉样变性，法洛四联症或大血管错位术后，微生物累及心脏，出血进入窦房结，家族性窦性心动过缓，累及心脏抑制中枢或加速中枢的中枢神经系统疾病等均可导致心动过缓的发生。

2. 高动力循环状态引起心脏收缩增强

(1) 生理性：如剧烈运动，大量烟、酒、茶的刺激，某些药物如阿托品、氨茶碱、肾上腺素应用等。

(2) 病理性：如高热、贫血、甲状腺功能亢进、低血糖、缺氧、嗜铬细胞瘤等。

3. 各种器质性心脏病　如高血压性心脏病、风湿性心脏病、原发性心肌病及某些先天性心脏病等。

4. 心脏神经官能症　又称为功能性心脏不适、神经血循环衰弱症或奋力综合征、心血管神经官能症，国外称为神经性循环系统功能障碍或神经性循环无力症或高敏症等，是神经官能症的一种特殊类型，也是一种极为常见的心血管疾病。以心血管系统功能失常为主要表现，可兼有神经官能症的其他表现。其症状多种多样，常见的有心悸、心前区疼痛、胸闷、气短、呼吸困难、头晕、失眠、多梦等。大多发生于青壮年，20 ～ 40 岁者最多，也可见于高、中级白领，空巢患病中老年人，心肌梗死、脑卒中后患者，甚至是某些青少年，多见于女性，尤其是更年期妇女。本病体检无明显器质性病变特征，症状尽管表现很重，但预后良好。

三、临床特点

1. 心悸与心律失常　心律失常是指心脏冲动的起源部位、心搏频率和节律及冲动传导的任一异常，可由各种器质性心血管病、药物中毒、电解质紊乱和酸碱平衡失调等因素引起，部分心律失常也可因自主神经功能紊乱所致。

(1) 期前收缩：简称早搏，又称为过早搏动，是心脏某一部位过早地形成冲动引起的心脏搏动。根据发生部位不同分为房性早搏、交界区性早搏和室性早搏。早搏可不引起症状，如无器质性心脏病则预后良好，部分患者可有心悸、头晕、乏力，可对症治疗，如有器质性心脏病则应治疗其基础心脏病。

(2) 心房扑动与心房颤动：心房扑动时，心房率常在 220 ～ 360 次 / 分，一般不能全部下传心室，由于生理性房室阻滞而形成 2 ∶ 1 或 3 ∶ 1 下传，偶有 1 ∶ 1 房室传导者。心房颤动为房内多灶微折返的极速心律失常，频率为 350 ～ 600 次 / 分，心室节律不齐，120 ～ 160 次 / 分。心房扑动和心房颤动常见于风湿性心脏病、甲状腺功能亢进、冠心病、心肌病和高血压性心脏病等。不少心房颤动患者的发病原因不明。

(3) 室上性阵发性心动过速：是阵发性快速而规则的异位心律，心率一般为 160 ～ 220 次 / 分，但也有慢至 130 次 / 分或快达 300 次 / 分的。按发生机制可分为心房性、房室结折返性和房室旁路折返性三类，常见于无器质性心脏病者，病因不明，也可见于风湿性心脏病、心肌病、冠心病等。临床表现为突然发作，持续数秒、数分钟至数小时，甚至数天突然终止，发作严重者可引起心脑等器官供血不足，导致血压下降、头晕、恶心、心绞痛或晕厥。

（4）室性心动过速与心室颤动：连续 3 个以上的室性早搏为室性心动过速，多见于器质性心脏病患者。持续性室速为持续时间在 30 秒以上或 30 秒内发生严重血流动力学障碍者，非持续性室速指 30 秒内自行终止者。扭转型室速是一种特殊类型室速，多见于长 QT 综合征，分为先天性和获得性两类。室速若不及时治疗可转为心室颤动，心室颤动是最严重的心律失常，需立即进行电除颤转复心律。

（5）心动过缓：是心律失常的一个重要类型。正常成人的心率在 60 ～ 100 次 / 分，如果低于 60 次 / 分称为心动过缓。有些患者的基础心率偏慢，为 50 ～ 60 次 / 分，甚至低于 50 次 / 分，平时有头晕、乏力、倦怠、精神差的症状。有些患者平时心率可表现为正常，心动过缓可突然出现，下降到每分钟 40 次 / 分以下，可出现头晕、一过性眼黑、乏力、心悸、胸闷、气短，有时心前区有冲击感，严重者可发生晕厥。还有些患者以头晕、乏力、晕厥的症状就诊，检查时可发现心脏间断出现长时间的停搏。治疗心动过缓，如果在积极纠正可逆转的原发病因并排除了药物的影响后，患者的症状不能逆转，则需要置入心脏起搏器。

2. *心悸伴胸痛* 冠心病、心包炎、心绞痛、心肌病患者在心悸出现时会有胸痛的症状。心绞痛的疼痛多位于胸骨后，向左肩放射，疼痛每次发作一般为 4 分钟左右，不超过 15 分钟。原因可能是过度劳累、精神紧张、冷等因素。注意休息，疼痛便可缓解。

3. *心悸伴呼吸困难* 呼吸困难大都由心功能不全引起。呼吸困难常伴有心肌炎、心包炎、肺源性心脏病等疾病，比较严重的如心源性哮喘。血中氧合血红蛋白浓度降低也会造成不同程度的呼吸困难。心律失常对心功能的影响有时可为查明病因提供线索。

4. *心悸伴晕厥抽搐* 多由不同病因引起的严重心律失常所致，如病态窦房结综合征、高度房室传导阻滞、心室颤动、阵发性室性心动过速引起的心源性脑缺氧综合征。

5. *心悸伴发热* 出现心悸伴发热的疾病包括风湿热、甲状腺功能亢进症、心肌炎等。发热性疾病都会出现发热症状。出现这种情况注意要观察热型及其他症状、以免耽误治疗。

6. *药物导致心悸* 一部分精神病药、大环内酯类抗生素、三环类抗抑郁药等都会导致心律失常，心律失常中心动过速、过缓或心脏搏动不齐都会导致心悸。

四、诊断思路

1. *病史* 心悸是许多疾病的一个共同表现，其中有一部分心悸的患者并无器质性病变，因而病史对于心悸的诊断尤为重要。例如，应仔细询问患者心悸的发生是否与体力活动、精神状态及应用药物等因素有关。若心悸常在轻度体力活动后产生，则病变多为器质性的，应进一步询问既往有无器质性心脏病的病史，若心悸发生在剧烈运动之后，或在应用阿托品等药物之后，则为机体的一种生理反应。另外，心悸发作时间的长短也与病因有关，如突然发生的心悸在短时间内很快消失，但易反复发作，则多与心律失常有关，此时应详细追问心悸发作当时患者的主观感觉，如有无心率过快、过慢或不规则的感觉，是否伴有意识改变及周围循环障碍，以便做出初步的诊断。若患者从幼年时即出现心悸，则多与先天性心血管疾病有关。

详细询问病史除对病因有一个初步判断外，还可以了解患者有无其他官能性诉述或表现，对以后的治疗也有很大的帮助。

2. *体格检查* 询问病史后，应有针对性地进行体格检查。如怀疑患者有器质性心脏病时，应重点检查心脏有无病理性体征，即有无心脏杂音、心脏增大及心律改变等，有无血压增高、脉压增大、水冲脉等心脏以外的心脏病体征。患者的全身情况如精神状态、体温，有无贫血、多汗及甲状腺肿大等也应仔细检查，避免遗漏。

3. 实验室检查 若怀疑患者有甲状腺功能亢进症、低血糖或嗜铬细胞瘤等疾病时可进行相关的实验室检查，如测定血清 T_3、T_4、甲状腺吸碘率、血糖、尿儿茶酚胺等。怀疑贫血时可查血常规，必要时可进行骨髓穿刺检查骨髓涂片，以进一步明确病因。

4. 器械检查 器械检查中最重要的是心电图检查，其方便、快捷，患者无痛苦。心电图检查不仅可以发现有无心律失常，还可以发现心律失常的性质。若静息时心电图未发现异常，可嘱患者适当运动，进行 24 小时动态心电图检查或监测。对于怀疑有器质性心脏病的患者，为进一步明确病因，还可进行心脏多普勒超声检查，以了解心脏病变的性质及严重程度。

5. 鉴别诊断

（1）年轻女性心悸：很多人认为心悸、胸闷是老年人容易多发的疾病，可是现在发现很多年轻女性容易出现心悸、胸闷，需要对器质性病变进行鉴别诊断。

（2）心悸伴乏力、面色苍白：心脏神经官能症是全身神经官能症的一种（即自主神经功能紊乱在心血管系统的表现），其症状表现多种多样，最常见的自觉症状是心悸、呼吸不畅、心前区疼痛、面色苍白和全身乏力等，还有容易激动、失眠、多汗、发抖、眩晕、多梦等表现。

（3）心悸伴心率异常：心悸是一种自觉心脏跳动的不适感或心慌感。当心率加快时感到心脏不适，心率缓慢时感到搏动有力。心悸时，心率可快、可慢，也可伴有心律失常，心率和心律正常者也可以有心悸。

（4）劳累后心悸：指患者进行体力劳动、体力消耗后自觉心中悸动，甚至不能自主的一类症状。发生时，患者自觉心脏搏动快而强，并伴有心前区不适感。

五、处理和转诊

1. 心律失常心悸的治疗

（1）心动过缓：在心动过缓急性发作时，除针对原发病因进行治疗、停用可减慢心率的药物外，可以使用阿托品、异丙肾上腺素提高心率。对于心率在每分钟 40 次或者更慢者，药物提高心率效果不明显，尤其是伴有反复晕厥或晕厥前兆的患者，应置入心脏起搏器，包括临时起搏器及永久起搏器。

（2）心动过速

1）紧急处理：①嘱患者大声咳嗽。②嘱患者深吸气后憋住气，然后用力做呼气动作。③嘱患者用手指刺激咽喉部，引起恶心、呕吐。④嘱患者闭眼向下看，用手指在眼眶下压迫眼球上部，先压右眼。同时搭脉搏数心率，一旦心动过速停止，立即停止压迫。但切勿用力过大，每次 10 分钟，压迫一侧无效再换对侧，切忌两侧同时压迫。青光眼、高度近视眼者禁忌。

2）药物治疗：普罗帕酮、维拉帕米等可终止某些心动过速的发作，但不能根治，推注药物有一定危险性，不主张长期服药防止心动过速的再发。

3）射频消融或冷冻消融术：可根治心动过速，术后不再需要使用抗心律失常药物；患者无痛苦，操作方法简便。特点是创伤小、恢复快、治愈率高。

（3）早搏：应参考有无器质性心脏病，有无影响心排血量及有无发展成为严重心律失常的可能性而决定治疗原则。

无器质性心脏病基础的早搏，大多无须特殊治疗。有症状者宜解除顾虑，由紧张过度、情绪激动或运动诱发的早搏可试用镇静剂和 β 受体阻滞剂。

频繁发作，症状明显或伴有器质性心脏病者，宜尽快找出早搏发作的病因和诱因，给予相应的病因和诱因治疗，同时正确识别其潜在致命可能，积极给予病因治疗和对症治疗。频繁发作早搏如果超过总心率的 10%，可以考虑行射频消融或冷冻消融治疗。

除病因治疗外，可选用抗心律失常药物治疗，房性和房室交界处早搏大多选择作用于心房和房室交界处的ⅠA、ⅠC、Ⅱ、Ⅳ类药，而室性早搏则多选用作用于心室的Ⅰ类和Ⅲ类药。有潜在致命危险的室性早搏常需紧急静脉给药，以ⅠB 类为首选。急性心肌梗死初期常首选静脉内利多卡因。心肌梗死后若无禁忌，则常用 β 受体阻滞剂治疗。原发性或继发性 QT 间期延长综合征患者，禁用Ⅰ类药，原发性患者可选用 β 受体阻滞剂、苯妥英钠或卡马西平。继发性患者去除病因，宜用异丙肾上腺素或心房、心室起搏治疗。

2. *高动力循环状态引起心脏收缩增强的治疗*

(1) 生理性：心悸由剧烈运动，大量烟、酒、茶的刺激引起，则减少运动量，戒烟、戒酒及减少饮茶后心悸症状可以减轻或消失。药物引起的心悸，通过停用阿托品、氨茶碱、肾上腺素等药物可减轻或消失。

(2) 病理性：如高热、贫血、甲状腺功能亢进、低血糖、缺氧、嗜铬细胞瘤等，通过治疗原发病心悸可以减轻或消失。

3. *各种器质性心脏病的治疗*　如高血压性心脏病、风湿性心脏病、原发性心肌病及某些先天性心脏病等可以治疗器质性心脏病导致的心悸症状。

4. *心脏神经官能症的治疗*　采用“双心”医学模式来诊治心脏神经官能症患者，从心脏、心理双重角度给予关注、治疗与疏导，将极大提高治疗效果。

六、预防

消除诱因，如忧虑、紧张、烦恼；纠正失眠；保证一般意义上正常人规律的生活；避免过度劳累和环境嘈杂等不良因素的影响。一旦患了心脏神经官能症，不必过于紧张，更不需卧床休息，可采取下列措施。

1. 经常参加力所能及的体育活动，一般以轻柔的活动，如打太极拳、散步、慢走等有氧运动等为宜，锻炼身体，增强体质。具体的运动方式和持续时间可视患者的年龄、体力和病情轻重而定，通过运动释放压力、放松心情。运动时应以不觉累为原则，切忌盲目加大运动量，更不可急于求成。

2. 生活有规律，合理安排生活，尽量做到劳逸结合。

3. 避免过度紧张，不宜从事持续时间过长、注意力高度集中的工作。

4. 严重失眠者应在医师的指导下对症用药。

5. 避免喝浓茶、咖啡、可乐之类的饮品，勿食辛辣油腻之品，这些饮食多会刺激患者的中枢神经导致长期兴奋，因兴奋导致失眠，从而加重病情。

七、治疗

1. *心理治疗*　①使患者了解本病的性质以解除其顾虑，使其相信并无器质性心血管病；②医护人员必须有耐心，以获得患者的信任和合作；③避免各种引起病情加重的因素，引导其正确对待社会与家庭矛盾；④鼓励患者进行体育锻炼，积极参加户外团体活动；⑤鼓励患者自我调整心态，安排好作息时间，适量进行文娱、旅游活动。

2. *药物对症治疗*　一般可以使用甲钴胺、谷维素和维生素 B_1 等药物进行治疗，但效果较慢，不会很快控制。合并焦虑症者需由精神科医师诊断后给予抗焦虑药物治疗。心脏神经官能症大多不是心脏器质性疾病，只要积极治疗一般都能恢复，预后良好，但长期症状严重的患者可明显影响正常生活和工作。

（黄晓忠）

第十八节 恶心与呕吐

一、概述

恶心与呕吐是临床常见症状。恶心为上腹部不适和紧迫欲吐的感觉。可伴有迷走神经兴奋的症状，如皮肤苍白、出汗、流涎、血压降低及心动过缓等，常为呕吐的前奏。一般恶心后随之呕吐，但也可仅有恶心而无呕吐，或仅有呕吐而无恶心。呕吐是通过胃的强烈收缩迫使胃或小肠的内容物经食管、口腔而排出体外的现象。两者均为复杂的反射动作。

二、常见病因及发病机制

引起恶心与呕吐的病因很多，按照发病机制可归纳为下列三类。

1. 反射性呕吐

（1）咽部受到刺激：如吸烟、剧咳、鼻咽部炎症或溢脓等。

（2）胃、十二指肠疾病：急、慢性胃肠炎，消化性溃疡，功能性消化不良，急性胃扩张或幽门梗阻，十二指肠淤滞等。

（3）肠道疾病：急性阑尾炎、肠梗阻等。

（4）肝胆胰疾病：急性肝炎、肝硬化、肝淤血等。

（5）腹膜及肠系膜疾病：如急性腹膜炎。

（6）其他：如肾、输尿管结石。

2. 中枢性呕吐

（1）神经系统疾病：颅内感染，如各种脑炎；脑血管疾病，如脑出血；颅脑损伤，如脑挫裂伤；癫痫，特别是持续状态。

（2）全身性疾病：尿毒症、肝昏迷、糖尿病酮症酸中毒、甲亢危象、甲状旁腺危象等。

（3）药物：如某些抗生素、抗癌药、洋地黄等可兴奋呕吐中枢而致呕吐。

（4）中毒：酒精、重金属、一氧化碳等中毒均可引起呕吐。

（5）精神因素：胃神经官能症、癔症、神经性厌食。

3. 前庭障碍性呕吐 凡呕吐伴有听力障碍、眩晕等耳科症状者，需考虑前庭障碍性呕吐。常见疾病有迷路炎、梅尼埃病和晕动病。

发病机制：恶心是人体一种精神活动，多种因素可引起恶心，如内脏器官疼痛、颅内高压、迷路刺激、某些精神因素等。恶心发生时胃蠕动减弱或消失、排空延缓，十二指肠及近端空肠紧张性增加，出现逆蠕动，导致十二指肠内容物反流至胃内。恶心常是呕吐的前奏。

呕吐是一种复杂的病理生理反射过程。反射通路包括如下三条。

（1）信息传入：由自主神经传导（其中迷走神经纤维较交感神经纤维起的作用大）。

（2）呕吐反射中枢：目前认为中枢神经系统的两个区域与呕吐反射密切相关。一是延髓呕吐中枢，另一是化学感受器触发区（CTZ）。

(3) 传出神经：包括迷走神经、交感神经、体神经和脑神经。

通常把内脏神经末梢传来的冲动引起的呕吐称为反射性呕吐，把CTZ受刺激后引起的呕吐称为中枢性呕吐。延髓呕吐中枢位于延髓外侧网状结构背外侧，迷走神经核附近，主要接受来自消化道和内脏神经、大脑皮质、前庭器官、视神经、痛觉感受器和CTZ的传入冲动。CTZ位于第四脑室底部的后极区，为双侧性区域，有密集多巴胺受体。多巴胺受体在CTZ对呕吐介导过程中起重要作用，因为应用阿扑吗啡、左旋多巴、溴隐亭等多巴胺受体激动药可引起呕吐，而其拮抗药、甲氧氯普胺（胃复安）、多潘立酮等药物有止呕作用。CTZ的5-羟色胺、去甲肾上腺素、神经肽物质和γ-氨基丁酸等神经递质也可能参与呕吐反射过程。CTZ主要接受来自血液循环中的化学、药物等方面的呕吐刺激信号，并发出引起呕吐反应的神经冲动。但CTZ本身不能直接引起呕吐，必须在延髓呕吐中枢完整及其介导下才能引起呕吐，但两者的关系尚不明了。CTZ位于血-脑脊液屏障之外，许多药物或代谢紊乱均可作用于CTZ。某些药物如麻醉剂、化学药物、麦角衍生物类药物、吐根糖浆等及体内某些多肽物质如促甲状腺激素释放激素、P物质、血管紧张素、胃泌素、加压素、血管肠肽等均可作用于CTZ引起恶心呕吐。此外，某些疾病如尿毒症、低氧血症、酮症酸中毒、放射病、晕动症等引起的恶心呕吐也与CTZ有关。

传出神经将呕吐信号传至各效应器官，引起恶心呕吐过程，呕吐开始时，幽门关闭，胃内容物不能排到十二指肠。同时，贲门口松弛，贲门部上升，腹肌、膈肌和肋间肌收缩，胃内压及腹内压增高，食管下括约肌松弛，导致胃内容物排出体外。

三、临床特点

1. 呕吐的时间　育龄妇女晨起呕吐见于早期妊娠，亦可见于尿毒症、慢性酒精中毒或功能性消化不良；鼻窦炎患者因起床后脓液经鼻后孔流出刺激咽部，亦可致晨起恶心、干呕。晚餐或夜间呕吐见于幽门梗阻。

2. 呕吐与进食的关系　进食过程中或餐后即刻呕吐，可能为幽门管溃疡或精神性呕吐；餐后1小时以上呕吐称延迟性呕吐，提示胃张力下降或胃排空延迟。餐后较久或数餐后呕吐，见于幽门梗阻，呕吐物可有隔夜宿食；餐后近期呕吐，多由食物中毒所致。

3. 呕吐的特点　进食后立刻呕吐，恶心很轻，吐后又可进食，长期反复发作而营养状态不受影响，多为神经官能性呕吐。喷射状呕吐多为颅内压增高性疾病。

4. 呕吐物的性质　带发酵、腐败气味提示胃潴留；带粪臭味提示低位小肠梗阻；不含胆汁说明梗阻平面多在十二指肠乳头以上；含多量胆汁则提示在此平面以下；含有大量酸性液体者，多为胃泌素瘤或十二指肠溃疡；无酸味者可能由贲门狭窄或贲门失弛缓症所致；上消化道出血常呈咖啡色呕吐物。

四、诊断思路

1. 不同病因所导致的恶心与呕吐

(1) 急性感染：急性胃肠炎有许多病因，常见细菌感染、病毒感染、化学性和物理性刺激、过敏因素和应激因素作用等，其中急性非伤寒沙门菌感染是呕吐的常见原因，急性胃肠炎所引起的呕吐常伴有发热、头痛、肌痛、腹痛、腹泻等，另外，恶心呕吐也是急性病毒性肝炎的前驱症状，某些病毒感染可引起流行性呕吐，其主要的临床特征有突然出现频繁的恶心、呕吐，多见于早晨发生，常伴有头晕、头痛、肌肉酸痛、出汗等，该病恢复较快，通常10天左右呕吐停止，但3周后有可能复发。

（2）脏器疼痛所致恶心呕吐：属反射性呕吐，如急性肠梗阻、胆管结石、输尿管结石、肠扭转、卵巢囊肿扭转等，急性内脏炎症（阑尾炎、胰腺炎、胆囊炎、憩室炎、腹膜炎、重症克罗恩病及溃疡性结肠炎等）常伴有恶心呕吐，患者多有相应的体征，如腹肌紧张，压痛，反跳痛、肠鸣音变化等。实验室检查可见白细胞计数升高，有的患者血清淀粉酶升高（胰腺炎）或胆红素升高（胆石症）。

（3）机械性梗阻

1）幽门梗阻：急性幽门管或十二指肠壶腹溃疡可使幽门充血水肿，括约肌痉挛引起幽门梗阻，表现为恶心、呕吐、腹痛，呕吐常于进食后3～4小时发生，呕吐后腹痛缓解，经抗溃疡治疗及控制饮食后，恶心、呕吐症状可消失。

慢性十二指肠溃疡瘢痕引起的幽门梗阻表现为进食后上腹部饱胀感，迟发性呕吐，呕吐物量大，酸臭，可含隔夜食物，上腹部可见扩张的胃型和蠕动波并可闻及振水声。

胃窦幽门区晚期肿瘤也可引起幽门梗阻，表现为恶心呕吐、食欲缺乏、贫血、消瘦、乏力、上腹疼痛等。

2）十二指肠压迫或狭窄：引起十二指肠狭窄的病变有十二指肠癌、克罗恩病、肠结核等，引起腔外压迫的疾病有胰头、胰体癌及肠系膜上动脉压迫综合征，这类呕吐的特点是餐后迟发性呕吐，伴有上腹部饱胀不适，有时伴有上腹部痉挛性疼痛，呕吐物中常含胆汁，呕吐后腹部症状迅速缓解。肠系膜上动脉压迫综合征多发生于近期消瘦、卧床、脊柱前凸患者，前倾位或胸膝位时呕吐可消失，胃肠造影示十二指肠水平部中线右侧呈垂直性锐性截断，胃及近端十二指肠扩张，患者有时需做松解或短路手术。

3）肠梗阻：肠腔的肿瘤、结核及克罗恩病等，或肠外粘连压迫均可引起肠道排空障碍，导致肠梗阻，常表现为腹痛、腹胀、恶心、呕吐和肛门停止排便、排气，呕吐反复发作较剧烈，早期呕吐为食物、胃液或胆汁，之后呕吐物呈棕色或浅绿色，晚期呈粪质样，带恶臭味，呕吐后腹痛常无明显减轻，检查可见肠型，压痛明显，可扪及包块，肠鸣音亢进，结合腹部X线等检查，可做出诊断。

4）内分泌或代谢性疾病：许多内分泌疾病可出现恶心、呕吐，如胃轻瘫、结缔组织病性甲亢危象、甲低危象、垂体肾上腺危象、糖尿病酸中毒等，恶心呕吐可是少数甲状腺功能亢进症患者早期的主要症状，低钠血症可以反射性地引起恶心呕吐。另外，恶心呕吐常出现于尿毒症的早期，伴有食欲缺乏、呃逆、腹泻等消化道症状，根据各种疾病的临床特征及辅助检查，可明确恶心、呕吐的病因。

5）药物性呕吐：药物是引起恶心、呕吐的最常见原因之一，药物和（或）其代谢产物，一方面可通过刺激CTZ受体（如多巴胺受体），由此产生冲动并传导至呕吐中枢，引起恶心呕吐，如化疗药物、麻醉药物、洋地黄类药物等；另一方面可刺激胃肠道，使胃肠道神经兴奋，并发出冲动传入呕吐中枢，引起呕吐中枢兴奋，出现恶心呕吐，如部分化疗药物，非甾体抗炎药及某些抗生素等。

6）中枢神经系统疾病：脑血管病、颈椎病及各种原因所致的颅内压增高均可引起恶心，呕吐。

A. 脑血管病：常见疾病有偏头痛和椎-基底动脉供血不足，偏头痛可能与5-羟色胺、缓激肽等血管活性物质引起血管运动障碍有关，常见的诱因有情绪激动、失眠、饮酒及过量吸烟等，主要临床表现为阵发性单侧头痛，呕吐常呈喷射状，呕吐物为胃内容物，呕吐后头痛可减轻，还伴有面色苍白、出冷汗、视觉改变及嗜睡等症状，应用麦角衍生物制剂可迅速缓解症状。椎-基底动脉供血不足也可出现恶心呕吐，且有眩晕、视力障碍、共济失调、头痛、意识障碍等表现。

B. 颅内压增高：脑血管破裂或阻塞，中枢神经系统感染（如急性脑炎、脑膜炎）和颅内肿瘤均可引起颅内压增高而出现呕吐，其特点为呕吐前常无恶心或轻微恶心，呕吐呈喷射状，与饮食无关，呕吐物多为胃内容物，常伴有剧烈头痛和不同程度的意识障碍，呕吐后头痛减轻不明显；脑血管意外常出现剧烈头痛、呕吐、意识障碍、偏瘫等；颅内感染者除头痛、呕吐外，还伴有畏寒、发热，严重者可出现休克；脑肿瘤的呕吐常在头痛剧烈时发生，呕吐后头痛可暂时减轻，常伴有不同程度脑神经损害的症状。

7）妊娠呕吐：恶心、呕吐是妊娠期最常见的临床表现之一，50% ～ 90% 的妊娠妇女有恶心，25% ～ 55% 的妊娠妇女出现呕吐，恶心呕吐常发生于妊娠的早期，于妊娠 15 周后消失，呕吐多见于早晨空腹时，常因睡眠紊乱、疲劳、情绪激动等情况而诱发，妊娠妇女若为第一次妊娠，更易出现妊娠呕吐，妊娠呕吐一般不引起水电解质平衡或营养障碍，也不危及妊娠妇女和胎儿的安全和健康；约 3.5% 妊娠妇女的妊娠剧吐可引起严重的水、电解质紊乱和酮症酸中毒，妊娠剧吐较易发生于多胎妊娠、葡萄胎及年轻而精神状态欠稳定的妇女，关于妊娠呕吐的发生机制目前尚不清楚，可能与内分泌因素和精神因素有关。

8）精神性呕吐：常见于年轻女性，有较明显的精神心理障碍，包括神经性呕吐、神经性厌食和神经性多食，呕吐发作和精神紧张、忧虑或精神受刺激密切相关，呕吐常发生于进食开始或进食结束时，无恶心，呕吐不费力，呕吐物不多，常为食物或黏液，吐毕又可进食，患者可自我控制或诱发呕吐，除了神经性厌食者因惧怕或拒绝进食可有极度消瘦和营养不良、闭经外，许多神经性呕吐患者食欲及营养状态基本正常，有时患者甚至多食导致营养过剩。

9）内耳前庭疾病：内耳前庭疾病所致恶心呕吐的特点是呕吐突然发作，较剧烈，有时呈喷射状，多伴眩晕、头痛、耳鸣、听力下降等，常见疾病有晕动症、迷路炎和梅尼埃病（Ménière disease）等。

A. 晕动症：临床主要表现为头晕、恶心、呕吐等，恶心常较明显，呕吐常于头晕后发生，多呈喷射状，并伴上腹部不适、出冷汗、面色苍白、流涎等。晕动症的发生机制尚不清楚，可能由某些因素刺激内耳前庭部，反射性引起呕吐中枢兴奋所致。

B. 迷路炎：是急慢性中耳炎的常见并发症，主要临床表现除了恶心、呕吐外，还伴有发作性眩晕、眼球震颤等。

C. 梅尼埃病：最突出的临床表现为发作性旋转性眩晕，伴恶心呕吐、耳鸣、耳聋、眼球震颤等，呕吐常于眩晕后发生，可呈喷射状，伴恶心，呕吐后眩晕无明显减轻。

2. **体格检查** 注意血压、呼吸气味，腹部有无压痛、反跳痛，胃肠蠕动波与肠型、腹块、肠鸣音、振水音等。必要时做神经系统、前庭神经功能与眼科检查等。

3. **实验室及其他检查** 根据患者病情，可选择进行血常规、尿常规、尿酮体、血糖、电解质系列、血气分析、尿素氮、血和尿淀粉酶、脑脊液常规、呕吐液的毒理学分析等。有指征时，做腹部 X 线透视或平片、胃肠钡餐造影、纤维胃十二指肠镜、心电图、腹部或脑部 B 型超声、CT 或 MRI、脑血管造影等。

五、处理和转诊

在积极治疗病因的基础上，行必要的对症治疗。

1. **胃肠道疾病** 包括食管、胃、十二指肠直至空肠、回肠、结肠及直肠在内的任何部位的病变都有可能引起恶心、呕吐。因消化道良性或恶性病变造成的狭窄或梗阻所致的呕吐，药物治疗是无效的，只有经扩张、置入支架或手术治疗，解除狭窄或梗阻之后，呕吐症状才会消失。

对于贲门失弛缓症患者，在未进行扩张或手术治疗之前，可选用钙通道阻滞药或硝酸甘油餐前半小时口服，早期可改善呕吐及梗阻症状；或者试用肉毒杆菌毒素行狭窄局部注射治疗。胃肠道急性炎症性病变引起的呕吐，应积极选用抗生素并纠正电解质紊乱及补充维生素；胃肠动力障碍引起的恶心与呕吐，则可应用莫沙必利等促胃肠动力剂；如果呕吐由胃肠道痉挛所致，则可应用东莨菪碱等抗胆碱药物。

2. *肝脏、胆道及胰腺疾病*　是导致恶心、呕吐的常见病因之一。恶心、呕吐可以是急性病毒性肝炎的早期症状，常与食欲缺乏、厌油腻食物及上腹部饱胀同时出现，随着护肝治疗及适当的休息之后，恶心与呕吐可逐渐消失。呕吐也是胆道梗阻或绞痛常伴随的症状，只有当胆道梗阻或炎症消除之后,呕吐才会停止。急性胰腺炎时常伴有恶心与呕吐症状,只有采用胃肠减压,减少胰液与胰酶的分泌等措施之后，呕吐才会逐步缓解或终止。

3. *中枢神经系统病变*　包括各种原因所致的脑炎、脑膜炎、脑肿瘤、脑寄生虫病、脑血管病及颅脑外伤等病变，均可引起颅内压增高而导致恶心、呕吐。治疗的重要措施之一是应用降低颅内压增高、减轻脑细胞水肿的药物治疗，脱水治疗后，不仅可改善呕吐的症状，更重要的是起到了保护或恢复脑细胞功能的作用。

4. *药物所致的呕吐*　多种药物有引起恶心与呕吐的不良反应，一般而言，只要立即停止应用引起呕吐的药物，呕吐症状就会减轻直至消失，因此并不需要应用镇吐类药物。目前临床上对某些恶性肿瘤或血液系统的恶性疾病（如白血病、恶性淋巴瘤、多发性骨髓瘤、恶性组织细胞病等）常采取联合化疗或放疗，或对某些恶性肿瘤采用抗癌药物行介入治疗。但无论在治疗过程中或治疗之后，均可引起较严重的胃肠道不良反应，最突出的表现是恶心与呕吐。为了预防或减轻此不良反应，常可应用镇吐药物进行治疗。必须指出，应用这些作用强的镇吐药物之后，也会产生中枢神经系统、心血管系统或胃肠道的不良反应，故应严格控制药物的剂量及间隔时间。

5. *神经、精神因素所致的呕吐*　对此类原因所致的呕吐，心理治疗是关键。首先应消除患者的精神心理障碍；其次可配合药物治疗，常用的药物是镇静药与胃肠促动力剂，重者可采用多塞平或氟西汀等抗抑郁药物治疗。禁忌应用昂丹司琼（奥丹西龙）等强烈作用的镇吐药。

（黄晓忠）

第十九节　黄　　疸

一、概述

1. *黄疸*　是血清中胆红素升高致使皮肤、黏膜和巩膜发黄的症状和体征。正常血清总胆红素为 1.7 ～ 17.1μmol/L（0.1 ～ 1mg/dl）。胆红素在 17.1 ～ 34.2μmol/L（1 ～ 2mg/dl），临床不易察觉，称为隐形黄疸，超过 34.2μmol/L（2mg/dl）时出现临床可见黄疸。

2. *胆红素的正常代谢*　正常红细胞的平均寿命约为 120 天，血循环中衰老的红细胞经单核 / 巨噬细胞破坏，降解为血红蛋白，血红蛋白在组织蛋白酶的作用下形成血红素和珠蛋白，血红素在催化酶的作用下转变为胆绿素，后者再经还原酶还原为胆红素。正常人每天由红细胞破坏生成的血红蛋白约 7.5g，生成胆红素 4275μmol（250mg），占总胆红素的 80% ～ 85%。另外，171 ～ 513μmol（10 ～ 30mg）的胆红素来源于骨髓幼稚红细胞的血红蛋白和肝内含有亚铁血红素的蛋白质，这些胆红素称为旁路胆红素，占总胆红素的 15% ～ 20%。

上述形成的胆红素称为游离胆红素或非结合胆红素（UCB），与血清白蛋白结合而输送，不溶于水，不能从肾小球滤过，故尿液中不出现非结合胆红素。非结合胆红素通过血循环运输至肝后，与白蛋白分离经 Disse 间隙被肝细胞所摄取，在肝细胞内和 Y、Z 两种载体蛋白结合，并被运输至肝细胞光面内质网的微粒体部分，经葡萄糖醛酸转移酶的催化作用与葡萄糖醛酸结合，形成胆红素葡萄糖醛酸酯，或称为结合胆红素（CB）。结合胆红素为水溶性，可通过肾小球滤过并从尿中排出。

结合胆红素从肝细胞经胆管排入肠道后，在回肠末端及结肠经细菌酶的分解与还原作用，形成尿胆原（总量为 68 ～ 473μmol）。尿胆原大部分从粪便排出，称为粪胆原。小部分（10% ～ 20%）经肠道吸收，通过门静脉血回到肝内，其中大部分再转变为结合胆红素，又随胆汁排入肠内，形成所谓“胆红素的肠肝循环”。被吸收回肝的小部分尿胆原经体循环由肾排出体外，每天不超过 6.8μmol（4mg）。

3. 分离

（1）按病因学分类：①溶血性黄疸；②肝细胞性黄疸；③胆汁淤积性黄疸；④先天性非溶血性黄疸。

（2）按胆红素性质分类：①以 UCB 增高为主的黄疸；②以 CB 增高为主的黄疸。

二、常见病因

1. *溶血性黄疸* 凡能引起溶血的疾病都可产生溶血性黄疸。①先天性溶血性贫血：如海洋性贫血、遗传性球形红细胞增多症；②后天性获得性溶血性贫血：如自身免疫性溶血性贫血、新生儿溶血、不同血型输血后的溶血及蚕豆病、伯氨喹、蛇毒、毒蕈、阵发性睡眠性血红蛋白尿等引起的溶血。

大量红细胞的破坏形成大量的 UCB，超过肝细胞的摄取、结合与排泄能力。另外，由溶血造成的贫血、缺氧和红细胞破坏产物的毒性作用，削弱了肝细胞对胆红素的代谢功能，使 UCB 在血中潴留，超过正常水平而出现黄疸。

2. *肝细胞性黄疸* 各种使肝细胞严重损害的疾病均可导致黄疸发生，如病毒性肝炎、肝硬化、中毒性肝炎、钩端螺旋体病、败血症等。

肝细胞的损伤导致肝细胞对胆红素的摄取、结合功能降低，因此血中的 UCB 增加。而未受损的肝细胞仍能将部分 UCB 转变为 CB。CB 的一部分经毛细胆管从胆道排泄，另一部分则由于毛细胆管和胆小管被肿胀的肝细胞压迫，炎症细胞浸润或胆栓的阻塞使胆汁排泄受阻，从而反流入血循环中，致血中 CB 增加而出现黄疸。

3. *胆汁淤积性黄疸* 胆汁淤积可分为肝内性或肝外性。肝内性又可分为肝内阻塞性胆汁淤积和肝内胆汁淤积，前者见于肝内泥沙样结石、癌栓、寄生虫病。后者见于病毒性肝炎、药物性胆汁淤积、原发性胆汁性肝硬化、妊娠期复发性黄疸等。肝外性胆汁淤积可由胆总管结石、狭窄、炎性水肿、肿瘤及蛔虫等阻塞引起。

由于胆道阻塞，阻塞上方的压力升高，胆管扩张，最后导致小胆管与毛细胆管破裂，胆汁中的胆红素反流入血。此外，肝内胆汁淤积有些并非由机械因素引起，而是胆汁分泌功能障碍、毛细胆管的通透性增加，胆汁浓缩而流量减少，导致胆道内胆盐沉淀与胆栓形成。

4. *先天性非溶血性黄疸* 是由肝细胞对胆红素的摄取、结合和排泄有缺陷所致的黄疸，本组疾病临床上少见。

（1）Gilbert 综合征：系由肝细胞摄取 UCB 功能障碍及微粒体内葡萄糖醛酸转移酶不足，致血中 UCB 增高而出现黄疸。这类患者除黄疸外症状不多，肝功能也正常。

（2）Dubin-Johnson 综合征：系由肝细胞对 CB 及某些阴离子（如靛青绿、X 线造影剂）向毛细胆管排泄发生障碍，致血清 CB 增加而发生黄疸。

（3）Crigler-Najjar 综合征：系由肝细胞缺乏葡萄糖醛酸转移酶，致 UCB 不能形成 CB，导致血中 UCB 增多而出现黄疸，本病血中 UCB 甚高，故可产生核黄疸，见于新生儿，预后极差。

（4）Rotor 综合征：系由肝细胞对摄取 UCB 和排泄 CB 存在先天性缺陷致血中胆红素增高而出现黄疸。

三、临床特点

1. *溶血性黄疸* 一般黄疸为轻度，呈浅柠檬色，不伴皮肤瘙痒，其他症状主要为原发病的表现。急性溶血时可有发热、寒战、头痛、呕吐、腰痛，并有不同程度的贫血和血红蛋白尿（尿呈酱油色或茶色），严重者可有急性肾衰竭；慢性溶血多为先天性，除伴贫血外尚有脾大。

2. *肝细胞性黄疸* 皮肤、黏膜浅黄色至深黄色，可伴有轻度皮肤瘙痒，其他为肝脏原发病的表现，如疲乏、食欲缺乏，严重者可有出血倾向、腹水、昏迷等。

3. *胆汁淤积性黄疸* 皮肤呈暗黄色，完全阻塞者颜色更深，甚至呈黄绿色，并有皮肤瘙痒及心动过速，尿色深，粪便颜色变浅或呈白陶土色。

四、诊断思路

黄疸可根据血生化及尿常规检查做出初步分类，再根据临床表现及辅助检查确定病因和性质。

1. *实验室检查*（表 15-4）

（1）溶血性黄疸：血清总胆红素增加，以 UCB 为主，CB 基本正常。由于血中 UCB 增加，CB 形成也代偿性增加，从胆道排至肠道也增加，致尿胆原增加，粪胆原随之增加，粪色加深。肠内的尿胆原增加，重吸收至肝内者也增加。由于缺氧及毒素作用，肝脏处理增多尿胆原的能力降低，致血中尿胆原增加，并从肾排出，因此尿中尿胆原增加，但无胆红素。急性溶血性黄疸尿中有血红蛋白排出，隐血试验阳性。血液检查除贫血外尚有网织红细胞增加、骨髓红细胞系列增生旺盛等。

（2）肝细胞性黄疸：血中 CB 与 UCB 均增加，黄疸型肝炎时，CB 增加幅度多高于 UCB。尿中 CB 定性试验阳性，而尿胆原可因肝功能障碍而升高。此外，血液生化检查有不同程度的肝功能损害。

（3）胆汁淤积性黄疸：血清 CB 增加，尿胆红素试验阳性，因肠肝循环途径被阻断，所以尿胆原及粪胆原减少或缺如，血清碱性磷酸酶及总胆固醇增高。

表 15-4 三种黄疸实验室检查鉴别要点

项目	溶血性黄疸	肝细胞性黄疸	胆汁淤积性黄疸
总胆红素	增加	增加	增加
结合胆红素	正常	增加	明显增加
结合胆红素 / 总胆红素	＜ 15% ～ 20%	＞ 30% ～ 40%	＞ 60%
尿胆红素	－	+	++
尿胆原	增加	轻度增加	减少或消失
谷丙转氨酶、谷草转氨酶	正常	明显增加	可增高
碱性磷酸酶	正常	增高	明显增高
谷氨酰转肽酶	正常	增高	明显增高

续表

项目	溶血性黄疸	肝细胞性黄疸	胆汁淤积性黄疸
凝血酶原时间	正常	延长	延长
对维生素 K 反应	无	差	好
胆固醇	正常	轻度增高或降低	明显增加
血浆蛋白	正常	白蛋白减低球蛋白升高	正常

2. 辅助检查

(1) B 型超声检查：对肝脏的大小、形状、肝内有无占位性病变、胆囊大小及胆道系统有无结石及扩张、脾脏有无增大、胰腺有无病变等有较大的帮助。

(2) X 线检查：腹部 X 线片可发现胆道结石、胰腺钙化。胆道造影可发现胆管结石，并可判断胆囊收缩功能及胆管扩张情况。

(3) 经十二指肠逆行胰胆管造影（ERCP）：可通过内镜直接观察壶腹区与乳头部有无病变，可经造影区别肝外或肝内胆管阻塞的部位，也可了解胰腺有无病变。

(4) 经皮肝穿刺胆管造影（PTC）：能清除地显示整个胆道系统，可区分肝外胆管阻塞与肝内胆汁淤积性黄疸，并对胆管阻塞的部位、程度及范围有所了解。

(5) 上腹部 CT 扫描：对显示肝、胆、胰等病变及鉴别引起黄疸的疾病较有帮助。

(6) 磁共振成像（MRI）：对肝脏的良恶性肿瘤的鉴别优于 CT，诊断胆管扩张不比 CT 优越，但诊断胆石症相当敏感。

(7) 放射性核素检查：应用金 -198 或锝 -99 肝扫描可了解肝有无占位性病变，碘 -131 玫瑰红扫描对鉴别肝外阻塞性黄疸与肝细胞性黄疸有一定的帮助。

(8) 磁共振胰胆管造影（MRCP）：是利用水成像原理进行的一种非介入性胰胆管成像技术。因胆管系统内的胆汁属于相对静止的液体，因此 MRCP 可清晰显示胆管系统的形态结构。此是一种无创性胆管显像技术，对各种原因引起的梗阻性黄疸、胆道扩张情况都可以做出比较客观的诊断。它操作简单、安全、无创，不必使用造影剂，不需要进行术前准备，特别适用于 B 超或 CT 有阳性发现但又不能明确诊断的一般情况较差的患者。

(9) 肝穿刺活检及腹腔镜检查：对疑难黄疸病例的诊断有重要的帮助，但肝穿刺活检用于胆汁淤积性黄疸时可发生胆汁外溢造成腹膜炎，伴肝功能不良者亦可因凝血机制障碍而致内出血，故应慎重考虑指征。

五、处理和转诊

黄疸的治疗原则是在明确原发病的基础上针对病因治疗，同时给予止痒、退黄等对症治疗。

（杨仁强）

第二十节 腹　　痛

一、概述

腹痛（abdominal pain）是临床常见的症状，也是促使患者就诊的原因。腹痛多由腹内组织或器官受到某种强烈刺激或损伤所致，统称为内脏痛（visceral pain），也可由胸部疾病及全身性疾病所致。腹痛也是一种主观感觉，腹痛的性质和强度不仅受病变情况和刺激程度影响，而且也受神经和心理等因素的影响。因此，病变的性质可为器质性，也可能是功能性。腹痛发病原因复杂，引起腹痛机制各异，因此不同时期引起的腹痛性质、强度及持续时间均有所不同。由于腹痛病因的复杂，性质各异，首诊医师对患者需及时并动态地采集病史，以及进行全面的体格检查和必要的辅助检查（实验室和放射检查），联系病理生理改变并结合自身经验行多学科综合分析，给予患者及时、正确的诊断。

二、病因

临床按腹痛起病急缓、病程长短分为急性腹痛与慢性腹痛（表 15-5）。

表 15-5　引起急性腹痛与慢性腹痛的疾病

腹痛分类	疾病名称
急性腹痛	
炎症性疾病	急性胃炎、急性肠炎、急性出血坏死性肠炎、急性胆囊炎、急性化脓性梗阻性胆管炎、急性胰腺炎、急性阑尾炎、自发性腹膜炎
穿孔性疾病	消化性溃疡穿孔、胃癌穿孔、肠穿孔、肝癌破裂
梗阻性疾病	肠梗阻、胆道系统结石、胆道蛔虫症、泌尿系统结石梗阻
脏器扭转或破裂	肠扭转、肠绞窄、肠系膜或大网膜扭转、卵巢扭转、肝破裂、脾破裂、异位妊娠等
血管性疾病	缺血性肠病、夹层腹主动脉瘤、肠系膜上静脉血栓
腹壁疾病	腹壁挫伤、脓肿、腹壁带状疱疹
胸腔疾病所致的腹部牵涉性痛	肺炎、肺梗死、心绞痛、心肌梗死、急性心包炎、胸膜炎等
全身性疾病	风湿热、尿毒症、急性铅中毒、腹型过敏性紫癜、腹型癫痫、血卟啉病
慢性腹痛	
炎症性疾病	反流性食管炎、慢性胃肠炎、慢性胆囊炎及胆道感染、慢性胰腺炎、结核性腹膜炎、溃疡性结肠炎、克罗恩病、胃溃疡、十二指肠溃疡、胃泌素瘤
梗阻性疾病	慢性胃、肠扭转、恶性肿瘤压迫及浸润等、脏器包膜的牵张
血管性疾病	缺血性肠病、夹层腹主动脉瘤、肠系膜上静脉血栓
腹壁疾病	腹壁挫伤、脓肿、腹壁带状疱疹
胸腔疾病所致的腹部牵涉性痛	肺炎、肺梗死、心绞痛、心肌梗死、急性心包炎、胸膜炎等

三、发病机制

腹痛发生可分为三种基本机制，即内脏性腹痛、躯体性腹痛和牵涉痛（表 15-6）。内脏性腹痛（visceral pain）：是腹内某一器官受到刺激，信号经感觉神经通路传入脊髓。躯体性腹痛（somatic pain）：是来自腹壁层及腹壁的痛觉信号，经体神经传至脊神经根，反映到相应脊髓节段所支配的皮肤。牵涉痛（referred pain）：也称为感应痛，是腹部脏器引起的疼痛，刺激经内脏神经传入，影响相应脊髓节段而定位于体表，即更多地具有体神经传导特点，疼痛程度剧烈，部位明确，局部有压痛、肌紧张及感觉过敏等。

表 15-6 腹痛三种基本机制对比

分类	定位	痛感	与腹壁肌肉关系	体位变化	神经传导
内脏性腹痛	含混（多近腹中线）	感觉模糊	腹腔内不适感	无明显变化	交感神经
躯体性腹痛	定位准确	剧烈持续	局部腹肌强直	加重 / 强迫体位	体神经
牵涉痛	定位明确	剧烈	肌紧张、感觉过敏	不明显	多神经

四、临床表现

腹痛临床表现见表 15-7。

表 15-7 腹痛的临床表现

腹痛部位	常见疾病	腹痛性质和程度	诱因	发作时间
右上腹部	胆囊炎、胆石症、肝脓肿	阵发性绞痛，辗转不安	油腻进食	餐后
中上腹部	胃、十二指肠疾病，急性胰腺炎	刀割样、灼烧样痛，持续性剧痛或阵发性加剧	暴饮暴食、酗酒	饥饿，餐后
中腹部	小肠疾病	阵发性钝痛、不适	无明显诱因	无相关性
右下腹部	急性阑尾炎（麦克伯尼点）盲肠炎	转移性右下腹痛	无明显诱因	无相关性
左下腹痛	结肠疾病	隐痛、钝痛	排便习惯改变	无相关性
下腹痛	膀胱炎、盆腔炎、异位妊娠破裂	隐痛、钝痛、剧烈疼痛	憋尿、不洁性生活史	月经周期
全腹部	急性弥漫性腹膜炎、机械性肠梗阻、急性坏死性肠炎	腹壁肌紧张或板样强直	多诱因	强迫体位

五、诊断思路

国际上腹痛问诊要点可用 PQRST 表示，分别代表询问腹痛的诱因和缓解因素（provocative-palliative factors）、腹痛的性质（quality）、腹痛的部位（region）、腹痛严重度（severity）及时间特点（temporal characteristic）。

六、处理原则

1. 禁食禁水，尽快明确诊断，严密观察病情发展。
2. 建立静脉通道，行肠外营养支持。
3. 酌情经验性使用抗生素。
4. 急诊抽血（育龄期有性生活史女性，必查血尿 HCG）。
5. B 超、腹部 X 线片可作为首诊推荐，如患者肾功能正常情况下无造影剂过敏，增强 CT 是推荐的。
6. 明确诊断前慎用镇痛药（吗啡、哌替啶等），胰腺疾病禁用吗啡类镇痛药。
7. 肠穿孔、肠梗阻、结直肠疾病、阑尾炎等禁用泻剂或灌肠。
8. 出血性疾病禁用热敷。

七、转诊原则

观察期间若病情加重，腹膜炎症状逐渐明显或疑有活动性出血等，应立即剖腹探查或向上级医院转诊。应禁食、禁水，禁用镇痛药与镇静剂，非空腔脏器痉挛引起的腹痛，禁止热敷、按摩；转运过程中密切注意患者面色、体温、血压、心率和呼吸等生命体征，注意腹痛性质的变化，并观察有无呕吐、腹泻、黄疸、神志、意识等变化。

（李　越）

第二十一节　腹　　泻

一、概述

腹泻（diarrhea）指排便次数增多（> 3 次 / 天），量增加，粪质稀薄（含水量大）或带有黏液、脓血、未消化的食物。腹泻分为：①急性腹泻，病程在 2 周以内；②迁延性腹泻，病程 2 周至 2 个月；③慢性腹泻，病程 2 个月以上。进入结肠的液体量超过结肠的吸收能力和（或）结肠的吸收容量减少会导致粪便中水分排出量增加，便产生腹泻。腹泻常伴有排便急迫感、肛门不适、失禁等症状。

二、病因

1. 急性腹泻

（1）器质性肠道疾病：包括病毒、细菌、真菌、原虫、蠕虫等感染所引起的肠炎及急性出血性坏死性肠炎、克罗恩病或溃疡性结肠炎急性发作、急性肠道缺血等。

（2）急性中毒：食物中毒如进食未熟及腐败的食材、毒蕈中毒、河豚中毒、重金属中毒、农药中毒等。

（3）药物：泻药、胆碱能药物、洋地黄类药物、抗生素、化疗药物等。

（4）全身性疾病：如败血症、伤寒或副伤寒、钩端螺旋体病等。

2. 慢性腹泻　病因复杂，肠黏膜本身病变、小肠内细菌繁殖过多、肠道运输功能缺陷、消化能力不足、肠运动紊乱及某些内分泌疾病和肠道外肿瘤均有可能导致慢性腹泻的发生。可引起慢性腹泻的疾病如下所述。

（1）渗透性腹泻：食入大量不能吸收的溶质，使肠腔内渗透压升高，大量液体被动进入肠腔而引起腹泻。

1）原发性疾病：乳糖酶缺乏导致糖类吸收不良，小肠疾病导致吸收不良（糖类、脂肪、蛋白质都可导致渗透压升高）。

2）继发性疾病：慢性胰腺炎、胰腺癌、胰腺术后、胆道疾病、短肠综合征、外源性泻药（硫酸镁、甘露醇）。

（2）分泌性腹泻：胃肠道水与电解质分泌过多或吸收受到抑制引起腹泻。正常人 24 小时消化液包括唾液 1L、胆汁 1L、肠液 1L、胃液 2L、胰液 2L。

细菌肠毒素：食物中毒、霍乱；内源性促分泌物质增加：VIP 瘤（胰腺内分泌肿瘤）分泌过多血管活性肠肽导致水泻、低血钾、低胃酸；回肠广泛病变或切除后胆酸不能重吸收而刺激结肠分泌，脂肪吸收不良时过多脂肪酸刺激结肠分泌。

（3）渗出性腹泻：肠黏膜完整性被炎症或溃疡破坏，造成大量渗出导致腹泻；同时肠黏膜功能受累，也有其他机制参与腹泻形成。

感染性疾病：痢疾、阿米巴病、血吸虫病等。

非感染性疾病：炎性肠病（IBD）（溃疡性结肠炎和克罗恩病）、放射性肠炎、缺血性肠炎、肠道肿瘤；左半结肠病变可见肉眼脓血，小肠病变显微镜下可见血和渗出物。

（4）胃肠运动功能性腹泻：肠易激综合征、甲状腺功能亢进症、糖尿病性神经病变，粪便大多稀但无渗出物，伴肠鸣音亢进，除外以上三种才能诊断。

三、临床表现

腹泻的临床表现见表 15-8。

表 15-8　腹泻的临床表现对比

病因	病程	次数	性质	与腹痛关系	腹痛部位
急性	较短	次数可多达 10 次以上	便量超过 1L	常见（感染性腹泻明显）	小肠（脐周）、结肠（下腹）、分泌性腹泻（无腹痛）
慢性	较长	数次	稀便 / 黏液便 / 脓血便	少见或不适	

四、诊断思路

1. *接诊要点*　腹泻的起病：不洁饮食、饮食结构、疫区旅游、聚餐、精神状态等病史，腹泻的次数及大便量、大便性质及臭味，腹泻伴随症状、加重及缓解的因素。

2. *全身状态评估*　脱水（应注意患者的外观和神志、脉搏、血压，有无直立性低血压、眼眶凹陷、皮肤肿胀等情况）及电解质紊乱评估。

3. *辅助检查*

（1）常规检查：如心电图、电解质（动态监测）、心肌酶（45 岁及以上患者）。

（2）粪便检查：外观、隐血、镜检细胞、原虫、虫卵。

（3）影像学检查：B 超检查、腹部 X 线检查、钡餐、钡灌肠、结肠镜、小肠镜、内镜逆行胰胆管造影。

五、治疗

1. *病因治疗*

（1）抗感染治疗：合理使用抗生素，对胃肠功能紊乱或病毒性腹泻者不宜使用抗生素，儿童、妊娠妇女和哺乳期妇女不宜用某些抗生素，细菌感染性腹泻可酌情选用敏感抗生素（有条件者做粪便培养），滥用抗生素可造成耐药、二重感染、药物不良反应等不良后果且增加患者经济负担。

（2）其他：如乳糖不耐受症不宜用乳制品，成人乳糜泻应禁食麦类制品。慢性胰腺炎可补充多种消化酶。药物相关性腹泻应立即停用有关药物。

2. *对症治疗*

（1）一般治疗：纠正水、电解质、酸碱平衡紊乱和营养失衡。酌情补充液体，补充维生素、氨基酸、脂肪乳剂等营养物质。

补液和营养支持，不管致病原如何，首先应补液治疗，如果患者没有昏迷或严重脱水，首选口服补液盐。

（2）黏膜保护剂：蒙脱石、硫糖铝等。

（3）微生态制剂：如双歧杆菌/益生菌等，适当服用，与抗生素分开服用。

（4）止泻剂：短期使用，用于脱水严重者（感染患者禁忌）。

（5）其他：山莨菪碱、溴丙胺太林、阿托品等具有解痉作用，但青光眼、前列腺肥大、严重炎性肠病患者慎用。

六、转诊

对于急危重症腹泻和（或）有并发症的高危患者，应在社区医院能力范围内积极处理后及时转往上级医院；对于迁延性或慢性腹泻患者，明确诊断者可转入上一级医疗机构，酌情进一步完善肠镜等大型检查及相关疾病排查，经检查诊断明确，病情稳定且需长期治疗者可酌情转回下级卫生服务机构继续随访治疗。

（李　越）

第二十二节　便　　秘

一、概述

便秘（constipation）是一种常见的功能性胃肠障碍，是指排便频率减少，7天内排便次数少于2～3次，每天粪便的重量＜35g或＞25%的时间感到排便费力，排便困难，排便干结或排便不尽感。

二、病因

罗马Ⅳ标准中，与慢性便秘相关的功能性疾病包括功能性便秘、阿片引起的便秘（opioid-induced constipation，OIC）、便秘型肠易激综合征（irritable bowel syndrome with predominant constipation，IBS-C）和功能性排便障碍（functional defecation disorders）。

1. *功能性便秘*　诊断标准主要体现在便秘的6个特征性症状（排便费力、排干硬便、排便不尽感、排便时肛门直肠堵塞感、需要手法辅助排便和排便频率）的频度阈值。

2. *阿片引起的便秘*　是阿片引起的肠道病中最常见的一种。阿片引起的便秘实际上是阿片在胃肠道不良反应的表现，而不是真正意义上的功能性胃肠病。考虑到使用阿片类药物治疗癌症和非癌症性疼痛日益增加，包括疼痛性功能性胃肠病患者，阿片对胃肠道、中枢神经系统的影响与功能性胃肠病发病机制类似（即脑-肠互动异常）。在OIC的诊断标准中，强调患者是在开始使用阿片、改变剂型或增加剂量过程中新出现的或加重的便秘症状，对便秘的判断与功能性便秘一致，诊断阿片引起的便秘并没有病程的要求。

3. *便秘型肠易激综合征*　罗马Ⅳ修订后的肠易激综合征诊断标准为反复发作的腹痛，近3个月内平均发作至少每周1天，伴有以下2项或2项以上：①与排便相关；②伴有排便频率的改变；③伴有粪便性状（外观）改变。要求诊断前症状出现至少6个月，近3个月符合以上诊断标准。在肠易激综合征的亚型诊断标准中，强调对主导型排便习惯的判断，应基于至少有1次排便不正常的天数。

4. *功能性排便障碍*　罗马Ⅳ标准将功能性排便障碍的诊断标准中第1条修改为“患者必须符合功能性便秘和（或）便秘型肠易激综合征的诊断标准”，并明确指出在反复试图排便过程中，需经以下 3 项检查中的 2 项证实有特征性排出功能下降：①球囊逼出试验异常；②压力测定或肛周体表肌电图检查显示肛门直肠排便模式异常；③影像学检查显示直肠排空能力下降。

三、临床特点及意义

一般人群便秘的患病率约为 20%，但根据所使用的定义和研究人群的不同，便秘的范围可能在 2% ～ 27%。在老年妇女中更为常见，其便秘率比男性高 2 ～ 3 倍。

诊断需要了解临床病史（便秘的症状、危重征象）、体格检查、实验室检查，对危重患者进行肠镜检查。

（李　越）

第二十三节　呕血与便血

一、呕血

（一）概述

呕血（hematemesis）指患者血液经口腔呕出，出血部位来自于上消化道（食管、胃、十二指肠、胃空肠吻合术后的空肠、胰腺、胆道），或由全身性疾病引起的急性上消化道出血所致。需与咯血仔细区别。

（二）病因

1. *食管疾病*　食管静脉曲张破裂、食管炎、管憩室炎、食管癌、食管异物、食管贲门黏膜撕裂（Mallory-Weiss 综合征）、化学性药物腐蚀等。

2. *胃及十二指肠疾病*　胃十二指肠消化性溃疡、慢性胃炎、非甾体抗炎药物和应激性胃十二指肠黏膜病变、胃部良恶性肿瘤、胃底静脉曲张、动静脉畸形等。

3. *肝、胆道疾病*　肝硬化门静脉高压引起的食管、胃底静脉曲张破裂，胆囊、胆道结石，胆道寄生虫、胆囊、胆道及壶腹部肿瘤破裂。

4. *胰腺疾病*　重症胰腺炎伴感染或胰腺囊肿、胰腺癌破裂出血。

5. *血液疾病*　血液疾病导致凝血机制障碍及抗凝药物使用过量等。

6. *急性传染病*　急性重型肝炎、流行性出血热、钩端螺旋体病、登革热等。

7. *其他*　全身功能衰竭性疾病（尿毒症、肝衰竭等）。

（三）临床特点

幽门以上出血或出血迅速、大量才发生呕血。呕血前常有上腹不适及恶心，随后呕吐出血性胃内容物（取决于病变部位和出血速度，出血部位高、速度快利于出现呕血）。量多少、出血部位、胃内停留时间的长短决定其呕吐物的颜色，位于食管、出血量多、胃内停留时间短，则血色鲜红或混有凝血块，或为暗红色；当出血量少、胃内停留时间较长，则因血液经胃酸作用后形成酸化正铁血红素，呕吐物多为咖啡渣样棕褐色；所有消化道出血都可以出现黑便，但呕血不一定；黑便一般提示血在胃肠道内存留时间大于 12 小时。

出血量的估计：大便隐血阳性为 5 ～ 10ml；柏油便为 50 ～ 100ml；呕血为 300ml；头晕、心悸、乏力为 500ml；周围循环衰竭为 1000ml。

（四）诊断思路

1. 确定是否呕血，排除鼻咽部出血和咯血。

2. 呕血的诱因，如饮食性质、饮酒、药物或毒物摄入史。

3. 伴随体征评估，如腹痛特点、皮肤黏膜出血、肝病体征。

4. 呕血的颜色，可帮助推测出血的部位和速度。

5. 患者一般情况，如口渴、头晕、黑矇、心悸、乏力、心率快、冷汗等症状及有无体位性心悸、心率变化，有否晕厥或晕倒等。

（五）处理和转诊

基本治疗原则如下。

1. 抬高床头，禁食禁水，防止误吸，出现神志不清、意识障碍时行气管插管。

2. 常规实验室检查，完善输血准备。

3. 建立静脉通路，先输晶体液，失血量较大者可输胶体液；循环不稳者应输血，凝血功能紊乱可输血浆和维生素 K。

4. 质子泵抑制剂，静脉曲张性出血可同时给予生长抑素。

5. 置入胃管需排除静脉曲张性上消化出血。

6. 控制基础疾病及预防出血并发症（肝性脑病、肾衰竭、感染）。

7. 有创治疗，首选内镜，其他治疗有三腔二囊管（静脉曲张性出血使用）压迫、造影术、手术探查。

8. 怀疑中毒者，应收集患者呕吐物、胃液、可能盛放毒物的容器及食物等，送检分析。

（六）转诊指征

1. 循环不稳。

2. 基础疾病包括冠心病、心力衰竭、肝衰竭、肾衰竭、消化道恶性肿瘤、癌肿转移。

二、便血

（一）概念

便血是指消化道出血，血液由肛门排出。

（二）病因

1. *上消化道出血*　参见本节“一、呕血”，便血的颜色取决于消化道出血的部位、出血量与血液在胃肠道停留的时间。

2. *小肠疾病*　克罗恩病、肠套叠、肠憩室炎、肠结核、肠伤寒、急性出血性坏死性肠炎、小肠肿瘤、小肠血管瘤等。

3. *结肠疾病*　结肠肿瘤、溃疡性结肠炎、结肠相关寄生虫感染等。

4. *直肠、肛管疾病*　痔、肛裂、肛瘘、直肠肿瘤、直肠肛管损伤。

5. *全身性疾病*　全身功能衰竭性疾病（尿毒症、肝衰竭等）、凝血机制障碍及抗凝药物使用过量等。

（三）临床特点

1. *鲜血便*　多为急性（即时）出血，血液流出血管外很短时间就经肛门随粪便排出，或便后直接流出。流出的血液外观类似外伤出血，颜色鲜红或紫红、暗红，时间稍久后可以凝固成血块。

2. *脓血、黏液血便*　即排出的粪便中既有脓（黏）液，也有血液。

3. *黑便*　又称为柏油便，大便呈黑色或棕黑色。黑便原因：红细胞破坏后，血红蛋白在肠道内与硫化物结合形成硫化亚铁，故使粪便呈黑色，附有黏液而发亮，类似柏油。

4. *隐血便*　小量（微量）消化道出血不会引起粪便颜色改变，仅在粪便隐血试验时呈阳性。

所有引起消化道出血的疾病都可以发生隐血便。肠息肉（癌）的早期粪便隐血可呈现阳性，定期进行粪便隐血检测是结直肠肿瘤筛查（初筛）的重要途径。

以上四种便血的临床特点对比见表 15-9。

表 15-9 四种便血的临床特点对比

项目	鲜血便	脓血 / 黏液血便	黑便	隐血便
出血量	多少不等	少量多次	多少不等	微量
停留时间	短	中	长	—
出血部位	直肠肛管	结肠或直肠	上消化道、小肠	所有消化道

（四）诊断思路

1. 病因和诱因。
2. 便血的颜色、量与大便关系可帮助推测出血的部位和速度。
3. 伴随的症状，如腹痛、里急后重、全身状态等。
4. 患者一般情况可帮助判断血容量丧失情况。
5. 既往史。

（五）转诊指征

1. 循环不稳。
2. 基础疾病包括冠心病、心力衰竭、肝衰竭、肾衰竭、消化道恶性肿瘤、癌肿转移。

（李　越）

第二十四节　尿频、尿急、尿痛

一、概念

尿频：多种原因引起小便次数增多超过正常（白天 3 ～ 5 次，夜间 1 次，每次尿量 200 ～ 400ml）。

尿急：指患者一有尿意即迫不及待地需要排尿，难以控制。

尿痛：指排尿时由于病变部位受到刺激而产生的尿道及会阴部不适感，主要为刺痛或灼痛。

尿频、尿急和尿痛常同时出现，称为尿路刺激征。

二、常见病因

1. *神经系统疾病*　神经源性膀胱是神经系统疾病导致膀胱排空或储存功能紊乱而导致排尿异常。中枢神经系统因素（脑血管意外、颅脑肿瘤、压力正常的脑积水、基底节病变、多系统萎缩、多发性硬化、脊髓病变、椎间盘病变及椎管狭窄等）；外周神经系统因素（糖尿病、酗酒、药物滥用、外周神经病变等疾病）；医源性因素（脊柱手术后、根治性盆腔手术如直肠癌根治术、根治性全子宫切除术、前列腺癌根治术、区域脊髓麻醉等）。

2. *膀胱器质性疾病*　膀胱占位（如肿瘤、结石），膀胱周围病变压迫（如子宫、直肠），膀胱挛缩（如结核），纤维化导致膀胱容量减少，下尿路梗阻（前列腺增生、尿道狭窄或结石等）导致残余尿增加，膀胱有效容量减少。

3. *感染性、非感染性炎症*　是尿路刺激征的常见原因。感染性炎症（膀胱炎、尿道炎、前列腺炎、肾结核伴膀胱结核等),非感染性炎症(放射性膀胱炎、间质性膀胱炎、药源性膀胱炎等)。

4. 精神性疾病 精神紧张、焦虑、恐惧时，多因听见水声或见到水即可出现尿急。

三、临床特点

1. 上尿路急性感染 常表现为高热、畏寒、肾区叩击痛，可伴或不伴尿频、尿急和尿痛症状。急性膀胱炎和尿道炎，多无全身症状，尿路刺激症状明显。

2. 急性前列腺炎 多伴有感染中毒症状，指检触痛明显伴肿胀。慢性前列腺炎多伴有慢性骨盆疼痛综合征。前列腺增生多见于50岁以上，进行性排尿困难，严重时出现尿潴留，查体示前列腺增大，表面光滑、有弹性，质硬。

3. 膀胱结石 常伴排尿困难，尿流中断或分叉。尿道结石时尿痛明显。

4. 肾结核 早期带菌脓尿对膀胱刺激可出现尿频、尿急、尿痛；晚期合并膀胱结核，膀胱挛缩、容量减少，尿频症状严重，常伴有结核感染全身症状。

5. 不洁性交史伴尿道口脓性分泌及红肿 多见于淋球菌感染、沙眼衣原体感染等性传播性疾病。

四、诊断思路

详细系统的病史采集：尿频、尿急、尿痛发生的时间、排尿的频率、夜尿次数、每次尿量。尿痛的部位、性质、时间和放射部位。有无伴随症状，如发热、腰痛、血尿、排尿困难、尿道口分泌物等。既往有无相关病史如结核病、泌尿系统感染、结石、盆腔疾病。

五、处理及转诊

在积极治疗原发病的同时，使用药物缓解尿路刺激症状。

转诊指征：①循环不稳；②感染性病因，不可控；③基础疾病，如冠心病、心力衰竭、肝衰竭、肾衰竭等。

(李 越)

第二十五节 血 尿

一、概念

血尿指尿中含有过多的红细胞。用显微镜来检查，如果每个高倍视野中有5个以上的红细胞，就称为血尿。仅仅在显微镜下查出红细胞，而眼睛看不出来有血的尿，称为镜下血尿；如果眼睛能看出尿呈洗肉水样或带血色，甚至尿中有血丝或血凝块，称为肉眼血尿。

二、常见病因

1. 肾脏及尿路疾病

(1) 肾前性疾病：充血性心力衰竭、肾栓塞、肾静脉血栓形成、胡桃夹现象(该病是血管先天畸形引起走行于腹主动脉和肠系膜上动脉之间的左肾静脉受挤压，引起顽固性镜下血尿。正常时腹主动脉和肠系膜上动脉夹角为45°～60°，若先天性此角过小或被肠系膜脂肪、肿大淋巴结、腹膜充填均可引起胡桃夹现象)。

(2) 肾性疾病：肾肿瘤、急慢性肾小球肾炎、肾结核、多囊肾、先天性发育性疾病等。

(3) 肾后性疾病：肾盂肿瘤，泌尿系统感染，肾盂、输尿管、膀胱、尿道及任何部位结石，急性膀胱炎，泌尿系统结核，泌尿系统真菌感染等。

（4）外伤：是指暴力伤及泌尿系统。

2. 全身性疾病

（1）出血性疾病：血小板减少性紫癜、过敏性紫癜、血友病、白血病、恶性组织细胞病、再生障碍性贫血等。

（2）结缔组织病：系统性红斑狼疮、皮肌炎、结节性多动脉炎、硬皮病等。

（3）感染性疾病：钩端螺旋体病、流行性出血热、丝虫病、感染性细菌性心内膜炎、猩红热等。

（4）内分泌代谢疾病：痛风肾、糖尿病肾病、甲状旁腺功能亢进症。

（5）物理化学因素：如食物过敏、放射线照射、药物（如磺胺、酚、汞、铅、砷中毒，大量输注甘露醇、甘油等）、毒物、运动后等。

3. 邻近器官疾病　子宫、阴道或直肠的肿瘤侵及尿路。

三、临床特点及意义

1. 尿颜色　肉眼血尿根据出血量多少而呈不同颜色。尿呈淡红色，像洗肉水样，提示每升尿含血量超过 1ml；出血严重时尿可呈血液状；肾脏出血时，尿与血混合均匀，尿呈暗红色；膀胱或前列腺出血，尿呈鲜红色，有时有血凝块。

2. 分段尿异常　尿三杯试验：用三个清洁玻璃杯分别留起始段、中段和终末段尿观察（第一段和第三段各 10 ～ 20ml，大部分排于第二杯），血尿时三杯均呈血色，镜检都有大量红细胞，多见于肾结核、肾结石、肾炎等；前段血尿者，多见于尿道损伤、肿瘤、前列腺炎及肉阜；仅第三段血尿者，多见于急性膀胱炎、膀胱结石、肿瘤或前列腺病变等；脓尿均浑浊，见于输尿管炎、肾盂肾炎、肾积脓，肾肿瘤合并感染，泌尿生殖系统邻近器官或组织的脓肿向尿路穿破等；脓尿仅见第一杯者，见于急性 / 慢性前尿道炎；第三杯脓尿见于前列腺炎、精囊炎、后尿道炎。

3. 血尿意义　①血尿伴肾绞痛是肾结石或输尿管结石的特征。②血尿伴尿流中断见于膀胱结石和尿道结石。③血尿伴尿流细和排尿困难见于前列腺炎、前列腺癌。④血尿伴尿频、尿急、尿痛见于膀胱炎和尿道炎，同时伴有腰痛、高热、畏寒常为肾盂肾炎。⑤血尿伴有水肿、高血压、蛋白尿时见于肾小球肾炎。⑥血尿伴肾肿块，单侧肿大可见于肿瘤、肾积水和肾囊肿；双侧肿大见于先天性多囊肾，触及移动性肾脏见于肾下垂或游走肾。⑦血尿伴有皮肤黏膜及其他部位出血，见于血液病和某些感染性疾病。⑧血尿合并乳糜尿见于丝虫病、慢性肾盂肾炎。

（李　越）

第二十六节　阴道出血

一、概述

阴道出血（vaginal bleeding）是妇科最常见的症状和体征，指除正常月经以外的生殖系统出血。出血的部位可在阴道、宫颈、宫体和输卵管，以子宫出血最为常见。包括青春期前、生育期非妊娠妇女、妊娠期、产褥期和绝经后的阴道出血。

二、常见病因

1. 性早熟　如儿童时期阴道不规则出血。

2. 生殖内分泌疾病 可致异常子宫出血，按病因分为两大类9个类型，按英语首字母缩写为“PALM-COEIN”,“PALM”存在结构性改变,可采用影像学技术和（或）病理学方法明确诊断，而“COEIN”无子宫结构性改变。“PALM-COEIN”具体指子宫内膜息肉所致AUB（AUB-P）、子宫腺肌病所致AUB（AUB-A）、子宫平滑肌瘤所致AUB（AUB-L）、子宫内膜恶变和不典型增生所致AUB（AUB-M）、全身凝血相关疾病所致AUB（AUB-C）、排卵障碍相关的AUB（AUB-O）、子宫内膜局部异常所致AUB（AUB-E）、医源性AUB（AUB-I）、未分类的AUB（AUB-N）。导致AUB的原因可以是单一因素，也可以是多因素并存，有时还存在原发病导致的其他临床表现。

3. 妊娠并发症或异常妊娠 如先兆流产、流产，子宫复旧不良，胎盘残留，异位妊娠，葡萄胎等均可致子宫出血。

4. 生殖器肿瘤 如子宫颈癌、子宫内膜癌、卵巢肿瘤、输卵管癌、子宫肌瘤、滋养细胞肿瘤等均可致阴道出血。

5. 生殖器感染 如急性或慢性子宫内膜炎、子宫肌炎、输卵管炎等均可致阴道出血。

6. 生殖器损伤 如阴道异物、阴道裂伤出血等。

7. 全身性疾病 如血小板量和质的异常，凝血功能障碍包括血小板减少性紫癜、再生障碍性贫血、肝功损害、甲状腺功能亢进或减退等。

8. 外源性激素 如雌激素、孕激素等药物可引起突破性出血或撤退性出血。

9. 其他 宫内节育器或异物引起的异常子宫出血。

三、临床特点

阴道出血可表现为经量增多、经期延长、经间期出血、经前或经后点滴出血、绝经后阴道出血、外伤后阴道出血、性生活后阴道出血、间歇性阴道出血或排液、无任何周期可辨的长期持续阴道出血等。出血量多少不一，出血量少者只有点滴出血，多者大量出血，不能自止，可导致贫血或失血性休克。

四、诊断思路

诊断前必须辨别是阴道出血还是尿道、肠道出血，通过阴道检查可以明确出血的部位，尿常规检查可以明确是否为尿路的问题，肛门指检可以明确是否为肛门、直肠的问题。

1. 病史 应注意患者年龄、月经史、婚育史、避孕措施；是否妊娠；是否存在引起异常子宫出血的器质性疾病，包括生殖器肿瘤、感染、血液系统疾病及肝、肾、甲状腺疾病等；了解疾病经过和诊疗情况；近期有无服用干扰排卵的激素药物等；有无外伤史及性生活史。通过详细询问病史，确认其特异的出血模式。

2. 体格检查 包括全身检查和妇科检查，及时发现相关症状。可疑性早熟者、无性生活者应避免妇科双合诊检查，侧重全身体征检查。妇科检查应注意排除阴道、宫颈及子宫结构异常和器质性病变，确定出血来源。

3. 辅助检查 主要目的是鉴别诊断和确定病情的严重程度及是否有合并症。

（1）全血细胞计数、凝血功能检查、肝肾功能检查及甲状腺功能检查。

（2）尿妊娠试验或血HCG监测：了解是否为妊娠相关性疾病。

（3）超声检查：了解子宫内膜厚度及回声，以明确有无宫腔占位性病变及其他生殖道器质性病变。

（4）生殖内分泌测定：了解是否有与排卵相关的病因。

（5）宫颈涂片检查和（或）联合宫颈高危型人乳头瘤病毒检测，必要时阴道镜下宫颈活检排除宫颈病变。

（6）刮宫术：以明确子宫内膜病理诊断，刮宫同时兼有诊断和止血双重作用。其适用于年龄＞35 岁、大量阴道出血且药物治疗无效或存在子宫内膜癌高危因素者。

（7）宫腔镜检查：可直接观察到宫颈管、子宫内膜的生理和病理情况，直视下活检的诊断准确率显著高于盲刮。

五、处理和转诊

1. 处理　治疗原则是出血止血并纠正贫血，若为生殖内分泌因素导致的阴道出血，血止后需调整周期预防子宫内膜增生和 AUB 复发，生育期的还需促排卵治疗。

（1）病因治疗：针对具体病因治疗。

（2）对症治疗：主要是止血治疗，包括使用促进凝血和抗纤溶药物，促进止血；使用性激素药物止血和调整月经周期；使用促性腺激素释放激素治疗；必要时刮宫或手术止血。

（3）改善并发症治疗：纠正贫血和抗休克，预防感染。

2. 转诊

（1）如果患者病情复杂，超出当地医疗诊治范畴，建议转诊至有诊治条件的医疗机构。

（2）如果阴道出血量较多，患者出现面色苍白、出虚汗、心悸、口干等失血性休克表现，应在开放两条静脉通路、维持生命体征平稳情况下，尽快转诊至有救治条件的医疗机构。在转诊途中，如果患者有恶心、呕吐，应把脸偏向一侧，防止窒息。

（莫金凤）

第二十七节　腰　背　痛

一、概述

腰背痛（lumbodorsalgia）可出现在背部从脖子到腰部的任何一个位置，可能是一小部分，也可能扩散到很大范围。其广泛地存在于体力劳动者中，是临床中常见的症状。

二、病因

背部是一个非常广泛的范围，具体说来，它包括颈部、胸部、腰部、骶部等。腰部是整个背部最重要的也是最薄弱的环节，因大多数疾病发生在这里。背部的结构：脊髓、脊柱及周围包绕的韧带、肌肉、肌腱和筋膜。因此，导致腰背痛的原因众多。此处可按外伤性疾病、炎症性疾病、肿瘤性疾病、畸形、代谢性疾病和邻近组织器官疾病 6 大病因分类。

1. 外伤性疾病　腰背部肌扭伤、劳损、棘间韧带断裂、脊柱骨折及脱位、肋骨骨折、椎间盘突出、蛛网膜下腔出血等。

2. 炎症性疾病　软组织中的纤维组织炎、急慢性筋膜炎、椎体结核、脓肿、椎体骨软骨炎、脊椎骨髓炎、风湿性腰痛、类风湿性腰痛、强直性脊柱炎等属于此类。

3. 肿瘤性疾病　腰部软组织肿瘤较少见。椎骨原发肿瘤及骨转移，继发性的转移瘤常见。

4. 畸形　先天畸形：脊柱侧弯、脊柱裂、腰椎骶化、骶椎腰化、下肢不平衡等。后天畸形：脊椎滑脱、峡部裂等。

5. 代谢性疾病　脊柱的骨质疏松（老年性骨松变）、骨质软化、增生性脊椎病、甲状旁腺功能亢进等。

6. 邻近组织器官疾病　心绞痛引起的左肩背痛，主动脉夹层引起的背部撕裂样痛，以及胸膜炎、肺炎、肺部肿瘤等可引起胸背肩胛疼痛，腹腔、盆腔脏器病变引起的腰背骶放射痛和牵涉痛。

三、临床特点

不同疾病引起的腰背痛具有不同特点。以腰部、背部、肩部、腿部的放射性疼痛、酸痛、挤压痛、咳嗽痛、牵拉痛等为主，轻则影响正常生活，重则损害健康，严重者可丧失劳动能力。

（李　越）

第二十八节　关　节　痛

一、概念

关节痛（arthralgia）：引起关节痛的病因众多，既可以发生在关节局部，也可以是全身疾病所导致关节受累，种类繁多，病因各异，普遍临床症状是患者自述关节疼痛感觉。

二、病因

1. 关节和骨骼病　韧带损伤、关节滑膜炎、软骨损伤、骨性关节炎等。

2. 创伤性关节炎　由于某种意外或事故，肩、腕、膝、踝等部位的关节在没有发生骨折等严重的情况下出现外伤（如软组织损伤、骨折脱位等）而引起关节疼痛。

3. 感染因素相关的疾病　化脓性关节炎、结核性关节炎、反应性关节炎。

4. 代谢和内分泌疾病　体内嘌呤代谢障碍引起的痛风、甲状旁腺功能亢进、绝经期女性骨质疏松等。

5. 肿瘤引发的疼痛　原发在滑膜、骨的肿瘤和转移瘤，多见于生长发育的儿童和老年人。如出现关节肿痛，疼痛感晚间比白天严重，镇痛药效果欠佳，需排除。

6. 儿童生长痛　此类患者主要是处于生长期的儿童，男孩多见。疼痛部位常见于膝关节、髋关节等。这种情况是儿童生长发育过程中出现的一种正常的生理现象。

三、临床特点

1. 关节疼痛　是关节炎最主要的表现。不同类型的关节炎可表现出不同的疼痛特点。

2. 关节肿胀　肿胀是关节炎症的常见表现，也是炎症进展的结果，与关节疼痛的程度不一定相关。一般与疾病成正比。

3. 关节功能障碍　关节疼痛及炎症引起的关节周围组织水肿，周围肌肉的保护性痉挛和关节结构被破坏，导致关节活动受限。慢性关节炎患者由于长期关节活动受限，可能导致永久性关节功能丧失。

4. 体征　不同类型的关节炎体征也不同，可出现红斑、畸形、软组织肿胀、关节红肿、渗液、骨性肿胀、骨擦音、压痛、肌萎缩或肌无力、关节活动范围受限及神经根受压等体征。关节炎的病因、病程、个体差异及治疗方法不同，其预后也各异。

（李　越）

第二十九节 头 痛

一、概述

头痛是一个极常见的临床症状，据统计 50% ～ 96% 的人在其一生中经历过头痛。40 岁以前经历过严重头痛者为 40%。在神经科门诊，因单纯头痛就诊者约占全部就诊人数的 40%。

头痛是感觉刺激症状中最常见的表现之一，大多数头痛的产生是由于致病因素作用于颅内外痛觉敏感组织内的感受器或感觉器官，经特定的感觉传导通路到达痛觉中枢而产生的一种异常感觉。头痛的痛敏组织和痛敏结构包括：①头皮、皮下组织、肌肉、帽状腱膜、骨膜及颅外动脉；②眼、耳、牙、鼻窦、口腔、咽部及鼻腔黏膜；③颈部肌肉和第 2、第 3 颈神经，颅内大静脉窦及其分支；④颅底硬脑膜、硬脑膜动脉（脑膜前动脉及脑膜中动脉）、脑底动脉环及其主要分支；⑤第Ⅴ、第Ⅵ、第Ⅶ、第Ⅹ对脑神经，可能还有第Ⅲ、第Ⅸ对脑神经；⑥脑干导水管周围的灰质，可能还有丘脑感觉神经核。

脑组织本身并没有感觉神经分布，大多数硬脑膜、软脑膜、脑室的室管膜和脉络丛及颅骨没有或少有感觉神经分布，对疼痛不敏感。

二、常见病因

头痛的病因和发病机制十分复杂，据统计有 300 余种生理和病理的情况可以引起头痛，这些情况可以是颅内的或全身系统的、功能的或结构的障碍，也可以是人格或境遇问题。这些因素可以单独出现，也可以联合出现。大多数头痛并非由严重的病因所致，通常预后良好。只有少数头痛由某些严重疾病所致，此时头痛往往是患者的一个危险信号。由于引起头痛的情况甚为复杂，头痛的严重程度与病理改变间并不完全一致，故头痛的预后通常难以预估。因此，面对每位头痛患者，无论可能呈良性经过或恶性经过的，都应认真对待，及时和正确处理，否则就会导致患者的身心痛苦，甚至危及生命。

1. *急性头痛（病程＜ 2 周）*

（1）常见病因：①蛛网膜下腔出血；②其他出血性脑血管疾病；③脑炎或脑膜炎；④眼源性头痛（如青光眼、急性虹膜炎等）；⑤头外伤；⑥神经痛（如枕大神经炎、眶上神经痛等）。

（2）少见病因：①中毒后头痛；②腰椎穿刺后头痛；③高血压性脑病；④颅外感染后头痛等。

2. *亚急性头痛（病程＞ 2 周，≤ 3 个月）* 常见病因为：①巨细胞动脉炎；②颅内占位性病变（肿瘤、硬膜下血肿、脑脓肿等）；③假性肿瘤（良性颅内压增高）；④三叉神经痛；⑤舌咽神经痛；⑥疱疹后神经痛；⑦高血压性头痛。

3. *慢性头痛（病程＞ 3 个月）* 常见病因：①偏头痛；②丛集性头痛；③紧张性头痛；④药物依赖性头痛；⑤颈脊髓病引起的头痛；⑥鼻窦炎；⑦神经性头痛。

头痛的发病机制如下。

1. *神经刺激* 病变刺激支配头部的三叉神经、舌咽神经、迷走神经、颈神经均可引起头痛，国际分类中的神经痛主要指病变直接作用于头部感觉神经引起的头痛。

2. *血管病变* 各种病因致血管牵拉、移位、挤压，动静脉扩张都可引起头痛的发生，偏头痛、蛛网膜下腔出血等引起的头痛常与血管病变有关，颞浅动脉炎所致的头痛与血管的炎症和痉挛有关。

3. 脑膜病变 炎性渗出、出血对脑膜神经或血管的刺激及脑水肿对脑膜的牵拉也是引起头痛发生的重要原因。

4. 生化因素 P物质、肠道活性多肽、前列腺素、组胺等可通过刺激神经末梢，引起动脉扩张导致头痛的发生。

5. 精神因素 这类头痛患者无颅内结构损伤，但有明显的精神症状。

三、头痛的临床特点

1. 急性头痛 新发病的头痛或与患者以往经历过的任何的头痛是明显不同的，常是严重疾病的一个症状，并需要迅速评估。突然发生的“我一生中经历的最严重的头痛”（典型的是由于蛛网膜下腔出血），弥漫性头痛伴颈强直和发热（脑膜炎），集中于一只眼周围的头痛（急性青光眼）均为突出的例子。急性头痛也可能伴发于较良性的疾病，如全身系统性病毒感染或其他的发热性疾病。

2. 亚急性头痛 是在数周至数月内持续的或复发性头痛。这类头痛也可能意味着严重的内科疾病，特别是当疼痛为进展性或发生于老年患者时。亚急性头痛的患者应被询问最近的头部创伤史（硬膜下血肿或脑震荡后综合征）；有全身不适、发热或颈强直应排除亚急性脑膜炎；有局灶性神经系统异常或体重减轻需排除原发性或转移性脑肿瘤；有视力改变应考虑巨细胞动脉炎、良性颅内压增高症；应询问是否服用对头痛易感的药物。

3. 慢性头痛 已发生数年的头痛（如偏头痛或紧张性头痛）通常具有良性的病因，尽管每次急性发作可能是极为严重的。当治疗这些患者时，重要的是确定当前的头痛是与以前罹患的相似，还是一种新的头痛，因此而代表一种不同的疾病。

4. 头痛的分类 2018年国际头痛学会提出的头痛疾病的国际分类最新版(ICHD-3β 版)，将其分为13类。

（1）偏头痛

1）无先兆偏头痛

2）有先兆偏头痛

3）慢性偏头痛

4）偏头痛并发症

5）很可能的偏头痛

6）可能与偏头痛相关的周期综合征

（2）紧张型头痛

1）偶发性紧张型头痛

2）频发性紧张型头痛

3）慢性紧张型头痛

4）很可能的紧张型头痛

（3）三叉神经自主神经性头痛

1）丛集性头痛

2）阵发性偏侧头痛

3）短暂单侧神经痛样头痛发作

4）持续性偏侧头痛

5）很可能的三叉神经自主神经性头痛

(4) 其他原发性头痛
1) 原发性咳嗽性头痛
2) 原发性劳力性头痛
3) 原发性性活动相关性头痛
4) 原发性霹雳样头痛
5) 冷刺激性头痛
6) 外部压力性头痛
7) 原发性针刺样头痛
8) 圆形头痛
9) 睡眠性头痛
10) 新发每日持续性头痛 (NDPH)
(5) 源于头颈部创伤的头痛
1) 源于头部外伤的急性头痛
2) 源于头部外伤的持续性头痛
3) 源于挥鞭伤的急性头痛
4) 源于挥鞭伤的持续性头痛
5) 源于开颅术的急性头痛
6) 源于开颅术的持续性头痛
(6) 源于头颈部血管性疾病的头痛
1) 源于缺血性卒中或者短暂性脑缺血发作的头痛
2) 源于非创伤性颅内出血的头痛
3) 源于未破裂颅内血管畸形的头痛
4) 源于血管炎的头痛
5) 源于颈段颈动脉或椎动脉疾病的头痛
6) 源于脑静脉系统血栓形成 (CVT) 的头痛
7) 源于其他急性颅内血管病的头痛
8) 源于遗传性血管病的头痛
9) 源于垂体卒中的头痛
(7) 源于颅内非血管性疾病的头痛
1) 源于脑脊液压力增高的头痛
2) 源于脑脊液压力降低的头痛
3) 源于颅内非感染性炎性疾病的头痛
4) 源于颅内肿瘤病变的头痛
5) 源于鞘内注射的头痛
6) 源于癫痫发作的头痛
7) 源于 I 型 Chiari 畸形的头痛 (CM I)
8) 源于其他颅内非血管性疾病的头痛
(8) 源于某种物质或物质戒断性头痛
1) 源于某种物质使用或接触的头痛
2) 药物过量性头痛

(9) 源于感染的头痛
1) 源于颅内感染的头痛
2) 源于全身性感染所致头痛
(10) 源于内稳态紊乱的头痛
1) 源于低氧血症和（或）高碳酸血症的头痛
2) 源于透析的头痛
3) 源于高血压的头痛
4) 源于甲状腺功能降低的头痛
5) 源于禁食的头痛
6) 心脏源性头痛
7) 源于其他内稳态紊乱的头痛
(11) 源于颅、颈、眼、耳、鼻、鼻窦、牙、口或其他面、颈部结构的头面痛
1) 源于颅骨异常的头痛
2) 源于颈部异常的头痛
3) 源于眼部疾病的头痛
4) 源于耳部疾病的头痛
5) 源于鼻或鼻窦疾病的头痛
6) 源于牙齿或下颌疾病的头痛
7) 源于颞下颌关节紊乱（TMD）的头痛
8) 源于茎突舌骨韧带炎的头面痛
9) 源于其他颅、颈、眼、耳、鼻、鼻窦、牙、口或其他面、颈部结构异常的头面痛
(12) 源于精神障碍的头痛
1) 源于躯体化障碍的头痛
2) 源于精神病性障碍的头痛
(13) 痛性脑神经病和其他面痛
1) 三叉神经痛
2) 舌咽神经痛
3) 中间神经（面神经）痛
4) 枕神经痛
5) 视神经炎
6) 源于缺血性动眼神经麻痹的头痛
7) Tolosa-Hunt 综合征
8) 三叉神经交感 - 眼交感神经综合征（Raeder 综合征）
9) 复发性痛性眼肌麻痹神经病
10) 烧灼嘴综合征（BMS）
11) 持续性特发性面痛（PIFP）
12) 中枢性神经病理性疼痛

四、诊断思路

1. 仔细的病史询问　头痛的预后差别很大，有些患者头痛数十年不会引起严重后果，而有

些患者的头痛可在数小时或数天内引起死亡。因而，对头痛患者一定要仔细询问病史、寻找病因，根据诊断需要进行合理的检查，特别注意以下8个方面。

（1）是否真正的头痛：头痛是一种主观症状，也是一种比较含糊的症状，每个患者所反映的头痛含义可能都不同，患者常将头晕、头部沉重感也称为头痛，需注意区别。

（2）头痛或面痛：头痛或面痛在医学上有明显的区别，病因各异。但患者并不熟悉这种情况，常将发生在面部的疼痛称为头痛，误导医师。因而，在做出头痛的诊断前，要仔细询问病史，将医学上的头痛与面痛分开。

（3）起病缓急：突然起病的头痛可能是蛛网膜下腔出血、脑膜炎、脑外伤、高血压脑病或青光眼；数周到数月内逐渐加重的头痛，要考虑颅内占位性病变；反复发作的慢性头痛，主要见于偏头痛、丛集性头痛；持续多年的头痛常为紧张性头痛。

（4）诱发因素：诱因是认识头痛病因的桥梁。紧张性头痛发生前可有精神创伤、紧张等诱因存在；进食或咀嚼常诱发舌咽神经痛；乙醇、硝酸甘油引起的头痛与丛集性头痛有关；口服避孕药易诱发偏头痛的产生；性交后头痛常在性交后发生。

（5）头痛部位：一侧性头痛是丛集性头痛不变的特征，并见于大多数的偏头痛发作；大部分紧张性头痛患者主诉双侧头痛；眼部或眼后的疼痛提示原发性眼科疾病，如急性虹膜炎或青光眼、视神经疾病（如视神经炎），或者眶后炎症如托洛萨-亨特综合征（Tolosa-Hunt syndrome），它也常见于偏头痛或丛集性头痛；鼻旁的疼痛位于一个或几个鼻窦，经常伴有覆于其上的骨膜和皮肤的触痛，见于急性鼻窦感染或出口阻塞；局灶性头痛可由颅内占位性病变引起，但当颅内压增高时局部头痛可被双枕部及双额部疼痛所代替；额部头痛一般由幕上病变所致，但也见于鼻窦炎或颅内压增高；枕部头痛常反映颅后窝病变；头部束带感或枕部的不适常伴发于紧张性头痛；枕部的头痛也可见于感染或出血所致的脑膜刺激征，以及上位颈椎的关节、肌肉或韧带的病变；三叉神经第1支分布区内的疼痛特征为烧灼性痛，也是疱疹后神经痛的常见表现；定位于三叉神经第2支或第3支的撕裂性疼痛提示为三叉神经痛（痛性痉挛）；咽部和外耳道痛见于舌咽神经痛。

（6）头痛的性质：搏动性疼痛是偏头痛和高血压性头痛的常见表现；烧灼样、针刺样疼痛主要见于神经痛；胀痛、钝痛、持续性疼痛最常见于舌咽神经痛。

（7）前驱症状（先兆）：如闪光暗点或其他的视觉改变经常伴发于偏头痛，先兆也可能出现于癫痫发作疾病和发作后头痛患者。

（8）伴随症状：头痛伴有恶心、呕吐，主要见于偏头痛、丛集性头痛、头外伤后综合征或颅内占位性病变；头痛与体位有关，要考虑低颅内压性头痛的可能；近期体重减轻可能伴发于癌症、巨细胞动脉炎或抑郁症；发热或寒战可能指示全身系统性感染或脑膜炎；伴呼吸困难或心脏病的其他症状提示亚急性感染性心内膜炎并发脑脓肿；视觉障碍提示眼部疾病（如青光眼）、偏头痛，或累及视神经、视束或中枢视觉通路的颅内病变；伴畏光则主要见于偏头痛和蛛网膜下腔出血；伴肌痛见于巨细胞动脉炎；伴短暂性意识丧失要考虑偏头痛、高血压脑病和舌咽神经痛；发作性头痛伴有血压升高、心动过速和出汗是嗜铬细胞瘤的特征。

2. 全面细致的体格检查 对头痛患者应进行详细体格检查。体温升高往往提示有全身或脑部感染的可能性，如脑膜炎、脑脓肿、脑炎等；血压测定可发现高血压性头痛；心率加快见于紧张性头痛或其他重症疾病引起的头痛；任何形式的呼吸困难都可能通过升高颅内压导致头痛；眼压测定有助于青光眼诊断；有脑膜刺激征则提示蛛网膜下腔出血、脑膜炎；颞动脉增粗变硬是巨细胞动脉炎的表现；压迫颈动脉头痛减轻可能是偏头痛；有肢体瘫痪、锥体束损伤的头痛，要注意颅内占位性病变的可能。

3. 必要的辅助检查 X线片对明确鼻窦炎、颈椎病的诊断有帮助，对某些发育障碍引起的头痛，如额窦发育不全引起的头痛也有帮助；疑有颅内占位性病变者需做头颅CT扫描或MRI检查。

五、常见原发性头痛及诊断标准

（一）偏头痛

【概述】

偏头痛是一种由多种病因引起的，颅内外神经、血管功能障碍导致的，以发作性单侧或双侧头痛为特征的疾病。其主要的临床特征是发作性头痛、自发性缓解、反复发作、间歇期正常。多在儿童和青年期发病，女性多于男性。根据症状，可将偏头痛分为典型偏头痛、普通偏头痛、特殊类型的偏头痛。

【诊断对策】

反复发作的单侧或双侧头痛，具有搏动性，伴有恶心、呕吐、怕光、畏声，痛时日常活动受限，要考虑偏头痛的存在，如有家族史更支持诊断。国际头痛学会制定的诊断标准如下：

1. 无先兆偏头痛的诊断标准

（1）符合下述2～4项，发作至少5次以上。

（2）若不治疗，每次发作持续4～72小时。

1）具有以下特征至少2项：①单侧性；②搏动性；③程度中度到重度；④日常活动（如行走、爬楼梯等）后头痛加重或不敢活动。

2）发作期间有下列之一：①恶心和呕吐；②畏光和畏声。

3）排除其他疾病引起，以下至少1项：①病史和体格检查提示无器质性和其他系统代谢性疾病证据；②经相关检查已排除；③虽有某种器质性疾病，但偏头痛初次发作与该病无密切关系。

2. 有先兆偏头痛的诊断标准

（1）符合下述2～4项，发作至少2次以上。

（2）先兆包括下列至少1项，但无运动障碍。

1）完全可逆性的视觉症状包括阳性症状（如闪光、暗点或折线）和（或）阴性症状（如视野缺损）。

2）完全可逆性的感觉症状包括阳性特征（如针刺感）和（或）阴性特征（如麻木感）。

3）完全可逆性的言语困难。

（3）包括下列至少2项。

1）同侧的视觉症状和（或）单侧感觉症状。

2）至少一种先兆持续≥5分钟和（或）不同的先兆连续出现，间隔≥5分钟。

3）每种先兆症状持续≥5分钟，≤60分钟。

（4）先兆症状后60分钟内出现符合无先兆偏头痛标准的2～4项的头痛症状（头痛也可与先兆症状同时发生）。

（5）排除其他疾病引起，以下至少1项。

1）病史和体格检查不提示有器质性疾病的证据。

2）病史和体格检查提示有某种器质性疾病的可能性，但经相关的实验室检查已排除。

3）虽然有某种器质性疾病，但偏头痛的初次发作与该病无密切联系。

3. 基底动脉型偏头痛的诊断标准

（1）至少 2 次发作符合 2 ～ 4 项。

（2）有完全可逆性的下列先兆症状至少 2 个（非运动障碍）。

1）构音困难。

2）眩晕。

3）耳鸣。

4）听力下降。

5）复视。

6）两眼颞侧和鼻侧的视觉症状。

7）共济失调。

8）意识水平降低。

9）双侧感觉异常。

（3）至少有下列 1 项

1）至少一种先兆持续≥ 5 分钟和（或）不同的先兆连续出现，间隔≥ 5 分钟。

2）每种先兆症状持续≥ 5 分钟，≤ 60 分钟。

（4）先兆症状后 60 分钟内出现符合无先兆偏头痛标准的 2 ～ 4 项的头痛症状（头痛也可与先兆症状同时发生）。

（5）排除其他疾病引起。

4. 偏瘫型偏头痛　可分为家族性和散发性，两者的诊断标准不同在于第 4 项。

（1）至少 2 次发作符合 2 ～ 3 项。

（2）先兆除包括完全可逆性的运动障碍外，至少应有以下 1 项。

1）完全可逆性的视觉症状包括阳性症状（如闪光、暗点或折线）和（或）阴性症状（如视野缺损）。

2）完全可逆性的感觉症状包括阳性特征（如针刺感）和（或）阴性特征（如麻木感）。

3）完全可逆性的言语困难。

（3）包括下列至少 2 项。

1）至少一种先兆持续≥ 5 分钟和（或）不同的先兆连续出现，间隔≥ 5 分钟。

2）每种先兆症状持续≥ 5 分钟，≤ 60 分钟。

3）先兆症状后 60 分钟内出现符合无先兆偏头痛标准 2 ～ 4 项的头痛症状（头痛也可与先兆症状同时发生）。

（4）最少有 1 个一级或二级亲属符合上述标准的为家族性；一级或二级亲属中无类似病患者为散发性。

（5）排除其他疾病引起。

5. 儿童周期性综合征的诊断标准

（1）周期性呕吐多见于 2 岁以下儿童，其诊断标准如下：

1）至少 5 次发作符合标准。

2）周期性发作，个别患儿呈刻板性，严重恶心和呕吐持续 1 小时至 5 天。

3）发作期呕吐至少 4 次 / 小时，或至少 1 小时。

4）发作间期症状完全缓解。

5）排除其他疾病引起。

（2）腹痛型偏头痛的诊断标准

1）至少 5 次发作符合标准。

2）腹痛持续 1 ～ 72 小时（未经治疗或治疗无效）。

3）腹痛具有以下所有特点：位于中线、脐周或难以定位，性质为钝痛或微痛，程度为中度或重度。

4）腹痛期至少有以下 2 项：食欲缺乏、恶心、呕吐、苍白。

5）排除其他疾病引起。

（3）良性儿童期发作性眩晕

1）至少 5 次发作符合标准。

2）多数为重度眩晕，发作前没有先兆，数分钟至数小时内自行缓解（常伴有眼球震颤和呕吐，部分发作伴有单侧搏动性头痛）。

3）发作间期神经系统检查、听力测试和前庭功能检查正常。

4）脑电图正常。

6. 视网膜型偏头痛的诊断标准

（1）至少 2 次发作符合 2 ～ 3 项。

（2）单眼阳性和（或）阴性症状（如闪光、暗点或失明），发作期检查或通过患者自己画单眼视野缺损图（适当指导后）证实该症状为完全可逆性的。

（3）视觉症状后 60 分钟内出现符合无先兆偏头痛标准的 2 ～ 4 项的头痛症状（头痛也可与视觉症状同时发生）。

（4）排除其他疾病引起。

7. 偏头痛状态的诊断标准

（1）无先兆偏头痛患者该次发作的症状除了持续时间不同外，与以往发作性质相同。

（2）头痛具有以下 2 个特点。

1）不间断的头痛持续＞ 72 小时。

2）程度为重度。

（3）排除其他疾病引起。

【鉴别诊断要点】

1. 蛛网膜下腔出血　突然起病、剧烈头痛，尤其是伴有恶心、呕吐、短暂性意识丧失的椎 - 基底动脉型偏头痛，要与蛛网膜下腔出血相鉴别。后者的头痛多为持续性，常有脑膜刺激征，很少反复发作，睡眠是否缓解是两者的鉴别要点，如腰椎穿刺发现有血性脑脊液或头颅 CT 扫描发现蛛网膜下腔有高密度影，则支持蛛网膜下腔出血的诊断。

2. 高血压脑病　高血压脑病引起的头痛与偏头痛相似，也可突然起病，出现剧烈头痛，伴有恶心、呕吐，个别患者有不同程度的意识障碍，测血压有助于诊断。

3. 低颅压或高颅压引起的头痛　原发性低颅压综合征表现为突然起病，头痛在直立时明显，卧位减轻或消失，常为胀痛而非搏动性，可与偏头痛区别；颅内压增高的头痛多呈持续性，伴有阵发性加重，可有局限性神经系统损害的症状和体征，眼底检查有视神经乳头水肿，易与偏头痛相鉴别，行头颅 CT 或 MRI 检查对两者的鉴别有帮助。

4. 癫痫　偏头痛易与癫痫混淆的原因如下。

（1）两者均系临床上常见的反复发作性、短暂性脑功能紊乱性疾病，在人群中广泛存在。

偏头痛患者中 2% ～ 3% 的有癫痫家族史，癫痫患者有相当部分同时存在偏头痛，提示两者间可能有某些共同的遗传特征和类似的发病机制。

（2）偏头痛的先兆如视幻觉、肢体的麻木、感觉异常、失语及一些少见症状，如精神异常等与枕叶癫痫、部分感觉性癫痫和复杂部分性发作相似，增加了临床鉴别的困难。

（3）发作性意识障碍是癫痫的常见表现，但椎 - 基底动脉型偏头痛也可有意识障碍发生；偏头痛等位发作中的反复腹痛、恶心、呕吐、眩晕等与癫痫的自主神经性发作相似，易引起混淆。

（4）脑电图上的棘波、尖波是癫痫的典型表现，但有 1% 的成年人偏头痛，脑电图也可见到棘波或尖波。它们的主要鉴别点有癫痫头痛程度较轻且多在发作前后出现，偏头痛则以偏侧或双侧的剧烈头痛为主要症状；癫痫脑电图为阵发性棘波或棘 - 慢复合波，偏头痛主要是局灶性慢波；简单视幻觉两者都有，但复杂视幻觉以癫痫常见；癫痫的意识障碍发生突然，很快终止，程度重，基底动脉型偏头痛的意识障碍发生缓慢，易唤醒。

5. *血管性头痛*　如高血压或低血压，未破裂颅内动脉瘤或动脉畸形，慢性硬膜下血肿等均可出现偏头痛样头痛，但无典型偏头痛发作过程，部分病例有局限性神经功能缺失体征，癫痫发作或认知功能障碍，颅脑 CT、MR 及数字减影血管造影检查可显示病变。

6. *痛性眼肌麻痹*　又称为 Tolosa-Hunt 综合征，是海绵窦特发性炎症伴头痛和眼肌麻痹。可发生于任何年龄，壮年多见。头痛发作常表现眼球后及眶周的顽固性胀痛、刺痛和撕裂样疼痛，常伴恶心、呕吐，数日后出现疼痛侧动眼神经、滑车神经或展神经麻痹，表现为上睑下垂、眼球运动障碍和对光反射消失等。持续数日至数周缓解，数月至数年后又可复发。皮质类固醇如泼尼松 60mg/d，口服有效。

【治疗对策】

1. *治疗原则*　医师在选择药物的过程中应该与患者及其家属共同探讨。对于大多数患者（急性除外）需要行抑制发展性治疗。在考虑预防性治疗之前，应选择抑制发展性治疗。对于预防性治疗仍有偏头痛发作的患者，治疗的重点应放在药物控制发作上。在不同的患者间，发作的严重程度、伴随症状、致残性、对社会活动的影响均不同。偏头痛抑制发展性药物的疗效也各异，因此要根据每个患者的具体情况“量体裁定”。这个原则也适用于预防性治疗。

2. *治疗计划*

（1）终止头痛发作。

（2）缓解伴发症状。

（3）预防偏头痛复发。

3. *治疗方案的选择*

（1）非甾体抗炎药（NSAID）：阿司匹林和对乙酰氨基酸是最常使用的药物，对于无效的患者可联用甲氧氯普胺 10mg 口服。NSAID 常联合促进胃动力止吐药使用，如甲氧氯普胺，或高溶性阿司匹林 + 甲氧氯普胺；也可增大药物剂量，使药物在初期就显效。若仍无效，可分别尝试 NSAID+ 甲氧氯普胺、曲坦类药物、麦角胺。但 NSAID 联合曲坦类药物的相对疗效尚有争议。NSAID 可用于麦角胺滥用患者的撤药期，也可用于曲坦类药物滥用的撤药期。NSAID 的不良反应有：胃痛、腹泻。禁忌证有对阿司匹林或 NSAID 过敏、胃溃疡、口服抗凝药治疗。

（2）麦角碱类麦角胺：麦角碱可与多种受体相互作用，麦角胺和二氢麦角胺与 5- 羟色胺受体、多巴胺受体、去甲肾上腺素受体均有亲和力。目前一般认为麦角胺治疗偏头痛主要是利用其收缩血管的作用。

1）麦角胺：麦角胺在一些国家仍广泛用于治疗剧烈偏头痛发作。在合理使用下，安全、有效。在一些国家，麦角胺和曲坦类药物是治疗偏头痛剧烈发作的首选药。

按疗效、不良反应逐渐增高的顺序排列，麦角胺给药途径有舌下和片剂口服、吸入、栓剂、静脉。除胃肠道外用药外，患者之间的生物活性差异很大。没有标准剂量，需要根据患者的具体情况裁定。麦角胺单次用药后的不良反应有恶心、呕吐、腹部不适、肢端感觉异常、腿抽筋。长期每天服用会产生不必要症状，包括血管性痉挛引起的症状（如间歇性跛行）和麦角胺诱发的头痛。缺血性心脏病患者，麦角胺治疗会引起变异性心绞痛、心肌梗死、心搏骤停甚至猝死。麦角胺也会引起脑血管痉挛。麦角胺会引起营养血管收缩，从而导致腓神经麻痹。曲坦类药物有轻微的收缩外周血管的作用，与麦角胺联用时要小心。

2）二氢麦角胺：二氢麦角胺可皮下、肌内注射（1mg）和静脉注射（0.5 ～ 1mg）治疗剧烈的偏头痛发作。剂量主要根据临床经验，胃肠外最大剂量推荐为 3mg/d。二氢麦角胺吸入的推荐剂量为 1mg（单鼻孔 1 口气吸入）。若有必要，15 分钟后可重复 1mg 吸入。不良反应：对于胃肠外二氢麦角胺，最大不良反应是恶心，推荐静脉用药时合并甲氧氯普胺。经鼻吸入的不良反应有一过性鼻充血、恶心、喉头不适。禁忌证包括对麦角碱过敏及妊娠、冠心病患者，以及高血压没有控制者。

（3）曲坦类药物：是新型的 5- 羟色胺化合物受体增效剂。曲坦类药物治疗偏头痛的主要机制在于扩张颅外的血管。另外，曲坦类药物可减少神经肽类物质的释放和血浆蛋白从硬膜血管外渗、抑制在三叉神经血管系统中的神经冲动传入。目前，临床上使用的曲坦类药物主要有舒马曲坦、佐米曲坦、那拉曲坦、利扎曲坦。若患者合并有缺血性心脏病，禁用曲坦类药物。对于使用 5- 羟色胺再摄取抑制剂（SSRI）治疗的患者，曲坦类药物应慎用。而对于使用单胺氧化酶抑制剂（MAO）的患者，曲坦类药物属于禁忌。

（4）星状神经节阻滞：星状神经节阻滞治疗偏头痛是一种非常有效的方法。通常阻滞 2 ～ 4 次即可达到满意的效果。个别患者可达到治愈的程度。常选用 1% 利多卡因阻滞患侧的星状神经节。

（5）偏头痛的预防用药

1）β 受体阻滞剂：不良反应一般为 10% ～ 15%，最常见的是疲乏、肢端发冷、胃肠道症状和头晕、多梦、梦魇、失眠、抑郁、记忆障碍。勃起功能障碍相对罕见。禁忌证有哮喘、慢性阻塞性肺气肿、充血性心力衰竭、部分或完全性房室传导阻滞、外周血管病、脆弱性糖尿病。在麦角胺滥用的患者中慎用，因为会诱发麦角胺中毒。

2）抗血清素药物美西麦角：预防偏头痛的剂量是 3 ～ 6mg/d，分 3 次。为减小剂量，由 1mg/d 逐渐递增（每 3 天增加 1mg）。由于会导致后腹膜纤维化，不能长期使用，服用 6 个月后，间隔 2 个月，再重新开始服用。撤药时，逐渐减量，1 周后停用，以免头痛反弹。由于美西麦角的不良反应较大，通常用于其他预防药物无效的严重病例。不良反应：恶心、呕吐、消化不良、头晕、镇静、抑郁，长期服用会导致后腹膜纤维化、心瓣膜病、胸膜纤维化。禁忌证包括心血管疾病、严重高血压、血栓性静脉炎、胃溃疡、妊娠、家族性纤维疾病（如肺病、胶原病）。

3）钙通道阻滞剂：①维拉帕米，当其他药物无效时，可考虑维拉帕米预防偏头痛。理想剂量是 240 ～ 320mg/d，每次 80mg 口服。若有可能，也可使用长效剂型。不良反应：便秘、低血压、房室阻滞、水肿、头痛、恶心。禁忌证：心动过缓，房室传导阻滞，病窦综合征，正在服用 β 受体阻滞剂。②氟桂利嗪，若预防偏头痛的首选药物 β 受体阻滞剂无效或禁忌时，可考虑用氟桂利嗪。标准剂量：10mg/d，每天 1 次。若有不良反应，可 5mg/d。氟桂利嗪可持续使用 2 个月。儿童的剂量为 5mg/d。不良反应：镇静、体重增加、抑郁、锥体外系症状（帕金森病）。禁忌证：妊娠、帕金森病、既往抑郁或情绪改变、一级亲属有抑郁病史。

4）抗癫痫药：若预防偏头痛的首选药物 β 受体阻滞剂无效或禁忌时，可考虑用丙戊酸钠，但剂量小于抗癫痫用量。初始治疗为500mg/d，根据疗效和不良反应逐渐增加剂量。当丙戊酸钠的血药浓度未达到抗癫痫剂量前，不能认为是无效。不良反应：胃肠道反应最常见，此外，还有体重增加、脱发、震颤、急性重型肝炎。禁忌证：血小板减少、肝脏疾病、妊娠。

4. 疗效判断与处理

（1）治疗：发作是是否偏头痛，让患者坚持记头痛日记至少1个月。查阅既往用药情况。

（2）药物选择：发作轻微还是剧烈，轻微头痛可用阿司匹林；严重头痛应用特异性药物；先兆期治疗：若先兆期少于30分钟用麦角胺，舒马普坦对先兆期无效；伴随症状：恶心呕吐用止吐药和胃肠动力药，如甲氧氯普胺；既往用药情况：既往用药剂量是否合理；禁忌证：麦角胺、曲坦类药物禁用于缺血性血管病及妊娠；不良反应：患者应提供出现不良反应的药物；药物剂量：根据患者具体情况裁定，开始低剂量，根据2次发作的疗效，逐渐增加；规律用药：若呕吐不能口服，可皮下注射、直肠给药或鼻吸入。

（3）若频繁发作，注意药物滥用情况；记录疗效，患者在治疗期间，是否坚持记头痛日记。

（4）选择用药禁忌证：哮喘者禁用 β 受体阻滞剂，抑郁者禁用氟桂利嗪，肥胖者禁用苯噻啶，胃溃疡、出血性疾病者禁用NSAID。要把不良反应告诉患者；了解患者既往用药的剂量，时间窗，药物滥用情况；无“标准”用药剂量，根据患者具体情况裁定，从小剂量开始。

（5）一般在临床中，经过数天的观察，使用某种药物后仍有反复的发作可考虑更换其他药物。

【预后评估】

关于偏头痛的预后报道相对较少，基因或环境因素对预后的影响还不完全清楚。总之，有可能随着年龄的增长，偏头痛逐渐减轻或消失；但有些病例可有偏头痛复发，即存在长短不一的偏头痛静止期，需要进一步长期随访，以便更准确地评估预后。

（二）紧张性头痛

【概述】

本病好发年龄为20岁以后，女性多见。缓慢起病，逐渐加重，头痛的部位以两颞部和（或）额部、后枕部为主，偶可为一侧，个别患者表现为全头痛。胀痛、钝痛、非搏动性疼痛为多，持续性。疼痛的程度较轻，一般不影响患者的日常生活。常伴有失眠、焦虑、抑郁表现，一般无恶心、呕吐，也无明显的视觉症状，患者就医积极。

【诊断对策】

紧张性头痛的诊断主要依据患者的临床表现，但需要排除颅内和颈部器质性病变，如外伤、肿瘤、炎症、退行性病变等。诊断标准如下：

1. 少发反复性紧张性头痛

（1）发作频率每月不满1天（每年不满12天），共发作10次以上。

（2）头痛持续30分钟至7天。

（3）至少具有下列特征中2项：①两侧性；②性质为压迫感或紧缩感（非搏动性）；③强度为轻度 - 中度；④不因步行、上下楼梯等日常活动而加重。

（4）满足以下2项：①无恶心或呕吐，有时可有食欲缺乏；②至多有畏光、畏声（光、声音过敏）中的1项。

（5）除外其他疾病引起。

2. 频发反复性紧张性头痛

（1）发作频率每月超过1天，不足15天，每年超过12天，但不满180天，共发作10次以上。

（2）头痛持续30分钟至7天。

（3）至少具有下列特征中2项：①两侧性；②性质为压迫感或紧缩感（非搏动性）；③强度为轻度-中度；④不因步行、上下楼梯等日常活动而加重。

（4）满足以下2项：①无恶心或呕吐，有时可有食欲缺乏；②至多有畏光、畏声（光、声音过敏）中的1项。

（5）除外其他疾病引起。

3. 慢性紧张性头痛

（1）发作频率每月超过15天，每年超过3个月以上，发作每年超过180天。

（2）头痛持续数小时或长时间持续不间断。

（3）至少具有下列特征中2项：①两侧性；②性质为压迫感或紧缩感（非搏动性）；③强度为轻度-中度；④不因步行、上下楼梯等日常活动而加重。

（4）满足以下2项：①无呕吐，可有轻度恶心，无中度到重度恶心；②至多有畏光、畏声（光、声音过敏）中的1项。

（5）除外其他疾病引起。

注：如果头痛满足“慢性紧张性头痛”的诊断标准，患者能清楚地回忆，首次发作在3天内持续不间断，则应诊断为“新发持续性每日头痛”如果患者不能回忆起病的方式或不能确定，则诊断为“慢性紧张性头痛”。

4. 伴颅周触压痛的紧张性头痛

（1）符合上述紧张性头痛的诊断标准。

（2）至少符合下述其中1项：①触诊或压痛计检查颅周肌肉有压痛；②肌电图检查发现有颅周肌电活动增高。

5. 不伴颅周触压痛的紧张性头痛

（1）符合上述紧张性头痛的诊断标准。

（2）至少符合下述其中的1项：①触诊或压痛计检查颅周肌肉有压痛；②肌电图检查发现有颅周肌电活动增高。

【鉴别诊断】

紧张性头痛鉴别诊断要点：注意与一些临床表现和辅助检查结果相似的疾病进行鉴别。

1. 良性颅内压增高（假性脑瘤） 有时与慢性紧张性头痛相似，前者有颅内压增高症状，如视神经乳头水肿，多见于年轻人、肥胖女性，可以出现恶心、呕吐、眼眶痛、复视、视野缺失等，腰椎穿刺显示颅内压增高，脑脊液蛋白和细胞正常，可以鉴别。

2. 无先兆性偏头痛 发作性紧张性偏头痛有时与无先兆性偏头痛难于鉴别，发作性紧张性偏头痛也可以有搏动性头痛（18%）、恶心和呕吐（4%）、单侧头痛（10%）、畏光（11%）、日常活动头痛加重（28%），因此，有些学者已经假设紧张性头痛和偏头痛可能是一个疾病的连续统一体，而不是一个可以区分的疾病实体，但目前的研究并没有证实这种说法。我们必须记住，紧张性头痛和偏头痛经常共存，合并有偏头痛的紧张性头痛患者头痛发作程度更严重，发作频率更高。

3. 其他 颈椎骨强硬、脑瘤、口-下颌功能障碍有时与慢性紧张性头痛在临床上相似，注意进行鉴别。

【治疗对策】

1. 治疗原则 基本与偏头痛相同。

2. 治疗计划 ①一般疗法；②心理疗法；③物理疗法等。

3. 治疗方案的选择（方案适应证、内容优缺点、注意事项）

（1）一般疗法：由特殊原因引起的紧张性头痛应以病因治疗为主，如药物滥用者应戒除对药物的依赖；躯体性疾病导致的特发性颅内压增高发作应治疗躯体疾病；精神因素所致的头痛应向心理医师咨询，以求解脱；由头、颈、肩部姿势不良引起的头痛，应矫正不良姿势等。

（2）心理疗法：适合于药物滥用或过量、合并精神病、儿童和青少年的颅内压增高患者。常用的方法有肌电生物反馈训练，可以帮助患者学习控制紧张情绪，每日进行 30 分钟；松弛训练法包括渐进性松弛训练和自然训练，被动地对精神和躯体进行调节；此外，还有认知 - 行为疗法等。

（3）物理疗法：药物滥用或过量所致的头痛，应逐渐停药或立即停药，同时给予物理疗法，包括经皮神经电刺激、按摩、放松等。放松要掌握一定的技巧，首先在避光的环境里采取舒适的斜躺姿势开始训练；然后，坐在周围环境不太安静的地方进行训练；最后，必须每天坚持练习。另外，以家庭为基础的训练程序有时甚至超过临床治疗效果。下面这套程序对缓解紧张性头痛会有很大帮助：①坐在椅子上，背靠紧，双手放在膝盖上，双足放在地板上；②头靠着墙；③肩放低；④放松下颌、上下齿间留有间歇；⑤闭眼平静而有节律地呼吸；⑥从头到脚感觉全身在放松；⑦每次吸气时，选择一个线索词，如“放松”；⑧ 30 秒后，睁开眼睛，深呼吸，结束。

（4）治疗口 - 下颌功能障碍：可采用非手术治疗，连续咬合夹板训练，也可以对颞下颌关节进行选择性手术。

（5）紧张性头痛的急性期药物治疗

1）单纯镇痛药：①阿司匹林，是紧张性头痛急性期的常用药物，临床研究中常用以 650mg 作为标准剂量；②对乙酰氨基酚，临床效果与阿司匹林相似，单独应用，效果不如非甾体抗炎药物疗效好。

2）非甾体抗炎药（NSAID）：①布洛芬，一般可用 400mg 或 800mg，当服用 200mg 时疗效优于阿司匹林 500mg：推荐紧张性头痛急性期首选布洛芬，首次剂量 80mg，1 ～ 2 小时后复给 400mg；②萘普生，可以缓解各种头痛，维持时间长，早期应用效果好。推荐首次剂量为 825mg，1 ～ 2 小时后复给 275mg。

3）肌肉松弛药：周围性肌肉松弛药本身对急性紧张性头痛无明显疗效，中枢性肌肉松弛药对预防慢性紧张性头痛有一定作用。目前治疗急性期紧张性头痛首选乙哌立松（妙钠），50mg，每天 3 次，疗程为 2 ～ 3 周。

4）5- 羟色胺受体激动药：舒马普坦对慢性紧张性头痛有效，而对发作性紧张性头痛无效，此方面的研究尚不确定，还需要深入研究。

（6）紧张性头痛的预防性药物治疗

1）抗抑郁药物：①三环类抗抑郁药，如阿米替林、氯米帕明（氯丙咪嗪）等，与 β 受体阻滞剂合用可增强其疗效；② SSRI 类抗抑郁药，如百忧解、舍曲林、帕罗西汀等，此类药物疗效好，不良反应少。

2）肌肉松弛药：有 50% ～ 60% 的紧张性头痛患者与颅周肌肉障碍有关，使用肌松药可以得到缓解。常用的肌松药有中枢性肌松药巴氯芬、地西泮、替托尼定、盐酸环苯扎林等。周围性肌松药，如丹曲林等。

【预后评估】

紧张性头痛的临床过程不同，预后也不一样。频繁发作的发作性紧张性头痛经过若干年后，可能会演变为慢性紧张性头痛。影响紧张性头痛预后的因素主要有以下 5 个方面。

1. *紧张性头痛的严重程度* 由于紧张性头痛、偏头痛和药物诱导的头痛临床上经常共存，重型紧张性头痛较轻型紧张性头痛转变为偏头痛的危险性是否会增高仍存在争议。

2. *合并偏头痛* 目前研究表明，紧张性头痛和偏头痛的终身流行率相同，合并有偏头痛的紧张性头痛患者，其发作程度更严重，发作次数更频繁，这提示偏头痛可能是众多紧张性头痛促发因素之一。

3. *药物过量和滥用* 有多种因素可能影响头痛的发作频率和演变过程，最常见的原因是合用镇痛药、麦角胺或舒马坦过量。已有研究表明，上述药物的长期滥用是紧张性头痛由发作性演变为慢性，最后演变为每天头痛的最常见原因。除非停用这些镇痛药，否则患者的临床症状会更差，对各种预防性治疗都将产生抵抗。

4. *社会心理压力* 也是影响头痛预后的重要因素。有些证据表明，慢性复发性头痛，尤其是紧张性头痛，头痛的严重程度和发作频率与患者处理日常生活琐事的能力有关，处理日常生活琐事的能力差，头痛的预后也差。因此，可作为判断紧张性头痛预后的一项指标。

5. *性激素* 在紧张性头痛演变过程中，性激素的作用还有争议。性激素所起的作用可能很小，但由于月经能促发偏头痛发作，同时也促发紧张性头痛发作，故似乎血浆性激素水平的波动可能加重头痛的发作。

总之，紧张性头痛的预后主要还是取决于对紧张性头痛的识别和诊断，做到早期给予特异性治疗，避免不正当的过量服药。

（三）丛集性头痛

【概述】

丛集性头痛以眼眶、眶上、颞区绝对单侧、严重的头痛发作为特征。发作持续 10 ～ 180 分钟，常每天发作 1 次或几次，特别是晚上。常伴同侧流泪、鼻涕、鼻黏膜充血、眼睑水肿、轻度上睑下垂、瞳孔缩小。男性多见。其最大的特征是周期性、丛集性及发作有规律地出现。

【诊断对策】

1. *诊断要点*

（1）严格的单侧性。

（2）特别强烈。

（3）位于眼眶周围。

（4）持续短时期。

（5）此外，特殊的颞区发作形式有助于区别丛集性头痛及其他类型的头痛。

（6）丛集性头痛的诊断标准

1）有 5 次以上头痛发作符合下列 2 ～ 4 项的条件。

2）未治疗时为单侧性的重 - 极重度头痛，存在于眶、眶上或颞部中的至少一处，发作持续 15 ～ 180 分钟。

3）在头痛的一侧，至少伴有下列特征的一项：①结膜充血；②鼻塞和（或）流涕；③眼睑水肿；④额部和面部出汗；⑤瞳孔缩小和（或）上睑下垂；⑥无法冷静或兴奋的样子。

4）发作频率为 1 次 /2 天至 8 次 / 天。

5）排除其他疾病引起。

2. *鉴别诊断要点*

（1）偏头痛：好发于女性（60% ～ 70%），平均发病年龄为 10 ～ 20 岁，发作前的先兆多为闪光性暗点，常单侧，位于头的上部，头痛性质为搏动性，钻孔样；伴随畏光、畏声、恶心、呕吐等；每次持续 4 ～ 72 小时，发作频率为每月 1 ～ 3 次，常早晨发作，妊娠期显著缓解；情绪紧张、奶酪、红酒、巧克力、月经可诱发发作。

（2）三叉神经痛：女性发病高于男性，约为 2 ： 1，平均发病年龄为 50 ～ 60 岁，常单侧发作，位于上颌、下颌神经分布区；性质为针刺样、过电样，患者极其痛苦，持续时间 1 ～ 2 秒，每天发作数次，常早餐就餐时发作，有面部扳机点，被刺激后易发作。

【治疗对策】

1. *治疗原则*　治疗原则与偏头痛相同。发作时一方面要终止头痛，另一方面要预防再发。

2. *治疗计划*　包括一般处理、非药物治疗、药物治疗和外科治疗。

（1）一般处理：极痛苦的频繁发作常导致恐惧、迷惑及焦虑。因发作可自行缓解，且无脑组织的损伤，对大部分患者的首要处理是提供快速终止发作并预防再次发作。治疗可分为急性症状的个体治疗；预防性治疗。急性发作时选择曲马坦皮下注射；吸氧；注射二氢麦角胺；麻醉药阻滞蝶腭神经节；鼻滴入利多卡因或可卡因。预防用药：因头痛每天发作，故预防用药也是必要的，可选用维拉帕米。

丛集期严重时，联合应用类固醇 10 ～ 14 天。麦角胺可分次规律服用或发作前一次给药以预防发作。锂针对慢性丛集性头痛可能有效，但需要监测血药浓度。美西麦角是有效的预防药物，但少见的情况是引起纤维化。其他包括苯噻啶、丙戊酸钠，两者均未广泛研究。数周后，药物方能显效。最初不能考虑药物无效，待增加剂量后而定，有时会超过标准推荐剂量。剂量的限制主要是出现不良反应。

（2）非药物治疗：大部分患者丛集性头痛发作期因饮酒而诱发，故避免饮酒。一些致血管扩张的食物也可促进发作，但作用不及饮酒明显。生物反馈和针灸几乎无效。丛集性头痛患者中有很大一部分吸烟严重，但戒烟对抑制发作无明显效果。应避免小睡，因其可诱发发作。如果所有的治疗措施均失败，且头痛为慢性形式，可考虑将三叉神经损毁作为最后的治疗。

（3）药物治疗

1）急性期治疗

A. 氧气：吸氧常作为丛集性头痛的常规治疗，包括在医院及家中。氧有收缩血管的作用，但不是唯一的作用机制。增加动脉血氧分压，对颅内血管有直接的作用。丛集性头痛发作时，脑内呈高灌注状态，氧可抑制这种状态，随后发生血管的收缩。高压氧治疗丛集性头痛患者有效。

B. 麦角类：麦角胺如果于发作早期口服或直肠给药，可改善或缩短头痛发作，实验认为吸入更为有效，但近年无吸入的临床研究。二氢麦角胺肌内注射或静脉给药可很好地控制发作，比麦角胺酒石酸盐不良反应少。血压一般不受影响，偶尔患者出现腿痛。

C. 舒马曲坦：舒马曲坦 6mg 皮下注射，是丛集性头痛急性期有效的治疗，给药后 15 分钟可使症状完全或几乎完全控制，但 12mg 对头痛的缓解和发作频率未显示明显的临床效果。应用舒马曲坦耐受性好，无严重不良反应，长期应用的不良反应与偏头痛相似，频繁使用未增加不良反应的发生。短期治疗时 1 天内最好不超过 2 次。

2）预防性治疗

A. 麦角胺：许多临床研究推荐口服麦角胺预防丛集性头痛发作，3 ～ 4mg/d，分 2 次或多次给予。治疗应持续数周或发作停止，不良反应少。

B. 锂盐：锂可预防发作性和慢性丛集性头痛，在低剂量 0.3 ～ 0.8mg 即显示其治疗效果，大部分患者的有效剂量水平为 600 ～ 900mg/d。锂有许多不良反应，如震颤、多尿症、腹泻等，特别是治疗超量时。因此，定期检查血药水平很重要，应在清晨（口服给药后 12 小时）测量其浓度。治疗前及服药过程中应检查肾及甲状腺功能。

C. 类固醇：泼尼松作为治疗严重丛集性头痛的一线用药，60mg/d，持续 10 天，然后逐渐减量。泼尼松可与维拉帕米同时服用，但维拉帕米要持续应用于整个丛集期。

D. 钙通道阻滞药：去极化及血管平滑肌的收缩取决于钙离子的向内流动，钙通道阻滞药可使动脉平滑肌松弛。维拉帕米可快速起效，但其最大的临床效果延迟至数周。

E. 美西麦角：是 5- 羟色胺拮抗药，虽然自身只有弱的血管收缩作用，但其可加强去甲肾上腺素的缩血管作用。美西麦角短期使用适用于大部分发作性的丛集性头痛，因发作期往往不超过 6 个月。

F. 丙戊酸盐：是慢性丛集性头痛的预防性用药，其使中枢神经系统抑制性递质 γ- 氨基丁酸（GABA）增加。丛集性头痛的生物节律紊乱，而 GABA 可对生物节律产生影响。

总之，在对丛集头痛的预防性治疗中，对于发作性丛集性头痛，主张用维拉帕米、泼尼松、麦角胺酒石酸盐、美西麦角、苯噻啶、碳酸锂；对于慢性丛集性头痛，推荐用药为碳酸锂、维拉帕米、美西麦角、苯噻啶。

（4）外科治疗：外科治疗的目的是终止头痛发作。手术切除中间神经、岩浅大神经、蝶腭神经节等，可阻断副交感神经通路。手术缓解往往不持续，有复发的报道。手术的适应证为：①对药物有抵制（无效、严重不良反应、有禁忌证）；②头痛局限在一侧；③头痛在眼及三叉神经分布区；④心理稳定、无异样的个性特征。

【预后评估】

各种类型的丛集性头痛均为慢性疾病，大部分病例持续多年甚至终身。但 75 岁以后很少见到丛集性头痛的活动期。丛集性头痛的发作随着时间的推移而趋向恶化，也可出现慢性型的模式。慢性形式的预后比预想得要好，一些患者也可转变为发作形式。药物疗法（特别是锂）可作为慢性形式的一个原因，否则不影响结局。首次发作较晚，男性发作性丛集性头痛病史超过 20 年者，似乎结局不良。

（四）其他原发性头痛

【概述】

头痛未发现明确的结构性病变基础，并排除由其他疾病引起，但不能归类于上述的原发性头痛，如偏头痛、紧张性头痛及丛集性头痛等，都归类于其他原发性头痛。此类头痛预后通常较为乐观，与颅内占位性病变、动脉瘤或脑动脉粥样硬化等疾病所致的头痛相比，被认为是良性头痛，以往又称为功能性头痛。这类头痛类型多样，表现各异。

【诊断对策】

1. 诊断要点

（1）原发性刺痛型头痛

1）头痛呈刺痛样，发作 1 次或连续数次，符合 2 ～ 4 项。

2）疼痛绝大部分位于或仅在三叉神经第一感觉支的分布范围（如眶区、颞区、前额区）。

3）疼痛通常持续数秒（多数在 3 秒内），反复发作，发作频率从每天 1 次到每天多次不等。

4）无其他伴随症状。

5）排除其他疾病引起。

（2）良性咳嗽型头痛

1）头痛发作满足 2 ～ 3 项。

2）头痛突然发生，持续 1 秒至 30 分钟。

3）由咳嗽、牵拉和（或）咽鼓管捏鼻鼓气法（Valsalva manoeuvre）所诱发。

4）排除其他疾病引起。

注：咳嗽型头痛有 40% 是症状性的，其中大部分由小脑扁桃体下疝畸形（Arnold-Chiari）畸形和任何可以导致脑脊液循环与脑结构位置异常的疾患所致。必须经神经影像学检查排除其他器质性病变后才可诊断原发性咳嗽型头痛。

（3）原发性劳力型头痛

1）头痛发作满足 2 ～ 3 项。

2）头痛持续 5 分钟到 48 小时。

3）体力活动时诱发，或在体力活动过程中或结束后出现。

4）排除其他疾病引起。

（4）与性活动有关的原发性头痛：与性活动有关，根据其起始时间不同可分为两型，即性高潮前型头痛和性高潮型头痛。

1）性高潮前型头痛：①双侧性的头部和颈部钝痛，伴有颈部和（或）下颌骨肌肉挛缩；②在性兴奋时即出现，性高潮时加重；③排除其他疾病引起。

2）性高潮型头痛：①突发的剧烈头痛；②在性高潮时出现；③排除其他疾病引起。

（5）睡眠型头痛

1）符合 2 ～ 4 项的头部钝痛。

2）睡眠期出现，并使患者从睡眠中醒来。

3）具有以下至少 2 个特点：①每月 15 次以上发作；②醒后持续≥ 15 分钟；③首次发作年龄超过 50 岁。

4）无自主神经症状，恶心、畏光或畏声至多 1 项。

5）排除其他疾病引起。

（6）原发性暴发型头痛

1）剧烈的头痛发作，符合 2 ～ 3 项。

2）具有以下 2 个特点：①突然发作，1 分钟内达高峰；②持续 1 小时到 10 天。

3）在接下来的数周或数个月内不复发（在首次发作的 1 周内可复发）。

4）排除其他疾病引起。

（7）持续性偏侧头痛

1）头痛持续超过 3 个月，符合 4 项。

2）具有以下特点：①固定于一侧；②每天有头痛，持续性，没有缓解期；③程度中等，但可加剧。

3）在加重期可出现与头痛同侧的以下 1 个自主神经症状：①结膜充血和（或）流泪；②鼻充血和（或）流鼻涕；③上睑下垂和（或）瞳孔缩小。

4）对治疗量的吲哚美辛敏感。

5）排除其他疾病引起。

（8）新发持续性每日头痛

1）头痛超过 3 个月以上，符合 2 ～ 4 项。

2）每天均有头痛，持续不间断发作后不缓解或不会很快缓解（3 天内）。

3）至少具有下列特征中 2 项：①两侧性；②性质为压迫感或紧缩感（非搏动性）；③强度

为轻 - 中度；④不因步行、上下楼梯等日常活动而加重。

4）满足以下 2 项：①无呕吐，无中度到重度恶心；②至多有轻度恶心、畏光、畏声（光、声音过敏）中的 1 项。

5）除外其他疾病引起。

2. 鉴别诊断要点

（1）Arnold-Chiari 畸形和任何可以导致脑脊液循环和脑结构位置异常的疾患在诊断“良性”咳嗽性头痛前必须被排除。此外，颅内动脉瘤、颈动脉狭窄和椎 - 基底动脉系统疾病有时也可以咳嗽性或用力后头痛为临床首发症状。

（2）嗜铬细胞瘤有时可以造成劳力性头痛，当诊断限于良性劳力性头痛时还要注意排除颅内占位或颈动脉狭窄。头痛可以由任何体力活动诱发，并通常为类似偏头痛样的搏动性头痛。

（3）要注意在性高潮时出现的头痛并不一定是良性头痛，如 5% ～ 12% 的蛛网膜下腔出血患者就是以性交时头痛为临床表现的，另外，也有相当数量的半球和脑干卒中可以性交时突发头痛为临床表现。

【治疗对策】

1. 治疗原则　与偏头痛同。

2. 治疗方案的选择

（1）原发性刺痛型头痛可用卡马西平等对症处理。

（2）原发性咳嗽型头痛目前尚无有效的药物及处理方法，有报道称腰椎穿刺放液对有些咳嗽性疼痛患者有效。也可长期服用吲哚美辛，但不良反应大。

（3）原发性劳力型头痛最有效的治疗是进行循序渐进的锻炼并逐渐增加活动量，或运动之前 30 分钟口服酒石酸麦角胺 1 ～ 2mg、二甲麦角新碱 12mg 或麦角胺吸入可以有效预防头痛发生。

（4）与性活动有关的原发性头痛通常发作并不规律，而且经常仅为单次发作，因此对于轻度的头痛仅需要行心理安慰并减少性活动。当头痛经常发作而且出现规律性后可以应用普萘洛尔进行预防，但是剂量每天 40 ～ 200mg 不等，需要高度个体化的调整。β 受体阻滞剂由于可以控制性高潮时的血压，因而可以起到预防作用，钙通道阻滞药也可达到类似作用。另外，在性活动前 30 分钟服用麦角胺（1 ～ 2mg）或吲哚美辛（25 ～ 50mg）也可起到预防作用。

（5）睡眠型头痛睡前服用碳酸锂（200 ～ 600mg）有效，若对碳酸锂无法耐受，睡前服用维拉帕米或二甲麦角新碱也可。

（6）持续性偏侧头痛吲哚美辛治疗有效，吡洛昔康和其他非固醇类消炎药治疗也有效。

【预后评估】

本病属于良性头痛，通常预后较为乐观。

六、继发性头痛诊断标准

1. 头痛具有以下 1 个或多个特点，满足标准第 3 ～ 4 项。

2. 经证实伴有可引起头痛的其他疾病。

3. 头痛的发作与其他疾病有密切的、短暂的相关性和（或）有其他证据证明其相互之间有因果关系。

4. 在导致头痛的疾病经治愈或自发缓解 3 个月内（部分疾病可能更快）头痛得到明显的缓解或消失。

（李　梅）

第三十节　抽　　搐

一、概述

抽搐是指全身或局部骨骼肌群异常的不自主收缩，并引起关节运动，多为全身、对称性，若伴有意识丧失者则称为惊厥，其表现形式可以是强直性（持续肌肉收缩）、阵挛性（断续肌肉收缩）和混合性（先后出现强直性和阵挛性肌肉收缩）。抽搐可起自肌肉、周围神经和中枢神经任何部位的障碍。

二、常见病因

全身抽搐常见的原因如癫痫、高热惊厥、手足搐搦症（低钙惊厥）、癔症抽搐、过度换气综合征等。成年人抽搐发作而神志清醒者，多见于手足搐搦症、癔症抽搐及过度换气综合征。

（1）手足搐搦症：常由低血钙时，神经、肌肉应激性增高所致，以紧张性肌肉收缩，伴疼痛、肢端麻木等感觉异常为特征。检查可见血钙过低，引起低血钙的原因为甲状旁腺功能减退、慢性腹泻、慢性肾炎等。

（2）癔症抽搐：常有明显的精神因素，无意识丧失，伴呼吸加快、面色潮红、四肢乱动等。

（3）过度换气综合征：属常见的自主神经功能性紊乱的症状。患者多为青年女性，常于劳累、情绪波动时发作。发作时患者感胸闷、呼吸困难、呼吸急促。由于较长时间深呼吸，即过度换气而引起血中二氧化碳降低，出现呼吸性碱中毒的症状，如肢体麻木、手足抽搐、僵硬的表现。癔症抽搐及过度换气综合征均属于神经功能性疾病。

三、临床特点

抽搐主要表现为以下三种类型。

1. *全身强直性抽搐*　全身肌肉强直，一阵阵抽动，呈角弓反张（头后仰，全身向后弯呈弓形），双眼上翻或凝视，神志不清。

2. *局限性抽搐*　仅局部肌肉抽动，如仅一侧肢体抽动，或面肌抽动，或手指、足趾抽动，或眼球转动、眼球震颤、眨眼动作、凝视等。大多患者神志不清。以上抽搐的时间可为数秒或数分钟，严重者达数分钟或反复发作，抽搐发作持续 30 分钟以上者称为惊厥的持续状态。

3. *高热惊厥*　主要见于 6 个月到 4 岁小儿在高热时发生抽搐。高热惊厥发作为时短暂，抽后神志恢复快，多发生在发热的早期，在一次患病发热中常只发作一次抽搐，可以排除脑内疾病及其他严重疾病，且热退后 1 周做脑电图检查正常。

四、诊断思路

以下临床表现均考虑为抽搐：

1. *惊厥*　是常见的一种不随意运动，这是全身或局部肌群发生的强直挫和阵挛性抽搐。全身性的如癫痫大发作，局限性的如局限性癫痫。惊厥可伴或不伴有意识障碍。

2. *强直性痉挛*　是指肌肉呈强直性收缩，如癫痫大发作的强直期、手足搐搦症的手足部肌肉痉挛、破伤风的牙关紧闭和角弓反张均属于此种类型。

3. 肌阵挛　是指一种短暂的、快速的、触电样重复的肌肉收缩，可遍及数组肌群或部分肌肉。肌阵挛可能轻微而不致引起肌体一部分的运动，也可能十分剧烈而使患者跌倒。

4. 震颤　是关节的促动肌与拮抗肌的有节律的轮替运动，其幅度可大可小，其速度可快可慢，因不同疾病而异。震颤的常见部位是手指、下颏、唇部和头部等处。

5. 舞蹈样动作　是一种突发的、快速的、无定型的、无目的的、粗大的肌群跳动，最常见于头部、面部及上肢，尤以肢体的远端明显。

6. 手足徐动　是指手指或足趾出现的比较缓慢的扭曲动作，表现为各种奇形怪状，其速度介于舞蹈样动作与扭转痉挛之间。

7. 扭转痉挛　是一组肢体近端及脊柱肌群的缓慢扭转动作，也由基底节疾病所致。肌束颤动是局限于某些肌束的极其快速而短暂的收缩，不伴有关节活动，用手刺激病变部位时可诱发。

8. 习惯性抽搐　是一种快速、短暂、重复、有目的、刻板式的不随意动作，常见的有眨眼、噘嘴、蹙额、耸肩等。

五、处理和转诊

1. 针对病因积极治疗原发病来预防。例如，癫痫患者需按医嘱服药，如果突然停药，即使是 1 ～ 2 天，都会导致癫痫抽搐的发作。又如小儿高热易抽搐，及时退热可预防抽搐；破伤风病可引起抽搐，所以要打破伤风疫苗预防破伤风病；狂犬病会引起抽搐，预防犬咬伤很重要，万一被犬咬伤，要立即到医院诊治，对患狂犬病的家畜应立即杀死；缺钙会引起抽搐，所以小孩要补足钙（多吃含钙食物，必要时服葡萄糖酸钙、钙片等），同时要多晒太阳、服食鱼肝油等。

2. 预防腓肠肌抽搐，要在剧烈运动前或游泳前做足准备运动、热身运动。为防止晚上睡觉时该处抽搐，白天勿过度疲劳，晚上勿使腿部受凉。

一旦发生全身性突然抽搐，应镇静止痉，同时立即找医师。一般抽搐不会立即危及生命，所以不必过分惊慌。

（1）医师到来前采取的应急方法

1）立即将小儿平放于床上，头偏向一侧并略向后仰，颈部稍抬高，将患者领带、皮带、腰带等松解，注意防止患者跌落地上。

2）迅速清除口鼻咽喉分泌物与呕吐物，以保证呼吸道通畅与防止舌根后倒，为防止牙齿咬伤舌，应以纱布或布条包绕的压舌板或筷子放于上下牙齿之间。并以手指掐压人中穴及合谷穴，以上要求必须在数秒内迅速完成。

3）防止患者在剧烈抽搐时与周围硬物碰撞致伤，但绝不可用强力把抽搐的肢体压住，以免引起骨折。

4）腓肠肌抽搐的处理

A. 急剧运动时腓肠肌突然觉得疼痛、抽搐时，要马上抓紧踇趾，慢慢地伸直腿部，待疼痛消失时进行按摩。

B. 游泳时抽搐的处理：手指、手掌抽搐，将手握成拳头，然后用力张开，又迅速握拳，如此反复进行，并用力向手背侧摆动手掌。上臂抽搐，将手握成拳头并尽量屈肘，然后再用力伸开，如此反复进行。小腿或足趾抽搐，用抽搐小腿对侧的手，握住抽搐腿的足趾，用力向上拉，同时用同侧的手掌压在抽搐小腿的膝盖上，帮助小腿伸直。大腿抽搐，弯曲抽搐的大腿，与身体成直角，并屈膝关节，然后用两手抱着小腿，用力使它贴在大腿上，并做振荡动作，随即向前伸直，如此反复进行。

C. 如果半夜出现腓肠肌抽搐，可以利用墙壁压挡足趾，将腿部用力伸直，直到疼痛、抽搐缓解，然后进行按摩。

（2）医师的紧急救护措施

1）立即用以下任一种药止痉：静脉注射地西泮或肌内注射苯巴比妥钠，或以 10% 水合氯醛加生理盐水保留灌肠，或以 5% 副醛肌内注射。如以上药无效时可选用异戊巴比妥。

2）必须针对病因治疗，感染性惊厥应给予抗生素治疗。

3）伴有高热者应配合降温处理。

4）给氧吸入。

5）新生儿惊厥应针对病因止痉，原因一时难以查清时首先试用 25% ～ 50% 葡萄糖溶液 20 ～ 30ml 静脉注射（因新生儿低血糖多见），如 15 分钟不见效果则采用 10% 葡萄糖酸钙 5ml 加 10% 葡萄糖溶液 2ml 缓慢静脉注射（因新生儿易发生低钙血症），如仍无效，可静脉注射维生素 B_6 等。

（黄晓忠）

第三十一节 眩 晕

一、概述

眩晕（vertigo）是一种运动性或位置性错觉，造成人与周围环境空间关系在大脑皮质中反应失真，产生旋转、倾倒及起伏等感觉。眩晕与头晕不同，后者表现为头重脚轻、步态不稳等。临床上按眩晕的性质可分为真性眩晕和假性眩晕。存在自身或对外界环境空间位置的错觉称为真性眩晕，而仅有一般的晕动感并无对自身或外界环境空间位置错觉的称为假性眩晕。按照病变的解剖部位可将眩晕分为系统性眩晕和非系统性眩晕，前者由前庭神经系统病变引起，后者由前庭系统以外病变引起。

二、常见病因及临床特点

1. *系统性眩晕* 是眩晕的主要病因，按照病变部位和临床表现的不同又可分为周围性眩晕和中枢性眩晕。

（1）周围性眩晕：突发，症状重，持续数秒至数分钟，偶尔数小时，头位变化症状加重，常伴恶心、呕吐、出汗、耳鸣、听力障碍。多水平或水平加旋转性眼震，眼震快相向健侧或慢相向病灶侧，直视可止住眼震。常见疾病包括迷路炎、中耳炎、前庭神经元炎、梅尼埃病、乳突炎、咽鼓管阻塞、外耳道耵聍等。

（2）中枢性眩晕：渐发，症状轻，持续时间长，不受头位变化影响，少有恶心、呕吐等自主神经症状。眼震可水平、垂直、旋转，如垂直单侧眼震提示脑干病变，连续，直视止不住眼震。常见疾病包括椎 - 基底动脉供血不足、颈椎病、小脑肿瘤、脑干病变、听神经瘤、第四脑室肿瘤、颞叶肿瘤、颞叶癫痫等。

2. *非系统性眩晕* 临床表现为头晕目眩、站立不稳，通常无外界环境或自身旋转感或摇摆感，很少伴恶心、呕吐，为假性眩晕。常见疾病包括眼部疾病（眼外肌麻痹、屈光不正、先天性视力障碍）、心血管系统疾病（高血压、低血压、心律不齐、心力衰竭）、内分泌代谢疾病（低血糖、糖尿病、尿毒症）、中毒、感染和贫血等。

三、处理及转诊

1. 处理

（1）病因治疗：对于病因明确的患者，应针对病因进行治疗。如缺血性卒中造成的头晕、眩晕患者，应进行溶栓或抗栓治疗；颅内肿瘤性病变患者，应行手术治疗；耳石症患者应根据受累半规管的不同给予不同的体位法复位。

（2）对症治疗：眩晕急性发作持续时间较长且伴有恶心、呕吐等症状者，应给予对症治疗，以缓解症状。

1）卧床休息，避免头部活动和声光刺激。

2）适量控制水盐摄入，以减轻内耳迷路和前庭水肿。

3）抗眩晕治疗：一般使用前庭抑制剂控制症状。常用的前庭抑制剂包括抗组胺类药物（异丙嗪、苯海拉明、倍他司汀）、抗胆碱能药物（东莨菪碱）和苯二氮䓬类药物（地西泮）。前庭抑制剂主要通过抑制神经递质而发挥作用，但不宜长时间使用，因此当急性期症状控制后应及时停药，以免抑制中枢代偿机制的建立。

4）心理治疗：可消除眩晕造成的恐惧心理和焦虑、抑郁等症状，必要时可口服帕罗西汀等抗焦虑、抑郁药物。

（3）康复治疗：对于各种原因造成的前庭功能低下的慢性眩晕患者，前庭康复锻炼是比较有效的辅助治疗手段，可逐渐增强中枢神经系统的适应性代偿反应。

2. 转诊

（1）疑为颅内病变引起的头晕、眩晕患者，应转诊至上级医院行头颅 CT 或 MRI 检查。

（2）眩晕伴耳鸣、进行性听力下降者，需转诊至耳鼻喉科医师进行听力、前庭功能的检查。

（3）反复发作性头晕、眩晕，且经过常规检查不能明确病因者。

（4）全身性疾病引起的头晕、眩晕者。

（李伟峰）

第三十二节 晕 厥

一、概述

晕厥是各种原因产生的一种临床综合征，表现为突发、短暂的意识丧失，能自行恢复。晕厥是一时性广泛性脑供血不足导致大脑代谢障碍，使大脑皮质处于高度抑制而突然引起全身肌肉无力、不能站立及伴有短暂的意识丧失的一种表现。晕厥发生前可有先兆，如轻微头晕、恶心、出汗乏力和视觉异常，但多数表现为突然发作，因此经常引起摔伤，在老年人中尤其常见。

晕厥的发病率男性为 3%，女性为 3.5%，老年人为 6%。20% ～ 30% 的人在一生中至少有过一次晕厥或晕厥前兆的体验。有些晕厥往往预示恶劣的预后，如心律失常的晕厥。晕厥中 9% ～ 34% 的由心脏原因引起，严重者可导致猝死。1 年内的死亡率为 30%。导致晕厥的病因繁多，机制复杂，晕厥的发作只有在大脑从原来供氧丰富的情况下突然陷入缺氧状态时才会发生。

二、常见病因

心排血量下降或外周血管阻力降低等引起体循环的动脉压下降将导致大脑灌注压下降，可以引起晕厥。常见的晕厥原因如下。

1. *神经介导性晕厥（反射性晕厥）* 约占所有晕厥病例的 90%，分布于各个年龄组，包括血管迷走性晕厥、情境性晕厥、颈动脉窦过敏、疼痛性晕厥等多个综合征。共同特点是都由突然发生的神经反射介导的血管张力和心率变化引起，但其具体机制尚不完全清楚。一些情况如情绪悲伤晕倒可能源于中枢神经系统。另外的病例中，心室壁或膀胱、食管、呼吸道、颈动脉窦等器官的感受器激活，反射性地增加迷走神经活性，而减低交感神经活性。

（1）血管迷走性晕厥：又称为血管抑制性晕厥、普通晕厥或单纯性晕厥，发作是由于某种刺激作用于大脑皮质，影响下视丘，通过迷走神经反射引起周围血管阻力降低和血管扩张。早期心排血量可维持正常，但不出现正常情况下随血压下降所预期的心排血量增高。若迷走神经活动导致明显心动过缓时，心排血量减少，动脉血压降低，脑灌注减少。多见于身材偏瘦高，平时不爱运动的体弱青年女性，常为复发性。诱因包括情绪紧张、恐惧、疼痛、疲劳、饥饿、炎热、愤怒、看见血液等引起精神紧张的任何刺激。发作突然并常有与迷走神经有关的短暂先兆症状，包括恶心、出汗、打哈欠、上腹不适、呼吸深快急促、无力、视物模糊、心动过速、瞳孔扩大。部分先兆期患者若立即坐下或平卧可避免一次发作。

倾斜试验对血管迷走性晕厥的诊断有一定意义。正常人头向上倾斜 60° 只引起轻度收缩压下降和心率上升，而血管迷走性晕厥患者在倾斜 10 ～ 30 分钟后可出现突然的血压下降、心动过缓或两者同时存在。

（2）颈动脉窦过敏综合征：颈动脉窦为人体的压力感受器，对血循环的调节起一定作用。正常人颈动脉窦按摩或加压可使之发出感觉冲动经舌咽神经分支 Hering 神经传导至延髓，引起两个反应：反射性心率下降（迷走神经型反应）和动脉血压下降但不伴心率下降（抑制型反应），两个反应可共存。而颈动脉窦过敏者颈动脉窦按摩后反应过强，引起晕厥发作。晕厥常在头向一侧转动或衣领过紧，或颈动脉窦附近的病变如肿大的淋巴结、肿瘤、手术瘢痕等压迫颈动脉窦时发生。晕厥发作时无恶心、面色苍白等先兆症状，意识丧失一般不超过数分钟，随即完全恢复。根据发生形式又可分为三型。

1）心脏抑制型：发作时出现反射性窦性心动过缓或房室传导阻滞，或两者同时存在。这型较多见，占颈动脉窦过敏总数的 70%。阿托品类药物治疗有效。

2）血管抑制型：发作时出现反射性血压骤降，心率基本维持正常，无房室传导阻滞。较少见。应用升压药如肾上腺素或麻黄碱治疗有效。

3）中枢型：多伴有颈动脉粥样硬化。发作时心率血压维持正常，只出现短暂性晕厥，是由于一过性脑血管痉挛，常为突然转头或衣领过紧诱发。阿托品和升压药均无效，可应用镇静剂治疗。

颈动脉窦按摩是诊断颈动脉窦过敏的重要方法。患者平卧位，头颈呈自然状态，连续检测血压和心电图。于颈动脉搏动最强处纵向按压或向颈椎方向压迫颈动脉，每次时间不超过 15 秒。用力以不阻断颈动脉血流为宜。两侧分别进行，严禁两侧同时按压。连续两次刺激至少间隔 15 秒。阳性反应以右侧多见。窦性静止或心房激动不能下行致心室停搏 3 秒以上诊断心脏抑制型；收缩压下降≥ 50mmHg，或≥ 30mmHg 并出现神经系统症状诊断血管抑制型。颈动脉杂音、脑血管病变、新近心肌梗死患者禁止进行颈动脉窦按摩。

（3）情境相关性晕厥：指在一定情境下发生的晕厥，包括下述五类。

1）咳嗽性晕厥：晕厥发生于一阵咳嗽后，常为慢性支气管炎、百日咳或支气管哮喘患者剧烈咳嗽后突然出现软弱无力和短暂意识丧失，立即恢复，无后遗不适。其发生原因是阵咳使胸腔内压力增高，影响静脉回流，使心排血量降低，血压下降；胸腔内压增高传至颅内使颅内压增高；咳嗽使血 CO_2 张力下降，脑血管阻力增加，脑血流量降低引起晕厥。治疗主要为消除引起咳嗽的原因，抑制咳嗽反射，控制强烈、频繁持久咳嗽。

2）排尿性晕厥：常见于男性排尿时或排尿后，特别是从卧位起来和存在前列腺增生时。由膀胱内压力解除引起的突然血管扩张，静脉回流减少；排尿时屏气动作又可使心排血量降低，诱发晕厥；此外，迷走晕厥介导的心动过缓也是促发因素。发作时无先兆，突然摔倒，患者往往在醒后才发现自己晕倒在厕所内，有时可因摔倒而发生头外伤甚至死亡。意识丧失多在 1～2 分钟后恢复，可反复发作。应当注意的是，有些患者以排尿性晕厥作为中枢节前自主神经功能不全的首发症状。因此，详细的神经系统检查是必要的。对这类患者应以预防为主。起床排尿时不急于站立，排尿过程减慢或蹲位、坐位排尿可避免晕厥发生。发作时应立即平卧，可用肾上腺素类药物治疗。如有心动过缓或心律失常可应用阿托品。

3）排便性晕厥：多见于老年人。机制与排尿性晕厥类似，排便后腹内压下降，静脉回流减少；屏气动作又可使心排血量降低，引发晕厥。

4）吞咽性晕厥：常伴有食管、咽喉、纵隔疾病及严重的房室传导阻滞等。患者可因吞咽动作激惹迷走神经，引起反射性心率下降，与体位无关，无先兆。阿托品可制止发作，心脏起搏器可防止发作。治疗原发疾病很重要。

5）疼痛性晕厥：剧烈的疼痛（如三叉神经痛和舌咽神经痛引起的面部与咽喉部疼痛）可引起晕厥，主要由于剧痛刺激反射性引起血管舒缩中枢抑制，周围血管突然扩张，回心血量减少，心排血量降低和脑灌注的减少。特点是症状发生顺序总是先疼痛后晕厥。自主神经调节失常，血管舒缩障碍：如直立性低血压时脑供血障碍可引起晕厥，体质差者多见；一次性大量排尿或连续咳嗽可使回心血量减少引起晕厥。

（4）直立性低血压晕厥：仅发生于直立位，特别是由卧位转为立位时。多无明显诱因，无前驱症状，发作时血压明显降低而心率无变化。而特发性直立晕厥多见于中老年人，系自主神经功能障碍所致，尚有勃起功能障碍、无汗、膀胱直肠功能障碍。

1）自主性功能障碍：包括原发性自主性功能障碍综合征（如单纯性自主性功能障碍、多系统萎缩、帕金森病伴自主性功能障碍），继发性自主性功能障碍综合征（如糖尿病神经病变、淀粉样神经病变），药物或乙醇等。

2）血容量减少：包括出血、腹泻、艾迪生病等。

2. 心源性晕厥　这种原因的晕厥最严重，多见于严重的快速或慢速心律失常、心脏停搏。任何体位均可发生，缺血严重时可伴有四肢抽搐、大小便失禁。本病突出的表现为突然晕厥，轻者只有眩晕、意识障碍，重者意识完全丧失，常伴有抽搐及大小便失禁、面色苍白进而青紫，可有鼾声及喘息性呼吸，有时可见潮式呼吸。

（1）心律失常是心源性晕厥中最常见的原因，分为快速性心律失常和缓慢性心律失常两种。

1）因快速性心律失常而导致心源性晕厥发作，多见于器质性心脏病患者，少数也见于正常人。室性心动过速引起晕厥发作者主要见于心室率快且有器质性心脏病者。心室扑动和心室颤动引起晕厥发作者见于各种器质性心脏病、抗心律失常药不良反应、预激综合征合并心房颤动、严重电解质紊乱、触电、雷击等，为极严重心律失常。频发多源室性期前收缩偶可引起心源性晕厥。对于阵发性室上性心动过速，当心室率超过 200 次 / 分且伴有器质性心脏病时则可发生晕厥。心房扑动和心房颤动，心室率极快且有基础心脏病者也可发生晕厥。

2）缓慢性心律失常引起的心源性晕厥，可见于各种器质性心脏病，如急性心肌炎、急性心肌梗死、各型心肌病、先天性心脏病等。病态窦房结综合征易发生心源性晕厥。对于高度或完全性房室传导阻滞，当心室率极度缓慢时可发生心源性晕厥。

(2) 心排血受阻：根据血流受阻的部位可分为左心室流出受阻和右心室流出受阻两种情况。前者可见于主动脉瓣狭窄、肥厚型梗阻性心肌病、左心房黏液瘤等情况。后者可见于肺动脉瓣狭窄、原发性肺动脉高压、大面积肺栓塞等。

(3) 心肌本身病变和先天性心脏病：心脏排血受阻，见于主动脉瓣狭窄、严重的肺动脉狭窄等患者，晕厥多在用力时发生。左心房黏液瘤性晕厥多发生在体位变动之时。心肌病变使心肌收缩力下降，心排血量降低，常伴严重心律失常和房室传导阻滞，故其引起的晕厥预示病情危重，是猝死的重要原因。法洛四联症是导致晕厥中最常见的先天性心脏病。晕厥多发生于运动或体力活动时。动脉导管未闭由于产生严重肺动脉高压偶可发生晕厥。

(4) 其他：如心脏病窦综合征和先天性心脏病等。

3. *脑血管疾病* 这种情况多为突然发生的脑干供血不足所致，因脑干网状结构上行激活系统缺血而不能维持正常的意识状态，应称为短暂性脑（后循环）缺血发作。多见于血管盗血综合征等疾病。

4. *其他* 晕厥也可见于低血糖、重度贫血及过度换气者。

三、临床特点

鉴别真正晕厥与伴有意识丧失或类似意识丧失的非晕厥是晕厥诊断过程中最重要的一步，并且直接影响进一步的检查。类似晕厥的疾病包括代谢疾病造成的意识障碍（如低氧血症、过度通气导致低碳酸血症、低血糖）、癫痫和中毒，还有一些疾病仅有类似意识丧失，如虚脱、心理性晕厥（心身疾病的躯体功能障碍）、颈动脉系统短暂脑缺血发作等。这些情况不能产生短暂意识丧失。

晕厥和癫痫：某些临床特征往往能够提示患者为晕厥发作，如在晕厥发作前往往存在某些诱因，如持久站立、精神紧张、清晨起床后等，此外，还有一些特殊情景如在大小便、咳嗽时出现意识丧失，在意识丧失前有先兆，如头晕、恶心、多汗等。提示癫痫的主要症状有吐白沫、面色发绀、舌咬伤、定向障碍、肌肉疼痛，发作后困乏，发作一般持续 5 分钟以上；晕厥则主要表现为面色苍白、出汗和恶心等，定向正常。

晕厥患者需要明确以下临床特征。

1. *年龄与晕厥* 晕厥的原因和年龄密切相关。儿童和青年人发生晕厥多为血管迷走性晕厥和心理性晕厥，以及原发性心律失常如长 QT 综合征或预激综合征。血管迷走性晕厥也是中年人发生晕厥的主要病因。老年人和中年人发生吞咽性晕厥、排尿性晕厥、排便性晕厥和咳嗽性晕厥及体位性晕厥多于年轻人。老年人发生因主动脉瓣狭窄、肺栓塞或有基础心脏病基础上的心律失常导致的晕厥较多。

2. *病史和体格检查* 大部分晕厥通过仔细的病史采集和体格检查能够明确晕厥的原因。特别需要注意患者近期有无应用致心律失常的药物，如 IA 类和 IC 类抗心律失常药物。安装起搏器的患者应注意询问安装时间。

(1) 病史有助于判断晕厥的原因，旁观者的描述也很重要。典型的血管迷走性晕厥一般有促发因素，如恐惧、严重的疼痛、悲伤和长时间站立等，有前驱症状，在发作后通常有疲劳和乏力，没有前驱症状符合心律失常导致的晕厥。有先兆、发作后神志恍惚和有局部神经体征或症状的晕厥提示为神经源性。基底动脉和严重的双侧颈动脉病变患者也可发生晕厥，但伴有神经体征。有心肌梗死病史伴或不伴有心力衰竭或先天性心脏病术后的患者发生晕厥往往提示存在室性心律失常。没有基础心脏病但发生过头部创伤的年轻患者晕厥需要考虑神经源性的晕厥。转头时发生晕厥，特别是老年人，颈动脉窦过敏的可能性较大。怀疑颈动脉窦过敏的患者可以在卧位或直立位时按摩颈动脉窦予以证实。

询问病史时注意家族中有无心源性猝死的病史。病史还能够提供加重或缓解的因素，如近期应用了新的药物，包括抗心律失常药物或降压药物，提示存在心律失常或直立性低血压。吩噻嗪和三环类药物可能导致直立性低血压，其他一些包含有麻黄碱的非处方药物也应注意。

1）诱因：①与体位有关的晕厥，卧位突然起立时晕厥，直立性低血压，体位改变后晕厥，心房黏液瘤；②与颈部活动有关的晕厥，多为颈动脉、椎动脉狭窄或椎动脉窦过敏性晕厥；③卧位时发作的晕厥，阿-斯综合征，过度换气综合征；④饥饿时发生的晕厥，低血糖病；⑤特殊环境（情景性）发作的晕厥，如排尿性、咳嗽性、沐浴性、潜水性晕厥，多系神经反射性晕厥；⑥先有心悸的晕厥，提示为心律失常性晕厥；⑦运动当时晕厥，常见于主动脉瓣狭窄；⑧运动后不久晕厥，肥厚型心肌病；⑨手臂运动时诱发，锁骨下盗血综合征；⑩与药物有关的晕厥，降压药、降糖药、抗心律失常药、洋地黄药物、利尿剂等；⑪有猝死家族史，长QT综合征、Brugada综合征、致心律失常右心室发育不良、肥厚型心肌病。

2）前驱症状：一般晕厥可先有迷走神经功能亢进的症状，如脸色苍白、出汗、恶心、呕吐；快速心律失常所致的晕厥先有心悸；过度换气晕厥先有呼吸困难（频率加快），然后心动过速，四肢末梢、口周发麻。脑血管病晕厥先有神经性的症状，如偏瘫及脑神经损害症状，如构语障碍、复视、眩晕。某些心律失常及直立性低血压晕厥可无前驱症状。

3）持续时间：晕厥发作主要为短暂的意识丧失，时间不一，但多在1分钟以内，长者可达2～3分钟。

（2）在晕厥的评价中，体格检查的重要性仅次于病史，直立性低血压、自主神经功能紊乱及有些情况下的器质性心脏病可以通过测量卧位和立位的血压及脉搏识别出来。颈动脉杂音提示脑血流量减少和潜在的冠心病。体检可以发现存在肺动脉高压、心力衰竭、心脏瓣膜病或其他形式的器质性心脏病。认知和言语能力下降、视野缺损、肢体肌力和感觉功能下降、震颤、步态异常提示神经系统疾病。根据症状、体征或心电图等初步评估可以做出晕厥的诊断和疑似诊断。

体格检查：注意神志、体位、面色、血压、心率。

1）血管迷走性晕厥：面色苍白，但无发绀，可有血压和（或）心率减慢。

2）主动脉瓣狭窄、左心房黏液瘤：相应的特征性杂音。

3）阿-斯综合征：面色苍白，多有发绀，呼吸深而慢，或出现叹息样呼吸，甚至心搏、呼吸停止，恢复心搏时则面部潮红。

4）充血性心力衰竭：常有血压下降。

5）高血压所致：血压升高。

6）癔症性晕厥：面色及血压均正常。

7）锁骨下盗血综合征或动脉夹层：两臂血压不等。

8）癫痫：意识障碍＞5分钟，自发强直性阵挛，咬舌，面色发绀。

初步评估后会做出疑似诊断，需要检查证实。如果通过检查证实了诊断，则开始治疗。如果诊断不能确定则考虑为不明原因的晕厥。

3. 心电图 如果无心脏病，97% 的患者可排除心源性晕厥。如非缺血性扩张型心肌病患者死亡的风险增加。肥厚型心肌病患者发生晕厥是猝死的重要危险因素。准确的病史有助于晕厥病因的诊断或制订有效的评估方案。晕厥可能是某些疾病的一种伴随症状，如主动脉夹层、肺栓塞、急性心肌梗死、左心室流出道梗阻等。这些疾病首先必须对病因进行积极有效的治疗。

晕厥患者心电图检查多正常。如果发现异常则高度怀疑与心律失常相关的晕厥。心电图异常是预测心源性晕厥和死亡危险性的独立因素，应该进一步检查引起晕厥的心脏原因。如窦性心动过缓、PR 间期延长和束支传导阻滞的患者可能存在病窦综合征或间歇性的完全性房室传导阻滞；心电图也能帮助我们判断患者是否有预激综合征、长 QT 综合征、Brugada 综合征及右心室心肌病等威胁生命的心律失常。

心电图出现异常（不包括非特异性 ST-T 改变），提示晕厥可能与心律失常有关，心电图异常是心脏性晕厥和死亡率增加的独立预测指标，以下是可能与心律失常性晕厥有关的心电图异常表现。

（1）双分支阻滞（左束支、右束支合并左前或左后分支阻滞）。

（2）其他室内传导阻滞（QRS 时限≥ 0.12 秒）。

（3）二度Ⅱ型以上房室传导阻滞。

（4）严重窦性心动过缓＜ 40 次 / 分或窦房阻滞、窦性停搏＞ 3 秒。

（5）预激综合征。

（6）QT 间期延长。

（7）$V_1 \sim V_3$ST 段抬高伴右束支阻滞。

（8）右胸导联 T 波异常，epsilon 波和心室晚电位阳性，提示致心律失常性右心室发育不良（ARVD）。

（9）异常 Q 波：提示心肌梗死。

4. 进一步相关检查

（1）超声心动图：若病史、体格检查和心电图不能判断提供诊断依据，超声心动图检查可筛选出潜在的心脏病，如心脏瓣膜病，出现肺动脉高压或右心室扩大的肺栓塞，以及作为运动员猝死常见原因的肥厚型心肌病和冠状动脉起源异常。体格检查正常的晕厥或先兆晕厥患者最常见的发现是二尖瓣脱垂（占 4.6% ～ 18.5%）。其他心脏异常包括节段性室壁运动异常、浸润性心脏病如淀粉样变性、心脏肿瘤、动脉瘤、左心房血栓等。如果发现中重度器质性心脏病可以直接进行心源性晕厥方面的检查。一般超声心动图可以检出心脏瓣膜或结构异常，如瓣膜狭窄、关闭不全、脱垂，腱索断裂，肥厚性心肌病，心包积液，先天性心脏病，心房黏液瘤，主动脉夹层，心肌梗死后室壁瘤等。

（2）运动试验：运动中或运动后即刻发生晕厥的患者应进行运动试验。不明原因的晕厥患者也应进行运动试验检查，特别是与运动相关晕厥。有冠心病病史或有冠心病危险的患者应除外有无心肌缺血。由于运动中和运动后即刻易发生晕厥，运动中和恢复阶段均应监测心电和血压。运动中发生晕厥可能是心脏原因造成的，运动后晕厥几乎都是自主神经功能异常或神经介导机制参与的。年龄＜ 40 岁的患者在运动试验中血压下降可能存在梗阻性肥厚型心肌病或左主干病变。运动试验也有助于识别儿茶酚胺敏感性室性心动过速。运动试验对一般晕厥患者意义不大，仅有 1% 发现异常，但对运动性晕厥具有重要诊断价值。

运动负荷心电图提示双束支阻滞的晕厥，一般可以诱发房室传导阻滞；缺血性心脏病诱发出室速；血管迷走性晕厥出现运动试验恢复期血管迷走神经反应增强而易出现晕厥。

（3）24 小时动态心电图记录：对于频繁发作的晕厥患者可选择 Holter 检查。但记录时患者晕厥可能未发作，绝大多数患者数周、数月或数年可能发作 1 次，而不是几天发作 1 次。因此，Holter 监测很难记录到症状发作时的心电图。如果症状发作不频繁，Holter 监测对诊断意义不大。心理性晕厥的患者，Holter 监测真正的阴性发现有助于病因诊断。如果临床上强烈提示为反射性晕厥时，不需 Holter 监测。

（4）心室晚电位（VLP）：QRS 波终末部和 ST 段上的高频、低振幅的碎裂电活动，它的存在提示心室内存在缓慢传导区，有潜在的折返途径，在适宜的条件下可能发生折返性室性心动过速。

VLP 的临床意义：

1）不明原因晕厥：VLP 阳性，提示病因为室性心动过速。

2）心肌梗死、心肌病：VLP 阳性，有猝死危险。

3）反复持续性室性心动过速：VLP 阳性，表明为折返机制。

4）反复晕厥室性心动过速：VLP 阳性，安装抗心律失常起搏器。

5）持续性室性心动过速：VLP 阴性，提示室性心动过速机制不是折返。

（5）心率变异性（HRV）：指窦性心律不齐的程度，用于交感神经、副交感神经调节障碍的评估。易发生晕厥的人群，交感神经活性亢进、HRV 低；高血压、冠心病、心力衰竭的患者，交感活性增强，迷走神经活性减弱，HRV 低。

（6）心脏电生理检查

1）心房食管调搏术。

2）内电生理检查：标测电图，程序刺激法。

3）意义：①病窦的辅助诊断，心房食管调搏术测定窦房结恢复时间、窦房传导时间等；②评定房室结功能；③评定浦肯野纤维系统功能；④评定房室旁路的特征；⑤诱发终止与晕厥有关的室上性、室性心律失常；⑥宽 QRS 心动过速的鉴别诊断；⑦筛选抗心律失常药物；⑧为射频消融术提供诊断手段。

（7）脑电图：主要用于癫痫的诊断与晕厥的鉴别诊断。

（8）影像学检查

1）心血管造影。

2）脑血管造影。

3）数字减影血管造影（DSA）：是电子计算机和血管造影相结合的检查，经电子计算机进行数字化及减影，去除不必要的影像，使常规心脑血管造影图像更加清晰，对比度更好。

4）CT 检查：①颅内占位；②脑血管意外，如出血、梗死；③确定或排除脑内血肿、挫裂伤，区分硬膜外、硬膜下血肿；④结合造影，诊断脊髓空洞症、脊髓占位病变；⑤主动脉夹层血肿。

5）MRI 检查：利用人体正常组织与病变组织间磁共振信号的强烈差别，利用扫描及计算机重建获得断层图像。与 CT 相比，其可得到横断面、冠状面、矢状面图像，因此，图像解剖结构逼真，病变显示清楚，对病变的定位、定性诊断准确。另外，MRI 检查时血管呈低信号（暗影），无须造影剂即可使正常或异常血管成像，因此，MRI 在头颅、椎管、脊髓及血管检查中地位突出。对心包疾病、心肌病、心包钙化诊断可靠，对主动脉夹层的范围、出入口、有无钙化及分支病变诊断准确可靠。

（9）直立倾斜试验（TTT）

1）机制：正常人直立时下肢充血使回心血量减少，心室充盈减少，主动脉压下降，通过颈动脉窦和主动脉弓压力感受器，反射性引起交感神经兴奋，心率增快，心脏收缩加强及外周血管收缩而使血压保持正常。而血管迷走性晕厥患者，由于其存在调节障碍，突然减少回心血量，可引起儿茶酚胺分泌过度增加，心肌收缩力明显增加，导致心室近乎完全排空的高度收缩状态，进而过度刺激左心室下后壁的机械感受器 C 纤维，通过迷走神经及舌咽神经向延髓心血管中枢传入，从而抑制正常状态下以交感神经为主的传导通路的传入，因此，心血管中枢的传入信号以副交感神经成分为主，传出到心脏及血管时，副交感神经占明显优势，最终导致血管异常扩张，血压下降，心率减慢，加上上述机制还产生矛盾性的脑血管收缩，引起大脑供血不足，促使晕厥的发作。异丙肾上腺素能增强心肌的收缩力和增加传入纤维的敏感性，使试验的阳性率提高。

2）目的：评价神经介导性晕厥，诊断不明原因的晕厥，试验前排除器质性心脏病如严重高血压、冠心病、主动脉狭窄、肺动脉高压，肥厚梗阻型心肌病、起搏器介入性心动过速等及病因已明确的晕厥。

（10）颈动脉窦按摩试验

1）机制：颈动脉窦压力增加时，兴奋压力感受器致反射性迷走神经兴奋，心率减慢，血压下降，当压力感受器敏感性及迷走神经张力过高时，颈动脉窦按摩可产生超常反应，并可诱发晕厥，甚至抽搐。颈动脉窦按摩有三种类型：①心脏抑制型，心脏停搏≥ 3 秒；②血管减压型，收缩压下降≥ 50mmHg；③混合型。

2）目的：主要用于颈动脉窦过敏性晕厥的诊断。

颈动脉窦按摩的禁忌证：①有严重动脉硬化，颈动脉狭窄；② 3 个月内有脑卒中。

（11）卧位起立试验

1）机制及目的：机制同直立倾斜试验，但此试验要观察直立后的血压心率的即刻反应，以诊断直立性低血压或直立性心动过速。

2）结果判定：正常人直立后收缩压可轻度短暂下降，但＜ 20mmHg，且多在 2 分钟内恢复，舒张压无大变化，心率增加不超过 20 次 / 分。直立性低血压：直立后收缩压下降≥ 30mmHg 或出现晕厥或近似晕厥。直立性心动过速：直立后心率增加≥ 25 次 / 分。

（12）药物试验

1）阿托品试验：解除迷走神经对窦房结的抑制，用于病态窦房结综合征的辅助检查。

2）异丙肾上腺素试验：用于窦性心动过缓与病态窦房结综合征的鉴别诊断。

3）酚妥拉明试验：用于嗜铬细胞瘤的辅助诊断。

（13）血液及内分泌代谢物的测定

1）血糖：低血糖晕厥。

2）心肌酶、肌钙蛋白测定：急性心肌梗死。

3）血尿儿茶酚胺及其代谢物浓度测定。

4）血常规：重症贫血性晕厥。

5）血电解质：电解质异常如低钾对心律失常性晕厥的诊断。

四、诊断思路

1. **心源性晕厥**　指由心脏疾病引起的心排血量突然减少或暂停而致的晕厥，多由心律失常和（或）器质性心脏病引起。共同特点是可在任何体位发作，诱因多与劳力有关，发作前无症状或有心悸，发作时多有心脏节律改变，面色发绀或苍白、呼吸困难，晕厥多反复发作，有心脏病史。

（1）心律失常：过快及过慢的心率均可导致晕厥。正常人在卧位维持脑部血流的心率在35～190次/分，若大于190次/分，由于心室舒张期充盈不足，心排血量显著下降导致脑供血不足而发生晕厥，若心功能不全则情况更为严重；心率过缓，小于35次/分或停搏，则心排血量降低或中断也可引起晕厥发作。

1）病态窦房结综合征：晕厥发作时可以表现为严重窦性心动过缓、窦房阻滞、心室停搏等缓慢性心律失常。也可在快速心律失常如阵发性心房颤、心房扑动发作后突然终止时（快-慢综合征）。发作时心电图、发作间期阿托品试验、心房调搏等检查可提供诊断依据。

2）房室传导阻滞：二度Ⅱ型、三度房室传导阻滞由于心率缓慢而停搏引起晕厥、抽搐，称为阿-斯综合征。

3）快速性心律失常：阵发性室上性心动过速、阵发性心房颤动、心房扑动及阵发性室上性心动过速，当心室率大于190次/分尤其是心功能差时，易发生晕厥，多发生于快速性心律失常开始或终止时。发作时心电图检查有确诊意义。间歇期配合动态心电图、运动试验，必要时做电生理检查，85%左右的患者可查到病因。

4）长QT间期综合征：可分为两类，即原发性长QT间期综合征和继发性长QT间期综合征，原发性长QT间期综合征又称为先天性长QT间期综合征、家族性长QT间期综合征，是一种先天性疾病，常有早年猝死及反复晕厥家族史，有时伴耳聋，继发性常由于电解质异常（低钾、低镁、低钙）、药物（抗心律失常药、抗精神失常药、锑剂等）、中枢神经系统损伤、自主神经功能失调及二尖瓣脱垂、心动过缓等诱发或引起。确诊主要靠发作时心电图记录到尖端扭转室速，发作间期QT间期延长。

5）Brugada综合征：无器质性心脏病诊断依据而反复发生心室颤动，特征包括：①特异性右胸导联（V_1～V_3）ST段抬高，ST段多变，伴或不伴右束支传导阻滞；②心脏结构无明显异常；③致命性室性快速性心律失常反复发作倾向。

6）起搏器致晕厥：分三类，如起搏器本身故障，起搏综合征和起搏器介导的心动过速。起搏器综合征是指心室起搏后出现逆行传导的同时出现晕厥低血压等症状，而停止起搏或改为房室顺序起搏（无房室传导阻滞）后症状消失，则起搏综合征的诊断可确立。

7）药物致心律失常作用：抗心律失常药物可导致恶性心律失常，会产生危及生命的晕厥，如奎尼丁、普罗帕酮等，洋地黄中毒由于可产生严重的快速或缓慢性心律失常，甚至心室颤动、产生晕厥甚至死亡。

（2）血流动力学

1）主动脉瓣狭窄：左心室射血严重受阻，心排血量固定于低水平，不随活动而增加，故称“劳力性晕厥”。其诊断要点：①晕厥与劳力有关，同时可伴心绞痛；②晕厥持续时间较长，发作后常有胸闷、乏力、心悸等症状；③主动脉瓣区有收缩期杂音，向颈部传导；④超声心动图可助诊断。

2）肥厚型梗阻性心肌病，又称为特发性主动脉瓣下狭窄。晕厥的发作与心室流出道梗阻和（或）交感神经兴奋有关，多在劳力后和情绪激动后发生。多有家族史，体格检查及超声心动图检查不难确诊。

3）心房黏液瘤：以左心房多见，晕厥常发作于体位改变，从卧位坐起或站立时，黏液瘤或血栓嵌顿于房室瓣口，造成暂时性排血受阻、中断。临床特点：①晕厥发生于体位改变时；②心尖部杂音随体位变化；③可有栓塞、发热、心力衰竭等症状；④超声心动图有特征性改变。

4）主动脉夹层：晕厥多发生于疾病初期，主动脉夹层血肿向上扩展，压迫颈动脉或无名动脉，使脑供血减少，或夹层破裂到心包，引起急性心脏压塞，均可致晕厥。诊断要点：①胸部或腹部撕裂样剧痛；②临床上有休克样表现，但血压下降不明显或升高；③听诊有突然出现的主动脉瓣区舒张期杂音；④既往有高血压病史；⑤主动脉造影可提供确切依据，CT 及 MRI 诊断特异性高。

5）急性心脏压塞：主要由于心包腔压力突然增高，血流回流受阻，排血减少而引起晕厥。超声心动图为特异性诊断方法。

6）急性肺栓塞：急性大块肺栓塞，由于肺血管阻力增加，左心室充盈减少而导致晕厥。诊断要点：①既往有器质性心脏病，有心房颤动和（或）血栓史；②突然出现呼吸困难、胸痛、咯血、发绀、晕厥或急性右心衰竭；③肺动脉造影或螺旋 CT 可提供确诊依据。

7）急性心肌梗死和（或）缺血：是晕厥的少见病因，与迷走神经功能亢进及突发心律失常有关，心电图及心肌酶学、冠状动脉造影等检查可帮助诊断。

8）先天性心脏病：晕厥的少见病因，主要有法洛四联症、艾森门格综合征、原发性肺动脉高压及肺动脉瓣口狭窄等，通过体格检查及超声心动图较易确诊。

2. 非心源性晕厥

（1）神经介导性晕厥：为晕厥最常见原因，共同特点是无器质性心脏病证据，发作与体位或生理动作有关，发作前可有晕厥先兆，发作时间短暂，可自行恢复。

1）血管迷走性晕厥：占不明原因晕厥的大部分（70% 左右）。临床特点：①多见于年轻而体弱的女性，青年人多于老年人。②多有明确的诱因，精神刺激、情绪紧张、急性创伤及长期慢性疾病等。③多发生于无力体型人群，发作与体位有关，很少有发生于卧位，多发生于立位或坐位，发作前多有晕厥先兆，症状发作时立即平卧，可很快恢复。④依发作时血压、心律变化，分为三型，如心脏抑制型、血压抑制型及混合型，以混合型居多。⑤常有突发意外的疼痛、恐惧或不良的视觉、听觉、嗅觉刺激，天气闷热，空气污浊等诱因，尤其是站立过久或运动，在意识丧失之前常先有面色苍白、出汗、上腹不适伴恶心，这时应立即躺下，可避免发作。发作时躺下，意识可迅速恢复。可有持续一段时间的苍白、恶心、乏力、出汗。如急于站立或坐起则可再发。⑥典型病例意识丧失不超过 1 分钟，直立倾斜试验可确诊。

2）颈动脉窦晕厥：系多种原因引起的颈动脉窦反射亢进、敏感性增强而引起的晕厥。病因最常见为颈部周围组织病变（炎症、占位、外伤等）压迫动脉窦，使其反射异常；高血压病、冠心病、糖尿病等时，颈动脉窦敏感性增加；某些药物，如洋地黄、某些拟副交感神经药物也可使颈动脉窦反射亢进致晕厥发作。诱发因素与颈动脉窦受压（如衣领过高、过紧、压颈试验）及颈动脉窦过度受牵拉有关。

诊断要点：①有晕厥发作史，与上述病因及诱发因素有关。晕厥发作与颈部受压（如肿瘤、硬衣领、修面等）或颈部突然转动压迫颈动脉窦所诱发，部分患者颈脉窦周围有致其反射过敏病变，如颈部淋巴结肿大、肿瘤或甲状腺手术瘢痕组织压迫等。②多见于中年男性，颈动脉窦按摩试验可诱发晕厥发作。发作时出现心率慢、血压低，但无恶心、苍白等前驱症状。③晕厥很少发生于卧位，多发生在站立或坐位。

3）其他反射性晕厥

A. 咳嗽性晕厥：指咳嗽后发生的短暂意识丧失，可迅速恢复，不留后遗症。患者常在剧烈咳嗽后出现晕厥，数秒至数分钟自行恢复。机制可能是胸腔内压增加，静脉回流减少，心排血量减少，导致脑缺血发作而致晕厥。常见于慢性阻塞性肺疾病患者。机制可能是咳嗽时胸腔内压上升，阻碍静脉回流至心脏，使心排血量减低或咳嗽时反射性地引起颅压增高，影响脑血液循环致脑缺血。

B. 排尿性晕厥：是指在排尿开始、过程中、末尾及结束后立即发生的晕厥，一般无前驱症状，可自行恢复。多发生于青壮年男性，夜间睡眠醒后起床排尿时或排尿后。发作前无前驱症状，或仅有短暂的头晕、目眩、下肢乏力感，晕倒后 1 ～ 2 分钟自行苏醒。其机制可能为膀胱收缩引起强烈迷走神经反射，与患者迷走神经张力过高、体位突然变化、血容量突然减少及屏气动作等致心脏抑制、血压下降；卧位转立位时反射性引起外围血管扩张；排尿时腹压骤减致暂时性脑供血不足。

C. 潜水性晕厥：在水下潜水时突然晕厥，甚至猝死。缺氧、迷走神经功能亢进是其发病机制。

D. 吞咽性及舌咽神经疼痛性晕厥：某些舌咽神经疼痛患者在疼痛发作时，某些食管、咽喉及纵隔疾病的患者在吞咽时均可发作晕厥，甚至抽搐，历时一般很短，在 10 ～ 15 秒。其见于食管肿瘤、憩室、痉挛、咽喉或纵隔疾病等患者，吞咽时发生疼痛或吞咽困难，食管的扩张激惹迷走神经，与迷走神经反射性心脏抑制引起严重窦缓、窦性停搏或房室传导阻滞、心排血量下降，导致脑缺血及晕厥发作。引起心动过缓、传导阻滞等心律失常而导致晕厥。发作与体位无关，多无前驱症状。

（2）直立低血压晕厥：健康人由卧位起立时，心排血量减少，血压下降，刺激了颈动脉窦及主动脉弓压力感受器，传至血管运动中枢，引起交感神经兴奋，儿茶酚胺及肾素分泌增加，故血管收缩及出现心动过速，血压回升，保证了脑部供血。上述调节机制的任何环节发生调节障碍或受损，均可导致直立性低血压，引起晕厥发作。

1）生理性障碍：见于长期固定站立时，孕妇及长期卧床突然起立者。正常人进行剧烈活动时，突然停止活动也可发作晕厥，与心排血量突然下降、血管调节滞后有关。

2）原发性直立性低血压（特发性自主神经功能不全）：又称为 Shy-Drager 综合征。临床特点是：①中年以上发病，男性患者显著多于女性。②站立时出现晕厥先兆及晕厥，但很少有面色改变及恶心，症状进行性加重。同时伴勃起功能障碍及无汗。伴锥体外系及小脑病变症状。③立卧位试验有助于本病诊断，发作时血压明显下降而心率变化不明显。

3）获得性直立性低血压（继发性自主神经功能不全）：见于某些药物（如氯丙嗪、胍乙啶、利尿剂及钙通道阻滞药等）、交感神经截除术后及某些全身性疾病，如脊髓损害、多发性神经炎、糖尿病神经病变、慢性营养不良等。

诊断标准：①平卧 5 分钟，然后直立位测定 1 分钟或 3 分钟及更长时间的血压；②如果血压在 3 分钟时仍然降低，如果患者在这一期间不能维持站立位，则为阳性；③站立位期间应记录最低收缩压。不管是否有症状，收缩压下降 ≥ 20mmHg 或收缩压降至 ≤ 90mmHg，则为直立性低血压。

（3）脑血管病性晕厥

1）暂时性脑缺血发作（TIA）：是由椎 - 基底动脉循环障碍导致的晕厥，占晕厥的 7.7%。TIA 发作除有意识丧失外，还可以有眩晕、共济失调和感觉障碍。

2）延髓性晕厥：延髓心血管中枢病变、功能障碍均可导致晕厥发作。主要见于某些累及心血管中枢的疾病（如延髓炎、脊髓灰质炎、吉兰 - 巴雷综合征、狂犬病等）。

3）偏头痛：某些年轻女性月经期偏头痛发作时可伴晕厥发作。其特点是意识丧失发展慢，发作后可出现枕部剧烈疼痛。机制不明，可能与基底动脉痉挛导致脑干缺血或由于多巴胺受体反应过度而抑制心血管运动中枢有关。

（4）锁骨下盗血综合征：当锁骨下动脉狭窄时，手臂活动时患病同侧的椎动脉血流倒转，导致椎 - 基底动脉缺血发生晕厥。主要诊断依据：①患侧上肢比健侧血压低约 20mmHg；②患侧桡动脉搏动减弱或消失，大部分可在患侧锁骨下动脉行径听到血管杂音；③患侧上肢运动可诱发或加重症状；④椎动脉造影可确立诊断。

（5）精神障碍性晕厥

1）癔症性晕厥：非真正意义的晕厥，而是意识范围的缩窄，其发作可依暗示终止或加强。

2）过度换气综合征：多见于年轻女性。其机制是情绪紧张或癔症发作引起的呼吸增强与换气过度时二氧化碳排出量增加，可导致呼吸性碱中毒，从而引起脑部血管收缩，脑部缺氧多表现为胸闷，窒息感，心动过速，四肢末梢，面部及口周麻木，手足搐搦，意识模糊。

（6）血液及内分泌代谢异常致晕厥

1）缺氧：指脑循环的血流量不一定减少而血氧饱和度降低，氧分压降低或红细胞减少使脑细胞缺氧而致晕厥。如法洛四联症、原发性肺动脉高压、活动剧烈和哭闹时。重度贫血患者活动后均可出现晕厥。

2）低血糖：自发性、继发性及应用降糖药，特别是胰岛素过量引起的严重低血糖时可产生晕厥甚或昏迷。晕厥的发作与体位无关，发作时心动过速，血压正常，逐渐发生晕厥，多伴无力、出汗，当时测血糖低可确诊。应用葡萄糖后症状很快缓解。

五、处理和转诊

1. *晕厥*　发现晕厥患者时应立即将患者置于头低足高位，并将患者的衣服纽扣解松，头转向一侧以免舌后坠堵塞气道。必要时吸氧。如仍属无效时，应注意排除其他各类严重器质性晕厥的可能性。

在晕厥发作时不能喂食、喂水。神志清醒后不要让患者马上站立，必须等患者全身无力好转后才能在细心照料下逐渐站立和行走。

2. *心源性晕厥*　主要是针对原发病的治疗。心脏排血受阻的晕厥，以手术治疗为主；心律失常致晕厥，依据其不同类型，选用药物、人工心脏起搏器、导管射频消融治疗；起搏器导致的晕厥要查清原因，排除故障，必要时更换起搏器。

（1）心动过缓性心律失常所致晕厥：常应用阿托品、异丙肾上腺素。如果由完全性或高度房室传导阻滞、双束支阻滞、病态窦房结综合征引起，则应转上级医院置入人工起搏器。

（2）心动过速性心律失常所致晕厥：可使用抗心律失常药物。对于室性心律失常包括频发或多源性室性期前收缩、室性心动过速、心室扑动、心室颤动等可选用如利多卡因、普罗帕酮、胺碘酮等抗心律失常药物，必要时行电复律。

（3）QT 间期延长：引起的多形性室性心动过速（尖端扭转型室速）所致晕厥禁忌使用延长复极的抗心律失常药物，禁用所有ⅠA 类和Ⅲ类抗心律失常药。通常应给予异丙肾上腺素或阿托品；如无效则可行人工心脏起搏治疗。

（4）急性心脏排血受阻所致的晕厥：嘱患者避免剧烈运动，防止晕厥发作；若有手术指征则应尽早手术治疗。

（5）明确病因：明确心源性晕厥的病因后，应针对病因治疗，如纠正水、电解质及酸碱平衡紊乱及改善心肌缺血等。此外，应注意某些急需抢救的疾病，如脑出血、心肌梗死、心律失常和主动脉夹层。

3. 神经介导性晕厥

（1）一般治疗

1）对患者开展教育工作，使其了解晕厥发作的诱因以避免诱发因素。

2）血管迷走性晕厥反复发作的患者，逐渐延长站立时间（称为倾斜锻炼）可减少晕厥的发作。晕厥发作能迅速好转，便可因突然倒地而致外伤，故重点在于病因治疗和预防发作。如意识恢复较慢，血压过低，心动过缓者可试行针刺人中诸穴，一次肌内注射安钠咖 0.25g 或阿托品 0.5mg。如病因已查明，应尽早进行病因治疗，这是根治晕厥的最有效措施，如有明确诱因者尽量避免之。

（2）药物治疗：很多药物可用于血管迷走性晕厥。①β受体阻滞剂：降低交感刺激，减少 C 纤维刺激；②α受体激动剂：增加外周阻力和有效血容量；③抗胆碱药：降低迷走神经张力；④盐皮质激素：增加 Na^+ 的重吸收，增加血容量；⑤茶碱类：阻断腺苷、增加心率、升高血压。

（3）起搏治疗：对于血管迷走性晕厥，以往认为起搏治疗作用有限，因为起搏治疗不能预防倾斜试验中晕厥的发作，但是多中心的临床试验结果表明在部分患者中起搏治疗是有效的。对于心脏抑制型血管迷走性晕厥患者，经一般治疗效果不明显时，可考虑双腔起搏器治疗。对于颈动脉窦综合征患者，应避免穿高领、过紧衬衣，避免压颈动作，发作时可用阿托品、肾上腺素、镇静剂治疗不同类型晕厥。对于部分有心动过缓的患者推荐行双腔起搏，应注意避免使用血管扩张药物。

4. 直立性低血压晕厥　其治疗的主要目标是减少与大脑低灌注相关的症状（晕厥、近似晕厥及意识模糊等）。避免影响血压的因素，如突然改变体位、站立时间过长、站位排尿、过度通气、高温、剧烈运动、大量进食（尤其是糖类）、乙醇和引起血管抑制的药物。其他治疗：①增加血容量的方法，鼓励每日摄取足够的盐分及液体、小剂量糖皮质激素；②减少血容量蓄积在身体的下半部分，用腹带、连裤袜等；③少食多餐，减少糖类量；④下肢交叉或下蹲；⑤锻炼下肢或腹部肌肉的运动，如游泳。

5. 脑血管病性晕厥　主要针对原发病治疗，按脑血管病常规治疗，注意适度降压（有高血压者），颅内占位可行手术治疗。晕厥发生时立即仰面平卧，头低足高位，下肢抬高 60° 以上。立即解开领扣，呼吸道保持通畅；有呕吐者，头偏歪向一侧。

6. 锁骨下动脉盗血综合征　直接行外科手术或血管成形术是有效的。

7. 精神因素导致的晕厥　主要采取暗示治疗法，必要时给予镇静剂。

8. 血液及内分泌代谢性晕厥　主要也是原发病的治疗。而药物作用致晕厥主要是停用相关药物。

晕厥的预后与其病因有直接关系，不同基础病变的晕厥预后有很大的差异。一般而言，心源性晕厥的预后最差，1 年死亡率为 30%，其中有恶性心律失常及心功能异常的更差；非心源性晕厥次之，1 年死亡率为 0 ～ 12%，其中脑源性晕厥死亡率高于其他晕厥，反射性晕厥及精神因素晕厥预后相对好。不明原因晕厥的预后比上述两类好，1 年死亡率为 6%。因此，晕厥的病因诊断对其治疗方式的选择及预后有重要意义。

（黄晓忠）

第三十三节 意识障碍

一、概述

意识障碍是指患者对周围环境及其自身状态的识别和觉醒能力出现障碍，严重者表现为昏迷。多见于颅脑疾病或全身性疾病。颅脑疾病常见于各种颅内感染性及非感染性病变。感染性病变包括脑炎、脑膜炎、脑脓肿及脑寄生虫等。非感染性病变包括占位性病变（肿瘤、血肿及囊肿等），脑血管疾病（出血、缺血及高血压脑病等），颅脑外伤和癫痫。全身性疾病包括感染性疾病及非感染性疾病。感染性疾病包括全身各种严重感染。非感染性疾病包括心血管疾病(心律失常和休克等)，中毒，物理性损伤（中暑、触电及淹溺等）及内分泌与代谢障碍（甲亢危象，甲状腺功能减退，肾上腺皮质功能亢进或减退，糖尿病昏迷，脑病，水、电解质紊乱和酸碱失衡等）。意识障碍患者无法提供确切病史，因此必须及时地向周围人群了解病史和发病经过，迅速专注病史中的特点，最大程度地了解发病原因。本节主要介绍了意识障碍的分级、病因、意识障碍的评估与检查、处理原则，打好意识障碍处理的基础。

根据意识障碍的严重程度和表现形式的不同，可以将意识障碍分为下列几个类型。

1. 嗜睡　是最轻的意识障碍，通常为意识障碍的早期表现。患者处于持续睡眠状态，刺激时能被唤醒，醒后可正确回答问题和配合检查。唤醒时患者表现对自身或环境的正常认知程度降低，但是刺激消失后很快又入睡。

2. 意识模糊　意识水平轻度下降，较嗜睡更深。患者能保持简单的精神活动，但对时间、地点、人物的定向能力发生障碍，常有思维不连贯、思维活动迟钝等。一般来说，患者有时间和地点定向障碍时，即认为意识模糊。

3. 昏睡　是接近人事不省的意识状态，患者处于熟睡状态，不易被唤醒。只是在受到强烈刺激时才能被唤醒，醒后表情茫然，只能含糊地回答问话，或答非所问，不能配合检查，对提问或指令不能做出适当反应，刺激停止后立即陷入深睡。

4. 昏迷　是意识水平下降到最严重的程度。患者无意识反应，强烈刺激也不能唤醒，对疼痛刺激反应为反射性。临床分为浅昏迷、中昏迷、深昏迷，分别代表意识的抑制水平达到了皮质、皮质下和脑干。

(1) 浅昏迷：此时强烈的疼痛刺激，如压眶上缘可有痛苦表情及躲避反射，可有较少的无意识自发动作。腹壁反射消失，但角膜反射、瞳孔对光反射、咳嗽反射、吞咽反射、腱反射存在，生命体征无明显改变。

(2) 中昏迷：是指对疼痛的反应消失，自发动作也消失，四肢完全处于瘫痪状态，腱反射亢进，病理反射阳性。角膜反射、瞳孔对光反射、咳嗽反射和吞咽反射等仍存在，但已减弱。呼吸和循环功能尚稳定。

(3) 深昏迷：是指患者表现眼球固定，瞳孔散大，角膜反射、瞳孔对光反射、咳嗽反射和吞咽反射等均消失。四肢呈弛缓性瘫，腱反射消失，病理反射也消失。呼吸、循环和体温调节功能发生障碍。

除了上述临床分级，意识障碍还包括一些特殊的表现形式，其中谵妄是一种常见且严重的表现形式。临床上主要表现为意识模糊、感觉错乱、躁动不安、语无伦次、定向力和自知力均有障碍，伴有明显的错觉和幻觉，患者情绪惊恐，易于激惹。

二、导致意识障碍的疾病原因

总体而言，导致急性意识障碍的原因可包括弥散性脑病、幕上病变和幕下病变。从具体病因上分类，可包括中枢神经系统局灶性病变、弥漫性病变、系统性疾病及代谢性和中毒性疾病。对于急性意识障碍的患者，想要确认病因而采取准确的处理往往殊非易事，需要临床医师细致反复地进行评估。急性意识障碍的病因分类可参见表 15-10。

表 15-10　意识障碍常见伴随症状及提示疾病

伴随症状	提示疾病
头痛	头部外伤、脑膜炎、蛛网膜下腔出血
发热	脑炎或脑膜炎、抗胆碱药物中毒、乙醇或镇静药戒断、败血症
低体温	乙醇或镇静药物中毒、肝性脑病、低血糖、甲状腺功能减退、败血症
颈强直	脑膜炎、蛛网膜下腔出血
手足搐搦	低钙血症
瞳孔缩小	阿片类药物中毒
视神经乳头水肿	高血压脑病、颅内占位性病变
偏瘫	脑梗死、头部外伤
共济失调	乙醇或镇静药物中毒、Wernicke 脑病

幕上病变包括有创伤性或非创伤性出血（如颅内出血，硬膜外、下血肿）、脑梗死、脑肿瘤、脑脓肿等。幕下病变包括小脑出血、小脑梗死、脑干出血、脑干梗死、脑干脱髓鞘病变等。引起弥漫性脑病的原因存在多种因素，参见表 15-11。

表 15-11　弥漫性脑功能障碍的病因分类

病因	疾病
由氧、糖及代谢辅助因素缺乏所致的神经损害	脑血流供应正常状态下的低氧，严重的肺疾病、贫血
	脑血流下降（如心脏骤停后状态、心脏性休克或低血容量性休克）
	细胞毒素：一氧化碳、氰化物、硫化氰
	低血糖
	维生素 B_1 缺乏（Wernicke-Korsakoff 综合征）
内源性中枢神经系统	高血氨（肝性脑病、输尿管乙状结肠造口术后、梨状腹综合征）
	尿毒症
	二氧化碳麻醉
	高血糖
外源性中枢神经系统毒素	醇类：乙醇、异丙基醇，酸性物（甲醇、乙烯乙二醇、水杨酸盐），镇静药和麻醉药，抗惊厥药，精神类药，异烟肼，重金属
内分泌失调	黏液水肿性昏迷、甲状腺毒症、艾迪生病、Cushing 病、嗜铬细胞瘤
中枢神经系统离子环境异常	高钠血症、低钠血症、低钙血症、低镁血症、高镁血症、低磷血症、酸中毒、碱中毒

续表

病因	疾病
环境异常或体温调节障碍	低温、热休克、精神抑制性综合征、恶性高温
颅内高压	高血压性脑病、大脑假瘤
中枢神经系统炎症或浸润	脑膜炎、脑炎、脑病、脑血管炎、蛛网膜下腔出血、癌性脑膜炎、创伤性轴索损伤
原发性神经元或胶质疾病	Creutzfeldt-Jakob 病、Marchiafava-Bignami 病、大脑胶质瘤病、进行性多灶性脑白质病、肾上腺脑白质营养不良症
抽搐及后遗状态	原发性癫痫

三、临床特点

目前，国际上常用格拉斯哥昏迷量表（GCS）（表 15-12）对患者的意识水平进行评估，根据患者的睁眼、语言和运动情况综合评定其意识状态。需要注意的是，对于饮酒、镇静状态和癫痫持续状态患者，该评分可能受到影响。

表 15-12 格拉斯哥昏迷评分（GCS）

睁眼反应	得分	言语反应	得分	运动反应	得分
正常睁眼	4	回答正确	5	按吩咐动作	6
呼唤睁眼	3	回答错误	4	对疼痛刺激能定位	5
刺痛睁眼	2	言语错乱	3	对刺痛有躲避反应	4
无睁眼	1	含糊不清	2	刺痛时肢体屈曲（去皮质状态）	3
		无反应	1	刺痛时肢体过伸（去脑状态）	2
				无反应	1

注：将三类得分相加，即得到 GCS 评分（最低 3 分，最高 15 分）

1. 选评判时的最好反应计分（运动评分左侧右侧可能不同，用较高的分数进行评分），改良的 GCS 评分应记录最好反应、最差反应和左侧、右侧运动评分。

2. 三项指标的分数加起来得到的总分就是所谓的昏迷指数，可以作为预后的参考。就头部外伤为例，一开始为 3 分或 4 分的患者，统计起来有 85% 的机会会死亡或成为植物人；但若超过 11 分的患者，大概只有 5% ～ 10% 的概率会如此，而有 85% 的机会可以部分或全部恢复；其余介于中间分数的恢复概率就随着分数减低而递减。

3. 根据分级可分型

轻型：总分为 13 ～ 15 分，伤后意识障碍 20 分钟以内。

中型：总分为 9 ～ 12 分，伤后意识障碍 20 分钟至 6 小时。

重型：总分为 3 ～ 8 分，伤后昏迷或再次昏迷 6 小时以上。

临床医师在对意识障碍患者进行评估时，应当有重点地进行，一方面为病因分析提供多方面的信息；另一方面需避免漏下严重疾病的线索。

呼吸状态：阵发性陈施呼吸可提示大脑半球的病变，不规则呼吸则提示脑桥或延髓病变。

瞳孔：针尖样瞳孔是阿片类药物中毒的典型表现，同时也可提示脑桥被盖部病变。根据患者颅内病变位置不同，瞳孔大小可出现不同变化（表 15-12）；对光反射的消失通常与昏迷的严重程度一致。

脑膜刺激征：脑膜炎和蛛网膜下腔出血患者的脑膜刺激征可为阳性，但阴性结果也不可排除。颈强直和 Kernig 征分离见于颅后窝占位性病变和小脑扁桃体疝。需要注意，深昏迷时患者的脑膜刺激征消失。

头眼反射：如患者两眼球出现强直性同向偏斜，则提示大脑半球抑制；反应消失或非同向性偏斜提示脑干损害；如反应正常，则患者可能为心因性假性昏迷。

眼底：视神经乳头水肿提示颅内压增高的疾病，包括颅内占位性病变等。眼底出现片状出血可见于蛛网膜下腔出血及大量脑出血。

姿势：格拉斯哥昏迷评分中提到的去皮质姿势和去脑强直姿势是两种不同的异常姿势。去皮质姿势表现为上肢在肘部和腕部屈曲，下肢在膝部和踝部伸直；去脑强直姿势则表现为上肢在肘部伸直，腕部屈曲旋前，下肢在膝部和踝部伸直。

言语：通过患者能否唤醒及对问题的反应，从而评估患者的最佳言语状态。需要注意的是，患者的言语反应不佳时要与失语状态相鉴别，如果没有正确地识别出失语，可能会导致对意识水平的错误评估，并且遗漏一个重要的优势半球局灶体征。

四、诊断思路

一些辅助检查同样有助于明确急性意识障碍患者的病因。表 15-13 列出了常用检查及可提示的病因。

表 15-13 鉴别意识障碍患者的常用辅助检查

辅助检查	提示疾病
白细胞计数、血培养	脑膜炎、败血症
血糖、血钠、血钙等	高血糖、低血糖、低钠血症、高钙血症、低钙血症
肝功能、血氨、凝血相关检查	肝性脑病
血气分析	肝性脑病、肺性脑病、尿毒症、败血症
脑脊液	脑膜炎、脑炎、蛛网膜下腔出血
CT、MRI	脑梗死、颅内出血、头外伤、蛛网膜下腔出血
脑电图	癫痫

1. *常规检查可确认的病因* 经急诊常规、生化电解质、血气分析、头部 CT、腰椎穿刺等方式可确认的病因有低氧、休克、心源性的疾病；内环境紊乱如电解质紊乱、高血糖症、低血糖症、CO_2 麻醉、肝性脑病；局灶性损害如卒中、创伤、肿瘤、脓肿、中枢性感染。

2. *需特殊检查才可确认的病因* 中毒（不明原因）；内分泌疾病：甲状腺危象；代谢辅酶缺乏：维生素 B_1 检查，系统性红斑狼疮，血栓性血小板减少性紫癜，卟啉病，脑桥中央髓鞘溶解，脑白质病。

3. *需据病史判断的病因* 热射病、癫痫发作后状态。

病因判断的步骤为先初步急诊常规筛查，诊断不出，考虑采用特殊检查方式。在之前的病因分类中，局灶性损伤容易确认，如无法确认，则考虑弥漫性损害。

五、临床处理原则

对于发生意识障碍的患者，临床处理既要迅速，也要小心。意识障碍患者的病史收集通常不易，体格检查也受到明显的限制，因此诊断性评价和经验性治疗必须同时进行，但应当尽可能采取系统的流程进行诊治。总体而言，下面的字母原则有助于有条理地对意识障碍患者进行处理：

- N（neck）—颈部：对于意识障碍患者，始终要记住患者可能存在颈部外伤，如果尚未明确患者颈部是否有外伤，不要擅自移动患者的颈部。
- A（airway）—气道：确保呼吸道通畅，必要时进行插管并吸出分泌物。
- B（breathing）—呼吸：确保患者呼吸充分，必要时做血气分析，保证供氧，必要时使用辅助呼吸。
- C（circulation）—循环：确保患者有充足的血液灌注，测量脉搏和血压，积极处理休克。
- D（diabetes）—糖尿病：快速测定患者血糖，如果不能检测，但又怀疑意识障碍是低血糖所致，可先给予患者 50% 葡萄糖溶液 50ml。
- D（drug）—药物：要考虑到患者阿片类药物使用过量的可能，如果有所提示，给予纳洛酮。
- E（epilepsy）—癫痫：观察患者是否为癫痫发作，从而进行相应处理。
- F（fever）—发热：注意中枢神经系统感染的可能，对于流行性脑脊髓膜炎患者，发热的同时还可能出现紫癜性皮疹，给予降温治疗，高度考虑中枢神经系统感染时则及时给予经验性抗感染治疗。
- G（Glasgow）—格拉斯哥昏迷量表：详见表 15-12。
- H（herniation）—脑疝：如果有形成脑疝的证据，包括呼吸异常、瞳孔改变等征象，以及影像学检查的支持，积极降颅压治疗，并请神经外科会诊。
- I（investigation）—调查：持续监测患者的脉搏、血压、呼吸频率和方式、体温，以及格拉斯哥昏迷量表的改变。

（李伟光）

第三十四节　失　　眠

一、概述

失眠（insomnia）是以入睡和（或）睡眠维持困难所致的睡眠质量或数量达不到正常生理需求而影响白天社会功能的一种主观体验，是最常见的睡眠障碍性疾病。

二、常见病因

引起睡眠障碍的原因很多，包括生理、心理、环境因素、精神疾病、躯体疾病及在治疗疾病的过程中所用的药物等。

三、临床特点

1. 患者主诉有失眠，包括入睡困难（卧床 30 分钟没有入睡）、易醒、频繁觉醒（每夜超过 2 次）、多梦、早醒或醒后再次入睡超过 30 分钟，总睡眠时间不足 6 小时。有上述情况 1 项以上，同时伴有多梦、醒后有头晕、乏力等不适症状。

2. 社会功能受损。白天有头晕、乏力、精力不足、疲劳、昏昏欲睡及注意力不集中等症状，严重者出现认知能力下降，从而影响工作和学习。

3. 上述情况每周至少 3 次，持续至少 1 个月。

4. 排除各种神经、精神和躯体疾病所导致的继发性失眠。

5. 多导睡眠图（polysomnogram，PSG）作为失眠的客观指标，睡眠潜伏期超过 30 分钟；实际睡眠时间每夜少于 6 小时；夜间觉醒时间超过 30 分钟。

四、治疗

失眠的治疗包括非药物治疗和药物治疗。

1. *睡眠卫生教育和心理治疗* 睡眠卫生知识教育，可以帮助养成良好的睡眠习惯，消除对失眠症状的恐惧，是失眠治疗的基础。一些患者的失眠可能是源于或伴发焦虑和抑郁，相应的心理辅导和心理治疗十分重要。让患者合理安排睡眠时间，尽量不要饮酒，午后和晚间不要饮茶或含咖啡因的饮料。多做一些体育活动。对于比较严重的失眠患者可进行睡眠行为的控制：有睡意时方上床睡觉，不要在床上做与睡眠无关的事，如看书、看电视等；白天尽量不要午睡；睡前 2 小时避免做剧烈的体育运动，如果上床后 15 ～ 20 分钟仍未入睡则起床到另外房间做一些其他事情，有睡意时再回来；无论在夜间睡眠多久，早晨应定时起床等。此外，睡前适当进食可以帮助入睡。其他还有一些物理疗法，如磁疗、超声波疗法、音乐疗法、推拿、按摩和针灸等疗法。

2. *药物治疗* 应用促进睡眠药物要注意药物依赖和停药症状反弹，遵从个体化和按需用药的原则，以低剂量、间断、短期给药为主，长期用药者应注意逐渐停药。治疗失眠的药物包括第一代巴比妥类、第二代苯二氮䓬类及第三代非苯二氮䓬类。

苯二氮䓬类药物是目前使用最广泛的催眠药，此类药物根据半衰期长短分为 3 类。

（1）短效类（半衰期小于 6 小时）：常用的有三唑仑、咪达唑仑、去羟西泮、溴替唑仑等，主要用于入睡困难和醒后难以入睡者。

（2）中效类（半衰期为 6 ～ 24 小时）：常用的有替马西泮、劳拉西泮、艾司唑仑、阿普唑仑、氯氮平等，主要用于睡眠浅、易醒和晨起需要保持头脑清醒者。

（3）长效类（半衰期在 24 小时以上）：常用的有地西泮、氯硝西泮、硝西泮、氟硝西泮、氟西泮等，主要用于早醒。长效类起效慢，有抑制呼吸和次日头晕、无力等不良反应。

新型的非苯二氮䓬类催眠药包括佐匹克隆、唑吡坦和扎来普隆等。这类药物具有起效快、半衰期短、次晨没有宿醉症状、药物依赖和停药反跳少等优点，是目前推荐治疗失眠的一线药物。

其他药物如褪黑激素、抗焦虑药物、抗抑郁药物、中药等对失眠症也有一定疗效。

（李伟峰）

参考文献

贾建平，陈生弟，崔丽英，等，2014. 神经病学 . 北京：人民卫生出版社：77-78.

田勇泉，韩东一，迟放鲁，等，2013. 耳鼻咽喉头颈外科学 . 第 8 版 . 北京：人民卫生出版社：353-363.

万学红，2013. 诊断学 . 第 8 版 . 北京：人民卫生出版社 .

中华医学会呼吸病学分会哮喘学组，2005. 咳嗽的诊断与治疗指南 . 中华结核和呼吸杂志：323-354.

Irwin RS, French CL, Chang AB, et al，2018. Classification of cough as a symptom in adults and management algorithms: CHEST guideline and expert panel report. Chest, 153:196-209.

第16章 常见病与多发病

第一节 呼吸系统

一、急性上呼吸道感染

（一）概述

急性上呼吸道感染（acute upper respiratory tract infection）简称“上感”，俗称“感冒”，是包括鼻腔、咽喉部等上呼吸道的急性炎症的总称。其病因主要由病毒引起，如鼻病毒、冠状病毒、副流感病毒、呼吸道合胞病毒等，也有一部分由细菌引起。该病具有一定的传染性，人群普遍易感。一般发病轻、病程短、预后良好，但也有合并其他并发症的患者，病情严重。

（二）临床表现

1. *普通感冒* 病毒引起，常在季节交替时发病，起病急，以鼻部卡他症状为主，可伴有鼻塞、喷嚏、咳嗽、咽部不适、味觉迟钝、头痛、声嘶等症状。一般无发热及全身症状，无并发症者病程1周左右可自愈。儿童患者除鼻部和咽部症状外还可伴有发热（体温可高达39～40℃）、烦躁不安、全身不适等，部分还可伴有食欲缺乏、呕吐、腹泻等胃肠道症状。

2. *流行性感冒* 由流感病毒引起，传染性强，主要以发热、头痛、肌肉酸痛起病，常有畏寒、寒战、乏力等全身中毒症状。部分以胃肠道症状为特征，常见于儿童。无并发症者常呈自限性，3～4天全身症状缓解，咳嗽症状持续较久，常需1～2周。

3. *急性病毒性咽炎、喉炎* 由鼻病毒、流感病毒等引起，以咽喉部症状为主，如咽痒、声音嘶哑，可有发热、咽痛或咳嗽，体检可见咽部充血，轻度淋巴结肿大。严重者可出现喉头水肿，进而发展为呼吸困难危及生命。

4. *急性疱疹性咽峡炎* 由柯萨奇A病毒引起，病情急骤，高热、咽痛、厌食。夏季好发，儿童易感，查体可见咽部充血，灰白色疱疹分布于咽喉部或口腔其他位置。

5. *急性咽结膜炎* 由腺病毒引起，表现为发热、咽痛、畏光、流泪，夏季好发，儿童易感。

6. *急性咽扁桃体炎* 主要由溶血性链球菌引起，起病急，发热、畏寒、咽痛明显，查体可见咽部充血、扁桃体肿大，肺部查体多正常无异样体征。

（三）诊断

鼻咽部症状及体征，以及外周血象和胸部X线检查可诊断，必要时可做病原学检查，如细菌培养和病毒分离。

（四）鉴别诊断

1. *急性传染病早期* 麻疹、脊髓灰质炎等急性传染病早期表现为上呼吸道感染症状，应加以鉴别，必要时可行特定实验室检查。

2. *过敏性鼻炎*　起病急骤，鼻部症状明显，如喷嚏、流涕，无发热，多由过敏源如花粉、尘埃、动物毛皮等。鼻分泌物涂片可见嗜酸性粒细胞。

3. *下呼吸道感染*　常表现为气管、支气管炎或肺炎等，多为咳嗽咳痰，白细胞计数升高，胸部 X 线检查常见肺纹理改变。

（五）治疗原则与预防

1. *一般对症治疗*　休息，多饮水，保持室内空气流通；鼻塞明显者可给予盐酸伪麻黄碱治疗；喷嚏、流涕明显者可给予抗过敏药物，如马来酸氯苯那敏缓解症状；发热、头痛症状明显者，可给予对乙酰氨基酚等解热镇痛药处理。儿童患者用药注意剂量及不良反应，如解热镇痛药阿司匹林慎用于儿童患者，以免发生 Reye 综合征等严重不良反应。

2. *病因治疗*　抗病毒治疗，如利巴韦林、奥司他韦、金刚烷胺等，合并细菌感染时，可酌情使用抗菌药物，如青霉素类、头孢类或喹诺酮类药物。儿童患者用药注意剂量及不良反应，如喹诺酮类药物禁用于儿童患者。

3. *中医治疗*　可选用清热解毒和抗病毒作用的药物，对缓解疾病症状具有一定疗效。

（六）预防

增强抵抗力，避免诱因如受凉过度劳累等；儿童及体弱者注意防护，避免出入人多的公共场合。对于流行性感冒，可注射流感疫苗加以预防，并注意隔离传染源。

（七）转诊

1. 有明显呼吸困难，如气促、发绀、三凹征或合并肺炎、喉头水肿、病毒性心肌炎、病毒性脑膜炎等病情较重患者。

2. 持续高热不退，并伴有糖尿病、冠心病、慢性阻塞性肺疾病、慢性充血性心力衰竭等基础疾病较多的患者。

3. 高度怀疑急性传染病可能的患者也应积极转诊，以免贻误病情，造成疫情暴发等严重后果。

（何海威）

二、急性支气管炎

（一）概述（常见病因）

急性支气管炎是由生物、理化刺激或过敏等因素引起的急性支气管黏膜炎症，多发于年老体弱者。其症状主要为咳嗽和咳痰，常发生于寒冷季节或气候突变时，也可由急性上呼吸道感染迁延不愈所致。虽然对急性支气管炎尚无普遍认同的定义，但 MacFarlane 提出的标准提供了一个实用方法：①急性疾病，持续＜ 21 天；②咳嗽为主要症状；③至少有一种其他下呼吸道症状，如咳痰、喘息、胸痛；④除外其他疾病所引起的上述症状。虽然 MacFarlane 标准指出症状的持续时间通常＜ 3 周，然而其他研究表明约 1/4 的急性支气管炎患者可能会持续咳嗽＞ 30 天。因此，急性支气管炎也可出现于咳嗽持续＞ 1 个月的患者。

1. *微生物*　病原体与上呼吸道感染类似。病毒常为腺病毒、流感病毒（甲、乙型）、冠状病毒、鼻病毒、单纯疱疹病毒、呼吸道合胞病毒和副流感病毒。细菌常为流感嗜血杆菌、肺炎链球菌、卡他莫拉菌等。近年来衣原体和支原体感染明显增加，在病毒感染的基础上继发细菌感染也较多见。

2. *理化因素*　冷空气、粉尘、刺激性气体或烟雾（如二氧化硫、二氧化氮、氨气、氯气等）吸入，可刺激支气管黏膜引起急性损伤和炎症反应。

3. *过敏反应* 机体对吸入性致敏原如花粉、有机粉尘、真菌孢子、动物毛皮及排泄物等过敏，或对细菌蛋白质过敏。钩虫、蛔虫的幼虫在肺内移行也可引起支气管急性炎症反应。

（二）临床表现

1. *症状* 通常起病较急，全身症状较轻，可有发热。初为干咳或少量黏液痰，随后痰量增多，咳嗽加剧，偶伴痰中带血。咳嗽、咳痰可延续 2 ～ 3 周，如迁延不愈，可演变成慢性支气管炎。伴支气管痉挛时，可出现程度不等的胸闷气促。

2. *体征* 可无明显阳性表现，或在两肺闻及散在干、湿啰音，部位不固定，咳嗽后可减少或消失。

（三）诊断与鉴别诊断

根据病史、咳嗽和咳痰等症状，两肺散在干、湿啰音等体征，结合血常规和胸部 X 线检查可做出临床诊断。病毒和细菌检查有助于病因诊断，需与下列疾病相鉴别。

1. *流行性感冒* 起病急骤，发热较高，全身中毒症状（如全身酸痛、头痛、乏力等）明显，呼吸道局部症状较轻。流行病史、分泌物病毒分离和血清学检查有助于鉴别。

2. *急性上呼吸道感染* 鼻咽部症状明显，咳嗽轻微，一般无痰。肺部无异常体征。胸部 X 线检查正常。

3. *其他肺部疾病* 如支气管肺炎、肺结核、肺癌、肺脓肿、麻疹、百日咳等多种疾病可有类似的咳嗽、咳痰表现，应详细检查，以资鉴别。

（四）治疗原则

1. *对症治疗* 治疗咳嗽、无痰或少痰，可用右美沙芬、喷托维林镇咳。咳嗽、有痰而不易咳出，可选用盐酸氨溴索、溴己新、桃金娘油化痰，也可雾化祛痰。较常用的为兼顾止咳和化痰的复方甘草合剂，也可选用其他中成药止咳祛痰。发生支气管痉挛时可用平喘药如茶碱、β 受体激动剂、胆碱能阻滞剂等。发热可用解热镇痛药对症处理。

2. *抗生素治疗* 仅在有细菌感染证据时使用。一般咳嗽 10 天以上，细菌、支原体、肺炎衣原体、鲍特菌等感染的概率较大。可首选新大环内酯类或青霉素类药物，也可选用头孢菌素类或喹诺酮类等药物。美国疾病控制中心推荐服用阿奇霉素 5 天，克拉霉素 7 天或红霉素 14 天。多数患者口服抗生素即可，症状较重者可经肌内注射或静脉滴注给药，少数患者需根据病原体培养结果指导用药。

3. *一般治疗* 避免空气中的刺激物，避免病原微生物的传播，多饮水，多休息，吃健康的食物，避免劳累。

（洪一梅）

三、慢性阻塞性肺疾病

（一）概述

慢性阻塞性肺疾病（chronic obstructive pulmonary disease，COPD）简称慢阻肺，是一种以持续气流受限为特征的可以预防和治疗的常见疾病，气流受限多呈进行性发展，与气管和肺对有毒颗粒或气体的慢性炎症反应增强有关。急性加重和并发症对个体患者整体疾病的严重程度产生影响。慢性气流受限由小气道疾病（阻塞性支气管炎）和肺实质破坏（肺气肿）共同引起，两者在不同患者中所占比重不同。

通常，慢性支气管炎是指在除外慢性咳嗽的其他已知病因后，患者每年咳嗽、咳痰 3 个月以上，并连续 2 年以上者。肺气肿则是指肺部终末细支气管远端气腔出现异常持久的扩张，并伴有肺泡壁和细支气管破坏而无明显的肺纤维化。当慢性支气管炎和肺气肿患者的肺功能检查出现持续气流受限时，则可诊断为慢阻肺；如患者仅有“慢性支气管炎”和（或）“肺气肿”，而无持续气流受限，则不能诊断为慢阻肺。

虽然支气管哮喘（哮喘）与慢阻肺都是慢性气道炎症性疾病，但两者的发病机制不同，临床表现及对治疗的反应性也有明显差别。大多数哮喘患者的气流受限具有显著的可逆性，这是其不同于慢阻肺的一个关键特征。但是，部分哮喘患者随着病程延长，可出现较明显的气管重塑，导致气流受限的可逆性明显减小，临床很难与慢阻肺相鉴别。慢阻肺和哮喘可以发生于同一患者，且由于两者都是常见病、多发病，这种概率并不低。一些已知病因或具有特征性病理表现的气流受限疾病，如支气管扩张症、肺结核、弥漫性泛细支气管炎和闭塞性细支气管炎等均不属于慢阻肺。

（二）临床表现

1. *症状*　多于中年发病，好发于秋冬寒冷季节。慢阻肺为慢性咳嗽、咳痰，少数可仅咳嗽不伴咳痰，甚至有明显气流受限但无咳嗽症状。痰为白色泡沫或黏液性，合并感染时痰量增多，转为脓痰。典型症状为气促或呼吸困难，早期仅于剧烈活动时出现，后逐渐加重，甚至发生于日常活动和休息时。晚期常有体重下降、食欲缺乏、精神抑郁和（或）焦虑等，合并感染时可咳脓痰。后期出现低氧血症和（或）高碳酸血症，可并发慢性肺源性心脏病和右心衰竭。

2. *体征*　慢阻肺的早期体征可不明显，随着疾病进展，常出现以下体征。①视诊：胸廓前后径增大，肋间隙增宽，剑突下胸骨下角增宽，称为桶状胸。部分患者呼吸变浅，频率增快，严重者可有缩唇呼吸等。②触诊：双侧语颤减弱。③叩诊：肺部过清音，心浊音界缩小，肺下界和肝浊音界下降。④听诊：两肺呼吸音减弱，呼气期延长，部分患者可闻及湿啰音和（或）干啰音，心音遥远，合并肺动脉高压时肺动脉瓣区第二心音（P_2）较主动脉瓣区第二心音（A_2）强（$P_2 > A_2$）。⑤肺外体征：低氧血症者可出现黏膜和皮肤发绀。伴二氧化碳潴留者可见球结膜水肿。伴有右心衰竭者可见下肢水肿和肝增大。

3. *分期*

（1）急性加重期：患者呼吸道症状加重，超过日常变异水平，需要改变治疗方案。表现为咳嗽、咳痰、气短和（或）喘息加重，痰量增多，脓性或黏液脓性痰，可伴有发热等。

（2）稳定期：咳嗽、咳痰和气短等症状稳定或症状轻微，病情基本恢复到急性加重前的状态。

（三）实验室检查及其他辅助检查

1. *肺功能检查*　肺通气功能检查是判断气流受限的客观指标，重复性较好，对慢阻肺的诊断、严重程度评价、疾病进展、预后及治疗反应等均有重要意义。慢阻肺高危人群建议每年进行一次肺通气功能检测。气流受限是以 FEV_1 占用力肺活量（forced vital capacity，FVC）百分比（FEV_1/FVC）和 FEV_1 占预计值百分比降低来确定的。FEV_1/FVC 是慢阻肺的一项敏感指标，可检出轻度气流受限。FEV_1 占预计值百分比是评价中、重度气流受限的良好指标，因其变异性小、易于操作，应作为慢阻肺的肺功能检查基本项目。患者吸入支气管扩张剂后的 $FEV_1/FVC < 0.7$，可以确定为持续存在气流受限。单次使用支气管扩张剂后 FEV_1/FVC 在 0.6 ～ 0.8 时，应重复肺功能检查以确诊。因为在某些情况下，间隔一段时间后，由于个体差异，比值可能会发生改变。但对于使用支气管扩张剂后 $FEV_1/FVC < 0.6$ 的慢阻肺患者，比值升至 0.7 以上的可能性不大。

2. *胸部 X 线检查*　对确定肺部并发症及与其他疾病（如肺间质纤维化、肺结核等）鉴别具有重要意义。慢阻肺早期胸部 X 线检查可无明显变化，之后出现肺纹理增多和紊乱等非特征性改变；主要 X 线征象为肺过度充气，肺容积增大，胸腔前后径增长，肋骨走向变平，肺野透亮度增高，横膈位置低平，心脏悬垂狭长，肺门血管纹理呈残根状，肺野外周血管纹理纤细稀少等，有时可见肺大疱形成。并发肺动脉高压和肺源性心脏病时，除右心增大的 X 线特征外，还可有肺动脉圆锥膨隆，肺门血管影扩大及右下肺动脉增宽等。

3. 胸部 CT 检查　一般不作为常规检查，但对于鉴别诊断具有重要价值。另外，高分辨率 CT 对辨别小叶中心型或全小叶型肺气肿及确定肺大疱的大小和数量，有很高的敏感性和特异性，对预计肺大疱切除或外科减容手术等的效果有一定价值。

4. 脉搏氧饱和度（SpO_2）监测和血气分析　慢阻肺稳定期患者如果 FEV_1 占预计值百分比＜ 40%，或临床症状提示有呼吸衰竭或右心衰竭时应监测 SpO_2。如果 SpO_2 ＜ 92%，应进行血气分析检查。呼吸衰竭血气分析诊断标准为海平面呼吸空气时 PaO_2 ＜ 60mmHg（1mmHg=0.133kPa），伴或不伴有 $PaCO_2$ ＞ 50mmHg。

5. 其他实验室检查　低氧血症（PaO_2 ＜ 55mmHg）时血红蛋白和红细胞可以增高，血细胞比容＞ 0.55 可诊断为红细胞增多症。有的患者也可表现为贫血。合并感染时，痰涂片中可见大量中性粒细胞，痰培养可检出各种病原菌。

（四）诊断

本病主要根据吸烟等高危因素史、临床症状、体征及肺功能检查等，并排除可以引起类似症状和功能改变的其他疾病，综合分析确定。肺功能检查见持续气流受限是慢阻肺诊断的必备条件，吸入支气管扩张剂后 FEV_1/FVC ＜ 0.70 为确定存在持续气流受限的界限。基层医院可使用图 16-1 的流程和标准进行慢阻肺诊断。

（五）鉴别诊断

慢阻肺应与支气管哮喘、支气管扩张症、充血性心力衰竭、肺结核和弥漫性泛细支气管炎等相鉴别，尤其要注意与哮喘进行鉴别（表 16-1）。

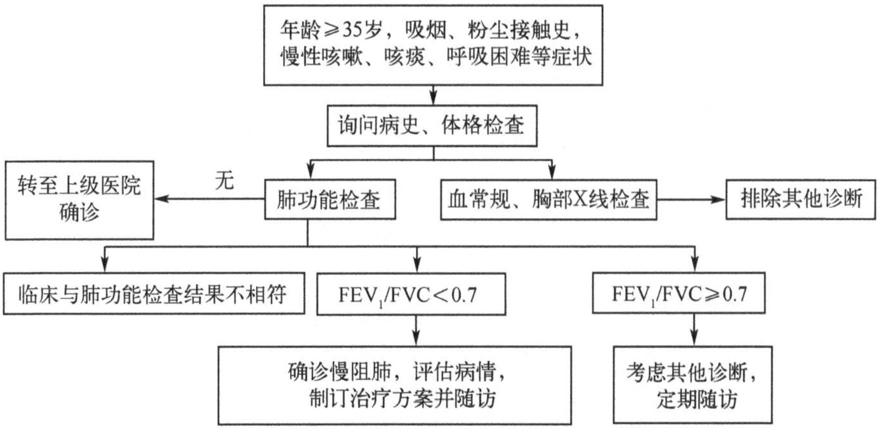

图 16-1　基层医院慢阻肺诊断流程

注：FEV_1. 第 1 秒用力呼气容积；FVC. 用力肺活量

表 16-1　慢阻肺与其他疾病的鉴别诊断要点

疾病	鉴别诊断要点
慢阻肺	中年发病、长期吸烟史或其他烟雾接触史，症状缓慢进展，急性加重期症状超过日常变异并持续恶化
支气管哮喘	早年发病（通常在儿童期），每天症状变化快，夜间和清晨症状明显，也可有过敏史、鼻炎和（或）湿疹，有哮喘家族史

续表

疾病	鉴别诊断要点
充血性心力衰竭	胸部X线检查示心脏扩大、肺水肿，肺功能检查提示有限制性通气障碍而非气流受限
支气管扩张症	大量脓痰，常伴有细菌感染，粗湿啰音，杵状指，胸部X线检查或CT示支气管扩张、管壁增厚
肺结核	所有年龄均可发病，胸部X线检查示肺浸润性病灶或结节状、空洞样改变，微生物检查可确诊，流行地区高发
闭塞性细支气管炎	发病年龄较轻，不吸烟，可能有类风湿关节炎病史或烟雾接触史，呼气相CT显示低密度影
弥漫性泛细支气管炎	主要发生在亚洲人群中，多为男性非吸烟者，几乎均有慢性鼻窦炎，胸部X线检查和高分辨率CT示弥漫性小叶中央结节影和过度充气征

（六）治疗

1. 稳定期治疗

（1）治疗目标：慢阻肺稳定期患者的治疗目标是减轻当前症状，包括缓解症状，改善运动耐力和改善健康状况；降低未来风险，包括预防疾病进展，预防和治疗急性加重，减少病死率。

（2）常用治疗药物：药物治疗可以缓解慢阻肺症状，减少急性加重的频率和严重程度，改善健康状况和运动耐量。至今为止，在临床研究中，没有一种治疗慢阻肺的药物可以延缓肺功能的长期下降。慢阻肺常用药物包括支气管扩张剂、糖皮质激素、磷酸二酯酶抑制剂及其他药物（祛痰药、抗氧化剂等）。

（3）预防和维持治疗：减少危险因素暴露。戒烟是影响慢阻肺自然病程最有力的干预措施。因职业或环境粉尘、刺激性气体所致者，应脱离污染环境。

（4）疫苗：流感疫苗的应用可减少慢阻肺患者发生严重疾病和死亡，所有年龄≥65岁的患者推荐注射肺炎链球菌疫苗，包括13价肺炎球菌结合疫苗（PCV13）和23价肺炎球菌多糖疫苗（PPSV23）。

（5）药物治疗：优先选择吸入药物，坚持长期规律治疗，个体化治疗。依据患者临床情况、药物的适应证和禁忌证、药物的可获得性及卫生经济学评估等选择适宜的治疗药物。

（6）康复、教育和自我管理：肺康复是对患者进行全面评估后为患者量身打造的全面干预，包括运动训练、教育和自我管理干预。肺康复是改善呼吸困难、健康状况和运动耐力的最有效的治疗策略。肺康复方案最好持续6～8周，推荐每周进行2次指导下的运动训练，包括耐力训练、间歇训练、抗阻/力量训练。此外，还包括合理膳食，保持营养均衡摄入，保持心理平衡。

（7）氧疗：慢阻肺稳定期患者进行长期家庭氧疗的具体指征：$PaO_2 \leqslant 55mmHg$或动脉血氧饱和度（SaO_2）$\leqslant 88\%$，有或无高碳酸血症；PaO_2为55～60mmHg或$SaO_2 < 89\%$，并有肺动脉高压、右心衰竭或红细胞增多症（血细胞比容> 0.55）。长期氧疗一般是经鼻导管吸入氧气，流量1.0～2.0L/min，每天吸氧持续时间> 15小时。

（8）其他：无创通气、外科治疗（肺减容术、肺大疱切除术、肺移植）和支气管镜介入治疗等。

2. 急性加重期治疗　慢阻肺急性加重的治疗目标是尽量降低本次急性加重的不良影响，预防未来急性加重的发生。慢阻肺急性加重早期、病情较轻的患者可以在基层医疗卫生机构治疗，但需注意病情变化，一旦初始治疗效果不佳，症状进一步加重，需及时转送二级及以上医院诊治。

具体流程包括：①评估症状的严重程度、胸部 X 线检查；②监测动脉血气或血氧饱和度决定是否需要氧疗；③支气管扩张剂治疗：增加短效支气管扩张剂的剂量和（或）频率，联合 SABA（如沙丁胺醇 2.5mg 或特布他林 5mg，3 次 / 天，雾化吸入）和 SAMA（如异丙托溴铵 500μg，每天 3 ～ 4 次，雾化吸入），或者两种速效支气管扩张剂的复方制剂（如复方异丙托溴铵，每支 2.5ml，含异丙托溴铵 500μg 和沙丁胺醇 2.5mg，每次 2.5ml，每天 3 ～ 4 次，雾化吸入），使用储雾罐或雾化器雾化吸入治疗。

3. 转诊指征　慢阻肺患者需上转至二级及以上医院治疗的标准如下。

（1）初次筛查疑诊慢阻肺患者。

（2）随访期间发现慢阻肺患者症状控制不满意，或出现药物不良反应，或其他不能耐受治疗的情况。

（3）出现慢阻肺并发症，需要进一步评估和诊治。

（4）诊断明确、病情平稳的慢阻肺患者每年应由专科医师进行一次全面评估，对治疗方案进行必要的调整。

（5）随访期间发现出现急性加重，需要改变治疗方案：①呼吸困难加重，喘息，胸闷，咳嗽加剧，痰量增加，痰液颜色和（或）黏度改变，发热等；②出现全身不适、失眠、嗜睡、疲乏、抑郁、意识不清等症状；③出现口唇发绀、外周水肿体征；④出现严重并发症如心律失常，心力衰竭，呼吸衰竭等。

（6）医师判断患者出现需上级医院处理的其他情况或疾病。

（7）对具有中医药治疗需求的慢阻肺患者，出现以下情况之一的，应当转诊：①基层医疗卫生机构不能提供慢阻肺中医辨证治疗服务时；②经中医辨证治疗临床症状控制不佳或出现急性加重者。

（黄莜然）

四、支气管哮喘

（一）概述

支气管哮喘（bronchial asthma）简称哮喘，是由多种细胞（如嗜酸性粒细胞、肥大细胞、T 淋巴细胞、中性粒细胞、平滑肌细胞、气道上皮细胞等）和细胞组分参与的气道慢性炎症性疾病。其主要特征包括气道慢性炎症，气道对多种刺激因素呈现的高反应性，广泛多变的可逆性气流受限以及随病程延长而导致的一系列气道结构的改变，即气道重构。其临床表现为反复发作的喘息、气急、胸闷或咳嗽等症状，常在夜间及凌晨发作或加重，多数患者可自行缓解或经治疗后缓解。

（二）临床表现

支气管哮喘分为急性发作期、慢性持续期和临床缓解期。

（1）症状：典型症状为发作性伴有哮鸣音的呼气性呼吸困难，症状可在数分钟内发生，并持续数小时或数天，可经药物治疗后缓解或自行缓解。夜间及凌晨发作或加重是哮喘的重要临床特征。有些患者尤其是青少年，其哮喘症状在运动时出现，称为运动性哮喘。此外，临床上还存在没有喘息症状的不典型哮喘，患者可表现为发作性咳嗽、胸闷或其他症状。对以咳嗽为唯一症状的不典型哮喘称为咳嗽变异性哮喘（cough variant asthma，CVA）。对以胸闷为唯一症状的不典型哮喘称为胸闷变异性哮喘（chest tightness variant asthma，CTVA）。

（2）体征：发作时典型的体征是双肺可闻及广泛的哮鸣音，呼气音延长。但非常严重的哮喘发作，哮鸣音反而减弱，甚至完全消失，表现为“沉默肺”，是病情危重的表现。非发作期体检可无异常发现，故未闻及鸣音，不能排除哮喘。

（三）诊断

1. 可变的呼吸道症状和体征 ①反复发作喘息、气急，伴或不伴胸闷或咳嗽，夜间及晨间多发，常与接触变应原、冷空气、物理和化学性刺激，以及上呼吸道感染、运动等有关；②发作时双肺可闻及散在或弥漫性哮鸣音，呼气相延长；③上述症状和体征可经治疗缓解或自行缓解。

2. 可变的呼气气流受限客观证据 有气流受限的证据［在随访过程中，至少有一次气流受限的证据，第1秒用力呼气容积（forced expiratory volume in one second, FEV_1）/用力肺活量（forced vital capacity，FVC）＜0.75］，同时具备以下气流受限客观检查中的任意一条。

（1）支气管舒张试验阳性（吸入支气管舒张剂后，FEV_1 增加＞12%且绝对值增加＞200ml）。

（2）呼气流量峰值（peak expiratory flow，PEF）平均每天昼夜变异率＞10%（每天监测PEF 2次，至少2周）。

（3）抗感染治疗4周后，肺功能显著改善（与基线值比较，FEV_1 增加＞12%且绝对值增加＞200ml）。

（4）运动激发试验阳性（与基线值比较，FEV_1 降低＞10%且绝对值降低＞200ml）。

（5）支气管激发试验阳性（使用标准剂量的醋甲胆碱或组胺，FEV_1 降低≥20%）。

符合上述（1）、（2）两条，并除外其他疾病所引起的喘息、气急、胸闷和咳嗽，可以诊断为支气管哮喘。

（四）鉴别诊断

哮喘应注意与左心功能不全、慢性阻塞性肺疾病、上气道阻塞性病变等常见疾病相鉴别，此外还应与支气管扩张、嗜酸细胞肉芽肿性血管炎、变应性支气管肺曲菌病等疾病相鉴别。见表16-2。

表16-2 哮喘与其他疾病鉴别要点

疾病	呼吸困难	其他症状	体征	病史	影像学表现	支气管扩张剂	其他
哮喘	发作性、阵发性、呼气性	干咳、胸闷等	哮鸣音为主	过敏原接触、部分有家族史	无特殊	可迅速缓解	—
左心功能不全	阵发性、端坐	心悸、粉红色泡沫痰	哮鸣音、广泛湿啰音	高血压或心脏病史	肺淤血、肺水肿、心影扩大	无明显缓解	—
慢性阻塞性肺疾病	喘息和劳力性	慢性咳嗽、咳痰	干、湿啰音并存	长期吸烟、有害气体接触等	肺纹理增多、粗乱；肺气肿征	有一定缓解	—
上气道阻塞性病变	吸气性	根据阻塞原因不同而不同	吸气性喘鸣	可有异物吸入史	上气道异物、肿瘤表现	无明显缓解	气管镜下可见异物、肿物

（五）治疗

哮喘治疗的目标是控制症状、预防未来发作的风险。哮喘治疗药物分为以下几类。

1. 控制类药物　需要每天使用并长期维持的药物。包括吸入性糖皮质激素（inhaled corticosteroids，ICS，是最有效、安全的控制类药物）、ICS/长效 β_2受体激动剂（ICS/long-acting beta 2-agonists，ICS/LABA）、全身性激素、白三烯调节剂（leukotriene receptor antagonists，LTRA）、缓释茶碱、抗 IgE 单克隆抗体。

2. 缓解类药物　又称急救药物，急性发作时可按需使用，包括速效吸入和口服短效 β_2受体激动剂（short-acting beta 2-agonists，SABA）、福莫特罗、全身性激素、吸入性短效抗胆碱能药物（short-acting muscarinic antagonist，SAMA）、短效茶碱。

3. 其他治疗哮喘药物　抗组胺、抗过敏药物及中医中药。

（六）转诊指征

当患者出现以下情况，建议转往综合医院呼吸专科进行专诊。

1. 紧急转诊　当哮喘患者出现中度及以上程度急性发作，经过紧急处理后症状无明显缓解时应考虑紧急转诊。

2. 普通转诊

（1）因确诊或随访需求需要做肺功能检查（包括支气管舒张试验、支气管激发试验、运动激发试验等）。

（2）为明确过敏源，需要做过敏原皮肤试验或血清学检查。

（3）经过规范化治疗哮喘仍然不能得到有效控制。

（黄莜然）

五、肺炎

（一）概述

肺炎（pneumonia）是指终末气道、肺泡和肺间质的炎症，可由病原微生物、理化因素、免疫损伤、过敏及药物所致。按病因的不同分为细菌性肺炎、非典型病原体所致肺炎（如军团菌、支原体和衣原体等）、病毒性肺炎、真菌性肺炎、其他病原体所致肺炎（如立克次体、弓形虫、原虫等）、理化因素所致的肺炎等。按疾病的解剖特征分为大叶性（肺泡性）肺炎、小叶性（支气管）肺炎、间质性肺炎。

（二）临床表现

1. 症状

（1）呼吸道症状：咳嗽、咳痰，痰为少量黏痰、脓痰或血痰。胸痛、病变范围大者可有呼吸困难、呼吸窘迫。

（2）发热、肌痛、胃肠道症状等。

2. 体征　早期肺部体征不明显，重症者可有呼吸频率增快、鼻翼扇动、发绀。肺实变时有典型的体征，如叩诊浊音、触觉语颤增强和支气管呼吸音等，也可闻及湿啰音。并发胸腔积液者，患侧胸部叩诊浊音，触觉语颤减弱，呼吸音减弱。

（三）诊断

1. 辅助检查

（1）血常规：细菌感染时可出现白细胞计数增高，中性粒细胞比例增加，核左移并有中毒颗粒。病毒性肺炎时白细胞计数正常，或提高或偏低，中性粒细胞比例增高。

（2）痰涂片：革兰氏染色或培养可找到致病菌、怀疑结核做抗酸染色。

（3）胸部X线检查：早期肺纹理增粗或模糊，典型征象可见不透明的片状阴影。

（4）有胸腔积液时可穿刺取胸腔积液做常规检查、生化检查及细菌培养、病理等检查。

2. 诊断要点

（1）症状、体征：如发热、咳嗽、咳痰、胸痛等；听诊有湿啰音、肺实音表现等。

（2）肺部影像学检查可以确诊，不透明的片状阴影是诊断肺炎的金标准。

（四）鉴别诊断

1. 肺结核　有结核中毒症状；痰中可找到结核菌；胸部X线检查可见病变多在肺尖或锁骨上、下，密度不均，消散缓慢，且可形成空洞或肺内播散；一般抗菌药物治疗无效。

2. 肺癌　一般不发热或仅有低热，白细胞计数不高，痰中发现癌细胞或纤维支气管镜检查可以确诊。并发阻塞性炎症时经抗感染治疗炎症消退，但肿瘤征象更加明显。

3. 急性肺脓肿　咳大量脓臭痰为特征，X线显示脓腔及气液平，易与肺炎相鉴别。

4. 肺血栓栓塞症　多有静脉血栓的危险因素，起病急、低氧表现明显、胸部X线检查可见片状阴影，核素显像、CT血管三维重建或血管造影可以明确诊断。

（五）治疗原则

1. 经验抗感染治疗　肺炎球菌肺炎，首选青霉素G，对青霉素过敏者可用林可霉素或红霉素，重症患者还可用头孢类或氟喹诺酮类，给药剂量和途径视病情严重程度而定，抗菌药物疗程一般为5～7天，或在退热后3天停药或由静脉给药改为口服用药，维持数天。支原体肺炎、军团菌肺炎首选大环内酯类抗生素。病毒性肺炎宜选用抗病毒药物（如利巴韦林、阿昔洛韦等）。真菌性肺炎宜选用抗真菌药。最好根据细菌培养的药敏结果选药。

2. 支持对症治疗　休息、保暖、摄入足够热量的易消化食物。咳嗽重时用镇咳药；痰液黏稠不易咳出时用祛痰药；高热时物理降温，必要时用退热药；胸痛可给少量镇痛药，呼吸困难或发绀时应吸氧。

（六）预防

加强体育锻炼，增强体质。减少危险因素如吸烟、酗酒。年龄大于65岁者可注射流感疫苗。对年龄大于65岁者或年龄不足65岁，但有心血管疾病、肺疾病、糖尿病、酗酒、肝硬化和免疫抑制者（如HIV感染、肾衰竭、器官移植受者等）可注射肺炎疫苗。

（七）转诊

抗生素治疗48～72小时或以后要对病情进行评估。如果患者体温居高不下或突然降低，症状无改善或加重，白细胞计数继续升高或突然明显下降、胸部X线检查示病灶面积增大或胸部X线检查示无明显变化而症状加重，应对病情进行详细分析，做进一步检查，进行相应处理，或积极转诊。

（八）小儿肺炎

小儿肺炎为婴儿时期重要的常见病，是我国住院小儿死亡的第一位原因，严重威胁小儿健康，被国家卫生健康委员会列为小儿四病防治之一，故加强对本病的防治十分重要。

目前尚无统一的肺炎分类法，常用的有以下几种。

1. 病理分类　按部位分为大叶性肺炎、支气管肺炎和间质性肺炎。以支气管肺炎最为多见。

2. 病因分类

（1）病毒性肺炎：国外RSV占首位，我国曾以腺病毒（ADV）为主，现已转为RSV占首位。其次为ADV3型、ADV7型、ADV11型、ADV21型，流感病毒，副流感病毒1型、副流感病毒 2 型、副流感病毒 3 型，巨细胞病毒和肠道病毒等。

（2）细菌性肺炎：肺炎链球菌、金黄色葡萄球菌、肺炎杆菌、流感嗜血杆菌、大肠埃希菌、军团菌等。

（3）支原体肺炎：由肺炎支原体所致。

（4）衣原体肺炎：由沙眼衣原体（CT）、肺炎衣原体（CP）和鹦鹉热衣原体引起，以 CT 多见。

（5）原虫性肺炎：卡氏肺囊虫（卡氏肺孢子虫）肺炎，免疫缺陷病患者为易感人群。

（6）真菌性肺炎：由白念珠菌、肺曲菌、组织胞质菌、毛霉菌、球孢子菌等引起的肺炎。多见于免疫缺陷病及长期使用抗生素者。

（7）非感染病因引起的肺炎：如吸入性肺炎、坠积性肺炎、嗜酸细胞性肺炎等（过敏性肺炎）。

3. *病程分类* ①急性肺炎：病程＜ 1 个月；②迁延性肺炎：病程为 1 ～ 3 个月；③慢性肺炎病程＞ 3 个月。

4. *病情分类* ①轻症：除呼吸系统外，其他系统仅轻微受累，无全身中毒症状。②重症：除呼吸系统外，其他系统也受累，出现其他系统表现，全身中毒症状明显，发生生命体征危险，甚至发生生命体征危象。

5. *临床表现典型与否分类* ①典型性肺炎：由肺炎链球菌、金黄色葡萄球菌（金葡菌）、肺炎杆菌、流感嗜血杆菌、大肠埃希菌等引起的肺炎。②非典型性肺炎：肺炎支原体肺炎、衣原体肺炎、军团菌肺炎、病毒性肺炎等。2002 年冬季和 2003 年春季在我国发生了一种传染性非典型肺炎，WHO 将其命名为严重急性呼吸道综合征（severe acute respiratory syndrome，SARS），初步认定为新型冠状病毒（coronavirus）引起。以肺间质病变为主，传染性强，病死率较高。儿童患者临床表现较成人轻，病死率亦较低。

6. *发生肺炎的地区进行分类* ①社区获得性肺炎（community acquired pneumonia，CAP），指无明显免疫抑制的患儿在院外或住院 48 小时内发生的肺炎。②院内获得性肺炎（hospital acquired pneumonia，HAP），指住院 48 小时后发生的肺炎。

临床上如果病原体明确，则按病因分类，有助于指导治疗。否则按病理分类。

（施琳莉）

六、胸腔积液

（一）概述

胸膜腔是位于肺和胸壁之间的一个潜在的腔隙。在正常情况下脏胸膜和壁胸膜表面上有一层很薄的液体，在呼吸运动时起润滑作用。胸膜腔和其中的液体并非处于静止状态，在每一次呼吸周期中胸膜腔形状和压力均有很大变化，使胸腔内液体持续滤出和吸收，并处于动态肺炎平衡。任何因素使胸膜腔内液体形成过快或吸收过缓，即产生胸腔积液（pleural effusion，简称胸水）。

胸腔积液是常见的内科问题，肺、胸膜和肺外疾病均可引起。临床上常见的病因和发病机制有：①胸膜毛细血管内静水压增高，如充血性心力衰竭、缩窄性心包炎、血容量增加、上腔静脉或奇静脉受阻，产生胸腔漏出液。②胸膜通透性增加，如胸膜炎症（肺结核、肺炎）、结缔组织病（系统性红斑狼疮、类风湿关节炎）、胸膜肿瘤（恶性肿瘤转移、间皮瘤）、肺梗死、膈下炎症（膈下脓肿、肝脓肿、急性胰腺炎）等，产生胸腔渗出液。③胸膜毛细血管内胶体渗透压降低，如低蛋白血症、肝硬化、肾病综合征、急性肾小球肾炎、黏液性水肿等，产生胸腔漏出液。④壁胸膜淋巴引流障碍：癌症淋巴管阻塞、发育性淋巴管引流异常等，产生胸腔渗出液。⑤损伤：主动脉瘤破裂、食管破裂、胸导管破裂等，产生血胸、脓胸和乳糜胸。⑥医源性：药物、放射治疗、消化内镜检查和治疗、支气管动脉栓塞术，卵巢过度刺激综合征、液体负荷过大、冠状动脉搭桥手术、骨髓移植、中心静脉置管穿破和腹膜透析等，都可以引起渗出性或漏出性胸腔积液。

（二）临床表现

1. *症状*　呼吸困难是最常见的症状，多伴有胸痛和咳嗽。呼吸困难与胸廓顺应性下降，患侧膈肌受压，纵隔移位，肺容量下降刺激神经反射有关。病因不同其症状有所差别。结核性胸膜炎多见于青年人，常有发热、干咳、胸痛，随着胸腔积液量的增加，胸痛可缓解，但可出现胸闷气促。恶性胸腔积液多见于中年以上患者，一般无发热，胸部隐痛，伴有消瘦和呼吸道或原发部位肿瘤的症状。炎性积液多为渗出性，常伴有咳嗽、咳痰、胸痛及发热。心力衰竭所致胸腔积液为漏出液，有心功能不全的其他表现。肝脓肿所伴右侧胸腔积液可为反应性胸膜炎，也可为脓胸，多有发热和肝区疼痛。症状也和积液量有关，积液量少于 0.3 ～ 0.5L 时症状多不明显，大量积液时心悸及呼吸困难更加明显。

2. *体征*　与积液量有关。少量积液时，可无明显体征，或可触及胸膜摩擦感及闻及胸膜摩擦音。中至大量积液时，患侧胸廓饱满，触觉语颤减弱，局部叩诊浊音，呼吸音减低或消失，可伴有气管、纵隔向健侧移位。肺外疾病如胰腺炎和类风湿关节炎等，引起的胸腔积液多有原发病的体征。

（三）转诊

胸腔积液的表现依赖多种因素，如胸腔积液的体积、胸腔积液累积速度、并发症及基础呼吸储备。患者通常会主诉至少一种症状，如呼吸困难、咳嗽或胸痛。初始评估的重点是积液的严重性，症状发作频率，因此需要干预，并寻找潜在的病因。快速发展的积液通常是由于胸部外伤或近期胸部感染（胸腔感染）。如果发展较慢就要考虑一些慢性过程，存在全身症状通常为脓胸、肿瘤、结核性胸膜炎。临床上常表现为肋膈角变钝，病变侧肺膨胀不全，病变侧呼吸音降低。通常，不明原因的单侧胸腔积液、难治性双侧胸腔积液，或疑似慢性感染导致的积液、恶性肿瘤，或者血胸的应该积极转诊，因为这些患者可能需要更加积极的探查和明确的治疗。在转诊时，需明确使用的任何抗凝和抗血小板药物，需要暂时停用以方便检查。

（施琳莉）

七、肺结核

（一）概述（常见病因）

结核病是由结核分枝杆菌引起的一种慢性传染病，其特征是形成慢性肉芽肿性病变，即结核结节，由于最常见的感染部位是肺，所以经常称其为肺结核。我国《传染病防治法》将结核病定为乙类传染病。结核分枝杆菌生长缓慢，具有抗酸性、抵抗力强、菌体结构复杂。结核病在人群中的传染源主要是结核病患者，即痰直接涂片呈阳性者，主要通过咳嗽、喷嚏、大笑、大声谈话等方式把含有结核分枝杆菌的微滴排到空气中而传播。

当结核杆菌第一次进入免疫力正常的人的肺部时，形成原发病灶 + 淋巴管炎 + 肺门淋巴结结核，称为原发性综合征，又称原发性肺结核。其胸部 X 线检查示特异表现为“哑铃征”。继发性结核病与原发性结核病有明显的差异，继发性结核病有明显的临床症状，容易出现空洞和排菌，有传染性，所以继发性结核病具有重要的临床和流行病学意义。继发性肺结核，根据患者免疫力情况及感染结核菌的数量和毒力强弱，又分为渗出型、增生型和坏死型三种类型，主要包括局灶性肺结核、浸润型肺结核、慢性纤维空洞型肺结核。

（二）临床表现

（1）肺结核的临床表现不尽相同，但有共同之处。有下列表现应考虑肺结核的可能，应进一步做痰和胸部 X 线检查。应注意约有 20%的活动肺结核患者也可以无症状或仅有轻微症状。①咳嗽、咳痰≥ 3 周，可伴有咯血、胸痛、呼吸困难等症状。②发热（常午后低热），可伴盗汗、乏力、食欲缺乏、体重减轻、月经失调。③结核变态反应引起的过敏表现：结节性红斑、泡性结膜炎和结核风湿症等。④结核菌素（PPD-C5TU）皮肤试验。我国是结核病高流行国家，儿童普种卡介苗，阳性对诊断结核病意义不大，但对未接种卡介苗儿童则提示已受结核分枝杆菌（简称结核菌）感染或体内有活动性结核病。当呈现强阳性时表示机体处于超敏状态，发病概率高，可作为临床诊断结核病的参考指征。⑤患肺结核时，肺部体征常不明显。肺部病变较广泛时可有相应体征，有明显空洞或并发支气管扩张时可闻及中小水泡音。康尼峡缩小提示肺尖有病变。

（2）症状：呼吸系统症状咳嗽、咳痰 2 周以上或痰中带血是肺结核的常见可疑症状。咳嗽较轻，干咳或有少量黏液痰。有空洞形成时，痰量增多，若合并其他细菌感染，痰可呈脓性。若合并支气管结核，表现为刺激性咳嗽。约 1/3 的患者有咯血，多数患者为少量咯血，少数为大咯血。结核病灶累及胸膜时可表现为胸痛，为胸膜性胸痛，随呼吸运动和咳嗽加重。呼吸困难多见于干酪样肺炎和大量胸腔积液患者。

（3）全身症状：发热为最常见症状，多为长期午后潮热，即下午或傍晚开始升高，第 2 天早晨降至正常。部分患者有倦怠、乏力、盗汗、食欲缺乏和体重减轻等。育龄女性患者可以有月经不调。

（4）体征：多寡不一，取决于病变性质和范围。病变范围较小时，可以没有任何体征；渗出性病变范围较大或干酪样坏死时，则可以有肺实变体征，如触觉语颤增强、叩诊浊音、听诊闻及支气管呼吸音和细湿啰音。较大的空洞性病变听诊也可以闻及支气管呼吸音。当有较大范围的纤维条索形成时，气管向患侧移位，患侧胸廓塌陷、叩诊浊音、听诊呼吸音减弱并可闻及湿啰音。结核性胸膜炎时有胸腔积液体征，即气管向健侧移位，患侧胸廓望诊饱满、触觉语颤减弱、叩诊实音、听诊呼吸音消失。支气管结核可有局限性哮鸣音。

（5）少数患者可以有类似风湿热样表现，称为结核性风湿症，多见于青少年女性。常累及四肢大关节。在受累关节附近可见结节性红斑或环形红斑，间歇出现。

（三）诊断（鉴别诊断）

1. 病史和症状体征

（1）症状体征情况：明确症状的发展过程对结核病诊断有参考意义。体征对肺结核的诊断意义有限。

（2）诊断治疗过程：确定患者是新发现还是已发现病例。记录首次诊断情况特别是痰排菌情况、用药品种、用药量和时间、坚持规律用药情况等，这对将来确定治疗方案有重要价值。如果是复发患者，治疗史对判断耐药情况有参考意义。

（3）肺结核接触史：主要是家庭内接触史，对邻居、同事、宿舍等有无肺结核患者也应了解。记录接触患者的病情、排菌情况、治疗方案和用药规律情况、接触时间、接触密切程度等。

2. 影像学诊断　胸部 X 线检查是诊断肺结核的常规首选方法。计算机 X 线摄影（CR）和数字 X 线摄影（DR）等新技术广泛应用于临床，可增加层次感和清晰度。胸部 X 线检查可以发现早期轻微的结核病变，确定病变范围、部位、形态、密度、与周围组织的关系、病变阴影的伴随影像；判断病变性质、有无活动性、有无空洞、空洞大小和洞壁特点等。肺结核病影像特点是病变多发生在上叶的尖后段、下叶的背段和后基底段，呈多态性，即浸润、增殖、干酪、纤维钙化病变可同时存在，密度不均匀、边缘较清楚和病变变化较慢，易形成空洞和播散病灶。

诊断最常用的是正、侧位胸部X线检查，常能将心影、肺门、血管、纵隔等遮掩的病变，以及中叶和舌叶的病变显示清晰。

CT能提高分辨率，对病变细微特征进行评价，减少重叠影像，易发现隐匿的胸部和气管、支气管内病变，早期发现肺内粟粒阴影和减少微小病变的漏诊；能清晰显示各型肺结核病变特点和性质，与支气管关系，有无空洞，以及进展恶化和吸收好转的变化；能准确显示纵隔淋巴结有无肿大。常用于对肺结核的诊断及与其他胸部疾病的鉴别诊断，也可用于引导穿刺、引流和介入性治疗等。

3. 痰结核分枝杆菌检查　是确诊肺结核病的主要方法，也是制订化疗方案和考核治疗效果的主要依据。每一个有肺结核可疑症状或肺部有异常阴影的患者都必须查痰。

（1）痰标本的收集：肺结核患者的排菌具有间断性和不均匀性的特点，所以要多次查痰。通常初诊患者至少要送3份痰标本，包括清晨痰、夜间痰和即时痰，复诊患者每次送2份痰标本。无痰患者可采用痰诱导技术获取痰标本。

（2）痰涂片检查：是简单、快速、易行和可靠的方法，但欠敏感。每毫升痰含5000～10 000个细菌时可呈阳性结果。除常采用的萋-尼（Ziehl-Neelsen）染色法外，目前WHO推荐使用LED荧光显微镜检测抗酸杆菌，具有省时、方便的优点，适用于痰检数量较大的实验室。痰涂片检查阳性只能说明痰中含有抗酸杆菌，不能区分是结核分枝杆菌还是非结核性分枝杆菌，由于非结核性分枝杆菌致病的概率非常小，故痰中检出抗酸杆菌对诊断肺结核有极重要的意义。

（3）培养法：结核分枝杆菌培养为痰结核分枝杆菌检查提供准确可靠的结果，灵敏度高于涂片法，常作为结核病诊断的“金标准”。同时也为药物敏感性测定和菌种鉴定提供菌株。沿用的改良罗氏法（Lowenstein-Jensen）结核分枝杆菌培养费时，一般为2～8周。近期采用液体培养基和测定细菌代谢产物的BACTEC-TB960法，10天可获得结果并提高10%分离率。

（4）药物敏感性测定：主要是初治失败、复发及其他复治患者应进行药物敏感性测定，为临床耐药病例的诊断、制订合理的化疗方案及流行病学监测提供依据。WHO把比例法作为药物敏感性测定的“金标准”。由于采用BACTEC-TB960法及显微镜观察药物敏感法和噬菌体生物扩增法等新生物技术，使药物敏感性测定时间明显缩短，准确性提高。

（5）其他检测技术：如PCR、核酸探针检测特异性DNA片段、色谱技术检测结核硬脂酸和分枝菌酸等菌体特异成分，以及采用免疫学方法检测特异性抗原和抗体、基因芯片法等，使结核病快速诊断取得一些进展，但这些方法仍在研究阶段，尚需改进和完善。

4. 纤维支气管镜检查　常应用于支气管结核和淋巴结支气管瘘的诊断，支气管结核表现为黏膜充血、溃疡、糜烂、组织增生、形成瘢痕和支气管狭窄，可以在病灶部位钳取活体组织进行病理学检查和结核分枝杆菌培养。对于肺内结核病灶，可以采集分泌物或冲洗液标本做病原体检查，也可以经支气管肺活检获取标本检查。

5. 结核菌素试验　广泛应用于检出结核分枝杆菌的感染，而不是检出结核病。结核菌素试验对儿童、少年和青年的结核病诊断有参考意义。由于许多国家和地区广泛推行卡介苗接种，结核菌素试验阳性不能区分是结核分枝杆菌的自然感染还是卡介苗接种的免疫反应。因此，在卡介苗普遍接种的地区，结核菌素试验使结核分枝杆菌感染的检出受到很大限制。目前WHO推荐使用的结核菌素为纯蛋白衍化物（purified protein derivative，PPD）和PPD-RT23。

结核分枝杆菌感染后需4～8周才建立充分的变态反应，在此之前，结核菌素试验可呈阴性；营养不良、HIV感染、麻疹、水痘、癌症、严重的细菌感染包括重症结核病如粟粒性结核病和结核性脑膜炎等，结核菌素试验结果则多为阴性和弱阳性。

6. γ-干扰素释放试验（interferon-gamma release assays，IGRA）　通过特异性抗原 ESAT-6 和 GFP-10 与全血细胞共同孵育，然后检测 γ-干扰素水平或采用酶联免疫斑点试验（ELISPOT）测量计数分泌 γ-干扰素的特异性 T 淋巴细胞，可以区分结核分枝杆菌自然感染与卡介苗接种和大部分非结核分枝杆菌感染，因此诊断结核感染的特异性明显高于 PPD 试验，但由于成本较高等原因，目前多用于研究评价工作，尚未广泛推行。

（四）鉴别诊断

1. 肺炎　主要与继发型肺结核相鉴别。各种肺炎因病原体不同而临床特点各异，但大多起病急，伴有发热，咳嗽、咳痰明显，血白细胞和中性粒细胞计数增高。胸部 X 线检查示密度较淡且较均匀的片状或斑片状阴影，抗菌治疗后体温迅速下降，1 ～ 2 周阴影有明显吸收。

2. 慢性阻塞性肺疾病　多表现为慢性咳嗽、咳痰，少有咯血。冬季多发，急性加重期可以有发热。肺功能检查为阻塞性通气功能障碍。胸部影像学检查有助于鉴别诊断。

3. 支气管扩张　慢性反复咳嗽、咳痰，多有大量排痰，常反复咯血。轻者胸部 X 线检查示无异常或仅见肺纹理增粗，典型者可见卷发样改变，CT 特别是高分辨 CT 能发现支气管腔扩大，可确诊。

4. 肺癌　肺癌多有长期吸烟史，表现为刺激性咳嗽，痰中带血，胸痛和消瘦等症状。胸部 X 线或 CT 表现肺癌肿块常呈分叶状，有毛刺、切迹。癌组织坏死液化后，可以形成偏心厚壁空洞。多次痰脱落细胞和结核分枝杆菌检查和病灶活体组织检查是鉴别的重要方法。

5. 肺脓肿　多有高热，咳大量脓臭痰。胸部 X 线表现为带有液平面的空洞伴周围浓密的炎性阴影。血白细胞和中性粒细胞计数增高。

6. 纵隔和肺门疾病　原发型肺结核应与纵隔和肺门疾病相鉴别。小儿胸腺在婴幼儿时期多见，胸内甲状腺多发生于右上纵隔，淋巴系统肿瘤多位于中纵隔，多见于青年人，症状多，结核菌素试验可呈阴性或弱阳性。皮样囊肿和畸胎瘤多呈边缘清晰的囊状阴影，多发生于前纵隔。

7. 其他疾病　肺结核常有不同类型的发热，需与伤寒、败血症、白血病等发热性疾病相鉴别。伤寒有高热、白细胞计数减少及肝脾大等临床表现，易与急性血行播散型肺结核混淆。但伤寒常呈稽留热，有相对缓脉，皮肤玫瑰疹，血、尿、便的培养检查和肥达试验可以确诊。败血症起病急，寒战及弛张热型，白细胞及中性粒细胞增多，常有近期感染史，血培养可发现致病菌。急性血行播散型肺结核有发热、肝脾大，偶见类白血病反应或单核细胞异常增多，需与白血病相鉴别。后者多有明显出血倾向，骨髓涂片及动态胸部 X 线检查随访有助于诊断。

（五）治疗原则与预防

1. 化学治疗的原则　肺结核化学治疗的原则是早期、规律、全程、适量、联合。

在不住院条件下要取得化学疗法的成功，关键在于对肺结核患者实施有效治疗管理，即目前推行的在医务人员直接面视下督导化疗（directly observed treatment short-course，DOTS），确保肺结核患者在全疗程中规律、联合、足量和不间断地实施规范化疗，减少耐药性的产生，最终获得治愈。

由于临床上患者对抗结核药物耐受性不一样，肝肾功能情况不同（尤其是老年患者）和存在耐多药结核（MDR-TB）患者，这时进行治疗也要注意化疗方案制订的个体化，以确保化疗顺利完成及提高耐药结核痰菌阴转率。治疗药物主要有异烟肼、利福平、乙胺丁醇、吡嗪酰胺、链霉素、氨硫脲、对氨基水杨酸。

整个治疗方案分强化和巩固两个阶段。

2. 标准化学治疗方案　为充分发挥化学治疗在结核病防治工作中的作用，解决滥用抗结核药物、化疗方案不合理和混乱造成的治疗效果差、费用高、治疗期过短或过长、药物供应和资源浪费等实际问题，在全面考虑到化疗方案的疗效、不良反应、治疗费用、患者接受性和药源供应等条件下，经国内外严格对照研究证实的化疗方案，可供选择作为标准方案。实践证实，执行标准方案符合投入效益原则。

（1）初治活动性肺结核（含涂阳和涂阴）治疗方案

1）每天用药方案：①强化期，异烟肼（H）、利福平（R）、吡嗪酰胺（Z）和乙胺丁醇（E），顿服，2个月。②巩固期，异烟肼（H）、利福平（R），顿服，4个月。简写为2HRZE/4HR。

2）间歇用药方案：①强化期，异烟肼（H）、利福平（R）、吡嗪酰胺（Z）和乙胺丁醇（E），隔天一次或每周3次，2个月。②巩固期，异烟肼（H）、利福平（R），隔天一次或每周3次，4个月。简写为$2H_3R_3Z_3E_3/4H_3R_3$。

（2）复治涂阳肺结核治疗方案：复治涂阳肺结核患者强烈推荐进行药物敏感性试验，敏感患者按下列方案治疗，耐药者纳入耐药方案治疗。

1）复治涂阳敏感用药方案：①强化期，异烟肼（H）、利福平（R）、吡嗪酰胺（Z）、链霉素（S）和乙胺丁醇（E），每天一次，2个月。②巩固期，异烟肼（H）、利福平（R）和乙胺丁醇（E），每天一次，6～10个月。巩固期治疗4个月时，痰菌未转阴，可继续延长治疗期6～10个月。简写为2HRZSE/6-10HRE。

2）间歇用药方案：①强化期，异烟肼（H）、利福平（R）、吡嗪酰胺（Z）、链霉素（S）和乙胺丁醇（E），隔天一次或每周3次，2个月。②巩固期，异烟肼（H）、利福平（R）和乙胺丁醇（E），隔天一次或每周3次，6个月。简写为$2H_3R_3Z_3S_3E_3/6\text{-}10H_3R_3E_3$。

上述间歇方案为我国结核病规划所采用，但必须采用全程督导化疗管理，以保证患者不间断地规律用药。

2016年美国胸科协会（The American Thoracic Society，ATS）和欧洲呼吸学会（European Respiratory Society，ERS）联合发布的药物敏感型肺结核治疗指南。与2003年的版本相比，2016年的新版指南有6大变化：①在HIV/TB治疗中需要早期开始抗逆转病毒治疗（antiretroviral therapy，ART）。② HIV人群的w/o ART治疗时间延长。③回顾了基于循证的间断治疗方案：每周一次的治疗方案不推荐。④回顾了基于个案治疗的循证。⑤妊娠妇女的TB治疗方案，对吡嗪酰胺（pyrazinamide，PZA）有新说明。⑥治疗心包炎时，糖皮质激素不建议常规使用。

（3）耐多药肺结核的治疗：对至少包括INH和RFP ≥ 2种药物产生耐药的结核病为MDR-TB，所以耐多药肺结核必须要有痰结核菌药敏试验结果才能确诊。耐多药肺结核化疗方案：主张采用每天用药，疗程要延长至21个月为宜，WHO推荐一线和二线抗结核药物可以混合用于治疗MDR-TB，一线药物中除异烟肼和利福平已耐药外，仍可根据敏感情况选用：①链霉素，标准化疗方案中，只在强化期的2个月中使用，儿童、老年人及因注射不方便者常以乙胺丁醇替代，由于链霉素应用减少，一些地区耐链霉素病例可能也减少。②吡嗪酰胺，多在标准短程化疗方案强化期中应用，故对该药可能耐药率低，虽然药敏试验难以证实结核菌对吡嗪酰胺的药物敏感性（因无公认可靠的敏感性检测方法），但目前国际上治疗MDR-TB化疗方案中常使用本药。③乙胺丁醇，抗菌作用与链霉素相近，结核菌对其耐药率低。二线抗结核药物是耐多药肺结核治疗的主药，包括：a. 氨基糖苷类，阿米卡星（AMK）和多肽类卷曲霉素等；b. 硫胺类：乙硫异烟胺丙硫异烟胺；c. 氟喹诺酮类：氧氟沙星（OFLX）和左氟沙星（LVFX），与利福平联用对杀灭巨噬细胞内结核菌有协同作用，长期应用安全性和肝耐受性也较好；d. 环丝氨酸，对神经系统毒性大，应用范围受到限制；e. 对氨基水杨酸钠，为抑菌药，用于预防其他药物产生耐药性；f. 利福布汀（RBT），耐 RFP 菌株中部分对本药仍敏感；g. 异烟肼对氨基水杨酸盐（帕星肼，PSNZ），是老药，但耐 INH 菌株中，部分敏感，国内常用于治疗 MDR-TB。

WHO 推荐的未获得（或缺乏）药敏试验结果但临床考虑 MDR-TB 时，可使用的化疗方案为强化期使用 AMK（或 CPM）+TH+PZA+OFLX 联合，巩固期使用 TH+OFLX 联合。强化期 ≥ 3 个月，巩固期 ≥ 18 个月，总疗程 > 21 个月。若化疗前或化疗中已获得了药敏试验结果，可在上述药物的基础上调整，保证敏感药物 > 3 种。对病变范围较局限，化疗 4 个月痰菌不转阴，或只对 2、3 种效果较差药物敏感，对其他抗结核药均已耐药，有手术适应证者可进行外科治疗。

（4）其他治疗

1）对症治疗：肺结核的一般症状在合理化疗下很快减轻或消失，无须特殊处理。咯血是肺结核的常见症状，一般少量咯血，多以安慰患者、消除紧张、卧床休息为主，可用氨基己酸、氨甲苯酸（止血芳酸）、酚磺乙胺（止血敏）、卡巴克洛（安络血）等药物止血。大量咯血时先用垂体后叶素 5 ～ 10U 加入 25% 葡萄糖液 40ml 中缓慢静脉注射，一般为 15 ～ 20 分钟，然后将垂体后叶素加入 5% 葡萄糖液按 0.1U/（kg•h）速度静脉滴注。垂体后叶素收缩小动脉，使肺循环血量减少而达到较好的止血效果。高血压、冠状动脉粥样硬化性心脏病、心力衰竭患者和妊娠妇女禁用。对支气管动脉破坏造成的大咯血可采用支气管动脉栓塞法。

2）糖皮质激素：糖皮质激素治疗结核病的应用主要是利用其抗炎、抗毒作用。仅用于结核毒性症状严重者。必须确保在有效抗结核药物治疗的情况下使用。使用剂量依病情而定，一般用泼尼松口服，每天 20mg，顿服，1 ～ 2 周，以后每周递减 5mg，用药时间为 4 ～ 8 周。

3）肺结核外科手术治疗：当前肺结核外科手术治疗主要的适应证是经合理化学治疗后无效、多重耐药的厚壁空洞、大块干酪灶、结核性脓胸、支气管胸膜瘘和大咯血非手术治疗无效者。

（六）转诊

目前，结核病治疗管理已有较为完整的技术规范，结核病防治机构医务人员必须接受系统培训，并由专人管理负责到底，直至痊愈。按我国相关法规要求，各级医疗卫生单位发现肺结核患者或疑似肺结核患者时，应及时向当地卫生保健机构报告，并将患者转至结核病防治机构进行统一检查，督导化疗与管理。

（洪一梅）

第二节　心血管系统

一、心力衰竭

（一）概述

欧美等国家资料显示，在过去 40 年中，由于心力衰竭（简称心衰，heart failure，HF）导致的死亡增加了 6 倍，心衰是主要心血管病中发病率显著增加的唯一疾病。我国成年人心衰的患病率为 0.9%，病因主要为冠心病、高血压和风湿性瓣膜病，其他少见原因包括心肌病、甲状腺功能亢进（甲亢）、淀粉样变、结节病。

1. 分类　收缩期 HF：临床 HF 伴有射血分数（EF）下降（< 50%）；舒张期 HF：临床 HF 伴有正常 EF，可无症状。

2. NYHA 分级　症状分类，每天可变化（表 16-3）。

表 16-3 NYHA 分类

分级	症状定义
Ⅰ	运动时有症状
Ⅱ	行走时有症状
Ⅲ	最小活动量时有症状（日常生活活动）
Ⅳ	休息时有症状

3. 分期 根据心脏结构改变及症状分类，C 期最常见（表 16-4）。

表 16-4 HF 分期

分期	心脏结构改变及症状
A	无结构改变，但存在高危因素：高血压、糖尿病、冠状动脉性心脏病、毒素
B	结构改变（左室壁肥厚、室壁运动障碍、低射血分数、瓣膜病），无症状
C	任何结构改变伴随症状
D	终末期：需要左心辅助装置、正性肌力药、移植前准备

（二）临床表现

1. 症状 气短、劳力性呼吸困难、端坐呼吸、夜间阵发呼吸困难、水肿、胸痛、乏力等。移位或弥散，S3（收缩功能异常）或 S4（舒张功能异常）。

2. 体征

（1）左心衰竭体征：肺底啰音或胸腔积液体征，肢端冰冷。

（2）右心衰竭体征：颈静脉怒张、肝颈静脉回流、外周水肿、腹水、肝大。

（三）诊断

1. 根据病因、病史、临床表现以及无创和有创的辅助检查，一般不难做出诊断，临床诊断应包括病因、病理解剖、病因生理和心功能分级等诊断（图 16-2）。

2. 辅助检查

（1）脑钠肽（BNP）：单位 pg/dl。

1）有助于鉴别心源性和非心源性呼吸困难。

2）有助于判断慢性心衰预后。

3）有助于诊断急性心衰（半衰期仅 10 ～ 20 分钟）。

4）年龄、体重和肾功能对 BNP 均有影响。

5）BNP ＞ 500pg/dl 诊断心衰敏感度为 97%，特异度为 62%。

6）NT-proBNP ≥ 1000pg/dl 诊断心衰敏感度为 87%，特异度为 86%。

（2）肾功能：心衰和肾衰竭常互为因果。

（3）ECG：ACS、心律失常。

（4）胸部 X 线检查：肺水肿，胸腔积液。

（5）心脏超声：心脏结构、收缩性／舒张性心衰、心包及瓣膜疾病。

（6）MRI：心肌病（尤其是血色病）、心包疾病。

（7）心导管：血流动力学监测。

（8）心内膜活检：诊断心肌病（阳性率仅 10%）。

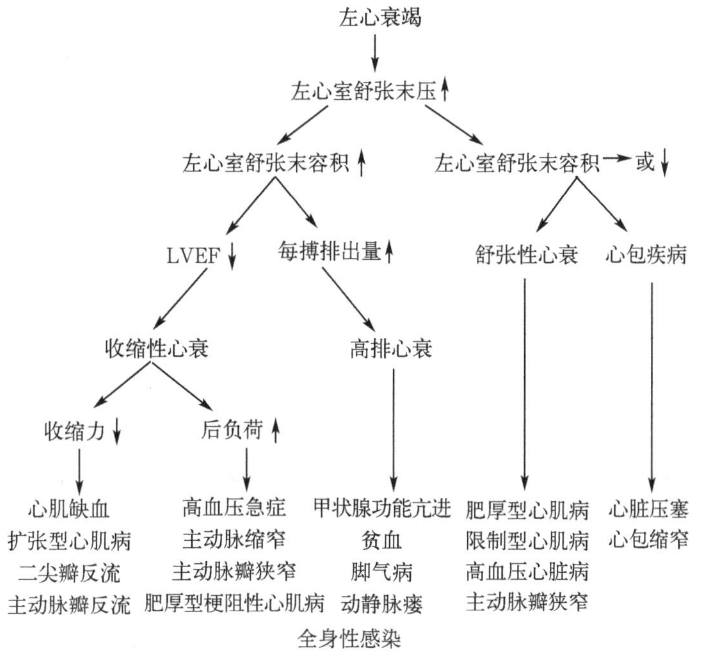

图 16-2　心衰的临床诊断（以左心衰竭为例）

（四）鉴别诊断

1. *左心衰竭的鉴别诊断*　左心衰竭有夜间阵发性呼吸困难，称为心源性哮喘，应与支气管哮喘相鉴别。左心衰竭多见于老年人有高血压或慢性心瓣膜病史；支气管哮喘多见于青少年有过敏史。前者发作时必须坐起，重症者肺部有干、湿啰音，甚至咳粉红色泡沫痰；后者并不一定强迫坐起，咳白色黏痰后呼吸困难常可缓解，肺部听诊以哮鸣音为主。

2. *右心衰竭的鉴别诊断*

（1）与心包积液、缩窄性心包炎相鉴别。心包积液、缩窄性心包炎时由于腔静脉回流受阻同样可以引起肝大、下肢水肿等表现，应根据病史、心脏及周围血管体征进行鉴别，超声心动图检查可得以确诊。

（2）与肝硬化腹水相鉴别。除基础心脏病体征有助于鉴别外，非心源性肝硬化不会出现颈静脉怒张等上腔静脉回流受阻的体征。

（五）治疗

1. *A 期和 B 期 HF（无症状期）*　积极控制危险因素，如低盐饮食、高血压、糖尿病、高脂血症、吸烟、饮酒、咖啡因。血管紧张素转化酶抑制剂（angiotensin converting enzyme inhibitor，ACEI）能延缓心血管高危或左心室肥厚患者的 HF 进展。

2. *C 期和 D 期 HF（症状期）*

（1）ACEI/ARB：降低死亡率。从小剂量开始逐渐增至耐受剂量，监测钾离子含量、铬离子含量，SBP 目标＜ 130mmHg。禁忌证：铬离子＞ 2.5mmol/L，高钾血症、妊娠、育龄妇女慎用；若无法耐受 ACEI 而出现咳嗽等不良反应，则换用 ARB。

（2）β 受体阻滞剂：降低死亡率，延缓 EF 下降心衰患者或冠心病患者的 HF 进展（卡维地洛、比索洛尔、美托洛尔）。在 ACEI 增至耐受剂量前使用 β 受体阻滞剂，研究表明 β 受体阻滞剂＋小剂量 ACEI 优于大剂量 ACEI。

（3）醛固酮拮抗剂（螺内酯、依普利酮）：中重度患者应用。所有患者应使用高能利尿剂，监测血钾。

（4）利尿剂：常用呋塞米，改善心功能、症状和入院率，不改善死亡率。

（5）硝酸酯类/血管扩张类/肼屈嗪：慎用，副作用多。

（6）地高辛：减轻症状，降低收缩性 HF 患者的入院率，监测血药浓度，慢性肾功能不全患者慎用。

（7）ICD 指征：LVEF < 30% ～ 35% 的非缺血性心肌病，药物效果不佳的 NYHA Ⅱ～Ⅲ级的 HF 患者或 LVEF < 35% 的缺血性心肌病。

（8）再同步化治疗：强化药物治疗 3 个月后，QRS > 120 毫秒且 LVEF < 35% 伴有左心室扩大、心功能Ⅲ～Ⅳ级的患者。

（六）预防

慢性 HF 患者由于生活质量下降、抑郁等精神疾病发病率高，鼓励患者了解疾病、正确面对疾病。患者严格低盐饮食，限制饮水量，指导患者根据症状、体重、水肿情况适当调整利尿剂剂量。感染是慢性 HF 急性加重的最主要原因之一，指导患者避免感冒，冬春季接种流感疫苗。

（七）转诊时机

1. 明确转诊　患者具备植入设备（ICD、CRT），初始治疗效果不佳，患者意愿。

2. 考虑转诊　EF < 35% 有症状患者，合并其他心脏病患者（如心律失常、瓣膜病）。

二、心律失常

（一）期前收缩

1. 概述　期前收缩也称过早搏动，简称早搏，是一种提早的异位心搏。按起源部位可分为房性、房室交界性和室性三种。

期前收缩可偶发或频发，可以规则或不规则地在每一个或每数个正常搏动后发生，形成二联律或联律性期前收缩。

期前收缩发生原因包括生理性和病理性。正常人中，多达 60% 可有期前收缩，特别是焦虑、疲劳、过度烟酒、饮茶或咖啡后容易出现。

多种器质性心脏病，尤其是慢性肺部疾病、风湿性心脏病、冠心病、高血压性心脏病、心衰、心肌病、心肌炎、甲状腺功能亢进性心脏病等，以及药物对心肌的毒性作用（如洋地黄中毒）时，常易发生期前收缩。

2. 临床表现　可无症状，可有心悸或心跳暂停感。频发者可致乏力、头晕，原有心脏病者诱发或加重心绞痛或心衰。

（1）听诊：心律不规则，期前收缩后有较长的代偿间歇。第一心音多增强，第二心音多减弱或消失。二联律或三联律时，可听到每 2 次或 3 次心搏后有长间歇。脉搏触诊可发现间歇脉搏缺如。

（2）房性期前收缩心电图表现见图 16-3。

1）房性期前收缩的 P 波提前发生，与窦性 P 波形态不同。

2）PR 间期> 0.12 秒，如 P 波之后无 QRS 波群，则为未下传的房性期前收缩。

3）QRS 波群形态正常。若房性期前收缩伴室内差异传导时，QRS 波群可增宽。

4）房性期前收缩常使窦房结提前发生除极，因而包括期前收缩在内前后两个窦性 P 波的间期，短于窦性 PP 间期的 2 倍，称为不完全性代偿间期。

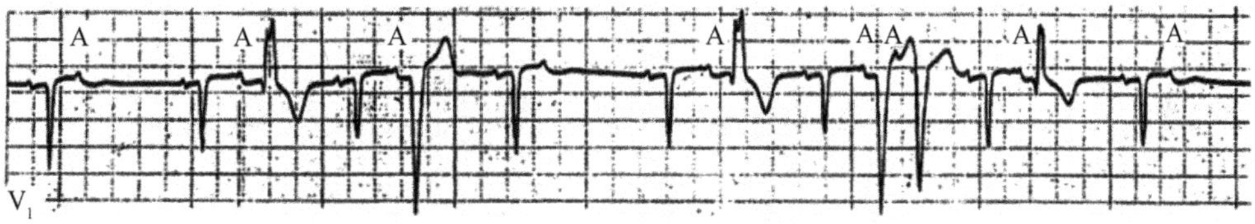

图 16-3　频发房性期前收缩伴室内差异性传导

频发房性期前缩（标记 A）提前的畸形 P’ 在前一次心搏 T 波上，下传 QRS 波与窦性不同的为室内差异性传导，第 1 个和第 8 个标记 A 其后无 QRS 波为阻滞性房性期前收缩

（3）房室交界性期前收缩心电图表现见图 16-4。

1）除提早出现外，其心电图特征与房室交界处性逸搏相似。

2）提早出现的异位 P’ 波在 Ⅱ、Ⅲ、aVF 导联倒置，提示其起源于房室交界处。这类期前收缩有时也可归入房性期前收缩。

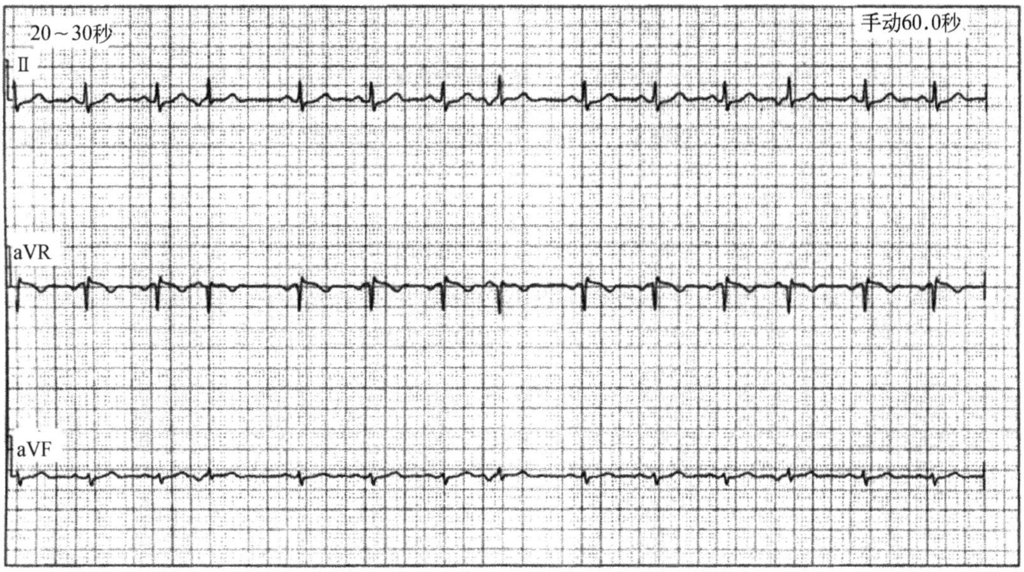

图 16-4　房室交界处性期前收缩

（4）室性期前收缩心电图表现见图 16-5。

1）提前发生的 QRS 波群，时限通常超过 0.12 秒，宽大畸形，ST 段与 T 波的方向与 QRS 主波方向相反。

2）室性期前收缩与其前面的窦性搏动之间期（称为配对间期）恒定。

3）室性期前收缩后出现完全性代偿间期，即包含室性期前收缩在内前后两个下传的窦性搏动之间期，等于 2 个窦性 RR 间期之和。

3. *治疗*　无器质性心脏病者大多无须特殊治疗。当有明显症状者，解除顾虑，由紧张过度、情绪激动或运动诱发的期前收缩，可用镇静药和 β 受体阻滞剂。频繁发作、症状明显或伴有器质性心脏病者，宜尽快找出期前收缩发作的病因和诱因，积极治疗。

抗心律失常药物选择：房性和房室交界处期前收缩大多选用Ⅰa、Ⅰc、Ⅱ、Ⅳ类药物；室性期前收缩多选用Ⅰ、Ⅲ类药物。

4. *转诊时机*　伴有心衰、心肌梗死患者，转诊至急诊。

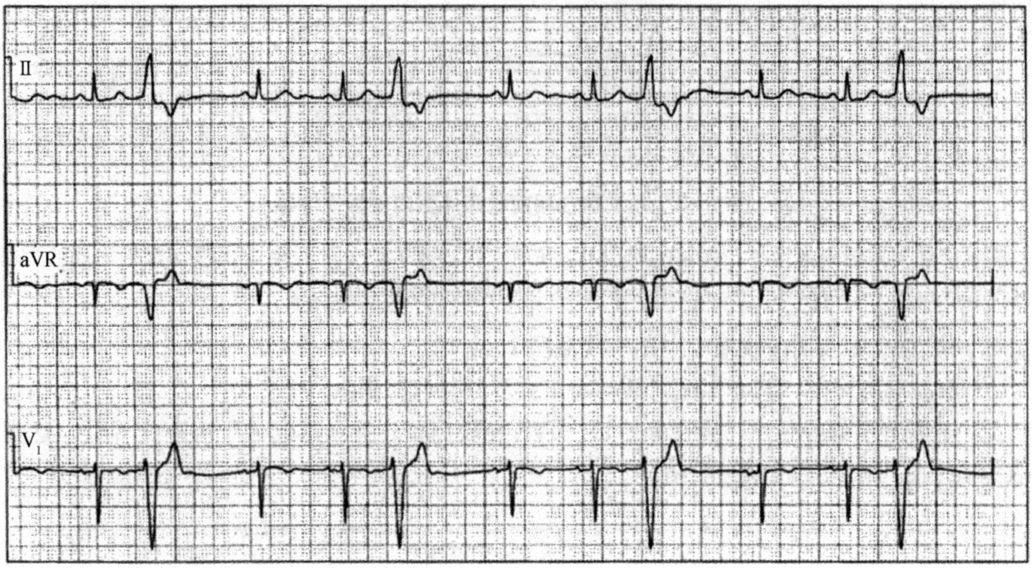

图 16-5 室性期前收缩

对于没有明确器质性心脏病者，可考虑转至心内科，在电生理检查的基础上行射频消融术，该方法可改善频发室性期前收缩引起的左心室增大或射血分数下降。

（二）心房颤动

1. 概述 心房颤动，简称房颤，是临床最常见的心律失常。我国 30 岁以上人群房颤的患病率为 0.65%，房颤患者中脑卒中的患病率为 12.95%。年龄、高血压、甲状腺功能亢进、冠心病和风湿性心脏病为房颤的危险因素。抗凝治疗能降低房颤患者脑卒中的发病。

2. 临床表现 可有心悸、胸痛、乏力、呼吸困难、晕厥、头痛等主诉，但很多患者没有任何症状。

（1）体征：短绌脉，心界扩大，心律绝对不齐，第一心音强弱不等。如有卒中等栓塞事件可有相应体征。

（2）分类：①阵发性房颤。7 天内发作自行终止，通常短于 24 小时。②持续性房颤。7 天内未能自行终止。③永久性房颤。房颤持续 1 年以上，且未尝试复律或复律失败。④孤立性房颤。在没有心脏结构疾病的患者出现的阵发性、持续性或永久性房颤，可以认为是低危的房颤，因其不存在下文中治疗部分提及的危险因素。

（3）心电图表现：P 波消失，代以小而不规则的基线波动 f 波（350 ～ 600 次 / 分）；心室率极不规则，QRS 形态正常；心室率过快发生室内差异性传导时 QRS 增宽变形（图 16-6）。

房颤的心室律由不规则转为规则时，应考虑房颤已转复窦律、心房扑动、合并加速的房室交界处节律或三度房室传导阻滞（图 16-7）的可能。后两者均为洋地黄毒性反应时较常见的心律失常。

3. 治疗

（1）心率和心律的控制

1）心率和心律的控制在死亡率及生活质量方面有同等重要的地位，心律控制组住院时间更长、药物副作用更多。

2）药物选择：β 受体阻滞剂（美托洛尔 / 阿替洛尔）、钙离子通道拮抗剂（维拉帕米、地尔硫䓬）是一线用药，地高辛作为二线用药不能预防劳力性心动过速。

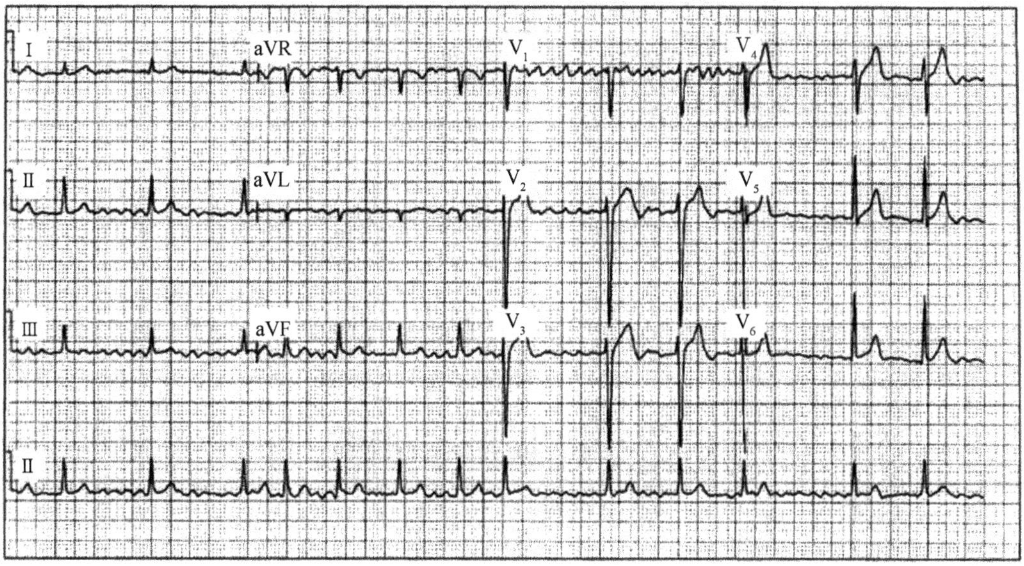

图 16-6　房颤

图示 P 波消失，出现不规则的 f 波，心室率不规则

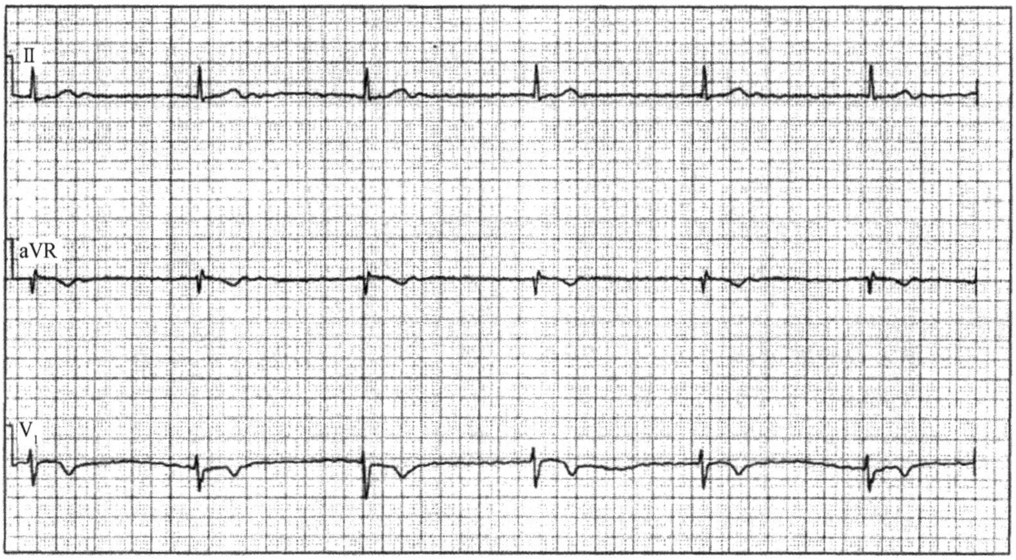

图 16-7　房颤伴完全性房室传导阻滞

图示细小房颤波，心室率慢而规则

3）目标心率：静息＜ 80 次 / 分，6 分钟步行＜ 110 次 / 分，24 小时动态心电图检测平均＜ 100 次 / 分。

4）对于年轻房颤患者，可能需要平板运动试验评估运动时心率控制水平。

心率无法控制或持续有症状者有指征进行心律控制，但抗心律失常药物对慢性房颤效果不佳。

(2)预防卒中的抗凝治疗：房颤患者卒中相对风险为非房颤者的 2.4 倍(男性)或 3 倍(女性)。抗凝对象：最佳危险分层工具是 CHA2RDS2-VASc 评分系统（表 16-5）。房颤患者预防血栓的药物选择见表 16-6。

表 16-5　房颤患者 CHA2DS2-VASc 评分方法

危险因素	评分
充血性心力衰竭 / 左心功能不全	1
高血压	1
年龄≥ 75 岁	2
糖尿病	1
卒中 /TIA/ 血栓史	2
血管病变	1
年龄为 65 ～ 74 岁	1
性别（女性）	1
总分	9

表 16-6　房颤患者预防血栓的药物选择

危险因素	CHA2DS2-VASc	推荐药物
1 个主要危险因素或≥ 2 个临床相关的非主要危险因素	≥ 2	口服抗凝药物，如华法林
1 个临床相关的非主要危险因素	1	华法林或阿司匹林 75 ～ 325mg/d，优先考虑华法林
无危险因素	0	阿司匹林 75 ～ 325mg/d 或不处理，优先考虑不处理

4. 预防　教育患者，尤其是高危患者，了解房颤危害。指导华法林抗凝患者注意事项。观察出血倾向，定期检测 INR，谨慎使用与华法林有相互作用的药物。若 INR 指标不易调整，且无经济压力，可考虑使用新型口服抗凝药（如利伐沙班、达比加群）。

5. 转诊时机　足够的心率控制下症状不缓解、无法控制心室率、年轻健康患者、初发房颤者转诊至心内科（电生理组）考虑射频消融术或冷冻球囊消融术治疗。

（三）室上性心动过速

1. 概述　室上性心动过速是包括许多临床表现、预后意义、起源部位、传导路径和电生理机制很不相同的一组心律失常，是指起源部位和传导路径不限于心室的心动过速。其分类见表 16-7。

表 16-7　室上性心动过速的类型

折返激动机制	自律性活动增强
窦房结折返性心动过速	房性心动过速
房室结折返性心动过速	慢性房性心动过速
房室折返性心动过速	多源性房性心动过速
显性旁道	非折返性房室交界区心动过速
隐匿性旁道	
持续性交界区折返性心动过速	
房内折返性心动过速	
心房扑动	
心房颤动	

绝大多数属阵发性，常见于无器质性心脏病者，但心脏病患者的发生概率更大。各种病因

的心脏病均能伴发室上性快速性心律失常，如风湿性心脏病、冠心病、高血压心脏病、心肌病、慢性肺源性心脏病、二尖瓣脱垂、各种先天性心脏病和甲状腺功能亢进心脏病、电解质异常、洋地黄毒性反应。各种有创性心内导管检查技术及各种新型起搏器的临床应用，术中或术后常可发生短暂性室上性心动过速及由起搏器诱发或介入的室上性心动过速。

2. *临床表现*　通常突然起始并突然终止，呈阵发性发作。发作时限可为数秒、数分乃至数天、数周不等。发作可因情绪激动、疲劳或突然用力引起，但也可能无明显诱因。发作时患者感心悸、胸闷、头晕、乏力、胸痛或紧压感。持续时间长、心室率快者，即使心脏正常也可发生血流动力学障碍，表现为面色苍白、四肢厥冷、血压降低，偶可晕厥。有的伴恶心呕吐、多尿等。原有器质性心脏病、心功能不良者可突发急性心力衰竭；原有冠心病、心肌缺血者，可加重心肌缺血诱发心绞痛、心肌梗死；如有脑动脉硬化者，可加重脑缺血。心脏听诊示心律规则，心率多在 100 ～ 250 次 / 分，如同时伴有房室传导阻滞或房颤者，心室律可不规则。

室上性心动过速心电图改变突然开始、心律规则、QRS 形态正常、逆行 P 波隐藏在 QRS 波中或在 QRS 波终末部分，与 QRS 关系恒定；常被一个房性期前收缩诱发（图 16-8）。

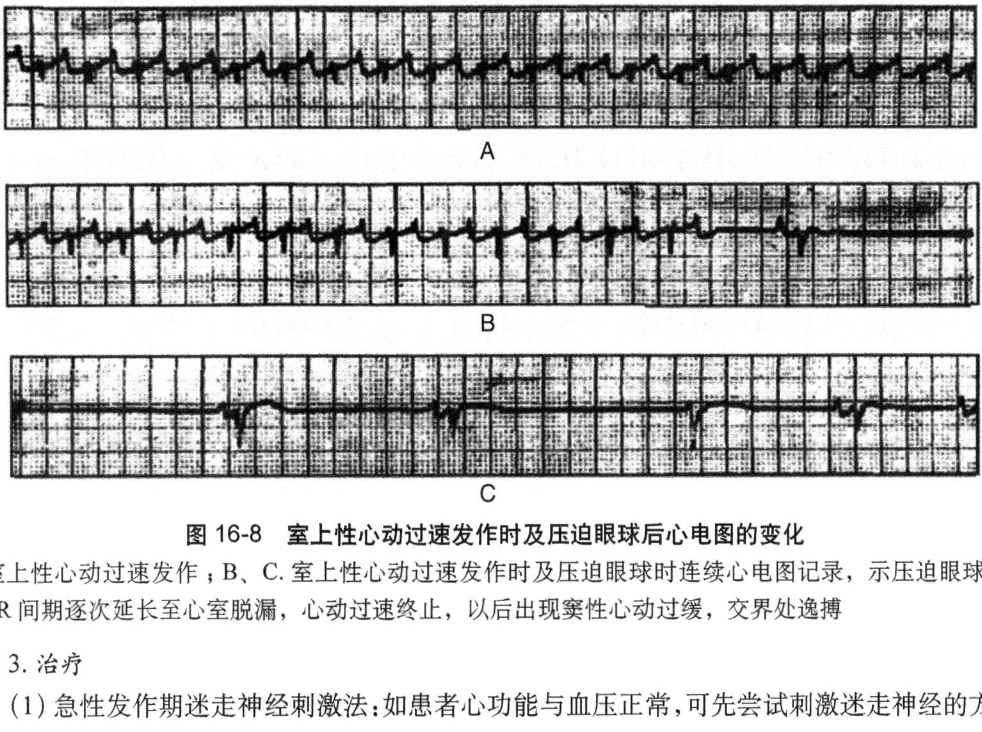

图 16-8　室上性心动过速发作时及压迫眼球后心电图的变化

A. 室上性心动过速发作；B、C. 室上性心动过速发作时及压迫眼球时连续心电图记录，示压迫眼球时出现 PR 间期逐次延长至心室脱漏，心动过速终止，以后出现窦性心动过缓，交界处逸搏

3. *治疗*

（1）急性发作期迷走神经刺激法：如患者心功能与血压正常，可先尝试刺激迷走神经的方法。

1）颈动脉窦按摩（切勿双侧同时按摩）。

2）Valsalva 动作（深吸气后屏气、再用力做呼气动作）。

3）诱导恶心、将面部浸没于冰水内等方法可使心动过速终止。

（2）药物治疗

1）腺苷与钙通道阻滞药：首选治疗药物为腺苷（6 ～ 12mg 静脉注射），起效迅速。如腺苷无效可改静脉注射维拉帕米或地尔硫䓬。如合并心衰、低血压或宽 QRS 波心动过速，尚未明确室上性心动过速的诊断时，不应选用钙通道阻滞药，宜选用腺苷静脉注射。

2）洋地黄与 β 受体阻滞剂：静脉注射洋地黄可终止发作。目前洋地黄已较少应用，但对伴有心功能不全患者仍为首选。β 受体阻滞剂也能有效终止心动过速，但应避免用于心力衰竭、支气管哮喘患者。选用短效 β 受体阻滞剂，如艾司洛尔 50 ～ 200μg/（kg・min）较为合适。

3）普罗帕酮 1 ～ 2mg/kg 静脉注射。

4）食管心房调搏术常能有效中止发作。

5）直流电复律：当患者出现严重心绞痛、低血压、充血性心力衰竭表现，应立即电复律。但应注意，已应用洋地黄者不应接受电复律治疗。

4. 预防　洋地黄、长效钙通道阻滞药或 β 受体阻滞剂可首选。

5. 转诊时机　急性发作患者药物无效，或出现心绞痛、心衰症状时要转至急诊科电复律。转至心内科行射频消融为根治方法，应优先考虑应用。

（四）室性心动过速

1. 概述　室性心动过速（ventricular tachycardia，VT），简称室速，是指发生于希氏束分叉以下一组快速性心律失常、频率≥ 100 次 / 分，自发的至少连续 3 个、心电程序刺激至少连续 6 个室性搏动。最常见的原因是冠心病，特别是心肌梗死患者。

2. 临床表现

（1）室速发生的频率和持续的时间，是否引起血流动力学的改变，非持续性室速（＜ 30 秒、能自行终止）无症状；持续性室速（＞ 30 秒、需要药物或电复律）可出现低血压、少尿、气喘、晕厥、心绞痛。

（2）是否有器质性心脏病和心功能不全。临床上患者可以没有症状，也可以出现轻微的不适感。若为非器质性心脏病，室速发作大多短暂、症状也较轻，可自动恢复，用药后疗效较好，虽然反复发作但预后一般较佳。器质性心脏病并发室速，特别伴发频率较快者常症状严重，常见心悸、低血压、全身乏力、眩晕、晕厥、休克，也可出现急性肺水肿、呼吸困难、心绞痛，心肌梗死和脑供血不足症状，严重者发展为室扑、室颤、阿 - 斯综合征甚至猝死。

（3）体征：可见颈静脉搏动强弱不等，有时可见较强的颈静脉波（大炮波），心尖区第一音的强度和脉搏强度不一致，心率为 70 ～ 300 次 / 分，一般为 150 ～ 200 次 / 分，节律可齐也可轻微不齐或绝对不规律，如 QT 间期延长的多形性室速（扭转性室速）可绝对不规律、脉搏细数弱、常可闻及宽分裂的心音和奔马律、面色苍白、四肢厥冷，还可伴有不同程度的神经、精神症状。

（4）分类及心电图表现

1）根据室速的持续发生时间和血流动力学的影响分为以下 3 类。

A. 持续性室速（sustained VT）：即每次发作持续时间＞ 30 秒或虽然未达到 30 秒患者已发生意识丧失，需立即复律者。

B. 非持续性室速（non-sustained VT）：为发作持续时间＜ 30 秒的室速。

C. 短阵室速：连续出现 3 个或数个快速的异位心室激动。

2）根据室速发作时心电图 QRS 波形特征分为以下 4 类。

A. 单形性室速（monomorphic VT）：QRS 图形一致的室速，见图 16-9。

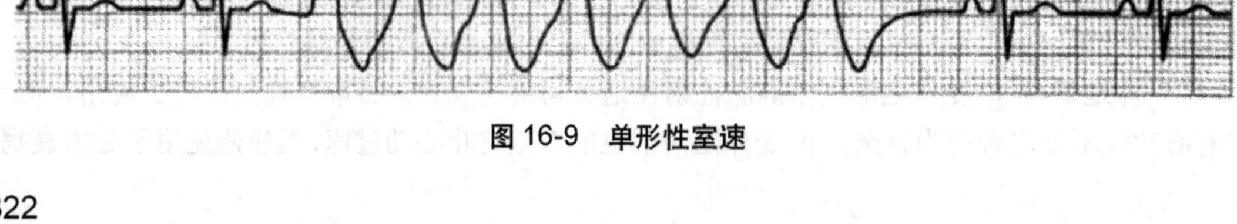

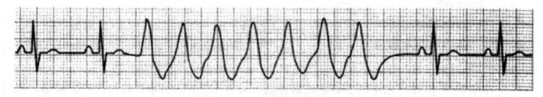

图 16-9　单形性室速

B. 多形性室速（polymorphic VT）：QRS 多种不同形态的室速。

C. QT 间期延长的多形性室速（torsades de pointes，TDP）：即尖端扭转型室速。其特点为：①阵发性发作，可自行终止。②心室率一般为 200 ～ 250 次 / 分。③ RR 间隔不齐，QRS 波的极性每经数个心动周期沿一轴线发生一次扭转。④常伴有 QT 间期延长，见图 16-10。

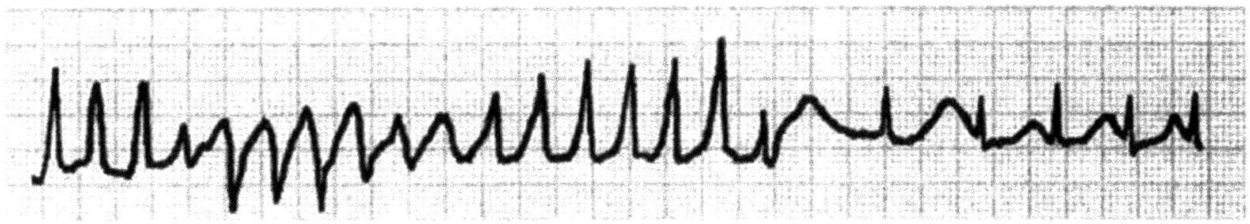

图 16-10　尖码端扭转型室速

D. 双向性室速：室速发作时交替出现电轴明显左偏和右偏的 QRS 波，心电图表现为在肢导联上 QRS 正向波与负向波交替出现。也可将尖端扭转型室速和双向性室速归为多形性室速中的特殊类型。

3. *治疗*　终止发作。

（1）紧急处理。

1）心前区叩击和心脏按压：患者突发室速出现晕厥，且一时来不及电复律时，可叩击患者心前区或胸骨中下段 1 ～ 2 次，有可能终止室速。无效时可急促按压胸骨中下段数次，也有可能迅速终止室速。叩击和按压偶可诱发室颤，须在有除颤设备下进行。

2）电复律：对有严重血流动力学障碍者，首选直流电复律。对意识丧失者，可直接用 150 ～ 200W/s 电击，若无效，可增至 250 ～ 360W/s 重复电击。神志清醒者，应先给予地西泮 10 ～ 20mg 静脉注射，使患者迅速入睡后电复律。

3）药物复律：适用于无明显血流动力学障碍者，静脉应用利多卡因、胺碘酮、普罗帕酮或普鲁卡因胺。有器质性心脏病或心功能不全的患者，慎用利多卡因，不应使用索他洛尔、普罗帕酮、维拉帕米或地尔硫革。急性心肌梗死血流动力学稳定的持续性单形室速可选用静脉利多卡因、胺碘酮、普鲁卡因胺和索他洛尔治疗，加速性室性自主心律、偶发室性期前收缩可予以观察。心衰患者血流动力学稳定的持续性室速，首选胺碘酮，其次为利多卡因，无效者电复律。

（2）去除病因和诱因。室性心律失常治疗方案的选择可参阅图 16-11。

4. *预防*　预防室速复发的治疗，就是应用抗心律失常药物或非药物治疗的方法，达到根治室速或减少室速发生的目的。抗心律失常药物预防室速发生的药物治疗方案有两种：①指导性药物治疗。②经验性药物治疗。在电生理检查下或动态心电图监测下指导性应用抗心律失常药物心肌梗死后应用抗心律失常药物预防室速发生，应首选 β 受体阻滞剂。如 LVEF 明显降低（≤ 0.35）应选用胺碘酮。如胺碘酮不能耐受，可考虑选用索他洛尔等其他Ⅲ类抗心律失常药物，但后者降低死亡率的作用尚有待进一步证实。

5. *转诊时机*　转诊心内科寻找病因及诱因。如药物效果欠佳，转诊至心内科置入式自动复律除颤器或导管消融根治室速。转诊外科手术消融治疗。

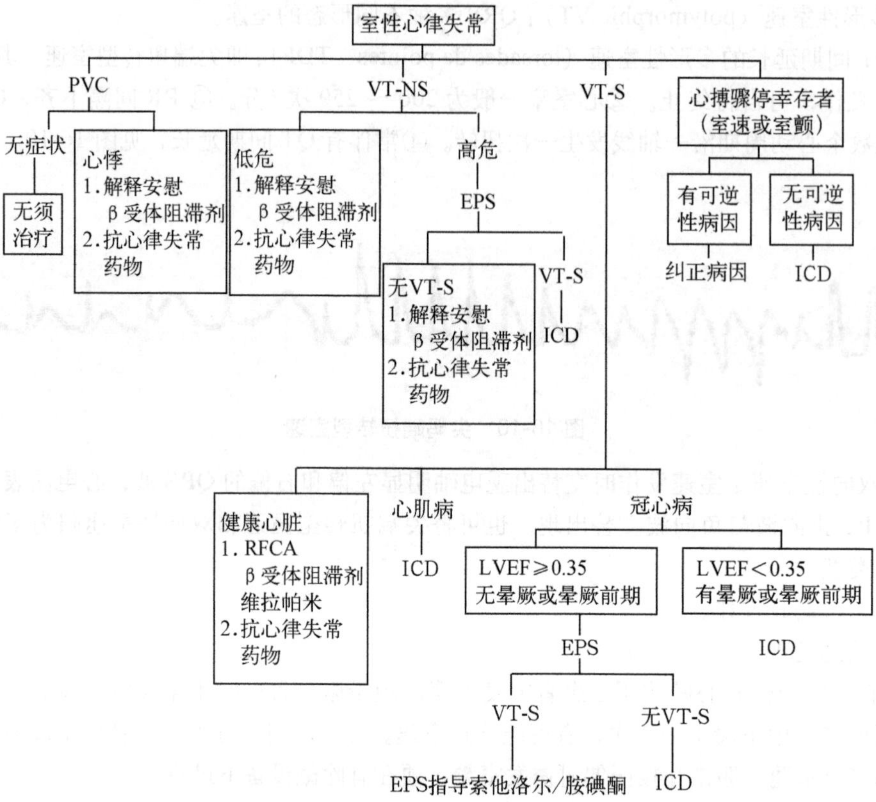

图 16-11 室性心律失常的治疗方案

PVC. 室性期前收缩；VT-NS. 非持续性室速；VT-S. 持续性室速；EPS. 电生理检查；ICD. 置入性心脏复律除颤器；RFCA. 导管射频消融；LVEF. 左心室射血分数

三、原发性高血压

（一）概述

我国成年人高血压患病率为 27.2%，与发达国家近似。但知晓率、治疗率和控制率远低于发达国家水平。高血压是心血管疾病（CVD）与慢性肾脏疾病（CKD）最重要并且是可以改变的因素之一。

（二）临床表现

大部分患者无症状。出现靶器官损伤时可有相应症状，如胸痛、呼吸困难、视力改变、头痛、间歇性跛行等。

（三）诊断

不管以何种原因就诊的成人患者都应测量血压。首次发现高血压需要重复测量，并测双上肢血压。血压水平的定义和分类见表 16-8。

（四）鉴别诊断

本病要注意和继发性高血压鉴别。以下内容提示有继发性高血压的可能。①年轻起病；②突然起病；③严重或顽固性高血压；④原来控制良好的血压突然恶化；⑤有提示继发性疾病的症状与体征，如阵发性发作，向心性肥胖、嗜睡、周围血管病变等。常见继发性高血压的病因：①慢性肾脏疾病（CKD）（慢性肾小球肾炎、多囊肾、糖尿病肾病等）。②内分泌性高血压（嗜铬细胞瘤、原发性醛固酮增多症、库欣综合征、甲状腺功能亢进等)。③肾血管疾病(大动脉炎、纤维肌性增生不良、动脉粥样硬化等)、睡眠呼吸暂停综合征。④主动脉缩窄。⑤药物 [糖皮质激素、口服避孕药、麻黄碱、环孢素 A、促红细胞生成素(EPO)等]。

表 16-8 血压水平的定义及分类 (单位:mmHg)

类别	收缩压	舒张压
正常血压	< 120	< 80
正常高值	120 ～ 139	80 ～ 89
高血压	≥ 140	≥ 90
1 级高血压	140 ～ 159	90 ～ 99
2 级高血压	160 ～ 179	100 ～ 109
3 级高血压	≥ 180	≥ 110
单纯收缩期高血压	≥ 140	< 90

(五)治疗

1. 目标:< 140/90mmHg,糖尿病(DM)或 CKD 患者< 130/80mmHg。

2. 生活方式改变:减轻体重;低盐饮食;增加运动;戒烟;减轻精神压力。

3. 5 类降压药物 [利尿剂、CCB、β 受体阻滞剂、ACEI、血管紧张素受体阻断剂(ARB)] 都可以作为降压治疗的起始用药和维持用药,首选长效药物,每天晨起服用 1 次。2 级以上高血压推荐 2 种以上药物联合使用。合并其他疾病时降压药物的选择可参考表 16-9。

表 16-9 推荐药物

合并的疾病	推荐药物				
	利尿剂(合用)	β 受体阻滞剂	ACEI	ARB	CCB
慢性心力衰竭	√	√	√	√	
心肌梗死后		√	√		
冠心病高危因素	√	√	√		√
糖尿病	√		√	√	√
CKD			√	√	
预防脑卒中复发	√		√		

4. 降压药物的常见不良反应

(1)利尿剂:低钾血症,高血压合并低钾血症者首先应询问患者是否使用利尿剂。

(2)ACEI:咳嗽,肾功能不全,初次使用 ACEI 者,嘱患者 2 周后查肾功能。

(3)CCB:头痛,水肿。

(六)预防

高血压是一慢性疾病,大部分患者需要终身规律服药。由于心脑血管意外最易发生在清晨,患者最好养成晨起首先服降压药物的习惯。低盐饮食有利于血压的控制,摄盐应每人每天< 6g(包括酱油、黄酱等其他调味料的含盐量)。做菜时最好用定量小勺控制盐量。

(七)转诊时机

起病急,舒张压超过 120mmHg 并伴有剧烈头痛、憋气、视力改变者转急诊处理。怀疑或明确继发病因者转诊至相应科室(呼吸科、肾内科、内分泌科、血管外科等)。经常规处理血压仍难以控制者可转诊至心内科专科医师指导处理。

四、冠状动脉粥样硬化性心脏病

（一）概述

随着我国人口老龄化及社会经济发展带来的冠心病危险因素的明显增长，我国冠心病（CAD）的发病和死亡呈明显上升趋势。冠心病的主要危险因素为高血压、血脂异常、吸烟、糖代谢异常、超重和肥胖、缺少运动和心理压力等。糖尿病、脑卒中、下肢动脉硬化性疾病、主动脉瘤、严重慢性肾脏疾病为CAD等危症。

（二）临床表现

怀疑急性冠脉综合征（ACS）的患者，包括不稳定型心绞痛、ST段抬高型心肌梗死（STEMI）及非ST段抬高型心肌梗死（NSTEMI），应当由急诊立即评估。门诊主要处理稳定的冠心病患者。以下表现是劳累性心绞痛的典型表现。

（1）部位：胸骨体上段或中段之后，可波及心前区；手掌大小，范围不清；可放射到左肩、左臂内侧达环指和小指，或颈部、咽部、下颌。

（2）性质：压迫、发闷、紧缩；不自觉地停止正在进行地活动。

（3）诱发因素：劳累、情绪激动；典型心绞痛常在相似地条件下发生。

（4）持续时间：3～5分钟，停止原来的活动或含服硝酸甘油可以缓解。

（5）频率：可以几周发作一次也可以一天发作多次。

（6）不发作时一般无体征。

（三）辅助检查

1. *发作时心电图*　①由于心肌缺血导致ST段移位，心内膜下最容易发生缺血，常见ST段压低＞1mm；有时有T波倒置。②变异型心绞痛患者发作时ST段抬高（肢体导联＞1mm、胸导联＞2mm）；ST段改变都是J点后0.08秒处与Q波起始点的比较。

2. *运动负荷试验*　①相邻2个导联J点（S波结束的点）后0.08秒出现ST段水平或下斜性下降≥1mm，持续1分钟。②心率达预计标准（195－年龄）、ECG出现阳性结果、出现典型心绞痛、血压≥210/120mmHg或收缩压下降≥10mmHg或心率下降，出现严重心律失常（频发室早、室速），有明显的症状和体征，如过度疲劳、眩晕、步态不稳、呼吸困难、面色苍白、大汗淋漓、头痛、视物模糊和阵发性咳嗽者要停止试验。

3. Holter　可发现无症状性心肌缺血。

4. *核医学检查*　MIBI可随血流被心肌细胞摄入，休息时的灌注缺损区是心肌梗死后的瘢痕部位，运动后或腺苷负荷后冠状动脉供血不足的部位出现缺血区。

5. *冠状动脉造影*　金标准，管腔直径狭窄＞75%会严重影响血供，＜75%的不是犯罪血管。

（四）鉴别诊断

1. 稳定型心绞痛：典型的胸骨后症状，且频率、持续时间，程度无变化，休息或舌下含服硝酸甘油后缓解。

2. 不稳定型心绞痛/ACS：典型的胸骨后症状，且频率、持续时间或程度逐渐恶化，休息或舌下含服硝酸甘油后不缓解。

3. 其他原因导致的缺血性胸痛，为主动脉狭窄，肥厚型心肌病，急性心肌梗死，冠状动脉畸形、痉挛。肋间神经痛，为刺痛或灼痛，持续性而不是发作性，咳嗽、转动身体可以加重；沿肋间神经走行处有压痛、手臂上举时有局部牵拉痛；以及食管病变、消化性溃疡。

（五）治疗

1. 一级预防　对于有危险因素的人群，进行如下治疗。

（1）吸烟：进行戒烟宣教并避免吸二手烟。

（2）血压：目标< 140/90mmHg，肾功能不全、心力衰竭或糖尿病者< 130/80mmHg。鼓励改善生活方式（减肥、低钠饮食、适量饮酒、增加活动）。如果改善生活方式 6 ～ 12 个月对于达到目标无效，加用药物。

（3）饮食：鼓励摄入水果、蔬菜、谷类、低脂或无脂乳品、鱼、豆类、禽类或瘦肉。减少摄入饱和脂肪酸、胆固醇，并限制饮酒量（酒精摄入量：男性< 25g/d，女性< 15g/d）。

（4）抗血小板疗法：对 10 年 CAD 风险> 10%的高危者给予阿司匹林 75 ～ 100mg/d。

（5）运动：鼓励每周 3 ～ 5 天，持续 30 分钟的适当强度的体力活动。

（6）控制体重：BMI 控制在 18.1 ～ 24.9。

（7）血糖应控制正常水平。糖尿病是 CAD 的危症，对糖尿病应进行二级预防。

（8）胆固醇：为了达到 LDL-C 目标，考虑改善生活方式 12 周，包括减少胆固醇和饱和脂肪摄入、减肥、增加体力活动、增加可溶性纤维素摄入。如不能达到目标值，考虑加用他汀类药物，如加用大剂量他汀仍不能达标，可加用胆汁酸结合树脂或烟酸。

2. 二级预防　已确诊冠心病或冠心病等危症者，可进行如下治疗。

（1）吸烟：进行戒烟宣教并避免二手烟。

（2）血压：目标为 140/90mmHg，患糖尿病或肾功能不全者< 130/80mmHg，鼓励控制体重，增加体力活动，节制饮酒，低钠饮食。如未能达到目标血压，加用 β 受体阻滞剂和（或）ACEI。

（3）胆固醇：从生活方式及药物改善，高危患者目标 LDL-C < 1.4mmol/L。

（4）运动：鼓励每周 5 ～ 7 天的适当强度的 30 分钟活动。

（5）控制体重：BMI 控制在 18.1 ～ 24.9。

（6）抗血小板治疗：如无禁忌，所有患者给予阿司匹林 75 ～ 100mg/d。

（7）ACEI/ARB 治疗：对 EF < 50% 的患者和高血压、糖尿病、CKD 患者给予 ACEI，对于有 ACEI 适应证但不能耐受者给予 ARB。

（8）β 受体阻滞剂：用于有心梗史、ACS、左心室功能障碍者，无论有无心衰临床表现。

（9）醛固酮拮抗剂（螺内酯）：用于心梗后无明显 CKD（男性 Cr < 2.5μmol/L，女性 Cr < 2.0μmol/L）和高钾血症，联合 ACEI/ARB+β 受体阻滞剂用于 LVEF < 50% 患者。

（10）流感疫苗：所有 CAD 及其等危症的患者均应每年接种流感疫苗。

（11）如有糖尿病者应严格管理。

（12）考虑筛查并治疗抑郁症。CAD 合并抑郁症者心血管死亡率提高。

（六）预防

控制可改变的危险因素，如血压、血糖、血脂、吸烟、肥胖、生活方式、心理压力等。指导患者急救药物（主要是硝酸甘油）的使用，平时需要携带急救药物。教育患者胸痛频率、持续时间或程度逐渐恶化时，及时应用硝酸甘油，并急诊就诊。冠心病的一级预防需从小做起，儿童时期就养成良好的饮食及运动习惯。有危险因素的人群应尽早评估。冠心病及其等危者严格二级预防。

（七）转诊时机

如病史、查体、心电图或实验室检查提示不典型心绞痛或 ACS，应转诊至急诊。如患者在危险因素控制及药物治疗后仍有症状或仍有难以控制的危险因素，需转诊至心内科评价介入治疗或手术的必要性。

（苏荣琴）

第三节 消化系统

一、胃食管反流病

胃食管反流病（gastroesophageal reflux disease，GERD）是一种由胃十二指肠内容物反流入食管，引起不适症状和（或）并发症的一种疾病。根据是否导致食管黏膜糜烂、溃疡，分为反流性食管炎（reflux esophagitis，RE）和非糜烂性反流病（nonerosiv ereflux disease，NERD）。

（一）病因及发病机制

胃食管反流病的主要发病机制是抗反流防御机制减弱和反流物对食管黏膜攻击作用的结果。

1. 抗反流屏障结构与功能异常　贲门失弛缓症术后、食管裂孔疝、腹内压增高、长期胃内压增高均可导致食管下括约肌结构受损。除上述因素外，某些激素（胰高血糖素、血管活性肠肽等）、食物（高脂等）、药物（钙离子拮抗剂、地西泮）等可引起食管下括约肌功能障碍或一过性松弛延长。

2. 食管清除作用降低　多见于导致食管蠕动延长及唾液分泌异常的疾病如干燥综合征。

3. 食管黏膜屏障功能降低　长期吸烟、饮酒及刺激性食物或药物导致食管黏膜抵御反流物损害的屏障功能降低。

（二）临床表现

1. 胸骨后烧灼感或疼痛　常于餐后 1 小时出现，半卧位、弯腰位、剧烈运动时诱发，进食过热或过酸食物后加重。

2. 胃食管反流　餐后、前倾体位或夜间卧位时有酸性液体和食物反流至咽部和口腔。此症状多在胸骨后烧灼感前发生。

3. 咽下困难　初期因食管炎引起继发性食管痉挛而出现间歇性咽下困难，后期因食管瘢痕形成食管狭窄，出现永久性咽下困难。

4. 消化道外症状　由反流物刺激食管或损伤食管以外的组织器官引起，如咽喉炎、慢性咳嗽、哮喘等。由不明原因导致上述疾病患者，特别是伴反酸和胃灼热者应考虑是否存在 GERD。

（三）诊断

对于有典型的反酸和胃灼热症状的患者，可拟诊为 GERD，用质子泵抑制剂（PPI）试验性治疗 7 ～ 14 天，症状明显缓解可初步诊断 GERD。

由于 GERD 分为 RE 和 NERD。RE 诊断：①有反酸和（或）胃灼热症状；②胃镜下发现 RE。NERD 诊断：①有反酸和（或）胃灼热症状；②胃镜检查阴性；③ 24 小时食管 pH 监测表明食管存在过度酸、碱反流；④ PPI 治疗有效。

（四）鉴别诊断

1. 感染性食管炎　常好发于免疫功能低下者，白念珠菌、单纯疱疹病毒 I 型、巨细胞病毒最常见。溃疡面多点活检的病理学检查为诊断提供明确依据。

2. 嗜酸性粒细胞性食管炎　为免疫介导的罕见疾病，好发于儿童和 20 ～ 40 岁成人。50% 患者有哮喘、皮肤反应、外周嗜酸性粒细胞增多。这种疾病是由于食物过敏所致，表现为胸部疼痛或烧灼感、吞咽固体食物困难、食物嵌塞的特点。内镜检查发现食管波纹状红肿，糜烂或纤维化，一处或多处环形食管僵硬、狭窄，无扩张。

3. *腐蚀性食管炎*　常有吞服化学腐蚀剂的诱因，导致口咽、食管接触性液化坏死，急性溃疡，穿孔，狭窄。如果泛影葡胺和钡剂排除穿孔，可使用内镜评估食管损伤，若损伤严重，有穿孔危险时应避免检查。

（五）治疗

本病治疗目的在于控制症状、愈合食管炎症、减少复发、预防并发症。

1. *调整生活方式*　餐后保持直立体位，睡前 3 小时勿进食；饮食以少量、高蛋白、低脂、高纤维素食物为主；限制咖啡、酒精、酸辣食物及巧克力摄入；减少药物（黄体酮、茶碱、抗胆碱能药、钙离子拮抗剂等）使用。

2. *药物治疗*

（1）抑酸药：PPI 抑酸作用强，是治疗本病的首选药物，如奥美拉唑、雷贝拉唑、兰索拉唑、埃索美拉唑等，治疗时间为 4 ～ 8 周。

（2）H_2 受体拮抗剂：抑酸作用较 PPI 弱，适合轻至中度患者，治疗时间为 8 ～ 12 周。

（3）抗酸药及胃黏膜保护剂：仅用于症状轻、间歇发作患者的临时缓解。

（4）促胃肠动力药：可增加食管下括约肌压力，改善食管蠕动功能，促进胃排空，如莫沙必利等。

（5）联合用药：目前抑酸剂与促动力药物联合是治疗 GERD 最常用的方法。

3. *其他方法*

（1）GERD 内镜治疗：内镜下治疗包括高频电治疗、氩离子激光凝固术（APC）、射频消融、光动力治疗、内镜黏膜下剥离术（ESD）等。

（2）GERD 手术治疗：GERD 抗反流手术的主要适应证为：①年龄较轻，手术条件好的患者，可作为药物维持疗法的另一选项；②控制反流及其伴随的吸入性肺炎。

（宋慧东　陶伍元）

二、急性胃炎

急性胃炎（acute gastritis）是由多种病因引起的急性胃黏膜炎症。临床上急性发病，常表现为上腹部症状。内镜检查可见胃黏膜充血、水肿、出血、糜烂（可伴有浅表溃疡）等一过性病变。病理组织学特征为胃黏膜固有层见到以中性粒细胞为主的炎症细胞浸润。

急性胃炎主要包括：急性幽门螺杆菌感染引起的急性胃炎、除幽门螺杆菌之外的病原体感染和（或）其毒素对胃黏膜损害引起的急性胃炎、急性糜烂出血性胃炎。急性糜烂出血性胃炎是由各种病因引起的、以胃黏膜多发性糜烂为特征的急性胃黏膜病变，常伴有胃黏膜出血，可伴有一过性浅溃疡形成。急性糜烂出血性胃炎临床常见，本节予以重点阐述。

（一）常见病因

引起急性糜烂出血性胃炎的常见病因有以下几类。

1. *药物*　主要包括阿司匹林等非甾体抗炎类药物（NSAID）、氯吡格雷等抗血小板类药物、皮质类固醇等激素类药物、抗肿瘤及抗生素类药物。其中，当阿司匹林与氯吡格雷联合应用时（双抗治疗），消化道出血的发生率明显高于单用 1 种抗血小板药物，其风险增加 2 ～ 3 倍。

2. *应激*　严重创伤、大手术、大面积烧伤、颅内病变、败血症及其他严重脏器病变或多器官功能衰竭等均可引起胃黏膜糜烂、出血，严重者可发生急性溃疡并大量出血。

3. *乙醇* 具亲酯性和溶脂能力，高浓度乙醇因而可直接破坏胃黏膜屏障。

4. *创伤和物理因素* 放置鼻胃管、剧烈恶心或干呕、胃内容物、食管裂孔疝、胃镜下各种止血技术、息肉摘除等微创手术，以及大剂量放射线照射均可导致胃黏膜糜烂、出血。

5. *其他* 吸烟、进食刺激性食物等也可以通过直接及间接的机制造成胃黏膜损伤而产生急性胃黏膜病变 。

（二）临床表现

急性胃炎的临床表现常有上腹痛、胀满、恶心、呕吐和食欲缺乏等；重症可有呕血、黑粪、脱水、酸中毒和休克。急性糜烂出血性胃炎患者多以突然发生呕血和（或）黑粪的上消化道出血症状而就诊。

（三）诊断

确诊有赖急诊胃镜检查。内镜下可见以弥漫分布的多发性糜烂、出血灶和浅表溃疡为特征的急性胃黏膜病损。内镜检查宜在出血发生后 24 ～ 48 小时进行，因病变（特别是 NSAID 或乙醇引起者）可在短期内消失，延迟胃镜检查可能无法确定出血病因。需要与其他急腹症如急性阑尾炎、急性胃肠穿孔及肠梗阻等相鉴别。

（四）治疗

积极治疗原发病，并用抑制胃酸分泌的质子泵抑制剂或 H_2 受体拮抗剂，或具有黏膜保护作用的硫糖铝来促进胃黏膜修复和止血。

经上述治疗后仍不能控制病情者，若病情允许，应进行内镜止血，可在急诊胃镜检查确定出血部位和病变性质后同时进行。

经药物和内镜治疗仍不能有效止血者，可考虑进行介入治疗和外科手术治疗。

中医治疗急性胃炎时，多根据患者病因病机，采取针对性疗法。对饮食停滞型患者，治疗原则为消食导滞、和胃降逆；外邪犯胃者，治疗原则为疏泄解表、化浊和中；痰热内阻者，治疗原则为清热利湿、和中止泻；瘀血阻络者，治疗原则为活血化瘀、理气止痛。

（叶　根）

三、慢性胃炎

慢性胃炎（chronic gastritis）是由各种病因引起的胃黏膜慢性炎症，是消化系统常见病之一。该病症状易反复发作，严重影响患者的生活质量，其患病率一般随年龄增长而增加，特别是中年以上更为常见。慢性胃炎以病因分类可分为幽门螺杆菌（Hp）胃炎和非 Hp 胃炎，以内镜及病理诊断可分为萎缩性胃炎和非萎缩性胃炎。

（一）病因

1. Hp *感染* 是最常见的病因。Hp 具有鞭毛，能在胃内穿过黏液层移向胃黏膜，其所分泌的黏附素能使其贴紧上皮细胞，其释放尿素酶分解尿素产生 NH_3，从而保持细菌周围中性环境，Hp 的这些特点有利于其在胃黏膜表面定植。Hp 通过上述产氨作用、分泌空泡毒素 A（Vac A）等物质而引起细胞损害；其细胞毒素相关基因（cag A）蛋白能引起强烈的炎症反应；其菌体胞壁还可作为抗原诱导免疫反应。这些因素的长期存在导致胃黏膜的慢性炎症。其对胃黏膜炎症发展的转归取决于 Hp 毒株及毒力、宿主个体差异和胃内微生态环境等多因素的综合结果。

2. *十二指肠 - 胃反流* 幽门括约肌功能不全时含胆汁和胰液的十二指肠液反流入胃，可削弱胃黏膜屏障功能。

3. *药物* 服用 NSAID（最经典药物阿司匹林），是反应性胃病的常见病因。

4. *自身免疫*　自身免疫性胃炎患者血液中存在自身抗体如壁细胞抗体（parietal cell antibody，PCA），伴恶性贫血者还可查到内因子抗体（intrinsic factor antibody，IFA）。自身抗体攻击壁细胞，使壁细胞总数减少，导致胃酸分泌减少或丧失；内因子抗体与内因子结合，阻碍维生素 B_{12} 吸收不良，从而导致恶性贫血。本病在北欧地区发病率高。

5. *其他因素*　老年人胃黏膜退行性变，酗酒、某些刺激性食物等均可反复损伤胃黏膜。

（二）临床表现

大多数患者无明显症状，即使有症状也多为非特异性，可表现为上腹痛或不适、上腹胀、早饱、嗳气、恶心等消化不良症状，症状轻重与慢性胃炎的内镜所见及组织病理学改变不成同等比例。

（三）诊断

确诊必须依靠胃镜检查及胃黏膜活组织病理学检查。Hp 检测有助于病因诊断。怀疑自身免疫性胃炎应检测相关自身抗体及血清胃泌素。

（四）治疗

大多数成人胃黏膜均有轻度非萎缩性胃炎，如 Hp 阴性且无糜烂及无其他症状，无须特殊处理。当有上皮增殖异常、胃腺萎缩时应积极治疗。

1. *病因治疗*

（1）Hp 感染：根治 Hp，目前推荐的是含有铋剂的四联方案（表 16-10），即 1 种 PPI+2 种抗生素 +1 种铋剂，1 个疗程为 10 ～ 14 天。因为各地抗生素耐药情况不同，抗生素及疗程的选择应视当地耐药情况而定。

表 16-10　推荐的幽门螺杆菌根除四联方案中抗菌药物组合、剂量和方法

方案	抗菌药物 1	抗菌药物 2
1	阿莫西林 1000mg，2 次 / 天	克拉霉素 500mg，2 次 / 天
2	阿莫西林 1000mg，2 次 / 天	左氧氟沙星 500mg，1 次 / 天或 200mg，2 次 / 天
3	阿莫西林 1000mg，2 次 / 天	呋喃唑酮 100mg，2 次 / 天
4	四环素 500mg，3 次 / 天或 4 次 / 天	甲硝唑 400mg，3 次 / 天或 4 次 / 天
5	四环素 500mg，3 次 / 天或 4 次 / 天	呋喃唑酮 100mg，2 次 / 天
6	阿莫西林 1000mg，2 次 / 天	甲硝唑 400mg，3 次 / 天或 4 次 / 天
7	阿莫西林 1000mg，2 次 / 天	四环素 500mg，3 次 / 天或 4 次 / 天

标准剂量的 PPI 和铋剂（2 次 / 天，餐前半小时口服）+2 种抗菌药物（餐后口服）；标准剂量 PPI 为艾司奥美拉唑 20mg、雷贝拉唑 10mg（或 20mg）、奥美拉唑 20mg、兰索拉唑 30mg、泮托拉唑 40mg、艾普拉唑 5mg（以上选一）；标准剂量铋剂为枸橼酸铋钾 220mg（果胶铋标准剂量待确定）

（2）十二指肠 - 胃反流：选用助消化、改善胃肠动力等药物。

（3）自身免疫：可使用糖皮质激素。

（4）胃黏膜营养因子缺乏：适量补充复合维生素。

2. *对症治疗*　合理选用药物抑酸、促胃肠动力和保护胃黏膜，缓解症状。

中医药对慢性胃炎的主要干预手段有药物治疗、针灸疗法等，临床可根据具体情况选择合适的治疗方式，并配合饮食调节、心理疏导等方法综合调治。治疗过程中，应当审证求因，辨证施治；对于病程较长、萎缩、肠上皮化生者，在辨证准确的基础上，可守方治疗。

3. *癌前情况处理*　目前尚无特异治疗，在根除 Hp 的前提下，适量补充复合维生素和含硒药物及某些中药等。对药物不能逆转的局灶高级别上皮内瘤变，可行内镜黏膜下剥离术，并定期随访。

4. *患者饮食生活习惯教育*　食物多样化，避免偏食；不吃霉变食物；少吃熏制、腌制、富含硝酸盐及亚硝酸盐的食物，多吃新鲜食品；避免过于粗糙、浓烈、辛辣食物及大量长期饮酒、吸烟；保持良好心理状态和睡眠充足。

（黄燕惠 叶 根）

四、消化性溃疡

消化性溃疡（peptic ulcer，PU）指胃肠道黏膜发生的炎性缺损，通常与胃液的胃酸与消化作用有关，病变穿透黏膜肌层或达更深层次。消化性溃疡好发于胃和十二指肠，也可发生在食管下段、小肠、胃肠吻合术后吻合口及胃黏膜的 Meckel 憩室等。胃溃疡（gastric ulcer，GU）和十二指肠溃疡（duodenal ulcer，DU）是最常见的消化性溃疡。

（一）病因

PU 发病及发病机制是多因素，损伤与防御修复不足是发病机制的两个方面。

1. 胃酸与胃蛋白酶　各种原因导致胃酸与胃蛋白酶对胃肠黏膜的侵袭作用，以及黏膜屏障的防御能力作用之间的失衡。GU 以黏膜屏障防御功能降低为主要机制；DU 以高胃酸分泌起主导作用。

2. Hp　是 PU 的重要机制。一方面，DU 患者 Hp 感染率高达 90% 以上，GU 患者 Hp 感染率为 60% ～ 90%。另一方面，Hp 感染率越高，PU 的患病率也较高。

3. 药物　长期服用非甾体抗炎药（nonsteroidal anti-inflammatory drug，NSAID）、糖皮质激素、氯吡格雷等药物的患者易发生 PU，其中 NSAID 是导致 PU 最常用的药物。

4. 黏膜防御与修复异常　胃黏膜的防御屏障功能受损与修复能力下降对溃疡的发生与转归有重要的影响。

5. 遗传易感性　部分 PU 患者有明显的家族史，存在遗传易感性。

6. 其他　长期吸烟、大量饮酒、应激是 PU 的常见诱因。

（二）临床表现

1. 症状　典型症状表现为上腹痛，性质可为钝痛、灼痛、胀痛、饥饿样不适。其特点为：①慢性过程，可达数年或 10 余年。②反复或周期性发作，发作期可为数周或数月，发作伴有季节性。③部分患者有与进餐相关的节律性上腹痛，餐后痛多见于 GU；饥饿痛或夜间痛多见于 DU。④腹痛可被抑酸药或抗酸药缓解。

2. 体征　发作时剑突下、上腹部或右上腹可有局限性压痛，缓解后可无明显体征。特殊溃疡有以下几种。

（1）复合溃疡：胃和十二指肠均有活动性溃疡，多见于男性患者。

（2）幽门管溃疡：餐后很快发生疼痛，易发生幽门梗阻、出血、穿孔。

（3）球后溃疡：发生在十二指肠降部及水平部的溃疡。

（4）巨大溃疡：直径 > 2cm 的溃疡，常见于有 NSAID 服药史及老年人。

（5）老年人溃疡及儿童期溃疡：老年人溃疡临床表现多不典型，较易出现体重减轻和贫血，GU 多位于胃体上体，易被误认为胃癌。儿童期溃疡发生于学龄儿童。

（6）难治性溃疡：正规抗溃疡治疗而溃疡未愈合，可能因素有病因未去除；穿透性溃疡；特殊病因如克罗恩病、促胃泌素瘤等；某些疾病影响抗溃疡药物的吸收和效价等。

3. 并发症

（1）消化道出血：PU 是上消化道出血中最常见的原因，占非静脉曲张破裂出血的 50% ～ 70%，DU 较 GU 多见。

（2）穿孔：溃疡发生穿透胃十二指肠壁时发生穿孔，1/3 ～ 1/2 穿孔与服用 NSAID 有关。

（3）幽门梗阻：多见 DU 或幽门管溃疡反复发作，临床以呕吐宿食，严重可出现失水、低氯低钾性碱中毒；体查可见蠕动波和振水音。

（4）癌变：反复发作、病程长的 GU 癌变风险较高；DU 一般不发生癌变。

4. *辅助检查*　胃镜检查是 PU 检查及诊断的首选及金标准，主要用于确定有无病变、部位、分期；鉴别病变的良恶性；治疗效果评价；合并出血者给予止血治疗；合并梗阻或狭窄者给予扩张或支架治疗；超声内镜检查。

（三）诊断和鉴别诊断

1. *诊断*　慢性病程、周期性发作、节律性上腹疼痛，以及 NSAID 服药史等疑诊 PU 的病史，胃镜检查可明确诊断。

2. *鉴别诊断*

（1）胃癌：主要手段为内镜活组织病理检查，怀疑恶性溃疡的患者，应行多处内镜下活检，阴性者必须短期内复查内镜并再次活检。

（2）慢性胆囊炎和胆结石：疼痛与进食油腻有关，位于右上腹、并放射至背部且伴发热、黄疸的典型病例易与消化性溃疡做出鉴别，借助腹部 B 超或内镜下逆行胆管造影检查进一步明确诊断。

（3）胃泌素瘤（gastrinoma）：又称卓 - 艾综合征，由胰腺非 B 细胞瘤分泌大量胃泌素所致。大量胃泌素导致胃酸分泌量显著增高，引起顽固性多发性溃疡，不典型部位溃疡（如十二指肠降段、横段或空肠近端等），易并发出血、穿孔，多伴有腹泻和明显消瘦。胃液分析、血清胃泌素检测和激发试验（胰泌素试验或钙输注试验阳性）有助于胃泌素瘤定性诊断，而超声检查（包括超声内镜）、CT、MRI、选择性血管造影术等有助于定位诊断。

（四）治疗原则

治疗目的在于缓解临床症状，促进溃疡愈合，防止溃疡复发，减少并发症。

1. *一般治疗*　避免过度紧张与劳累，戒烟酒，避免食用咖啡、浓茶、辛辣等刺激性食物；不过饱，以防止胃窦部过度扩张而增加胃泌素的分泌。对可诱发溃疡病的药物应慎重使用如 NSAID、肾上腺皮质激素、利血平等。

2. *药物治疗*

（1）抑制胃酸分泌

1）H_2 受体拮抗剂：是治疗 PU 的主要药物，疗效好，价格适中，常用有法莫替丁、雷尼替丁，治疗 GU 和 DU6 周愈合率分别为 80% ～ 95%、90% ～ 95%。

2）PPI：是治疗 PU 的首选药物，PPI 入血进入壁细胞酸分泌小管中在酸性环境下转化为活性结构与质子泵结合，抑制该酶活性，从而抑制胃酸分泌。PPI 可在 2 ～ 3 天控制症状，疗效好于 H_2 受体拮抗剂。

3）抗 Hp 治疗：消化性溃疡 Hp 阳性者，无论是溃疡出发或复发均应行抗 Hp 治疗，根除 Hp 可显著降低 PU 的复发率。抗 Hp 通常采用以 PPI 或铋剂为基础联合应用 2 种抗生素的三联疗法或四联疗法。

（2）胃黏膜保护药

1）铋剂：在酸性环境下铋与溃疡面的黏蛋白形成螯合剂，覆盖于胃黏膜上发挥治疗作用，促进胃上皮细胞分泌黏液，抑制胃蛋白酶活性，促进前列腺素的分泌，对胃黏膜起保护作用。慢性肾功能不全者慎用，为避免铋剂在体内过量积聚，引起脑病，不宜长期使用。

2）弱碱性抗酸药：常用的硫糖铝、氢氧化铝凝胶等。在酸性胃液中，可中和胃酸，起效较快，可短暂缓解疼痛，很难治愈溃疡，不作为PU的主要用药。

3）胃肠动力药：部分患者出现恶心、呕吐、腹胀者可使用促进胃动力药物如莫沙必利等。

3. *PU的治疗方案与疗程*　为达到溃疡愈合，抑酸药物的疗程通常为4～6周。一般推荐DU的PPI疗程为4周，GU的PPI疗程为6～8周。

4. *维持治疗*　GU愈合后大多数患者可停药，对于溃疡多次复发，在去除常见诱因的同时需寻找原因，并给予维持治疗。每天2次或睡前1次服用H_2受体拮抗剂或标准PPI剂量，根据病情可维持3～6个月，长者可维持1～2年，3个月后可减为半量维持。

5. *并发症治疗*

（1）消化道大出血

1）出现休克者，密切监测生命体征，补充血容量，必要时输血治疗。

2）PPI抑制胃酸分泌，如奥美拉唑40mg，每12小时1次，静脉滴注或静脉推注，必要时可增至剂量80mg或8mg/h静脉泵入维持使用。

3）生长抑素可直接抑制胃酸和胃泌素分泌，促进前列腺素合成，减少胃黏膜血流量。

4）局部止血药的使用：冰水或在冰盐水150ml中加入去甲肾上腺素8mg胃管注入或口服，老年人慎用强烈血管收缩剂。

5）内镜下止血是快速而有效的止血手段。

（2）急性穿孔：禁食、留置胃管抽吸胃内容物，防止腹腔继发感染。饱食后发生穿孔，常伴有弥漫性腹膜炎，需施行急诊手术。慢性穿孔进展较缓慢，穿孔毗邻脏器可引起粘连和瘘管形成，必须行外科手术。

（3）梗阻：幽门或十二指肠梗阻的初期，功能性或器质性梗阻治疗方法基本相同。包括：①静脉输液，纠正水、电解质代谢紊乱和代谢性碱中毒，补充能量；②留置胃管，胃肠减压缓解胃潴留；③PPI使用；④不全性梗阻可应用促进胃动力药，减少胃潴留。

6. *外科治疗*　适应证：①急性溃疡穿孔；②穿透性溃疡；③大量或反复出血，内科治疗无效者；④器质性幽门梗阻；⑤胃溃疡癌变或癌变不能除外者；⑥顽固性或难治性溃疡，如幽门管溃疡、球后溃疡多属此类。

（五）预防

消化性溃疡患者需要注意保护胃黏膜和十二指肠黏膜，同时要注意避免一些危险因素。如饮食和生活方面，要规律作息，三餐要定点进食，尽量避免辛辣刺激的食物，避免烟酒，不喝过烫的汤水，进食细嚼慢咽等。此外，对于消化性溃疡的高危人群，还要进行Hp根除治疗，避免消化性溃疡的发作。

（六）转诊

当出现下列情况时应考虑转诊：并发消化道大出血、器质性幽门梗阻、溃疡急性穿孔或穿透性溃疡、疑似有癌变、症状反复发作治疗效果不佳。当原有溃疡病疼痛节律有变化或原来有效的药物再治疗失效时，需警惕发生癌变，应及时转诊做内镜检查并活检，阴性者必须短期内复查内镜并重复活检。

（陶伍元）

五、肝硬化

（一）概述

肝硬化（liver cirrhosis）是各种慢性肝病进展至以肝脏慢性炎症、弥漫性纤维化、假小叶、再生结节和肝内外血管增殖为特征的病理阶段，代偿期无明显症状，失代偿期以门静脉高压和肝功能减退为临床特征，患者常因并发食管胃底静脉曲张出血、肝性脑病、感染、肝肾综合征、门静脉血栓等多器官功能慢性衰竭而死亡。

导致肝硬化的病因有 10 余种，常见的病因包括肝炎病毒、脂肪性肝病、免疫疾病及药物或化学毒物，其他病因还包括胆汁淤积、循环障碍、寄生虫感染、某些遗传代谢性疾病（如铜代谢紊乱、血色病、α_1- 抗胰蛋白酶缺乏症）等。我国目前仍以乙型肝炎病毒（hepatitis B virus，HBV）为主；在欧美国家，乙醇及丙型肝炎病毒（hepatitis C virus，HCV）为多见病因。

（二）临床表现

肝硬化通常起病隐匿，病程发展缓慢，临床上将肝硬化大致分为肝功能代偿期和失代偿期。

1. *代偿期*　大部分患者无症状或症状较轻，可有腹部不适、乏力、食欲缺乏、消化不良和腹泻等症状，多呈间歇性，常于劳累、精神紧张或伴随其他疾病而出现，休息及助消化的药物可缓解。患者营养状态尚可，肝是否肿大取决于不同类型的肝硬化，脾因门静脉高压常有轻、中度肿大。肝功能试验检查正常或轻度异常。

2. *失代偿期*　症状较明显，主要有肝功能减退和门静脉高压两类临床表现。

（1）肝功能减退临床表现

1）消化吸收不良：食欲缺乏、恶心、厌食，腹胀，餐后加重，进食荤食后易腹泻。

2）营养不良：一般情况较差，消瘦、乏力，精神不振，卧床不起。

3）黄疸：皮肤、巩膜黄染、尿色深。

4）出血和贫血：常有鼻腔、牙龈出血及皮肤黏膜瘀点、瘀斑和消化道出血等，与肝脏合成凝血因子减少、脾功能亢进和毛细血管脆性增加有关。

5）内分泌失调：以下激素其本身或代谢产物均参与肝脏疾病的发生、发展过程。

A. 性激素代谢的改变：表现为雌激素增多，雄激素减少。男性患者常有性欲减退、睾丸萎缩、毛发脱落及乳房发育等；女性有月经失调、闭经、不孕等症状。由于雌激素的增多，部分患者可出现蜘蛛痣及肝掌。

B. 肾上腺皮质功能的改变：肝硬化时，患者出现肾上腺皮质激素合成不足、肾上腺皮质功能减退、促黑色生成激素增加，出现肝病面容。

C. 抗利尿激素分泌增多，促进腹腔积液形成。

D. 肝硬化患者血清总 T_3、游离 T_3 降低，游离 T_4 正常或偏高，严重者 T_4 也降低，这些甲状腺激素的改变与肝病严重程度之间具有相关性。

E. 不规则低热，可因肝对致热因子等灭活降低引起，还可因继发性感染所致。

F. 低白蛋白血症：患者常有下肢水肿及腹水。

（2）门静脉高压（portal hypertension）：多属肝内型，常导致食管胃底静脉曲张出血、腹水、脾大，脾功能亢进、肝肾综合征、肝肺综合征等，是继病因之后推动肝功能减退的重要病理生理环节，是肝硬化的主要死因之一。

1）门腔侧支循环形成：持续门静脉高压，促进肝内外血管增殖。肝内分流是纤维隔中的门静脉与肝静脉之间形成的交通支，使门静脉血流绕过肝小叶，通过交通支进入肝静脉；肝外分流形成的常见侧支循环有食管胃底静脉曲张（EGV）、腹壁静脉曲张、痔静脉曲张、腹膜后吻合支曲张、脾肾分流等。上述侧支循环除了导致食管胃底静脉曲张出血（esophageal-gastro varices bleeding，EGVB）等致命性事件，大量异常分流还使肝细胞对各种物质的摄取、代谢及 Kupffer 细胞的吞噬、降解作用不能得以发挥，从肠道进入门静脉血流的毒素等直接进入体循环，引发一系列病理生理改变，如肝性脑病、肝肾综合征、自发性腹膜炎及药物半衰期延长等。此外，这些异常分流导致的门静脉血流缓慢，也是门静脉血栓形成的原因之一。

2）脾功能亢进及脾大：脾大是肝硬化门静脉高压较早出现的体征。脾静脉回流阻力增加及门静脉压力逆传到脾，使脾被动淤血性肿大，脾组织和脾内纤维组织增生。此外，肠道抗原物质经门体侧支循环进入体循环，被脾摄取，抗原刺激脾单核－巨噬细胞增生，脾功能亢进，外周血呈不同程度血小板及白细胞计数减少，增生性贫血，易并发感染及出血。血吸虫性肝硬化脾大常较突出。

3）腹水（ascites）：是肝功能减退和门静脉高压的共同结果，是肝硬化失代偿期最突出的临床表现之一。患者常诉腹胀，大量腹腔积液使腹部膨隆、状如蛙腹，甚至导致脐疝；横膈因此上移，运动受限，致呼吸困难和心悸。

（三）并发症

1. 消化道出血

（1）食管胃底静脉曲张出血（EGVB）：门静脉高压是导致 EGVB 的主要原因，临床表现为突发大量呕血或柏油样便，严重者致出血性休克。

（2）消化性溃疡：门静脉高压使胃黏膜静脉回流缓慢，屏障功能受损，易发生胃十二指肠溃疡甚至出血。

（3）门静脉高压性胃肠病门静脉属支血管增殖，毛细血管扩张，管壁缺陷，广泛渗血。门静脉高压性胃病，多为反复或持续少量呕血及黑粪；门静脉高压性肠病，常呈反复黑粪或便血。

2. 胆石症　患病率约为 30%，胆囊及肝外胆管结石较常见。

3. 感染　肝硬化患者容易发生感染，感染部位因患者基础疾病状况而异，常见于：①自发性细菌性腹膜炎（spontaneous bacterial peritonitis，SBP）；②胆道感染；③肺部、肠道及尿路感染。致病菌以革兰氏阴性杆菌常见，同时由于大量使用广谱抗菌药物及其免疫功能减退，厌氧菌及真菌感染日益增多。

4. 肝性脑病　肝性脑病（hepatic encephalopathy，HE）指在肝硬化基础上因肝功能不全和（或）门－体分流引起的、以代谢紊乱为基础、中枢神经系统功能失调的综合征。约 50% 肝硬化患者有脑水肿，病程长者大脑皮质变薄，神经元及神经纤维减少。其发病机制涉及以下几方面。

（1）氨中毒：是肝性脑病，特别是门体分流性肝性脑病的重要发病机制。消化道是氨产生的主要部位，以非离子型氨（NH_3）和离子型氨（NH_4^+）两种形式存在，当结肠内 pH ＞ 6 时，NH_4^+ 转为 NH_3，极易经肠黏膜弥散入血；pH ＜ 6 时，NH_3 从血液转至肠腔，随粪排泄。肝衰竭时，肝对门静脉输入 NH_3 的代谢能力明显减退，体循环血 NH_3 水平升高；当有门－体分流存在时，肠道的 NH_3 不经肝代谢而直接进入体循环，血 NH_3 含量增高。体循环 NH_3 能透过血脑屏障，通过多方面干扰脑功能：①干扰脑细胞三羧酸循环，脑细胞能量供应不足；②增加脑对酪氨酸、苯丙氨酸、色氨酸等的摄取，它们对脑功能具有抑制作用；③脑内 NH_3 含量升高，增加谷氨酰胺合成，神经元细胞肿胀，导致脑水肿；④ NH_3 直接干扰脑神经电活动；⑤弥散入大脑的 NH_3 可上调脑星形胶质细胞苯二氮䓬受体表达，促使氯离子内流，神经传导被抑制。

（2）假性神经递质：肝对肠源性酪胺和苯乙胺清除发生障碍，此两种胺进入脑组织，分别形成 β－多巴胺和苯乙醇胺，由于其化学结构与正常神经递质去甲肾上腺素相似，但不能传递神经冲动或作用很弱，被称为假性神经递质。假性神经递质使脑细胞神经传导发生障碍。

（3）色氨酸：血液循环中色氨酸与白蛋白结合不易通过血脑屏障，肝病时白蛋白合成降低，血中游离色氨酸增多，通过血脑屏障后在大脑中代谢为抑制性神经递质 5- 羟色胺（5-HT）及 5-

羟吲哚乙酸，导致 HE。色氨酸含量尤其与早期睡眠方式及日夜节律改变有关。

（4）锰离子：由肝分泌入胆道的锰离子具有神经毒性，正常时经肠道排出。肝病时锰离子不能经胆道排出，经血液循环进入脑部，导致 HE。常见诱因有消化道出血、大量排钾利尿、放腹腔积液、高蛋白饮食、催眠镇静药、麻醉药、便秘、尿毒症、外科手术及感染等。HE 与其他代谢性脑病相比，并无特征性。临床表现为高级神经中枢的功能紊乱、运动和反射异常，其临床过程分为 5 期（表 16-11）。

表 16-11　肝性脑病临床分期

分期	临床表现及检测
0 期（潜伏期）	无行为、性格的异常，无神经系统病理征，脑电图正常，只在心理测试或智力测试时有轻微异常
1 期（前驱期）	轻度性格改变和精神异常，如焦虑、欣快激动、淡漠、睡眠倒错、健忘等，可有扑翼样震颤。脑电图多数正常。此期临床表现不明显，易被忽略
2 期（昏迷前期）	嗜睡、行为异常（如衣冠不整或随地大小便）、言语不清、书写障碍及定向力障碍。有腱反射亢进、肌张力增高、踝阵挛及巴宾斯基征阳性等神经体征，有扑翼样震颤，脑电图有特征性异常
3 期（昏睡期）	昏睡，但可唤醒，醒时尚能应答，常有神志不清或幻觉，各种神经体征持续或加重，有扑翼样震颤，肌张力高，腱反射亢进，锥体束征常阳性。脑电图有异常波形
4 期（昏迷期）	昏迷，不能唤醒。患者不能合作而无法引出扑翼样震颤。浅昏迷时，腱反射和肌张力仍亢进；深昏迷时，各种反射消失，肌张力降低。脑电图明显异常

5. 门静脉血栓或海绵样变　因门静脉血流淤滞，门静脉主干、肠系膜上静脉、肠系膜下静脉或脾静脉血栓形成。门静脉血栓（portal vein thrombosis）的临床表现变化较大，当血栓缓慢形成，局限于门静脉左右支或肝外门静脉，侧支循环丰富，多无明显症状，常被忽视，往往首先由影像学检查发现。门静脉血栓严重阻断入肝血流时，导致难治 EGVB、中重度腹胀痛、顽固性腹腔积液、肠坏死及肝性脑病等，腹穿可抽出血性腹腔积液。

门静脉海绵样变（cavernous transformation of the portal vein，CTPV）是指肝门部或肝内门静脉分支部分或完全慢性阻塞后，门静脉主干狭窄、萎缩甚至消失，在门静脉周围形成细小纡曲的网状血管，其形成与脾切除、EVL、门静脉炎、门静脉血栓形成、红细胞增多、肿瘤侵犯等有关。

6. 电解质和酸碱平衡紊乱　长期钠摄入不足及利尿、大量放腹水、腹泻和继发性醛固酮增多均是导致电解质紊乱的常见原因。低钾低氯血症与代谢性碱中毒容易诱发 HE。持续重度低钠血症（< 125mmol/L）易引起肝肾综合征，预后差。

7. 肝肾综合征（hepatorenal syndrome，Heyd syndrome）　患者肾脏无实质性病变，由于门静脉高压严重，内脏高动力循环使体循环血流量明显减少；多种扩血管物质如前列腺素、一氧化氮、胰高血糖素、心房利钠肽、内毒素和降钙素基因相关肽等不能被肝脏灭活，引起体循环血管扩张；大量腹水引起腹腔内压明显升高，均可减少肾脏血流尤其是肾皮质灌注不足，出现肾衰竭。临床主要表现为少尿、无尿及氮质血症。80% 的急进型患者约于 2 周内死亡。缓进型临床较多见，常呈难治性腹水，衰竭病程缓慢，可在数个月内保持稳定状态，常在各种诱因作用下转为急进型而死亡。

8. 肝肺综合征（hepatopulmonary syndrome）　是在肝硬化基础上，排除原发心肺疾病后，出现呼吸困难及缺氧体征，如发绀和杵状指（趾），这与肺内血管扩张和动脉血氧合功能障碍有关，预后较差。

9. *原发性肝癌*（primary carcinoma of the liver） 指起源于肝细胞或肝内胆管上皮细胞的恶性肿瘤，包括肝细胞癌（hepatocellular carcinoma，HCC）、肝内胆管癌（intrahepatic cholangiocarcinoma，ICC）和HCC-ICC混合型3种不同的病理类型，其中HCC约占90%，日常所称的肝癌即指HCC。肝癌是我国常见恶性肿瘤之一，每年新发病例占全球的42%～50%。肝硬化是肝癌发生的重要危险因素。

（四）诊断

诊断内容包括确定有无肝硬化、寻找肝硬化原因、肝功能评估及并发症诊断。

1. *确定有无肝硬化* 临床诊断肝硬化通常依据肝功能减退和门静脉高压两大同时存在的证据群。影像学所见肝硬化的征象有助于诊断。当肝功能减退和门静脉高压证据不充分、肝硬化的影像学征象不明确时，肝活检若见假小叶形成，可建立诊断。

（1）肝功能减退：包括前述临床表现及反映肝细胞受损、胆红素代谢障碍、肝脏合成功能降低等方面的实验室检查，如血清白蛋白、血浆凝血因子、胆固醇、谷丙转氨酶（alanine aminotransferase，ALT）、谷草转氨酶（aspartate aminotransferase，AST）及胆红素等。

（2）门静脉高压：门腔侧支循环形成、脾大及腹腔积液是确定门静脉高压的要点。

1）体检发现腹壁静脉曲张及胃镜观察到食管胃底静脉曲张均部分反映门腔侧支循环形成。门静脉高压时，腹部超声可探及门静脉主干内径＞13mm，脾静脉内径＞8mm，还可检测门静脉的血流速度及方向。腹部增强CT及门静脉成像可清晰、灵敏、准确、全面显示多种门静脉属支形态改变、门静脉血栓、海绵样变及动静脉瘘等征象，有利于对门静脉高压状况进行较全面的评估。

2）脾大、少量腹水、肝脏形态变化均可采用超声、CT及MRI证实，显然较体检更敏感而准确。血小板计数降低是较早出现的门静脉高压的信号，随着脾大、脾功能亢进的加重，红细胞及白细胞计数也降低。

3）没有感染的肝硬化腹水，通常为漏出液；合并自发性腹膜炎，腹水可呈典型渗或介于渗、漏出液之间。血清腹水白蛋白梯度（serum ascites albumin gradient，SAAG）≥11g时，提示门静脉高压所致腹水的可能性大；而SAAG＜11g时，提示结核、肿瘤等非门静脉高压所致腹水的可能性大。

2. *寻找肝硬化原因* 诊断肝硬化时，应尽可能搜寻其病因，以利于对因治疗。

3. *肝功能评估* 见表16-12、表16-13。

表16-12　肝功能Child-Pugh评分

观察指标	分数		
	1分	2分	3分
肝性脑病（期）	无	Ⅰ～Ⅱ	Ⅲ～Ⅳ
腹水	无	少	多
胆红素（μmol/L）	＜34	34～51	＞51
白蛋白（g/L）	＞35	28～35	＜28
PT延长（秒）	＜4	4～6	＞6

表 16-13　肝功能分级

分级	评分（分）	1～2 年存活率（%）
A	5～6	85～100
B	7～9	60～80
C	10～15	35～45

4. 并发症诊断

（1）EGVB 及门静脉高压性胃肠病：消化内镜、腹部增强 CT 及门静脉成像是重要的检查方法。

（2）胆石症：可采用腹部超声及 MRCP。

（3）自发性细菌性腹膜炎：起病缓慢者多有低热、腹胀或腹水持续不减；病情进展快者，腹痛明显、腹水增长迅速，严重者诱发肝性脑病，出现中毒性休克等。体检发现轻重不等的全腹压痛和腹膜刺激征。腹腔积液外观浑浊，生化及镜检提示为渗出性，腹水可培养出致病菌。

（4）肝性脑病（HE）：主要诊断依据为：①有严重肝病和（或）广泛门体侧支循环形成的基础及肝性脑病的诱因；②出现前述临床表现；③肝功能生化指标明显异常和（或）血氨增高；④头部 CT 或 MRI 排除脑血管意外及颅内肿瘤等疾病。少部分肝性脑病患者肝病病史不明确，以精神症状为突出表现，易被误诊。故对有精神症状的患者可将其肝病史及肝功能检测等作为排除肝性脑病的常规方法。

（5）门静脉血栓或海绵样变：临床疑诊时，可通过腹部增强 CT 及门静脉成像证实。

（6）肝肾综合征：诊断需符合下列条件。①肝硬化合并腹水；②急进型（Ⅰ型）血清肌酐浓度在 2 周内升至 2 倍基线值，或＞226μmol/L（25mg/L），缓进型（Ⅱ型）血清肌酐＞133μmol/L（15mg/L）；③停利尿剂＞2 天、并经白蛋白扩容［1g/（kg • d），最大量 100g/d］后，血清肌酐值没有改善（＞133μmol/L）；④排除休克；⑤近期没有应用肾毒性药物或扩血管药物治疗；⑥排除肾实质性疾病，如尿蛋白＞500mg/d，显微镜下红细胞＞50 个或超声探及肾实质性病变。

（7）肝肺综合征：肝硬化患者有杵状指、发绀及严重低氧血症（PaO_2 ＜ 70mmHg），^{99m}Tc-MAA 扫描及造影剂增强的二维超声心动图可显示肺内毛细血管扩张。

（五）鉴别诊断

1. 引起腹水和腹部膨隆的疾病　需与结核性腹膜炎、腹腔内肿瘤、肾病综合征、缩窄性心包炎和巨大卵巢囊肿等相鉴别。

2. 肝大及肝脏结节性病变　应除外慢性肝炎、血液病、原发性肝癌和血吸虫病等。

3. 肝硬化并发症　①上消化道出血：应与消化性溃疡、糜烂出血性胃炎、胃癌等相鉴别；②肝性脑病：应与低血糖、糖尿病酮症酸中毒、尿毒症、脑血管意外、脑部感染和镇静药过量等鉴别；③肝肾综合征：应与慢性肾小球肾炎、急性肾小管坏死等鉴别；④肝肺综合征：注意与肺部感染、哮喘等相鉴别。

（六）治疗

对于代偿期患者，治疗旨在延缓肝功能失代偿、预防肝细胞肝癌，争取逆转病变；对于失代偿期患者，则以改善肝功能、治疗并发症、延缓或减少对肝移植需求为目标。

1. 保护或改善肝功能

（1）去除或减轻病因：抗肝炎病毒治疗及针对其他病因治疗。

（2）慎用损伤肝脏的药物：避免不必要、疗效不明确的药物，减轻肝代谢负担。

（3）维护肠内营养：只要肠道尚可用，应鼓励肠内营养。应进食易消化的食物，以糖类为主，蛋白质摄入量以患者可耐受为宜，辅以多种维生素，可给予胰酶助消化。对食欲缺乏、食物不耐受者，可给予易消化的、蛋白质已水解为小肽段的肠内营养剂。肝衰竭或有肝性脑病先兆时，应减少蛋白质的摄入。

（4）保护肝细胞：胆汁淤积时，微创手术解除胆道梗阻，可避免对肝功能的进一步损伤；可口服熊去氧胆酸降低肝内鹅去氧胆酸的比例，减少其对肝细胞膜的破坏；也可使用腺苷蛋氨酸等。其他保护肝细胞的药物如多烯磷脂酰胆碱、水飞蓟宾、还原型谷胱甘肽及甘草酸二铵等，虽有一定药理学基础，但普遍缺乏循证医学证据，一般同时选用＜2个为宜。

2. 门静脉高压症状及其并发症治疗

（1）腹水

1）限制钠、水摄入：氯化钠摄入宜＜2.0g/d，入水量＜1000ml/d，如有低钠血症，则应限制在500ml以内。

2）利尿：常联合使用保钾及排钾利尿剂，即螺内酯联合呋塞米，剂量比例约为100mg：40mg。一般开始用螺内酯60mg/d+呋塞米20mg/d，逐渐增加至螺内酯100mg/d+呋塞米40mg/d。利尿效果不满意时，应酌情配合静脉输注白蛋白。利尿速度不宜过快，以免诱发肝性脑病、肝肾综合征等。当在限钠饮食和大剂量利尿剂时，腹腔积液仍不能缓解，治疗性腹腔穿刺术后迅速再发，即为顽固性腹水。

3）经颈静脉肝内门腔分流术（transjugular intrahepatic portosystemic shunt，TIPS）：是在肝内门静脉属支与肝静脉间置入特殊覆膜的金属支架，建立肝内门体分流，降低门静脉压力，减少或消除由于门静脉高压所致的腹水和EGVB。与其他治疗门静脉高压的方法比较，TIPS可有效缓解门静脉高压，增加肾脏血液灌注，显著减少甚至消除腹水。如果能对因治疗，使肝功能稳定或有所改善，可较长期维持疗效，多数TIPS术后患者可不需限盐、限水及长期使用利尿剂，减少对肝移植的需求。

4）排放腹水加输注白蛋白：用于不具备TIPS技术、对TIPS禁忌及失去TIPS机会时顽固腹水的姑息治疗，一般每放腹水1000ml，输注白蛋白8g。该方法缓解症状时间短，易于诱发肝肾综合征、肝性脑病等并发症。

5）自发性细菌性腹膜炎：选用肝毒性小、主要针对革兰氏阴性杆菌并兼顾革兰氏阳性球菌的抗生素，如头孢哌酮或喹诺酮类等，疗效不满意时，根据治疗反应和药敏结果进行调整。由于自发性腹膜炎容易复发，用药时间不得少于2周。自发性腹膜炎多为肠源性感染，除抗生素治疗外，应注意保持大便通畅、维护肠道菌群。腹水是细菌繁殖的良好培养基，控制腹水也是治疗该并发症的一个重要环节。

（2）EGVB的治疗及预防

1）一般急救措施：卧位，保持呼吸道通畅，避免呕血时吸入引起窒息，必要时吸氧，活动性出血期间禁食。严密监测患者的生命体征、尿量及神志变化；观察呕血与黑粪、血便情况；定期复查血红蛋白浓度、红细胞计数、血细胞比容与血尿素氮；必要时行中心静脉压测定；对老年患者根据情况进行心电监护。

2）积极补充血容量：尽快建立有效的静脉输液通道和补充血容量，必要时留置中心静脉导管。立即查血型和配血，在配血过程中，可先输平衡液或葡萄糖盐水甚至胶体扩容剂。输液量以维持组织灌注为目标，尿量是有价值的参考指标。应注意避免因输液过快、过多而引起肺水肿，原有心脏病或老年患者必要时可根据中心静脉压调节输入量。必要时可输注浓缩红细胞补充血红蛋白。血容量不宜补足，达到基本满足组织灌注、循环稳定即可。急诊外科手术并发症多，死亡率高，目前多不采用。

3）止血措施

A. 药物：尽早给予收缩内脏血管药物如生长抑素、奥曲肽、特利加压素或垂体加压素，减少门静脉血流量，降低门静脉压，从而止血。生长抑素及奥曲肽因对全身血流动力学影响较小，不良反应少，是治疗 EGVB 最常用的药物。生长抑素用法为首剂 250μg 静脉缓注，继以 250μg/h 持续静脉泵入。本品半衰期极短，滴注过程中不能中断，若中断超过 5 分钟，应重新注射首剂。生长抑素类似物奥曲肽半衰期较长，首剂 100μg 静脉缓注，继以 25 ～ 50μg/h 持续静脉滴注。特利加压素起始剂量为 2mg/4h，出血停止后可改为每次 1mg，每天 2 次，维持 5 天。垂体加压素剂量为 0.2U/min 静脉持续滴注，可逐渐增加剂量至 0.4U/min。该药可致腹痛、血压升高、心律失常、心绞痛等副作用，严重者甚至可发生心肌梗死。故对老年患者应同时使用硝酸甘油，以减少该药的不良反应。对于中晚期肝硬化，可予以第三代头孢类抗生素，既有利于止血，也可减少止血后各种可能感染的发生。

B. 内镜治疗：当出血量为中等以下，应紧急采用内镜结扎治疗（endoscopic variceal ligation，EVL）。EVL 是一种局部断流术，即经内镜用橡皮圈结扎曲张的食管静脉，局部缺血坏死、肉芽组织增生后形成瘢痕，封闭曲张静脉。不能降低门静脉高压，适用于单纯食管静脉曲张不伴胃底静脉曲张者。

C. TIPS：对急性大出血的止血率达到 95%，新近的国际共识意见认为，对于大出血和估计内镜治疗成功率低的患者应在 72 小时内行 TIPS。通常择期 TIPS 对患者肝功能要求＜ Child-Pugh 分级为 B，急性大量 EGVB 时，TIPS 对肝功能的要求可放宽至 Child-Pugh 分级为 C，这与血管介入微创治疗具有创伤小、恢复快、并发症少和疗效确切等特点有关。

D. 气囊压迫止血：在药物治疗无效，且不具备内镜和 TIPS 操作的大出血时暂时使用，为后续有效止血措施起“桥梁”作用。三腔二囊管经鼻腔插入，注气入胃囊（囊内压 50 ～ 70mmHg），向外加压牵引，用于压迫胃底；若未能止血，再注气入食管囊（囊内压为 35 ～ 45mmHg），压迫食管曲张静脉。为防止黏膜糜烂，一般持续压迫时间不应超过 24 小时，放气解除压迫一段时间后，必要时可重复应用。气囊压迫短暂止血效果肯定，但患者痛苦大、并发症较多，不宜长期使用，停用后早期再出血率高。

4）一级预防：主要针对已有食管胃底静脉曲张，但尚未出血者，包括：①对因治疗。②非选择性 β 受体阻滞剂通过收缩内脏血管，减少内脏高动力循环。常用普萘洛尔或卡地洛尔，治疗剂量应使心率不低于 55 次 / 分，当患者有乏力、气短等不良反应时，应停药。对于顽固性腹水患者，该类药不宜应用。③ EVL 可用于中度食管静脉曲张。

5）二级预防：指对已发生过 EGVB 患者，预防其再出血。首次出血后的再出血率可达 60%，死亡率达 33%。因此应重视 EGVB 的二级预防，开始的时间应早至出血后的第 6 天。

A. 患者在急性出血期间已行 TIPS，止血后可不给予预防静脉曲张出血的药物，但应采用多普勒超声每 3 ～ 6 个月了解分流道是否通畅。

B. 患者在急性出血期间未行 TIPS，预防再出血的方法有：①以 TIPS 为代表的部分门体分流术；②包括 EVL、经内镜或血管介入途径向食管胃底静脉注射液态栓塞胶或其他栓塞材料的断流术；③以部分脾动脉栓塞为代表的限流术；④与一级预防相同的药物。如何应用这些方法，理论上应根据门静脉高压的病理生理提出治疗策略，具体治疗措施应在腹部增强 CT 门静脉成像术的基础上，了解患者门腔侧支循环开放状态、食管胃底静脉曲张程度、有无门静脉血栓、门静脉海绵样变或动静脉瘘等征象，视其肝功能分级、有无禁忌证及患者的意愿选择某项治疗方法。

3. 肝性脑病（HE）　去除引发 HE 的诱因、维护肝脏功能、促进氨代谢清除及调节神经递质。

（1）及早识别及去除 HE 发作的诱因

1）纠正电解质和酸碱平衡紊乱：低钾性碱中毒是肝硬化患者在进食量减少、利尿过度及大量排放腹水后，常出现的内环境紊乱。因此，应重视患者的营养支持，利尿药的剂量不宜过大。

2）预防和控制感染。

3）改善肠内微生态，减少肠内氮源性毒物的生成与吸收。

A. 止血和清除肠道积血：上消化道出血是 HE 的重要诱因之一。止血后清除肠道积血可用：乳果糖口服导泻；生理盐水或弱酸液（如稀醋酸溶液）清洁灌肠。

B. 防治便秘：可给予乳果糖，以保证每天排软便 1 ～ 2 次。乳果糖是一种合成的双糖，口服后在小肠不被分解，到达结肠后可被乳酸杆菌、粪肠球菌等细菌分解为乳酸、乙酸而降低肠道的 pH。肠道酸化后对产生尿素酶的细菌生长不利，但有利于不产生尿素酶的乳酸杆菌生长，使肠道细菌产氨减少；此外，酸性的肠道环境可减少氨的吸收，并促进血液中的氨渗入肠道排出体外。乳果糖可用于各期 HE 及轻微 HE 的治疗。也可用乳果糖稀释至 33.3% 保留灌肠。

C. 口服抗生素：可抑制肠道产尿素酶的细菌，减少氨的生成。常用的抗生素有利福昔明、甲硝唑、新霉素等。利福昔明具有广谱、强效的抑制肠道细菌生长作用，口服不吸收，只在胃肠道局部起作用，剂量为 0.8 ～ 1.2g/d，分 2 ～ 3 次口服。

D. 慎用镇静药及损伤肝功能的药物：镇静、催眠、镇痛药及麻醉剂可诱发 HE，在肝硬化特别是有严重肝功能减退时应尽量避免使用。当患者出现烦躁、抽搐时禁用阿片类、巴比妥类、苯二氮䓬类镇静剂，可试用异丙嗪、氯苯那敏（扑尔敏）等抗组胺药。

（2）营养支持治疗：尽可能保证热量供应，避免低血糖；补充各种维生素；酌情输注血浆或白蛋白。急性起病数天内禁食蛋白质（1 ～ 2 期肝性脑病可限制在 20g/d 以内），神志清楚后，从蛋白质 20g/d 开始逐渐增加至 1g/（kg・d）。门体分流对蛋白不能耐受者应避免大量蛋白质饮食，但仍应保持小量蛋白的持续补充。

（3）促进体内氨的代谢：常用 L- 鸟氨酸 -L- 天冬氨酸。鸟氨酸能增加氨基甲酰磷酸合成酶和鸟氨酸氨基甲酰转移酶的活性，其本身也可通过鸟氨酸循环合成尿素而降低血氨；天冬氨酸可促进谷氨酰胺合成酶活性，促进脑、肾利用和消耗氨以合成谷氨酸和谷氨酰胺而降低血氨，减轻脑水肿。谷氨酸钠或钾、精氨酸等药物理论上有降血氨作用，临床应用广泛，但尚无证据肯定其疗效。

（4）调节神经递质

1）氟马西尼：拮抗内源性苯二氮䓬所致的神经抑制，对部分 3 ～ 4 期患者具有促醒作用。静脉注射氟马西尼 0.5 ～ 1mg，可在数分钟内起效，但维持时间短，通常在 4 小时之内。

2）减少或拮抗假性神经递质：支链氨基酸制剂是一种以亮氨酸、异亮氨酸、缬氨酸等为主的复合氨基酸。其机制为竞争性抑制芳香族氨基酸进入大脑，减少假性神经递质的形成。其疗效尚有争议，但对于不能耐受蛋白质的营养不良者，补充支链氨基酸有助于改善其氮平衡。

（5）阻断门 - 体分流：TIPS 术后引起的肝性脑病多是暂时的，随着术后肝功能改善、尿量增加及肠道淤血减轻，肝性脑病多呈自限性，很少需要行减小分流道直径的介入术。对于肝硬化门静脉高压所致严重的侧支循环开放，可通过 TIPS 术联合曲张静脉的介入断流术，阻断异

常的门 - 体分流。

4. 其他并发症治疗

（1）胆石症：应以内科非手术治疗为主，由于肝硬化并发胆石症的手术死亡率约为 10%，尤其是肝功能 Child-Pugh C 级者，应尽量避免手术。

（2）感染：对肝硬化并发的感染，一旦疑诊，应立即经验性抗感染治疗。自发性细菌性腹膜炎、胆道及肠道感染的抗生素选择，应遵循广谱、足量、肝肾毒性小的原则，首选第三代头孢类抗生素，如头孢哌酮 + 舒巴坦。其他如氟喹诺酮类、哌拉西林钠 + 他唑巴坦及碳青霉烯类抗生素，均可根据患者情况使用。一旦培养出致病菌，则应根据药敏试验选择窄谱抗生素。

（3）门静脉血栓：对新近发生的血栓应做早期静脉肝素抗凝治疗，可使 80% 以上患者出现完全或广泛性再通，口服抗凝药物治疗至少维持半年。对早期的门静脉血栓也可采用经皮、经股动脉插管至肠系膜上动脉后置管，用微量泵持续泵入尿激酶进行早期溶栓，使门静脉再通。TIPS 适用于血栓形成时间较长、出现机化的患者。

（4）肝硬化低钠血症：轻症者，通过限水可以改善；中至重度者，可选用血管加压素受体拮抗剂（托伐普坦），增强肾处理水的能力，使水重吸收减少，提高血钠浓度。

（5）肝肾综合征：TIPS 有助于减少缓进型转为急进型。肝移植可以同时缓解这两型肝肾综合征，是该并发症有效的治疗方法。在等待肝移植术的过程中，可以采取如下措施保护肾功能：静脉补充白蛋白、使用血管加压素、TIPS、血液透析及人工肝支持等。

（6）肝肺综合征：吸氧及高压氧舱适用于轻型、早期患者，可以增加肺泡内氧浓度和压力，有助于氧弥散。肝移植可逆转肺血管扩张，使氧分压、氧饱和度及肺血管阻力均明显改善。

（7）脾功能亢进：以部分脾动脉栓塞和 TIPS 治疗为主；传统的全脾切除术因术后发生门静脉血栓、严重感染的风险较高，已不提倡。

5. 手术治疗　门静脉高压的各种分流、断流及限流术随着内镜及介入微创技术的应用，已较少应用。由于 TIPS 综合技术具有微创、精准、可重复和有效等优点，在细致的药物治疗配合下，已从以往肝移植前的过渡性治疗方式逐渐成为有效延长生存期的治疗方法。肝移植是对终末期肝硬化治疗的最佳选择，掌握手术时机及尽可能充分做好术前准备可提高手术存活率。

（林艳雅）

六、急性阑尾炎

（一）概述

阑尾是从盲肠下端后内侧壁向外延伸的一条盲管，管径多在 0.5 ～ 1.0cm，其长度差异较大，一般长 5 ～ 7cm。阑尾属于腹膜内位器官，位于右髂窝区，形似蚯蚓，末端游离，有阑尾系膜包裹。阑尾根部固定，处于三条结肠带的会合点，因此阑尾手术常用沿三条结肠带向盲肠末端追踪的方法寻找阑尾根部。阑尾系膜呈三角形或扇形，其内含有血管，淋巴管和神经。阑尾系膜游离缘短于阑尾，导致阑尾出现不同程度的卷曲，这种解剖特点容易引起阑尾炎症。阑尾神经来自肠系膜上动脉周围的交感神经丛，和脊髓第 10、11 胸节相关联，当发生阑尾炎时，常表现为脐周牵涉痛。阑尾末端位置多变，决定了患者临床症状及压痛部位的不同。阑尾末端方位有五种类型：①回肠前位；②盆位；③盲肠后位；④回肠后位；⑤盲肠下位。我国以回肠前位、盆位和盲肠后位多见。阑尾的体表投影约在脐与右髂前上棘连线中外 1/3 交界处，称麦氏点（McBurney 点），是阑尾手术切口的标记点。

急性阑尾炎是外科最常见的急腹症，各年龄段均可发病，青年多见。阑尾切除术是治疗急性阑尾炎的最佳方法。

阑尾易发生炎症与其解剖特点密不可分，其解剖结构为一细长卷曲的盲管，且阑尾腔与肠腔相通，富含微生物，出现管腔梗阻时易发生感染。一般认为急性阑尾炎是以下因素综合作用的结果。

1. 阑尾管腔梗阻　是急性阑尾炎发病最常见的基本因素。淋巴滤泡增生、肠石是导致阑尾管腔梗阻的主要原因。异物阻塞、炎性狭窄、食物残渣、蛔虫、肿瘤等是较少见的病因。

2. 细菌入侵　阻塞的阑尾管腔内细菌过度繁殖，产生大量的内毒素和外毒素，破坏黏膜屏障，损伤黏膜上皮细胞，细菌侵入受损黏膜，导致感染，加重阑尾炎症。

3. 其他　阑尾先天畸形，如阑尾过长、过度扭曲、管腔细小、血供不佳等；胃肠道功能障碍，如腹泻、便秘等都是急性阑尾炎的病因。

（二）临床表现

1. 腹痛　是急性阑尾炎最常见的症状，发病早期，腹痛部位在上腹部或脐周，为隐痛或阵发性绞痛，数小时后疼痛部位转移至右下腹，疼痛加剧，为持续性绞痛。转移性右下腹痛和右下腹固定压痛是急性阑尾炎的典型症状。部分病例发病开始即出现右下腹痛，不同病理类型、不同位置的急性阑尾炎引起腹痛也有差异。

2. 胃肠道症状　发病早期可有厌食表现，随病情进展，可出现恶心、呕吐、腹泻、腹胀等消化道症状，需要注意的是并非所有病例均会出现胃肠道症状。

3. 全身症状　早期主要以乏力为主，炎症加重时可有心率增快、低热等表现。当阑尾化脓坏疽并腹腔内感染时，可出现寒战、高热等中毒症状。若合并严重弥漫性腹膜炎时，可出现血容量不足、脓毒症、休克表现，甚至合并心、肺、肝、肾等重要脏器功能障碍。

（三）诊断

急性阑尾炎的诊断主要依靠病史、临床症状、体检所见和实验室检查。

1. 体征

（1）右下腹压痛：是诊断急性阑尾炎的重要依据，典型压痛点位于麦氏点，阑尾末端的位置变异可使压痛点发生改变，但是压痛点始终局限在一个固定的位置。急性阑尾炎早期右下腹便可出现固定压痛，且压痛的程度与病变的程度相关。即阑尾炎症轻时，压痛相对轻，阑尾炎症重时，压痛相对重。年老体弱、反应迟钝的患者对压痛不敏感。

（2）反跳痛和腹肌紧张：是壁腹膜受炎症刺激出现的防卫性反应，当患者出现反跳痛和（或）腹肌紧张时，说明按压部位存在炎症，结合右下腹压痛，更有助于诊断急性阑尾炎。反跳痛的程度与阑尾病变的程度和阑尾的位置有关。年老体弱者、妊娠妇女、幼儿、肥胖或盲肠后位阑尾炎时，反跳痛不明显。

（3）其他体征：结肠充气试验（Rovsing 征）、腰大肌试验（Psoas 征）、闭孔内肌试验（Obturator 征）、经肛门直肠指检等。这些辅助诊断的体征运用的原理是有炎症的阑尾可黏附于腰大肌、闭孔肌、盲肠或回肠等，刺激阑尾周围的组织可引起疼痛。

2. 实验室检查　白细胞计数和中性粒细胞比例增高对诊断急性阑尾炎具有重要的价值。白细胞计数升高到（10～20）$\times 10^9$/L，常伴随核左移。年老体弱、免疫功能受抑制的患者白细胞计数可不升高。

3. 影像学检查　多数急性阑尾炎可通过转移性右下腹痛、右下腹固定压痛、中性粒细胞计数升高做出诊断，少数不典型病例尚需借助影像学检查协助诊断。

腹部 X 线检查在急性阑尾炎并发穿孔时提示膈下游离气体，可帮助诊断。超声作为简便、经济、无创伤的辅助检查，可发现肿大的阑尾或脓肿。CT 对阑尾周围脓肿的诊断的敏感性优于超声。腹腔镜检查可直观观察阑尾和腹腔内脏器，且可行经腹腔镜阑尾切除术，但腹腔镜检查是一种有创操作、费用昂贵，且有诸多禁忌证。

（四）鉴别诊断

1. *胃十二指肠溃疡穿孔* 突然发作的剧烈腹痛，腹痛起于右季肋区，溃疡穿孔溢出的胃内容物可沿升结肠旁沟流至右下腹部，出现转移性右下腹痛、右下腹压痛、反跳痛、腹肌紧张，容易误诊。本病患者多有溃疡病史，病情较急性阑尾炎重，可出现中毒性休克表现，除右下腹压痛外，上腹也有压痛，腹壁板状强直等腹膜刺激症状也较明显。X 线检查发现膈下游离气体，有助于鉴别诊断。

2. *急性胆囊炎* 女性较男性多见，大部分急性胆囊炎患者有胆囊结石，多夜间起病，临床表现为右上腹阵发性绞痛，疼痛向右肩背部放射，伴恶心、呕吐等消化道症状。墨菲征阳性，超声检查可见胆囊增大、囊壁增厚（> 4mm），明显水肿时见“双边征”，囊内可见强回声，后有声影。

3. *右侧输尿管结石* 突发右下腹或腰背部阵发性剧烈绞痛，疼痛向会阴部放射，伴恶心、呕吐。右肾区叩痛阳性，肉眼血尿或镜检尿液有大量红细胞。超声或 X 线检查在输尿管走行部位可见结石影。

4. *右侧异位妊娠破裂* 突发下腹痛，有停经史及阴道不规则出血史，伴有急性失血症状和腹腔内出血的体征，移动性浊音阳性，阴道后穹窿穿刺或腹腔穿刺抽出新鲜不凝固血液，妊娠试验阳性。

5. *卵巢囊肿蒂扭转* 腹痛明显而剧烈，腹痛出现前有体位改变，可扪及压痛性肿块。妇科双合诊和超声检查可明确诊断。

6. *急性肠系膜淋巴结炎* 儿童多见。常有上呼吸道感染史，无转移性腹痛，压痛位于脐周，范围广、不固定，且随体位变化，无反跳痛及腹肌紧张，超声或 CT 检查发现腹腔淋巴结肿大，有助于诊断。

（五）治疗原则

急性阑尾炎的治疗包括手术治疗和非手术治疗。手术治疗是急性阑尾炎的主要治疗方法。

1. *手术治疗* 大多数确诊急性阑尾炎的患者应尽早施行阑尾切除术，术前给予抗感染治疗。不同阶段的急性阑尾炎可有不同病理类型，手术方式需根据病理类型选择。

（1）急性单纯性阑尾炎：在无手术禁忌证且术前准备充分后，即可行阑尾切除术，手术切口一期缝合。

（2）急性化脓性或坏疽性阑尾炎：应尽早行阑尾切除术，注意保护切口，防止感染扩散，切口一期缝合。

（3）急性穿孔性阑尾炎：急性穿孔性阑尾炎常并发腹膜炎，适宜采用右下腹经腹直肌切口，方便手术操作和腹腔冲洗。对尚未形成脓肿患者，应积极手术，切除阑尾；对形成局限性脓肿患者，应先给予脓肿切开引流，抗感染治疗，待炎症消退后再行手术切除；对形成弥漫性腹膜炎的患者，应改善患者病情，积极术前准备，争取尽早手术切除阑尾、清除腹腔脓性渗出液、生理盐水彻底冲洗腹腔，切口放置腹腔引流。

随着医学的发展，近年来腹腔镜阑尾切除术应用广泛。腹腔镜阑尾切除术具有创伤小、恢复快、病变部位可视等优点，但应用腹腔镜阑尾切除术时需注意手术适应证和禁忌证。

2. *非手术治疗* 适应证有：①早期急性单纯性阑尾炎；②患者全身情况差，或客观条件不允许；③有手术禁忌证；④急性阑尾炎诊断不明确。非手术治疗主要是应用有效抗生素、禁食、补液、对症治疗等。

（六）转诊

1. *腹痛诊断不明* 为防止漏诊、误诊，特别是急性腹痛，如主动脉夹层、急性重症胰腺炎等，若救治不及时，可能危及患者生命。对诊断不明的腹痛，应尽早转诊，完善相关检查，明确诊断，积极治疗。

2. *伴严重并发症* 急性阑尾炎患者若伴休克、水电解质紊乱、酸碱平衡紊乱等危及生命的并发症时，积极给予补液、纠正水电解质紊乱、纠正酸碱平衡治疗，同时积极转诊。

（黄尚军）

七、胆石症

（一）概述

胆石症包括原发性胆管结石和原发性胆囊结石。胆囊内的结石为胆囊结石，左右肝管汇合部以下的肝总管和胆总管内的胆石为肝外胆管结石，左右肝管汇合部以上的胆石为肝内胆管结石。胆石的主要成分是胆固醇、胆红素、钙，以及少量的脂肪酸、三酰甘油、蛋白质、黏蛋白等。按照红外吸收光谱分析可将胆石分为三类：①纯胆固醇或胆红素钙结石；②含胆固醇、胆红素钙、碳酸钙的混合结石；③复合结石，即核心为一种结石，外壳由另外的成分构成。按照胆石剖面特征，可将胆石分为八类：①放射状石；②放射年轮状石；③岩层状叠层石；④铸形无定型石；⑤沙层状叠层石；⑥泥沙状石；⑦黑结石；⑧复合结石。其中①～③类胆石以胆固醇为主，④～⑥类胆石以胆红素为主。

1. *胆囊结石* 成因复杂，多与胆汁中的脂质代谢异常和存在着有利于结石形成的因素有关。

2. *肝外胆管结石* 按结石来源可分为原发性肝外胆管结石和继发性肝外胆管结石。原发性肝外胆管结石的形成与胆道细菌感染、胆道梗阻、胆管畸形、胆道异物有关。继发性肝外胆管结石主要是胆囊结石或肝内胆管结石排进肝总管或胆总管并停留在胆道内。

3. *肝内胆管结石* 病因复杂，主要与胆道细菌感染、胆道寄生虫感染、胆汁淤积、胆管解剖变异、营养不良等因素有关。

（二）临床表现

1. *胆囊结石* 多无症状，常在体检时发现。胆囊结石的典型症状为胆绞痛，多发生在饱餐、进食油腻食物后或睡眠中体位改变时，由于胆囊结石嵌顿于胆囊颈部或胆囊管，引起胆囊排空受阻，胆囊内压力增高，胆囊剧烈收缩而发生胆绞痛。疼痛位于右上腹或上腹部呈阵发性绞痛或持续性绞痛阵发性加剧，疼痛可向右肩胛部和背部放射，常伴有恶心呕吐。只有少数胆囊结石患者出现胆绞痛症状，大多数有症状的胆囊结石患者表现为急性或慢性胆囊炎症状。胆囊结石患者除胆绞痛的症状外，也可表现为上腹隐痛、胆囊积液、黄疸、胆源性胰腺炎、胆囊十二指肠瘘、Mirizzi 综合征等。

2. *肝外胆管结石* 一般无症状或仅有上腹部不适。当结石引起肝外胆管梗阻时，表现为反复腹痛或黄疸。若肝外胆管结石并发胆管炎，可出现腹痛、寒战高热、黄疸，即 Charcot 三联征。肝外胆管结石腹痛位于剑突下或右上腹，多为阵发性疼痛或持续性绞痛阵发性加剧，可向右肩或背部放射，常伴恶心呕吐。约 2/3 的患者可出现寒战、高热，一般为弛张热，体温可高达 39 ～ 40℃。黄疸的轻重程度、发生和持续时间取决于胆管梗阻的程度、部位和有无继发感染。

3. *肝内胆管结石* 肝内胆管结石可无症状或仅有上腹部、胸背部胀痛。其临床表现是因急性胆管炎引起的寒战、高热、腹痛。可合并肝外胆管结石、双侧肝胆管结石。肝内胆管结石局限于肝段、肝叶者可无黄疸。肝内胆管结石严重者可出现急性梗阻化脓性胆管炎、脓毒血症、感染性休克等。

（三）诊断

胆石症的诊断主要依据临床表现和影像学检查。超声检查显示胆囊或胆道内强回声团，后有声影提示胆石症。超声诊断胆石症具有准确率高、无创、经济、简便的优点。此外，计算机断层扫描（CT）、经内镜逆行性胰胆管造影（ERCP）、磁共振胰胆管造影（MRCP）、内镜超声（EUS）对诊断胆石症具有重要价值。

（四）鉴别诊断

1. *右侧肾绞痛* 表现为阵发性右侧腰背部或上腹部剧烈疼痛，疼痛可向同侧腹股沟、会阴部放射，伴恶心、呕吐、血尿。右肾区叩击痛阳性，超声检查有助于诊断。

2. *急性胰腺炎* 表现为左上腹剧烈疼痛，向左肩及左腰背部放射，伴腹胀、恶心、呕吐，急性出血性坏死性胰腺炎常伴腹部压痛、反跳痛和腹肌紧张，移动性浊音阳性，肠鸣音减弱或消失。血清、尿淀粉酶明显升高有助诊断，增强 CT 检查对诊断急性胰腺炎最具诊断价值。

（五）治疗原则

1. 对于无症状的胆囊结石和肝内胆管结石，可定期复查，密切随访。

2. 手术治疗

（1）有症状和（或）并发症的胆囊结石外科治疗最常用的手术方法是胆囊切除术，有腹腔镜胆囊切除术和传统的开放法胆囊切除术可选择。目前腹腔镜胆囊切除术是首选术式。腹腔镜胆囊切除术具有创伤小、恢复快等优点。在应用腹腔镜胆囊切除术时，需注意手术适应证、禁忌证。

（2）根据胆石部位，采取合适的手术方式。常用的手术方式包括胆囊切除术、胆管切开取石、胆肠吻合术、肝切除术等。经皮胆囊镜碎石和取石因胆囊结石复发率高而不能广泛应用。

3. 非手术治疗：包括口服药物治疗和体外碎石治疗。口服药物治疗常用鹅脱氧胆酸 10 ～ 15mg/（kg · d），治疗 4 ～ 24 个月；或口服鹅脱氧胆酸的异构体熊去氧胆酸 8 ～ 10mg/（kg · d），至胆石溶解清除。体外碎石治疗需严格选择治疗适应证方能取得较好的治疗效果，因此体外碎石治疗在治疗胆石症时应用较少。结石症复发是困扰非手术治疗的主要问题。

（六）预防

1. 膳食结构均衡、合理，规律饮食，避免长期大量进食高脂、高热量食物。

2. 适当运动，保持身心健康。

（七）转诊

1. 既往有胆石病史，胆囊炎反复发作者需转诊。

2. 胆石症出现梗阻性黄疸者，尤其是黄疸伴腹痛、高热者需转诊。

3. 胆囊结石伴有胆囊息肉者需转诊。

4. 突发右上腹疼痛，影像学检查提示胆石症者需转诊。

5. 既往无胆石病史，但右上腹痛、墨非征阳性者需转诊。

（黄燕惠　黄尚军）

八、急性胆囊炎

（一）概念

急性胆囊炎是由于胆囊管阻塞和细菌侵袭而引起的胆囊炎症；其典型临床特征为右上腹阵发性绞痛，伴有明显的触痛和腹肌强直。

（二）病因

急性胆囊炎属于外科常见的急腹症，常分为结石性和非结石性，临床上大多为结石性胆囊炎。结石性急性胆囊炎是结石嵌顿阻塞胆囊颈或胆囊管所致，初始滞留的浓缩胆汁对黏膜的化学腐蚀引发无菌性急性炎症，随后继发感染进一步加重胆囊壁的破坏，导致炎症病变的发展，若不及时治疗，常会发生坏疽、穿孔。临床以中年以上、肥胖女性多发，据统计女：男为2 ∶ 1，饱食、吃油腻食物、劳累及精神因素常为诱因。非结石性急性胆囊炎在急性胆囊炎中占5%～10%，以男性高龄多见，年龄在60岁左右，常继发于重大手术、严重创伤、烧伤、化疗等。

（三）症状

1. *疼痛* 右上腹剧痛或绞痛，多为结石或寄生虫嵌顿梗阻胆囊颈部所致的急性胆囊炎；疼痛常突然发作，十分剧烈，或呈现绞痛样，多发生在进食高脂食物后，多发生在夜间；右上腹一般性疼痛，见于胆囊管非梗阻性急性胆囊炎时，右上腹疼痛一般不剧烈，多为持续性胀痛，随着胆囊炎症的进展，疼痛也可加重，疼痛呈现放射性，最常见的放射部位是右肩部和右肩胛骨下角等处，是胆囊炎症刺激右膈神经末梢和腹壁周围神经所致。

2. *恶心、呕吐* 是最常见的症状，如恶心、呕吐顽固或频繁，可造成脱水，虚脱和电解质紊乱，多见于结石或蛔虫梗阻胆囊管时。

3. *畏寒、寒战、发热* 轻型病例常有畏寒和低热；重型病例则可有寒战和高热，热度可达39℃以上，并可出现谵语、谵妄等精神症状。

4. *黄疸* 较少见，如有黄疸一般程度较轻，表示感染经淋巴管蔓延到了肝脏，造成了肝损害，或炎症已侵犯胆总管。

（四）辅助检查

1. *血常规* 常表现为白细胞计数及中性粒细胞计数增高，白细胞计数一般为（10～15）×10^9/L。如白细胞计数超过20×10^9/L，并有核左移和中毒性颗粒，则提示可能有胆囊坏疽或穿孔等并发症发生。

2. *超声检查* B超检查可发现胆囊肿大、壁厚、胆石光团及声影、胆囊收缩不良等常可及时做出诊断。

3. *CT检查* 胆囊周围积液、胆囊增大、胆囊壁增厚、胆囊周围脂肪组织出现条索状高信号区等。

（五）鉴别诊断

1. *与急性胃肠炎相鉴别* 有不洁饮食史、上腹部疼痛伴恶心和呕吐多为急性胃炎，若伴有腹泻多为急性胃肠炎，急性胆囊炎常在高脂餐后发作，有右上腹固定位置压痛，墨菲征阳性，腹泻少，轻度上腹隐痛的急性胆囊炎多易被误诊为“胃病”或急性胃肠炎，胆囊彩超或上腹部CT等见胆囊肿大、胆囊壁增厚可鉴别。

2. *与急性右侧肺炎相鉴别* 急性右侧肺炎大多数病前有感冒的前驱症状，可伴发热、胸痛、咳嗽、咳痰等呼吸道症状，胸部X线检查可见有肺纹理增粗和阴影改变，多易于鉴别。

3. *与急性心肌梗死相鉴别* 急性心肌梗死伴心前区或胸骨后突发的剧烈压榨性疼痛，部分患者表现为上腹部疼痛但墨菲征阴性，肝胆区无叩痛，心电图有新出现Q波及ST段抬高和ST-T动态演变，肌酸激酶同工酶（CKMB）及肌钙蛋白、D-二聚体升高，可伴有低血压和休克。需注意原有心肺疾病的老年患者发生胆囊炎时易误诊，可结合影像学和病情变化分析。

4. *与消化性溃疡穿孔相鉴别* 溃疡病穿孔者腹痛常突然发生，腹膜炎体征明显呈板状腹，腹腔穿刺液可见混浊胃肠道内容物，一般容易诊断。但有时穿孔小而局限时难以确诊，超声可发现腹水，X 线检查可发现膈下游离气体。

5. 与急性胰腺炎相鉴别　急性胰腺炎腹痛多位于脐水平线，以左腹部及中腹部疼痛为多见，压痛范围较广泛，血、尿淀粉酶升高，影像学检查多见有不同程度的胰腺肿大及胰腺界线不清，甚至有腹水，可合并胆囊结石或胆总管结石及胆总管扩张。

6. 与右肾绞痛相鉴别　右肾绞痛表现为右侧腹部疼痛，由泌尿系结石梗阻引起，呈阵发性绞痛且伴有血尿，可向腹股沟区及会阴部放射，无右上腹叩压痛，墨菲征阴性，一般不难鉴别。

（六）治疗

急性胆囊炎是指局限在胆囊的病理过程，但引起急性胆囊炎的原因并非是单一的，治疗方法的选择和手术治疗的时机应根据每个患者的具体情况区别对待。结石性急性胆囊炎在一般的非手术治疗下，60% ～ 80% 的患者病情缓解，需要时可择期施行手术，择期性胆囊切除术比急性期时手术的并发症率和死亡率均要低得多，因而需要掌握最有利的手术时机。非结石性急性胆囊炎的情况较为复杂，严重并发症的发生率高，故多趋向于早期手术处理。继发于胆道系统感染的急性胆囊炎应着重处理其原发病变。

1. 非手术治疗　包括对患者的全身支持，纠正水、电解质和酸碱平衡紊乱，禁食，解痉镇痛，抗生素使用和严密的临床观察。对伴发病如老年人的心血管系统疾病、糖尿病等给予相应的治疗，也同时为需要手术治疗时做好手术前准备。

2. 手术治疗

（1）手术时机：临床症状较轻的患者，在非手术治疗下，病情稳定并显有缓解者，宜待急性期过后需要时择期手术。此项处理适用于大多数患者。

1）起病急，病情重，局部体征明显，老年患者，应在纠正急性生理紊乱后，早期施行手术处理。

2）病程已较晚，发病 3 天以上，局部有肿块并已局限，非手术治疗下情况尚稳定者，宜继续非手术治疗，待后期择期手术。

3）急性胆囊炎时的早期手术是指经过短时间（6 ～ 12 小时）的积极支持治疗纠正急性生理紊乱后施行手术，有别于急症时的紧急手术。

（2）急症手术指征：急性胆囊炎患者若发生严重并发症（如化脓性胆囊炎、化脓性胆管炎、胆囊穿孔、败血症、多发性肝脓肿等）时，病死率高，应注意避免。在非手术治疗过程中，有以下情况者，应急症手术或尽早手术：①寒战、高热，白细胞计数在 20×10^9/L 以上；②黄疸加重；③胆囊肿大，张力高；④局部腹膜刺激征；⑤并发重症急性胰腺炎；⑥ 60 岁以上的老年患者，容易发生严重并发症，应多采取早期手术处理。

（3）手术方式：急性胆囊炎的彻底手术方式应是胆囊切除术。胆囊切除术在当前是一个较安全的手术，总手术死亡率＜ 1.0%，近年大系列的择期性开放法胆囊切除术病例统计，总手术死亡率为 0.17%，但单就急症时胆囊切除术的死亡率就要升高。因此，对于急性胆囊炎患者，不但要考虑手术的彻底性也要考虑手术的安全性，达到减少手术后并发症的目的，对一些高危患者，手术方法应该简单有效，如在局部麻醉下施行胆囊造口术，以达到减压和引流，若勉强施行较复杂的胆囊切除术，反而可出现并发症或误伤肝门部的重要结构，增加手术死亡率。

（游　伟）

九、急性胰腺炎

（一）概念

急性胰腺炎是多种病因导致胰酶在胰腺内被激活后引起胰腺组织自身消化、水肿、出血甚至坏死的炎症反应。临床以急性上腹痛、恶心、呕吐、发热和血胰酶增高等为特点。病变程度轻重不等，轻者以胰腺水肿为主，临床多见，病情常呈自限性，预后良好，又称为轻症急性胰腺炎。少数重症患者的胰腺出血坏死，常继发感染、腹膜炎和休克等，称为重症急性胰腺炎。其中，发病后72小时内迅速出现进行性多脏器功能障碍的病例，被称为暴发性急性胰腺炎。

（二）病因

本病病因迄今仍不十分明了，胰腺炎的病因与过多饮酒、胆管内的胆结石等有关。

1. 梗阻因素　由于胆道蛔虫、乏特壶腹部结石嵌顿、十二指肠乳头缩窄等导致胆汁反流。如胆管下端明显梗阻，胆道内压力甚高，高压的胆汁逆流胰管，造成胰腺腺泡破裂，胰酶进入胰腺间质而发生胰腺炎。

2. 酒精因素　长期饮酒者容易发生胰腺炎，在此基础上，当某次大量饮酒和暴食的情况下，促进胰酶的大量分泌，致使胰腺管内压力骤然上升，引起胰腺泡破裂，胰酶进入腺泡之间的间质而促发急性胰腺炎。酒精与高蛋白高脂肪食物同时摄入，不仅胰酶分泌增加，同时又可引起高脂蛋白血症。这时胰脂肪酶分解三酰甘油释出游离脂肪酸而损害胰腺。

3. 血管因素　一个因素是胰腺的小动、静脉急性栓塞、梗阻，发生胰腺急性血循环障碍而导致急性胰腺炎；另一个因素是建立在胰管梗阻的基础上，当胰管梗阻后，胰管内高压，则将胰酶被动性的“渗入”间质。由于胰酶的刺激则引起间质中的淋巴管、静脉、动脉栓塞，继而胰腺发生缺血坏死。

4. 外伤　胰腺外伤使胰腺管破裂、胰腺液外溢，以及外伤后血液供应不足，导致发生急性重型胰腺炎。

5. 感染因素　急性胰腺炎可以发生各种细菌感染和病毒感染，病毒或细菌是通过血液或淋巴进入胰腺组织，而引起胰腺炎。一般情况下这种感染均为单纯水肿性胰腺炎，发生出血坏死性胰腺炎者较少。

6. 代谢性疾病　可与高钙血症、高脂血症等病症有关。

7. 其他因素　如药物过敏、血色沉着症、遗传等。

（三）症状

急性水肿型胰腺炎主要症状为腹痛、恶心、呕吐、发热，而出血坏死型胰腺炎可出现休克、高热、黄疸、腹胀以至肠麻痹、腹膜刺激征，以及皮下出现淤血、瘀斑等。

1. 一般症状

（1）腹痛：为最早出现的症状，往往在暴饮暴食或极度疲劳之后发生，多为突然发作，位于上腹正中或偏左。疼痛为持续性进行性加重，似刀割样。疼痛向背部、胁部放射。若为出血坏死性胰腺炎，发病后短暂时间内即为全腹痛、急剧腹胀，同时很快即出现轻重不等的休克。

（2）恶心、呕吐：发作频繁，起初为进入食物胆汁样物，病情进行性加重，很快即进入肠麻痹，则吐出物为粪样。

（3）黄疸：急性水肿型胰腺炎出现的较少，约占1/4。而在急性出血性胰腺炎则出现的较多。

（4）脱水：急性胰腺炎的脱水主要因肠麻痹、呕吐所致，而重型胰腺炎在短短的时间内即可出现严重的脱水及电解质紊乱。出血坏死型胰腺炎，发病后数小时至十几个小时即可呈现严重的脱水现象，无尿或少尿。

由于胰腺大量炎性渗出，以致胰腺的坏死和局限性脓肿等，可出现不同程度的体温升高。若为轻型胰腺炎，一般体温在39℃以内，3～5天即可下降。而重型胰腺炎，则体温常在39～40℃，常出现谵妄，持续数周不退，并出现毒血症的表现。

少数出血坏死性胰腺炎，胰液以至坏死溶解的组织沿组织间隙到达皮下，并溶解皮下脂肪，而使毛细血管破裂出血，使局部皮肤呈青紫色，有的可融成大片状，在腰部前下腹壁，亦可在脐周出现。

胰腺的位置深在，一般的轻型水肿型胰腺炎在上腹部深处有压痛，少数前腹壁有明显压痛。而急性重型胰腺炎，由于其大量的胰腺溶解、坏死、出血，则前、后腹膜均被累及，全腹肌紧、压痛，全腹胀气，并可有大量炎性腹水，可出现移动性浊音。肠鸣音消失，出现麻痹性肠梗阻。

由于渗出液的炎性刺激，可出现胸腔反应性积液，以左侧为多见，可引起同侧的肺不张，出现呼吸困难。

大量的坏死组织积聚于小网膜囊内，在上腹可以看到一隆起性包块，触之有压痛，往往包块的边界不清。少数患者腹部的压痛等体征已不明显，但仍然有高热、白细胞计数增高以至经常性出现似“部分性肠梗阻”的表现。

2. 局部并发症

（1）胰腺脓肿：常于起病 2 ～ 3 周后出现。此时患者高热伴中毒症状，腹痛加重，可扪及上腹部包块，白细胞计数明显升高。穿刺液为脓性，培养有细菌生长。

（2）胰腺假性囊肿：多在起病 3 ～ 4 周后形成。体检常可扪及上腹部包块，大的囊肿可压迫邻近组织产生相应症状。

3. 全身并发症　常有急性呼吸衰竭、急性肾衰竭、心力衰竭、消化道出血、胰性脑病、败血症及真菌感染、高血糖等并发症。

（四）辅助检查

1. 实验室检查　血、尿淀粉酶测定是诊断急性水肿性胰腺炎的主要手段之一。血清淀粉酶在发病 2 小时后开始升高，24 小时达高峰，可持续 4 ～ 5 天。尿淀粉在急性胰腺炎发作 24 小时后开始上升，其下降缓慢，可持续 1 ～ 2 周。由于其他一些疾病如胃十二指肠穿孔、小肠穿孔、急性肠系膜血管血栓形成、病毒性肝炎和宫外孕等也可导致淀粉酶升高，因此血、尿淀粉酶的测定值要有非常明显的升高才有诊断急性胰腺炎的价值。如采用 Somogyi 法，正常最高值为 150U，最少要在 500U 以上才有诊断急性胰腺炎的价值。若采用 Winslow 法，正常值为 8 ～ 32U，至少要在 250U 以上才有诊断价值。测值愈高，诊断的正确率愈高。

血钙的降低发生在发病的第 2 ～ 3 天或以后，这与脂肪组织坏死和组织内钙皂的形成有关。若血钙水平明显降低，如低于 2.0mmol/L（8mg/dl）常预示病情严重。

血糖早期升高，为肾上腺皮质的应激反应，胰高糖素的代偿性分泌所致，一般为轻度升高。后期则为胰岛细胞破坏，胰岛素不足所致。但若在长期禁食状态下，血糖仍超过 11.0mmol/L（200mg/dl）则反映胰腺广泛坏死，预后不良。

动脉血气分析是急性胰腺炎治疗过程中非常重要的指标，需要进行动态观察，因为它一方面可反映机体的酸碱平衡失调与电解质紊乱，另一方面也是更重要的，它可以早期诊断呼吸功能不全，当 PaO_2 下降到 60mmHg 以下则应考虑到患者呼吸窘迫综合征（ARDS）的可能。

2. 影像学检查

（1）B 型超声检查：是急性胰腺炎的首选检查，常可显示胰腺弥漫肿大，轮廓线呈弧状膨出。水肿病变时，胰内为均匀的低回声分布，有出血坏死时，可出现粗大的强回声。

（2）CT 检查：CT 引入急性胰腺炎的诊断领域，是近年来急性坏死性胰腺炎的疗效有所提高的重要基础。因为，急性水肿性胰腺炎靠血、尿淀粉酶测定已能做出诊断，而坏死性胰腺炎的诊断非一般的化验指标所能解决，只有增强 CT 扫描才能在手术前做出肯定的诊断。急性水肿性胰腺炎时，胰腺弥漫增大，密度不均，边界变模糊；出血坏死型则在肿大的胰腺内出现皂泡状的密度减低区，此密度减低区与周围胰腺实质的对比在增强后更为明显。同时，在胃后胰前的小网膜囊内、脾胰肾间隙、肾前后间隙等部位可见胰外侵犯。现在，CT 扫描不仅能用于手术前诊断，且已发展到做连续动态观察，作为决定再次手术的重要依据。另外，由于 CT 能明确反映坏死及胰外侵犯的范围，不少学者已经采用 CT 影像学改变作为病情严重程度分级及预后判别的标准。

（五）鉴别诊断

急性水肿性胰腺炎的诊断可以依靠明显增高的血、尿淀粉酶测定。一般而言，急腹症患者同时具有淀粉酶测定值大于正常最高值 5 倍以上时，急性水肿性胰腺炎的诊断可以肯定。急性坏死性胰腺炎的诊断则要根据增强的 CT 扫描，在肿大的胰腺影像上，出现皂泡状低密度区，增强后对比更明显，同时还有范围及程度不等的胰外侵犯，有这些表现才能确诊。如果没有 CT 设备，对临床及 B 型超声检查已肯定急性水肿性胰腺炎的患者疑有坏死者，可进行腹腔穿刺，若穿刺液为血性渗出并有高含量的淀粉酶，对诊断急性坏死性胰腺炎有很大帮助。

本病应考虑与胃十二指肠穿孔、急性胆囊炎、急性肠梗阻、肠系膜血管栓塞及急性心肌梗死等进行鉴别。

（六）治疗

1. *发病初期的处理和监护* 目的是纠正水、电解质紊乱，支持治疗，防止局部及全身并发症。内容包括血常规测定、尿常规测定、粪便隐血测定、肾功能测定、肝脏功能测定；血糖测定；心电监护；血压监测；血气分析；血清电解质测定；胸部 X 线检查；中心静脉压测定。动态观察腹部体征和肠鸣音改变。记录 24 小时尿量和出入量变化。上述指标可根据患者具体病情作相应选择。常规禁食，对有严重腹胀，麻痹性肠梗阻者应进行胃肠减压。在患者腹痛、腹胀症状减轻或消失、肠道动力恢复或部分恢复时可以考虑开放饮食，开始以糖类为主，逐步过渡至低脂饮食，不以血清淀粉酶活性高低作为开放饮食的必要条件。

2. *补液* 补液量包括基础需要量和流入组织间隙的液体量。应注意输注胶体物质和补充微量元素、维生素。

3. *镇痛* 疼痛剧烈时应考虑镇痛治疗。在严密观察病情下，可注射盐酸哌替啶。不推荐应用吗啡或胆碱能受体拮抗剂，如阿托品、山莨菪碱等，因前者会收缩奥迪括约肌，后者则会诱发或加重肠麻痹。

4. *抑制胰腺外分泌和胰酶抑制剂应用* 生长抑素及其类似物（奥曲肽）可以通过直接抑制胰腺外分泌而发挥作用，主张在重症急性胰腺炎治疗中应用。奥曲肽用法：首次剂量推注 0.1mg，继以 25 ～ 50μg/h 维持治疗。生长抑素制剂用法：首次剂量 250μg，继以 250μg/h 维持；停药指征为：临床症状改善、腹痛消失和（或）血清淀粉酶活性降至正常。H_2 受体拮抗剂和质子泵抑制剂（PPI）可通过抑制胃酸分泌而间接抑制胰腺分泌，除此之外，还可以预防应激性溃疡的发生，因此，主张在重症急性胰腺炎时使用。主张蛋白酶抑制剂早期、足量应用，可选用加贝酯等制剂。

5. *血管活性物质的应用* 由于微循环障碍在急性胰腺炎，尤其重症急性胰腺炎发病中起重要作用，推荐应用改善胰腺和其他器官微循环的药物，如前列腺素 E_1 制剂、血小板活化因子拮抗剂制剂、丹参制剂等。

6. *抗生素应用* 对于轻症非胆源性急性胰腺炎不推荐常规使用抗生素。对于胆源性轻症急性胰腺炎，或重症急性胰腺炎应常规使用抗生素。胰腺感染的致病菌主要为革兰氏阴性菌和厌氧菌等肠道常驻菌。抗生素的应用应遵循：抗菌谱为革兰氏阴性菌和厌氧菌为主、脂溶性强、有效通过血胰屏障等三大原则。故推荐甲硝唑联合喹诺酮内药物为一线用药，疗效不佳时改用伊木匹能或根据药敏结果，疗程为 7 ～ 14 天，特殊情况下可延长应用。要注意胰外器官继发细菌感染的诊断，根据药敏选用抗生素。要注意真菌感染的诊断，临床上无法用细菌感染来解释发热等表现时，应考虑到真菌感染的可能，可经验性应用抗真菌药，同时进行血液或体液真菌培养。

7. *营养支持*　轻症急性胰腺炎患者，只需短期禁食，故不需肠内或肠外营养。重症急性胰腺炎患者常先施行肠外营养，一般 7 ～ 10 天，对于待病情趋向缓解，则考虑实施肠内营养。将鼻饲管放置 Treitz 韧带以下开始肠内营养，能量密度为 4.187J/ml，如能耐受则逐步加量。应注意补充谷氨酚胺制剂。进行肠内营养时，应注意患者的腹痛、肠麻痹、腹部压痛等胰腺炎症状体征是否加重，并定期复查电解质、血脂、血糖、总胆红素、血清白蛋白水平、血常规及肾功能等，以评价机体代谢状况，调整肠内营养的剂量。

8. *胆源型急性胰腺炎的内镜治疗*　对于怀疑或已经证实的胆源型急性胰腺炎，如果符合重症指标，或合并有胆管炎、黄疸、胆总管扩张，或最初判断是单纯型胰腺炎、但在非手术治疗中病情恶化的，应 ERCP 下行鼻胆管引流或 EST。

9. *并发症的处理*　ARDS 是急性胰腺炎的严重并发症，处理包括机械通气和大剂量、短程糖皮质激素的应用，如甲泼尼龙，必要时行气管镜下肺泡灌洗术。急性肾衰竭主要是支持治疗，稳定血流动力学参数，必要时可进行透析。低血压与高动力循环相关，处理包括密切的血流动力学监测，静脉补液，必要时使用血管活性药物。弥散性血管内凝血（DIC）时应使用肝素。急性胰腺炎有胰液积聚者，部分会发展为假性囊肿。对于胰腺假性囊肿应密切观察，部分会自行吸收，若假性囊肿直径＞ 6cm，且有压迫现象和临床表现，可行穿刺引流或外科手术引流。胰腺脓肿是外科手术干预的绝对指征。上消化道出血，可应用制酸剂，如 H_2 受体阻断剂、PPI。

10. *手术治疗*　坏死胰腺组织继发感染者在严密观察下考虑外科手术介入。对于重症病例，主张在重症监护和强化非手术治疗的基础上，患者的病情仍未稳定或进一步恶化，是进行手术治疗或腹腔冲洗的指征。

（黄燕惠　游　伟）

第四节　泌尿与生殖系统

一、尿路感染

（一）概述

尿路感染（urinary tract infection，UTI）简称尿感，是指各种病原微生物在尿路中生长、繁殖而引起的炎症性疾病。大肠埃希菌是尿感最常见的病原体，而肠球菌、凝固酶阴性的葡萄球菌、结核分枝杆菌、真菌、衣原体和支原体等病原体也可引起尿感。我们平时所说的尿感一般指细菌性尿感。按发生部位，尿感分为上尿路和下尿路尿感，前者主要指肾盂肾炎，后者主要指膀胱炎。按有无尿路结构或功能的异常，尿感分为复杂性尿感和非复杂性尿感。复杂性尿感，是指存在尿路复杂因素（包括尿路引流不畅、结石、畸形、膀胱 - 输尿管反流等结构或功能的异常，或合并慢性肾实质性疾病基础等）的尿感。除婴儿和老年人外，女性尿感发病率明显高于男性，比例为 8 ： 1。

（二）临床表现

对于下尿路感染患者，尿频、尿急、尿痛、排尿不适为其常见临床表现；约 30% 患者会出现血尿；下腹部疼痛、尿液浑浊、排尿困难也可出现；少数患者有发热，但体温一般不超过38℃。

对于上尿路感染特别是急性肾盂肾炎患者，发热、畏寒、全身酸痛、恶心、呕吐等全身感染中毒症状多较明显；患者也可出现尿频、尿急、尿痛、排尿困难、腰痛、下腹痛等尿道刺激症状，但部分患者尿道刺激症状不典型或缺如；查体多有肋脊点、肋腰点压痛和（或）肾区叩痛；病情严重时，可出现肾乳头坏死和肾周脓肿等并发症。

尿感患者尿常规检查多提示尿白细胞阳性、尿粒细胞酯酶阳性和尿硝酸盐还原试验阳性，也可出现血尿、蛋白尿；血常规可出现白细胞计数升高、中性粒细胞百分比增高等；排除假阳性后，尿培养找到病原菌有确诊意义。

（三）诊断和鉴别诊断

1. *诊断* 真性细菌尿是诊断尿路感染的金标准。存在相应临床表现对尿感诊断有协同作用，但非必需；部分患者可无任何临床表现，称为无症状性尿感。真性细菌尿的定义为：在排除假阳性的情况下，清洁中段尿培养菌落数≥ 10^5/ml（无尿感症状则要求做2次，且为同一致病菌）；或膀胱穿刺尿（或导尿）有细菌生长。虽然尿培养是诊断的金标准，但在无条件做尿培养的基层医疗机构，也可根据典型的临床症状、尿常规结果拟诊尿感。

明确尿感的诊断后，我们还需根据临床表现和辅助检查结果，来进行定位诊断（即区分患者为上尿路感染还是下尿路感染），定位诊断有助于治疗方案的制订。

2. *鉴别诊断* 细菌性尿感应与尿道综合征、肾结核和慢性肾小球肾炎相鉴别。尿道综合征分为感染性和非感染性。前者指非细菌感染引起的尿道刺激症状，如支原体、衣原体感染等；后者指非感染因素引起的尿道刺激症状，如排尿肌功能不协调、妇科或肛周的疾病、焦虑等。

（四）治疗原则与预防

1. *治疗原则* 尿感的治疗原则包括：①一般治疗。如休息、多喝水、勤排尿、营养支持等。②对症治疗。如碱化尿液，以缓解症状、抑制细菌生长和避免形成血凝块和尿路结晶。③寻找并干预尿感的复杂因素，如尿路结石、尿路结构和功能的异常等。④抗感染治疗，建议应使用敏感抗生素、足疗程抗感染。

2. *预防* ①多喝水、勤排尿。②注意会阴部清洁。③避免尿路器械使用，如必须使用，严格无菌操作。④留置导尿管患者可考虑预防性使用抗生素。⑤与性生活相关的尿感，性生活后排尿，并口服常量抗生素。⑥膀胱输尿管反流者，“二次排尿”（即每次排尿后数分钟，再排尿一次）。

（五）转诊

尿感的诊疗并不完全依赖尿培养，所以即使在无法做尿培养的基层医疗机构，也可根据典型的临床表现和尿常规结果拟定诊断并给予经验性治疗。但如果经验治疗效果欠佳，或患者感染中毒症状非常严重，或存在肾周脓肿等并发症，则需转诊大医院的肾内专科进一步治疗。

二、慢性肾小球肾炎

（一）概述

慢性肾小球肾炎（chronic glomerulonephritis，CGN）简称慢性肾炎，指以蛋白尿、血尿、高血压、水肿为基本临床表现，病情缓慢进展，可有不同程度的肾功能减退的一组肾小球疾病。慢性肾炎的病因、起病方式、发病机制、病理类型和临床表现不尽相同。我们通常所说的慢性肾炎指的是原发性慢性肾炎，需与继发性肾小球疾病区分开来。

（二）临床表现

CGN 可发生于任何年龄，但以中青年为主，男性多见。蛋白尿、血尿、高血压和水肿是其临床表现，可有不同程度的肾功能减退。乏力、疲倦、食欲缺乏、头痛等症状也可出现。当出现较严重肾衰竭时，可合并各个器官系统的临床表现。

多数患者起病缓慢、隐袭，早期可无任何临床表现，病情发展过程中才逐渐出现各种症状和体征。多数患者病情时轻时重，渐进性发展为慢性肾衰竭。

加强人们对健康的认识、定期组织健康体检有助于早期发现该病。

（三）诊断和鉴别诊断

1. *诊断*　凡尿化验异常（蛋白尿、血尿），伴水肿、高血压和肾功能不全三者中的一项或多项，病史达到 3 个月以上，均应考虑该病。肾活检病理检查是明确病因的重要手段，但需根据患者具体条件决定。

2. *鉴别诊断*　慢性肾炎需与以下疾病相鉴别，包括继发性肾小球疾病（如狼疮性肾炎、紫癜性肾炎等）、代谢相关肾脏疾病（如高血压肾损害、痛风性肾病、糖尿病肾病等）及其他原因引起的慢性肾脏病（如慢性肾盂肾炎、梗阻性肾病、遗传性肾病、肿瘤相关肾病等）。

（四）治疗原则与转诊

1. *治疗原则*　慢性肾炎的治疗原则包括：①积极治疗原发病因，病情需要时可使用免疫抑制药物；②避免和（或）治疗肾功能恶化的诱因，包括感染、有效循环血量不足、肾毒性药物的使用、尿路梗阻等；③采取延缓肾功能恶化的各种措施，如饮食调整、合理使用肾素 - 血管紧张素系统抑制剂（包括 ACEI、ARB 类药物）、合理使用改善肾脏循环的药物（如贝前列腺素类药物）及中医中药等；④防治并发症（如肾性高血压、肾性贫血和慢性肾脏病 - 矿物质和骨异常）和治疗并发症（如糖尿病、冠心病等）。

2. *转诊*　因慢性肾炎的诊疗需要较多手段（如肾穿刺病理活检、免疫抑制剂治疗等），如基层医师首诊遇到类似患者，应建议其转诊至大医院肾内专科，以明确病因和制订治疗方案。当诊疗方案明确之后，可让患者转至基层医院随访观察。但随访过程中如病情需要，应再次建议患者至大医院肾内专科诊疗。

三、急性尿潴留

（一）概述

急性尿潴留（acute urinary retention，AUR）是指急性发生的膀胱胀满而无法排尿，患者常伴有明显尿意及由之引起的疼痛和焦虑。根据有无诱因，可分为诱发性急性尿潴留和自发性急性尿潴留，前者常见于全身麻醉或区域麻醉、过量液体摄入、膀胱过度充盈、尿路感染、前列腺炎症、饮酒过量、使用拟交感神经药或抗胆碱能神经药等；后者常无明显诱因。

男性急性尿潴留的发生率超过女性 10 倍以上。以老年男性发生率更高。急性尿潴留的病因包括三方面。①梗阻性因素，包括机械性梗阻（尿道狭窄、结石堵塞、前列腺增生）或动力性梗阻（如 α - 肾上腺素能活性增加），男性 65% 的急性尿潴留是由于前列腺增生引起的。②神经性因素，由于感觉神经或运动神经受损（如盆腔手术、脊髓损伤、糖尿病神经病变等）引起；女性患者的急性尿潴留常有潜在的神经性因素。③肌源性因素，由于麻醉或者饮酒过量等因素诱发的膀胱过度充盈导致。

（二）临床表现

急性尿潴留起病急骤，多表现为膀胱内充满尿液却突然无法排出，患者多有下腹胀痛难忍，有时尿道可溢出部分尿液，但不能减轻下腹部疼痛。多数患者伴随明显焦虑症状，辗转不安。

查体常在下腹部触及或扪及肿大的膀胱。

（三）诊断和鉴别诊断

1. 诊断　详细询问急性尿潴留发生的相关病史（如盆腔手术史、麻醉史、糖尿病病史、脊髓损伤病史、前列腺增生病史、尿路结石病史等），结合典型的临床表现和影像学结果（首选泌尿系超声检查），多能明确诊断。为寻找病因，有条件的医院还应该进行糖尿病相关检查、脊髓 CT 或 MR 检查、尿流率检查、尿动力学检查等。

2. 鉴别诊断　急性尿潴留应该与慢性尿潴留、无尿、下腹部和盆腔肿瘤等可导致类似临床表现的疾病鉴别。

（四）治疗原则与转诊

1. 治疗原则　①对症治疗：应尽快解决尿液引流问题，如导尿术或耻骨上膀胱造口术。②寻找并干预导致急性尿潴留的病因：如为尿路梗阻引起，应及时去除梗阻；如为神经源性因素引起，也应尽量治疗。治疗措施包括药物和手术，具体的方案应由具有相应资质的医院医师决定。

2. 转诊　遇到急性尿潴留患者，应尽快解除尿液引流问题，导尿术是快速有效的解决方法，基层医院多能处理，如由尿路感染、血块堵塞、饮酒、麻醉、药物等诱因导致的诱发性急性尿潴留，也可尝试在基层医院继续治疗，诱因去除掉患者症状多可改善。但如遇到留置尿管困难、病因较复杂的患者，则应建议其转至大医院泌尿外科进一步诊治。

四、慢性肾衰竭

（一）概述

慢性肾衰竭（chronic renal failure，CRF）是指慢性肾病（chronic kidney disease，CKD）引起的肾小球滤过率（glomerular filtration rate，GFR）下降及与此相关的代谢紊乱和临床症状组成的综合征。而慢性肾脏病则被定义为：各种原因引起的肾脏结构和功能障碍≥ 3 个月，包括：①肾小球滤过率正常或不正常的病理损伤、血液或尿液成分异常及影像学异常；②不明原因的 GFR ＜ 60ml/（min • 1.73m^2）。慢性肾病包含了慢性肾衰竭，而慢性肾衰竭则是慢性肾病进展至较晚期的阶段。慢性肾衰竭的常见病因包括原发性肾小球肾炎、糖尿病肾病、高血压肾小球硬化、狼疮性肾炎、紫癜性肾炎、肾小管间质疾病、肾血管疾病等。在我国，原发性肾小球肾炎是慢性肾衰竭的最主要病因。

（二）临床表现

慢性肾衰竭患者早期可无明显临床表现或只有轻度不适，随着病情的进展，症状逐渐明显，不同病情阶段的临床表现各异，严重时可出现各个器官系统的临床症状，包括：①水、电解质及酸碱代谢紊乱（如代谢性酸中毒、水钠代谢紊乱、钾代谢紊乱、钙磷代谢紊乱等）；②蛋白质、糖类、脂类和维生素代谢紊乱（如氮质血症、糖耐量异常、高脂血症等）；③心血管系统症状（如高血压、左心室肥厚、心力衰竭、尿毒症性心肌病、心包病变等）；④呼吸系统症状（如深长呼吸、胸闷、气促、呼吸困难等）；⑤消化系统症状（如厌食、恶心、呕吐、消化性溃疡等）；⑥血液系统症状（如肾性贫血、出血倾向等）；⑦神经系统症状（如疲乏、失眠、注意力不集中等；严重者可出现震颤、肌阵挛及癫痫发作，也可出现躁狂、焦虑、幻觉等精神症状，甚至昏迷）；⑧内分泌系统症状（如骨化三醇合成减少、促红素合成减少、胰岛素降解减少及继发性甲状旁腺功能亢进症等）；⑨骨骼病变（如高转化性骨病、低转化性骨病或混合性骨病，表现为容易骨折和骨畸形，或骨再生障碍）；⑩皮肤病变（如毒素沉积引起的皮肤色泽改变，以及皮肤瘙痒、皮肤缺血坏死等)。

(三)诊断和鉴别诊断

1. *诊断*　慢性肾衰竭的诊断主要依据病史、临床症状和体格检查、生化(主要包括肾功能)和影像学(主要包括泌尿系统影像学)检查及必要时的肾活检病理检查来制定。此类患者病史均超过 3 个月，常存在贫血、高血压、高磷血症、继发性甲状旁腺功能亢进症、肾脏缩小等表现。

2. *鉴别诊断*　慢性肾衰竭需与急性肾损伤及肾前性氮质血症相鉴别。另外，我们也需要鉴别慢性肾衰竭病情加重时的两种情况 ："慢性肾衰竭急性加重"和"慢性肾衰竭基础上急性肾损伤"。前者慢性肾衰竭本身相对较重，出现短期内病情加重，但不符合急性肾损伤的演变特点；后者慢性肾衰竭相对较轻，出现短期内病情加重，符合急性肾损伤的演变特点。

(四)治疗原则和转诊

1. *治疗原则*　慢性肾衰竭患者的治疗原则与慢性肾炎类似，包括 ：①积极治疗原发病因 ；②避免和(或)治疗肾功能恶化的诱因 ；③采取延缓肾功能恶化的各种措施 ；④防止并发症和治疗并发症 ；⑤肾脏替代治疗。前 4 个方面的具体治疗措施，可参照"慢性肾炎"。当患者达到指征，则需要行肾脏替代治疗，目前可选择血液透析、腹膜透析或肾移植，其中肾移植是最好的方法。

2. *转诊*　与慢性肾炎类似，对于首诊的患者，建议转诊至大医院肾内科专科诊治，以明确病因和制订治疗方案。当诊疗方案明确之后，可让患者转至基层医院随访，但病情需要时则应建议其再次就诊大医院肾内专科。如患者需要行肾脏替代治疗，建议其转至具有相应资质的医院继续治疗。

五、前列腺增生

(一)概述

前列腺增生症(hyperplasia of prostate)，是指因前列腺间质和腺体成分的增生而导致前列腺腺体增大，由此引起的一种以排尿障碍为主要临床表现的良性疾病。前列腺增生是中老年男性常见疾病之一，通常发生于 40 岁以后，其发病率随年龄递增而增高，到 60 岁时大于 50%，80 岁时高达 83%。但有前列腺增生病变时不一定有临床症状 ；多数患者随着年龄的增长，排尿困难等症状才随之出现并逐渐加重。

(二)临床表现

前列腺增生患者主要表现为下尿路症状及相关并发症，多在 50 岁以后出现，60 岁左右更加明显。下尿路症状包括储尿期症状(尿频、尿急、尿失禁及夜尿增多)、排尿期症状(排尿踌躇、排尿困难及间断排尿)及排尿后症状(排尿不尽，尿后滴沥)。其中尿频是前列腺增生的早期信号，尤其夜尿次数增多更有临床意义 ；而排尿困难是前列腺增生最重要的症状，随着病情发展逐渐加重。

当尿路梗阻加重达一定程度时，膀胱逼尿肌功能受损、收缩力减弱，残余尿量逐渐增加，可出现充溢性尿失禁。当气候变化、饮酒、劳累、便秘、久坐等使前列腺突然充血、水肿，可导致急性尿潴留，表现为不能排尿，膀胱胀满，下腹疼痛难忍等症状，常需急诊导尿处理。当合并感染时，可出现明显尿频、尿急、尿痛等症状。当增生的前列腺腺体血管在压力增高的情况下会破裂，可出现不同程度的无痛性肉眼可见的血尿。长期梗阻可引起严重肾积水、肾功能损害，继而出现慢性肾衰竭相关的症状。长期排尿困难导致腹压增高，还可以引起疝、痔与脱肛等。

(三)诊断和鉴别诊断

1. *诊断*　50 岁以上男性出现下尿路症状，结合前列腺影像学(主要是前列腺彩超)检查结果，不难做出诊断。有条件的医院还需做以下评估：国际前列腺症状（I-PSS）评分（是目前国际公认的判断患者症状严重程度的最佳手段）、生活质量指数（QOL）评分（主要为了解患者受下尿路症状困扰的程度及是否能够忍受）、血清前列腺特异性抗原（PSA）测定（主要为排查前列腺癌）、尿流率检查（主要为确定患者排尿的梗阻程度）。

2. *鉴别诊断* 前列腺增生引起的排尿困难症状，需与前列腺癌、膀胱颈挛缩、尿道狭窄、神经源性膀胱等疾病相鉴别。

（四）治疗原则和转诊

1. *治疗原则* 下尿路症状及生活质量的下降程度是治疗措施选择的重要依据。具体治疗措施如下所述。①随访观察：如果患者症状较轻，生活质量尚未受到明显影响，则暂不用药，每 6 ～ 12 个月进行一次随访，评估是否用药或者手术。②药物治疗：主要为缓解患者的下尿路症状，延缓疾病的临床进展，预防并发症的发生。常用药物有 α 受体阻滞剂和 5α- 还原酶抑制剂。α 受体阻滞剂主要作用机制为松弛前列腺平滑肌以改善排尿困难症状，代表药物有坦索罗辛，但容易发生直立性低血压。5α- 还原酶抑制剂主要作用机制为缩小前列腺体积以改善排尿困难症状，代表药物有非那雄胺。③手术治疗：对症状严重、存在明显梗阻或有并发症者应选择手术治疗。经尿道前列腺电切术仍是手术治疗的首选，具体方案选择由具有相应资质的泌尿外科医师决定。

2. *转诊* 对于诊断明确，症状较轻且无并发症的患者，可在基层医院随访和用药。但如果患者出现明显的并发症，或者需要外科治疗者，则建议转诊大医院泌尿外科进行进一步治疗。

六、尿路结石

（一）概述

尿路结石（urinary calculi）是指各种原因引起的发生在尿路的结石，又称尿石症。尿路是指尿液产生、引流、排出的途径，包括四个结构，即肾、输尿管、膀胱和尿道。尿路的各个结构均可发生结石，发生在肾和输尿管的结石称为上尿路结石，发生在膀胱和尿道的结石称为下尿路结石。我国是尿路结石的高发地区，有 1%～ 5% 人群患有尿路结石。尿路结石形成的危险因素包括：①代谢方面的因素，如尿液酸碱度改变、高钙血症、高钙尿症、高草酸尿症、高尿酸尿症等；②局部因素，如尿路梗阻、尿路感染及尿路中存在异物等；③某些药物也可直接形成结石或诱发结石形成。尿路结石分为草酸钙、磷酸钙、磷酸铵镁、尿酸和胱氨酸结石五大类，草酸钙结石最为常见，占 86.7%。

（二）临床表现

多数尿路结石无症状，当尿路结石引起尿路梗阻或尿路损伤时，可出现疼痛（肾钝痛或肾绞痛）、血尿、排石和尿路感染等表现。如结石导致肾小球滤过率下降，可出现恶心、食欲缺乏、血压升高、贫血等肾衰竭表现。

（三）诊断和鉴别诊断

1. *诊断* 根据临床表现、实验室检查及影像学检查，肾结石不难诊断。其中泌尿系彩超、腹部平片和泌尿系 CT 是诊断的重要辅助手段。结石成分分析是确诊结石性质的方法，对制订治疗方案帮助重大。因此，基层医院医师如遇到尿路结石患者，应鼓励其将排出的结石拿去大医院做结石成分分析。

2. *鉴别诊断* 尿路结石应与尿路肿瘤和尿路异物相鉴别。

（四）治疗原则和转诊

1. *尿路结石的治疗原则包括* ①一般治疗：如多喝水、勤排尿、定期监测病情等。②寻找并去除尿路结石的诱因，如去除尿路梗阻、降低尿钙的浓度等。③内科药物治疗：如发生肾绞痛，可使用非甾体镇痛消炎药物、阿片类镇痛药和解痉药，而常用解痉药又包括钙通道受体拮抗剂、阿托品、黄体酮等；药物溶石疗法推荐用于尿酸结石和胱氨酸结石，可选药物包括枸橼酸钾、枸橼酸氢钾钠等。④外科治疗：包括体外冲击波碎石术、经皮肾镜取石术、输尿管软镜取石术、腹腔镜取石术、开放手术等，具体方案由有资质的泌尿外科医师选择。

2. 转诊　并不是所有的结石均需药物或外科手术治疗，应由专科医师根据患者的病情制订个体化的治疗方案。对于无临床症状和并发症的结石患者，基层医师可给予一般的治疗建议，以减少临床症状和防治并发症为主要目的。对于肾绞痛患者，基层医师也可给予相应的药物处理。但如果肾结石引起严重并发症如肾盂积液、肾衰竭等，则应该转至大医院肾内科或者泌尿外科进一步诊治。

（李　越）

七、异位妊娠

（一）概述

正常妊娠时，受精卵着床于子宫体腔内。当受精卵在子宫体腔外以外着床为异位妊娠（ectopic pregnancy），习称宫外孕（extrauterine pregnancy）。异位妊娠和宫外孕的含义稍有不同。异位妊娠根据受精卵在子宫体腔外种植部位不同而分为输卵管妊娠、卵巢妊娠、腹腔妊娠、阔韧带妊娠和宫颈妊娠等；宫外孕仅指子宫以外的妊娠，宫颈妊娠不包括在内。此外，剖宫产瘢痕妊娠近年在国内明显增多。

输卵管妊娠为妇科常见急腹症之一，发病率约 2%，是孕产妇死亡原因之一。当输卵管妊娠流产或破裂时，可引起腹腔内大出血，如诊断、处理不及时，可危及生命。血 HCG ＞ 2000U/L，B 型超声未见宫内妊娠囊，诊断基本成立。输卵管妊娠根据其发生部位的不同，可分为间质部、峡部、壶腹部和伞部妊娠。其中，以壶腹部妊娠最为多见，约为 78%，其次为峡部、伞部，间质部妊娠较为少见（图 16-12）。

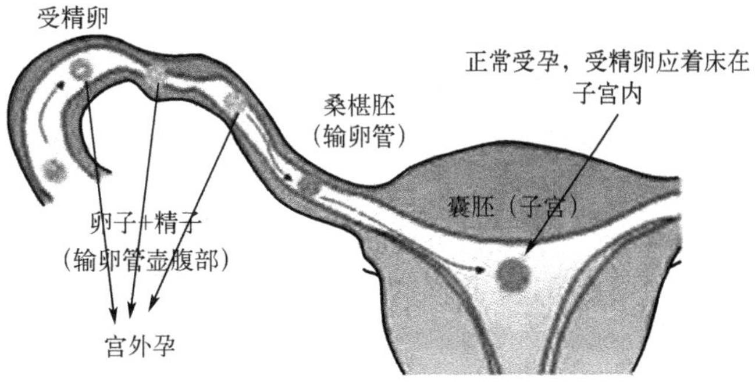

图 16-12　宫外孕

腹腔镜检查是诊断的异位妊娠的金标准。治疗方式包括药物和手术，方法选择主要根据患者生命体征和胚囊种植部位及破裂与否等。近年来，由于对异位妊娠的更早诊断和处理，使患者的存活率和生育保留能力明显提高。

输卵管妊娠（tubal pregnancy）占异位妊娠 95% 左右，其中壶腹部妊娠最多见，约占 78%，其次为峡部、伞部、间质部妊娠较少见。另外，在偶然情况下，可见输卵管同侧或双侧多胎妊娠，或宫内与宫外同时妊娠，尤其多见于辅助生殖技术和促排卵受孕者。

1. *输卵管炎症* 是输卵管妊娠的主要病因，包括输卵管黏膜炎和输卵管周围炎。慢性输卵管炎可使输卵管皱褶粘连，管腔变窄，或使纤毛功能受损，从而阻碍了受精卵在输卵管内顺利通过和运行并在该处着床；输卵管周围炎病变发生主要在输卵管浆膜层或浆肌层，常造成输卵管周围粘连，输卵管扭曲，管腔狭窄，蠕动减弱，影响受精卵运行。淋病奈瑟菌及沙眼衣原体所致的输卵管炎常累及黏膜，而流产和分娩后感染往往引起输卵管周围炎常继发于流产和分娩后感染。

结节性输卵管峡部炎是一种特殊类型的输卵管炎，多是由结核杆菌感染生殖道引起，该病变的输卵管黏膜上皮呈憩室样向肌壁内伸展，肌壁发生结节性增生，使输卵管近端肌层肥厚，影响受精卵蠕动功能，导致受精卵运行受阻，容易发生输卵管妊娠。

2. *卵管妊娠史或手术史* 曾有输卵管妊娠史，不管是经过非手术治疗后自然吸收，还是接受输卵管非手术性手术，再次妊娠复发的概率达 10%。输卵管绝育史及手术史者，输卵管妊娠的发生率为 10% ～ 20%。尤其是腹腔镜下电凝输卵管及硅胶环套术绝育，可因输卵管瘘或再通而导致输卵管妊娠。曾因不孕接受输卵管粘连分离术、输卵管成形术（输卵管吻合术或输卵管造口术）者，再次妊娠时输卵管妊娠的可能性也增加。

3. *输卵管发育不良或功能异常* 输卵管过长、肌层发育差、黏膜纤毛缺乏、双输卵管、输卵管憩室或有输卵管副伞等，均可造成输卵管妊娠。输卵管功能（包括蠕动、纤毛活动及上皮细胞分泌）受雌激素和孕激素调节。若调节失败，可影响受精卵正常运行。此外，精神因素可引起输卵管痉挛和蠕动异常，影响受精卵的正常运送。

4. *辅助生殖技术* 近年来由于辅助生殖技术的应用，使输卵管妊娠发生率增加，既往少见的异位妊娠，如卵巢妊娠、宫颈妊娠、腹腔妊娠的发生率增加。

5. *避孕失败* 包括宫内节育器避孕失败、口服紧急避孕药失败，导致异位妊娠的发生概率增大。

6. *受精卵游走* 卵子在一侧输卵管受精，受精卵经宫腔或腹腔进入对侧输卵管称为受精卵游走。移行时间过长、受精卵发育增大，即可在对侧输卵管内着床形成输卵管妊娠。

7. *其他* 子宫肌瘤或卵巢肿瘤压迫输卵管，影响输卵管管腔通畅，使受精卵运行受阻。内分泌失调、神经精神功能紊乱、输卵管手术、输卵管子宫内膜异位可增加受精卵着床于输卵管的可能性。此外，放置宫内节育环与异位妊娠发生的关系已引起国内外专家的重视。随着宫内节育器的广泛应用，异位妊娠的发生率有所增加，可能为使用了宫内节育器后的输卵管炎所致。最近相关调查提示，宫内节育器本身并不增加异位妊娠的发生率，但如果宫内节育器避孕失败而受孕时，则增加了异位妊娠的发生率。

（二）临床表现

输卵管妊娠的临床表现与受精卵着床部位、有无流产或破裂，以及出血量多少和时间长短等有关。在输卵管妊娠早期，若尚未发生流产或破裂，常无特殊的临床表现，其过程与早孕或先兆流产相似。

输卵管妊娠的典型症状为停经后腹痛与阴道出血。

（1）停经：多有 6 ～ 8 周停经史，但输卵管间质部妊娠停经时间较长。还有 20% ～ 30% 患者因月经仅过期几天而不认为是停经，把异位妊娠的不规则阴道出血误认为月经，可能无停经史主诉。

（2）腹痛：是输卵管妊娠患者就诊的主要症状，占 95%。输卵管妊娠在发生流产或破裂之前，由于胚胎在输卵管内逐渐增大，常表现为一侧下腹部隐痛或酸胀感。当发生输卵管妊娠流产或破裂疼痛，突感一侧下腹部撕裂痛，常伴有恶心、呕吐。若血液局限于病变区，主要表现为下腹部疼痛，当血液积聚于直肠子宫陷凹时，可出现肛门坠胀感。随着血液由下腹部流向全腹，疼痛可由下腹部向全腹扩散，血液刺激膈肌，可引起肩胛部放射性疼痛及胸部疼痛。腹痛可出现在阴道出血前或后，也可与阴道出血同时发生。

（3）阴道出血：占 60% ～ 80%。胚胎死亡后，HCG 下降，卵巢黄体分泌的激素不能维持蜕膜生长而发生剥离出血，常有不规则阴道出血，色暗红或深褐，量少呈点滴状，一般不超过月经量，少数患者阴道出血量较多，类似月经。阴道出血可伴有蜕膜管型或蜕膜碎片排出，是子宫蜕膜剥离所致。阴道出血常在病灶去除后方能停止。

（4）晕厥与休克：由于腹腔内急性出血及剧烈腹痛，轻者出现晕厥，严重者出现失血性休克。休克程度取决于内出血速度及出血量，出血量越多，速度越快，症状出现越严重，但与阴道出血量不成正比。

（5）腹部包块：当输卵管妊娠流产或破裂时所形成的血肿时间较久者，由于血液凝固并与周围组织或器官（如子宫、输卵管、卵巢、肠管或大网膜等）发生粘连形成包块，包块较大或位置较高者，腹部可扪及。

（三）诊断与鉴别诊断

1. 诊断　输卵管妊娠未发生流产或破裂时，临床表现不明显，诊断较困难，需采用辅助检查方能确诊。

输卵管妊娠流产或破裂后，诊断多无困难。如有困难应严密观察病情变化，若阴道出血淋漓不断，腹痛加剧，盆腔包块增大及血红蛋白呈下降趋势等，有助于确诊。必要时可采用下列检查方法协助诊断。

（1）HCG 测定：尿或血 HCG 测定对早期诊断异位妊娠至关重要。异位妊娠时，患者体内 HCG 水平较宫内妊娠低。连续测定血 HCG，若倍增时间＞ 7 天，异位妊娠可能性大；倍增时间小于 1.4 天，异位妊娠可能性极小。

（2）黄体酮监测：血清黄体酮的测定对判断正常妊娠胚胎的发育情况有所帮助。输卵管妊娠时，血清黄体酮水平偏低，多数在 10 ～ 25ng/ml。如果血清黄体酮值＞ 25ng/ml，异位妊娠概率小于 1.5%；如果黄体酮值＜ 5ng/ml，应考虑宫内妊娠流产或异位妊娠。

（3）B 超检查：对异位妊娠诊断必不可少，还可以帮助明确异位妊娠部位和大小。阴道超声检查较腹部超声检查准确率高。异位妊娠的声像特点：宫腔内未探及妊娠囊，若宫旁探及异常低回声区，且见胚芽及原始心管搏动，可确诊异位妊娠；若宫旁探及混合回声区，子宫直肠窝有游离区，虽未见胚芽及胎心搏动，也应高度怀疑异位妊娠。由于子宫内有时可见到假妊娠囊（蜕膜管型与血液形成），应注意鉴别，以免误诊为宫内妊娠。

血 HCG 测定与超声检查相配合，对诊断异位妊娠帮助很大。当血 HCG ＞ 2000U/L、阴道超声未见宫内妊娠囊时，异位妊娠诊断基本成立。

（4）腹腔镜检查：是异位妊娠诊断的金标准，而且可以在确诊的同时行镜下手术治疗。但有 3% ～ 4% 的患者因妊娠囊过小而被漏诊，也可能因输卵管扩张和颜色改变而误诊为异位妊娠，应予以注意。

（5）阴道后穹窿穿刺：是一种简单且可靠的诊断方法，适用于疑有腹腔内出血的患者。腹腔内出血最易积聚于直肠子宫陷凹，即使出血量不多，也能经阴道后穹窿穿刺抽出血液。抽出暗红色不凝血液，说明有血腹症的存在。陈旧性宫外孕时，可抽出小块或不凝固的陈旧血液。若穿刺针头误入静脉，则血液较红，将标本放置 10 分钟左右即可凝结。当无内出血、内出血量很少、血肿位置较高或直肠子宫陷凹有粘连时，可能抽不出血液，因此阴道后穹窿穿刺为阴性不能排除输卵管妊娠。

(6) 诊断性刮宫：很少应用，适用于不能存活宫内妊娠的鉴别诊断和超声检查不能确定妊娠部位者。将宫腔排出物或刮出物做病理检查，切片中见到绒毛，可诊断为宫内妊娠；仅见蜕膜未见绒毛，有助于诊断异位妊娠。

2. 鉴别诊断 输卵管妊娠应与流产、急性输卵管炎、急性阑尾炎、黄体破裂及卵巢囊肿蒂扭转鉴别（表 16-14）。

表 16-14 输卵管妊娠的鉴别诊断

鉴别项	输卵管妊娠	流产	急性输卵管炎	急性阑尾炎	黄体破裂	卵巢囊肿蒂扭转
停经	多有	有	无	无	多无	无
腹痛	突然撕裂样剧痛，自下腹一侧开始向全腹扩散	下腹中央阵发性坠痛	两下腹持续性疼痛	持续性疼痛，从上腹开始经脐周转至右下腹	下腹一侧突发性疼痛	下腹一侧突发性疼痛
阴道出血	量少，暗红色，可有蜕膜管型排出	开始量少，后增多，鲜红色，有小血块或绒毛排出	无	无	无或有，如月经量	无
休克	程度与外出血量不成正比	程度与外出血量成正比	无	无	无或有轻度休克	无
体温	正常，有时低热	正常	升高	升高	正常	稍高
盆腔检查	宫颈举痛，直肠子宫陷凹有肿块	无宫颈举痛，宫口稍开，子宫增大变软	举宫颈时两侧下腹疼痛	无肿块触及，直肠指检右侧高位压痛	无肿块触及，一侧附件压痛	宫颈举痛，卵巢肿块边缘清晰，蒂部触痛明显
白细胞计数	正常或稍高	正常	升高	升高	正常或稍高	稍高
血红蛋白	下降	正常或稍低	正常	正常	下降	正常
阴道后穹窿	可抽出不凝血	阴性	可抽出渗出液或脓液	阴性	可抽出血液	阴性
HCG	多为阳性	多为阳性	阴性	阴性	阴性	阴性
B 超	一侧附件低回声区，其内有妊娠囊	宫内可见妊娠囊	两侧附件低回声区	子宫附件区无异常回声	一侧附件低回声区	一侧附件低回声区，边缘清晰，有条索带

（四）其他妊娠

1. 卵巢妊娠（ovarian pregnancy） 指受精卵在卵巢着床和发育，发病率为 1 ：15 000～

1 ∶ 7000。

诊断标准：①双侧输卵管正常；②胚泡位于卵巢组织内；③卵巢及胚泡以卵巢固有韧带与子宫相连；④胚泡壁上有卵巢组织（图 16-13）。

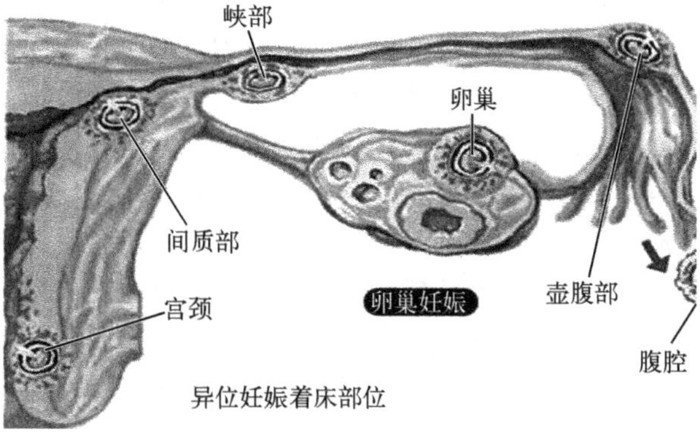

图 16-13　卵巢妊娠

与输卵管妊娠极为相似，主要表现为停经、腹痛及阴道出血。绝大多数在早期破裂，有报道极少数可妊娠至足月，甚至胎儿存活。破裂后可引起腹腔内大量出血，甚至休克。因此，术前常诊断为输卵管妊娠或误诊为输卵管妊娠或误诊为卵巢黄体破裂。术中经仔细探查方能明确诊断。因此，切除组织必须进行病理检查。

2. *腹腔妊娠*（abdominal pregnancy）　指胚胎或胎儿位于输卵管、卵巢及阔韧带以外的腹腔内，发病率约为 1 ∶ 15 000，母体死亡率为 5%，胎儿存活率仅为 1‰。

腹腔妊娠分为原发性和继发性两类。原发性腹腔妊娠指受精卵直接种植于腹膜、肠系膜、大网膜等处，极少见。原发性腹腔妊娠诊断标准为：①两侧输卵管和卵巢正常，无近期妊娠的证据；②无子宫腹膜瘘形成；③妊娠只存在于腹腔内，无输卵管妊娠的可能性。促使受精卵原发着床于腹膜的因素可能为腹膜有子宫内膜异位灶。继发性腹腔妊娠常发生于输卵管妊娠流产或破裂后。胚胎落入腹腔，部分绒毛组织仍附着于原着床部位，并继续向外生长，附着于盆腔腹膜及邻近脏器表面。腹腔妊娠胎盘附着异常，血液供应不足，胎儿不易存活至足月。

腹腔妊娠患者有停经及妊娠早期反应，且病史中多有输卵管妊娠流产或破裂症状，或妊娠早期出现不明原因的短期贫血症状，伴有腹痛及阴道出血，以后症状逐渐缓解。随后阴道出血停止，腹部逐渐增大。胎动时，妊娠妇女常感腹部疼痛，随着胎儿长大，症状逐渐加重。腹部检查发现子宫轮廓不清，但胎儿肢体极易触及，胎位异常，肩先露或臀先露，先露高浮，胎心异常清晰，胎盘杂音响亮。盆腔现宫颈位置上移，子宫比妊娠月份小并偏向一侧，但有时不易触及，胎儿位于子宫另一侧。接近预产期时可有阵缩样假分娩发动，但宫口未开，经宫颈不易触及胎先露部。若胎儿死亡，妊娠征象消失，月经恢复来潮，粘连的脏器和大网膜包裹死胎，胎儿逐渐缩小，日久者干尸化或成为石胎。若继发感染，形成脓肿，可向母体肠管、阴道、膀胱或腹壁穿通，排出胎儿骨骼。B 超检查发现宫腔内空虚，胎儿与子宫分离；在胎儿与膀胱间未见子宫肌壁层；胎儿与子宫关系异常或胎位异常；子宫外可见胎盘组织。

3. *宫颈妊娠*　受精卵着床和发育在宫颈管内者称为宫颈妊娠，发病率约为 1 ∶ 18 000，极为罕见。多见经产妇，有停经史及妊娠早期反应，由于受精卵着床于纤维组织为主的宫颈部，故妊娠一般很少能维持至 20 周。主要表现为无痛性阴道出血或血性分泌物，出血量一般由少到多，也可为间歇性阴道大出血。检查发现宫颈显著膨大呈桶状，变软变蓝，宫颈外口扩张，边缘很薄，内口紧闭，子宫体大小正常或稍大。诊断标准：①妇科检查发现在膨大的宫颈上方为正常大小的子宫；②妊娠产物完全在宫颈管内；③分段刮宫，宫腔内未发现任何妊娠产物。

4. 子宫残角妊娠 是指受精卵于子宫残角内着床并生长发育，多发生于初产妇。残角子宫为子宫先天发育畸形，是胚胎期副中肾会合过程中出现异常而导致一侧副中肾管发育不全的结局。表现为除正常子宫外，尚可见一较小子宫，宫腔内有时可见内膜线。残角子宫往往不能与另一侧发育较好的宫腔沟通，从而使残角子宫可能以下两种方式受精：一种方式是精子经参侧输卵管外游走至患侧输卵管内与卵子结合而进入残角；另一种方式是受精卵经对侧输卵管外游走至患侧输卵管内与卵子结合而进入残角；另一种方式是受精卵经对输卵管外游至患侧输卵管而进入残角子宫着床发育。残角子宫肌壁多发育不良，不能承受胎儿生长发育，多数于妊娠14～20周发生肌层完全破裂或不完全破裂，引起严重内出血，症状与输卵管间质部妊娠破裂相似。偶有妊娠达足月者，分娩期也可出现宫缩，但因不可能经阴道分娩，胎儿往往在临产后死亡。子宫残角妊娠确诊后应及早手术，切除残角子宫，若为活胎，应先行剖宫产，然后切除残角子宫。

5. 剖宫产瘢痕妊娠 是指有剖宫产史的妊娠妇女，胚胎着床于子宫下段剖宫产切口瘢痕处，是一种特殊部位的异位妊娠，为剖宫产的远期并发症之一。近年来由于国内剖宫产率居高不下，此病的发生率呈上升趋势，其发病因素可能与剖宫产术后子宫切口愈合不良，瘢痕宽大，或者炎症导致瘢痕部位有微小裂孔进入子宫肌层而着床。

临床表现为既往有子宫下段剖宫产史，停经后伴不规则阴道出血。由于子宫峡部肌层薄弱，加之剖宫产切口瘢痕缺乏收缩能力，剖宫产瘢痕妊娠在流产或刮宫时断裂的血管不能自然关闭，可发生致命的大量出血。早期诊断可避免子宫大出血及子宫破裂等并发症的发生。经阴道B型超声是诊断剖宫产瘢痕妊娠的主要手段，其图像为：①宫腔内无妊娠囊；②宫颈管内无妊娠囊；③妊娠囊位于子宫峡部前壁，超声下可见原始心管搏动或者仅见混合性回声包块；④膀胱壁和妊娠囊之间缺少正常肌层。彩色多普勒超声可显示妊娠物内部及周边血流丰富。三维超声及MRI检查可增加诊断的准确性。

（陈洁冰）

八、阴道炎

阴道炎是阴道黏膜下结缔组织的炎症，也是妇科最常见的疾病，各年龄组均可发病。生育年龄女性性生活较频繁；阴道是分娩、宫腔操作的必经之道容易受到损伤及外界病原体感染；绝经后妇女及婴幼儿雌激素水平低，局部抵抗力下降也容易发生感染。

1. 滴虫阴道炎（trichomonal vaginitis） 是由阴道毛滴虫引起的阴道炎，是最常见的性传播疾病。

（1）病因：滴虫生活史简单，只有滋养体而无包囊期，滋养体生存力较强能在3～5℃生存21天，在46℃生存20～60分钟，在半干燥环境中生存约10小时；在普通肥皂水中也能生存45～120分钟。滴虫呈梨形，体积为多核白细胞的2～3倍，其顶端有4根鞭毛，体侧有波动膜，后端尖并有轴柱凸出，无色透明如水滴。鞭毛随波动膜的波动而活动，其适宜在温度为25～40℃、pH为5.2～6.6的潮湿环境中生长，在pH为5.0以下或7.5以上的环境中则不生长。滴虫阴道炎患者的阴道pH为5.0～6.5，多数＞6.0。月经前、后阴道pH发生变化，月经后接近中性，故隐藏在腺体及阴道皱襞中的滴虫于月经前、后常得以繁殖，引起炎症发作。妊娠期、产后等阴道环境也发生改变，适于滴虫生长繁殖。滴虫能消耗或吞噬阴道上皮细胞内糖原，也可吞噬乳酸生成，使阴道 pH 升高而有利于繁殖。滴虫不仅寄生于阴道，还常侵入尿道或尿道旁腺甚至膀胱、肾盂，以及男性的包皮皱褶、尿道或前列腺中。滴虫能消耗氧气，使阴道成为厌氧环境，以利于厌氧菌繁殖，约 60% 患者合并有细菌性阴道炎。

（2）临床表现：主要症状是阴道分泌物增多及外阴瘙痒，间或有灼热、疼痛、性交痛等。分泌物典型特点为稀薄脓性、黄绿色、泡沫状、有臭味。分泌物呈脓性是因为分泌物中含有白细胞，若合并其他感染则呈黄绿色；泡沫状、有臭味是因滴虫无氧酵解糖类，产生腐臭气体。瘙痒部位主要为阴道口及外阴。若合并尿道感染，可有尿频、尿痛，有时可见血尿。阴道毛滴虫能吞噬精子，并能阻碍乳酸生成，影响精子阴道内存活，可导致不孕。妇科检查可见患者阴道黏膜充血，严重者有散在出血斑点，甚至宫颈有出血斑点，形成“草莓样”宫颈，后穹窿有多量白带，呈泡沫状灰黄色、黄白色稀薄液体或黄绿色脓性分泌物。少数患者阴道内有滴虫存在而无炎症反应，阴道黏膜无异常，称为带虫者。潜伏期为 4 ～ 28 天，25% ～ 50% 的患者感染初期无症状。

（3）诊断：典型病例容易诊断，若在阴道分泌物中找到滴虫即可确诊。最简便的方法是 0.9% 氯化钠溶液湿片法，具体方法是：取 0.9% 氯化钠溶液一滴放于玻片上，在阴道侧壁取典型分泌物混于 0.9% 氯化钠溶液中，立即在低倍镜下寻找滴虫。显微镜下可见到呈波状运动的滴虫及增多白细胞被推移，此方法的敏感度为 60% ～ 70%。对于可疑患者若多次湿片法未能发现滴虫时，可送培养准确性达到 98% 左右。取分泌物前 24 ～ 48 小时避免性交、阴道灌洗或局部用药，取分泌物时阴道窥器不涂润滑剂，分泌物取出后应及时送检并注意保暖，否则滴虫活动力减弱造成辨认困难。

（4）治疗原则：滴虫阴道炎可同时有尿道、尿道旁腺、前庭大腺滴虫感染，治愈此病需要全身用药。全身用药主要治疗药物是甲硝唑和替硝唑。初次治疗可选择甲硝唑 2g，单次口服；或替硝唑 2g，单次口服。甲硝唑的治愈率为 90% ～ 95%，替硝唑治愈率为 86% ～ 100%。替代方案：甲硝唑 400mg，每天 2 次，连服 7 天。服药后偶见胃肠道反应，如食欲缺乏、恶心、呕吐。此外偶见头痛、皮疹、白细胞减少等，一旦发现立即停药。甲硝唑用药期间及停药 24 小时内，替硝唑用药期间及停药 72 小时内禁止饮酒，哺乳期用药不宜哺乳。

性伴侣的治疗滴虫阴道炎主要由性行为传播，性伴侣应同时进行治疗，并告知患者及性伴侣治愈前应避免无保护性交。

妊娠合并滴虫阴道炎的治疗妊娠期滴虫阴道炎可导致胎膜早破、早产及低出生体重儿，治疗有症状的妊娠期滴虫阴道炎可以减轻症状，减少传播，防止新生儿呼吸道和生殖道感染。甲硝唑 2g 顿服或甲硝唑 400mg，每天 2 次，连服 7 天。但甲硝唑治疗能否改善滴虫阴道炎的产科并发症尚无定论，因此应用甲硝唑时最好取得患者及其家属的知情同意。

治疗中的注意事项有复发症状的病例多数为重复感染，为避免重复感染内裤及洗用的毛巾应煮沸 5 ～ 10 分钟以消灭病原体，并应对其性伴侣进行治疗。因滴虫阴道炎可合并其他传播疾病，应注意有无其他传播疾病。

（5）随访：由于滴虫阴道炎患者再感染率很高，可考虑对患有滴虫阴道炎的性活跃女性在最初感染 3 个月后重新进行筛查。

2. 细菌性阴道病（bacterial vaginosis，BV）　为阴道内正常菌群失调所致的一种混合感染，但临床及病理特征无炎症改变。

（1）病因：正常阴道微生物群中以乳杆菌占优势，乳酸菌不但能够维持阴道的酸性环境，阴道内能产生过氧化氢、细菌素等抗微生物因子，可抑制致病菌生物的生长；同时，通过排斥机制阻止致病微生物黏附于阴道上皮细胞，维持阴道微生态平衡。频繁性交、多个性伴侣或阴道灌洗等情况下乳酸菌减少，导致其他微生物大量繁殖，主要有加德纳菌、厌氧菌（动弯杆菌、普雷沃菌、紫单胞菌、类杆菌、消化链球菌等）及人型支原体，其中以厌氧菌居多，厌氧菌数量可增加 100 ～ 1000 倍。酶和有机酸可破坏宿主的防御机制，如溶解宫颈黏液，使致病微生物更易进入上生殖道，引起炎症。

（2）临床表现：多发生在性生活活跃期妇女，10% ～ 40% 患者无临床症状，有症状者主要表现为阴道分泌物增多，有鱼腥臭味，尤其是性交后加重，可伴有轻度外阴瘙痒或烧灼感。细菌性阴道病还可引起子宫内膜炎、盆腔炎、子宫切除术后阴道断端感染，妊娠期细菌性阴道病可导致绒毛膜羊膜炎、胎膜早破、早产。检查见阴道黏膜无充血的炎症表，分泌特点为灰白色，均匀一致，稀薄，常黏附于阴道壁，但黏度很低，容易将分泌物从阴道壁拭去。分泌有鱼腥臭味是由于厌氧菌繁殖的同时可产生胺类物质（尸胺、腐胺、三甲胺）。

（3）诊断：主要采用 Amsel 临床诊断标准，下列选项中有 3 项阳性，即可临床诊断为细菌性阴道病。除了 Amsel 临床诊断标准，还可以应用阴道分泌物涂片的 Nugent 革兰氏染色评分，根据各种细菌的相对浓度进行诊断。目前有研究显示厌氧代谢产物的检测可用于细菌性阴道病的辅助诊断，但尚未得到公认。细菌性阴道病为正常微生物群失调，细菌定性培养在诊断中意义不大。

1）胺臭味试验（whiff test）阳性：取阴道分泌物少许放在玻片上，加入 10% 氢氧化钾溶液 1 ～ 2 滴，产生烂鱼肉样腥臭气味是胺遇碱释放氨所致。

2）线索细胞（clue cell）阳性：取少许阴道分泌物放在玻片上，加 1 滴 0.9% 氯化钠溶液混合，高倍显微镜下寻找线索细胞。细菌性阴道病时线索细胞需大于 20%。线索细胞即阴道脱落的表层细胞，于细胞边缘贴附颗粒状物即各种厌氧菌，尤其是加德纳菌，细胞边缘不清。

3）匀质、稀薄、白色阴道分泌物，常黏附于阴道壁。

4）阴道分泌物 pH ＞ 4.5。

（4）治疗原则：选用抗厌氧菌药物，主要有甲硝唑、替硝唑、克林霉素。

1）口服药物：首选甲硝唑 400mg 每天 2 次，口服 7 天；替代方案：替硝唑 2g 每天 1 次，口服 3 天；或替硝唑 1g 每天 1 次，口服 5 天；克林霉素 300g 每天 2 次，口服 7 天。

2）局部用药治疗：甲硝唑栓剂 200mg，每晚 1 次，连用 7 天；或 2% 克林霉素软膏阴道涂布，每次 5g，每晚 1 次，连用 7 天。局部用药与口服药物疗效相似，治愈率在 80% 左右。

3）妊娠期细菌性阴道病的治疗：对妊娠合并细菌性阴道病的治疗益处是减少阴道感染的症状和体征，减少细菌阴道病相关感染的并发症和其他感染，细菌性阴道病与不良妊娠结局（如绒毛膜羊膜炎、胎膜早破、早发宫缩、早产、产后子宫内膜炎等）有关。用药方案：甲硝唑 400mg 每天 2 次，口服 7 天；或克林霉素 300mg 每天 2 次，口服 7 天。细菌性阴道病有症状者均需治疗，无症状除早产、高风险妊娠妇女外一般不需要治疗。

4）性伴侣的治疗：细菌性阴道病虽与多个性伴侣有关，对性伴侣给予治疗并未能显著改善治疗效果及降低其复发率，因此性伴侣不需要常规治疗。

5）随访：治疗后无症状者不需要常规随访。对有妊娠合并 BV 需要随访治疗效果细菌性阴道病复发较常见，对症状持续或症状重复出现者，应告知患者复诊接受治疗。可选择与初次治疗不同的抗厌氧菌药物，也可试用阴道乳杆菌制剂。

3. **萎缩性阴道炎**（atrophic vaginitis）　常见于自然绝经或人工绝经后妇女，也可见于产后闭经或药物假绝经治疗的妇女。

（1）病因：绝经后妇女因卵巢功能衰退，雌激素水平降低，阴道壁萎缩，黏膜变薄，上皮细胞内糖原含量减少，阴道内 pH 增高，多为 5.0 ～ 7.0，嗜酸性的乳杆菌不再为优势菌，局部抵抗力降低，其他致病菌过度繁殖或外源性致病菌容易入侵而引起炎症。

（2）临床表现：主要症状为外阴灼热不适，瘙痒及阴道分泌物增多。阴道分泌物稀薄，呈淡黄色，感染严重者呈血样脓性白带。由于阴道黏膜萎缩，可伴有阴道性交痛。妇科检查可见阴道呈萎缩性改变，上皮皱襞消失、萎缩、菲薄。阴道黏膜充血，常伴有散在小出血点或点状出血斑，有时可见浅表溃疡。溃疡面可与对侧粘连，严重时可造成阴道狭窄甚至闭锁，若炎症分泌物引流不畅，可形成阴道积脓或宫腔脓。

（3）诊断：取阴道分泌物检查，镜下见大量基底层细胞及白细胞而无滴虫及假丝酵母菌。对有血性白带者，应与子宫恶性肿瘤相鉴别，常规行宫颈细胞学检查，必要时进行分段诊刮术。对阴道壁肉芽组织及溃疡，需与阴道癌相鉴别可行局部活组织检查。有绝经、卵巢手术史、盆腔放射治疗史、药物性闭经史及临床表现，诊断一般不难，但应排除其他疾病才能诊断。

（4）治疗原则：阴道局部应用抗生素抑制细菌生长，对阴道局部干涩明显者，应用润滑剂。增强阴道抵抗力针对病因补充雌激素是萎缩性阴道炎的主要治疗方法。雌激素制剂可局部用药，也可全身用药。

4. 外阴阴道假丝酵母菌病（vulvovaginal candidiasis，VVC） 是由假丝酵母菌引起的外阴阴道炎症。曾称为外阴阴道念珠菌病，发生率高，国外资料显示约 75% 女性一生中至少患过一次外阴阴道假丝酵母菌病，其中 40% ～ 45% 女性经历过 2 次或以上的发病。

（1）病因：80% ～ 90% 的病原体为白假丝酵母菌，10% ～ 20% 为非白假丝酵母菌（光滑假丝酵母菌、近平滑假丝酵母菌、热带假丝酵母菌等）引起。酸性环境适宜假丝酵母菌生长，假丝酵母菌感染的患者阴道 pH 多在 4.0 ～ 4.7，通常 < 4.5。假丝酵母菌对热的抵抗力不强，加热至 60℃后 1 小时即可死亡，但对于干燥、日光、紫外线及化学制剂等抵抗力较强。

白假丝酵母菌是有酵母相和菌丝相的双相菌。酵母相为芽生孢子，在症状寄居和传播中起作用；菌丝相为芽孢子伸长成假菌丝，侵袭组织能力强。白假丝酵母菌为条件致病菌，10% ～ 20% 非妊娠女性及 30% ～ 40% 妊娠女性阴道中有此菌寄生，但数量极少，且呈酵母相，并不引起症状。只有全身及阴道局部免疫能力下降、假丝酵母菌大量繁殖并转变为菌丝相才出现症状。常见发病诱因有长期应用抗生素，抑制乳杆菌生长，有利于假丝酵母菌繁殖；妊娠及糖尿病时机体免疫力下降，阴道组织内糖原增加酸度增高，有利于假丝酵母菌生长。其他诱因有胃肠道假丝酵母菌、应用含高剂量雌激素的避孕药、穿紧身化纤内裤和肥胖，后者可使会阴局部温度及湿度增加，易于假丝酵母菌繁殖引起感染。

（2）临床表现：主要表现为外阴瘙痒、灼痛、性交痛及尿痛，部分患者阴道分泌物增多。阴道黏膜红肿、小阴唇内侧及阴道黏膜附有白色块状物，擦除后露出红肿黏膜面，急性期还可能见到糜烂及浅表溃疡。分泌物由脱落上皮细胞和菌丝体、酵母菌和假菌丝组成，其特征为白色稠厚呈凝乳或豆腐渣样。妇科检查可见外阴红斑、水肿，常伴有抓痕，严重者可见皮肤皲裂、表皮脱落。尿痛特点是排尿时尿液刺激水肿的外阴及前庭导致疼痛。

（3）诊断：pH 测定具有重要鉴别意义，若 pH < 4.5 可能为单纯假丝酵母菌感染，若 pH > 4.5 可能存在混合感染，尤其是细菌性阴道病的混合感染。可用 0.9% 氯化溶液混片法或 10% 氢氧化钾溶液湿片法或革兰氏染色法检查分泌物中的芽生孢子和假菌丝。由于 10% 氢氧化钾溶液可溶解其他细胞成分，假丝酵母菌检出率高于 0.9% 氯化钠溶液。对有阴道炎症状或体征的女性，若在阴道分泌物中找到假酵母菌的芽生孢子或假菌丝可确诊。若有症状而多次湿片法检查为阴性；或为顽固病例为确诊是否为非白假丝酵母菌感染，可采用培养法。

（4）治疗原则：消除诱因，包括积极治疗糖尿病，及时停用用广谱抗生素、雌激素用皮质类固醇激素。单纯性 VVC 主要以局部短疗程抗真菌药物为主，复杂性 VVC 患者可采用强化治疗及巩固治疗。严重 VVC 者外阴局部可应用低浓度糖皮质激素软膏或唑类霜剂。勤换内裤，用过的内裤、盆及毛巾均用开水烫洗。妊娠合并外阴阴道假丝酵母菌治疗：局部治疗为主，以 7 天疗效果为佳，禁用口服药唑类药物。无须对性伴侣进行不常规治疗。若症状持续存在或诊断后 2 个月内复发者需再次复诊。

5. 婴幼儿外阴阴道炎（infantile vaginitis）　常见于 5 岁以下幼女，多与外阴炎并存。

（1）病因：由于婴幼儿的解剖、生理特点容易发生炎症。①婴幼儿解剖特点为外阴发育差，不能遮盖尿道口及阴道前庭细菌容易侵入。②婴幼儿卫生习惯不良，外阴不洁、大便污染、外阴损伤或蛲虫感染均引起炎症。③阴道误放异物，婴幼儿好奇在阴道内放置橡皮铅笔、纽扣等异物造成继发感染。④婴幼儿的阴道环境与成人不一样，新生儿出生后 2 ～ 3 周，母体来源的雌激素水平下降，雌激素水平低，阴道壁薄，糖原少，pH 升至 6 ～ 8，乳杆菌为非优势菌抵抗力低易受其他细菌感染。

（2）临床表现：临床上多数由母亲发现婴幼儿内裤有脓性分泌而就诊。主要症状为阴道分泌物增多，呈脓性。部分患儿伴有下泌尿道感染，出现尿急、尿频、尿痛。大量分泌物刺激引起外阴痛痒，患儿口哭闹烦躁不安或手搔抓外阴。若有小阴唇粘连，排尿时尿流变细、分道或尿不成线。检查可见外阴、阴蒂、阴道口黏膜充血、水肿，有时可见脓性分泌物自阴道口流出。病程严重者外阴表面可见溃疡，小阴唇可发生粘连，粘连的小阴唇有时遮盖阴道口及尿道口，粘连的上下方可各有一裂隙尿自裂隙排出。在检查时还应做肛诊排除阴道异物及肿瘤。对有小阴唇粘连者应注意与外生殖器畸形相鉴别。

（3）诊断：婴儿语言表达能力，采集病史常需详细询问女孩母亲，并询问母亲本身有无阴道炎病史，结合症状及查体所见，通常可做出初步诊断。病原学检查用棉拭子或吸管取阴道分泌物找阴道毛滴虫、白假丝酵母菌或涂片行革兰氏染色，以明确病原体，必要时做细菌培养。

（4）治疗原则：针对病原体选择相应口服抗生素治疗，或用吸管将抗生素溶液滴入阴道。对症处理：有蛲虫者给予驱虫治疗；阴道有异物应及时取出；小阴唇粘连者涂雌激素软膏后多可松解，严重者应分离粘连并涂以抗生素软膏。保持外阴清洁、干燥、减少摩擦。

（黎翠芳）

九、痛经

（一）概述

痛经（dysmenorrhea）为最常见的妇科症状之一，指月经前后或月经期出现下腹部疼痛、坠胀伴有腰酸或合并头痛、乏力、头晕、恶心等其他不适，症状严重者影响生活质量者。痛经分为原发性和继发性两类原发性痛经是指生殖器官无器质性病变的痛经，占痛经 90% 以上。继发性通经是指由盆腔器质性疾病如子宫内膜异位症、盆腔炎等引起痛经。本节仅叙述原发性痛经。

原发性痛经的发生主要与月经时子宫内膜前列腺素（prostaglandin，PG）含量增高或失衡有关研究表明痛经患者子宫内膜与月经中和 PGF_2 含量均较正常妇女明显升高，尤其是 PGF_{2a} 含量升高是造成痛经的主要原因。在月经期中，分泌期子宫内膜前列腺素浓度较增生期子宫内膜高。分泌晚期因激素水平下降子宫内膜启动溶解性酶促反应激活环氧酶通路释放前列腺素类物质。增多的前列腺素进入血液循环，还可引起心血管和消化道等症状。血管加压素、内源性缩宫素，以及 β- 内啡肽等物质的增加也与原发性痛经有关。原发性痛经还受精神、神经因素影响，疼痛的主观感受也与个体痛阈有关。无排卵的增生期子宫内膜因无黄体酮刺激，所含前列腺素浓度很低，通常不发生痛经。

（二）临床表现

本病主要特点为下腹部疼痛，多自月经来潮后开始，最早出现在经前 12 小时，以行经第一天疼痛最剧烈，持续 2 ～ 3 天或以后缓解，疼痛常呈痉挛性，通常位于下腹部耻骨上，可放射至腰骶部和大腿内侧，可伴有恶心、呕吐、腹泻、头晕、乏力等症状，严重时面色发白、出冷汗。原发性痛经在青春期多见，常在初潮后 1 ～ 2 年发病。妇科检查无异常发现。

（三）诊断

诊断时需与子宫内膜异位症、子宫腺肌病、盆腔炎性疾病引起的继发性痛经相鉴别。根据月经期下腹坠痛，妇科检查无阳性体征，临床即可诊断。继发性痛经常在初潮后数年方出现症状，多有妇科器质性疾病史或宫内节育环器放置史，妇科检查有异常发现，必要时可行腹腔检查加以鉴别。

（四）治疗原则

应重视心理治疗，向患者说明月经时的轻度不适是生理反应，消除紧张和顾虑可缓解疼痛。腹部局部热敷和进食热的饮料，如饮用热汤或热茶；足够的休息和睡眠、规律而适度的锻炼，戒烟均对缓解疼痛有一定的帮助。患者疼痛不能忍受时可辅以药物治疗。有避孕要求的痛经妇女可使用口服避孕药，通过抑制排卵，抑制子宫内膜生长降低前列腺素和加压素水平缓解疼痛。应用前列腺素合成酶抑制剂可通过抑制前列腺素合成酶的活性，减少前列腺素产生，防止过强子宫收缩和痉挛，从而减轻或消除痛经。适用于不要求避孕或口服避孕药效果不佳的原发性痛经患者，常用药物有布洛芬、酮替芬、甲氯芬那酸、双氯芬酸、甲芬那酸、萘普生等。

（黎翠芳）

第五节　血液、代谢、内分泌系统

一、缺铁性贫血

（一）概述

缺铁性贫血(iron deficiency anemia, IDA)是由体内铁缺乏导致的一种小细胞低色素性贫血。根据病因可分为：①铁摄入不足（婴幼儿、青少年、妊娠和哺乳妇女等对铁需求增加而摄入相对不足可导致缺铁，普通人群对铁需求正常但摄入绝对不足也可导致缺铁）。②铁吸收障碍（胃大切术后、腹泻、炎症性肠病等均可导致铁吸收障碍）。③铁丢失过多（慢性胃肠道失血如溃疡、痔疮、息肉、肿瘤和寄生虫感染导致的失血，月经过多，慢性咯血，慢性肾衰竭行血液透析等均可导致铁丢失过多）。缺铁性贫血是最常见的贫血，以婴幼儿发病率最高，孕妇其次。在发展中国家和经济不发达地区的发病率明显高于发达国家及经济发达地区。

（二）临床表现

缺铁性贫血的临床表现：①缺铁的原发病表现，如消化性溃疡、肿瘤、痔疮所致的黑粪、血便或腹部不适；肠道寄生虫感染导致的腹痛或大便性状改变；女性月经血过多等。②贫血表现，如乏力、疲倦、头晕、头痛、目眩、心悸、气促、食欲缺乏等。③组织缺铁表现，可出现精神行为异常（如烦躁、易怒、注意力不集中、异食癖），体力下降，儿童生长发育迟缓、智力低下，口腔炎、舌炎、口角皲裂，皮肤、毛发干燥，指（趾）甲缺乏光泽、扁平甚至凹下呈勺状（匙状甲）。

（三）诊断和鉴别诊断

1. *诊断* ①存在贫血：男性 Hb < 120g/L，女性 Hb < 110g/L，孕妇 Hb < 100g/L。②符合小细胞低色素贫血特点：MCV < 80fl，MCH < 27pg，MCHC < 32%。③存在缺铁的证据：血清铁蛋白< 12μg/L；骨髓穿刺涂片铁染色显示骨髓小粒可染铁消失，铁粒幼细胞< 15%；转铁蛋白饱和度< 15%；EFP（游离原卟啉）/Hb > 45μg/g。符合以上标准才能诊断缺铁性贫血。基层医院很难开展上述所有检查（如骨髓穿刺和游离原卟啉等），如患者存在缺铁的病因、贫血的临床症状、血常规提示小细胞低色素贫血、铁代谢提示铁蛋白和转铁蛋白饱和度下降，也应考虑缺铁性贫血的诊断。

只有明确病因，缺铁性贫血才可能根治。因此，有条件的医院应该尽可能排查缺铁性贫血的各种病因如胃肠道肿瘤导致的慢性失血、月经过多、肠道寄生虫感染等。

2. *鉴别诊断* 缺铁性贫血须与其他小细胞贫血相鉴别，包括铁粒幼细胞性贫血、地中海贫血、慢性病性贫血、转铁蛋白缺乏症等。

（四）治疗原则、预防与转诊

1. *治疗原则* ①缺铁性贫血的首要治疗措施是去除缺铁的病因，如月经血过多者应调理月经，寄生虫感染者应驱虫治疗，恶性肿瘤者应手术或者放化疗等；②补铁治疗：治疗性铁剂有无机铁（如硫酸亚铁）和有机铁（如右旋糖酐铁、葡萄糖酸亚铁、琥珀酸亚铁和多糖铁复合物等）两类。首选口服铁剂，如口服铁剂不耐受或胃肠道正常解剖部位发生改变而影响铁的吸收，可选择静脉注射铁剂。

2. *预防* 缺铁性贫血重在预防。针对婴幼儿、青少年和妇女等高危患者，应注意营养保健，如婴幼儿应及早添加富含铁的食品；青少年应纠正偏食，定期查治寄生虫；对于孕妇、哺乳期妇女可适当补铁，同时应做好肿瘤疾病和慢性出血性疾病的筛查和治疗。

3. *转诊* 小细胞低色素贫血在基层医院不难诊断，如能找到缺铁性贫血相关病因，且有缺铁的实验室证据，应考虑缺铁性贫血的诊断。症状较轻、病因容易去除的缺铁性贫血，可以在基层医院治疗。但对于病因复杂或症状较重的缺铁性贫血，应建议患者去大医院的血液专科就诊。

二、血小板减少性紫癜

（一）概述

血小板减少性紫癜是指各种原因导致的血小板减少而引起的以皮肤黏膜出血为主要表现的出血性疾病。导致血小板减少的常见病因有再生障碍性贫血、白血病、脾功能亢进、免疫性血小板减少性紫癜和血栓性血小板减少性紫癜等。不同类型的血小板减少性紫癜均表现为出血倾向，但病因、发病机制、临床表现、治疗和预后不尽相同。以下重点介绍原发免疫性血小板减少性紫癜（immune thrombocytopenia，ITP）。

（二）临床表现

原发免疫性血小板减少性紫癜发病多较隐袭，出血倾向是其主要临床特点。多数较轻而局限，但反复发生。可表现为皮肤黏膜出血（如瘀点、紫癜、瘀斑）、鼻出血、牙龈出血，少数情况可出现内脏出血。患者病情可因感染而急骤加重。乏力也是其临床症状之一。该病患者还容易形成血栓。

（三）诊断和鉴别诊断

1. *诊断* 诊断要点包括：①至少 2 次检验提示血小板减少，而血细胞形态无异常；②脾脏一般不大；③骨髓检查提示巨核细胞数正常或增多，有成熟障碍；④排除其他继发性血小板减少症。

2. 鉴别诊断　该病需与继发性血小板减少性紫癜如再生障碍性贫血、脾功能亢进症、骨髓增生异常综合征、系统性红斑狼疮、药物性免疫性血小板减少等相鉴别，还需与其他导致紫癜的疾病如过敏性紫癜相鉴别。

（四）治疗原则与转诊

1. 治疗原则　该病的治疗原则包括：①一般治疗，如无明显出血倾向，血小板计数＞ $30 \times 10^9/L$，无手术创伤且不从事出血高危工作或劳动，可予以临床观察而暂不进行药物治疗；有高危出血风险（如血小板计数＜ $20 \times 10^9/L$ 者）或出血严重者建议严格休息；必要的患者可全身或局部使用止血药。②一线治疗措施，糖皮质激素是首选治疗，可辅以静脉输注丙种球蛋白。③二线治疗措施，脾切除和抗 CD20 的单克隆抗体、环孢素、环磷酰胺、达那唑等药物均可作为二线治疗选择。④病情需要时可输注同型血小板。

2. 转诊　原发免疫性血小板减少性紫癜的诊断依赖骨髓穿刺涂片，且治疗方案复杂。一般应建议患者至大医院血液内科诊治。但基层医师也应该掌握该病的紧急治疗措施（如严格卧床休息、避免外伤、静脉输注血小板、静脉输注丙种球蛋白等），以在首诊时最大限度地保障患者的生命安全。

三、甲状腺功能亢进症

（一）概述

甲状腺功能亢进症（hyperthyroidism）简称甲亢，是甲状腺腺体本身产生甲状腺激素过多而引起的甲状腺毒症。而甲状腺毒症是指血循环中甲状腺激素过多而引起的以神经、循环、消化等系统兴奋性增高和代谢亢进为主要表现的一组临床综合征。甲亢的常见病因包括弥漫性毒性甲状腺肿（又称为 Graves 病）、结节性毒性甲状腺肿和甲状腺自主高功能腺瘤等。

（二）临床表现

临床表现主要由循环中甲状腺激素过多引起。

主要症状包括易激动、烦躁失眠、心悸、乏力、怕热、多汗、消瘦、食欲亢进、大便次数增多或腹泻、女性月经血稀少等。可伴发周期性瘫痪及甲亢性肌病。但也有少数老年患者高代谢症状不典型，反而表现为乏力、厌食、抑郁、嗜睡、体重下降等症状，此种类型被称为淡漠型甲亢。

主要体征包括不同程度的甲状腺肿大（弥漫性、质地中等、无压痛）；甲状腺上、下极可触及震颤，并闻及血管杂音；心血管系统还可出现心脏扩大、心律失常、心房颤动等表现；眼部表现较为常见，有单纯性突眼和浸润性突眼两种类型；少数患者可有胫前黏液性水肿。

由于感染、手术、创伤、精神应激等诱因的影响，患者甲状腺毒症可能急性加重，而出现高热或过高热、大汗、心动过速、谵妄、恶心、呕吐、腹泻，严重者可有心力衰竭、休克及昏迷等，这种现象称为甲亢危象，死亡率在 20% 以上。临床上应该积极预防和处理。

（三）诊断及鉴别诊断

1. 诊断　甲亢的诊断包括：①高代谢症状和体征；②甲状腺肿大；③血清 TT_4、FT_4 增高，TSH 降低。满足以上三点诊断即可成立。但以上标准并非绝对，诊断时需注意以下几个问题：①淡漠型甲亢的高代谢症状不明显，仅表现为明显消瘦或者心房颤动等；②少数患者可无甲状腺肿大；③ T_3 型甲亢仅有血清 TT_3 增高。

2. 鉴别诊断　甲亢是甲状腺腺体本身分泌过多甲状腺激素所致，需与破坏性甲状腺毒症相鉴别，如亚急性甲状腺炎是由于甲状腺腺体被破坏导致大量甲状腺激素释放入血而导致的甲状腺毒症，患者本身甲状腺并没有过多分泌甲状腺激素。另外，甲亢诊断后，还需要鉴别引起甲亢的原因，如 Graves 病、结节性毒性甲状腺肿和甲状腺自主高功能腺瘤等。

（四）治疗原则与转诊

1. 治疗原则　目前甲亢治疗主要包括三种方法：抗甲亢药物治疗、碘-131（^{131}I）治疗和手术治疗。抗甲亢药物的作用是抑制甲状腺合成甲状腺激素，^{131}I 和手术则是通过破坏甲状腺组织、减少甲状腺激素的产生而达到治疗目的。其他治疗还包括：①减少碘摄入量，应食用无碘食盐、忌用含碘药物和含碘造影剂；② β 受体阻滞剂，既可阻断甲状腺素对心脏的兴奋作用，也可阻断外周组织 T_4 向 T_3 转化。

甲亢危象的治疗：①去除诱因；②抗甲亢药物；③碘剂；④ β 受体阻滞剂；⑤糖皮质激素；⑥降温及其他支持治疗；⑦上述常规效果不满意时，可选择透析或血浆置换等措施迅速降低血浆甲状腺激素浓度。

2. 转诊　根据典型临床表现和实验室检查结果，基层医院也可诊断甲亢。但甲亢的病因诊断及治疗方案的制订建议由大医院内分泌专科医师决定。如患者出现严重的临床症状如甲亢危象时，应尽快转诊大医院，以争取治疗时机，最大限度地挽救患者生命。

四、甲状腺功能减退症

（一）概述

甲状腺功能减退症（hypothyroidism）简称甲减，是指各种原因导致的低甲状腺激素血症或甲状腺激素抵抗而引起的全身性低代谢综合征。其病理特征为黏多糖在组织和皮肤沉积，表现为黏液性水肿。成人甲减的主要病因包括自身免疫损伤、甲状腺破坏、碘过量、甲状腺手术和抗甲亢药物的不恰当使用等。

根据病变发生的部分，甲减可分为原发性甲减（甲状腺腺体本身病变引起的甲减）、中枢性甲减（下丘脑、垂体病变导致的甲减）和甲状腺激素抵抗综合征（甲状腺激素在外周组织实现生物学效应障碍引起的综合征）。根据病变的原因，甲减分为药物性甲减、手术后甲减、^{131}I 治疗后甲减、特发性甲减等。根据甲减的程度，又分为临床甲减和亚临床甲减。

（二）临床表现

甲减发病隐匿，相当一部分患者缺乏特异性症状和体征。临床上主要表现为代谢率减低和交感神经兴奋性下降相关的表现，如畏寒、乏力、嗜睡、记忆力减退、体重增加、便秘、月经紊乱等。

典型患者查体有表情呆滞、反应迟钝、声音嘶哑、颜面和眼睑水肿、唇厚舌大、皮肤干燥、皮温降低、毛发稀疏干燥、脉率缓慢等。少数患者出现胫前黏液性水肿，重症患者可发生黏液性水肿昏迷。

（三）诊断和鉴别诊断

1. 诊断　①存在甲减的症状和体征，实验室检查提示血清 TSH 增高和 FT_4 减低，即可诊断原发性甲减。如患者存在 TPO-Ab（甲状腺过氧化物酶抗体）阳性，可考虑甲减的病因为自身免疫甲状腺炎。②存在甲减症状和体征，TSH 减低或正常，TT_4、FT_4 减低，考虑为中枢性甲减，需进一步寻找垂体和下丘脑病变。③仅有 TSH 升高，而 TT_4 和 FT_4 正常，无甲减临床表现，则诊断为亚临床甲减。

2. 鉴别诊断　甲减应与其他容易导致水肿（如肾病综合征、心力衰竭等）、反应迟钝（如低血糖、贫血等）的疾病相鉴别。还需与低 T_3 综合征（非甲状腺疾病原因引起的血中 T_3 降低的综合征，多由严重全身性疾病、创伤和心理疾病导致，反映了机体内分泌系统对疾病的适应性反应）相鉴别。

（四）治疗原则与转诊

1. 治疗原则　甲减的治疗包括：①去除病因。②补充左甲状腺激素（L-T_4），目标是将血清 TSH 和甲状腺激素水平恢复到正常范围内。诊断亚临床甲减，如存在以下情况需要补充左甲状腺素，如高胆固醇血症或血清 TSH ＞ 10mU/L。

2. 转诊　大部分原发性甲减，基层医院医师应可诊断和治疗。但对于病因复杂或临床表现严重的甲减，建议至大医院内分泌科行进一步诊治。

五、糖尿病

（一）概述

糖尿病（diabetes mellitus，DM）是一组由胰岛素分泌和（或）作用缺陷引起的以慢性高血糖为特征的代谢性疾病。患者由于长期的糖类及脂肪、蛋白质代谢紊乱，而出现多系统损害，包括眼、肾、神经、心脏、血管等组织器官的进行性病变；病情严重或应激时可出现急性严重代谢紊乱（如糖尿病酮症酸中毒、高渗高血糖综合征等）。我国糖尿病防治形势严峻，目前成人糖尿病患病率达 9.6%，而糖尿病前期的患病率高达 15.5%，更严重的是约有 60% 的糖尿病患者未被诊断。

根据糖尿病的临床表现、病理生理和病因，目前将糖尿病分为以下四大类型：① 1 型糖尿病（T_1DM），是由于胰岛 B 细胞破坏导致胰岛素绝对缺乏引起。② 2 型糖尿病（T_2DM），从以胰岛素抵抗为主伴胰岛素进行性分泌不足，到胰岛素进行性分泌不足为主伴胰岛素抵抗。③其他特殊类型糖尿病，指病因学相对明确的一些高血糖状态，如胰岛 B 细胞功能基因缺陷所致的“青年人中的成年发病型糖尿病”、胰岛素作用基因缺陷导致的“A 型胰岛素抵抗糖尿病”等，胰腺外分泌疾病相关的“胰腺炎性糖尿病”等，内分泌疾病相关的“库欣综合征引起的糖尿病”等。④妊娠糖尿病，指妊娠期间发生的不同程度糖代谢异常。不包括孕前已诊断或已患糖尿病的患者（此为糖尿病合并妊娠）。

（二）临床表现

1. 代谢紊乱临床表现　典型表现为“三多一少”症状（多尿、多饮、多食和体重减轻）。也可出现皮肤瘙痒、外阴瘙痒和视物模糊（由于血糖变化过快使房水、晶状体渗透压改变而引起的屈光改变）。但相当一部分患者无任何症状，仅于体检或其他疾病就诊时发现。

2. 并发症和（或）伴发病临床表现　①急性严重代谢紊乱：如糖尿病酮症酸中毒和高渗高血糖综合征。②感染性疾病：糖尿病患者容易合并各种感染，尤其见于血糖控制差者；尿路感染、疖、痈、皮肤真菌感染、结核等均较常见。③慢性并发症：糖尿病的慢性并发症包括微血管病变（如糖尿病肾病、糖尿病视网膜病变、糖尿病心肌病等），大血管病变（主要表现为大动脉的粥样硬化，如肾动脉硬化、冠心病、脑动脉硬化等），神经系统并发症（包括中枢神经系统并发症、周围神经病变和自主神经功能紊乱），糖尿病足和其他（如白内障、青光眼等）。

（三）诊断和鉴别诊断

1. 诊断　糖尿病的诊断是基于空腹（至少 8 小时无任何热量摄入）、随机（1 日内任何时间）和 OGTT 中 2 小时血糖值决定的。如满足下面三条标准中的一条，即可诊断。①糖尿病症状（多尿、烦渴多饮和难以解释的体重减轻）+ 随机血糖（静脉血浆葡萄糖，下同）≥ 11.1mmol/L；②空腹血糖≥ 7.0mmol/L；③ OGTT 2 小时血糖≥ 11.1mmol/L。特别强调：以上所有血糖值均需重复一次证实，诊断才能成立。

2. 鉴别诊断　应注意与以下疾病相鉴别。①血糖正常而尿糖阳性的疾病。主要包括肾小管间质病变为主的疾病。由于近端肾小管葡萄糖重吸收障碍而导致肾糖阈下降，出现血糖正常而尿糖阳性（肾性尿糖）。②餐后 0.5 ～ 1 小时血糖明显升高的疾病。甲亢、胃空肠吻合术后、严重肝病肝糖原合成受阻等，可引起进食后 0.5 ～ 1 小时血糖升高过快，但空腹血糖和餐后 2 小时血糖正常。

（四）治疗原则、预防和转诊

1. 治疗原则　糖尿病的治疗包括五大方面：①糖尿病健康教育。非常重要，每位患者均应接受全面的糖尿病教育，充分认识糖尿病并掌握自我管理技能。②医学营养治疗。总的原则是确定合理的能量摄入，均衡地分配各种营养物质，恢复并维持理想体重。③运动治疗。有助于增加胰岛素敏感性，以控制血糖和体重。④病情监测。包括血糖监测、其他心血管疾病危险因素的监测和并发症监测等。⑤药物治疗。口服降糖药包括磺酰脲类、格列奈类、噻唑烷二酮类、双胍类、α - 糖苷酶抑制剂和二肽基肽酶（DPP）- Ⅳ抑制剂；注射药物包括胰岛素和胰高糖素样肽（GLP）-1 受体激动剂。

2. 预防　某些糖尿病与遗传、基因缺陷有关，以上因素难以预防，但无节制的饮食、缺乏运动、吸烟等是糖尿病的危险因素，干预这些危险因素有望降低糖尿病的发生风险。此外，所有诊断糖尿病的患者，均应积极控制血糖，预防并发症和相关合并症的发生。

3. 转诊　对于初发糖尿病或者存在严重合并症或者并发症的患者，建议转至大医院内分泌科进行综合诊治。治疗方案基本制订、病情相对稳定的患者，可在基层医院随访，基层医师在健康教育、营养、运动、病情监测、药物调整方面可给予一定治疗建议，但仍应建议这些患者定期（如 6 ～ 12 个月一次）至大医院内分泌科复查。

六、血脂异常

（一）概述

血脂是血浆中的中性脂肪（三酰甘油和胆固醇）和类脂（磷脂、糖脂、固醇、类固醇）的总称。血脂异常（dyslipidemia）指血浆中脂质量和质的异常，通常指血浆中胆固醇和（或）三酰甘油升高，同时也包括高密度脂蛋白胆固醇降低。脂质不溶或微溶于水，在血浆中与蛋白质（载脂蛋白）结合以脂蛋白形式存在，因此血脂异常实际上表现为脂蛋白异常血症。

血浆脂蛋白分为五大类：乳糜微粒（CM）、极低密度脂蛋白（VLDL）、中间密度脂蛋白（IDL）、低密度脂蛋白（LDL）、高密度脂蛋白（HDL）。

由于全身性疾病（如糖尿病、肾病综合征等）引起的血脂异常称为继发性血脂异常。无任何继发因素的血脂异常称为原发性血脂异常。临床上还可简单将血脂异常分为高胆固醇血症、高三酰甘油血症、混合型高脂血症和低高密度脂蛋白胆固醇血症。

（二）临床表现

血脂异常临床表现：①黄色瘤、早发性角膜环和脂血症眼底改变，黄色瘤为脂质局部沉积引起；早发性角膜环出现于 40 岁以下，多伴有血脂异常；严重高三酰甘油血症可产生脂血症眼底改变。②动脉粥样硬化，由脂质在血管内皮下沉积引起。可引起心脑血管和周围血管病变。③关节炎和胰腺炎，严重的高胆固醇血症可出现游走性多关节炎；严重的高三酰甘油血症（特别是＞ 10mmol/L）可引起急性胰腺炎。

（三）诊断和鉴别诊断

1. 诊断　根据《中国成人血脂异常防治指南（2016 年修订版）》，将血脂异常进行以下分层：①总胆固醇（TC）在 5.2 ～ 6.2mmol/L，称为边缘升高；≥ 6.2mmol/L，称为升高。②低密度脂蛋白胆固醇（LDL-C）在 3.4 ～ 4.1mmol/L，称为边缘升高；≥ 4.1mmol/L，称为升高。③高密度脂蛋白胆固醇（HDL-C）＜ 1.0mmol/L，称为降低。④非高密度脂蛋白胆固醇（非 HDL-C）在 4.1 ～ 4.9mmol/L，称为边缘升高；≥ 4.9mmol/L，称为升高。⑤三酰甘油（TG）在 1.7 ～ 2.3mmol/L，称为边缘升高；≥ 2.3mmol/L，称为升高。以上标准中满足至少 1 条，即可诊断血脂异常。

2. 鉴别诊断　血脂异常的鉴别诊断主要需区分血脂异常的临床类型，以及区分原发性血脂异常和继发性血脂异常。

（四）治疗原则、预防与转诊

1. 治疗原则　①继发性血脂异常以治疗原发病为主。②应该制订综合性的治疗措施：生活方式干预为首要措施（包括控制脂肪摄入、规律的体力活动、戒烟酒等）；药物治疗要把握指征，常用的药物有他汀类、贝特类和肠道胆固醇吸收抑制剂（如依折麦布）等。高胆固醇血症首选他汀类；高三酰甘油血症首选贝特类；混合型高脂血症如以胆固醇升高为主则首选他汀类，以三酰甘油升高为主则首选贝特类。③要制订个体化的血脂防治目标：需根据有无冠心病或冠心病等危症（如高血压、糖尿病等）及有无心血管危险因素，结合血脂水平制订合适的血脂防治目标。

2. 预防　均衡饮食，增加体育运动，预防肥胖、糖尿病等慢性病，有利于降低血脂异常的发生率。

3. 转诊　血脂异常可在基层医院诊断，无并发症的血脂异常可在基层医院随访治疗。但若血脂异常存在较复杂的原发病因（如肾病综合征、糖尿病等），需建议患者至大医院相应专科处理。如患者存在冠心病及其他心血管疾病危险因素，需要制订个体化的血脂控制目标，也应建议患者至大医院心血管病专科诊疗。

（李剑波）

第六节　精神、神经系统

一、脑血管疾病

（一）概述

脑血管疾病是指由各种原因导致的脑血管性疾病的总称。卒中为脑血管疾病的主要临床类型，包括缺血性卒中和出血性卒中，以突然发病、迅速出现局限性或弥散性脑功能缺损为共同临床特征，为一组器质性脑损伤导致的脑血管疾病。

脑血管疾病是危害中老年人身体健康和生命的主要疾病之一。卒中是目前导致人类死亡的第二位原因，它与缺血性心脏病、恶性肿瘤构成全国的三大致病疾病。近年来卒中在我国全死因顺位明显前移。本病高发病率、高死亡率和高致残率给社会、家庭带来沉重的负担和痛苦。随着人口老龄化，脑血管疾病造成的危害日趋严重。今年脑血管疾病的诊疗技术已有很大发展，并较大程度地改善了患者的预后。但是，由于绝大部分卒中患者的病理生理过程无法逆转，减少卒中疾病负担的最佳途径还是预防，特别应强调一级预防，即针对卒中的危险因素积极地进行早期干预预防，以减少卒中的发生。

（二）脑血管疾病分类

1. 短暂性脑缺血发作

（1）颈内动脉系统。

（2）椎-基底动脉系统。

2. 卒中

（1）蛛网膜下腔出血：①动脉瘤破裂；②血管畸形；③颅内异常血管网症；④其他。

（2）脑出血：①高血压性脑出血；②脑血管畸形或动脉瘤出血；③继发于梗死的出血；④肿瘤性出血；⑤血液病性出血；⑥淀粉样脑血管病出血；⑦动脉炎性出血；⑧药物性出血；⑨其他；⑩原因不明的出血。

（3）脑梗死：①动脉粥样硬化性血栓性脑梗死；②脑栓塞：心源性，动脉源性，脂肪性，其他；③腔隙性脑梗死；④颅内异常血管网症；⑤出血性梗死；⑥无症状性梗死；⑦其他。

3. 椎-基底动脉供血不足

4. 脑血管性痴呆

5. 高血压性脑病

6. 颅内动脉瘤 ①囊性动脉瘤；②动脉硬化性动脉瘤；③感染性动脉瘤；④外伤性动脉瘤；⑤其他。

7. 颅内血管畸形 ①脑动静脉畸形；②海绵状血管瘤；③静脉血管畸形；④毛细血管扩张症；⑤脑-面血管瘤病；⑥ Galen 静脉动脉瘤样畸形；⑦硬脑膜动静脉瘘；⑧其他。

8. 脑动脉炎 ①感染性动脉炎；②大动脉炎（主动脉弓综合征）；③系统性红斑狼疮；④结节性多动脉炎；⑤颞动脉炎；⑥闭塞性血栓性脉管炎；⑦其他。

9. 其他动脉疾病 ①脑动脉盗血综合征；②颅内异常血管网症；③动脉肌纤维发育不良；④淀粉样血管病；⑤夹层动脉瘤；⑥其他。

10. 颅内静脉、静脉窦血栓形成 ①海绵窦血栓形成；②上矢状窦血栓形成；③横窦、乙状窦血栓形成；④直窦血栓形成；⑤其他。

11. 颅外段动、静脉疾病 ①颈动脉、椎动脉狭窄或闭塞；②颈动脉扭曲；③颈动脉、椎动脉动脉瘤；④其他。

（三）脑血管疾病的病因

各种原因如动脉硬化、血管炎、先天性血管病、外伤、药物、血液病及各种栓子和血流动力学改变都可引起急性或慢性的脑血管疾病。根据解剖结构和发病机制，可将脑血管疾病的病因归为以下几类。

1. 血管壁病变 以高血压性动脉硬化和动脉粥样硬化所致的血管损害为常见，其次为结核、梅毒、结缔组织疾病和钩端螺旋体等病因所致的动脉炎，再次为先天性血管病（如动脉瘤、血管畸形和先天性狭窄）和各种原因（外伤、颅脑手术、插入导管、穿刺等）所致的血管损伤，另外还有药物、毒物、恶性肿瘤等所致的血管病损等。

2. 心脏病和血流动力学改变 如高血压、低血压或血压的急骤波动，以及心功能障碍、传导阻滞、风湿性或非风湿性心瓣膜病、心肌病及心律失常，特别是心房颤动。

3. 血液成分和血液流变学改变 包括各种原因所在的高黏血症，如脱水、红细胞增多症、高纤维蛋白原血症等，另外还有凝血机制异常，特别是应用抗凝剂、避孕药物，弥散性血管内凝血和各种血液性疾病等。

4. 其他病因 包括空气、脂肪、癌细胞和寄生虫等栓子，脑血管受压、外伤、痉挛等。

（四）诊断与治疗原则

脑血管病的诊疗原则与其他疾病类似，包括病史、体格检查和实验室检查。根据突然发病、迅速出现局灶性或弥散性脑损害的症状及体征，临床可初步考虑脑卒中。结合脑部血管病变导致疾病的证据，如神经功能缺损符合血管分布的特点，颅脑 CT、MRI 或 MRA、DSA 及脑脊液等检查发现相关的疾病证据，以及常有的卒中危险因素，如高龄、高血压、心脏病、糖尿病、吸烟和高脂血症等，一般较容易做出诊断。但单纯依靠症状和体征等临床表现不能完全区别缺血性或出血性脑血管病，必须依靠颅脑 CT 等神经影像学检查才能做出鉴别诊断。

脑血管病的治疗原则为挽救生命、降低残疾、预防复发和提高生命质量。由于目前绝大部分卒中患者的病理生理过程无法逆转和缺少有效的卒中治疗方法，急性卒中的治疗主要是处理卒中合并症。迄今为止，仅有极少数的治疗方法被循证医学证实对急性卒中原发的脑损害有治疗效果，如急性缺血性脑卒中的超早期溶栓治疗。

卒中是急症，患者发病后是否及时送达医院，并获得早期诊断及早期治疗，是能否达到最好救治效果的关键。有条件的城市应组建和完善院前卒中快速转运系统，卒中发病后应拨打“120”急救电话，通过急救车将患者快速安全地转运到最近的能提供急诊卒中治疗的医院。急诊卒中治疗医院应开通卒中绿色通道，最大限度减少院内延误治疗。

卒中单元是一种多学科合作的组织化病房管理系统，其核心工作人员包括临床医师、专业护士、物理治疗师、职业治疗师、言语训练师和社会工作者。卒中单元虽然不是卒中的一种治疗方法，但它显著改善住院卒中患者管理，为卒中患者提供全面和优质的药物治疗、肢体康复、语言训练、心理康复和健康教育。因而，卒中患者在卒中单元进行治疗较非卒中单元明显地提供疗效和满意度。目前，卒中单元已被循证医学证实是卒中治疗的最佳途径。有条件的医院，所有急性脑血管病患者都应收入到卒中单元治疗。

脑血管病的治疗应以循证医学的证据为基础，但目前临床上采用的许多脑血管病的治疗方法尚缺少足够的循证医学证据。临床医师应将个人经验与循证医学证据有机地结合起来，重视临床指南的指导作用，并充分考虑患者的要求，制订患者经济可承受的有效、合理和实用的个体化诊疗方案。

（五）脑血管疾病急症患者基层处理原则

对于脑血管病急症患者，基层医疗机构医务人员按照脑血管疾病急症处理原则维护生命体征平稳，尽快联系急救中心转诊。

1. 脑血管疾病转诊指征

（1）基层医疗机构出诊的脑血管病患者，如有以下情况之一：①首次出现脑血管病症状（面舌瘫、一侧肢体无力或麻木；一侧面部麻木或口角歪斜；言语表达或理解障碍、一侧或双侧视力丧失或视物模糊、复视、眩晕伴呕吐等）。②突然出现的剧烈头痛，伴有恶心、呕吐或意识水平下降。③意识障碍或抽搐。④经基层医疗机构脑血管病危险因素筛查确定为脑血管病（极）高危者。⑤ 45 岁以下青年患者或需要接受介入诊疗的患者。

（2）基层医疗机构随访的脑血管病患者，如有以下情况之一：①随访时发现原有症状进行性加重；②随访时出现新的症状或重要并发症（含认知、情感障碍）；③随访 3 个月后脑血管病危险因素干预仍不达标者；④因药物副作用不能坚持原治疗方案，需进行调整者；⑤需定期进行必要的神经系统检查、影像等相关项目的复查者（如 CIA、MRA、DSA 等）。

2. 脑血管病下转指征　①诊断明确，治疗后病情稳定；②治疗方案确定，适合在基层医疗机构诊疗或居家口服药物，且药品可在基层获得；③伴随临床症状已控制稳定；④需要继续康复治疗者。

短暂性脑缺血发作

（一）概述

短暂性脑缺血发作（transient ischemic attack, TIA）概念源于20世纪五六十年代，最初定义为：突然出现的局灶性或全脑的神经功能障碍，持续时间不超24小时，且排除非血管源性原因。随着神经影像学的发展，基于“时间和临床”的传统定义受到质疑。在2002年提出新的TIA定义：由于局部脑或视网膜缺血引起的短暂性神经功能缺损，临床症状一般不超过1小时，最长不超过24小时，且无责任病灶的证据。凡神经影像学检查有神经功能缺损对应的明显病灶者不宜称为TIA。传统的TIA定义，只要临床症状在24小时内消失，不遗留神经系统体征，而不管是否存在责任灶。近来研究证实，对于传统TIA患者，如果神经功能缺损症状超过1小时，绝大部分神经影像学检查均可发现对应的脑部梗死小病灶。因此，传统的TIA许多病例实质上是小卒中。

TIA的发病与动脉粥样硬化、动脉狭窄、心脏病、血液成分改变及血流动力学变化等多种病因有关，其发病机制主要有以下两种类型。

（1）微栓塞：主要来源于动脉粥样硬化的不稳定斑块或附壁血栓的破碎脱落、瓣膜性或非瓣膜性的心源性栓子及胆固醇结晶等。微栓子主要来自于颈外动脉。微栓子阻塞小动脉常导致其供血区域脑组织缺血，当栓子破碎移向远端或自发溶解时，血流恢复，症状缓解。

（2）血流动力学改变：在原有颅内、外动脉严重狭窄或闭塞的基础上，血压的急剧波动导致原来靠侧支循环维持的脑区发生的一过性缺血。

（3）颈部动脉受压：多出现在椎-基底动脉系统。脑血管痉挛、盗血现象也可以引起TIA发作。

（二）临床表现

TIA好发于中老年人，男性多于女性，患者多伴有高血压、动脉粥样硬化、糖尿病或高脂血症等脑血管病危险因素。发病突然，局部脑或视网膜功能障碍历时短暂，最长时间不超过24小时，不留后遗症状。由于微栓塞导致的脑缺血范围很小，一般神经功能缺损的范围和严重程度比较有限。TIA常反复发作，每次发作表现相似。

TIA的临床表现随受累血管不同而表现不同。

（1）短暂性单眼盲：短暂性单眼盲又称为发作性黑矇，短暂单眼失明是颈内动脉分支眼动脉缺血的特征性症状。

（2）颈内动脉系统TIA：以偏侧肢体或单肢的发作性轻瘫最常见，通常以上肢和面部较重；主侧半球的颈动脉系统可表现为失语、偏瘫、偏身感觉障碍和偏盲。

（3）椎基底动脉系统TIA：常见症状有眩晕和共济失调、复视、构音障碍、吞咽困难、交叉性或双侧肢体瘫痪，或感觉障碍、皮质性盲和视野缺损。另外还可以出现猝倒症。

（三）辅助检查

CT或MRI检查大多正常。部分病例弥散加权MRI可以在发病早期显示一过性缺血灶，缺血灶多呈小片状，一般体积1～2ml，CTA、MRA及DSA检查有时可见血管狭窄、动脉粥样硬化改变。经颅多普勒（TCD）检查可探查颅内动脉狭窄，并可进行血流状况评估和微栓子检测。血常规和血生化检查是必要的，神经心理检查可发现轻微的脑功能损害。

（四）诊断

大多数TIA患者就诊时临床症状已消失，故诊断主要依靠病史。中老年突然出现局灶性脑功能损害症状，符合颈内动脉或椎-基底动脉系统及分支缺血表现，并在短时间内症状完全恢复（多不超过 1 小时），应高度怀疑 TIA。同时应对患者进行影像学检查，灌注加权成像 / 弥散加权成像 / 计算机体层灌注（PWI/DWI/CTP）和单光子发射计算机断层成像（SPECT）有助于 TIA 的诊断，以排除可导致短暂性神经功能缺损的非血液循环障碍性疾病。

（五）鉴别诊断

TIA 应与可以导致短暂性神经功能障碍发作的疾病相鉴别，如伴先兆的偏头痛、部分性癫痫、颅内结构损伤（如肿瘤、血管畸形、慢性硬膜下血肿、巨动脉瘤等）、多发性硬化、迷路病变、代谢性疾病（如低血糖发作、高钙血症、低钠血症等）、心理障碍等。发作性黑矇应与青光眼等眼科疾病相鉴别。

（1）癫痫的部分性发作：特别是单纯部分性发作，常表现为持续数秒或数分钟的肢体抽搐或麻木针刺感，从躯体的一处开始，并向周围扩展，可有脑电图异常，CT、MRI 检查可发现脑内局灶性病变。

（2）梅尼埃病：发作性眩晕、恶心、呕吐与椎 - 基底动脉系统 TIA 相似，但每次发作持续时间往往超过 24 小时，有反复发作后听力减退等症状，除眼球震颤外，无其他神经系统定位体征。发作年龄多在 50 岁以下。

（3）心脏疾病：阿 - 斯综合征，严重心律失常如室上性心动过速、多源性室性期前收缩、室速或室颤、病态窦房结综合征等，可因阵发性全脑供血不足出现头晕、晕倒和意识丧失，但常无神经系统局灶性症状和体征，动态心电图监测、超声心动图检查常有异常发现。

（4）其他：颅内肿瘤、脓肿、慢性硬膜下血肿、脑内寄生虫等亦可出现类似 TIA 发作症状。原发性或继发性自主神经功能不全亦可因血压或心律的急剧变化出现短暂性全脑供血不足，出现发作性意识障碍。基底动脉型偏头痛常有后循环缺血发作，应注意排除。

（六）治疗

1. *急诊处理*　TIA 是急症。从本质上来说，TIA 和脑梗死是缺血性脑损伤这一动态过程的不同阶段。建议在急诊时，对症状持续≥ 30 分钟者，应对已查到的病因进行治疗。TIA 发病后 2 ～ 7 天为卒中的高风险期，对患者进行紧急评估与干预可减少卒中的发生。临床医师还应提前做好有关的准备工作，一旦 TIA 转变为脑梗死，不要因等待凝血功能等结果而延误溶栓治疗。

2. *药物治疗*

（1）抗血小板治疗：非心源性栓塞性 TIA 常规不推荐使用口服抗凝药物及常规使用静脉抗凝剂治疗，推荐长期抗血小板治疗。卒中风险较高患者，如 TIA 或小卒中发病 1 个月内，可采用小剂量阿司匹林 50 ～ 150mg/d 与氯吡格雷 75mg/d 联合抗血小板治疗。一般单独使用阿司匹林 50 ～ 325mg/d；氯吡格雷 75mg/d；小剂量阿司匹林和缓释的双嘧达莫（分别 25mg 和 200mg，2 次 / 天）。

（2）抗凝治疗：国际上根据大量临床试验结果并不推荐常规抗凝治疗，国外较少采用抗凝治疗。心源性栓塞性 TIA 可采用抗凝治疗。主要包括肝素、低分子量肝素和华法林。一般短期使用肝素后改为华法林口服抗凝，华法林治疗目标为国际标准比值（INR）达到 2 ～ 3，用药量根据结果调整。卒中高度风险的 TIA 患者应选用半衰期较短和较易中和抗凝强度的肝素；一旦 TIA 转变为脑梗死，可以迅速纠正凝血功能指标异常，使之符合溶栓治疗的入选标准。频繁发作的 TIA 或椎 - 基底动脉系统 TIA，及对抗血小板治疗无效的病例也可考虑抗凝治疗。对人工心脏瓣膜置换等卒中高度风险的 TIA 患者还可考虑口服抗凝剂治疗加用小剂量阿司匹林或双嘧达莫联合治疗。

（3）扩容治疗：纠正低灌注，适用于血流动力型 TIA。

(4) 溶栓治疗：对于新近发生的符合传统 TIA 定义的患者，虽神经影像学检查发现有明确的脑梗死责任灶，但目前不作为溶栓治疗的禁忌证。在临床症状再次发作时，若临床已明确诊断为脑梗死，不应等待，应按照卒中指南积极进行溶栓治疗。

(5) 钙通道阻滞药：阻止细胞内钙超载，防止动脉痉挛，扩张血管。尼莫地平 20 ～ 40mg，每天 3 次。氟桂利嗪更有利于椎基底动脉系统的症状改善，5mg，每晚 1 次。

(6) 控制危险因素：调节血脂对于动脉粥样硬化的患者发生心脑血管病有预防性治疗作用。对有高纤维蛋白原血症的 TIA 患者，可选用降纤酶治疗。控制血压（防止过高或过低），老年患者避免过度镇静导致睡眠过深而出现脑缺血，及时治疗严重贫血和红细胞增多症。活血化瘀中药制剂对 TIA 患者也可能有一定的治疗作用。

3. *TIA 的外科治疗* 对过去 6 个月内发生过 TIA 的患者，如果同侧无创性成像显示颈内动脉狭窄大于 70% 或导管血管造影显示狭窄大于 50%，且围术期并发症和死亡风险估计小于 6%，则推荐行颈动脉内膜切除术 (CEA) 治疗。颈动脉血管成形术和支架置入术 (CAS) 可作为 CEA 治疗的一种替代方法。无早期血运重建禁忌证时，最好在 2 周内行 CEA 或 CAS。但如狭窄程度小于 50%，则不是 CEA 或 CAS 进行血运重建的指征。症状性颅外段颈动脉闭塞患者不推荐常规行颅外 - 颅内血管旁路移植术。患者在接受最佳的药物治疗（包括抗栓及他汀类药物和相关危险因素控制）期间仍出现症状，可考虑对椎动脉颅外段狭窄患者行血管内手术治疗。主要颅内动脉狭窄所致的 TIA 不推荐行颅外 - 颅内血管旁路移植术，目前进行 CAS 的有效性尚不清楚。

（七）预后

TIA 患者早期发生卒中的风险很高，发病 7 天内的卒中风险为 4% ～ 10%，90 天卒中风险为 10% ～ 20%（平均 11%）。发作间隔时间缩短，发作持续时间延长，临床症状逐渐加重的进展性 TIA 是即将发展为脑梗死的强烈预警信号。TIA 患者不仅易发生脑梗死，也易发生心肌梗死和猝死。90 天内 TIA 复发，心肌梗死和死亡事件总风险高达 25%。最终 TIA 部分发展为脑梗死，部分继续发作，部分自行缓解。

动脉硬化性脑梗死

动脉硬化性脑梗死（arteriosclerotic cerebral infarction）是指供应脑部的动脉血管硬化所致的脑梗死，既往称为脑血栓形成，其实在病理检查中发现，血栓形成者仅占 15% 左右。本症为畸形脑血管病的常见类型，占全部急性脑血管病的 60% ～ 80%，好发于中老年人，其临床表现因受损部位、病灶数目、面积大小及有无出血、侧支循环情况、代偿能力、个体差异等而有所不同。

（一）病因及发病机制

1. *动脉粥样硬化* 主要发生在管径 500μm 以上的动脉，其斑块导致管腔狭窄或血栓形成，可见于颈内动脉和椎 - 基底动脉动系统任何部位，以动脉分叉处多见，如颈总动脉与颈内、外动脉分叉处，大脑前、中动脉起始段，椎动脉在锁骨下动脉的起始部，椎动脉进入颅内段，基底动脉起始段及分叉部。脑动脉粥样硬化常伴高血压病，两者互为因果，糖尿病和高脂血症也可加速动脉粥样硬化的进程。

2. *动脉炎* 如结缔组织病、细菌、病毒、螺旋体感染等均可导致动脉炎症，使管腔狭窄或闭塞。

3. *其他少见原因* 包括药源性（如可卡因、苯丙胺）；血液系统疾病（如细胞增多症、血小板增多症、血栓栓塞性血小板减少性紫癜、弥散性血管内凝血、镰状细胞贫血、纤溶酶原激活物不全释放伴发的高凝状态等）；遗传性高凝状态（如抗凝血酶Ⅲ缺乏、蛋白 C 缺乏和蛋白 S 缺乏）；抗磷脂抗体（如抗心磷脂抗体、狼疮抗凝物）；脑淀粉样血管病、烟雾病、肌纤维发育不良和颅内外（颈动脉和椎动脉）夹层动脉瘤等。此外，尚有极少数不明原因者。

（二）诊断

1. 一般症状

（1）好发于中老年有动脉硬化症及高血压的患者。

（2）常伴有冠心病、高脂血症、糖尿病及家族史。

（3）起病：多呈卒中样起病。

（4）病程：可表现为一过性或可逆型（TIA 或 RIND）、进展型或完全型。

（5）前驱症状：可有头晕、头痛、肢体麻木等。

（6）先兆症状：可反复多次 TIA 发作。

2. 定位症状与体征

（1）颈内动脉闭塞：严重程度差异较大，主要取决于侧支循环状况。颈内动脉闭塞常发生在颈内动脉分叉后，慢性血管闭塞可无症状。症状性闭塞可出现单眼一过性黑矇，偶见永久性失明（视网膜动脉缺血）或 Horner 征（颈上交感神经节后纤维受损）。远端大脑中动脉血液供应不良可以出现对侧偏瘫、偏身感觉障碍和（或）同向性偏盲等，优势半球受累可伴失语症，非优势半球受累可有体象障碍。体检可闻及动脉搏动减弱或闻及血管杂音。

（2）大脑中动脉闭塞

1）主干闭塞：导致三偏症状，即病灶对侧偏瘫（包括中枢性面舌瘫和肢体瘫痪）、偏身感觉障碍及偏盲（三偏），伴头、眼向病灶侧凝视，优势半球受累出现完全性失语症，非优势半球受累出现体象障碍，患者可以出现意识障碍。

2）皮质支闭塞：上部分支闭塞导致病灶对侧面部、上下肢瘫痪及感觉缺失，但下肢瘫痪较上肢轻。下部分支闭塞则表现为对侧同向性下或上象限盲及感觉性失语、失用等征。双侧皮质支闭塞可导致完全型皮质盲，有时伴有不成形的视幻觉、记忆受损（累及颞叶）、不能识别熟悉面孔（面容失认症）等。

3）深支闭塞：不论是内外分支均以腔隙性梗死为多见，常表现纯运动性卒中或感觉运动性卒中等“一偏”或“两偏”征，亦可伴偏盲征。

（3）大脑后动脉起始段的脚间支闭塞：可引起中脑中央和下丘脑综合征，包括垂直性凝视麻痹、昏睡甚至昏迷；旁正中动脉综合征，主要表现是同侧动眼神经麻痹和对侧偏瘫，即 Weber 综合征（病变位于中脑基底部，动眼神经和皮质脊髓束受累）；同侧动眼神经麻痹和对侧共济失调、震颤，即 Claude 综合征（病变位于中脑被盖部，动眼神经和结合臂受累）；同侧动眼神经麻痹和对侧不自主运动、震颤，即 Benedikt 综合征（病变位于中脑被盖部，动眼神经、红核和结合臂受累）。

（4）大脑后动脉深穿支闭塞：丘脑穿通动脉闭塞产生红核丘脑综合征，表现为病灶侧舞蹈样不自主运动、意向性震颤、小脑性共济失调和对侧偏身感觉障碍；丘脑膝状体动脉闭塞产生丘脑综合征（丘脑的感觉中继核团梗死），表现为对侧深感觉障碍、自发性疼痛、感觉过度、轻偏瘫、共济失调、手部痉挛和舞蹈 - 手足徐动症等。

（5）椎 - 基底动脉闭塞：血栓性闭塞多发生于基底动脉起始部和中部，栓塞性闭塞通常发生在基底动脉尖。基底动脉或双侧椎动脉闭塞是危及生命的严重脑血管事件，引起脑干梗死，出现眩晕、呕吐、四肢瘫痪、共济失调、肺水肿、消化道出血、昏迷和高热等。脑桥病变出现针尖样瞳孔。

(6) 小脑动脉闭塞：小脑后下动脉受累综合征（Wallenberg 综合征），病变第Ⅷ、Ⅸ、Ⅹ对脑神经受损征及共济失调，霍纳征及交叉性感觉障碍。小脑前下动脉受损征，病变同侧周围面瘫、霍纳征、小脑共济失调及交叉性感觉障碍、向病侧注视麻痹，伴眩晕、呕吐、眼球震颤。小脑上动脉闭塞，则出现病侧小脑共济失调、霍纳征、向病侧注视麻痹、病变对侧偏身感觉呈痛-触分离性感觉障碍。

（三）其他症状体征

1. 大面积脑梗死　通常由颈内动脉主干、大脑中动脉主干闭塞或皮质支完全性卒中所致，表现为病灶对侧完全性偏瘫、偏身感觉障碍及向病灶对侧凝视麻痹。病程呈进行性加重，易出现明显的脑水肿和颅内压增高征象，甚至发生脑疝死亡。

2. 分水岭脑梗死（CWSI）　是由相邻血管供血区交界处或分水岭区局部缺血导致，也称边缘带脑梗死，多由血流动力学原因所致。典型病例发生于颈内动脉严重狭窄或闭塞伴全身血压降低时。常呈卒中样发病，症状较轻，纠正病因后病情易得到有效控制。

3. 出血性脑梗死　是由脑梗死灶内的动脉自身滋养血管缺血导致的动脉血管壁损伤、坏死，在此基础上如果血管腔内血栓溶解或其侧支循环开放等原因使已损伤血管血流得到恢复，则血液会从破损的血管壁漏出，引发出血性脑梗死，常见于大面积脑梗死后。

4. 多发性脑梗死　指两个或两个以上不同供血系统脑血管闭塞引起的梗死，一般由反复多次发生脑梗死所致。

5. 无症状性脑梗死（静止性脑梗死）（ACI）　原指既往无卒中病史，又无神经系统定位体征，而由影像学（CT、MRI）或尸检发现，也包括有卒中发病同时存在神经系统缺损征相关责任病灶以外或与卒中无关的梗死。常为症状性脑梗死的前期表现或主要危险因素。

（四）辅助检查

1. 血液和心电图检查　血液检查包括血常规、血流变、血生化（包括血脂、血糖、肾功能、电解质）。这些检查有利于发现脑梗死的危险因素，对鉴别诊断也有价值。

2. 神经影像学　可以直观显示脑梗死的范围、部位、血管分布、有无出血、病灶的新旧等。发病后应尽快进行 CT 检查，虽早期有时不能显示病灶，但对排除脑出血至关重要。多数病例发病 24 小时后逐渐显示低密度梗死，发病后 2 ～ 15 天可见均匀片状或楔形的明显低密度灶。大面积脑梗死有脑水肿和占位效应，出血性梗死呈混杂密度。病后 2 ～ 3 周为梗死吸收期，病灶水肿消失及吞噬细胞浸润可与周围正常脑组织等密度，CT 上难以分辨，称为“模糊效应”。

增强扫描有诊断意义，梗死后 5 ～ 6 天出现增强现象，1 ～ 2 周最明显，约 90% 的梗死灶显示不均匀强化。头颅 CT 是最方便、快捷和常用的影像学检查手段，缺点是对脑干、小脑部位病灶及较小梗死灶分辨差。

MRI 可清晰显示早期缺血性梗死，脑干、小脑梗死，静脉窦血栓形成等，梗死灶 T_1 呈低信号、T_2 呈高信号，出血性梗死时 T_1 加权像有高信号混杂。MRI 弥散加权成像（DWI）可早期显示缺血病变（发病 2 小时内），为早期治疗提供重要信息。

血管造影 DSA、CTA 和 MRA 可以发现血管狭窄、闭塞及其他血管病变，如动脉炎、脑底异常血管网病（烟雾病）、动脉瘤和动静脉畸形等，可以为卒中的血管内治疗提供依据。其中 DSA 是脑血管病变检查的金标准，缺点为有创、费用高、技术条件要求高。

3. 腰椎穿刺检查　仅在无条件进行 CT 检查，临床又难以区别脑梗死与脑出血时进行，一般脑血栓形成患者的脑脊液压力、常规及生化检查正常，但有时仍不能据此就一定诊断为脑梗死。

4. TCD 对评估颅内外血管狭窄、闭塞、痉挛或血管侧支循环建立情况有帮助，目前也有用于溶栓治疗监测。缺点为由于受血管周围软组织或颅骨干扰及操作人员技术水平影响，不能替代 DSA，只能用于高危患者筛查和定期血管病变监测，为进一步更加积极治疗提供依据。

（五）鉴别诊断

1. *脑出血* 脑梗死有时与小量脑出血的临床表现相似，但活动中起病、病情进展快，发病当时血压明显升高常提示脑出血，CT 检查发现出血灶可明确诊断。

2. *脑栓塞* 起病急骤，局灶性体征在数秒至数分钟达到高峰，常有栓子来源的基础疾病如心源性疾病（心房颤动、风湿性心脏病、冠心病、心肌梗死、亚急性细菌性心内膜炎等）和非心源性疾病（颅内外动脉粥样硬化斑块脱落、空气、脂肪滴等）。大脑中动脉栓塞最常见。

3. *颅内占位病变* 颅内肿瘤、硬膜下血肿和脑脓肿可呈卒中样发病，出现偏瘫等局灶性体征，颅内压增高征象不明显时易与脑梗死混淆，须提高警惕，CT 或 MRI 检查有助确诊。

（六）治疗

1. *治疗原则*

（1）超早期治疗："时间就是大脑"，力争发病后尽早选用最佳治疗方案，挽救缺血半暗带。

（2）个体化治疗：根据患者年龄、缺血性卒中类型、病情严重程度和基础疾病等采取最适当的治疗。

（3）整体化治疗：采取诊断性治疗，进行支持疗法、对症治疗和早期康复治疗，对卒中危险因素及时采取预防性干预。

2. *急性期治疗*

（1）一般治疗：主要为对症治疗，包括维持生命体征和处理并发症。主要针对以下情况进行处理。

1）血压：急性缺血性卒中高血压的调控应遵循个体化、慎重、适度原则。在发病 24 小时内，为改善缺血脑组织的灌注，维持较高的血压是非常重要的，通常只有当收缩压＞ 200mmHg 或舒张压＞ 110mmHg 时，才需要降低血压（特殊情况如高血压脑病、蛛网膜下腔出血、主动脉夹层分离、心力衰竭和肾衰竭等除外）。由于大部分患者在入院或发病数小时内出现自发性的血压显著下降，其血压增高也可能因为精神紧张、白大衣高血压、膀胱充盈等其他因素所致，此时给予降压药物治疗尤其要谨慎。目前临床研究表明，急性缺血性卒中早期（24 小时至 7 天）持续存在的高血压可以采取较为积极的降压治疗，一般将血压控制在收缩压≤ 185mmHg 或舒张压≤ 110mmHg 是安全的，病情较轻时甚至可以降低至 160/90mmHg 以下。但卒中早期降压 24 小时内不应超过原有血压水平的 15%。首选容易静脉滴注和对脑血管影响小的药物（如拉贝洛尔），避免舌下含服短效钙通道阻滞药（如硝苯地平）。如果出现持续性的低血压，需首先补充血容量和增加心排血量，上述措施无效时可应用升压药。

2）吸氧和通气支持：轻症、无低氧血症的卒中患者无须常规吸氧，对脑干卒中和大面积梗死等病情危重患者或有气道受累者，需要气道支持和辅助通气。

3）血糖：脑卒中急性期高血糖较常见，可以是原有糖尿病的表现或应激反应。应常规检查血糖，当超过 10mmol/L 时应立即给予胰岛素治疗，将血糖控制在 7.8 ～ 10mmol/L。开始使用胰岛素时应 1 ～ 2 小时监测血糖一次，注意避免低血糖。发生低血糖时，可用 10% ～ 20% 的葡萄糖溶液口服或注射纠正。

4）脑水肿：多见于大面积梗死，脑水肿常于发病后 3 ～ 5 天达高峰。治疗目标是降低颅内压，维持足够脑灌注和预防脑疝发生。可应用 20% 甘露醇每次 125 ～ 250ml 静脉滴注，6 ～ 8 小时 1 次；对心、肾功能不全患者可改用呋塞米 20 ～ 40mg 静脉注射，6 ～ 8 小时 1 次；可酌情同时应用甘油果糖每次 250 ～ 500ml 静脉滴注，1 ～ 2 次 / 天；还可用注射用七叶皂苷钠或白蛋白辅助治疗。

5）感染：脑卒中患者（尤其存在意识障碍者）急性期容易发生呼吸道、泌尿系统等感染，感染是导致病情加重的重要原因。患者采用适当的体位，经常翻身叩背及防止误吸是预防肺炎的重要措施，肺炎的治疗主要包括呼吸支持（如氧疗）和抗生素治疗。尿路感染主要继发于尿失禁和留置导尿，尽可能避免插管和留置导尿，间歇导尿和酸化尿液可减少尿路感染，一旦发生应及时根据细菌培养和药敏试验应用敏感抗生素。

6）上消化道出血：高龄和重症脑卒中患者急性期容易发生应激性溃疡，建议常规应用静脉抗溃疡药；对已发生消化道出血患者，应进行冰盐水洗胃、局部应用止血药（如口服或鼻饲云南白药、凝血酶等）；出血量多引起休克者，必要时输注新鲜全血或红细胞成分输血。

7）发热：主要源于下丘脑体温调节中枢受损、并发感染或吸收热、脱水。体温升高可以增加脑代谢耗氧及自由基产生，从而增加卒中患者死亡率及致残率。对中枢性发热患者，应以物理降温为主（冰帽、冰毯或乙醇擦浴），必要时给予人工亚冬眠治疗。

8）深静脉血栓形成（DVT）：高龄、严重瘫痪和心房颤动均增加深静脉血栓形成的危险性，同时 DVT 增加了发生肺栓塞的风险。应鼓励患者尽早活动，下肢抬高，避免下肢静脉输液（尤其是瘫痪侧）。对有发生 DVT 和肺栓塞风险的患者可给予较低剂量的抗凝药物进行预防性抗凝治疗，首选低分子量肝素，剂量一般为 4000U 左右，皮下注射，1 次 / 天。

9）水、电解质平衡紊乱：脑卒中时由于神经内分泌功能紊乱、进食减少、呕吐及脱水治疗常并发水、电解质紊乱，注意包括低钾血症、低钠血症和高钠血症。应对脑卒中患者常规进行水电解质监测并及时纠正，纠正低钠血症和高钠血症均不宜过快，以防止脑桥中央髓鞘溶解症和加重脑水肿。

10）心脏损伤：脑卒中合并的心脏损伤是脑心综合征的表现之一。其主要包括急性心肌缺血、心肌梗死、心律失常及心力衰竭。脑卒中急性期应密切观察心脏情况，必要时进行动态心电监测和心肌酶谱检查，及时发现心脏损伤，并及时治疗。措施包括减轻心脏负荷，慎用增加心脏负担的药物，注意输液速度及输液量，对高龄患者或原有心脏病患者甘露醇用量减半或改用其他脱水剂，积极处理心肌缺血、心肌梗死、心律失常或心力衰竭等心脏损伤。

11）癫痫：一般不使用预防性抗癫痫治疗，如有癫痫发作或癫痫持续状态可给予相应处理。脑卒中 2 周后如发生癫痫，应进行长期抗癫痫治疗以防复发。

（2）特殊治疗：包括超早期溶栓治疗、抗血小板治疗、抗凝治疗、血管内治疗、细胞保护治疗和外科治疗等。

1）静脉溶栓：目前对于静脉溶栓治疗的适应证尚无一致结论，以下内容供临床参考。

适应证：①年龄 18 ～ 80 岁；②临床诊断急性缺血性卒中；③发病至静脉溶栓治疗开始时间小于 4.5 小时；④脑 CT 等影像学检查已排除颅内出血；⑤患者或其家属签署知情同意书。

禁忌证：①有活动性内出血或外伤骨折的证据，不能除外颅内出血，包括可疑蛛网膜下腔出血。②神经功能障碍非常轻微或迅速改善。③发病时间无法确定，发病至静脉溶栓治疗开始的最大可能时间超过 4.5 小时。④神经功能缺损考虑癫痫发作所致。⑤既往有颅内出血、动静脉畸形或颅内动脉瘤病史。⑥最近 3 个月内有颅内手术、头外伤或症状性缺血性卒中史；最近 21 天内有消化道、泌尿系统等内脏器官出血史；最近 14 天内有外科手术史；最近 7 天内有腰椎穿刺或不宜压迫止血部位的动脉穿刺史；妊娠。⑦有明显出血倾向：血小板计数＜ $100 \times 10^9/L$；

APTT 高于正常值上限；INR > 1.5。⑧血糖 < 2.7mmol/L。⑨严重高血压未能很好控制，其溶栓治疗前收缩压 > 180mmHg 或舒张压 > 100mmHg。⑩ CT 已显示早期脑梗死低密度区 > 1/3 大脑中动脉供血区（大脑中动脉区脑梗死患者）。

常用溶栓药物：①尿激酶（UK），常用 100 万～ 150 万 U 加入 0.9% 生理盐水 100 ～ 200ml，持续静脉滴注 30 分钟。②重组组织型纤溶酶原激活物（rt-PA），一次用量 0.9mg/kg，最大剂量 < 90mg，先给予 10% 的剂量静脉注射，其余剂量持续静脉滴注，共 60 分钟。

溶栓并发症：溶栓治疗的主要危险是合并症状性脑出血，且约 1/3 症状性脑出血是致死性的。其他主要并发症：①梗死灶继发性出血或身体其他部位出血；②再灌注损伤和脑水肿；③溶栓后血管再闭塞。

2）动脉溶栓：对大脑中动脉等大动脉闭塞引起的严重卒中患者，如果发病时间在 6 小时内（椎 - 基底动脉血栓可适当放宽治疗时间窗），经慎重选择后可进行动脉溶栓治疗。常用药物为 UK 和 rt-PA，与静脉溶栓相比，可减少用药剂量，需要在 DSA 的监测下进行。动脉溶栓的适应证、禁忌证及并发症与静脉溶栓基本相同。

（3）抗血小板治疗：常用抗血小板聚集剂包括阿司匹林和氯吡格雷。未行溶栓的急性脑梗死患者应在 48 小时之内尽早服用阿司匹林（150 ～ 325mg/d），2 周后按二级预防方案选择抗栓治疗药物和剂量。由于目前安全性还没有确定，一般不在溶栓后 24 小时内使用抗血小板或抗凝治疗，以免增加脑出血风险。对阿司匹林过敏或不能使用时，可用氯吡格雷替代。一般不建议将氯吡格雷与阿司匹林联合应用治疗急性缺血性卒中。

（4）抗凝治疗：主要包括肝素、低分子量肝素和华法林。一般不推荐急性期应用抗凝药来预防卒中复发、阻止病情恶化或改善预后。但对于合并高凝状态有形成深静脉血栓和肺栓塞的高危患者，可使用预防性抗凝治疗。

（5）脑保护治疗：脑保护剂包括自由基清除剂、阿片受体拮抗剂、电压门控性钙通道阻滞药、兴奋性氨基酸受体阻滞剂和镁离子等，可通过降低脑代谢、干预缺血引发细胞毒性机制减轻缺血性脑损伤。大多数脑保护剂在动物实验中显示有效，但目前还没有一种脑保护剂被多中心、随机双盲的临床试验研究证实有明确的疗效。

（6）紧急血管内治疗：机械取栓治疗的时间窗为 8 小时，一般在动脉溶栓无效时使用，也可合并其他血管内治疗包括经皮腔内血管成形术和血管内支架置入术等。血管内治疗是新技术，目前尚没有长期随访的大规模临床研究，故应慎重选择。

（7）外科治疗：幕上大面积脑梗死伴有严重脑水肿、占位效应和脑疝形成征象者，可行去骨瓣减压术；小脑梗死使脑干受压导致病情恶化时，可行抽吸梗死小脑组织和颅后窝减压术以挽救患者生命。

（8）其他药物治疗：①降纤治疗，疗效尚不明确。可选药物有巴曲酶、降纤酶和安克洛酶等，使用中应注意出血并发症。②中药制剂，临床中也有应用丹参、川芎嗪、三七和葛根素等，以通过活血化瘀改善脑梗死症状，但目前尚缺乏大规模临床试验证据。

（9）康复治疗：应早期进行，并遵循个体化原则，制订短期和长期治疗计划，分阶段、因人制宜地选择治疗方法，对患者进行针对性体能和技能训练，降低致残率，增进其神经功能恢复，提高患者生活质量，使其早日重返社会。

3. *恢复期治疗*　不同病情患者卒中急性期长短有所不同，通常规定卒中发病 2 周后即进入恢复期。对于病情稳定的急性卒中患者，应尽可能早期安全启动卒中的二级预防。

（1）控制卒中危险因素。

(2) 抗血小板治疗：非心源性卒中推荐抗血小板治疗。推荐单独应用阿司匹林（50～325mg/d），或氯吡格雷（75mg/d），或小剂量阿司匹林和缓释的双嘧达莫（分别为25mg和200mg，2次/天）。选择抗血小板治疗应该个体化，主要根据患者的危险因素、花费、耐受程度和其他临床特征。

(3) 抗凝治疗：大动脉粥样硬化型脑梗死，不推荐抗凝治疗。颅内外动脉（颈动脉和椎动脉）夹层动脉瘤目前一般采用抗凝治疗，但没有证据显示其疗效较抗血小板治疗更好。

(4) 康复治疗：卒中发病一年内有条件时应持续进行康复治疗，并适当增加每次康复治疗的时间和强度。

（七）预后

本病的病死率约为100%，致残率达50%以上。存活者中40%以上可复发，且复发次数越多病死率和致残率越高。

脑出血

脑出血（intracercbral hemorrhage，ICH）多指原发性非外伤性脑实质内出血。我国发病率占全部脑卒中的20%～30%，急性期病死率为30%～40%。绝大多数由高血压病伴发的脑小动脉病变在血压骤升时破裂所致，称为高血压性脑出血。老年人是脑出血发生的主要人群，以40～70岁为最主要的发病年龄。

（一）病因及发病机制

1. *病因* 脑出血病例中约60%是因高血压合并小动脉硬化所致，约30%由动脉瘤或动-静脉血管畸形破裂所致，其他病因包括脑动脉粥样硬化、血液病（如白血病、再生障碍性贫血、血小板减少性紫癜、血友病、红细胞增多症和镰状细胞病等）、脑淀粉样血管病变、抗凝或溶栓治疗等。

2. *发病机制* 颅内动脉具有中层肌细胞和外层结缔组织少，以及外弹力层缺失的特点。长期高血压可使脑细小动脉发生玻璃样变性、纤维素样坏死，甚至形成微动脉瘤或夹层动脉瘤，在此基础上血压骤然升高时易导致血管破裂出血。豆纹动脉和旁正中动脉等深穿支动脉，自脑底部的动脉直角发出，承受压力较高的血流冲击，易导致血管破裂出血，故又称为出血动脉。非高血压性脑出血的病因不同，故发病机制各异。

一次高血压性脑出血通常在30分钟内停止，致命性脑出血可直接导致死亡。动态颅脑CT监测发现脑出血有稳定型和活动型两种，后者的血肿形态往往不规则，密度不均一，发病后3小时内血肿迅速扩大。前者的血肿与之相反，保持相对稳定，血肿体积扩大不明显。多发性脑出血多见于淀粉样血管病、血液病和脑肿瘤等患者。

（二）临床表现

本病多数有高血压病史，中老年人多见，寒冷季节发病较多。大多数在活动状态发病，突发剧烈头痛伴呕吐，多有意识障碍，发病时血压骤高，神经系统局灶症状与出血部位和出血量有关。发病后病情常于数分钟至数小时内达到高峰。由于颅内压升高，常有头痛、呕吐和不同程度的意识障碍，如嗜睡或昏迷等，约10%脑出血病例有抽搐发作。脑出血中大脑半球出血者占80%，脑干和小脑出血者占20%。

1. *基底节区出血*

(1) 内囊出血：最常见的出血部位。典型症状为对侧"三偏"（病灶对侧偏瘫、偏身感觉缺失和同向性偏盲），优势半球受累可出现双眼球向病灶对侧同向凝视不能。

(2) 丘脑出血：可分为局限型（血肿仅局限于丘脑）和扩延型。常有对侧偏瘫、偏身感觉障碍，通常感觉障碍重于运动障碍。深浅感觉均受累，而深感觉障碍更明显。可有特征性眼征，如上视不能或凝视鼻尖、眼球偏斜或分离性斜视、眼球会聚障碍和无反应性小瞳孔等。如出血量大，受损部位波及对侧丘脑及丘脑下部，则呕吐频繁，呈喷射状，呕吐咖啡样物，且有多尿、尿糖、四肢瘫痪、双眼向鼻尖注视等症。病情往往危重，预后不好。

（3）尾状核头出血：较少见，多由高血压动脉硬化和血管畸形破裂所致，一般出血量不大，多经侧脑室前角破入脑室。常见头痛、呕吐、颈强直、精神症状，神经系统功能缺损症状并不多见，故临床酷似蛛网膜下腔出血。

2. 脑叶出血　出血以顶叶最常见，其次为颞叶、枕叶、额叶，也有多发脑叶出血的病例。如额叶出血可有偏瘫、尿便障碍、运动性失语、摸索反射和强握反射等；颞叶出血可有感觉性失语、精神症状、对侧上象限盲、癫痫；枕叶出血可有视野缺损；顶叶出血可有偏身感觉障碍、轻偏瘫、对侧下象限盲，非优势半球受累可有构象障碍。

3. 脑干出血

（1）脑桥出血：出血灶多位于脑桥基底部与被盖部之间。大量出血（血肿＞ 5ml）累及双侧被盖部和基底部，常破入第四脑室，患者迅即出现昏迷、双侧针尖样瞳孔、呕吐咖啡样胃内容物、中枢性高热、中枢性呼吸障碍、眼球浮动、四肢瘫痪和去大脑强直发作等。小量出血可无意识障碍，表现为交叉性瘫痪和共济失调性偏瘫，两眼向病灶侧凝视麻痹或核间性眼肌麻痹。

（2）中脑出血：少见，常有头痛、呕吐和意识障碍，轻症表现为一侧或双侧动眼神经不全麻痹、眼球不同轴、同侧肢体共济失调，也可表现为 Weber 综合征或 Benedikt 综合征；重症表现为深昏迷、四肢弛缓性瘫痪，可迅速死亡。

（3）延髓出血：更为少见，临床表现为突然意识障碍，影响生命体征，如呼吸、心律、血压改变，继而死亡。轻症患者可表现不典型的 Wallenberg 综合征。

4. 小脑出血　常有头痛、呕吐，眩晕和共济失调明显，起病突然，可伴有枕部疼痛。出血量较少者，主要表现为小脑受损症状，如患侧共济失调、眼震和小脑语言等，多无瘫痪；出血量较多者，尤其是小脑蚓部出血，病情迅速进展，发病时或病后 12 ～ 24 小时出现昏迷及脑干受压征象，双侧瞳孔缩小至针尖样、呼吸不规则等。暴发型则常突然昏迷，在数小时内迅速死亡。

5. 脑室出血　分为原发性脑室出血和继发性脑室出血。原发性脑室出血多由脉络丛血管或室管膜下动脉破裂出血所致，继发性脑室出血是指脑实质出血破入脑室。常有头痛、呕吐，严重者出现意识障碍如深昏迷、脑膜刺激征、针尖样瞳孔、眼球分离斜视或浮动、四肢弛缓性瘫痪及去脑强直发作、高热、呼吸不规则、脉搏和血压不稳定等症状。临床容易误诊为蛛网膜下腔出血。

（三）辅助检查

1. CT 检查　颅脑 CT 扫描是诊断脑出血首选的重要方法，可清楚显示出血部位、出血量大小、血肿形态、是否破入脑室及血肿周围有无低密度水肿带和占位效应等。病灶多呈圆形或卵圆形均匀高密度区，边界清楚，脑室大量积血时多呈高密度铸型，脑室扩大。1 周后血肿周围有环形增强，血肿吸收后呈低密度或囊性变。动态 CT 检查还可评价出血的进展情况。

2. MRI 和 MRA 检查　对发现结构异常，明确脑出血的病因很有帮助。对检出脑干和小脑的出血灶和监测脑出血的演进过程优于 CT 扫描，对急性脑出血诊断不及 CT。脑出血时 MRI 影像变化规律如下：①超急性期（＜ 24 小时），血肿为长 T_1、长 T_2 信号，与脑梗死、脑水肿不易鉴别；②急性期（2 ～ 7 天）为等 T_1、短 T_2 信号；③亚急性期（8 天至 4 周）为短 T_1、长 T_2 信号；④慢性期（＞ 4 周）为长 T_1、长 T_2 信号。MRA 可发现脑血管畸形、血管瘤等病变。

3. *脑脊液检查* 脑出血患者一般无须进行腰椎穿刺检查，以免诱发脑疝形成，如需排除颅内感染和蛛网膜下腔出血，可谨慎进行。

4. DSA 脑出血患者一般不需要进行DSA检查，除非怀疑有血管畸形、血管炎或烟雾病又需外科手术或血管介入治疗时才考虑进行。尤其是对血压正常的中青年患者，宜及早做DSA检查，以查明原因，预防复发。DSA可清楚显示异常血管和造影剂外渗的破裂血管及部位。

5. *其他检查* 包括血常规、血液生化、凝血功能、心电图检查和胸部X线检查。外周白细胞计数可暂时升高，血糖和尿素氮水平也可暂时升高。

（四）诊断

（1）多为中老年患者。

（2）多数患者有高血压病史，因某种因素血压急骤升高而发病。

（3）起病急骤，多在兴奋状态下发病。

（4）有头痛、呕吐、偏瘫，多数患者有意识障碍，严重者昏迷和脑疝形成。

（5）脑膜刺激征阳性。

（6）多数患者为血性脑脊液。

（7）头颅CT和MRI可见出血病灶。

（五）鉴别诊断

1. *血栓形成性脑梗死* 血栓形成性脑梗死具有7个特点：①常见病因为动脉粥样硬化；②多在安静时发病；③起病较慢；④多无头痛及呕吐；⑤意识清楚；⑥血压正常或偏高；⑦无脑膜刺激征。但需靠头颅CT扫描才能确定，脑梗死CT表现为脑内低密度灶。

2. *高血压脑病* 为一过性头痛、呕吐、抽搐或意识障碍，无明确神经系统局灶体征，以血压明显升高和眼底改变为主要表现，脑脊液正常。头颅CT无出血灶可鉴别。

3. *蛛网膜下腔出血* 两病均为畸形起病的头痛、呕吐、脑膜刺激征阳性。但蛛网膜下腔出血一般无偏瘫，头颅CT表现为不同部位的出血灶，可以鉴别。

4. *其他* 对发病突然、迅速昏迷且局灶体征不明显者，应注意与引起昏迷的全身性疾病，如中毒（酒精中毒、镇静催眠药物中毒、一氧化碳中毒）及代谢性疾病（低血糖、肝性脑病、肺性脑病和尿毒症等）相鉴别。对有头部外伤史者应与外伤性颅内血肿相鉴别。

（六）治疗

治疗原则为安静卧床、脱水降颅压、调整血压、防治继续出血、加强护理防治并发症，以挽救生命，降低死亡率、残疾率和减少复发。

1. *内科治疗*

（1）一般处理：①患者应卧床休息2～4周，保持安静，避免情绪激动和血压升高。严密观察患者体温、脉搏、呼吸和血压等生命体征，注意瞳孔变化和意识改变。②保持患者呼吸道通畅，清理呼吸道分泌物或吸入物，如果 $PaO_2 < 60mmHg$ 或 $PaCO_2 > 50mmHg$ 应吸氧，使动脉血氧饱和度维持在90%以上，$PaCO_2$ 保持在25～35mmHg，必要时及时行气管插管或切开术；有意识障碍、消化道出血者宜禁食24～48小时，必要时应排空胃内容物。③水、电解质平衡和营养，每日入液量可按尿量+500ml计算，如有高热、多汗、呕吐或腹泻者，可适当增加入液量。维持中心静脉压5～12mmHg或肺楔压在10～14mmHg水平。注意防止低钠血症，以免加重脑水肿。每日补钠50～70mmol/L，补钾40～50mmol/L，补糖类13.5～18g。④调整血糖，血糖过高或过低者，及时纠正，维持血糖水平在6～9mmol/L。⑤明显头痛、过度烦躁不安者，可酌情适当给予镇静镇痛药；便秘者可选用缓泻剂。

（2）降低颅内压：脑出血后脑水肿约在 48 小时达到高峰，维持 3 ～ 5 天或以后逐渐消退，可持续 2 ～ 3 周或更长。脑水肿可使颅内压增高，并致脑疝形成，是影响脑出血死亡率及功能恢复的主要因素。积极控制脑水肿、降低颅内压是脑出血急性期治疗的重要环节。①甘露醇：通常 125 ～ 250ml，每 6 ～ 8 小时一次，疗程为 7 ～ 10 天；如有脑疝形成征象可快速加压静脉滴注或静脉注射；冠心病、心肌梗死、心力衰竭和肾功能不全者宜慎用。②利尿剂：呋塞米较常用，每次 20 ～ 40mg，每天 2 ～ 4 次静脉注射。常与甘露醇交替使用可增强脱水效果，用药过程中应注意监测肾功能和水、电解质平衡。③甘油果糖：500ml 静脉滴注，每天 1 ～ 2 次，3 ～ 6 小时滴完，脱水、降颅压作用较甘露醇缓和，用于轻症患者、重症患者的病情好转期和肾功能不全患者。④ 10% 人血白蛋白：50 ～ 100ml 静脉滴注，每天 1 次，对低蛋白血症患者更适用，可提高胶体渗透压，作用较持久。脱水剂用药期间宜监测颅内压、血浆渗透压，部分重症病例需要监测中心静脉压。不建议应用激素治疗脑水肿。

（3）调整血压：关于脑出血患者的血压调控目前尚无一定的公认标准。一般认为脑出血患者血压升高是机体为保证脑组织血供的血管自动调节反应，因此降低血压应首先以进行脱水降颅压治疗为基础。但如果血压过高，又会增加再出血的风险，必要时宜及时控制血压。调控血压时应考虑患者的年龄、有无高血压史、有无颅内高压、出血原因及发病时间等因素。

一般来说，当血压＞ 200/110mmHg 时，应采取降压治疗，使血压维持在略高于发病前水平；当血压＜ 180/105mmHg 时，可暂不使用降压药。收缩压为 180 ～ 200mmHg 或舒张压为 100 ～ 110mmHg 时，需密切监测血压；即使应用降压药治疗，也需避免应用强降压药，防止因血压下降过快引起脑低灌注；收缩压＜ 90mmHg，有急性循环功能不全征象，应及时补充血容量，适当给予升血压药治疗，维持足够的脑灌注。脑出血恢复期应积极控制血压，尽量将血压控制在正常范围内。

（4）止血治疗：止血药物如 6- 氨基己酸、氨甲苯酸、巴曲酶等对高血压动脉硬化性出血的作用不大。如果有凝血功能障碍，可针对性给予止血药物治疗，如肝素治疗并发的脑出血可用鱼精蛋白中和，华法林治疗并发的脑出血可用维生素 K_1 拮抗。

（5）亚低温治疗：是脑出血的辅助治疗方法，可能有一定效果，可在临床当中试用。

（6）并发症的防治：①感染，发病早期病情较轻又无感染证据者，一般不建议常规使用抗生素；合并意识障碍的老年患者易并发肺部感染，或因导尿等易合并尿路感染，可给予预防性抗生素治疗；如果已经出现系统感染，可根据经验或痰培养、尿培养及药物敏感试验结果选用抗生素；尿潴留者要留置导尿管，必要时进行膀胱冲洗。②应激性溃疡，可引起消化道出血，对重症或高龄患者应预防应用 H_2 受体阻滞剂；一旦出血应按上消化道出血的治疗常规进行处理，如应用冰盐水洗胃及局部止血药等。③抗利尿激素分泌异常综合征，又称为稀释性低钠血症，可发生于约 10% 的 ICH 患者，因经尿排钠增多，血钠降低，加重脑水肿，应限制水摄入量在 800 ～ 1000ml/d，补钠 9 ～ 12g/d。低钠血症宜缓慢纠正，否则易导致脑桥中央髓鞘溶解症。④脑耗盐综合征，是因心钠素分泌过高所致的低钠血症，治疗时应输液补钠。⑤痫性发作，有癫痫频繁发作者，可静脉缓慢注射地西泮 10 ～ 20mg，或苯妥英钠 15 ～ 20mg/kg 缓慢静脉注射控制发作，一般不需长期治疗。⑥中枢性高热，大多采用物理降温，有学者提出可用多巴胺能受体激动剂如溴隐亭进行治疗。⑦下肢深静脉血栓形成或肺栓塞，一旦发生，应给予普通肝素 100mg 静脉滴注，每天 1 次，或低分子量肝素 4000U 皮下注射，每天 2 次。对高龄、衰弱的卧床患者也可酌情给予预防性治疗。

2. *外科治疗*　一般来说，当病情危重致颅内压增高，内科非手术治疗效果不佳时，应及时进行外科手术治疗。

（1）外科治疗目的：尽快清除血肿，降低颅内压，挽救生命，尽可能早期减少血肿对周围组织压迫，降低残疾率。同时可以针对出血原因，如脑血管畸形、动脉瘤等进行治疗。主要手术方法包括去骨瓣减压术、小骨窗开颅血肿清除术、钻孔血肿抽吸术和脑室穿刺引流术等。

（2）外科治疗适应证：目前对于外科手术适应证、方法和时机选择尚无一致性意见，主要应根据出血部位、病因、出血量及患者年龄、意识状态、全身状况决定。一般认为手术宜在超早期（发病后 6 ～ 24 小时）进行。

通常下列情况需要考虑手术治疗：①基底节区中等以上出血（壳核出血＞ 30ml），丘脑出血；②小脑出血＞ 10ml 或直径＞ 3cm，或合并明显脑积水；③重症脑室出血（脑室铸型）。

3. *康复治疗* 脑出血后，只要患者的生命体征平稳、病情不再进展，宜尽早进行康复治疗。早期分阶段综合康复治疗对恢复患者的神经功能、提高生活质量有益。

（七）预后

脑出血死亡率约为 40%，脑水肿、颅内压增高和脑疝形成是致死的主要原因。预后与出血、出血部位及有无并发症有关。脑干、丘脑和大量脑室出血预后较差。

二、癫痫

（一）概述

癫痫（epilepsy）是多种原因导致的脑部神经元高度同步化异常放电的临床综合征，临床表现具有发作性、短暂性、重复性和刻板性的特点。异常放电神经元的位置不同及异常放电波及的范围差异导致患者的发作形式不一，可表现为感觉、运动、意识、精神、行为、自主神经功能障碍或兼有之。临床上每次发作或每种发作的过程称为痫性发作，一个患者可有一种或数种形式的痫性发作。在癫痫中，由特定症状和体征组成的特定癫痫现象称为癫痫综合征。诊断癫痫至少需要一次癫痫发作。

（二）临床表现

每一位癫痫患者可只有一种发作类型或可有一种以上的发作类型。癫痫发作为临床表现，有一种或数种发作类型而且反复发作者即为癫痫症。癫痫临床表现丰富多样，但都具有如下共同特征：①发作性，即症状突然发生，持续一段时间后迅速恢复，间歇期正常；②短暂性，即发作持续时间非常短，通常为数秒或数分钟，除癫痫持续状态外，很少超过半小时；③重复性，即第一次发作后，经过不同间隔时间会有第二次或更多次的发作；④刻板性，指每次发作的临床表现几乎一致。

痫性发作的国际分类如下：

1. *部分性发作*（partial seizures） 是指源于大脑半球局部神经元的异常放电，包括单纯部分性、复杂部分性、部分性继发全面性发作三类，前者为局限性发放，无意识障碍，后两者放电从局部扩展到双侧脑部，出现意识障碍。

（1）单纯部分性发作（simple partial seizure）：发作时程短，一般不超过 1 分钟，发作起始与结束均较突然，无意识障碍，可分为以下四型。

1）部分运动性发作：表现为身体某一局部发生不自主抽动，多见于一侧眼睑、口角、手指或足趾，也可波及一侧面部或肢体，病灶多在中央前回及附近，常见以下四种发作形式：① Jackson 发作，异常运动从局部开始，沿大脑皮质运动区移动，临床表现抽搐自手指腕部—前臂—肘—肩—口角—面部逐渐发展，称为 Jackson 发作；严重部分运动性发作患者发作后可留下短暂性（半小时至 36 小时内消除）肢体瘫痪，称为 Todd 麻痹。②旋转性发作，表现为双眼突然向一侧偏斜，继之头部不自主同向转动，伴有身体的扭转，但很少超过 180°，部分患者过度旋转可引起跌倒，出现继发性全面性发作。③姿势性发作，表现为发作性一侧上肢外展、肘部屈曲、头向同侧扭转、眼睛注视着同侧。④发音性发作，表现为不自主重复发作前的单音或单词，偶可有语言抑制。

2）部分感觉性发作：躯体感觉性发作常表现为一侧肢体麻木感和针刺感、触电感或肢体的本体感觉异常，多发生在口角、舌、手指或足趾，病灶多在中央后回躯体感觉区；特殊感觉性发作可表现为视觉性（如闪光或黑朦、简单的或较复杂的幻觉等）、听觉性（幻听）、嗅觉性（幻嗅）和味觉性（幻味）；眩晕性发作表现为坠落感、飘动感或水平 / 垂直运动感等。

3）自主神经性发作：出现苍白、面部及全身潮红、多汗、立毛、瞳孔散大、呕吐、腹痛、肠鸣、烦渴和欲排尿感等。病灶多位于岛叶、丘脑及周围（边缘系统），易扩散出现意识障碍，成为复杂部分性发作的一部分。

4）精神性发作：可表现为各种类型的记忆障碍（如似曾相识、似不相识、强迫思维、快速回顾往事）、情感障碍（无名恐惧、忧郁、欣快、愤怒）、错觉（视物变形、变大、变小，声音变强或变弱）、复杂幻觉等。病灶位于边缘系统。精神性发作虽可单独出现，但常为复杂部分性发作的先兆，也可继发全面性强直 - 阵挛发作。

（2）复杂部分性发作（complex partial seizure，CPS）：发作中伴不同程度的意识障碍，占成人癫痫发作的 50% 以上，也称为精神运动性发作，病灶多在颞叶，故又称为颞叶癫痫，也可见于额叶、嗅皮质等部位。有以下三种表现。

1）自动症：患者呈部分性或完全性对环境接触不良，做出一些表面上似有目的的动作，可表现为反复咂嘴、噘嘴、咀嚼、舔舌、咬牙或吞咽，口、消化道自动症或反复搓手、拂面，不断地穿衣、脱衣、解衣扣、摸索衣服（手足自动症）；也可表现为游走、奔跑、无目的地开门、关门、乘车上船；还可出现自言自语、叫喊、唱歌（语言自动症）或机械重复原来的动作。发作后有遗忘。

2）上述单纯部分性发作的同时，伴有不同程度的意识障碍。

3）仅有发作性意识障碍，但无其他症状。

（3）部分性发作继发全面性发作：单纯部分性发作可发展为复杂部分性发作，单纯或复杂部分性发作均可泛化为全面性强直阵挛发作。

2. 全面性发作（generalized seizures） 最初的症状学和脑电图提示发作起源于双侧大脑半球同时受累，多在发作初期就有意识丧失。

（1）全面强直 - 阵挛发作（generalized tonic-clonic seizure，GTCS）：过去称为大发作，以意识丧失、双侧强直后出现阵挛为主要临床特征。可由部分性发作演变而来，也可初起病即表现为全面强直 - 阵挛发作。50% 患者可有各种先兆。早期出现意识丧失、跌倒，随后的发作分为三期。

1）强直期：表现为全身骨骼肌持续性收缩，上睑上牵、眼球上翻、喉部痉挛发出尖叫声、四肢伸直、颈及躯干反张、瞳孔散大、对光反射消失。起初皮肤和结膜充血，血压升高，继之呼吸肌强直收缩，呼吸暂停而全身缺氧，面唇和肢体发绀。持续 10 ～ 20 秒后进入阵挛期，肢端出现微细的震颤。

2）阵挛期：肢端震颤幅度增大并延及全身，成为间歇的痉挛即进入阵挛期。肌肉交替性收缩与松弛，呈一张一弛交替性抽动，阵挛频率逐渐变慢，松弛时间逐渐延长，本期可持续 30 ～ 60 秒或更长，少有超过 5 分钟。在一次剧烈阵挛后，发作停止，进入发作后期。以上两期均可发生舌咬伤，并伴呼吸停止、血压升高、心率加快、瞳孔散大、对光反射消失、唾液和其他分泌物增多，Babinski 征可为阳性。

3）发作后期：此期尚有短暂阵挛，以面肌和咬肌为主，导致牙关紧闭，可发生舌咬伤。本期全身肌肉松弛，括约肌松弛，尿液自行流出可发生尿失禁。呼吸首先恢复，随后瞳孔、血压、心率渐至正常。肌张力松弛，意识逐渐恢复。从发作到意识恢复历时 5～15 分钟甚至数小时不等。醒后患者常感头痛、全身酸痛、嗜睡，部分患者有意识模糊，对于发作过程无记忆，此时强行约束患者可能发生伤人和自伤。GTCS 典型脑电图改变是强直期开始逐渐增强的 10 次 / 秒棘波样节律，然后频率不断降低，波幅不断增高，阵挛期弥漫性慢波伴间歇性棘波，痉挛后期呈明显脑电抑制，发作时间越长，抑制越明显。

全身强直 - 阵挛性发作若在短期内频繁而持续地出现，形成一种固定而持久的状态，发作间歇期意识不完全恢复，或一次癫痫发作持续 30 分钟以上，称为癫痫持续状态，常伴高热、脱水及酸中毒。

（2）强直性发作（tonic seizure）：多见于弥漫性脑损害的儿童，睡眠中发作较多。其表现为与强直 - 阵挛性发作中强直期相似的全身骨骼肌强直性收缩，为全身强烈的强直性痉挛，无阵挛。肢体直伸，头、眼偏向一侧，躯干呈角弓反张，常伴有明显的自主神经症状，如面色苍白等，如发作时处于站立位可剧烈摔倒，伴短暂意识障碍。发作持续数秒至数十秒。

（3）阵挛性发作（clonic seizure）：几乎都发生在婴幼儿，特征是重复阵挛性抽动伴意识丧失，之前无强直期。双侧对称或某一肢体为主的抽动，幅度、频率和分布多变为婴儿发作的特征，持续 1 分钟至数分钟。

（4）失神发作（absence seizure）：表现为突然发生和突然停止的意识丧失，分典型和不典型失神发作，临床表现、脑电图背景活动及发作期改变、预后等均有较大差异。

1）典型失神发作：儿童期起病，青春期前停止发作。特征性表现是突然短暂的（5～10 秒）意识丧失和正在进行的动作中断，双眼茫然凝视，呼之不应，可伴简单自动性动作，如擦鼻、咀嚼、吞咽等，或伴失张力如手中持物坠落或轻微阵挛，一般不会跌倒，事后对发作全无记忆，每天可发作数次至数百次。发作后立即清醒，无明显不适，可继续先前活动。醒后不能回忆。发作时脑电图呈双侧对称 3Hz 棘 - 慢综合波，背景波形正常。

2）不典型失神：起始和终止均较典型失神缓慢，除意识丧失外，肌张力改变较明显，常伴肌张力降低，偶有肌阵挛，常见于 Lennox-Gastaut 综合征。脑电图显示较慢的（2.0～2.5Hz）不规则棘 - 慢波或尖 - 慢波，背景活动异常，持续时间常超过 30 秒。多见于有弥漫性脑损害患儿，预后较差。

（5）肌阵挛发作（myoclonic seizure）：表现为快速、短暂、触电样肌肉收缩，可遍及全身，也可限于某个肌群或某个肢体。常成簇发生，声、光等刺激可诱发。一般不伴有意识障碍。可见于任何年龄，常见于预后较好的特发性癫痫患者，如婴儿良性肌阵挛性癫痫，也可见于罕见的遗传性神经变性病及弥漫性脑损害。

（6）失张力发作（atonic seizure）：是姿势性张力丧失所致。部分或全身肌肉张力突然降低导致垂颈（点头）、张口、肢体下垂（持物坠落）或躯干失张力跌倒或猝倒发作，持续数秒至 1 分钟，时间短者意识障碍可不明显，发作后立即清醒和站起。

3. 不能分类的发作　包括一些资料不足、难以分类的发作（如婴儿的多种发作多属此类）。

4. 常见的癫痫综合征

（1）婴儿痉挛征（West 综合征）：是婴幼儿时期一种特有的癫痫，多在出生后一年内发病，

3 ～ 8 个月为发病高峰。男：女为 2 ：1。典型的发作表现为快速点头样痉挛，双上肢外展，下肢和躯干屈曲。偶可表现为伸展性肌痉挛或二者合并存在。本病可分为原发性与继发性婴儿痉挛症两类，以后者多见。可以由脑炎、产伤、脑外伤、宫内感染和缺氧等多种病因引起，故预后不佳，约 90% 的患儿有精神运动发育落后。脑电图呈特征性高峰节律异常。

（2）Lennox-Gastaut 综合征：又称为小发作变异型。它是由多种病因引起的综合征，如各种脑病、中枢神经系统感染、脑外伤、代谢变性病等，发作形式多样，有失张力性发作、肌阵挛性发作、不典型失神发作、全身强直 - 阵挛发作或数种形式混合存在。发作次数频繁，较难控制，预后不良，多有智能障碍。脑电图呈不同步的非典型 2 ～ 2.5 次 / 秒的棘 - 慢波，双侧不对称。

（3）良性儿童中央 - 颞区棘波癫痫：或称良性儿童局限性癫痫、良性中央区癫痫，占儿童癫痫的 15% ～ 20%，好发于 3 ～ 13 岁（9 ～ 10 岁为发病高峰）儿童，在 15 岁以后发作自行停止。多数在夜间入睡后 2 小时或清晨睡眠的最后 1 小时（或刚醒时）发作。白天很少发作，发作稀疏。发作时表现为一侧口角及一侧面部抽搐或强直，伴言语困难，抽搐可累及同侧上、下肢，历时短暂，意识保持清楚，但可发展为全身性发作。脑电图可见一侧或两侧中央区高波幅棘波。

（4）良性儿童枕叶癫痫：儿童期发病（平均发病年龄为 6 岁）多数在 19 岁自行停止发作，常有癫痫家族史，表现为发作性视觉症状如黑矇、闪光、视幻视、错觉、视物变小等，历时短暂。有的在发作后出现头痛、自动症或一侧阵挛性抽搐。脑电图示患者在闭目时出现一侧或两侧枕区或颞区阵发性高波幅棘 - 慢波或尖波，睁眼时消失。

（三）诊断与鉴别诊断

1. 诊断　癫痫是多种病因所致疾病，其诊断需遵循三步原则：首先明确发作性症状是否为癫痫发作；其次是哪种类型的癫痫或癫痫综合征；最后明确发作的病因是什么。

（1）病史和体检：完整和详尽的病史对癫痫的诊断、分型和鉴别诊断都具有非常重要的意义。由于患者发作时大多数有意识障碍，难以描述发作情形，故应详尽询问患者的亲属或目击者。病史需包括起病年龄、发作的详细过程、病情发展过程、发作诱因、是否有先兆、发作频率和治疗经过；既往史应包括母亲妊娠是否异常及妊娠用药史，围生期是否有异常，过去是否患过什么重要疾病，如颅脑外伤、脑炎、脑膜炎、心脏疾病或肝肾疾病；家族史应包括各级亲属中是否有癫痫发作或与之相关的疾病（如偏头痛）。详尽全身及神经系统查体是必需的。

（2）辅助检查

1）脑电图：是诊断癫痫最重要的辅助检查方法。脑电图对发作性症状的诊断有很大价值，有助于明确癫痫的诊断及分型和确定特殊综合征。理论上任何一种癫痫发作都能用脑电图记录到发作或发作间期痫样放电，但实际工作中由于技术和操作上的局限性，常规头皮脑电图仅能记录到 49.5% 患者的痫性放电，重复 3 次可将阳性率提高到 52%，采用过度换气、闪光刺激等诱导方法还可进一步提高脑电图的阳性率，但仍有部分癫痫患者的脑电图检查始终正常。部分正常人中偶尔也可记录到痫样放电，因此不能单纯依据脑电活动的异常或正常来确定是否为癫痫。

近年来广泛应用的 24 小时长程脑电监测和视频脑电图（video-EEG）使发现痫样放电的可能性大为提高，后者可同步监测记录患者发作情况及相应脑电图改变，可明确发作性症状及脑电图变化间的关系。

2）神经影像学检查包括 CT 和 MRI，可确定脑结构异常或病变，对癫痫及癫痫综合征诊断和分类颇有帮助，有时可做出病因诊断，如颅内肿瘤、灰质异位等。MRI 较敏感，特别是冠状位和海马体积测量能较好地显示海马病变。国际抗癫痫联盟神经影像学委员会于 1997

年提出以下情况应做神经影像学检查：①任何年龄、病史或脑电图说明为部分性发作；②在1岁以内或成人未能分型的发作或明显的全面性发作；③神经或神经心理证明有局限性损害；④一线抗癫痫药物无法控制发作；⑤抗癫痫药不能控制发作或发作类型有变化及可能有进行性病变者。功能影像学检查如SPECT、PET等能从不同的角度反映脑局部代谢变化，辅助癫痫灶的定位。

2. 鉴别诊断

（1）晕厥（syncope）：为各种原因引起的脑血流灌注短暂全面下降，缺血缺氧所致意识瞬时丧失和跌倒。多有明显的诱因，如久站、剧痛、见血、情绪激动和严寒等，胸腔内压力急剧增高，如咳嗽、哭泣、大笑、用力、憋气、排便和排尿等也可诱发。常有恶心、头晕、无力、震颤、腹部沉重感或眼前发黑等先兆。与癫痫发作比较，跌倒时较缓慢，表现为面色苍白、出汗，有时脉搏不规则，偶可伴有抽动、尿失禁。少数患者出现四肢强直-阵挛性抽搐，但与痫性发作不同，多发作于意识丧失10秒以后，且持续时间短，强度较弱。单纯性晕厥发生于直立位或坐位，卧位时也出现发作提示痫性发作。晕厥引起的意识丧失极少超过15秒，以意识迅速恢复并完全清醒为特点，不伴发作后意识模糊，除非脑缺血时间过长。发作时脑电图为非特异性慢波，发作期间脑电图多正常，可有慢波。

（2）假性癫痫发作（pseudoepileptic seizure）：又称为癔症样发作，是一种非癫痫性的发作性疾病，是心理障碍而非脑电紊乱引起的脑部功能异常。可有运动、感觉和意识模糊等类似癫痫发作症状，难以区分。发作时脑电图上无相应的痫性放电和抗癫痫治疗无效是鉴别的关键。但应注意，10%假性癫痫发作患者可同时存在真正的癫痫，10%～20%癫痫患者中伴有假性发作（表16-15）。

表16-15　癫痫发作与癔症（假性癫痫发作）的鉴别

项目	癔症	癫痫
性别年龄	多见于青年女性	各年龄段
发作场合	常有精神创伤诱因、转换障碍	任何情况下
发作形式	多样化、表演性	刻板
意识障碍	无	有
瞳孔	正常，对光反射存在	散大，对光反射消失
伴随症状	双眼紧闭、眼球乱动、无摔伤、舌咬伤、小便失禁	双眼上翻或斜向一侧，可有摔伤、舌咬伤、小便失禁
持续时间	长，可达数小时	多短暂，数分钟
终止方式	安慰、暗示	多自行缓解
脑电图	多正常	可见痫样放电

（3）发作性睡病（narcolepsy）：多见于青少年，可引起意识丧失和猝倒，易误诊为癫痫。根据突然发作的不可抑制的睡眠（不分时间、场合）、睡眠瘫痪、入睡前幻觉及猝倒症（常为情感因素诱导的猝倒，为肌张力丧失所致，意识常保存），四联征可鉴别。脑电图监测正常。

（4）基底动脉型偏头痛：因意识障碍应与失神发作相鉴别，但其发生缓慢，程度较轻，意识丧失前常有梦样感觉。偏头痛发作前多有闪光、暗点等视觉先兆，发作持续时间长，可达数日，多伴有眩晕、共济失调、双眼视物模糊或眼球运动障碍，多无意识障碍、肢体抽搐，脑电图可有枕区棘波。

（5）短暂性脑缺血发作（TIA）：一般表现为神经功能的缺失症状，症状迅速达到高峰，然后逐渐缓解。多见于老年人，常有动脉硬化、冠心病、高血压、糖尿病等病史，临床症状多为缺失症状（感觉丧失或减退、肢体瘫痪）、肢体抽动不规则，也无头部和颈部的转动，症状常持续 15 分钟到数小时，脑电图无明显痫性放电。而癫痫见于任何年龄，以青少年为多，前述危险因素不突出，癫痫多为刺激症状（感觉异常、肢体抽搐），发作持续时间多为数分钟，极少超过半小时，脑电图上多有痫性放电。

（6）低血糖症：血糖水平低于 2mmol/L 时可产生局部癫痫样抽动或四肢强直发作，伴意识丧失，常见于胰岛 B 细胞瘤或长期服降糖药的 2 型糖尿病患者，病史有助于诊断。

（7）梦游症（睡行症）：最常见于学龄前儿童，临床表现为睡眠中突然起床，下地走动，意识处于朦胧状态，可有一些较复杂的动作，持续时间较长，对外界无反应，或答非所问，事后不能回忆。脑电图监测正常。

（8）夜惊（睡惊症）：常见于学龄前儿童，为睡眠中突然出现的一种惊恐状态，表现为深睡中突然坐起尖叫、哭喊，表现惊恐，常伴自主神经症状，意识呈朦胧状态，事后不能回忆，睡眠脑电图监测无痫样放电。

（9）屏气发作：5 岁以内发病，尤以 6 ～ 18 个月多见，多在清醒时发作，病前常有疼痛及惊吓或发怒等精神因素，继而出现呼吸暂停，面色青紫或苍白，先发绀后惊厥，角弓反张较常见，少部分患儿伴意识丧失及全身强直，甚至肢体抽动。可有尿失禁。一般发作不超过 1 分钟。脑电图监测正常。

（10）非痫性强直发作：常见于婴儿期，清醒期发病，发作多局限在眼、嘴及头颈部，表现为凝视、咬牙、头颈部伸缩及左右摆动，无意识丧失。

（四）治疗原则与预防

1. *癫痫治疗的目标*　完全控制癫痫发作，提高患者生活质量。

2. *病因治疗*　有明确病因的癫痫，应针对病因进行治疗。如对脑寄生虫病引起的癫痫，应给予驱虫治疗，对于颅内占位性病变包括脑肿瘤、脑脓肿等应给予手术治疗，针对低血糖、低血钙、尿毒症等代谢紊乱病因有目的地治疗。

3. *发作间期的药物治疗*　目前，癫痫治疗仍以药物治疗为主，药物治疗应达到三个目的：控制发作或最大限度地减少发作次数；长期治疗无明显不良反应；使患者保持或恢复其原有的生理、心理和社会功能状态。近年来抗癫痫药物（antiepileptic drugs，AED）治疗的进步、药动学监测技术的发展、新型 AED 的问世都为有效治疗癫痫提供了条件。

（1）药物治疗一般原则

1）确定是否用药：人一生中偶发一至数次癫痫的概率高达 5%，且 39% 癫痫患者有自发性缓解倾向，故并非每个癫痫患者都需要用药。一般说来，半年内发作两次以上者，一经诊断明确，就应用药。首次发作或间隔半年以上发作一次者，可在告之抗癫痫药可能的不良反应和不经治疗的可能后果的情况下，根据患者及家属的意愿，酌情选择用或不用抗癫痫药。避免随意换药、减量或停药，否则会使发作加重或发生癫痫持续状态。

2）正确选择药物：根据癫痫发作类型、癫痫及癫痫综合征类型选择用药。70% ～ 80% 新诊断癫痫患者可以通过服用一种抗癫痫药物控制癫痫发作，所以治疗初始的药物选择非常关键，可以增加治疗成功的可能性。如选药不当，不仅治疗无效，而且还会导致癫痫发作加重。有学者提出最理想的抗癫痫药物应是在不引起镇静或其他中枢神经系统不良反应的剂量下控制发作；要能口服、价廉和长效的；不产生耐药性；没有全身性毒副作用（包括皮肤或骨髓的特异性反应）；更理想的是对所有发作均有效，最好直接作用于发作灶。在目前所有的抗癫痫药物中，完全符合上述要求的理想药物还没有，因此根据发作类型选药是一个很重要的原则。各型癫痫发作选药的次序：

A. 部分发作（单纯及复杂部分性发作，部分性继发全身强直 - 阵挛发作）：首选卡马西平、苯妥英钠、丙戊酸钠、苯巴比妥，其次为拉莫三嗪、托吡酯、加巴喷丁、左乙拉西坦。

B. 全身强直 - 阵挛发作：首选丙戊酸钠、卡马西平、苯妥英钠、苯巴比妥，其次为拉莫三嗪、托吡酯、加巴喷丁、氯硝西泮。

C. 典型失神发作：首选乙琥胺，其次为丙戊酸钠、氯硝西泮。

D. 肌阵挛发作：首选丙戊酸钠，其次为乙琥胺、氯硝西泮。

E. 失张力性发作：首选丙戊酸钠，其次为氯硝西泮。

F. 婴儿痉挛症：首选促肾上腺皮质激素（ACTH），其次为丙戊酸钠、氯硝西泮、托吡酯。

3）药物的用法：用药方法取决于药物代谢特点、作用原理及不良反应出现规律等，因而差异很大。从药动学角度，剂量与血药浓度关系有 3 种方式，代表性药物分别为苯妥英钠、丙戊酸钠和卡马西平。苯妥英钠常规剂量无效时增加剂量极易中毒，须非常小心；丙戊酸钠治疗范围大，开始可给予常规剂量；卡马西平由于自身诱导作用使代谢逐渐加快，半衰期缩短，需逐渐加量，1 周左右达到常规剂量。拉莫三嗪、托吡酯应逐渐加量，1 个月左右达治疗剂量，否则易出现皮疹、中枢神经系统不良反应等。根据药物的半衰期可将日剂量分次服用。半衰期长者每天 1 ～ 2 次，如苯妥英钠、苯巴比妥等；半衰期短的药物每天服用 3 次。

4）严密观察不良反应：大多数抗癫痫药物都有不同程度的不良反应，应用抗癫痫药物前应检查肝肾功能和血尿常规，用药后还需每月监测血尿常规，每季度监测肝肾功能，至少持续半年。不良反应包括特异性、剂量相关性、慢性及致畸性。以剂量相关性不良反应最常见，通常发生于用药初始或增量时，与血药浓度有关。多数常见的不良反应为短暂性的，缓慢减量即可明显减少。多数抗癫痫药物为碱性，饭后服药可减轻肠道反应。较大剂量于睡前服用可减少白天镇静作用。

5）尽可能单药治疗：抗癫痫药物治疗的基本原则即是尽可能单药治疗，70% ～ 80% 的癫痫患者可以通过单药治疗控制发作。单药治疗应从小剂量开始，缓慢增量至能最大程度地控制癫痫发作而无不良反应或不良反应很轻，即为最低有效剂量，如不能有效控制癫痫发作，则满足部分控制，也不能出现不良反应。监测血药浓度以指导用药，减少用药过程中的盲目性。

6）合理的联合治疗：尽管单药治疗有着明显的优势，但是约 20% 的患者在两种单药治疗后仍不能控制发作，此时应该考虑合理的联合治疗。所谓合理的多药联合治疗即在最小程度增加不良反应的前提下，获得最大程度的发作控制。

下列情况可考虑合理的联合治疗：①有多种类型的发作；②针对药物的不良反应，如苯妥英钠治疗部分性发作时出现失神发作，除选用广谱抗癫痫药外，也可合用氯硝西泮治疗苯妥英钠引起的失神发作；③针对患者的特殊情况，如月经性癫痫患者是在月经前后加用乙酰唑胺，以提高临床疗效；④对部分单药治疗无效的患者可以联合用药。

联合用药应注意：①不宜合用化学结构相同的药物，如苯巴比妥与扑痫酮，氯硝西泮与地西泮。②尽量避开副作用相同的药物合用，如苯妥英钠可引起肝肾损伤，丙戊酸钠可引起特异过敏性肝坏死，因而在对肝功能有损害的患者联合用药时要注意这两种药的不良反应。③合并用药时要注意药物的相互作用，如一种药物的肝酶诱导作用可加速另一种药物的代谢，药物与蛋白的竞争性结合也会改变另一种药物起主要药理作用的血中游离浓度。

7）增减药物、停药及换药原则：①增减药物，增药可适当地加快，减药一定要慢，必须逐一增减，以利于确切评估疗效和毒副作用。② AED 控制发作后必须坚持长期服用，除非出现严重的不良反应，不宜随意减量或停药，以免诱发癫痫持续状态。③换药，如果一种一线药物已达到最大可耐受剂量仍然不能控制发作，可加用另一种一线或二线药物，至发作控制或达到最大可耐受剂量后逐渐减掉原有的药物，转换为单药，换药期间应有 5 ～ 7 天的过渡期。④停药，应遵循缓慢和逐渐减量的原则，一般来说，全面强直 - 阵挛性发作、强直性发作、阵挛性发作完全控制 4 ～ 5 年后，失神发作停止半年后可考虑停药，但停药前应有缓慢减量的过程，一般不少于 1 ～ 1.5 年无发作者方可停药。有自动症者可能需要长期服药。

（2）传统抗癫痫药物：均经肝脏代谢，多数易与血浆蛋白结合，药物相互作用复杂，使用时应注意其不良反应。

1）苯妥英钠（phenytoin，PHT）：对 GTCS 和部分性发作有效，可加重失神发作和肌阵挛发作。胃肠道吸收慢，代谢酶具有可饱和性，饱和后增加较小剂量即达到中毒剂量，小儿不易发现毒副反应，婴幼儿和儿童不宜服用，成人剂量 200mg/d，加量时要慎重。半衰期长，达到稳态后成人可日服 1 次，儿童日服 2 次。

2）卡马西平（carbamazepine，CBZ）：是部分性发作的首选药物，对复杂部分性发作疗效优于其他 AED，对继发性 GTCS 亦有较好的疗效，但可加重失神发作和肌阵挛发作。由于对肝酶的自身诱导作用，半衰期初次使用时为 20 ～ 30 小时，常规治疗剂量 10 ～ 20mg/（kg • d），开始用药时清除率较低，起始剂量应为 2 ～ 3mg/（kg • d），1 周后渐增加至治疗剂量。治疗 3 ～ 4 周后，半衰期为 8 ～ 12 小时，需增加剂量维持疗效。

3）丙戊酸钠（valproate，VPA）：是一种广谱 AED，是全面性发作，尤其是 GTCS 合并典型失神发作的首选药物，也用于部分性发作。胃肠道吸收快，可抑制肝的氧化、结合、环氧化功能，与血浆蛋白结合力高，故与其他 AED 有复杂的交互作用。半衰期短，联合治疗时半清除期为 8 ～ 9 小时。常规剂量成人 600 ～ 1800mg/d，儿童 10 ～ 40mg/（kg • d）。

4）苯巴比妥（phenobarbital，PB）：常作为小儿癫痫的首选药物，较广谱，起效快，对 GTCS 疗效好，也用于单纯及复杂部分性发作，对发热惊厥有预防作用。半衰期长达 37 ～ 99 小时，可用于急性脑损害合并癫痫或癫痫持续状态。常规剂量成人 60 ～ 90mg/d，小儿 2 ～ 5mg/（kg • d）。

5）扑痫酮（primidone，PMD）：经肝代谢为具有抗痫作用的苯巴比妥和苯乙基丙二酰胺。适应证是 GTCS，以及单纯和复杂部分性发作。

6）乙琥胺（ethosuximide，ESX）：仅用于单纯失神发作。吸收快，约 25% 以原型由肾脏排泄，与其他 AED 很少相互作用，几乎不与血浆蛋白结合。

7）氯硝西泮（clonazepam，CNZ）：直接作用于 GABA 受体亚单位，起效快，但易出现耐药使作用下降。作为辅助用药，小剂量常可取得良好疗效，成人试用 1mg/d，必要时逐渐加量；小儿试用 0. 5mg/d。

（3）新型 AED

1）托吡酯（topiramate，TPM）：为天然单糖基右旋果糖硫代物，对难治性部分性发作、继发 GTCS、Lennox-Gastaut 综合征和婴儿痉挛症等均有一定疗效。半清除期 20 ～ 30 小时。常规剂量成人为 75 ～ 200mg/d，儿童为 3 ～ 6mg/（kg•d），应从小剂量开始，在 3 ～ 4 周逐渐增至治疗剂量。远期疗效好，无明显耐药性，大剂量也可用作单药治疗。卡马西平和苯妥英钠可降低托吡酯的血药浓度，托吡酯也可降低苯妥英钠和口服避孕药的疗效。

2）拉莫三嗪（lamotrigine，LTG）：对部分性发作、GTCS、Lennox-Gastaut 综合征、失神发作和肌阵挛发作有效。胃肠道吸收完全，经肝脏代谢，半衰期为 14 ～ 50 小时，合用丙戊酸钠可延长 70 ～ 100 小时。成人起始剂量 25mg/d，之后缓慢加量，维持剂量 100 ～ 300mg/d；儿童起始剂量 2mg/（kg • d），维持剂量 5 ～ 15mg/（kg • d）；与丙戊酸钠合用剂量减半或更低，儿童起始剂量 0.2mg/（kg • d），维持剂量 2 ～ 5mg/（kg • d）。经 4 ～ 8 周逐渐增加至治疗剂量。

3）加巴喷丁（gabapemin，GBP）：可作为部分性发作和 GTCS 的辅助治疗。不经肝代谢，以原型由肾排泄。起始剂量 100mg，3 次 / 天，维持剂量 900 ～ 1800mg/d，分 3 次服用。

4）非尔氨酯（felbamate，FBM）：对部分性发作和 Lennox-Gastaut 综合征有效，可作为单药治疗。起始剂量 400mg/d，维持剂量 1800 ～ 3600mg/d。90% 以原型经肾排泄。

5）奥卡西平（oxcarbazepilie，OXC）：是一种卡马西平的 10- 酮衍生物，适应证与卡马西平相同。但仅稍有肝酶诱导作用，无药物代谢的自身诱导作用及极少药动学相互作用。在体内不转化为卡马西平或卡马西平环氧化物，对卡马西平有变态反应的患者 2/3 能耐受奥卡西平。成人初始剂量 300mg/d，每日增加 300mg，单药治疗剂量 600 ～ 1200mg/d。奥卡西平 300mg 相当于卡马西平 200mg，故替换时用量应增加 50%。

6）氨己烯酸（vigabatrin，VGB）：用于部分性发作、继发性 GTCS 和 Lennox- Gastaut 综合征，对婴儿痉挛症有效，也可用于单药治疗。主要经肾脏排泄，不可逆抑制 GABA 氨基转移酶，增强 GABA 能神经元作用。起始剂量 500mg/d，每周增加 500mg，维持剂量 2 ～ 3g/d，分 2 次服用。

7）噻加宾（tiagabine，TGB）：作为难治性复杂部分性发作的辅助治疗。胃肠道吸收迅速，1 小时达峰浓度。半衰期 4 ～ 13 小时，无肝酶诱导或抑制作用，但可被苯妥英钠、卡马西平及苯巴比妥诱导，半衰期缩短为 3 小时。开始剂量 4mg/d，一般用量 10 ～ 15mg/d。

8）唑尼沙胺（zonisamide，ZNS）：对 GTCS 和部分性发作有明显疗效，也可治疗继发全面性发作、失张力发作、不典型失神发作及肌阵挛发作。因在欧洲和美国发现有些患者发生肾结石，故已少用。

9）左乙拉西坦（levetiracetam，LEV）：为吡拉西坦同类物，作用机制尚不明。对部分性发作和 GTCS、肌阵挛发作都有效。口服吸收迅速，半衰期 6 ～ 8 小时。耐受性好，无严重不良反应。

10）普瑞巴林（pregabalin）：本药为 γ - 氨基丁酸类似物，结构与作用与加巴喷丁类似，具有抗癫痫活性，但本药的抗癫痫机制尚不明确。主要用于癫痫部分性发作的辅助治疗。

4. 发作期的治疗

（1）单次发作的治疗：癫痫发作有自限性，发作短暂，多数患者无须特殊处理。强直 - 阵挛发作时，可让患者平卧，防止跌伤；解开患者衣领及腰带，头偏向一侧，有利于分泌物流出，防止患者窒息，以利于保持呼吸通畅；用压舌板（外裹纱布）或手帕塞入齿间，防止咬破舌头；正当抽搐时，给患者背后垫一软枕且不宜用力压住肢体，以免发生骨折或脱臼。对多次发作者，可予以肌内注射苯巴比妥 0.2g 或氯硝西泮 1 ～ 2mg。如抽搐频繁、发作间期意识一直不能恢复，则应按癫痫持续状态抢救处理。

（2）癫痫持续状态的治疗：癫痫持续状态（status epilepticus，SE）或称为癫痫状态，是癫痫连续发作之间意识尚未完全恢复又频繁再发，或癫痫发作持续 30 分钟以上未自行停止。癫痫状态是内科常见急症，若不及时治疗可因高热、循环衰竭、电解质紊乱或神经元兴奋毒性损伤导致永久性脑损害，致残率和死亡率均很高。任何类型的癫痫均可出现癫痫状态，其中全面

强直 - 阵挛发作最常见，危害性也最大。

癫痫状态最常见的原因是不恰当地停用 AED 或因急性脑病、脑卒中、脑炎、外伤、肿瘤和药物中毒等引起，个别患者原因不明。不规范 AED 治疗、感染、精神因素、过度疲劳、孕产和饮酒等均可诱发。

癫痫持续状态的治疗目的：保持稳定的生命体征和进行心肺功能支持；终止呈持续状态的癫痫发作，减少癫痫发作对脑部神经元的损害；寻找并尽可能根除病因及诱因；处理并发症。

1）一般措施：①对症处理，保持呼吸道通畅，吸氧，必要时做气管插管或切开，尽可能对患者进行心电、血压、呼吸、脑电的监测，定时进行血气分析、生化全项检查；查找诱发癫痫状态的原因并治疗；有牙关紧闭者应放置牙套。②建立静脉通道，静脉注射生理盐水维持，值得注意的是葡萄糖溶液能使某些抗癫痫药沉淀，尤其是苯妥英钠。③积极防治并发症，脑水肿可用 20% 甘露醇 125 ～ 250ml 快速静脉滴注；预防性应用抗生素，控制感染；高热可给予物理降温；纠正代谢紊乱如低血糖、低血钠、低血钙、高渗状态及肝性脑病等，纠正酸中毒，并给予营养支持治疗。

2）药物：选择理想的抗癫痫持续状态的药物应有以下特点。①能静脉给药；②可快速进入脑内，阻止癫痫发作；③无难以接受的不良反应，在脑内存在足够长的时间以防止再次发作。控制癫痫持续状态的药物都应静脉给药，难以静脉给药的患者如新生儿和儿童，可以直肠内给药。因此，药物的选择应基于特定的癫痫持续状态类型及它们的药动学特点和易使用性。

A. 地西泮治疗：首先用地西泮 10 ～ 20mg 静脉注射，每分钟不超过 2mg，如有效，再将 60 ～ 100mg 地西泮溶于 5% 葡萄糖生理盐水溶液中，于 12 小时内缓慢静脉滴注。儿童首次剂量为 0.25 ～ 0. 5mg/kg，一般不超过 10mg。地西泮偶尔会抑制呼吸，需停止注射，必要时加用呼吸兴奋剂。

B. 地西泮加苯妥英钠：首先用地西泮 10 ～ 20mg 静脉注射取得疗效后，再用苯妥英钠 0. 3 ～ 0.6g 加入生理盐水 500ml 中静脉滴注，速度不超过 50mg/min。用药中如出现血压降低或心律失常时需减缓静滴速度或停药。

C. 苯妥英钠：部分患者也可单用苯妥英钠，剂量和方法同上。

D. 10% 水合氯醛：20 ～ 30ml 加等量植物油保留灌肠，每 8 ～ 12 小时 1 次，适合肝功能不全或不宜使用苯巴比妥类药物者。

E. 副醛：8 ～ 10ml（儿童 0.3ml/kg）植物油稀释后保留灌肠。可引起剧咳，有呼吸疾病者勿用。

经上述处理，发作控制后，可考虑使用苯巴比妥 0.1 ～ 0.2g 肌内注射，每天 2 次，巩固和维持疗效。同时鼻饲抗癫痫药，达稳态浓度后逐渐停用苯巴比妥。上述方法均无效者，需按难治性癫痫持续状态处理。发作停止后，还需积极寻找癫痫状态的原因给予处理。对同存的并发症也要给予相应的治疗。

3）难治性癫痫持续状态：是指持续的癫痫发作，对初期的一线药物地西泮、氯硝西泮、苯巴比妥、苯妥英钠等无效，连续发作 1 小时以上者。癫痫持续状态是急症，预后不仅与病因有关，还与成功治疗的时间有关。如发作超过 1 小时，体内环境的稳定性被破坏，将引发中枢神经系统许多不可逆损害，因而难治性癫痫状态治疗的首要任务就是要迅速终止发作，可选用下列药物。

A. 异戊巴比妥：是治疗难治性癫痫持续状态的标准疗法，几乎都有效。成人每次 0.25 ～ 0.5g，1 ～ 4 岁的儿童每次 0.1g，大于 4 岁的儿童每次 0.2g，用水稀释后缓慢静脉注射，每分钟不超过 100mg。低血压、呼吸抑制、复苏延迟是其主要的不良反应，因而在使用中往往需行气管插管、机械通气来保证生命体征的稳定。

B. 咪达唑仑：由于其起效快，1 ～ 5 分钟出现药理学效应，5 ～ 15 分钟出现抗癫痫作用，使用方便，对血压和呼吸的抑制作用比传统药物小。近年来，已广泛替代异戊巴比妥，有成为治疗难治性癫痫状态标准疗法的趋势。常用剂量为首剂静脉注射 0.15 ～ 0.2mg/kg，然后按 0.06 ～ 0. 6mg/（kg•h）静脉滴注维持。新生儿可按 0.1 ～ 0.4mg/（kg • h）持续静脉滴注。

C. 丙泊酚：是一种非巴比妥类的短效静脉用麻醉剂，能明显增强 GABA 能神经递质的释放，可在数秒内终止癫痫发作和脑电图上的痫性放电，平均起效时间 2.6 分钟。建议剂量 1 ～ 2mg/kg 静脉注射，继之以 2 ～ 10mg/（kg• h）持续静脉滴注维持。控制发作所需的血药浓度为 2.5mg/ml，突然停用可使发作加重，逐渐减量则不出现癫痫发作的反跳。丙泊酚可能的不良反应包括诱导癫痫发作，但并不常见，且在低于推荐剂量时出现，还可出现其他中枢神经系统的兴奋症状，如肌强直、角弓反张、舞蹈手足徐动症。儿童静脉注射推荐剂量超过 24 小时，可能出现横纹肌溶解、难治性低氧血症、酸中毒、心力衰竭等不良反应。

D. 利多卡因：对苯巴比妥治疗无效的新生儿癫痫状态有效，终止发作的首次负荷剂量为 1 ～ 3mg/kg，大多数患者发作停止后仍需静脉维持给药。虽在控制癫痫发作的范围内很少有毒副反应发生，但在应用利多卡因的过程中仍应注意其常见的不良反应，如烦躁、谵妄、精神异常、心律失常及过敏反应等。心脏传导阻滞及心动过缓者慎用。

E. 也可选用氯氨酮、硫喷妥钠等进行治疗。

5. *手术治疗* 患者经过长时间正规单药治疗，或先后用两种 AED 达到最大耐受剂量，以及经过一次正规的、联合治疗仍不见效，可考虑手术治疗。20% ～ 30% 复杂部分性发作患者用各种 AED 治疗难以控制发作，如治疗 2 年以上，血药浓度在正常范围之内，每月仍有 4 次以上发作称为难治性癫痫（intractable epilepsy）。由于难治性癫痫可能造成患者智能及躯体损害，并带来一系列心理、社会问题，已成为癫痫治疗、预防和研究的重点。

手术适应证：主要是起源于一侧颞叶的难治性复杂部分性发作，如致痫灶靠近大脑皮质，可为手术所及且切除后不会产生严重的神经功能缺陷，疗效较好。常用的方法：①前颞叶切除术；②颞叶以外的脑皮质切除术；③癫痫病灶切除术；④大脑半球切除术；⑤胼胝体切开术；⑥多处软脑膜下横切术。

（五）转诊与康复

癫痫是慢性病，需长期观察和定期随访。随着社区和基层医疗机构的完善，对癫痫患者应该逐步建立科学的随访和管理制度。对于癫痫发作间期的患者，确定了治疗方案后可定期随访及观察。对于癫痫发作持续期患者，应尽快控制癫痫发作，并及早转诊至上级医院明确癫痫发作类型选择抗癫痫治疗方案。

（刘桂金）

三、精神分裂症

（一）概述

精神分裂症（schizophrenia）是一组病因未明的精神疾病，多发生于青壮年，临床表现为感知、思维、情感、行为等多方面的障碍及精神活动的不协调，大多数患者对疾病缺乏自知力，不认为是病态。患者一般无意识障碍和明显智能障碍。该组疾病起病往往较为缓慢，病程多迁延，呈反复加重或恶化，较多患者最终出现衰退和精神残疾，而部分患者经有效治疗可保持痊愈或基本痊愈的状态。

现代精神病学的奠基人 E.Kraepelin 于 1896 年最早提出了“早发性痴呆”（dementia praecox）这一疾病名称。他描述道，早发性痴呆发生于成年早期，常见的特征是在意识清晰的背景下出现人格内在联系的严重破坏，并影响患者的情感和意志而产生一系列症状，各种不同的临床症状是同一种疾病的不同类型，因为最后结局是发展为人格衰退，故把这一表现各异的疾病命名为早发性痴呆。此后，瑞士医师 E.Bleuler 从心理学角度分析了精神分裂症的病理现象，他认为这一疾病的本质是由病态思维过程所导致的人格分裂，在 1911 年首次提出了“精神分裂症”这一疾病术语，描述精神分裂症的特性症状为思维联想障碍（disorders of the association of thought）、情感淡漠（apathy）、矛盾意向（ambivalence）和内向性（autism），有“4A”症状之称。由于世界各国都对精神分裂症患者存在严重的社会歧视和偏见，近年来国际上有学者呼吁要改变“精神分裂”这一疾病名称,如有学者提出了“心绪失调”（mental dysfunction）的疾病名称，但目前尚无被大家所认同新的疾病名称。

（二）临床表现

1. 主要临床症状　关于精神分裂症的主要临床表现，经典的教科书中通常将精神症状分为感知觉障碍、思维及思维联想障碍、情感障碍及意志与行为障碍四个方面。但需要指出的是，由于有些精神症状的临床诊断一致性不高，故德国医师 Schneider 在 1959 年提出了所谓的精神分裂症“一级症状”（first rank symptoms），大量的临床诊断研究表明，医师们对这些一级症状可以达到相当高的诊断一致性。 因此，目前的精神障碍分类与诊断标准都以此作为诊断精神分裂症症状学标准的基本症状。Schneider 一级症状有：①争论性幻听；②评论性幻听；③思维鸣响或思维回响；④思维被扩散；⑤思维被撤走；⑥思维阻塞；⑦思维插入；⑧躯体被动体验；⑨情感被动体验；⑩冲动被动体验及妄想知觉。需要指出的是“一级症状”也并非精神分裂症的特异性症状，于其他些精神障碍如双相情感障碍 、脑器质性精神障碍中也可见到。

（1）感知觉障碍：精神分裂症最突出的感知觉障碍是幻觉，以幻听最为常见。幻听内容多半是争论性的，或评论性的，或命令性的。幻听还可以以思维鸣响的方式表现出来，即患者所进行的思考，都被自己的声音读了出来。精神分裂症患者也可出现其他少见的幻觉，如幻视、幻触、幻味和幻嗅。精神分裂症的幻觉体验可以是非常具体生动的，也可以是朦胧模糊的，多会给患者的思维、行为带来显著的影响，患者会在幻觉的支配下做出不合常理的举动。

（2）思维障碍：是精神分裂症的核心症状，主要表现为思维内容、思维形式和思维过程方面的异常。

1）思维联想障碍：精神分裂的联想障碍主要表现为联想结构障碍和联想自主性障碍。

联想结构障碍的主要症状是思维散漫和思维破裂。思维散漫是思维联想结构不紧凑及联想主题的不突出。表现为患者无论进行口头表达还是书面表达时，各层内容间及段落间缺乏必然的逻辑联系，给人的印象是“东拉西扯”，中心思想不突出，使人不易理解他（她）到底想要向别人表达什么信息。思维破裂是句子间缺乏逻辑联系，发展到特别明显的时候，患者的讲话和书写内容的每个句子之间均可缺乏逻辑联系，完全杂乱无章，甚至可以呈现出“语词杂拌”（word salad）的现象，旁人完全不能理解其内容。

联想自主性障碍主要包括思维云集（pressure of thought）、思维中断（thought block）、思维插入（thought insertion）、思维被夺走（thought withdrawal）等。部分精神分裂症患者表现为思维贫乏，患者自己体验到脑子里空洞洞，没有什么东西可想。交谈时言语少，内容单调，词穷句短，在回答问题时异常简短，多为“是”“否”，很少加以发挥。

2）思维逻辑障碍：精神分裂症常见的思维逻辑障碍有病理性象征性思维、语词新作等。

3）妄想：精神分裂症患者的思维内容障碍可以表现为许多形式的妄想，原发性妄想对于诊断精神分裂症最具特征性，但原发性妄想在临床上很难界定，并且非常少见。妄想性知觉、妄想性心境和妄想性记忆也是精神分裂症具有特征性的妄想。所谓妄想性知觉、妄想性心境和妄想性记忆分别是患者对其知觉、心境和记忆的妄想性解释。最常见的妄想有被害妄想、关系妄想、嫉妒妄想、夸大妄想、非血统妄想等，具有重要诊断意义的妄想有影响妄想、被控制感、被洞悉感、思维被广播等。

4）被动体验：精神分裂症患者常会出现精神与躯体活动自主性方面的问题。患者感到自己的躯体运动、思维活动、情感活动、冲动都是受人控制的，有一种被强加的被动体验，常描述为思考和行动身不由己。被动体验常会与被害妄想联系起来。患者对这种完全陌生的被动体验赋予种种妄想性的解释，如“受到某种射线影响”“被骗服了某种药物”“身上被安装了先进仪器”等。

(3) 情感障碍：主要表现为情感迟钝或平淡，对人冷淡，缺乏正常人的关怀与交流，甚至出现情感倒错。抑郁与焦虑情绪在精神分裂症患者中也并不少见。抑郁症状在精神分裂症患者中出现率约为25%，多见于精神分裂症的急性期和缓解期，也是精神分裂症患者自杀的主要原因。

(4) 意志与行为障碍：主要表现为意志行为减退，患者有活动减少、行为被动、生活懒散、孤僻离群、缺乏动力等。紧张症包括紧张性木僵和紧张性兴奋两种状态，可交替出现，是精神分裂症紧张型的典型表现。患者可出现攻击冲动、怪异幼稚等紊乱行为。少数患者可出现“意向倒错”。

(5) 精神分裂症症状新的分类：近年来为了满足精神分裂症研究的需要，逐渐将精神分裂症的症状分为5个维度：阳性症状、阴性症状、认知症状、攻击症状和情感症状。前3个维度的症状在诊断方面更为重要。

阳性症状通常反映了精神活动的紊乱，除了妄想和幻觉之外，还包括语言和交谈脱离现实（言语混乱）和行为失控（广泛的行为紊乱、紧张或激越行为），是抗精神病药物治疗最有效的症状。

经典的阴性症状都以字母“A”开头，包括失语症（alogia）、情感迟钝或平淡（affective blunting or flattening）、社交不良（asociality）、兴趣缺失（anhedonia）、意志力减退（avoliyion）。通常认为精神分裂症的阴性症状是精神功能与活动的减退，如情感迟钝、退缩和不协调，表现被动及淡漠的社会退缩，抽象思维困难、刻板思维及缺乏主动性。这些症状与长期住院和社会功能不良有关。在精神分裂症发病后，阴性症状可以在精神病发作的间歇期持续存在，即使无阳性症状，患者的社交和职业功能仍继续受损。阴性症状的重要性日益受到重视，也越来越强调此类症状的识别和治疗。尽管现有的抗精神病药物对阴性症状的疗效有限，但心理社会干预联合抗精神病药物可以部分减少阴性症状。

认知功能障碍是精神分裂症的常见症状并且日益受到重视，主要表现在以下方面。

1）注意障碍：包括听觉和视觉注意方面，是引起患者信息加工困难的主要原因。主要表现有：①注意分散（attention distraction）和监控性注意障碍。患者易受许多无关刺激的吸引而造成对单一任务的注意集中困难，这意味着患者很容易使注意从正在做的事情上转移到另外的无关事情上，其主动注意明显减弱，但被动注意仍能很好地保存，为此有的学者提出了精神分裂症信息输入滤过障碍（“门控”障碍）的假说。②注意专注与转移困难，有些患者可以出现过度关注原有信息而难以将注意力转移到新的信息上。③选择性注意障碍，对相关信息有意识加强注意的能力及对干扰工作过程无关信息的排除能力的降低。④觉醒度（vigilance or alertness）降低，对外界刺激做出反应的水平和能力下降。

2）记忆障碍：大多数患者有一定程度的记忆损害。研究表明这种损害是广泛的，而不是选择性的，它涉及记忆系统的各个主要组成部分。记忆障碍主要有工作记忆（working memory）障碍，工作记忆是指暂时储存信息可供立即使用的能力，如从电话簿上记住号码并立即拨打该号码。记忆缺陷还包括瞬时记忆（这种缺陷不包括感觉印象的实际形成，而是它的即时采用）、短时记忆和长时记忆三方面的损害。精神分裂症的短时记忆缺陷主要表现在对一段时间后视觉记忆保持的反应推迟；对精神分裂症长期记忆研究的结果显示患者言语记忆和视觉记忆都存在明显缺陷，涉及语言流利、命名、看图说话、定义等方面。有关资料表明，语言网络在精神分裂症患者是完整的，但灵活性受到影响。

3）抽象思维障碍：主要包括概念分类与概括障碍、联想（判所，推理）障碍和解决问题的决策能力障碍。精神分裂症的认知功能障碍特别是在前额叶功能方面表现为执行功能（executive function）困难，难于形成、制订、完善与执行计划，难于处理或解决问题，定势转换困难，错误纠正能力降低，也难以执行目标性任务。患者执行功能困难与记忆缺陷有关，Borison 指出，精神分裂症患者有短时记忆损害，可能丧失了重要的信息片段，这使他们综合各种信息制订一个行动计划时出现了障碍。

4）信息整合（information integration）障碍：正常的认知模式是将当前刺激与以前输入并已被储存的信息进行整合。精神分裂症患者不能充分地利用已有的知识去缩短信息加工过程，信息综合障碍主要包括视觉 - 听觉综合、视觉 - 运动觉综合、视觉 - 听觉 - 运动觉综合，现实信息与以往信息综合等联想过程的整合紊乱。

2. *常见的临床类型* 根据临床症状群的不同，精神分裂症可划分为六种不同类型。类型的划分还与起病情况、病程经过、治疗反应及预后有一定关系。

（1）单纯型：青少年时期发病，起病缓慢。主要表现为被动、孤僻、生活懒散、情感淡漠和意志减退，一般无幻觉妄想。此类患者易被忽视或误诊。治疗效果差，预后不良。但较少见。

（2）青春型：多发病于青春期，起病较急，病情进展较快。主要症状包括思维破裂、思维内容荒谬离奇、情感反应不协调、行为幼稚愚蠢和本能意向亢进等。幻觉妄想片段凌乱。此类患者如及时治疗，效果较好。比较常见。

（3）紧张型：多发病于青壮年，起病较急，临床表现以木僵状态多见，轻者可为运动缓慢、少语少动（亚木僵状态），重者可为不语、不动、不食，对环境变化毫无反应（木僵状态），并可出现违拗、蜡样屈曲。紧张性木僵可与短暂的紧张性兴奋交替出现，此时患者出现突然冲动、伤人毁物。此型治疗效果较其他类型好。

（4）偏执型：又称为妄想型，多发病于青壮年或中年，起病缓慢。主要表现为猜疑和各种妄想，内容多脱离现实，结构往往零乱，并有泛化趋势。可伴有幻觉和感知综合障碍。情感和行为常受幻觉或妄想的支配，出现自伤或伤人行为。偏执型进展常较缓慢，治疗效果较好。此型最为常见，占 50% 以上。

（5）其他类型：除上述四种类型以外，如各型的症状同时存在难以分型者，称为未分型，还有精神分裂症后抑郁型及残留型等。

（6）Ⅰ型和Ⅱ型精神分裂症：Crow（1980 年）根据精神分裂症的病理生化和病理解剖改变，结合临床表现、认知功能、治疗反应及预后等方面的特征，提出精神分裂症Ⅰ型和Ⅱ型的划分。Andreasen（1982 年）认为阳性和阴性症状是一个单一的连续过程，大多数患者既有阳性症状，又有阴性症状，从而提出把精神分裂症分为阳性症状为主型、阴性症状为主型和混合型。这样划分更有利于研究精神分裂症的疾病本质和病因学因素，以及判断患者的功能状态与预后结局，指导抗精神病药物治疗和社会心理康复治疗。Ⅰ型精神分裂症（阳性精神分裂症）以阳性症状为主，对抗精神病药物反应良好，无认知功能改变，预后良好，生物学基础是多巴胺功能亢进；Ⅱ型精神分裂症（阴性精神分裂症）以阴性症状为主，对抗精神病药物反应差，伴有认知功能改变，预后差，有脑细胞丧失退化（额叶萎缩）；混合型精神分裂症是同时符合Ⅰ型和Ⅱ型精神分裂症标准的患者。1982 年 Andreasen 在 Crow 工作的基础上制订了阴性症状评定量表和阳性症状评定量表。1992 年 Stanley 等制订了阴性和阳性症状评定量表（positive and negative symptoms scale，PANSS），为阴性、阳性症状的量化评定和研究提供了较好的工具，是目前临床上评定精神分裂症状最常用的工具，对临床治疗药物的选择和疗效评估也有一定的指导意义和临床实用价值。

3. 神经系统体征　精神分裂症患者可出现神经系统的非定位体征。查体可发现患者有实体觉、本体觉、平衡觉异常。这种异常反映了患者中枢神经系统整合功能的障碍。

4. 实验室检查　在精神分裂症的实验室检查方面，国内外学者做了大量工作，目前还未取得一致的结果。近年来实验室研究主要集中在脑电生理、脑影像学和神经心理测验等方面的异常发现。

（三）诊断与鉴别诊断

1. 诊断标准　目前在临床上诊断精神分裂症主要通过精神状况检查发现的精神症状，结合病史与治疗反应等特点，按照国际通用的诊断标准进行诊断。国际诊断分类与标准有 WHO 出版的《国际疾病分类》“ICD-10 精神与行为障碍分类”（1992 年）和美国精神病学会出版的《精神障碍诊断与统计手册》“DSM-Ⅳ”（1994 年）。国内有中华医学会精神病学分会出版的《中国精神疾病分类与诊断标准》“CCMD-3”（2000 年）。现将 ICD-10 关于精神分裂症的诊断标准介绍如下。

（1）症状标准：在 1 个月或 1 个月以上时期的大部分时间内确实存在以下 1 ～ 4 中的至少一组（如不甚明确常需要 2 个或多个症状，或 5 ～ 9 中至少两组十分明确的症状）。

1）思维化声、思维插入或思维被夺取、思维被播散。

2）明确涉及躯体或四肢运动，或特殊思维、行动或感觉的被影响、被控制或被动妄想，妄想性知觉。

3）对患者的行为进行跟踪性评论，或彼此对患者加以讨论的幻听，或来源于身体某一部分的其他类型的幻听。

4）与文化不相称且根本不可能的其他类型的持续性妄想，如具有某种宗教或政治身份，或超人的力量和能力（如能控制天气，或与另一个世界的外来者进行交流）。

5）伴转瞬即逝或未充分形成的无明显情感内容的妄想，或伴有持久的超价观念，或连续数周或数月每天均出现的任何感官的幻觉。

6）思潮断裂或无关的插入语，导致言语不连贯或不中肯或语词新作。

7）紧张性行为，如兴奋、摆姿势，或蜡样屈曲、违拗、缄默及木僵。

8）阴性症状，如显著情感淡漠、言语缺乏、情感迟钝或不协调，常导致社会退缩及社会功能下降，但须澄清这些症状并非由抑郁症或神经阻滞剂所致。

9）个人行为的某些方面发生显著而持久的总体性质的改变，表现为丧失兴趣、缺乏目的、懒散、自我专注及社会退缩。

（2）病程标准：特征性症状在至少 1 个月以上的大部分时间内肯定存在。

（3）排除标准：若同时存在广泛的情感症状，就不应做出精神分裂症的诊断，除非分裂症状早于情感症状出现；分裂症的症状与情感症状两者一起出现，程度均衡，应诊断为分裂情感性障碍；严重脑病、癫痫，或药物中毒或药物戒断状态应排除。

2. 鉴别诊断

（1）与躁狂发作和抑郁发作的鉴别：躁狂或抑郁发作均可出现精神病性症状，如幻觉、妄想等。鉴别的要点在于前者是在情绪高涨或低落的情况下出现，与周围环境有着密切的联系，而精神分裂症的精神病性症状不是在情绪高涨或低落的背景下产生，患者表现为情感与自身思维、行为等方面的不协调及与外界环境的不协调。躁狂和抑郁发作患者均与外界有相对较好的接触，而精神分裂症患者一般与外界接触较差。根据这些情况，再结合患者的各方面资料可以做出鉴别。

（2）与躯体疾病所致精神障碍的鉴别：许多躯体疾病均可出现各种精神症状，如思维联想障碍、幻觉、妄想及行为障碍等。有的躯体疾病还可表现出某些精神症状，然后再出现本病的特征性表现，给诊断带来困难。鉴别的关键是：①应该想到躯体疾病也可以出现精神病性症状，因此应该有足够的警惕性；②各种躯体疾病均有相应的特征性症状、体征、实验室检查等方面的证据，应注意收集；③有的躯体疾病在起病形式和病程方面有其特点，如起病的缓急、症状的昼轻夜重，可作为重要的参考；④躯体疾病所致精神障碍中，躯体症状和精神症状有着平行的关系，精神症状随躯体疾病的加重而加重，随躯体疾病的缓解而缓解，当躯体疾病被控制、减轻和消除以后，精神症状随之减轻和消除。

（3）与脑器质性精神障碍的鉴别：与躯体疾病一样，许多中枢神经系统病变可以出现各种精神症状。应该注意和精神分裂症进行鉴别。鉴别的要点：①首先应该排除中枢神经系统病变出现的可能性；②脑器质性损害在症状、神经系统体征、实验室检查方面有较为特征性的异常，如意识障碍、智能障碍、记忆障碍、神经系统的异常体征及脑影像学（CT、MRI）、血及脑脊液常规、生化、脑电生理（脑电图、脑地形图）等方面的异常；③和躯体疾病一样，脑器质性病变所出现的精神症状随着中枢神经系统病变的加重而加重，当中枢神经系统病变缓解或消除后，精神症状随之消失。

（4）与急性应激障碍的鉴别：急性应激障碍以急剧、严重的精神因素作为直接原因，在受刺激后立刻发病。主要表现为强烈恐惧体验的精神运动性兴奋，行为有一定的盲目性，部分患者伴有轻度意识模糊，症状一般持续 1 周。部分精神分裂症患者虽然可以在精神创伤的影响下发病，但病程持续、迁延是其特点，一般没有意识障碍，有明显的思维散漫或思维破裂、情感淡漠、意志缺乏特征，可资鉴别。

（四）治疗与预后

1. 药物治疗

（1）治疗原则：精神分裂症需要尽早实施有效的足剂量、足疗程的全病程药物治疗。第一次发病是治疗的关键，这时抗精神病药的治疗反应最好，所需剂量也少。如能获得及时、正确、有效治疗，患者复原的机会最大，长期预后也最好。影响精神分裂症预后的关键时期是在精神病前驱期至发病后的头 5 年，精神功能的损害至此处于平台期，如果处理得当，通常不再进一步恶化。因此，这一关键时期的正确、合理治疗至关重要。

（2）药物治疗策略：一旦确定精神分裂症的诊断，应立即开始药物治疗。根据临床综合征的表现，首发患者选择一种第二代药物或第一代药物。药物从小剂量开始逐渐加到有效推荐量，加量速度视药物特性及患者特质而定，要足疗程治疗。认真观察评定药物的不良反应，并进行积极处理。如单药疗效仍不满意，考虑两药合用，以化学结构不同、药理作用不尽相同的药物联用比较合适，待达到预期治疗目标后，仍以单一用药为宜。对于急性复发患者，可根据既往用药情况仍以单一用药为原则，原来有效的药物或剂量继续使用，如果原药物无效而其剂量低于治疗剂量时，可增加至治疗剂量继续观察，如果已经达治疗剂量仍无效，考虑换用药物，换用另一种结构的第二代药物（包括氯氮平）或第一代药物，仍以单药物治疗为主。

（3）药物治疗分期与措施：精神分裂症的药物治疗可分为急性期治疗、巩固期治疗、维持期治疗三个阶段。

1）急性期治疗：精神分裂症急性期是指首发患者和急性恶化复发患者的精神症状非常突出和严重的时期。急性期治疗的目标：①尽快缓解精神分裂症的主要症状，包括阳性症状、阴性症状、激越兴奋、抑郁焦虑和认知功能减退，争取最佳预后；②预防自杀及防止危害自身或他人的冲动行为的发生。急性期治疗疗程至少 6 周。

2）巩固期治疗：在急性期的精神症状有效控制之后，患者进入一个相对的稳定期，此期称为巩固期。巩固期治疗的目的：①防止已缓解的症状复燃或波动；②巩固疗效；③控制和预防精神分裂症后抑郁和强迫症状，预防自杀；④促进社会功能的恢复；⑤控制和预防长期用药带来的常见药物不良反应的发生，如迟发性运动障碍，闭经，溢乳，体重增加，糖脂代谢异常，心、肝、肾功能损害等。巩固期治疗的药物剂量原则上维持急性期的药物剂量，疗程一般持续 3 ～ 6 个月。

3）维持期治疗：在症状缓解并巩固治疗后进入第三期，称为维持期。此期治疗的目的是预防和延缓精神症状复发，以及改善患者的功能状态。维持期治疗的剂量在疗效稳定的基础上可以减量。减量可以减轻患者的不良反应，增加服药的依从性及改善医患关系，有利于长期维持治疗。减量宜慢，减至原巩固剂量的 1/3 ～ 1/2。也可以每 6 个月减少原剂量的 20%，直至最小有效剂量。维持期治疗的疗程可根据患者的情况决定，一般不少于 2 ～ 5 年。对有严重自杀企图、暴力行为和攻击性行为病史的患者，维持期的治疗应适当延长。

（4）抗精神病药物的种类：目前抗精神病药物分为第一代抗精神病药物和第二代抗精神病药物。

1）第一代抗精神病药物（传统抗精神病药物）：指主要作用于中枢 D_2 受体的抗精神病药物，包括：①吩噻嗪类氯丙嗪、硫利达嗪、奋乃静、氟奋乃静及其长效剂、三氟拉嗪等；②硫杂蒽类的氟噻吨及其长效剂、氟哌噻吨及其长效剂等；③丁酰苯类如氟哌啶醇及其长效剂、五氟利多；④苯甲酰胺类如舒必利等。其中临床又将吩噻嗪类分为高效价药物如奋乃静、三氟拉嗪；低效价药物如氯丙嗪、硫利达嗪。大量临床研究及临床应用经验均证明第一代药物治疗精神分裂症阳性症状有效，但也提出了其用药的局限性。

第一代抗精神病药物主要作用于脑内 D_2 受体，为 D_2 受体阻滞剂。其他药理作用包括对 α_1、α_2 肾上腺素能受体、毒蕈碱能 M 受体、组胺 1 受体具有阻滞作用。临床上治疗幻觉、妄想、思维障碍、行为紊乱、兴奋、激越、紧张症候群具有明显疗效。对阴性症状及伴发抑郁症状的疗效不确切。常用抗精神病药物的使用剂量：氯丙嗪为 300 ～ 600mg/d，奋乃静为 30 ～ 60mg/d，氟哌啶醇为 8 ～ 40mg/d，舒必利为 300 ～ 1200mg/d，五氟利多为每周 20 ～ 60mg，氟奋乃静癸酸酯为每 2 ～ 3 周 25 ～ 50mg，癸氟哌啶醇为每 2 周 50 ～ 200mg，哌泊噻嗪棕榈酸酯为每 2 ～ 4 周 50 ～ 100mg。

第一代抗精神病药物的安全性：传统抗精神病药物可引发多种不良反应，主要是引起锥体外系症状（extra-pyramidal symptom，EPS）包括类帕金森综合征、静坐不能（发生率为 60%左右）、迟发性运动障碍（发生率为 5%左右），影响患者的社会功能及生活质量，继而影响患者治疗的依从性，从而导致复发，带来不良的预后。氯丙嗪的不良反应主要为过度镇静，中枢和外周的抗胆碱能样作用，明显的心血管反应，如直立性低血压、心动过速、心电图改变，致痉挛作用，对心、肝、肾等器官系统有毒性作用。氟哌啶醇的主要不良反应为锥体外系运动障碍，其发生率达 80%，迟发性运动障碍的发生率较其他抗精神病药物高。该药对躯体器官作用较弱，虽无明显降低血压、加快心率的作用，但可引发心脏传导阻滞，有患者死亡的报道。舒必利的主要不良反应为失眠、泌乳素水平增高相关障碍，如溢乳和闭经、性功能改变和体重增加。EPS 在剂量大时也可出现心电图改变，一过性 GPT 升高。

第一代抗精神病药物的局限性：①不能改善认知功能，如药物不能改善执行功能、工作记忆、口语、视觉运动、语流、精细运动功能，虽然有时能改善注意力的某些指标。药物的抗胆碱能作用可能会使记忆损害恶化。②对阴性症状的治疗作用微小。③约有 30%的患者其阳性症状不能有效缓解。④引发锥体外系和迟发性运动障碍的比例高，常导致患者用药的依从性不佳。

2）第二代抗精神病药物（非典型抗精神病药物）：比第一代抗精神病药具有较高的 5-HT 2A 型受体的阻断作用，即多巴胺受体与 5-HT 受体的联合拮抗剂，对中脑边缘系统的作用比对纹状体系统作用更具有选择性，它们不但对阳性症状疗效较好，而且对阴性症状、认知症状和情感症状有效；而 EPS 明显减少。常用药物与常规剂量如下：5-HT 和多巴胺受体拮抗剂（serotonin-dopamine antagonist，SDA），如利培酮（2 ～ 8mg/d）、齐拉西酮（80 ～ 160mg/d）；多受体作用药（multi-acting receptor targeted agent，MARTA），如氯氮平（300 ～ 600mg/d、奥氮平（10 ～ 30mg/d）、喹硫平（300 ～ 800mg/d）；选择性 D_2/D_3 受体拮抗剂，如氨磺必利，又称为阿米舒必利（200 ～ 800mg/d）；5 ～ HT 1A 受体部分激动剂和 5-HT 2A 受体拮抗剂，如阿立哌唑（15 ～ 30mg/d）。

第二代抗精神病药物的安全性：各种第二代抗精神病药物对神经递质受体的作用有差异，所以不良反应也各不相同。主要不良反应有：① EPS，第二代抗精神病药物比第一代药物的 EPS 要少而轻，并且与剂量的关系密切，即在治疗剂量的高端会出现 EPS，此类药物有利培酮、齐拉西酮、氨磺必利、阿立哌唑、奥氮平，而氯氢平和喹硫平的 EPS 发生率很低。②血泌乳素升高引起月经失调或泌乳，主要见于利培酮和氨磺必利。③心电图 QTc 延长，主要见于齐拉西酮和舍吲哚。QTc 延长可能是发生尖端扭转型室性心动过速（TdP）的警告，临床一般将 QTc ＞ 500 毫秒，或比基础值增加＞ 60 毫秒，看成有引起 TdP 的危险，以及发展为心源性猝死的可能。④体重增加，以氯氮平和奥氮平最明显，利培酮与喹硫平居中，齐拉西酮与阿立哌唑较少。体重增加与食欲增加和活动减少有关，体重增加容易并发糖尿病、高脂血症和高血压等。

2. 电抽搐治疗（electroconvulsive therapy，ECT）　对精神分裂症的兴奋躁动，特别是出现冲动伤人、木僵或亚木僵、拒食，精神分裂症疾病过程中或病后有严重的抑郁情绪等有显著的疗效。近 10 年来，对早期的电抽搐治疗进行了改进，使用短暂麻醉和肌肉松弛剂，使其更加安全和易于接受，称为改良电抽搐治疗（无抽搐电抽搐疗法）。此种无抽搐电抽搐治疗虽可减少抽搐引起的骨折，但增加了呼吸抑制的危险。治疗中须有良好的呼吸抢救设备及麻醉师在场，以备呼吸抑制恢复不好时插管抢救。

有关 ECT 的禁忌证并无一致的意见。但是随着多种改良方法的应用，ECT 的禁忌证已经大大减少。一般认为，嗜铬细胞瘤、颅内占位性病变、3 个月内脑血管意外、其他颅内压增高的疾病、3 个月内心肌梗死、3 个月内脑外科手术及腹主动脉瘤患者均不适合 ECT 治疗。心绞痛、充血性心力衰竭、心脏起搏器、青光眼、视网膜剥离、严重的骨质疏松、严重骨折、血栓性静脉炎、严重肺部疾病和妊娠是相对禁忌证。所以对于一些严重躯体疾病患者，医师要权衡利弊，决定是否及如何采用 ECT 治疗。如果患者不进行 ECT 危险性更大，就应该选择 ECT 治疗。精神分裂症电抽搐治疗的疗程，急性期为每天 1 次，以后可延长为隔天 1 次，疗程视病情而定，一般为 6 ～ 12 次。对于阴性症状特别突出，意志减退特别明显的患者，可增加电抽搐治疗次数至 20 ～ 30 次。治疗中需进行心电图、脑电图、肌电图的监测。发作后须有专人看护，观察神志恢复情况，注意观察有无意识障碍和遗忘。

3. 心理治疗 心理治疗有助于解决患者的心理需要和心理问题，全面提高社会功能，获得临床治愈。因此，心理治疗必须成为精神分裂症治疗的一部分。精神分裂症临床分型多，症状丰富，患者同时可以伴有认知、情绪及神经症性症状等，没有哪一种心理治疗方法能全部解决这些问题。所以，要针对精神分裂症的不同病期、不同症状选择合适的心理治疗方法。

急性期患者精神症状丰富，受精神症状的影响，部分患者会有恐惧、紧张、焦虑及不安全感。对住院环境有陌生感与不适应现象的患者，需要在精神上给予一定的尊重、同情、理解、帮助和安慰，可采用支持性心理治疗。恢复期患者精神症状基本消失，自知力逐步恢复，接触较好，能进行交流和学习。这时患者需要解决的问题包括要全面地了解自己的疾病，提高对精神症状的识别能力和抵制能力，提高治疗依从性和生活质量，学会应对社会应激的知识和技巧，改善不良的人际关系，获得指导、训练和鼓励以回归社会，对伴发的情绪和行为障碍等症状的治疗。针对上述患者种种需要，可以采用集体心理治疗、认知行为疗法和家庭治疗等。慢性期精神分裂症患者，残留有精神症状，自知力不完整，多数患者长期住院治疗，社会接触少。为避免精神衰退较早出现，需要持之以恒地进行诸如行为治疗（代币疗法）、支持性心理治疗、工娱治疗和音乐治疗等。

近 20 年来，认知行为治疗（cognitive behavioral therapy，CBT）开始应用于治疗精神分裂症，特别是对于那些药物治疗后仍残留精神症状的患者。治疗主要目标是针对药物不能消除的症状，减轻幻觉与妄想症状及这些症状产生的困扰。认知行为治疗分为个体治疗与小组治疗两种形式，以个体认知行为治疗为主，小组认知行为治疗需要有经验的治疗师才能完成。精神分裂症的认知行为治疗有时间限定，通常患者需要接受每次 15 ～ 45 分钟，每周 1 次或每 2 周 1 次，共 15 ～ 20 小时的治疗，难治性患者则需要更长的治疗时间。

4. 预防复发 多数精神分裂症患者表现为慢性、复发性病程，需要多次住院治疗。精神分裂症复发指患者的精神症状完全消失，自知力恢复，能适应正常生活，并恢复了工作和学习的能力，达到了临床痊愈标准达 1 个月以上后，若又重新出现精神症状，即缓解后症状又出现。研究发现，尽管抗精神病药可以降低精神分裂症复发的危险，但对于有效的住院治疗患者出院后继续药物维持治疗，30%～ 40%的患者会在出院的一年内复发。国外的研究发现，复发是造成精神分裂症高疾病负担的最重要因素。因此，预防复发仍是目前精神分裂症治疗需要解决的主要问题之一。对大多数精神分裂症患者来讲，药物是最重要的治疗方法，但仅靠药物治疗是不够的。需要结合必要的非药物手段预防复发。

研究发现，心理社会干预方法可以预防精神分裂症的复发。如家庭干预与认知行为治疗。短期家庭干预可增加家庭成员对精神分裂症知识的知晓度，降低家庭负担。长期（9 ～ 24 个月）家庭干预可降低患者的复发率及再入院次数。认知行为治疗的临床效果主要是减少或消除幻觉及妄想症状、提高治疗依从性、降低复发率。其他心理社会干预方法，如社会技能训练及职业康复具有改善精神分裂症患者社会功能的作用，也降低疾病复发的危险。因此，在药物治疗的基础上，结合心理社会干预是当前预防复发，促进功能恢复，提高生活质量从而改善结局的理想方法。然而，如何将心理社会干预与抗精神病药物治疗结合起来更好地改善患者的长期结局，目前还没有一套完善的模式，需要进一步的探索。

5. 社会心理康复　大部分精神分裂症患者在接受药物治疗，症状基本消失以后，仍然存在认知、行为及个性等方面的问题，有的患者还可能残留部分阳性症状或阴性症状，所以需要继续接受精神康复方面的治疗和训练。心理社会干预（psychosocial intervention）作为治疗精神分裂症重要的康复手段，是指应用心理学和社会学的方法、策略及技巧，减轻或消除患者在认知、心理和社会方面的功能损害，以及因病造成的残疾和功能障碍，促进患者重返社会。现就比较常用且效果较为肯定的六种心理社会干预方法进行介绍。

（1）家庭干预（family intervention）：调查显示 30%～ 60%的精神分裂症患者与家庭成员生活在一起，家庭对于患者的康复非常重要。这就需要对精神分裂症家属进行教育、指导与支持。家庭干预主要采用家属教育与解决问题训练相结合的方法，主要目的是降低家庭内的应激与疾病复发危险性。目前发展出了许多种家庭干预模式，如单个家庭干预、集体家庭干预、家庭危机干预等。有效的家庭干预至少需要 6 个月，长期的家庭干预（大于 9 个月）可显示出更为持久的疗效，持续 2 年或更长。

（2）社会技能训练（social skill training）：精神分裂症患者，特别是有大量阴性症状的患者，常存在社会功能、工作能力等方面的障碍。社会技能训练主要应用学习的理论，纠正患者在日常生活、就业、交往等方面的问题，提高或重获他们的社会技能。社会技能训练有基本模式和社会问题解决模式等。基本模式，也称为运动技能模式，是把复杂的社会问题分解为几个简单的部分，治疗师反复讲解、演练及患者角色扮演。多项研究证实基本模式对改善社会技能有效。社会问题解决模式包括几方面的问题解决，如药物管理、症状处理、娱乐、基本交流、自我照料等。国外的研究发现问题解决模式可以改善患者的社会适应性、独立生活技能。

（3）职业康复训练（vocational rehabilitation）：由于社会歧视和功能损害等原因，精神分裂症患者的竞争性就业率（拥有稳定的社会工作，而不是就业于康复机构）少于 20%。传统的职业康复模式（训练与安置模式）可以促进患者适应庇护工厂的工作，但是对获得社会稳定工作的效果不明显。训练与安置模式的重点是尽最大可能支持竞争性就业。支持性就业训练在促进患者就业方面具有一定作用，在增强自信、改善生活质量与预防复发方面可能有效。

（4）认知矫正治疗（cognitive remediation）：认知功能障碍是精神分裂症的核心症状，常见的是记忆、注意力、问题解决与执行功能的障碍。认知功能的改善可以带来生活质量的改善，也可以增加其他心理社会干预的效果，产生更好的功能结局。精神分裂症的认知矫正治疗包括四种不同的治疗模式，①认知增强治疗（cognitive enhancement treatment，CET）：包括两种形式的训练，即重点在记忆、注意及问题解决能力的训练和小组形式的社会认知训练；②神经认知增强治疗（neurocognitive enhancement treatment，NET）：与 CET 相似，还包括工作能力康复；③个体执行功能训练（individual executive training）：包括认知适应性、工作记忆及计划三方面的训练；④其他一些认知康复技术，许多研究证实，认知康复治疗可以改善精神分裂症患者认知功能，增强患者自信，提高日常生活能力。

（5）积极性社区治疗（assertive community training）：积极性社区治疗是由精神病学家、护士、社会工作者和职业治疗师等组成多学科的团队，提供治疗、康复和支持性活动。与一般的精神卫生服务相比，积极性社区治疗有几个特点：治疗在社区进行，强调团队服务，提供全面整体服务（包括用药、居住、生活费用及其他任何与个人成功生活有关的重要因素）。积极性社区治疗中每位治疗者通常负责 12 名患者，而在一般的个案管理中每位治疗者负责的患者多达 30 名。与一般社区服务相比，积极性社区治疗降低了患者的住院次数与住院天数，增加了居住稳定性，改善了精神症状与生活质量。

（6）多元化干预（multi-element interventions）：多元化干预为（首发）精神分裂症患者提供专业化、住院或门诊综合干预服务，重点在于症状的控制与功能恢复。较著名有澳大利亚早期精神障碍预防与干预中心（the Early Psychosis Prevention and Intervention Centre）倡导的综合干预模式，包括一个流动性的评估与治疗小组；一个16张床的住院部；住院与门诊患者的个案管理；个体、小组与家庭治疗；药物治疗（重点强调低剂量的一线新型抗精神病药及对难治疗性症状的治疗）。一项采用综合治疗方法（包括低剂量的新型抗精神病药、积极性社区治疗、家庭心理健康教育和社会技能训练）的多中心研究显示，与标准治疗相比，综合干预提高了精神分裂症患者的临床结局及治疗依从性，在随访1年与2年中均显示一致的结果。

6. 预后及影响因素　精神分裂症的结局有三个：一是经过治疗后得到彻底的缓解；二是经过治疗，症状得到部分控制，残留部分症状，社会功能受到部分损害；三是病情恶化，患者走向衰退和精神残疾。根据国外学者观察，以上三种结局各占患者总数的1/3。早期干预与全病程治疗是提高治愈率、减少功能损害和改善预后的重要手段。此外，根据各方面的观察，精神分裂症患者的预后可能与以下因素有关。

（1）以急性形式起病的患者预后明显好于起病缓慢者。

（2）病程短者的预后好于病程较长者。

（3）初次发病者预后好于反复发作者。

（4）情感症状，如抑郁、焦虑等症状明显者预后好于情感平淡者。

（5）从亚型来看，偏执型、紧张型预后较好，单纯型预后最差。

（6）发病年龄越小，预后越差。

（7）在接受治疗方面，有良好的依从性者预后优于治疗不合作者。

（8）发病前人格相对完好者预后好于发病前人格有明显缺陷者。

（9）从家庭因素来看，婚姻保持完好者预后好于家庭破裂者和独身者。

（10）从社会因素方面看，有良好的工作记录者和保持良好的社会关系者的预后好于没有固定工作和没有良好社会关系的患者。由于精神分裂症的病因还不清楚，因此对精神分裂症的预防主要是应该注意早期发现和早期治疗，同时应该注意预防复发和加强康复工作，尽量保持患者的社会功能，防止患者出现精神衰退。

四、抑郁症

（一）概念

抑郁症（depression）现称为抑郁发作，是以显著而持久的心境障碍为主要特征的一种疾病，抑郁症患者常有兴趣丧失、自罪感、注意困难、食欲丧失和有死亡或自杀观念，其他症状包括认知功能、语言、行为、睡眠等异常表现。

所有这些变化的结果均导致患者人际关系、社会和职业功能的损害，近年来已成为威胁人类健康和影响人们生活质量的严重疾病。

抑郁症的相关知识：

1. 据WHO的调查推测，约有1/5的女性、1/10的男性在有生之年可能罹患抑郁症，全球目前约有3.4亿抑郁症患者。

2. 我国抑郁症患者预计高达2600万人，每年给中国带来的经济负担达到了621.91亿元。抑郁症已成为中国第二大疾病负担（第一大疾病为癌症）。

3. 在美国，每年有多于1900万人患抑郁症，因此造成的损失超过400亿美元。

4. 抑郁症是危害身心健康的常见病，据世界银行统计，抑郁症为名列第二位的高致残率疾病，专家预测 2020 年可能要上升为第一位。

5. 抑郁症是与自杀联系最紧密的病因，最终会有 10% ～ 15% 的患者死于自杀，构成所有自杀人数的 1/2 ～ 2/3。

6. 抑郁症患者偶尔会出现“怜悯杀人”或“扩大性自杀”，导致极严重的后果。

（二）临床表现

既往将抑郁症的表现按心理过程内容概括为“三低症状”，即情绪低落、思维迟缓和意志活动减退。目前对抑郁症归纳为核心症状、心理症状群与躯体症状群 3 个方面。

1. *核心症状*　抑郁症的核心症状包括情绪低落、兴趣缺乏和精力减退。①情绪低落。可以从闷闷不乐到悲痛欲绝，生活充满了失败，一无是处，对前途失望甚至绝望，存在已毫无价值（无望和无用感），对自己缺乏信心和决心（无助感），十分消极。②兴趣缺乏。对以前喜爱的活动缺乏兴趣，丧失享乐能力。③精力不足，过度疲乏。感到疲乏无力，精力减退，活动费力，语调低沉，语速缓慢，行动迟缓，严重者可整日卧床不起。

2. *心理症状*　主要有：①焦虑。常与抑郁伴发，可出现胸闷、心跳加快和尿频等躯体化症状。②自罪自责。患者对自己既往的一些轻微过失或错误痛加责备，认为自己给社会或家庭带来了损失，使别人遭受了痛苦，自己是有罪的，应当接受惩罚，甚至主动去“自首”。③精神病性症状和认知扭曲。④注意力和记忆力下降。⑤自杀。有自杀观念和行为的占 50% 以上。有 10% ～ 15% 的患者最终会死于自杀。偶尔出现扩大性自杀和间接性自杀（曲线自杀）。⑥精神运动性迟滞或激越。⑦自知力受损。

3. *躯体症状群*　①睡眠乱。多为失眠（少数嗜睡），包括不易入睡、睡眠浅及早醒等。早醒为特征性症状。②食欲紊乱。表现为食欲下降和体重减轻。③性功能减退。④慢性疼痛为不明原因的头痛或全身疼痛。⑤晨重夜轻。患者不适以早晨最重，在下午和晚间有不同程度的减轻。⑥非特异性躯体症状。如头昏脑涨、周身不适、心悸气短、胃肠功能紊乱等，无特异性且多变化。

CCMD-3 关于抑郁发作的症状标准：以心境低落为主要特征且持续至少 2 周，此期间至少有下属症状中 4 项。

1. 对日常活动丧失兴趣，无愉悦感。
2. 精力明显减退，无原因的持续疲乏感。
3. 精神运动性迟滞或激越。
4. 自我评价过低，或自责，或有内疚感，可达妄想程度。
5. 联想困难，自觉思考能力显著下降。
6. 反复出现想死的念头，或有自杀行为。
7. 失眠，或早醒，或睡眠增多。
8. 食欲缺乏，或体重明显减轻。
9. 性欲明显减退。

（三）特殊类型

1. *隐匿性抑郁症*（masked depression）　是一组不典型的抑郁症候群，其抑郁情绪不十分明显，突出表现为持续出现的多种躯体不适感和自主神经系统功能紊乱症状，如头痛、头晕、心悸、胸闷、气短四肢麻木及全身乏力等。患者因情绪症状不突出，多先在综合医院就诊，抗抑郁药物治疗效果好。

2. *更年期抑郁症*（involutional melancholia） 首次发病于更年期阶段的抑郁症，女性多见，常有某些诱因，多有消化系统、心血管系统和自主神经系统症状。早期有类似神经衰弱的表现，如头晕、头痛、乏力、失眠等，尔后出现各种躯体不适，如食欲缺乏、上腹部不适、口干、便秘、腹泻、心悸胸闷四肢麻木、发冷、发热、性欲减退等，生理方面的变化常出现在心理症状之前。典型者有明显抑郁，常悲观地回忆往事，对比现在和忧虑未来，总觉得自己"只会吃饭，不会做事，生不如死"。在此基础上认为自己无用又有罪过，感到人们一定会厌恶她或谋害她，进而形成关系妄想和被害妄想。焦虑紧张和猜疑突出成为本病的重要特点，而思维与行为抑制不明显。宜用抗焦虑或抗抑郁药物治疗，可配合性激素治疗。

3. *季节性抑郁症*（seasonal affective disorder） 这是与季节变化关系密切的特殊类型，多见于女性。一般在秋末冬初发病，常没有明显的心理社会应激因素。本病表现为抑郁，常伴有疲乏无力和头痛，喜食糖类，体重增加，在春夏季自然缓解。本病连续两年以上秋冬季反复发作方可诊断，强光照射治疗有效。

4. *产后抑郁症*（postpartum depression） 是指产妇在产后6周内，首次以悲伤、抑郁、沮丧、哭泣、易激怒、烦躁、重者出现幻觉、自杀甚至杀人等一系列症状为特征的抑郁障碍。发病率国内报道为17.9%，国外最低6%，最高达54.5%。本症的诱因可能是多方面的，如分娩（或手术产后）的痛苦、产后小便潴留、出院日期推迟等，产妇因为无乳汁或者乳汁分泌少，不时要喂奶影响睡眠，丈夫对其关心和体贴不够，或家庭负担过重等。大多数产后抑郁症患者不需要住院治疗，一般持续数周后逐渐缓解。最主要的是心理治疗，可使用最小剂量抗抑郁药。

（四）抑郁症的治疗

1. *治疗原则* 抗抑郁药物是当前治疗各种抑郁障碍的主要药物，能有效解除抑郁心境及伴随的焦虑、紧张和躯体症状，有效率为60%～70%。

根据中国抑郁障碍防治指南，抗抑郁药的治疗原则是：①诊断要确切。②全面考虑患者症状特点、年龄、躯体状况、药物的耐受性、有无合并症，因人而异地个体化合理用药。③剂量逐步递增，尽可能采用最小有效剂量，使不良反应减至最少，以提高服药依从性。④小剂量疗效不佳时，根据不良反应和耐受情况，增至足量（有效药物上限）和足够长的疗程（6～10周）。⑤如仍无效，可考虑换药，换用同类另一种药物或作用机制不同的另一类药。应注意氟西汀需停药5周才能换用单氨氧化酶抑制剂（MAOI），换用其他选择性5-羟色胺再摄取抑制药（SSRI）需停药2周。MAOI停用2周后才能换用SSRI。⑥尽可能单一用药，应足量、足疗程治疗。当换药治疗无效时，可考虑两种作用机制不同的抗抑郁药联合使用。一般不主张联用两种以上抗抑郁药。⑦治疗前向患者及其家属阐明药物性质、作用和可能发生的不良反应及对策，争取他们的主动配合，能遵医嘱按时按量服药。⑧治疗期间密切观察病情变化和不良反应并及时处理。⑨根据心理-社会-生物医学模式，心理应激因素在本病发生发展中起到重要作用，因此，在药物治疗基础上辅以心理治疗，可望取得更佳效果。⑩积极治疗与抑郁共病的其他躯体疾病、物质依赖、焦虑障碍等。

根据国外抑郁障碍药物治疗规则，一般推荐SSRI、5-HT和NE再摄取抑制剂（SNRI）、NASSA作为一线药物选用。我国目前临床用药情况调查表明，TCA如阿米替林、氯米帕明等在不少地区作为治疗抑郁症首选药物。总之，因人而异，合理用药。

2. *治疗策略* 抑郁症为高复发性疾病，目前倡导全程治疗。抑郁症的全程治疗分为急性期治疗、巩固期治疗和维持期治疗。首次发作的抑郁症，50%～85%会有第2次发作，因此常需维持治疗以防止复发。

（1）急性期治疗：控制症状，尽量达到临床痊愈。治疗严重抑郁症时，一般药物治疗 2 ～ 4 周开始起效。如果患者用药治疗 6 ～ 8 周无效，改用同类另一种药物或作用机制不同的另一类药物可能有效。

（2）巩固期治疗：目的是防止症状复发。巩固治疗 4 ～ 6 个月，使用药物的剂量应与急性期治疗剂量相同，在此期间患者病情不稳，复发风险较大。

（3）维持期治疗：目的是防止症状复发。维持治疗结束后，病情稳定，可缓慢减药直至终止治疗，但应密切监测复发的早期征象，一旦发现有复发的早期征象，迅速恢复原有治疗。有关维持治疗的时间意见不一。多数意见认为首次抑郁发作维持治疗为 3 ～ 4 个月；有 2 次以上的复发，特别是起病于青少年、伴有精神病性症状、病情严重、自杀风险大，并有家族遗传史的患者，维持治疗时间 2 ～ 3 年；多次复发者主张长期维持治疗。有资料表明以急性期治疗剂量作为维持治疗的剂量，能更有效防止复发。新型抗抑郁药不良反应少，耐受性好，服用简便，为维持治疗提供了方便。如需终止维持治疗，应缓慢（数周）减量，以便观察有无复发迹象，亦可减少撤药综合征。

虽然抗抑郁药的维持用药在一定程度上预防抑郁症的复发，但不能防止转向躁狂发作，甚至可能促使躁狂的发作。有研究表明，抑郁症中有 20% ～ 50% 的患者会发展为双相抑郁。双相障碍抑郁患者应采用心境稳定剂维持治疗，预防复发。

3. 常用的抗抑郁药

（1）三环类及四环类抗抑郁药物：丙米嗪、氯米帕明、阿米替林及多塞平（多虑平）是常用的三环类抗抑郁药物，主要用于治疗抑郁发作，总有效率约为 70%。对环性心境障碍和恶劣心境障碍疗效较差。有效治疗剂量为 50 ～ 250mg/d，分次口服，也可以每晚睡前一次服用。

三环类抗抑郁药物的不良反应较多，有抗胆碱能、心血管系统和镇静等不良反应，常见的有口干、便秘、视物模糊、排尿困难、心动过速、直立性低血压、心率改变和嗜睡等，也可诱发躁狂发作。老年患者用药剂量要减小，必要时应注意监护。原有心血管疾病的患者不宜使用。

马普替林为四环抗抑郁药，其抗抑郁作用与丙米嗪相同。有效治疗剂量为 75 ～ 200mg/d，不良反应较少，主要有口干、嗜睡、视物模糊、皮疹、体重增加等，偶可引起癫痫发作。

（2）单胺氧化酶抑制剂（MAOI）：主要有异丙肼、苯乙肼、反苯环丙胺等药，过去曾用来治疗非典型抑郁症，由于会引起对肝实质的损害，目前已极少使用。与富含酪胺的食物如奶酪、酵母、鸡肝、酒类等合用时可发生高血压危象。一般不应与三环类抗抑郁药物合用。

新型的单胺氧化酶抑制剂吗氯贝胺是一种可逆性、选择性单胺氧化酶 A 抑制剂，它克服了非选择性、非可逆性 MAOI 的高血压危象、肝脏毒性及直立性低血压等不良反应的缺点，抗抑郁作用与丙米嗪相当。有效治疗剂量为 300 ～ 600mg/d，主要不良反应有恶心、口干、便秘、视物模糊及震颤。

（3）选择性 5- 羟色胺再摄取抑制剂（SSRI）：目前已在临床应用的有氟西汀、帕罗西汀、舍曲林、氟伏沙明、西酞普兰及艾司西酞普兰。临床的随机双盲研究表明，上述 6 种 SSRI 对抑郁症的疗效优于安慰剂，与丙米嗪或阿米替林的疗效相当，而不良反应显著少于三环类抗抑郁药物，患者耐受性好、使用方便和安全。有效治疗剂量：氟西汀 20 ～ 60mg/d、帕罗西汀 20 ～ 60mg/d、舍曲林 50 ～ 200mg/d、氟伏沙明 50 ～ 300mg/d、西酞普兰 20 ～ 60mg/d、艾司西酞普兰 10 ～ 20mg/d。但见效较慢，需 2 ～ 4 周。常见的不良反应有恶心、呕吐、厌食、便秘、腹泻、口干、震颤、失眠、焦虑及性功能障碍。偶尔出现皮疹。少数患者能诱发躁狂。不能与 MAOI 合用。

（4）5-HT 和 NE 再摄取抑制剂（SNRI）：主要有盐酸文拉法辛及盐酸度洛西汀。文拉法辛常用剂量为75～300mg/d,有普通制剂和缓释剂两种,普通制剂分2～3次服用,缓释剂每天1次。常见不良反应为恶心、盗汗、嗜睡、失眠及头晕等，个别患者可出现肝脏氨基转移酶及血清胆固醇升高。日剂量大于200mg时，可使血压轻度升高。度洛西汀常用剂量为60mg/d，对伴有躯体症状特别是疼痛症状的抑郁症疗效好。常见不良反应为恶心、口干、便秘、乏力、嗜睡、多汗及食欲缺乏等。SNRI均可诱发躁狂发作，不能与MAOI合用。

(5) 去甲肾上腺素和特异性5-羟色胺能抗抑郁药（NASSA）：主要有米氮平。常用治疗剂量为15～45mg/d，分1～2次服用。适用于伴有焦虑、严重失眠、食欲缺乏或体重下降及性功能障碍的抑都患者,常见不良反应有嗜睡、口干、食欲增加及体重增加。少见有心悸、低血压、皮疹。偶见有粒细胞减少及血小板减少。

(6) 其他

1) 阿戈美拉汀：是第一个具有褪黑激素MT1、MT2受体激动剂和5-HT2c拮抗特性的抗抑郁药。使用剂量范围为25～50mg/d，每天1次，睡前服用。不良反应较少，常见的有头痛、恶心和乏力等；长期治疗的不良反应较短期治疗更少一些。阿戈美拉汀不引起体重的改变，也很少有胃肠道不良反应。对肝功能、肾功能、心电图等均无影响。

2) 曲唑酮：是一种5-HT受体平衡拮抗剂。常用治疗剂量为50～300mg/d，分次服用。不良反应为口干、便秘、静坐不能、嗜睡、直立性低血压、阴茎异常勃起等。

3) 噻奈普汀：是一种5-HT受体激动剂。常用剂量25～37.5mg/d，分次服用。常见不良反应有口干、便秘、头晕、恶心等，有肾功能损害者及老年人应适当减少剂量。

4) 第二代抗精神病药治疗：在抗抑郁剂治疗无效时，可联合第二代抗精神病药治疗。阿立哌唑已被美国FDA批准为成人抑郁症辅助治疗药物，起始剂量为2～5mg/d，常用剂量为5～10mg/d，最大剂量为15mg/d。喹硫平也被美国FDA批准可用于成人抑郁症的辅助治疗，用于抗抑郁药治疗效果不好的情况下，日服一次喹硫平缓释剂150～300mg治疗成年人抑郁症。

4. *电抽搐治疗*　有严重消极自杀企图的患者及使用抗抑郁药治疗无效的抑郁症患者可采用电抽搐治疗，见效快，疗效好。6～10次为1个疗程。电抽搐治疗后仍需用药物维持治疗。

5. *心理治疗*　对有明显社会心理因素作用的抑郁症患者，在药物治疗的同时常需联合心理治疗。支持性心理治疗,通过倾听、解释、指导、鼓励和安慰等帮助患者正确认识和对待自身疾病,主动配合治疗。认知治疗、行为治疗、人际心理治疗、婚姻及家庭治疗等一系列的心理治疗技术,帮助患者识别和改变认知曲解，矫正患者适应不良性行为，改善患者人际交往能力和心理适应功能，提高患者家庭和婚姻生活的满意度，从而能减轻或缓解患者的抑郁症状，调动患者的积极性,纠正其不良人格,提高患者解决问题的能力和应对处理应激的能力,节省患者的医疗费用,促进其康复，预防复发。

（张燕婷）

第七节　运动系统

一、颈椎病

颈椎病又称为颈椎综合征，是颈椎骨关节炎、增生性颈椎炎、颈神经根综合征、颈椎间盘脱出症的总称，是一种以退行性病理改变为基础的疾病。主要由于颈椎长期劳损、骨质增生，或椎间盘脱出、韧带增厚，致使颈椎脊髓、神经根或椎动脉受压，出现一系列功能障碍的临床综合征。表现为椎节失稳、松动；髓核突出或脱出；骨刺形成；韧带肥厚和继发的椎管狭窄等，刺激或压迫了邻近的神经根、脊髓、椎动脉及颈部交感神经等组织，引起一系列症状和体征。颈椎病可分为颈型颈椎病、神经根型颈椎病、脊髓型颈椎病、椎动脉型颈椎病、交感神经型颈椎病、食管压迫型颈椎病。

（一）临床表现

颈椎病的临床症状较为复杂。主要有颈背疼痛、上肢无力、手指发麻、下肢乏力、行走困难、头晕、恶心、呕吐，甚至视物模糊、心动过速及吞咽困难等。颈椎病的临床症状与病变部位、组织受累程度及个体差异有一定关系。

1. 神经根型颈椎病

（1）具有较典型的根性症状（麻木、疼痛），且范围与颈脊神经所支配的区域相一致。

（2）压头试验或臂丛牵拉试验阳性。

（3）影像学所见与临床表现相符合。

（4）痛点封闭无显效。

（5）除外颈椎外病变如胸廓出口综合征、腕管综合征、肘管综合征、肩周炎等所致的以上肢疼痛为主的疾病。

2. 脊髓型颈椎病

（1）临床上出现颈脊髓损害的表现。

（2）X 线片上显示椎体后缘骨质增生、椎管狭窄。影像学证实存在脊髓压迫。

（3）除外肌萎缩性侧索硬化症、脊髓肿瘤、脊髓损伤、多发性末梢神经炎等。

3. 椎动脉型颈椎病

（1）曾有猝倒发作，并伴有颈性眩晕。

（2）旋颈试验阳性。

（3）X 线片显示节段性不稳定或枢椎关节骨质增生。

（4）多伴有交感神经症状。

（5）除外眼源性、耳源性眩晕。

（6）除外椎动脉Ⅰ段（进入颈 6 横突孔以前的椎动脉段）和椎动脉Ⅲ段（出颈椎进入颅内以前的椎动脉段）受压所引起的基底动脉供血不全。

（7）手术前需行椎动脉造影或数字减影椎动脉造影。

4. 交感神经型颈椎病　临床表现为头晕、目眩、耳鸣、手麻、心动过速、心前区疼痛等一系列交感神经症状，X 线片颈椎有失稳或退变。椎动脉造影阴性。

5. 食管压迫型颈椎病　颈椎椎体前鸟嘴样增生压迫食管引起吞咽困难（经食管钡剂检查证实）等。

6. 颈型颈椎病　颈型颈椎病也称局部型颈椎病，是指具有头、肩、颈、臂的疼痛及相应的压痛点，X 线片上没有椎间隙狭窄等明显的退行性改变，但可以有颈椎生理曲线的改变，椎体间不稳定及轻度骨质增生等变化。

（二）诊断

1. 颈椎病的体格检查　颈椎病的试验检查即物理检查，包括以下四种。

（1）前屈旋颈试验：令患者颈部前屈、嘱其向左右旋转活动。如患者颈椎处出现疼痛，表明颈椎小关节有退行性变。

(2) 椎间孔挤压试验（压顶试验）：令患者头偏向患侧，检查者左手掌放于患者头顶部、右手握拳轻叩左手背，则出现肢体放射性痛或麻木、表示力量向下传递到椎间孔变小，有根性损害；对根性疼痛厉害者，检查者用双手重叠放于头顶，向下加压，即可诱发或加剧症状。当患者头部处于中立位或后伸位时出现加压试验阳性，称之为 Jackson 压头试验阳性。

(3) 臂丛牵拉试验：患者低头，检查者一手扶患者头颈部，另一手握患肢腕部，做相反方向推拉，看患者是否感到放射痛或麻木，这称为 Eaten 试验。如牵拉同时再迫使患肢做内旋动作，则称为 Eaten 加强试验。

(4) 上肢后伸试验：检查者一手置于健侧肩部起固定作用，另一手握于患者腕部，并使其逐渐向后、外呈伸展状，以增加对颈神经根牵拉，若患肢出现放射痛，表明颈神经根或臂丛有受压或损伤。

2. *X 线检查* 正常 40 岁以上的男性，45 岁以上的女性约有 90% 存在颈椎椎体的骨刺，因此有 X 线片的改变，不一定有临床症状。现将与颈椎病有关的 X 线所见分述如下。

(1) 正位：观察有无枢环关节脱位、齿状突骨折或缺失。第 7 颈椎横突有无过长，有无颈肋。钩椎关节及椎间隙有无增宽或变窄。

(2) 侧位：①曲度的改变。颈椎发直、生理前突消失或反弯曲。②异常活动度。在颈椎过伸过屈侧位 X 线片中，可以见到椎间盘的弹性有改变。③骨赘。椎体前后接近椎间盘的部位均可产生骨赘及韧带钙化。④椎间隙变窄。椎间盘可以因为髓核突出，椎间盘含水量减少发生纤维变性而变薄，表现在 X 线片上为椎间隙变窄。⑤半脱位及椎间孔变小。椎间盘变性以后，椎体间的稳定性低下，椎体常发生半脱位，或称为滑椎。⑥项韧带钙化。项韧带钙化是颈椎病的典型病变之一。

(3) 斜位：摄脊椎左右斜位片，主要用来观察椎间孔的大小及钩椎关节骨质增生的情况。

3. *肌电图检查* 颈椎病及颈椎间盘突出症的肌电图检查都可提示神经根长期受压而发生变性，从而失去对所支配肌肉的抑制作用。

4. *CT 检查* CT 已用于诊断后纵韧带骨化、椎管狭窄、脊髓肿瘤等所致的椎管扩大或骨质破坏，测量骨质密度以估计骨质疏松的程度。此外，横断层图像可以清晰地见到硬膜鞘内外的软组织和蛛网膜下腔，因此能正确地诊断椎间盘突出症、神经纤维瘤、脊髓或延髓的空洞症，对于颈椎病的诊断及鉴别诊断具有一定的价值。

5. *MIR 检查* T_1 像可显示椎间盘向椎管内突入，T_2 像硬膜外腔消失，椎间盘呈低信号，脊髓受压或脊髓内出现高信号区。颈椎管狭窄，脊髓被多个突出椎间盘组织压迫，硬膜囊间隙消失及变小，脊髓受压区出现高信号。

（三）防治原则与转诊

1. *药物治疗* 可选择性应用镇痛药、镇静药、维生素（如维生素 B_1、维生素 B_{12}），对症状的缓解有一定的效果。可尝试使用硫酸氨基葡萄糖和硫酸软骨素进行支持治疗。硫酸氨基葡萄糖与硫酸软骨素在临床上用于治疗全身各部位的骨关节炎，这些软骨保护剂具有一定程度的抗炎抗软骨分解作用。基础研究显示氨基葡萄糖能抑制脊柱髓核细胞产生炎性因子，并促进椎间盘软骨基质成分糖胺聚糖的合成。临床研究发现，向椎间盘内注射氨基葡萄糖可以显著减轻椎间盘退行性疾病导致的下腰痛，同时改善脊柱功能。有病例报告提示口服硫酸氨基葡萄糖和硫酸软骨素能在一定程度上逆转椎间盘退行性改变。

2. *运动疗法* 各型颈椎病症状基本缓解或呈慢性状态时，可开始医疗体操以促进症状的进一步消除及巩固疗效。症状急性发作期宜局部休息，不宜增加运动刺激。有较明显或进行性脊髓受压症状时禁忌运动，特别是颈椎后仰运动应禁忌。椎动脉型颈椎病时颈部旋转运动宜轻柔缓慢，幅度要适当控制。

3. *牵引治疗* “牵引”在过去是治疗颈椎病的首选方法之一，但近年来发现，许多颈椎病患者在使用“牵引”之后，特别是那种长时间使用“牵引”的患者，颈椎病不但没有减轻，反而加重。这是因为牵引不但不能促进颈椎生理曲度的恢复，相反牵引拉直了颈椎，反而弱化颈椎生理曲度，故颈椎病应慎用牵引疗法。

4. *手法按摩推拿疗法* 是颈椎病较为有效的治疗措施。它的治疗作用是能缓解颈肩肌群的紧张及痉挛，恢复颈椎活动，松解神经根及软组织粘连来缓解症状，脊髓型颈椎病一般禁止重力按摩和复位，否则极易加重症状，甚至可导致截瘫，即使早期症状不明显，一般也推荐手术治疗。

5. *理疗* 在颈椎病的治疗中，理疗可起到多种作用。一般认为，急性期可行离子透入、超声波、紫外线或间动电流等；疼痛减轻后用超声波、碘离子透入、感应电或其他热疗。

6. *温热敷* 此种治疗可改善血循环，缓解肌肉痉挛，消除肿胀以减轻症状，有助于手法治疗后使患椎稳定。本法可用热毛巾和热水袋局部外敷，急性期患者疼痛症状较重时不宜做温热敷治疗。

7. *手术治疗* 严重有神经根或脊髓压迫者，必要时可手术治疗。

二、粘连性肩关节炎

粘连性肩关节炎简称肩周炎，是指以肩部逐渐产生疼痛，夜间为甚，逐渐加重，肩关节活动功能受限而且日益加重，致一定程度后逐渐缓解，直至最后完全复原为主要表现的肩关节囊及其周围韧带、肌腱和滑囊的慢性特异性炎症，即肩关节囊和关节周围软组织的一种退行性、炎症性疾病。临床特点为肩关节疼痛、活动受限，多伴有关节周围肌肉萎缩。因 50 岁左右者多见，故有“五十肩”之称。女性多于男性。本病病因尚未完全明确，其发病与慢性劳损有关，患者多有外伤史。

（一）临床表现

粘连性肩关节炎（肩周炎）临床表现主要为肩痛、肩关节活动障碍或僵硬、肩周肌肉萎缩。部分患者是由肱二头肌腱鞘炎、冈上肌炎、肩峰下滑囊炎等发展而来。本病好发于 40 岁以上中老年，女性多于男性（约 3∶1），左肩多于右肩，亦可两侧先后发病。起病缓慢，病程较长。初起时为轻度肩部疼痛和肩关节活动障碍，以后逐渐加重，可向颈、耳、前臂放射。患侧手不能摸裤袋、扎裤带、摸背、梳头，甚至洗脸、漱口等。经数月甚至更长时间，疼痛逐渐消退，功能慢慢恢复，最后自愈。病变特点是广泛，即疼痛广泛、功能受限广泛、压痛广泛。

1. *症状* 粘连性肩关节炎（肩周炎）的患者主要有以下的一些表现。

（1）肩部疼痛：逐渐出现肩部某一处疼痛，与动作、姿势有明显关系。起初时肩部呈阵发性疼痛，多数为慢性发作，患者初期尚能指出疼痛点，后期范围扩大，感觉疼痛来于肱骨，以后疼痛逐渐加剧或钝痛，或刀割样痛，且呈持续性，气候变化或劳累后，常使疼痛加重，疼痛可向颈项及上肢（特别是肘部）扩散，当肩部偶然受到碰撞或牵拉时，常可引起撕裂样剧痛，肩痛昼轻夜重为本病一大特点，多数患者常诉说后半夜痛醒，不能成寐，尤其不能向患侧侧卧，此种情况因血虚而致者更为明显，若因受寒而致痛者，则对气候变化特别敏感。

（2）肩关节活动受限：肩关节向各方向活动均可受限，以外展、上举、内外旋更为明显，随着病情进展，由于长期失用引起关节囊及肩周软组织的粘连，肌力逐渐下降，加上喙肱韧带固定于缩短的内旋位等因素，使肩关节各方向的主动和被动活动均受限，当肩关节外展时出现典型的“扛肩”现象，特别是梳头、穿衣、洗脸、叉腰等动作均难以完成，严重时肘关节功能也可受影响，屈肘时手不能摸到同侧肩部，尤其在手臂后伸时不能完成屈肘动作。

(3) 怕冷：患肩怕冷，不少粘连性肩关节炎（肩周炎）患者终年用棉垫包肩，即使在暑天，肩部也不敢吹风。

(4) 压痛：多数粘连性肩关节炎（肩周炎）患者在肩关节周围可触到明显的压痛点，冈上肌腱，肱二头肌长、短头肌腱及三角肌前、后缘均可有明显的压痛。

(5) 肌肉痉挛与萎缩：三角肌、冈上肌等肩周围肌肉早期可出现痉挛，晚期可发生失用性肌萎缩，出现肩峰突起、上举不便、后弯不利等典型症状，此时疼痛症状反而减轻。

2. *肩周炎发病过程* 分为3个阶段。

(1) 急性期：又称为冻结肩进行期（freezing phase）。起病急骤，疼痛剧烈，肌肉痉挛，关节活动受限。夜间疼痛加重，难以入眠。压痛范围广泛，喙突、喙肱韧带、肩峰下、冈上肌、肱二头肌长头肌腱、四边孔等部位均可出现压痛。X线检查一般无异常发现。关节镜观察可见滑膜充血，绒毛肥厚、增殖，充填于关节间隙及肩盂下滑膜皱襞间隙，关节腔狭窄，容量减少。肱二头肌长头肌腱为血管翳覆盖。急性期可持续3～10周。

(2) 慢性期：又称为冻结期（frozen phase）。此时疼痛症状相对减轻，但压痛范围仍较广泛。由急性期肌肉保护性痉挛造成的关节功能受限发展到关节挛缩性功能障碍。关节僵硬时，梳头、穿衣、举臂托物、向后结腰带等动作均感困难。肩关节周围软组织呈“冻结”状态，冈上肌、冈下肌及三角肌出现挛缩。X线摄片偶可观察到肩峰，大结节骨质稀疏，囊样变。关节造影示腔内压力增高，容量减小至5～15ml（正常成人容量为15～30ml）；肩胛下肌下滑液囊闭锁不显影，肩盂下滑膜皱襞间隙消失，肱二头肌长头肌腱腱鞘充盈不全或闭锁。

(3) 功能康复期：盂肱关节腔、肩峰下滑囊、肱二头肌长头肌腱滑液鞘及肩胛下肌下滑囊的炎症逐渐吸收，血液供给恢复正常，滑膜逐渐恢复滑液分泌，粘连吸收，关节容积逐渐恢复正常。在运动功能逐步恢复过程中，肌肉的血液供应及神经营养功能得到改善。大多数粘连性肩关节炎（肩周炎）患者的肩关节功能能恢复到正常或接近正常。肌肉的萎缩需较长时间的锻炼才能恢复正常。

（二）诊断

根据临床表现，结合辅助检查及关节镜检查结果综合分析判断。

1. 多见于40岁以上的中、老年人。
2. 起病缓慢。
3. 肩部疼痛，夜间明显，活动受限，逐渐加重。
4. 肩关节各个方向活动均受限，外展、内外旋活动受限明显。
5. 肩关节周围肌肉萎缩，压痛广泛。
6. X线检查可发现肩关节骨质疏松，无骨质破坏。

（三）防治原则与转诊

粘连性肩关节炎（肩周炎）常用的治疗方法有推拿、热疗、针灸及局部注射醋酸氢化可的松等。另外，患侧肩部功能锻炼也极为重要。冻结肩经长期非手术治疗无效者，应考虑手术治疗，手术方法主要有肱二头肌长头肌腱固定或移位术、喙肱韧带切断术。本病预后良好，多能自愈。若积极进行锻炼及其他治疗，则病期短，恢复快。痊愈后也可再复发。

目前，对粘连性肩关节炎（肩周炎）的治疗，多数学者认为，服用镇痛药物只能治标，即暂时缓解症状，停药后多数会复发。而运用手术松解方法治疗，术后容易引起粘连。所以采用中医的手法治疗被认为是较佳方案，若患者能坚持功能锻炼，预后相当不错。

粘连性肩关节炎（肩周炎）有其自然病程，一般在 1 年左右能自愈。但若不配合治疗和功能锻炼，即使自愈也将遗留不同程度的功能障碍。早期给予理疗、针灸、适度的推拿按摩，可改善症状。痛点局限时，可局部注射醋酸泼尼松龙，此能明显缓解疼痛。疼痛持续、夜间难以入睡时，可短期服用非甾体抗炎药，并加以适量口服肌松弛剂。无论病程长短，症状轻重，均应每日进行肩关节的主动活动，活动时以不引起剧痛为限。

1. *非手术治疗* 粘连性肩关节炎（肩周炎）是慢性病，大多数患者能逐渐好转而痊愈，应使患者了解本病的过程和转归，从而树立战胜疾病的信心。

（1）病变早期：上肢应悬吊制动，每天轻度活动肩关节数次，口服水杨酸制剂或其他消炎镇痛类药物。非甾体抗炎药：双氯芬酸钠（25mg，一天 3 次）、对乙酰氨基酚（0.3 ～ 0.6g，一天 3 次）、布洛芬（0.2g，一天 3 次）、吲哚美辛（50mg，一天 1 次，直肠给药）等。

（2）封闭治疗：局部有明显局限压痛者必要时可给予利多卡因或普鲁卡因加泼尼松龙封闭治疗（不建议短时间内多次重复注射）。压痛局限者可用 1% 普鲁卡因 5 ～ 10ml 加醋酸氢化可的松 25mg 局部封闭，每周 1 次，共 2 次或 3 次。

（3）理疗：可以促进局部血液循环，减轻疼痛。理疗或热敷有助于解痉、消炎、镇痛。适当的推拿按摩不仅能减轻疼痛，而且也有利于增加活动范围。

（4）功能锻炼：急性期后，逐渐开始肩关节主动活动，有利于关节功能的恢复。在疼痛能忍受的范围内，积极有计划地进行肩关节主动功能练习。随着活动范围的增加，疼痛亦逐渐减轻。侧卧时避免抱肩。

2. *手术治疗* 粘连性肩关节炎（肩周炎）经长期非手术治疗无效者，应考虑手术治疗，手术方法主要有以下两种。

（1）肱二头肌长头肌腱固定或移位术：冻结肩患者长期、有计划非手术治疗症状未改善，而临床检查病变主要位于肱二头肌长头肌腱者，可做肱二头肌长头肌腱固定术或移位术。若肱二头肌长头肌腱无明显退变，可将其从盂上结节附着处切断，从关节内抽出，固定至喙突。若肌腱已发生严重退变，则将其固定于肱骨结节间沟内，同时做前肩峰成形术。

（2）喙肱韧带切断术：正常上臂外展活动必然同时伴有肱骨头的外旋，以使肱骨大结节与喙肩穹步调一致。严重冻结肩患者，由于上臂长期处于内旋位，使喙肱韧带挛缩而限制了肱骨头的外旋，影响其外展功能。若经长期非手术治疗无效者，可行喙肱韧带切断术，有望改善上臂外旋、外展功能。

三、类风湿关节炎

类风湿关节炎(RA)是一种病因未明的慢性、以炎性滑膜炎为主的系统性疾病。其特征是手、足小关节的多关节、对称性、侵袭性关节炎症，经常伴有关节外器官受累及血清类风湿因子阳性，可以导致关节畸形及功能丧失。

（一）临床表现

1. *好发人群* 女性好发，发病率为男性的 2 ～ 3 倍。可发生于任何年龄，高发年龄为 40 ～ 60 岁。

2. *症状体征* 可伴有体重减轻、低热及疲乏感等全身症状。

（1）晨僵：早晨起床时关节活动不灵活的主观感觉，它是关节炎症的一种非特异表现，其持续时间与炎症的严重程度成正比。

（2）关节受累的表现：①多关节受累，呈对称性多关节炎（常≥ 5 个关节）。易受累的关节有手、足、腕、踝及颞颌关节等，其他还可有肘、肩、颈椎、髋、膝关节等。②关节畸形，手的畸形有梭形肿胀、尺侧偏斜、天鹅颈样畸形、纽扣花样畸形等。足的畸形有跖骨头向下半脱位引起的仰趾畸形、外翻畸形、跖趾关节半脱位、弯曲呈锤状趾及足外翻畸形。③其他，可有正中神经受压引起的腕管综合征及胫后神经受压引起的跗管综合征，膝关节腔积液挤入关节后侧形成腘窝囊肿（Baker 囊肿），颈椎受累（第 2、3 颈椎多见）可有颈部疼痛、颈部无力及难以保持其正常位置，寰枢关节半脱位，相应有脊髓受压及椎 - 基底动脉供血不足的表现。

（3）关节外表现：①一般表现可有发热、类风湿结节（属于机化的肉芽肿，与高滴度 RF、严重的关节破坏及 RA 活动有关，好发于肘部、关节鹰嘴突、骶部等关节隆突部及经常受压处）、类风湿血管炎（主要累及小动脉的坏死性小动脉炎，可表现为指、趾端坏死、皮肤溃疡、外周神经病变等）及淋巴结肿大。②心脏受累可有心包炎、心包积液、心外膜、心肌及瓣膜的结节、心肌炎、冠状动脉炎、主动脉炎、传导障碍，慢性心内膜炎及心瓣膜纤维化等表现。③呼吸系统受累可有胸膜炎、胸腔积液、肺动脉炎、间质性肺疾病、结节性肺病等。④肾脏表现主要有原发性肾小球肾炎及肾小管间质性肾炎、肾淀粉样变和继发于药物治疗（金制剂、青霉胺及 NSAID）的肾损害。⑤神经系统除周围神经受压的症状外，还可诱发神经疾病、脊髓病、外周神经病、继发于血管炎的缺血性神经病、肌肉肥大及药物引起的神经系统病变。⑥贫血是 RA 最常见的关节外表现，属于慢性疾病性贫血，常为轻至中度。⑦消化系统可因 RA 血管炎、RA 并发症或药物治疗所致。⑧眼部表现幼年患者可有葡萄膜炎，成人可有巩膜炎，可能由血管炎所致。还可有干燥性结膜角膜炎、巩膜软化、巩膜软化穿孔、角膜溶解。

（4）Felty 综合征：1% 的 RA 患者可有脾大、中性粒细胞减少及血小板减少、红细胞计数减少，常有严重的关节病变、高滴度的 RF 及抗核抗体（ANA）阳性，属于一种严重型 RA。

（5）缓解性血清阴性、对称性滑膜炎伴凹陷性水肿综合征（RS3PE）：男性多见，常于 55 岁以后发病，呈急性发病，有对称性腕关节、屈肌腱鞘及手小关节的炎症，手背可有凹陷性水肿。晨僵时间长（0.5 ～ 1 天），但 RF 阴性，X 线摄片多没有骨破坏。有 56% 的患者为 HLA-B7 阳性，对单用 NSAID 药物治疗反应差，而给予小剂量糖皮质激素疗效显著。常于 1 年后自发缓解，预后好。

（6）成人 Still 病（AOSD）：以高热、关节炎、皮疹等的急性发作与缓解交替出现的一种少见的 RA 类型。因临床表现类似于全身起病型幼年类风湿关节炎（Still 病）而得名。部分患者经过数次发作转变为典型的 RA。

（7）老年发病的 RA 常＞ 65 岁时起病，性别差异小，多呈急性发病，发展较快（部分以 OA 为最初表现，几年后出现典型的 RA 表现）。以手足水肿、腕管和跗管综合征及风湿性多肌痛为突出表现，晨僵明显，60% ～ 70% RF 阳性，但滴度多较低。X 线片以骨质疏松为主，很少有侵袭性改变疾病。患者常因心血管、感染及肾功能受损等并发症而死亡。选用 NSAID 要慎重，可应用小剂量激素，对慢作用抗风湿药（SAARD）反应较好。

（二）诊断

1. 检查

（1）实验室检查

1）一般检查血、尿常规、红细胞沉降率、C 反应蛋白、生化（肝、肾功能）、免疫球蛋白、蛋白电泳、补体等。

2）RA 患者自身抗体的检出，是 RA 有别于其他炎性关节炎，如银屑病关节炎、反应性关节炎和骨关节炎的标志之一。目前临床常用的自身抗体包括类风湿因子（RF-IgM）、抗环状瓜氨酸

（CCP）抗体、类风湿因子 IgG 及 IgA、抗核周因子、抗角蛋白抗体，以及抗核抗体、抗 ENA 抗体等。此外，还包括抗 RA33 抗体、抗葡萄糖 -6- 磷酸异构酶（GPI）抗体，抗 P68 抗体等。

3）遗传标记 HLA-DR4 及 HLA-DR1 亚型。

（2）影像学检查

1）X 线片：关节 X 线片可见软组织肿胀、骨质疏松及病情进展后的关节面囊性变、侵袭性骨破坏、关节面模糊、关节间隙狭窄、关节融合及脱位。X 线检查分期：① Ⅰ 期，正常或骨质疏松；② Ⅱ 期，骨质疏松，有轻度关节面下骨质侵袭或破坏，关节间隙轻度狭窄；③ Ⅲ 期，关节面下明显的骨质侵袭和破坏，关节间隙明显狭窄，关节半脱位畸形；④ Ⅳ 期，上述改变合并有关节纤维性或骨性强直。胸部 X 线片可见肺间质病变、胸腔积液等。

2）CT 检查：胸部 CT 可进一步提示肺部病变，尤其高分辨率 CT 对肺间质病变更敏感。

3）MRI 检查：手关节及腕关节的 MRI 检查可提示早期的滑膜炎病变，对发现类风湿关节炎患者的早期关节破坏很有帮助。

4）超声：关节超声是简易的无创性检查，对于滑膜炎、关节积液及关节破坏有鉴别意义。研究认为其与 MRI 有较好的一致性。

（3）特殊检查

1）关节穿刺术：对于有关节腔积液的关节，关节液的检查包括关节液培养、类风湿因子检测、抗 CCP 抗体检测、抗核抗体检测等，并可做偏振光检测以鉴别痛风的尿酸盐结晶。

2）关节镜及关节滑膜活检：对 RA 的诊断及鉴别诊断很有价值，对于单关节难治性的 RA 有辅助的治疗作用。

2. 诊断

（1）RA 的诊断标准

1）美国风湿病学会 1987 年修订的 RA 分类标准如下：≥ 4 条并排除其他关节炎可以确诊 RA。①晨僵至少 1 小时（≥ 6 周）；② 3 个或 3 个以上的关节受累（≥ 6 周）；③手关节（腕、MCP 或 PIP 关节）受累（≥ 6 周）；④对称性关节炎（≥ 6 周）；⑤有类风湿皮下结节；⑥ X 线片改变；⑦血清类风湿因子阳性。

2）2010 年 ACR/EULAR 关于 RA 新的分类标准：总得分 6 分以上可确诊 RA（表 16-16）。

表 16-16　2010 年 ACR/EULAR 类风湿关节炎分类标准

关节受累	得分（0 ～ 5 分）	血清学（至少需要 1 条）	得分（0 ～ 1 分）
1 个大关节	0	RF 和 ACPA 均阴性	0
2 ～ 10 个大关节	1	RF 和（或）ACPA 低滴度阳性	2
1 ～ 3 个小关节（伴或不伴大关节受累）	2	RF 和（或）ACPA 高滴度（超过正常值 3 倍以上）阳性	3
4 ～ 10 个小关节（伴或不伴大关节受累）	3		
＞ 10 个关节（至少一个小关节受累）	5		
急性时相反应物（至少需要 1 条）	**得分（0 ～ 1 分）**	**症状持续时间**	**得分（0 ～ 1 分）**
C 反应蛋白和红细胞沉降率均正常	0	＜ 6 周	0
C 反应蛋白或红细胞沉降率增高	1	≥ 6 周	1

3）2012 年早期 RA 分类诊断标准：①晨僵≥ 30 分钟。②大于 3 个关节区的关节炎。③手关节炎。④类风湿因子（RF）阳性。⑤抗 CCP 抗体阳性。

14 个关节区包括双侧肘、腕、掌指、近端指间、膝、踝和跖趾关节；≥ 3 条可诊断 RA。敏感度 84.4%，特异度 90.6%。

（2）病情分期：①早期有滑膜炎，无软骨破坏；②中期介于上、下间（有炎症、关节破坏、关节外表现）；③晚期已有关节结构破坏，无进行性滑膜炎。

3. *关节功能分级*　①Ⅰ级：功能状态完好，能完成平常任务，无碍（能自由活动）；②Ⅱ级：能从事正常活动，但有 1 个或多个关节活动受限或不适（中度受限）；③Ⅲ级：只能胜任一般职业性任务或自理生活中的一部分（显著受限）；④Ⅳ级：大部分或完全丧失活动能力，需要长期卧床或依赖轮椅，很少或不能生活自理（卧床或轮椅）。

4. *RA 病情评估*　RA 病情评估需结合临床及辅助检查，判断类风湿关节炎活动性的项目包括疲劳的严重性、晨僵持续的时间、关节疼痛和肿胀的程度、关节压痛和肿胀的数目、关节功能受限程度，以及急性炎症指标（如红细胞沉降率、C 反应蛋白和血小板）等。

（三）鉴别诊断

1. *骨关节炎*　多见于中、老年人，起病过程大多缓慢。手、膝、髋及脊柱关节易受累，而掌指、腕及其他关节较少受累。病情通常随活动而加重或因休息而减轻。晨僵时间多小于半小时。双手受累时查体可见 Heberden 和 Bouchard 结节，膝关节可触及摩擦感。不伴有皮下结节及血管炎等关节外表现。类风湿因子多为阴性，少数老年患者可有低滴度阳性。

2. *银屑病关节炎*　银屑病关节炎的多关节炎型和类风湿关节炎很相似。但本病患者有特征性银屑病或指甲病变，或伴有银屑病家族史。常累及远端指间关节，早期多为非对称性分布，血清类风湿因子等抗体为阴性。

3. *强直性脊柱炎*　本病以青年男性多发，以中轴关节如骶髂及脊柱关节受累为主，虽有外周关节病变，但多表现为下肢大关节，为非对称性的肿胀和疼痛，并常伴有棘突、大转子、跟腱、脊肋关节等肌腱和韧带附着点疼痛。关节外表现多为虹膜睫状体炎、心脏传导阻滞障碍及主动脉瓣闭锁不全等。X 线片可见骶髂关节侵袭、破坏或融合，患者类风湿因子阴性，并且多为 HLA-B27 抗原阳性。本病有更为明显的家族发病倾向。

4. *系统性红斑狼疮*　本病患者在病程早期可出现双手或腕关节的关节炎表现，但患者常伴有发热、疲乏、口腔溃疡、皮疹、血细胞减少、蛋白尿或抗核抗体阳性等狼疮特异性、多系统表现，而关节炎较类风湿关节炎患者程度轻，不出现关节畸形。实验室检查可发现多种自身抗体。

5. *反应性关节炎*　本病起病急，发病前常有肠道或泌尿道感染史。以大关节（尤其下肢关节）非对称性受累为主，一般无对称性手指近端指间关节、腕关节等小关节受累。可伴有眼炎、尿道炎、龟头炎及发热等，HLA-B27 可呈阳性而类风湿因子阴性，患者可出现非对称性骶髂关节炎的 X 线改变。

（四）治疗原则

类风湿关节炎治疗的主要目的在于减轻关节炎症反应，抑制病变发展及不可逆骨质破坏，尽可能保护关节和肌肉的功能，最终达到病情完全缓解或降低疾病活动度的目标。

治疗原则包括患者教育、早期治疗、联合用药、个体化治疗方案及功能锻炼。

1. *患者教育*　使患者正确认识疾病，树立信心和耐心，能够与医师配合治疗。

2. *一般治疗*　关节肿痛明显者应强调休息及关节制动，而在关节肿痛缓解后应注意早期开始关节的功能锻炼。此外，理疗、外用药等辅助治疗可快速缓解关节症状。

3. *药物治疗*　方案应个体化，药物治疗主要包括非甾体抗炎药、慢作用抗风湿药、免疫抑制剂、免疫和生物制剂及植物药等。

（1）非甾体抗炎药：有抗炎、镇痛、解热作用，是类风湿关节炎治疗中最为常用的药物，适用于活动期等各个时期的患者。常用的药物包括双氯芬酸、萘丁美酮、美洛昔康、塞来昔布等。

（2）抗风湿药（DMARD）：又被称为二线药物或慢作用抗风湿药物。常用的有甲氨蝶呤，口服或静脉注射；柳氮磺吡啶，从小剂量开始，逐渐递增；还有羟氯喹、来氟米特、环孢素、金诺芬、白芍总苷等。

（3）云克：即锝（^{99}Tc）亚甲基二磷酸盐注射液，是一种非激发状态的核素，治疗类风湿关节炎的缓解症状起效快，不良反应较小。静脉用药，10 天为 1 个疗程。

（4）糖皮质激素：不作为治疗类风湿关节炎的首选药物，但在下述四种情况可选用激素。①伴随类风湿血管炎包括多发性单神经炎、类风湿肺及浆膜炎、虹膜炎等；②过渡治疗时重症类风湿关节炎患者可用小剂量激素快速缓解病情，一旦病情控制，应首先减少或缓慢停用激素；③经正规慢作用抗风湿药治疗无效的患者可加用小剂量激素；④局部应用如关节腔内注射可有效缓解关节的炎症。总原则为短期小剂量（10mg/d 以下）应用。

（5）生物制剂：目前在类风湿关节炎的治疗上，已经有几种生物制剂被批准上市，并且取得了一定的疗效，尤其在难治性类风湿关节炎的治疗中发挥了重要作用。几种生物制剂在类风湿关节炎中的应用：①英夫利昔单抗，也称 TNF-α 嵌合性单克隆抗体，临床试验已证明对甲氨蝶呤等治疗无效的类风湿关节炎患者用英夫利昔单抗可取得满意疗效。近年来强调早期应用的效果更好。用法：3mg/kg，分别于第 0、2、6 周静脉注射一次，以后每 8 周静脉注射一次，通常使用 3 ～ 6 次为 1 个疗程。需与 MTX 联合应用，抑制抗体的产生。②依那西普或人重组 TNF 受体 p75 和 IgG Fc 段的融合蛋白，依那西普及人重组 TNF 受体 p75 和 IgGFc 段的融合蛋白治疗类风湿关节炎和 AS 疗效肯定，耐受性好。目前国内有恩利及益塞普两种商品剂型。③阿达木单抗是针对 TNF 的全人源化的单克隆抗体，推荐的治疗剂量为 40mg，每 2 周 1 次，皮下注射。④妥珠单抗、IL-6 受体拮抗剂，主要用于中重度 RA，对 TNF-α 拮抗剂反应欠佳的患者可能有效。推荐的用法是 4 ～ 10mg/kg，静脉滴注，每 4 周给药 1 次。⑤抗 CD20 单抗利妥昔单抗治疗类风湿关节炎取得了较满意的疗效。利妥昔单抗也可与环磷酰胺或甲氨蝶呤联合用药。

（6）植物药：目前已有多种用于类风湿关节炎的植物药，如雷公藤、白芍总苷、青藤碱等。部分药物对治疗类风湿关节炎具有一定的疗效，但作用机制需进一步研究。

4. *免疫净化*　类风湿关节炎患者血中常有高滴度自身抗体、大量循环免疫复合物，高免疫球蛋白等，因此除药物治疗外，可选用免疫净化疗法快速去除血浆中的免疫复合物和过高的免疫球蛋白、自身抗体等。如免疫活性淋巴细胞过多，还可采用单个核细胞清除疗法，从而改善 T、B 细胞及巨噬细胞和自然杀伤细胞功能，降低血液黏滞度，以达到改善症状的目的，同时提高药物治疗的疗效。目前常用的免疫净化疗法包括血浆置换、免疫吸附和淋巴细胞（或单核细胞）去除术。被置换的病理性成分可以是淋巴细胞、粒细胞、免疫球蛋白或血浆等。应用此方法时需配合药物治疗。

5. *功能锻炼*　必须强调，功能锻炼是类风湿关节炎患者关节功能得以恢复及维持的重要方法。一般说来，在关节肿痛明显的急性期，应适当限制关节活动。但是，一旦肿痛改善，应在不增加患者痛苦的前提下进行功能活动。对无明显关节肿痛，但伴有可逆性关节活动受限者，应鼓励其进行正规的功能锻炼。在有条件的医院，应在风湿病专科及康复专科医师的指导下进行。

6. 外科治疗 经内科治疗不能控制及严重关节功能障碍的类风湿关节炎患者，外科手术是有效的治疗手段。外科治疗的范围从腕管综合征的松解术、肌腱撕裂后修补术至滑膜切除术及关节置换术。

四、骨关节炎

根据有无局部和全身致病因素，将骨关节炎分为原发性骨关节炎和继发性骨关节炎两大类。

1. 继发性骨关节炎

（1）机械性或解剖学异常：髋关节发育异常，股骨头骨骺滑脱、股骨颈异常、多发性骨骺发育不良、陈旧性骨折、半月板切除术后、关节置换术后、急慢性损伤。

（2）炎症性关节疾病：化脓性关节炎、骨髓炎、结核性关节炎、类风湿关节炎、血清阴性脊柱关节病、贝赫切特综合征、Paget 病。

（3）代谢异常：痛风、Gaucher 病、糖尿病、进行性肝豆状核变性、软骨钙质沉着症、羟磷灰石结晶。

（4）内分泌异常：肢端肥大症、性激素异常、甲状旁腺功能亢进、甲状腺功能减退伴黏液性水肿、肾上腺皮质功能亢进。

（5）神经性缺陷：周围神经炎、脊髓空洞症、Charcot 关节病。

2. 原发性骨关节炎 其病因尚不清楚，可能与高龄、女性、肥胖、职业性过度使用等因素有关。

（一）临床表现

本病的主要症状为关节疼痛，常发生于晨间，活动后疼痛反而减轻，但如果活动过多，疼痛又可加重。另一症状是关节僵硬，常出现在早晨起床时或白天关节长时间保持一定体位后。检查受累关节可见关节肿胀、压痛，活动时有摩擦感或“咔嗒”声，病情严重者可有肌肉萎缩及关节畸形。

（二）诊断

1. 检查

（1）实验室检查：关节液常清晰、微黄、黏稠度高，白细胞计数常在 1.0×10^9/L 以内，主要为单核细胞。黏蛋白凝块坚实。

（2）其他辅助检查：X 线片于早期并无明显异常，约数年后方逐渐出现关节间隙狭窄，此表明关节软骨已开始变薄。开始时，关节间隙在不负重时正常，承重后出现狭窄。病变后期，关节间隙有显著狭窄，软骨下可有显微骨折征，而后出现骨质硬化，最后关节边缘变尖，有骨赘形成，负重处软骨下可有骨性囊腔，形成典型的骨关节病征象。CT 及 MRI 检查可在早期发现关节软骨及软骨下骨质的异常改变。

2. 诊断 根据慢性病史、临床表现和 X 线所见，诊断比较容易。必要时可做关节滑液检查，以证实诊断。应从病史中明确病损是原发性或继发性。

（三）鉴别诊断

1. 类风湿关节炎 多发在 20 ～ 50 岁。患者急性发作，全身症状较轻，持续时间长。受累关节多对称或多发，不侵犯远端指间关节。关节早期肿胀呈梭形，晚期功能障碍及强直畸形。X 线检查局部或全身骨质疏松，关节面吸收，骨性愈合，强直畸形。实验室检查红细胞沉降率增快，类风湿因子阳性。

2. 强直性脊柱炎 多发于 15 ～ 30 岁男性青壮年。发病缓慢，间歇疼痛，多关节受累。脊柱活动受限，关节畸形，有晨僵。X 线检查骶髂关节间隙狭窄模糊，脊柱韧带钙化，呈竹节状改变。实验室检查红细胞沉降率增快或正常，HLA-B27 为阳性。类风湿因子多属阴性。

（四）防治原则

本病主要的治疗方法是减少关节的负重和过度的大幅度活动，以延缓病变的进程。肥胖患者应减轻体重，减少关节的负荷。下肢关节有病变时可用拐杖或手杖，以求减轻关节的负担。理疗及适当的锻炼可保持关节的活动范围，必要时可使用夹板支具及手杖等，对控制急性期症状有所帮助。消炎镇痛药物可减轻或控制症状，但应在评估患者风险因素后慎重使用且不宜长期服用。软骨保护剂如硫酸氨基葡萄糖具有缓解症状和改善功能的作用，同时长期服用可以延迟疾病的结构性进展。对晚期病例，在全身情况能耐受手术的条件下，行人工关节置换术，目前是公认的消除疼痛、矫正畸形、改善功能的有效方法，可以显著提高患者的生活质量。

五、常见的骨折

（一）肱骨干骨折

1. 概念　肱骨干骨折系指肱骨外科颈以下 1 ～ 2cm 至肱骨髁上 2cm 之间的骨折。多发于骨干的中部，其次为下部，上部最少。中下 1/3 骨折易合并桡神经损伤，下 1/3 骨折易发生骨不连。

2. 临床表现

（1）疼痛：表现为局部疼痛及传导叩痛等，一般均较明显。

（2）肿胀：完全骨折，尤其粉碎型者局部出血可多达 200ml 以上，加之创伤性反应，因此局部肿胀明显。

（3）畸形：在创伤后，患者多先发现上臂出现成角及短缩畸形，除不完全骨折外，一般多较明显。

（4）异常活动：多于伤后立即出现。

（5）血管神经损伤：患者神经干紧贴骨面走行，甚易被挤压或刺伤，周围血管亦有可能被损伤。因此，在临床检查及诊断时务必对肢体远端的感觉、运动及桡动脉搏动等加以检查，并与对侧对比观察。

3. 诊断　外伤史，局部肿胀，疼痛及传导叩痛，异常活动及成角、短缩畸形。正侧位 X 线能确诊骨折部位及移位情况。

4. 鉴别诊断　本病的鉴别诊断主要有以下几种情况。

（1）病理性骨折：上臂部正侧位 X 线片可明确骨折的部位、类型和移位情况，注意有无骨质破坏，鉴别是否为转移癌、骨囊肿等所致的病理性骨折。

（2）上臂软组织损伤：有牵拉痛，压痛局限于损伤部位，但无纵向叩击痛及异常活动。X 线片可以除外骨折。

桡神经损伤：若出现桡神经损伤，要鉴别清楚是术前损伤还是术中损伤，通过询问病史、发病时间和发病经过、临床表现则不难诊断。如果术前无桡神经损伤表现而术后立即出现者考虑为牵拉伤和粗暴操作所致，如果术后渐进性出现桡神经损伤表现应考虑为骨痂或瘢痕粘连所致。

5. 防治原则

（1）非手术治疗：肱骨干有较多肌肉包绕，骨折轻度的成角或短缩畸形不影响外观及功能者，可采取非手术治疗。

（2）手术治疗

1）开放骨折：应早期行软组织及骨的清创及骨折内固定。

2）合并血管、神经损伤的骨折：应行骨折内固定及神经血管的修复。

3）漂浮肘：肱骨干中下1/3骨折伴有肘关节内骨折时，手法复位及维持复位均比较困难，应行切开复位内固定。

4）双侧肱骨干骨折：非手术治疗可造成患者生活上的不便及护理上的困难。应行内固定术。

5）手法复位不满意的骨折：如螺旋形骨折，骨折端间嵌入软组织，即使骨折对线满意，也会导致不愈合，应行内固定术。

6）非手术治疗效果不满意：如横断骨折应用悬垂石膏治疗，因过度牵引致骨折不愈合；短斜形骨折用非手术治疗骨折端有明显移位者，也应行手术内固定。

7）多发伤合并肱骨干骨折：非手术治疗很难维持骨折端满意的对位对线。一旦病情稳定，应积极行手术治疗。

8）病理性骨折：手术治疗可使患者感到舒适及增加上肢的功能。

（二）桡骨远端骨折

1. 概念　桡骨远端骨折非常常见，约占平时骨折的1/10。多见于老年妇女，青壮年发生均为外伤暴力较大者。骨折发生在桡骨远端2～3cm处。常伴桡腕关节及下尺桡关节的损坏。

（1）伸直型骨折（Colles骨折）：最常见，多为间接暴力致伤。1814年由A.Colles详加描述。跌倒时腕关节处于背伸及前臂旋前位，手掌着地，暴力集中于桡骨远端松质骨处而引起骨折。骨折远端向背侧及桡侧移位。儿童可为骨骺分离；老年人由于骨质疏松，轻微外力即可造成骨折，且常为粉碎性骨折，骨折端因嵌压而短缩。粉碎性骨折可累及关节面或合并尺骨茎突撕脱骨折及下尺桡关节脱位。

（2）屈曲型骨折（Smith骨折）：较少见，由R.W.Smith在1874年首次描述。骨折发生原因与伸直型骨折相反，故又称反Colles骨折。跌倒时手背着地，骨折远端向掌侧及尺侧移位。

（3）巴尔通骨折（Barton骨折）：指桡骨远端关节面纵斜行骨折并伴有腕关节脱位者。由J.R.Barton于1838年首次描述。跌倒时手掌或手背着地，暴力向上传递，通过近排腕骨的撞击引起桡骨关节面骨折，在桡骨下端掌侧或背侧形成一带关节面软骨的骨折块，骨块常向近侧移位，伴腕关节脱位或半脱位。

2. 临床表现　腕部肿胀、压痛明显，手和腕部活动受限。伸直型骨折有典型的餐叉状和枪刺样畸形，尺桡骨茎突在同一平面，直尺试验阳性。屈曲型骨折畸形与伸直型相反。注意正中神经有无损伤。

3. 诊断　可行以下检查以明确诊断：X线片可清楚显示骨折及其类型。伸直型者桡骨骨折远端向背桡侧移位，关节面掌侧及尺侧倾斜角度变小、消失，甚至反向倾斜。桡骨远骨折端与近侧相嵌插，有的合并尺骨茎突骨折及下尺桡关节分离。屈曲型骨折桡骨远端向掌侧移位。对轻微外力致伤的老年患者应做骨密度检查，以了解骨质疏松情况。

4. 鉴别诊断

（1）桡骨颈骨折：并不多见，常与桡骨头骨折伴发，亦可单发。

（2）桡骨头骨折：是常见的肘部损伤，占全身骨折的0.8%，约有1/3患者合并关节其他部位损伤。桡骨小头骨折是关节内骨折，如果有移位，应切开复位内固定，恢复解剖位置，早期活动，以恢复肘关节伸屈和前臂旋转功能。

（3）桡骨干骨折：单独桡骨干骨折，仅占前臂骨折总数的12%，以青壮年人居多。

5. 并发症

（1）正中神经损伤；迟发性伸拇肌腱断裂；骨折不愈合等。

（2）感染：主要见于开放性骨折。与受伤后创口暴露时间长、清创不彻底及软组织损伤严重有关。

6. 防治原则

（1）无移位的骨折：用石膏四头带或小夹板固定腕关节于功能位 3 ～ 4 周。

（2）有移位的伸直型骨折或屈曲型骨折：多可手法复位成功。伸直型骨折，非粉碎性未累及关节面者，常采用牵拉复位法；老年患者、粉碎骨折、累及关节面者，常采用提按复位法。复位后，保持腕关节掌屈及尺偏位，石膏或外固定架固定 4 周。屈曲型骨折纵向牵引后复位方向相反，复位后，腕关节背屈和旋前位固定 4 周。固定后即摄 X 线片检查对位情况外，1 周左右消肿后需摄片复查，如发生再移位应及时处理。

（3）粉碎性骨折：复位困难或复位后不易维持者（如巴尔通骨折），常需手术复位，使用克氏针、螺丝钉或 T 形钢板行内固定。

（4）合并症处理：骨折畸形连接导致功能障碍者应手术纠正畸形及内固定。下尺桡关节脱位影响前臂旋转者，可切除尺骨小头。合并正中神经损伤，观察 3 个月不恢复者，应探查松解神经，并修平突出的骨端。迟发性伸拇肌腱断裂者，应去除骨赘、修复肌腱。骨质疏松者应给予相应治疗，以防止其他严重骨折（如股骨颈骨折）合并症的发生。

（5）功能锻炼：骨折固定期间要注意肩、肘及手指的活动锻炼。尤其老年人，要防止肩关节僵硬。

（三）股骨颈骨折

1. 概念　股骨颈骨折常发生于老年人，随着人的寿命延长，其发病率日渐增高，尤其随着人口老龄化，已成为严重的社会问题。其临床治疗中存在骨折不愈合和股骨头缺血坏死两个主要难题。

2. 病因　造成老年人发生骨折有两个基本因素，骨质疏松骨强度下降，加之股骨颈上区滋养血管孔密布，均可使股骨颈生物力学结构削弱，使股骨颈脆弱。另外，因老年人髋周肌群退变，反应迟钝，不能有效地抵消髋部有害应力，加之髋部受到应力较大（体重 2 ～ 6 倍），局部应力复杂多变，因此不需要多大的暴力，如平地滑倒、由床上跌下或下肢突然扭转，甚至在无明显外伤的情况下都可以发生骨折。而青壮年股骨颈骨折，通常由于严重损伤如车祸或高处跌落致伤。因过度过久负重劳动或行走，逐渐发生骨折者，称为疲劳骨折。

3. 临床表现

（1）症状：老年人跌倒后诉髋部疼痛，不能站立和走路，应想到股骨颈骨折的可能。

（2）体征

1）畸形：患肢多有轻度屈髋、屈膝及外旋畸形。

2）疼痛：髋部除有自发疼痛外，移动患肢时疼痛更为明显。在患肢足跟部或大粗隆部叩打时，髋部也感疼痛，在腹股沟韧带中点下方常有压痛。

3）肿胀：股骨颈骨折多系囊内骨折，骨折后出血不多，又有关节外丰厚肌群的包围，因此外观上局部不易看到肿胀。

4）功能障碍：移位骨折患者在伤后不能坐起或站立，但也有一些无移位的线状骨折或嵌插骨折病例，在伤后仍能走路或骑自行车。对这些患者要特别注意，不要因遗漏诊断使无移位稳定骨折变成移位的不稳定骨折。移位骨折时远端受肌群牵引而向上移位，因而患肢变短。

5）患侧大粗隆升高：①大粗隆在髂-坐骨结节连线之上；②大粗隆与髂前上棘间的水平距离缩短，短于健侧。

4. 诊断

（1）检查：X线检查作为骨折的分类和治疗上的参考。有些无移位的骨折在伤后立即拍摄的X线片上可以看不见骨折线，可行CT、MRI检查，或2～3周后，因骨折处部分骨质发生吸收现象，骨折线才清楚地显示出来。因此，凡在临床上怀疑股骨颈骨折的，虽X线片上暂时未见骨折线，仍应按嵌插骨折处理，2～3周后再摄片复查。另一种易漏诊的情况是多发损伤，常发生于青年人，由于股骨干骨折等一些明显损伤掩盖了股骨颈骨折，因此对于这种患者一定要注意髋部检查。

（2）诊断：最后确诊需要髋关节正侧位X线检查，尤其对线状骨折或嵌插骨折更为重要。

（3）并发症

1）股骨颈骨折不愈合：股骨颈骨折发生不愈合比较常见，文献报道其不愈合率为7%～15%，在四肢骨折中发生率最高。

2）股骨头缺血坏死：是股骨颈骨折常见的并发症，近年来随着治疗的进展，骨折愈合率可达90%以上。但股骨头缺血坏死率迄今仍无明显下降。

5. 防治原则

（1）手术治疗：股骨颈骨折的最佳治疗方法是手法复位内固定，只要有满意复位，大多数内固定方法均可获得80%～90%的愈合率，不愈合病例日后需手术处理亦仅5%～10%，即使发生股骨头坏死，亦仅1/3病例需手术治疗。因此，股骨颈骨折的治疗原则应是早期无创伤复位，合理多枚钉固定，早期康复。人工关节置换术只适用于65岁以上，Garden Ⅲ型、Ⅳ型骨折且能耐受手术麻醉及创伤的患者。

（2）复位内固定：复位内固定方法的结果，除与骨折损伤程度，如移位程度、粉碎程度和血供破坏与否有关外，主要与复位正确与否、固定正确与否、术后康复情况有关。

（3）人工假体置换术。

（四）胫骨骨折

1. 概念　胫骨骨折包括胫骨干骨折和胫骨平台骨折。胫骨平台骨折是膝关节创伤中最常见的骨折之一。胫腓骨干骨折在全身骨折中约占9.45%。10岁以下儿童尤为多见。

2. 病因

（1）直接暴力：以重物打击、踢伤、撞击伤或车轮碾轧伤等多见，暴力多来自小腿的外前侧。骨折线多呈横断形或短斜行。巨大暴力或交通事故伤多为粉碎性骨折。因胫骨前面位于皮下，所以骨折端穿破皮肤的可能极大，肌肉被挫伤的机会较多。

（2）间接暴力：由高处坠下、旋转暴力扭伤或滑倒等所致的骨折，特点是骨折线多呈斜行或螺旋形。

3. 临床表现

（1）胫骨骨干骨折：小腿肿胀、疼痛，可有畸形和异常动度。

（2）胫骨平台骨折：膝关节肿胀疼痛、活动障碍，因系关节内骨折均有关节内积血。

4. 诊断内容

（1）检查：X线片检查有助于骨折和骨折类型的诊断。

（2）诊断：伤后局部疼痛，迅速肿胀，小腿不敢负重，即可拟诊为小腿骨折。若见有成角畸形或骨摩擦征及异常活动，则可肯定诊断。根据临床表现和相关 X 线检查，不难得出诊断。

（3）并发症：骨筋膜室综合征。小腿部骨折或肌肉等软组织损伤发生血肿、反应性水肿，使筋膜间隙内压力增高时，可以造成血循环障碍，形成骨筋膜室综合征，其中胫前间隙综合征的发生率最高。

5. 防治原则　骨折端的重叠、成角和旋转移位应完全矫正，避免影响小腿的负重功能和发生关节劳损。无移位骨折可仅用夹板固定，直至骨折愈合。有移位的稳定骨折，可用手法整复、夹板固定。不稳定骨折可用手法整复、夹板固定，并配合跟骨牵引。开放骨折应进行彻底清创，同时整复骨折，利用跟骨牵引维持骨折对位，伤口愈合后则加夹板固定。陈旧骨折畸形愈合者，可用手法折骨整复、夹板固定或配合牵引。合并骨筋膜室综合征者，应切开深筋膜彻底减压。

（1）石膏固定：无移位或整复后骨折面接触稳定无侧向移位的横断骨折、短斜行骨折等，在麻醉下行手法复位及长腿石膏外固定。石膏固定时膝关节应保持 15° 左右轻度屈曲位。

（2）骨牵引：斜行、螺旋形或轻度粉碎性的不稳定骨折，单纯外固定不可能维持良好的对位。可在局麻下行跟骨穿针牵引，用螺旋牵引架牵引固定。

（3）开放复位内固定：胫、腓骨骨折一般骨性愈合期较长，长时间的石膏外固定对膝关节、踝关节的功能必然造成影响，目前采用开放复位内固定者日渐增多。

（4）手术治疗。

（五）脊柱骨折

1. 概念　脊柱骨折是骨科常见创伤。其发生率占骨折的 5% ～ 6%，以胸腰段骨折发生率最高，其次为颈椎、腰椎，胸椎最少，常可并发脊髓或马尾神经损伤。临床表现为外伤后脊柱的畸形、疼痛，常可并发脊髓损伤。

2. 病因　脊柱骨折多见于男性青壮年。多由间接外力引起，为由高处跌落时臀部或足着地，冲击性外力向上传至胸腰段发生骨折；少数由直接外力引起，如房子倒塌压伤、汽车压撞伤或火器伤。病情严重者可致截瘫，甚至危及生命；治疗不当的单纯压缩骨折，亦可遗留慢性腰痛。

3. 临床表现

（1）患者有明显的外伤史，如车祸、高处坠落、躯干部挤压等。

（2）检查时脊柱可有畸形，脊柱棘突骨折可见皮下淤血。伤处局部疼痛，如颈痛、胸背痛、腰痛或下肢痛。棘突有明显浅压痛，脊背部肌肉痉挛，骨折部有压痛和叩击痛。颈椎骨折时，屈伸运动或颈部回旋运动受限。胸椎骨折躯干活动受限，合并肋骨骨折时可出现呼吸受限。腰椎骨折时腰部有明显压痛，屈伸下肢感腰痛。

（3）常合并脊髓损伤，可有不全或完全瘫痪的表现，如感觉、运动功能丧失及大小便障碍等。

4. 诊断内容

（1）检查：影像学检查有助于明确诊断损伤部位、类型和移位情况。

1）X 线片：是首选的检查方法，老年人感觉迟钝，胸腰段脊柱骨折往往主诉为下腰痛，单纯腰椎摄片会遗漏下胸椎骨折，因此必须注明摄片部位包括下胸椎在内，通常要拍摄正侧位两张片子，必要时加摄斜位片，在斜位片上则可以看到有无椎弓峡部骨折。

2）CT 检查：有其局限性，它不能显示出椎管内受压情况，但凡有中柱损伤或有神经症状者均须做 CT 检查。CT 检查可以显示出椎体的骨折情况，还可显示出有无碎骨片突出于椎管内，并可计算出椎管的前后径与横径损失量。

3）MRI：CT 片不能显示出脊髓损伤情况，为此必要时应做 MRI 检查，在 MRI 片上可以看到椎体骨折出血所致的信号改变和前方的血肿，还可看到因脊髓损伤所表现出的异常高信号。

（2）诊断：结合外伤病史、临床症状及影像学检查综合诊断。

5. 防治原则

（1）上颈椎损伤

1）寰椎前后弓双骨折（Jefferson 骨折）：头部垂直暴力使枕骨髁撞击寰椎导致侧块和前后弓交界处发生骨折，患者仅有颈项疼痛。治疗主要是 Halo 架固定 12 周和颅骨牵引。

2）寰枢椎脱位：寰枢椎无骨折，但由于韧带断裂导致枢椎齿突和寰椎前弓间发生脱位，可压迫脊髓。治疗主要是牵引下复位和寰枢椎融合术。

3）齿突骨折：可分为Ⅰ型（齿突尖撕脱性骨折）、Ⅱ型（齿突基底部和枢椎体交界处骨折）和Ⅲ型（齿突骨折延伸及枢椎体部）。非手术治疗适用于Ⅰ型、Ⅲ型、无移位的Ⅱ型，用 Halo 架固定 6 ～ 8 周（Ⅲ型延长至 12 周）。手术治疗主要适用于移位大于 4mm 的Ⅱ型骨折。

4）枢椎椎弓骨折（绞刑者骨折或枢椎创伤性滑脱）：损伤暴力来自颏部，导致颈椎过度仰伸，枢椎椎弓发生垂直状骨折，椎弓断裂后向后移位、椎体向前移位、椎管容积增大。虽然不压迫脊髓，但有颈项痛。无移位者主要是依靠牵引或 Halo 架固定 12 周；有移位者治疗为牵引、内固定和植骨融合。

（2）下颈椎损伤

1）屈曲压缩性骨折：非手术治疗适用于Ⅰ度，主要是颈部支具固定 8 ～ 12 周；手术治疗适用于Ⅱ度以上，主要是骨折椎体切除术、内固定及植骨融合术。

2）爆裂性骨折：依靠手术治疗，注意有无脊髓损伤。

3）关节突关节脱位：手术治疗；注意有无合并椎间盘突出。

4）颈椎后结构骨折：外固定 8 ～ 12 周。

5）颈椎过伸性损伤：有明显移位时需手术治疗。

（3）胸、腰椎损伤

1）压缩性骨折：非手术治疗适用于前柱压缩小于Ⅰ度、脊柱后凸成角小于 30° 患者，主要是卧床、加强腰背肌功能锻炼；手术治疗适用于脊柱压缩近Ⅱ / Ⅲ度、脊柱后凸成角大于 30°、有神经症状患者，主要是复位、减压、固定和植骨融合术。

2）爆裂性骨折：非手术治疗适用于脊柱后凸成角较小、椎管受累小于 30%、无神经症状患者，主要是卧床 2 个月左右；手术治疗适用于脊柱后凸明显、椎管受累大于 30%、有神经症状的患者，主要是复位、减压、固定和植骨融合术。

3）Chance 骨折：过伸位外固定 3 ～ 4 个月；伴明显脊柱韧带或椎间盘损伤时需手术治疗。

4）骨折 - 脱位：多合并脊髓损伤，需手术治疗。

5）附件骨折：卧床休息即可。

（六）骨盆骨折

1. 概念　骨盆骨折是一种严重外伤，占骨折总数的 1% ～ 3%，多由高能外伤所致，50% 以上伴有合并症或多发伤，致残率高达 50% ～ 60%。最严重的是创伤性失血性休克及盆腔脏器合并伤，救治不当有很高的死亡率，可达 10.2%。

2. 病因　多由高能外伤所致。据统计，骨盆骨折中 50% ～ 60% 由汽车车祸造成，10% ～ 20% 是由于行人被撞，10% ～ 20% 为摩托车外伤，8% ～ 10% 为高处坠落伤，3% ～ 6% 为严重挤压伤。

3. 分类 低能创伤所造成的骨盆骨折多为稳定性骨折，多发生于老年人跌倒及低速车祸，或未成年人及运动员髂前上棘或坐骨结节撕脱骨折，前者因缝匠肌，后者因腘绳肌猛力收缩所致，而高能外力所造成的骨折多为不稳定骨折。目前国际上常用的骨盆骨折分类为：

（1）Young-Burgess 分类

1）分离型（APC）：由前后挤压伤所致，常见耻骨联合分离，严重时造成骶髂前后韧带损伤占骨盆骨折的 21%；根据骨折严重程度不同又分为Ⅰ、Ⅱ、Ⅲ三个亚型。

2）压缩型（LC）：由侧方挤压伤所致，常造成骶骨骨折（侧后方挤压）及半侧骨盆内旋（侧前方挤压），占骨盆骨折的 49%；也根据骨折严重程度不同又分为Ⅰ、Ⅱ、Ⅲ三个亚型。

3）垂直型（VS）：剪切外力损伤，由垂直或斜行外力所致，常导致垂直或旋转方向不稳定，占骨盆骨折的 6%。

4）混合型（CM）：侧方挤压伤及剪切外力损伤，导致骨盆前环及前后韧带的损伤，占骨盆骨折的 14%。

该分类的优点是有助于损伤程度的判断及对合并损伤的估计可以指导抢救判断预后，根据文献统计，分离型骨折合并损伤最严重，死亡率也最高，压缩型次之，垂直型较低；而在出血量上的排序依次是分离型、垂直型、混合型、压缩型。

（2）Tile/AO 分类

A 型：稳定，轻度移位。

B 型：纵向稳定，旋转不稳定，后方及盆底结构完整。

B1 前后挤压伤，外旋，耻骨联合＞ 2.5cm －骶髂前韧带＋骶棘韧带损伤。

B2 侧方挤压伤，内旋。

B2.1 侧方挤压伤，同侧型。

B2.2 侧方挤压伤，对侧型。

B3 双侧 B 型损伤。

C 型：旋转及纵向均不稳定（纵向剪力伤）

C1 单侧骨盆。

C1.1 髂骨骨折。

C1.2 骶髂关节脱位。

C1.3 骶骨骨折。

C2 双侧骨盆。

C3 合并髋臼骨折。

4. 临床表现

（1）患者有严重外伤史，尤其是骨盆受挤压的外伤史。

（2）疼痛广泛，活动下肢或坐位时加重。局部压痛、淤血，下肢旋转、短缩畸形，可见尿道口出血，会阴部肿胀。

（3）脐棘距可见增大（分离型骨折）或减小（压缩型骨折）；髂后上棘可有增高（压缩型骨折）、降低（分离型骨折）、上移（垂直型骨折）。

（4）骨盆分离挤压试验、“4”字征、扭转试验为阳性，但禁用于检查严重骨折患者。

5. 诊断

（1）检查：对于大多数骨盆骨折来说，通过正位 X 线片就可以判断骨折的损伤机制，决定最初的急救方案，其他的影像学检查则有助于骨折分类及指导最终的治疗方式。

1）X 线检查

A. 骨盆正位片：常规、必需的基本检查，90% 的骨盆骨折可经正位片检查发现。

B. 骨盆入口位片：拍摄时球管向头端倾斜 40°，可以更好地观察骶骨翼骨折、骶髂关节脱位、骨盆前后及旋转移位、耻骨支骨折、耻骨联合分离等。

C. 骨盆出口位片：拍摄时球管向尾端倾斜 40°，可以观察骶骨、骶孔是否有骨折，骨盆是否有垂直移位。

2）CT 检查：CT 是对于骨盆骨折最准确的检查方法。一旦患者的病情平稳，应尽早行 CT 检查。对于骨盆后方的损伤尤其是骶骨骨折及骶髂关节损伤，CT 检查更为准确，伴有髋臼骨折时也应行 CT 检查，CT 三维重建可以更真实地显示骨盆的解剖结构及骨折之间的位置关系，形成清晰逼真的三维立体图像，对于判断骨盆骨折的类型和决定治疗方案均有较高价值。CT 还可以同时显示腹膜后及腹腔内出血的情况。

3）血管造影：用于诊断和治疗大血管出血，可以通过造影发现破裂的大血管并通过栓塞血管来控制出血。

（2）并发症

1）出血性休克：骨折断端的出血及后方结构损伤造成骶前静脉丛破裂为休克的主要原因，大血管破裂较少，其他原因为开放性伤口、血气胸、腹腔内出血、长骨骨折等。

2）腹膜后血肿：骨盆各骨主要为骨松质，盆壁肌肉多，邻近又有许多动脉丛和静脉丛，血液供应丰富，盆腔与腹膜后的间隙由疏松结缔组织构成，有巨大空隙可容纳出血，因此骨折后可引起广泛出血。巨大腹膜后血肿可蔓延到肾区、膈下或肠系膜。患者常有休克，并可有腹痛、腹胀、肠鸣减弱及腹肌紧张等腹膜刺激的症状。为了与腹腔内出血鉴别，可进行腹腔诊断性穿刺，但穿刺不宜过深，以免进入腹膜后血肿内，误认为是腹腔内出血。因此，必须严密细致观察，反复检查。

3）尿道或膀胱损伤：对骨盆骨折的患者应经常考虑下尿路损伤的可能性，尿道损伤远较膀胱损伤多见。患者可出现排尿困难、尿道口溢血现象。双侧耻骨支骨折及耻骨联合分离时，尿道膜部损伤的发生率较高。

4）直肠损伤：除非骨盆骨折伴有阴部开放性损伤时，直肠损伤并不是常见的合并症，直肠破裂如发生在腹膜反折以上，可引起弥漫性腹膜炎；如发生在反折以下，则可发生直肠周围感染，常为厌氧菌感染。

5）神经损伤：多在骶骨骨折时发生，组成腰骶神经干的 S_1 及 S_2 最易受损伤，可出现臀肌、腘绳肌和小腿腓肠肌群的肌力减弱，小腿后方及足外侧部分感觉丧失。骶神经损伤严重时可出现跟腱反射消失，但很少出现括约肌功能障碍，预后与神经损伤程度有关，轻度损伤预后好，一般一年内可望恢复。

6. 防治原则

（1）急救：主要是对休克及各种危及生命的合并症进行处理。骨盆骨折常合并多发伤，占 33% ～ 72.7%，休克的发生率高达 30% ～ 60%。严重骨盆骨折的病死率为 25% ～ 39%，都由直接或间接骨盆骨折出血引起。因此，骨盆骨折的早期处理一定要遵循高级创伤生命支持的基本原则，首先抢救生命，稳定生命体征后再对骨盆骨折进行相应的检查及处理。一旦确定休克由骨盆骨折出血所导致，就应根据骨盆骨折的抢救流程来进行救治。早期外固定对骨盆骨折引起的失血性休克的抢救十分有意义，有效的外固定方式有外固定架——固定前环，C 形钳——固定后环，如果缺乏固定器械，简单地用床单、胸腹带等包裹及固定骨盆也能起到一定的稳定骨盆及止血的作用，如仍不能维持血压，则应行开腹填塞压迫止血或血管造影动脉栓塞。

（2）手术治疗

1）手术时机：最好在伤后 7 天以内进行，最晚不超过 14 天，否则复位难度将大大增加，畸形愈合及不愈合的发生率也明显增高。

2）根据骨折分类选择治疗方式：AO 分类中的 A 型骨盆骨折属于稳定性骨折，一般给予非手术治疗，卧床休息 4 ～ 6 周，早期下地行走锻炼；B 型骨折为前环损伤，仅行前方固定；C 型骨折为后环或前后联合损伤，需要行骨盆环前后联合固定。

3）手术指征：①闭合复位失败；②外固定术后残存移位；③耻骨联合分离大于 2.5cm 或耻骨联合交锁；④垂直不稳定骨折；⑤合并髋臼骨折；⑥骨盆严重旋转畸形导致下肢旋转功能障碍；⑦骨盆后环结构损伤移位＞ 1cm，或耻骨移位合并骨盆后方不稳，患肢短缩＞ 1.5cm；⑧无会阴污染的开放性后方损伤；⑨耻骨支骨折合并股神经、血管损伤；⑩开放骨折。

4）手术方式

A. 前方固定：用于固定前环不稳定，常用于耻骨联合分离及耻骨支骨折。手术指征为：①耻骨联合分离大于 2.5cm；②耻骨联合交锁；③耻骨支骨折合并股神经、血管损伤；④开放耻骨支骨折；⑤合并骨盆后方不稳。主要固定方式为外固定架、耻骨重建钢板、空心拉力螺钉。

B. 后方固定：用于固定后环不稳定，常用于骶髂关节分离、骶骨骨折等。手术指征为：①垂直不稳定骨折；②骨盆后环结构损伤移位＞ 1cm；③无会阴污染的开放性后方损伤；④合并髋臼骨折。主要固定方式为：C 形钳，骶前钢板固定；骶后骶骨螺栓、骶骨钢板、骶骨拉力螺钉固定。

5）手术入路及固定方式

A. 外固定架前方固定。外固定架多数情况下是用于不稳定骨盆骨折的临时固定，或与其他固定方式联合应用固定严重不稳定骨盆骨折，不作为常规的最终固定选择。常用的固定方法是双钉法，即在两侧髂嵴各打入两枚螺钉；当病情危急时也可各打入一枚螺钉，如考虑长期固定可选择在髂前下棘上方（髋臼上缘）打入螺钉。置钉前可先用床单等类似物兜紧骨盆。

手术要点：①髂前上棘后方 2cm 小切口；②沿髂骨翼方向由前向后钻孔，仅钻透外侧皮质；③置入第一枚 5mm 螺钉；④置入第二枚螺钉，位于第一枚后方 2 ～ 3cm；⑤重复 1 ～ 4 步在对侧髂嵴置入螺钉；⑥用短杆连接螺钉；⑦用长杆连接短杆；⑧调整外固定架复位骨折。

髋臼上缘置钉应向后并指向骶髂关节方向，应在透视下操作以免打入髋臼。

B. C 形钳后方固定。直接对骶髂关节加压，用于后方不稳定骨折的临时固定，操作简便，可在急诊室进行。骨折有移位应在牵引及下肢内旋状态下放置固定架。

手术要点：①进钉点位于髂前上棘垂线与股骨干纵轴线交点；②锤击固定钉使之进入髂骨；③用扳手紧固固定钉并加压。

C. 耻骨重建钢板用于耻骨联合分离及耻骨支骨折。

手术步骤及要点：体表解剖标志为脐、髂前上棘、耻骨联合，切口位于髂前上棘上方两横指，可延长至髂嵴，固定合并的髂骨翼骨折或骶髂关节分离。显露腹外斜肌和腹直肌筋膜，向上下锐性分离腹外斜肌和腹直肌筋膜表面脂肪组织，显露腹白线。一侧腹直肌从耻骨联合撕脱较常见，有时可见腹直肌筋膜撕裂。顿性分离腹直肌，保护头端的腹膜及尾端的膀胱和膀胱颈。用电刀在指尖上分离腹直肌，分离腹直肌后用压肠板保护膀胱，用 Hohmann 拉钩将腹直肌牵向外侧，电刀清理耻骨上支的软组织以便放置钢板。内旋双下肢可部分复位分离的耻骨联合。放置点状复位钳复位耻骨联合，复位钳置于腹直肌的表面，选用 5 孔重建钢板在钢板两头做预弯，钢板也要做侧方预弯以适合耻骨的弧度。中间两枚螺钉置于耻骨联合体部，外侧螺钉置于耻骨支，偏心放置最靠近耻骨联合的螺钉以便加压，第一枚螺钉不拧紧，同样放置对侧第二枚螺钉。两枚螺钉同时拧紧进行加压，拧紧所有螺钉，达到解剖复位。一般情况下一块钢板即可，如需用双钢板增强稳定性，则一块置于耻骨联合顶部，一块置于其前方。于耻骨联合后方置负压引流，仅缝合腹直肌腱膜边缘而不是腹直肌全层，以免造成腹直肌部分坏死。连续缝合腹直肌筋膜，负压引流从腹直肌中引出。

D. 骶前钢板固定适应证为骶髂关节脱位及髂骨翼骨折。

优点：显露简单，直视骶髂关节，易于麻醉监护，可延长切口固定合并的耻骨联合分离及髋臼前柱骨折，缺点是不能用于骶骨骨折，有时复位困难。

手术步骤及要点：①沿髂嵴做前外侧切口；②显露骶髂关节时注意避免损伤位于骶髂关节内侧 1 ～ 1.5cm 的 L_5 神经根；③用手法挤压骨盆或用螺钉把持髂骨并行牵引复位，复位困难时可用复位钳帮助复位；④注意骶骨侧钢板只容许有一孔，否则容易损伤 L_5 神经根；⑤选用两块 3 孔 4.5mm 加压钢板，成 90° 放置于髂嵴及骨盆缘皮质较厚处；⑥直视下平行骶髂关节打入骶骨侧螺钉。

E. 骶骨后方固定适应证为骶骨压缩骨折、骶髂关节脱位、骶骨骨折脱位等。优点为显露直接，可同时对骶神经进行减压，但该入路皮肤坏死、伤口感染、神经损伤发生率较高。

手术步骤及要点：①俯卧位，髂后上棘外侧或内侧纵切口；②将臀大肌从髂后上棘的起点剥离；③显露髂骨翼及臀中肌；④臀肌血管及神经出坐骨大切迹，显露时谨防损伤；⑤双侧骶骨骨折或严重粉碎不稳定骨折可选用骶骨钢板固定，螺钉可以直接固定在骨质坚固的髂后上棘上，也可选用骶骨螺栓，但固定强度稍差。

F. 经皮骶骨螺钉固定

6）术后处理：①预防下肢深静脉血栓骨盆骨折，DVT 发生率较高，为 35% ～ 50%，PE 发生率为 2% ～ 10%，如患者无明显的出血倾向，可给予低分子量肝素皮下注射，否则可用弹力袜、下肢血运仪防止血栓发生。②预防伤口感染，常规应用静脉广谱抗生素，使用 48 ～ 72 小时。骶后切开固定的伤口较易发生感染及皮肤坏死，应注意观察。③术后摄片，常规正位、入口位及出口位 X 线片，骶骨钉固定则需要行 CT 检查以了解螺钉是否进入骶管。④功能锻炼，术后应尽早开始肺部通气和换气的功能训练及患肢不负重的功能锻炼。⑤负重锻炼，健侧肢体 3 天后开始负重锻炼；B 型骨折术后 6 周开始部分负重，C 型骨折术后 8 ～ 10 周开始部分负重，完全负重一般在术后 12 周以后。双侧骨盆不稳定损伤患者术后 12 周损伤较轻的一侧开始部分负重。⑥内固定：拆除耻骨联合及骶髂关节的内固定可于 6 ～ 12 个月拆除，但不是必需的。其他部位内固定一般不需拆除。⑦复查，术后 1 个月、3 个月、6 个月、12 个月复查，了解骨折愈合情况及功能恢复情况。

7）手术并发症：①术后感染，发生率在 0 ～ 25%。剪切外力作用在皮肤上导致骨盆周围皮肤的潜行剥脱，使术后感染率明显增加，骶后切开复位内固定手术也可增加感染的危险因素。②深静脉血栓，盆腔静脉的损伤及制动是导致血栓发生的主要危险因素，国外报道的发生率为 35% ～ 50%。可发生在骨盆或下肢，严重者可导致肺栓塞，发生率为 2% ～ 10%；其病死率为 0.5% ～ 2%。③神经损伤，是由骶髂关节脱位时的骶神经受牵拉和骶骨骨折时嵌压损伤所致。也可能是手法复位、手术显露、内固定物等医源性原因造成的损伤。骨盆骨折神经损伤造成的发生率为 10% ～ 15%。④畸形愈合早期治疗不当造成，表现为慢性疼痛、下肢不等长、坐姿不正、跛行、腰痛等，垂直移位大于 2.5cm 则需要手术治疗。⑤不愈合发生率为 3% 左右，多发生在 35 岁以下的年轻患者，需要重新固定并植骨。

六、关节脱位

（一）肩关节脱位

1. 概念　肩关节脱位最常见，约占全身关节脱位的 50%，这与肩关节的解剖和生理特点有关，如肱骨头大，关节盂浅而小，关节囊松弛，其前下方组织薄弱，关节活动范围大，遭受外力的机会多等。肩关节脱位多发生于青壮年，男性较多。

2. 病因　肩关节脱位按肱骨头的位置分为前脱位和后脱位。肩关节前脱位者很多见，常因间接暴力所致，如跌倒时上肢外展外旋，手掌或肘部着地，外力沿肱骨纵轴向上冲击，肱骨头自肩胛下肌和大圆肌之间薄弱部撕脱关节囊，向前下脱出，形成前脱位。肱骨头被推至肩胛骨喙突下，形成喙突下脱位，如暴力较大，肱骨头再向前移至锁骨下，形成锁骨下脱位。后脱位很少见，多因肩关节受到由前向后的暴力作用或在肩关节内收内旋位跌倒时手部着地引起。后脱位可分为肩胛冈下和肩峰下脱位，肩关节脱位如在初期治疗不当，可发生习惯性脱位。

3. 临床表现

（1）伤肩肿胀、疼痛、主动和被动活动受限。

（2）患肢弹性固定于轻度外展位，常以健手托患臂，头和躯干向患侧倾斜。

（3）肩三角肌塌陷，呈方肩畸形，在腋窝、喙突下或锁骨下可触及移位的肱骨头，关节盂空虚。

（4）搭肩试验阳性，患侧手靠胸时，手掌不能搭在对侧肩部。

4. 诊断

（1）检查：肩关节后脱位时常规肩关节前后位 X 线片报告常为阴性。由于肩峰下型后脱位最为常见，且肩前后位 X 线片示肱骨头与关节盂及肩峰的大体位置关系仍存在，故报告常为阴性。但仔细阅片仍可发现以下异常特征：①由于肱骨头处于强迫内旋位，即使前臂处于中立位，仍可发现肱骨颈“变短”或“消失”，大、小结节影像重叠。②肱骨头内缘与肩胛盂前缘的间隙增宽，通常认为其间隙大于 6mm，即可诊断为异常。③正常肱骨头与肩胛盂的椭圆形重叠影消失。④肱骨头与肩胛盂的关系不对称，表现为偏高或偏低，且与盂前缘不平行。

高度怀疑肩关节后脱位时应加摄腋位片或穿胸侧位片，则可发现肱骨头脱出位于肩胛盂后侧。必要时做双肩 CT 扫描，即可清楚显示出肱骨头关节面朝后，且脱出关节盂后缘；有时可发现肱骨头凹陷性骨折与关节盂后缘形成卡压而影响复位，或关节盂后缘的骨折。

（2）鉴别诊断：本病需与肩周炎进行鉴别，肩周炎与肩关节脱位均有肩部的剧烈疼痛和肩关节功能明显受限。但肩周炎是一种慢性的肩部软组织的退行性炎症，早期以剧烈疼痛为主，中晚期以功能障碍为主。而肩关节脱位则多有急性损伤史，如过力或突发暴力的牵拉及冲撞，跌倒时手掌和肘部着地，由于突然的暴力沿肱骨向上冲击，使肱骨头脱离关节盂。

另外，还需对脱位的类型进行鉴别，脱位后根据肱骨头的位置可分为三型：①盂下型，肱骨头位于关节盂下方，此类少见；②冈下型，肱骨头位于肩胛冈下，此类亦少见；③肩峰下型，肱骨头仍位于肩峰下，但关节面朝后，位于肩胛盂后方，此类最常见。

5. 防治原则

（1）手法复位：脱位后应尽快复位，选择适当麻醉（臂丛阻滞麻醉或全身麻醉），使肌肉松弛并使复位在无痛下进行。老年人或肌力弱者也可在镇痛药下进行。习惯性脱位可不用麻醉。复位手法要轻柔，禁用粗暴手法以免发生骨折或损伤神经等附加损伤。常用复位手法有三种。

1）足蹬法：患者仰卧，术者位于患侧，双手握住患肢腕部，足跟置于患侧腋窝，两手用稳定持续的力量牵引，牵引中足跟向外推挤肱骨头，同时旋转，内收上臂即可复位。复位时可听到响声。

2）科氏法：此法在肌肉松弛下进行容易成功，切勿用力过猛，防止肱骨颈受到过大的扭转力而发生骨折。手法步骤：一手握腕部，屈肘到 90°，使肱二头肌松弛，另一手握肘部，持续牵引，轻度外展，逐渐将上臂外旋，然后内收使肘部沿胸壁近中线，再内旋上臂，此时即可复位，并可听到响声。

3）牵引推拿法：患者仰卧，第一助手用布单套住胸廓向健侧牵拉，第二助手用布单通过腋下套住患肢向外上方牵拉，第三助手握住患肢手腕向下牵引并外旋内收，三方面同时缓慢持续牵引。术者用手在腋下将肱骨头向外推送还纳复位。二人也可做牵引复位。

复位后肩部即恢复钝圆丰满的正常外形、腋窝、喙突下或锁骨下再摸不到脱位的肱骨头，搭肩试验变为阴性，X 线检查肱骨头在正常位置上。如合并肱骨大结节撕脱骨折，因骨折片与肱骨干间多有骨膜相连，在多数情况下，肩关节脱位复位后撕脱的大结节骨片也随之复位。

复位后处理：肩关节前脱位复位后应将患肢保持在内收内旋位置，腋部放棉垫，再用三角巾，绷带或石膏固定于患者胸前，3 周后开始逐渐做肩部摆动和旋转活动，但要防止过度外展、外旋，以防再脱位。后脱位复位后则固定于相反的位置（即外展、外旋和后伸拉）。

（2）手术复位：有少数肩关节脱位需要手术复位，其适应证为肩关节前脱位并发肱二头肌长头肌腱向后滑脱阻碍手法复位者；肱骨大结节撕脱骨折，骨折片卡在肱骨头与关节盂之间影响复位者；合并肱骨外科颈骨折，手法不能整复者；合并喙突、肩峰或肩关节盂骨折，移位明显者；合并腋部大血管损伤者。

（3）陈旧性肩关节脱位的治疗：肩关节脱位后超过 3 周尚未复位者，为陈旧性脱位。关节腔内充满瘢痕组织，又与周围组织粘连，周围的肌肉发生挛缩，合并骨折者形成骨痂或畸形愈合，这些病理改变都阻碍肱骨头复位。

陈旧性肩关节脱位的处理：脱位在 3 个月以内，年轻体壮，脱位的关节仍有一定的活动范围，X 线片示无骨质疏松和关节内、外骨化者可试行手法复位。复位前，可先行患侧尺骨鹰嘴牵引 1 ～ 2 周；如脱位时间短，关节活动障碍轻亦可不做牵引。复位在全身麻醉下进行，先行肩部按摩和做轻轻的摇摆活动，以解除粘连，缓解肌肉痉挛，便于复位。复位操作采用牵引推拿法或足蹬法，复位后处理与新鲜脱位者相同。必须注意，操作切忌粗暴，以免发生骨折和腋部神经血管损伤。若手法复位失败，或脱位已超过 3 个月者，对青壮年患者，可考虑手术复位。如发现肱骨头关节面已严重破坏，则应考虑做肩关节融合术或人工关节置换术。肩关节复位手术后，活动功能常不满意，对年老患者，不宜手术治疗，鼓励患者加强肩部活动。

（4）习惯性肩关节前脱位的治疗：多见于青壮年，究其原因，一般认为首次外伤脱位后造成损伤，虽经复位，但未得到适当有效的固定和休息。由于关节囊撕裂或撕脱和软骨盂唇及盂缘损伤没有得到良好修复，肱骨头后外侧凹陷骨折变平等病理改变，关节变得松弛。以后在轻微外力下或某些动作，如上肢外展外旋和后伸动作时可反复发生脱位。肩关节习惯性脱位诊断比较容易，X 线检查时，除摄肩部前后位平片外，应另摄上臂 60° ～ 70° 内旋位的前后 X 线片，如肱骨头后侧缺损可以明确显示。

（二）肘关节脱位

1. 概念　肘关节脱位是肘部常见损伤，多发生于青少年，成人和儿童也时有发生。由于肘关节脱位类型较复杂，常合并肘部其他骨结构或软组织的严重损伤，如肱骨内上髁骨折、尺骨鹰嘴骨折和冠状突骨折，以及关节囊、韧带或血管神经束的损伤。多数为肘关节后脱位或后外侧脱位。

2. 病因　肘关节脱位主要由间接暴力所引起。肘部是前臂和上臂的连接结构，暴力的传导和杠杆作用是引起肘关节脱位的基本外力形式。

3 分类

（1）肘关节后脱位：是最多见的一种脱位类型，以青少年为主要发生对象。当跌倒时手掌着地，肘关节完全伸展，前臂旋后位，由于人体重力和地面反作用力引起肘关节过伸，尺骨鹰嘴的顶端猛烈冲击肱骨下端的鹰嘴窝，即形成力的支点。外力继续加强，引起附着于喙突的肱前肌和肘关节囊的前侧部分撕裂，则造成尺骨鹰嘴向后移位，而肱骨下端向前移位的肘关节后脱位。由于构成肘关节的肱骨下端内外髁部宽而厚，前后又扁薄，侧方有副韧带加强其稳定，但如发生侧后方脱位，很容易发生内、外侧髁撕脱骨折。

（2）肘关节前脱位：前脱位者少见，又常合并尺骨鹰嘴骨折。其损伤原因多系直接暴力，如肘后直接遭受外力打击或肘部在屈曲位撞击地面等，导致尺骨鹰嘴骨折和尺骨近端向前脱位。这时肘部软组织损伤较严重，特别是血管、神经损伤常见。

（3）肘关节侧方脱位：青少年多见。当肘部遭受到传导暴力时，肘关节处于内翻或外翻位，致肘关节的侧副韧带和关节囊撕裂，肱骨的下端可向桡侧或尺侧（即关节囊破裂处）移位。因在强烈内、外翻作用下，由于前臂伸或屈肌群猛烈收缩引起肱骨内、外侧髁撕脱骨折，尤其是肱骨内上髁更易发生骨折。有时骨折片可嵌夹在关节间隙内。

（4）肘关节分裂脱位：这种类型脱位极少见。由于上、下传导暴力集中于肘关节时，前臂呈过度旋前位，环状韧带和尺桡骨近侧骨间膜被劈裂，引起桡骨小头向前方脱位，而尺骨近端向后脱位，肱骨下端便嵌插在两骨端之间。

4. 临床表现　肘关节肿痛，关节置于半屈曲状，伸屈活动受限。如肘后脱位，则肘后方空虚，鹰嘴部向后明显突出；侧方脱位，肘部呈现肘内翻或外翻畸形。肘窝部充盈饱满。肱骨内、外侧髁及鹰嘴构成的倒等腰三角形关系改变。肘关节脱位时，应注意血管、神经损伤的有关症状及体征。

5. 诊断　常规 X 线检查可获得初步的诊断，CT 及三维重建可获得准确的骨折脱位信息。

X 线检查可确定诊断，是判断关节脱位类型和合并骨折及移位状况的重要依据。CT 及三维重建对判断病情、确认诊断及手术具有重要的作用。

6. 防治原则

（1）非手术治疗：新鲜肘关节脱位或合并骨折的脱位主要治疗方法为手法复位，对某些陈旧性骨折，为期较短者亦可先试行手法复位。

单纯肘关节脱位：取坐位，局部或臂丛阻滞麻醉，如损伤时间短（30 分钟内）亦可不施麻醉。令助手双手紧握患肢上臂，术者双手紧握腕部，着力牵引将肘关节屈曲 60°～90°，并可稍加旋前，常可听到复位响声或复位的振动感。复位后用上肢石膏将肘关节固定在功能位。3 周后拆除石膏，做主动的功能锻炼，必要时辅以理疗，但不宜做强烈的被动活动。

合并肱骨内上髁撕脱骨折的肘关节脱位：复位方法基本同单纯肘关节脱位，肘关节复位之时，肱骨内上髁通常可得以复位。如果骨折片嵌夹在关节腔内，则在上臂牵引时，将肘关节外展（外翻），使肘关节内侧间隙增大，内上髁撕脱骨片借助于前臂屈肌的牵拉作用而脱出关节并得以复位。若骨折脱出关节，但仍有移位时加用手法复位及在石膏固定时加压塑形。也有如纽扣样嵌顿无法复位者，要考虑手术切开。

陈旧性肘关节脱位（早期）：超过3周者即定为陈旧性脱位。通常在1周后复位即感困难。关节内血肿机化及肉芽组织形成，关节囊粘连等。对肘关节陈旧性脱位的手法复位，在臂丛阻滞麻醉下，做肘部轻柔的伸屈活动，使其粘连逐渐松解。将肘部缓慢伸展，在牵引力作用下逐渐屈肘，术者用双手拇指按压鹰嘴，并将肱骨下端向后推按，即可使之复位。经X线检查证实已经复位后，用上肢石膏将肘关节固定略小于90°位，于3周左右拆除石膏做功能锻炼。

（2）手术治疗

1）手术适应证：①闭合复位失败者，或不适于闭合复位者，这种情况少见，多合并肘部严重损伤，如尺骨鹰嘴骨折并有分离移位的；②肘关节脱位合并肱骨内上髁撕脱骨折，当肘关节脱位复位，而肱骨内上髁仍未能复位时，应施行手术将内上髁加以复位或内固定；③陈旧性肘关节脱位，不宜试行闭合复位者；④某些习惯性肘关节脱位。

2）开放复位：臂丛阻滞麻醉。取肘后纵向切口，肱骨内上髁后侧暴露并保护尺神经。肱三头肌腱做舌状切开。暴露肘关节后，将周围软组织和瘢痕组织剥离，清除关节腔内的血肿、肉芽和瘢痕。辨别关节骨端关系加以复位。缝合关节周围组织。为防止再脱位可采用一枚克氏针自鹰嘴至肱骨下端固定，1～2周后拔除。

3）关节成形术：多用于肘关节陈旧脱位、软骨面已经破坏者，或肘部损伤后关节僵直者。臂丛阻滞麻醉。取肘后侧切口，切开肱三头肌腱。暴露肘关节各骨端。将肱骨下端切除，保留肱骨内、外侧髁一部分。切除尺骨鹰嘴突的顶端及部分背侧骨质，喙突尖端亦切小一些，保留关节软骨面，桡骨头若不影响关节活动可不切除，否则切除桡骨头。根据新组成的关节间隙，如狭窄可适当将肱骨下端中央部分切除0.5cm，呈分叉状。理想的间隙距离应在1～1.5cm。

关节间衬以阔筋膜的关节成形术，对于骨性强直的肘关节有良好作用。注意衬缝阔筋膜作关节面及关节囊时，要使阔筋膜的深面向关节腔一侧，将阔筋膜衬于关节面，缝合后检查伤口，将肘关节对合，观察关节成形的情况，逐层缝合伤口。术后用上肢石膏托将肘关节固定于90°，前臂固定于旋前旋后中间位。抬高伤肢，手指活动。数天后带上肢石膏托进行功能锻炼，3周左右拆除固定，加强伤肢功能锻炼，并辅以理疗。

（三）髋关节脱位

1. 概念　髋关节为杵臼关节，周围有坚韧的韧带及强大的肌肉瓣保护，因而十分稳定。只有在间接暴力的作用下，才会通过韧带之间的薄弱区脱位。多为青壮年，在劳动中或车祸时遭受强大暴力的冲击而致伤。股骨头脱位处位于Nelaton线之后者为后脱位；位于Nelaton线之前者为前脱位。扭转、杠杆或传导暴力均可引起。而传导暴力使股骨头撞击髋臼底部，向骨盆内脱出则属于中心脱位。

2. 病因　多因遭受强大暴力的冲击而致伤。

3. 分类

（1）髋关节后脱位：股骨头多有髂股韧带与坐股韧带之间的薄弱区穿出脱位，造成后关节囊及圆韧带撕裂。

（2）髋关节前脱位：多因髋关节极度外展外旋时，大转子顶于髋臼缘形成的杠杆作用，使股骨头至髂股韧带与耻股韧带之间的薄弱区穿破关节而脱出。

（3）中心脱位：当传导暴力时股骨头撞击髋臼底部，向骨盆脱出则属于中心脱位。

4. 临床表现

（1）髋关节后脱位：股骨头多由髂骨韧带与坐骨韧带之间的薄弱区穿出脱位，造成后关节囊及圆韧带撕裂。如髋关节略呈外展位遭受传导暴力时，则髋臼后缘易因股骨头的撞击而发生骨折或股骨头的前下方骨折。无论何处骨折，均会影响关节的稳定性，因此分类也主要依据合并骨折的情况而定。

1）Ⅰ型脱位不合并或者合并髋臼小片骨折。

2）Ⅱ型脱位合并髋臼后唇大块骨折。

3）Ⅲ型脱位合并髋臼广泛粉碎骨折。

4）Ⅳ型脱位合并股骨头骨折。

外伤后患髋肿痛，活动受限；后脱位患髋屈曲，内收、内旋、短缩畸形等。

（2）髋关节前脱位：较后脱位少见，由于前方主要为韧带维护，因而不宜合并骨折。前脱位时患髋伸直外展外旋畸形。

（3）中心脱位：患肢短缩畸形，髋活动受限。

5. 诊断

（1）检查

1）X 线检查：X 线片是诊断髋部脱位、骨折的最基本方法，大部分的髋关节脱位 X 线片都能正确显示。

2）CT 检查：对大多数的髋关节脱位均能做出正确的诊断，较 X 线片其优势在于能清楚地显示脱位的方向与程度，更重要的是它能清晰准确地显示髋关节内是否有碎骨片的存在。

CT 的三维重建最大的优点：在于立体地显示了关节的表面，图像逼真，并且可以任意角度旋转图像而获得最佳暴露部位。

（2）鉴别诊断：临床上常需与股骨颈骨折相鉴别。

（3）并发症：髋关节脱位，尤其是先天性髋关节脱位治疗后出现的并发症大多与手法粗暴、牵引不够、手术适应证未掌握、未弄清阻碍复位因素和固定不当等原因相关。多数可以避免。常见并发症如下。

1）再脱位：常因阻碍复位因素未消除。X 线片出现假象，换石膏时不小心，前倾角过大或髋臼发育不良，因而即使复位后，还是较易再脱位。

2）股骨头缺血性坏死：这类并发症主要是由于手法粗暴或手术创伤过大，损伤了股骨头的血供；固定时强力极度外展；复位前牵引不够或内收肌、髂腰肌未松解，复位后股骨头受压过度等。

3）髋关节骨性关节病：是晚期的并发症，一般在年龄较大患儿手术后，待到成年后往往较难避免有类似并发症出现。

4）股骨头骨骺分离、股骨上段骨折、坐骨神经损伤等，这些均为牵引不足，复位时使用暴力或麻醉太浅等原因引起，一般均可避免。

6. 防治原则

（1）单纯性脱位治疗

1）髋关节后脱位：一般均可手法复位，很少有困难。复位方法以屈髋屈膝位顺股骨轴线牵引较为稳妥可靠，Allis 法为仰卧位牵引，Stimson 法为俯卧位牵引。复位时手法应徐缓，持续使用牵引力，严禁暴力或突然转向，遇有阻力时更不可强行扭转。如牵引手法无效，可改用旋转“？”式手法。

2）髋关节前脱位：顺患肢轴线牵引时，术者自前而后推动股骨头，使其向髋臼方位移动，内收下肢使之还纳。

3）中心脱位：宜用骨牵引复位，牵引4～6周。如晚期发生严重的创伤性关节炎，可考虑人工关节置换术或关节融合术。

（2）髋关节陈旧性脱位：因髋臼内充满纤维瘢痕，周围软组织挛缩，手法复位不易成功。可根据脱位时间、局部病变和患者情况，决定处理方法。对关节面破坏严重者，可根据患者职业决定做髋关节融合术或人工关节置换术。

（杨中萌）

第八节 小儿疾病

一、先天性心脏病

（一）房间隔缺损

1. 流行病学　房间隔缺损是第二大常见的先天性心脏病，占先天性心脏病的6%～10%，发病率约为活产婴儿的1.65‰，约占成人先天性心脏病的1/3，女性发病率高于男性，男女比为1∶2，房间隔缺损可与其他几乎所有的先天性心脏病合并存在，先天性心脏病患儿中30%～50%合并房间隔缺损。

2. 胚胎机制　对于房间隔缺损形成的胚胎机制，目前仍存有争议。目前的研究认为，孕28天时，原发隔开始朝向心内膜垫生长，在二者融合之前，原发隔和心内膜垫之间的间隔，称为原发孔或第一房间孔。正常心脏，原发隔的间质细胞与房室管的心内膜垫融合，原发孔关闭，间质间隔逐渐肌化，形成卵圆窝的前下边缘，随后原发隔的上部逐渐分解形成继发孔，原发隔的剩余部分称为卵圆窝瓣，胎儿期右心房血液通过继发孔进入左心房。而继发隔是左右房顶折叠而成，并不是膜部间隔组织。继发隔位于原发隔的右侧，紧邻原发隔朝下生长，形成卵圆窝的前部、上部及后部的肌性边缘。继发隔被左心房面瓣状的原发隔完全覆盖，胎儿期，原发隔成为活阀样的结构，由于右心房压力大于左心房，血流将从右心房通过继发孔流向左心房，这对维持胎儿循环起绝对性的作用。出生后，由于左心房压力较右心房压力大，将卵圆窝瓣推向肌性边缘，卵圆孔关闭，如未完整黏附到肌性边缘，可导致卵圆窝未闭。房间隔发育过程异常，如原发隔未能与心内膜垫完全融合，或原发隔过度吸收，继发隔发育不全，则形成各种形态大小不一的房间隔缺损。冠状静脉窦型房间隔缺损是分隔冠状窦与左心房的共同壁缺损，导致左右心房之间的交通。

3. 病理解剖　目前根据房间隔缺损的形成机制，将房间隔缺损分为以下四种类型（图16-14）。

（1）继发孔型房间隔缺损：也称为中央型房间隔缺损或卵圆窝缺损，最为常见，约占所有房间隔缺损的70%。继发孔型房间隔缺损如果边缘合适，可通过介入封堵。

（2）原发孔型房间隔缺损：也称为部分型房室间隔缺损，约占所有房间隔缺损的15%，这类缺损特征是有共同房室连接，通常合并二尖瓣前瓣裂，这类缺损不能行介入封堵。

（3）静脉窦型房间隔缺损：约占所有房间隔缺损的10%，分为上腔静脉型房间隔缺损和下腔静脉型房间隔缺损。上腔静脉型房间隔缺损位于上腔静脉入右心房处，缺损上缘及后缘无房间隔组织，一般合并右上或右上中侧肺静脉回流入上腔静脉右心房交界处；下腔静脉型房间隔缺损位于下腔静脉入右心房处，缺损下缘及后缘无房间隔组织，一般合并右下肺静脉或全部右肺静脉回流入右心房，由于缺损周围缺乏足够的边缘，不能行介入封堵。

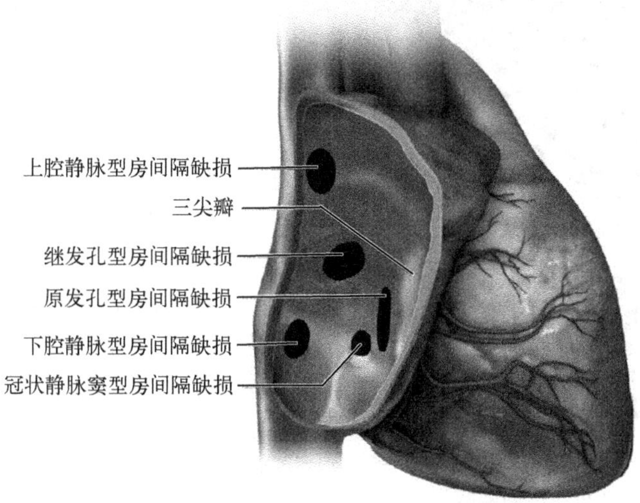

图 16-14　房间隔缺损分型示意图

（4）冠状静脉窦型房间隔缺损：也称为无顶冠状窦综合征，冠状窦和左心房之间的共同壁不同程度的缺损导致左右心房之间大小不一的交通，通常合并永存左上腔静脉。

4. *病理生理*　正常情况下，出生后左心房压力略高于右心房，同时三尖瓣口面积较二尖瓣口面积大，右心室腔较左心室腔短、宽，使右心室在舒张期的充盈阻力低于左心室，房间隔缺损时出现左向右分流，分流量大小取决于缺损大小及左右心室相对的顺应性。婴儿期，由于左右心室顺应性差别不大，故左向右分流量小，随着年龄增长，左心室顺应性较右心室差，分流量增多，血液分流到右心室，右心房、右心室逐渐增大，肺循环血流量增多，可导致肺血管病变，左向右分流逐渐减少，甚至可能出现反向分流，发生艾森门格综合征。

5. *临床表现*

（1）病史：缺损较小的一般无临床症状，缺损较大时可有肺充血、体循环血不足的表现，可表现为生长发育迟缓，活动后气促，容易反复发生呼吸道感染。

（2）体查：

1）体型相对瘦弱。

2）心脏听诊：左向右分流导致右心室容量增加，收缩期右心室射血量增多，射血时间延长，肺动脉瓣关闭延迟，出现肺动脉瓣区第二心音宽而固定的分裂；由于右心室增大，大量的血经过肺动脉瓣，导致肺动脉瓣相对性狭窄，胸骨左缘第 2 肋间（肺动脉瓣区）闻及 2/6 ～ 3/6 级收缩期喷射性杂音；如果左向右分流量较大，可在胸骨左缘第 4 ～ 5 肋间（三尖瓣区）闻及三尖瓣相对狭窄的舒张早中期“隆隆样”杂音。

6. *辅助检查*

（1）X 线检查对分流量较大的房间隔缺损均有诊断价值，可见心脏增大，以右心房、右心室增大为主，分流量大时可见肺动脉段突出和肺血管影增强。

（2）心电图可能相对正常，典型心电图表现为电轴右偏，+90° ～ +180° ，轻度右心室肥大或右心室传导阻滞，V_1 导联呈 rsR'。

（3）超声心动图

1）超声心动图可显示右心室直径增大，室间隔矛盾运动等右心室负荷过重的征象（图 16-15）。

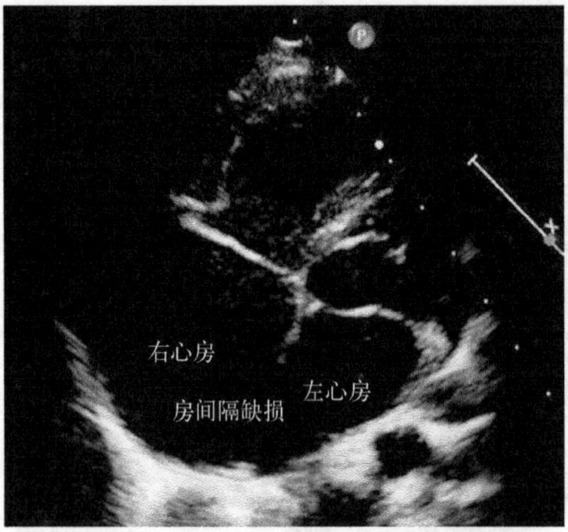

图 16-15　超声心动图可见房间隔缺损

2）二维超声心动图可显示缺损的位置、大小，但是可能存在"假性回声失落"，结合彩色多普勒超声可以提高诊断的可靠性并能判断分流的方向，估测右心室收缩压及肺动脉压力。

3）年龄较大的肥胖患者，常规的经胸超声心动图无法获得满意的房间隔影像，可以选择经食管超声心动图。

（4）心导管检查一般不用于房间隔缺损的诊断，但对于合并其他心血管畸形（如肺动脉瓣狭窄，肺静脉异位引流），或严重肺动脉高压可行右心导管检查，以进一步完善诊断，或评估肺血管病变的程度及性质。

7. *治疗*　小型继发孔型房间隔缺损，少部分可以在 1 岁以内自然闭合，4 岁以后基本不会发生自然闭合。如果房间隔缺损较小，超声心动图没有显示右心房、右心室增大等，胸部 X 线片心影增大也往往不明显，这样的患儿多数没有症状，多不用治疗，可予以临床随诊及定期复查。如果房间隔缺损较大，患儿可有消瘦、生长发育落后于同龄儿，甚至会容易患呼吸道感染等疾病，应在学龄前通过导管介入或外科手术治疗。导管介入治疗具有创伤小、恢复快、术后不留手术瘢痕等优点，多数病理解剖适合的患儿可首选导管介入治疗（图 16-16，图 16-17）。不适宜介入封堵的患者可选择外科手术治疗。

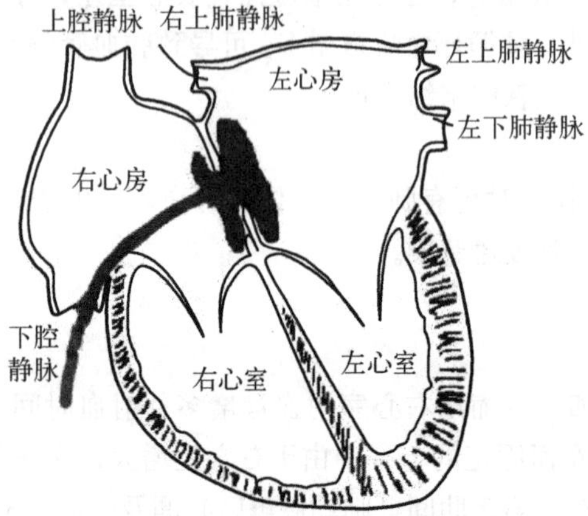

图 16-16　房间隔缺损介入治疗示意图

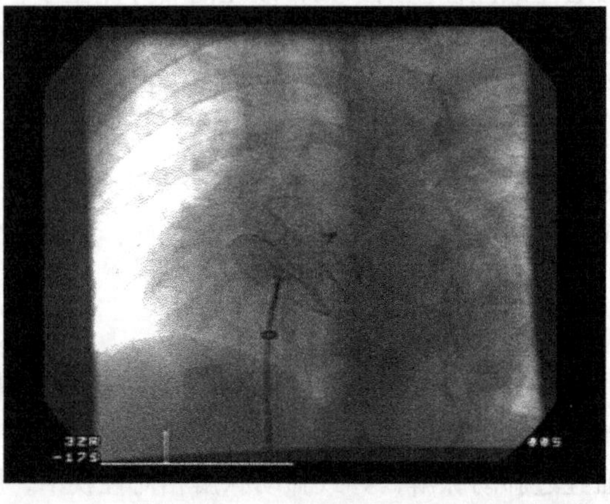

图 16-17　经导管介入治疗释放房间隔缺损封堵器前 X 线图像

（二）室间隔缺损

1. *概述及流行病学*　室间隔缺损（ventricular septal defect，VSD）由胚胎早期心室间隔延迟关闭所致，是除主动脉二叶瓣畸形外最常见的先天性心脏病，占所有先天性心脏病的 20% ～ 40%。室间隔缺损根据缺损在室间隔的不同部位及其与房室瓣、主动脉瓣关系可分为膜周型、肌部型、双动脉下型及对位不良型。临床症状取决于缺损大小及肺循环阻力，分流量大者可在婴儿期死于心力衰竭。近年来，随着超声诊断技术和介入封堵技术的不断提高，室间隔缺损的临床检出率及儿童期治愈率均大幅提升。

2. *病理解剖*　室间隔由胚胎时期肌间隔、圆锥间隔及房室心内膜垫参与形成的膜样间隔发育而来，为一个凸向右心室非平面弧形结构。目前，室间隔缺损的具体病理分型尚存在争议，通常依据缺损在室间隔的部位，与主动脉瓣、房室瓣关系及其朝向右心室部位而将室间隔缺损分为膜周型室间隔缺损、肌部型室间隔缺损、双动脉下型室间隔缺损（图 16-18）。

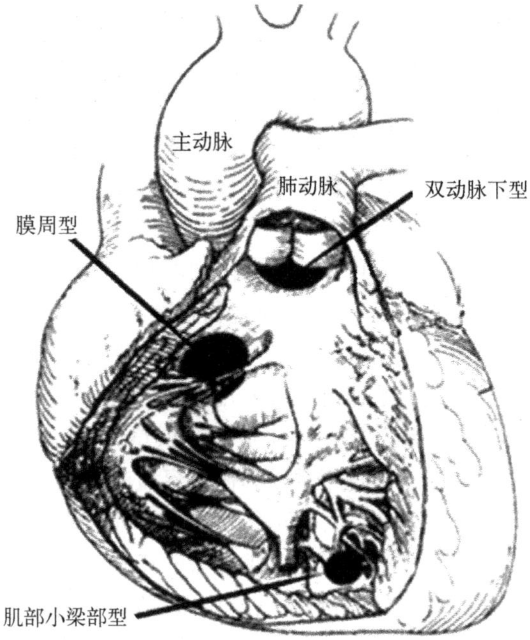

图 16-18　室间隔缺损及分型示意图

（1）膜周型室间隔缺损（perimembranous defect）：膜部室间隔直径常不超过 1cm，若缺损超过膜部而延伸至周围肌部延伸，则称为膜周部室间隔缺损，约占所有 VSD 的 80%。根据延伸部位不同，膜周型室间隔缺损又可分为以下三型：①膜周流入道型，延伸至右心室流入道室间隔的缺损。此类缺损经常合并三尖瓣隔瓣病变，从右心室观察可部分或全部被三尖瓣隔瓣所遮挡，甚至形成假性室隔瘤。②膜周小梁部型，延伸至右心室心尖小梁部的缺损。后缘为二尖瓣与三尖瓣连接部，下缘为流入道部室间隔，前缘上部为圆锥部室间隔，前缘下部及下缘为小梁部室间隔。③膜周流出道型，延伸至右心室流出道的缺损，占膜周型室间隔缺损的 5% ～ 7%。缺损前缘上部为圆锥部室间隔，前缘下部及下缘为小梁部室间隔，后缘常为二尖瓣与三尖瓣纤维连接部。

（2）肌部型室间隔缺损（muscular VSD）：缺损均位于室间隔肌肉部分，膜部室间隔完整，占所有 VSD 的 5% ～ 20%。根据缺损部位，可分为以下三型：肌部流入道型、肌部小梁部型 、肌部流出道型。

（3）双动脉下型室间隔缺损（doubly committed subarterial VSD）：缺损上缘直接邻近主动脉瓣环及肺动脉瓣瓣环连接部，圆锥部室间隔发育通常较差。

3. *病理生理*　生理状态下，新生儿在出生后 7 ～ 10 天肺血管壁平滑肌逐渐发育完善，右心室收缩压、肺循环阻力将在 3 个月内降至正常，此后左心室收缩压将明显高于右心室。室间隔缺损的患儿，收缩期左心室血流部分经正常途径，即左心室至主动脉至体循环；部分血流自高压左心室经室间隔缺损分流至右心室至肺动脉至肺循环，致使体循环血量减少，肺循环血量增多，为无效循环，呈现典型左向右分流模式。分流量大小取决于缺损的直径及体、肺循环阻力。

（1）小型缺损：常呈限制性分流，右心室压力、肺动脉压力、肺循环阻力均可接近正常，患儿可无明显的临床症状。

（2）中型缺损：左心室通过室间隔缺损向右心室的分流量较小型缺损相对较多，此时肺血流量可超过体循环的 1 ～ 2 倍，回流至左心房及左心室血量增多，导致左心房、左心室中度增大，右心室及肺动脉压力中度升高。

（3）大型缺损：多数左心室向右心室分流量较大，但当合并较严重的肺动脉高压时，左右心室压力持平，此时分流量反而不多。大量左向右分流导致肺循环容量超负荷，肺动脉压力升高，压力传导至肺静脉和左心房，导致肺静脉、左心房高压，左心房、左心室明显增大。当肺血流量超过肺血管床容量限度时，肺血管收缩引起肺动脉高压，右心室逐渐扩大、肥厚。长期肺动脉高压可导致肺小动脉外膜及中层平滑肌逐渐增厚、内膜损伤并最终导致血栓形成，致使肺小血管管腔逐渐变小并发生梗阻，进而发生不可逆梗阻性肺高压。当右室收缩压超过左心室收缩压时，缺口发生右向左分流，患儿可出现艾森门格综合征。

4. 临床表现 临床症状取决于室间隔缺损的大小、右心室和肺动脉高压的程度及肺循环阻力。小型缺损常无明显症状，活动量和生长发育常不受限，仅在体检时闻及胸骨左缘第 3 ～ 4 肋间粗糙的全收缩期杂音向左胸骨上窝传导，偶伴局限性收缩期震颤，心前区搏动正常。中型缺损临床亦可无症状，活动量和生长发育正常，此时可见胸廓稍饱满，常于心尖或剑突下触及明显心尖搏动，心脏杂音和震颤常较小型缺损明显，当肺、体循环血流量（Q_p/Q_s）达 2 ：1 时，可因通过二尖瓣血流增多引起功能性二尖瓣狭窄而在心尖部额外闻及舒张中期杂音。存在大型室间隔缺损的患儿，新生儿期因肺循环阻力较高，出生后常无明显症状。7 ～ 10 天后随着肺循环阻力逐渐下降，分流量与日俱增，肺、体循环血流量（Q_p/Q_s）常可达（3 ～ 5）：1，此时体循环血量严重不足及肺循环容量超负荷，患儿胸廓常有畸形，并可出现气促、呼吸困难、多汗、喂养困难、生长发育落后、活动耐量下降和反复肺部感染等症状，严重时可发生心力衰竭。若肺血管发生梗阻性病变出现右向左分流，患儿静息状态下即可出现明显发绀，并出现杵状指，称为艾森门格综合征。此时心脏杂音及震颤可逐渐减弱甚至消失，肺动脉第二心音亢进、出现喷射性喀喇音，并可于心尖部闻及第三心音奔马律。

5. 辅助检查

（1）心电图：表现常不特异。小型室间隔缺损患者心电图可在正常范围。已引起左心房、左心室扩大的中 - 大型室间隔缺损，可见 P 波切凹，Ⅰ、aVR、V_6 导联 P 波双向，左胸前导联 QRS 波可呈左心室优势型并伴深 Q 波。合并肺动脉高压伴右心室肥厚者可出现电轴右偏，R_{V_1}、R_{V_2} 增高，T 波直立。

（2）胸部 X 线检查：胸片表现主要取决于缺损的大小。伴限制性分流的小型室间隔缺损心影常不大，肺血不多，肺动脉段可无明显改变。中型室间隔缺损者心影常明显增大，肺动脉段及其肺血管分支增粗，左心室轻度扩大。大型室间隔缺损心影明显增大，肺动脉段明显突出，肺血明显增多，左心房、左心室扩大，右心室轻度扩大。若出现梗阻性肺动脉高压，心影可不大而肺门血管粗大，但周围肺动脉分支管径锐减，呈“枯枝样”改变。若合并右心室流出道梗阻，肺动脉干增宽常不明显，中央及周围肺动脉内径均减少。

（3）超声心动图检查：是最常用来诊断室间隔缺损的无创检查方法，其可准确显示缺损的部位、大小，缺损与各瓣膜之间关系及评估缺损血流动力学意义（各心腔大小、肺动脉内径及压力等）。室间隔为非平面结构，必须从多角度对缺损进行观察以提高诊断准确性。

（4）二维超声心动图：可显示膜周型、肌部型及对位不良型室间隔缺损，应多切面探查以进一步明确缺损与主动脉瓣、三尖瓣、右心室流出道关系及是否合并主动脉瓣脱垂等。

（5）彩色超声多普勒：常作为二维超声心动图的补充，以增强检测敏感性。图像特点为收缩期五彩镶嵌血流束自左心室穿过室间隔到右心室，为诊断 VSD 最敏感的方法，配合连续性多普勒可评估分流峰值流速（左向右分流时流速一般可达 4m/s，当肺动脉压升高后，常为低速层流）以明确左右心室之间的压力梯度。

（6）CT 和 MRI 检查：单纯的室间隔缺损一般不用行 CT 或 MRI 检查。此检查常用于明确是否合并其他心脏畸形。CT 和 MRI 常可清楚显示左心房增大、左心室增大、右心室增大、肺动脉扩张等表现，也可直接显示室间隔缺损。

（7）心导管检查：已不再作为常规单纯室间隔缺损手术前诊断方法，目前主要用于评价合并重度肺动脉高压患者手术指征。

6. *治疗* 小型室间隔缺损有 40% ～ 60% 的在 3 岁以内自然闭合，是否对室间隔缺损进行干预需依据分流量大小及临床症状进行谨慎评估。①未引起肺循环容量负荷且无肺动脉高压征象的小型室间隔缺损通常预后较好，无须治疗；②中 - 大型室间隔缺损，伴有明显血流动力学改变及临床症状者则应进行早期干预。

（1）内科治疗：主要为针对心力衰竭的治疗。应适当限制患儿的液体入量：每天＜ 120ml/kg，热量每天约 140kcal/kg。利尿剂如呋塞米 [1 ～ 3mg/（kg • d），分为 2 ～ 3 次] 为一线治疗，可有效减少心脏前负荷，缓解肺水肿症状，使用过程中应注意补充钾离子或同时加用螺内酯以维持内环境稳定。ACEI 可有效降低后负荷，为三线治疗，通常应用卡托普利 [0.15 ～ 0.3mg/（kg • d），分为 3 次] 即可达到满意效果，应用过程中注意维持血压和肾功能稳定。强心剂地高辛在大量左向右分流合并心力衰竭的应用尚存在争议，近年来使用率在逐渐下降，但仍有研究显示，地高辛在 Q_p/Q_s 增高，R_p/R_s 不增高的病例中，可使 Q_p/Q_s 减少，从而改善容量负荷。常用剂量为 0.01mg/（kg•d），分 2 次口服，不必采用首剂饱和剂量。已经发展至艾森门格综合征的患儿对症治疗仅能改善症状，可使用肺血管扩张药物，但很少获得满意效果。

（2）介入治疗：经皮室间隔缺损封堵（图 16-19，图 16-20）Ⅰ类适应证为：①膜周型 VSD：年龄≥ 3 岁；有临床症状或有左心超负荷表现；VSD 上缘距主动脉右冠瓣≥ 2mm，无主动脉瓣脱垂及主动脉瓣反流；缺损直径＜ 12mm。②肌部型 VSD：年龄≥ 3 岁，有临床症状或有左心超负荷表现，肺体循环血流量比（Q_p/Q_s）＞ 1.5。③年龄≥ 3 岁、解剖条件合适的外科手术后残余分流或外伤后 VSD，有临床症状或有左心超负荷表现。

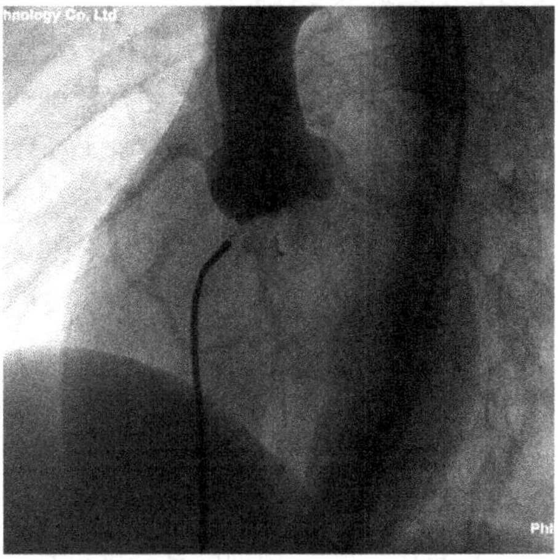

图 16-19 室间隔缺损介入治疗，可见封堵器封堵住缺损

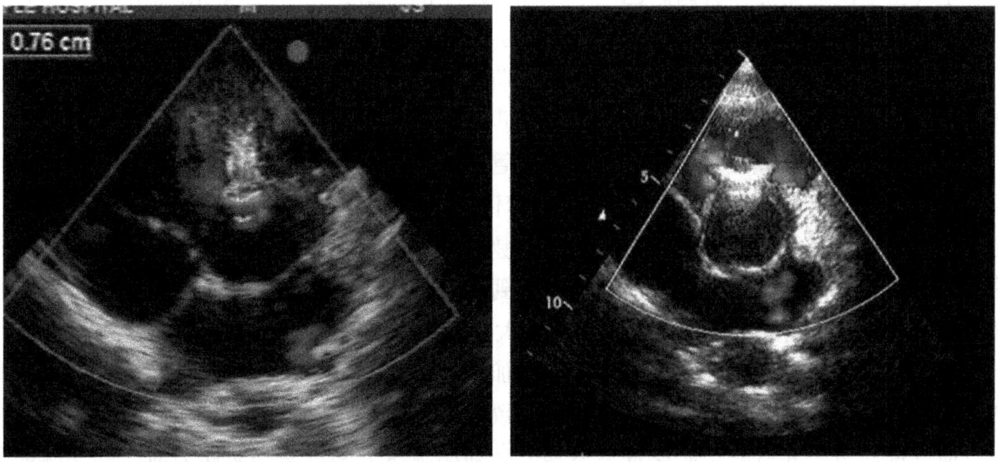

A B

图 16-20 室间隔缺损封堵治疗

A. 彩色超声心动图大动脉短轴切面显示五彩镶嵌血流通过室间隔缺损；B. 介入治疗后可见封堵器堵住缺损，分流消失

（3）外科治疗：以下患儿应考虑行外科手术治疗，①大型室间隔缺损合并肺动脉高压，伴或不伴临床症状；②中或大型室间隔缺损合并心力衰竭经过药物治疗无改善，喂养困难，生长发育迟缓，反复呼吸道感染者；③室间隔缺损合并主动脉瓣脱垂及反流或右心室流出道梗阻。合并重度肺动脉高压患儿通常应行心导管检查以了解肺动脉高压病变情况，帮助判断肺动脉高压的病理性质，如肺动脉高压为梗阻型，往往已经丧失了手术机会。手术方式通常为直接修补室间隔缺损;若患儿肺循环容量明显超负荷，可先行肺动脉环缩束，择期再行室间隔缺损修补术。

（三）动脉导管未闭

1. 概述　动脉导管未闭（patent ductus arteriosus，PDA）是一种常见的先天性心脏病，占先天性心脏病总发病率的 10%。在胎儿时期，动脉导管是肺动脉与主动脉间的正常血流通道，是血流循环的必需环节。出生后 12 ～ 24 小时动脉导管因血管收缩而发生功能性关闭，出生后 3 ～ 4 周发生解剖学闭合，若超过 3 个月仍未闭合可认为是临床上的动脉导管未闭。未闭的动脉导管引起血液分流，从而导致一系列并发症。

动脉导管未闭通常单独存在，也可合并其他心血管畸形，如主动脉缩窄、肺动脉狭窄及室间隔缺损等。当动脉导管未闭合并某些先天性心脏病时，未闭的动脉导管可成为患儿生存的必需血源通道，自然关闭或手术堵闭可导致死亡。

2. 病理分型　动脉导管为降主动脉与左肺动脉之间的一根未闭通道，根据未闭通道的大小、长短和形态可分为以下五种。其中以漏斗型动脉导管未闭最为常见，管型动脉导管未闭次之。

（1）漏斗型动脉导管未闭：主动脉端较粗，往肺动脉端逐渐变窄，此型临床多见。

（2）管型动脉导管未闭：导管连接主动脉和肺动脉的两端直径一致。

（3）窗型动脉导管未闭：导管很短但直径较大，呈窗样结构。

（4）瘤型动脉导管未闭：导管两端细但中间呈瘤样扩张。

（5）铃型动脉导管未闭：导管两端粗但中间细。

3. 病理生理　前列腺素是维持动脉导管开放的重要物质，胎盘、肺分别是产生和降解前列腺素的主要部位。出生后脐血管被阻断，前列腺素来源减少，且肺血增多，前列腺素降解增快。血氧含量的升高和前列腺素的降低是导致动脉导管关闭的主要因素。在组织结构上，动脉导管的中膜主要由平滑肌组成，且内膜凹凸不平并有增厚的垫墩，易于收缩闭塞。出生开始呼吸后氧分压升高，刺激动脉导管平滑肌收缩使管腔变小、缩短，最后闭塞。

早产儿动脉导管平滑肌未充分发育且平滑肌对氧分压反应力低，以及肺清除前列腺素能力降低，故早产儿易患动脉导管未闭，发病率占早产儿的 20%，且常伴呼吸窘迫综合征。

动脉导管未闭的病理生理学改变主要由导管的分流引起。分流大小主要与主、肺动脉之间的压力差、动脉导管的直径与长度及体、肺循环之间的阻力差有关。体循环的压力高于肺循环的压力，因而血液在收缩期和舒张期都通过动脉导管左向右分流。主动脉血通过动脉导管进入肺动脉，与肺动脉的静脉血混合后入肺循环回到左心房、左心室，左心负荷容量增加，左心室继发肥厚以适应超负荷的容量。引起左心房扩大，左心室肥厚扩大，甚至发生充血性心力衰竭。由于左向右分流，肺血流增加，肺循环压力增加，肺小动脉发生反应性痉挛，引起动力性肺动脉高压，继之肺血管管壁增厚、硬化，最终导致器质性梗阻性肺动脉高压，此时右心室收缩时压力负荷过重，可引起右心室肥厚甚至衰竭。当肺动脉压力超过主动脉压力时，肺动脉血可分流入降主动脉出现差异性发绀，即双下肢发绀更明显，左上肢较右上肢发绀明显。另外，左心室收缩时大量血流涌入主动脉，使主动脉收缩压升高，而舒张期主动脉血可通过动脉导管向压力低的肺动脉分流引起舒张压降低，使脉压增高，产生周围血管征。

4. 临床表现

（1）症状：动脉导管细小者，新生儿期肺动脉压力仍高，分流量不多，临床上可无症状。动脉导管较粗，分流量多，肺循环血多、体循环血少，婴幼儿期可出现气促、咳嗽、体虚多汗、喂养困难、体重不增、生长发育落后。自幼分流量大者可有心前区突出、鸡胸和肋膈沟等现象。

（2）体征：最突出体征为胸骨左缘上方可闻及连续性机器样杂音，占整个收缩期和舒张期，常伴有震颤，杂音向颈部、背部和左锁骨下传导。当肺动脉压力升高时，舒张期杂音首先减弱、消失，伴肺动脉瓣区第二心音增强；当肺动脉压持续升高接近主动脉收缩压时，收缩期杂音也减弱、消失，仅有第二心音亢进及分裂。新生儿期肺动脉压力较高，往往也仅闻及收缩期杂音。分流量大时通过二尖瓣口的血流明显增加，可因二尖瓣相对狭窄在心尖部闻及舒张期杂音。由于脉压增高，导致周围血管征，如水冲脉、枪击音、双重杂音和指甲床毛细血管搏动等。

5. 辅助检查

（1）心电图检查：分流量小者心电图大致正常；分流量大者可有左心室肥厚、电轴左偏，也可出现左心房肥大；伴有肺动脉高压时可出现左心室、右心室肥厚，如有梗阻性肺动脉高压时，以右心室肥厚为主，电轴右偏。

（2）胸部 X 线检查：心脏大小主要与分流量有关，分流量小者心血管影可正常，分流量大者出现心胸比例增大。肺血增多可见肺动脉段凸出、肺门血管影增粗，左心室增大可见心尖向左下延伸。肺动脉高压时，左心室、右心室增大，肺动脉总干扩张，而外侧肺野肺小动脉缩窄。升主动脉增粗，可见主动脉结凸出。透视下可见肺门舞蹈症。

（3）超声心动图检查：对诊断本病有非常重要的作用。通常在胸骨旁肺动脉长轴切面或胸骨上主动脉长轴切面，二维超声心动图可直接显示未闭的动脉导管（图 16-21），测量其长短、内径，观察其形态。彩色多普勒超声可探及起自降主动脉的红色流柱，通过动脉导管流向肺动脉；当出现肺动脉高压，肺动脉压大于主动脉压时，可探及起自肺动脉的蓝色流柱，通过动脉导管流向降主动脉。

（4）心导管和造影检查：当伴有肺动脉高压或其他心血管畸形时有必要行心导管检查，可发现肺动脉血氧含量超过右心室。当肺动脉高压时，血氧差可降低，甚至出现降主动脉血氧低于升主动脉。右心导管检查时，心导管从右心室至肺动脉，经过未闭导管进入降主动脉，明确未闭导管的存在。在降主动脉的未闭导管开口的稍下方注射造影剂，可清楚地显示未闭导管的形态，有助于诊断复杂的动脉导管未闭。

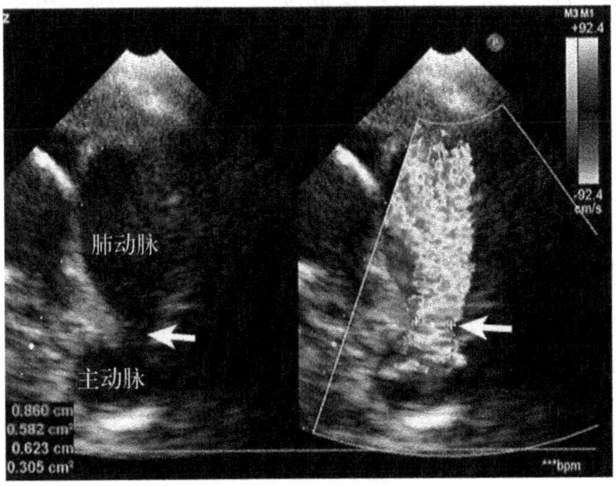

图 16-21　超声心动图所见，白色箭头所指为动脉导管未闭

6. *治疗* 为防止动脉导管未闭引起心功能不全、梗阻性肺动脉高压而失去治疗机会，应及时关闭动脉导管。动脉导管未闭的治疗方法主要是外科手术治疗和介入治疗（图 16-22，图 16-23）。手术治疗包括动脉导管结扎术或离断缝闭术，手术简单，效果好。介入治疗主要应用弹簧圈或蘑菇伞封堵动脉导管。随着国产封堵器的不断研发及介入治疗创伤小、痛苦小、不留瘢痕、术后恢复快和手术并发症少等优点，近年来关闭动脉导管以介入治疗为主。

早产儿动脉导管未闭可合并多种危及生命的疾病，需尽早关闭动脉导管，首选出生后10天内使用吲哚美辛治疗，药物治疗无效者需介入治疗或手术治疗。当患儿合并依赖动脉导管的复杂心血管畸形时，如肺动脉闭锁、主动脉闭锁、三尖瓣闭锁、完全性大血管转位等，需维持动脉导管的开放，如使用前列腺素 E_1 静脉滴注和吸氧也要慎重。

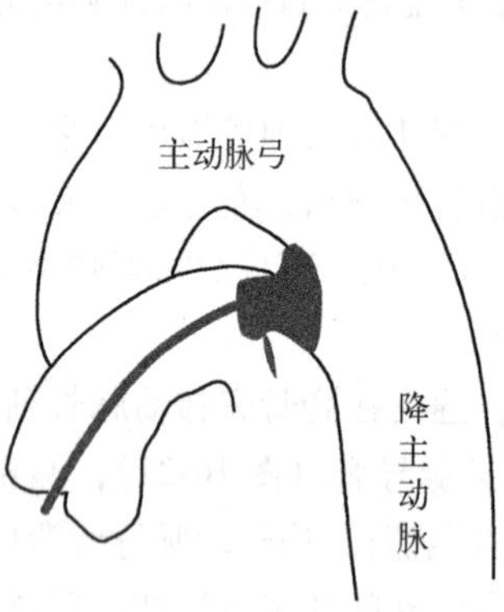

图 16-22 动脉导管未闭介入封堵示意图

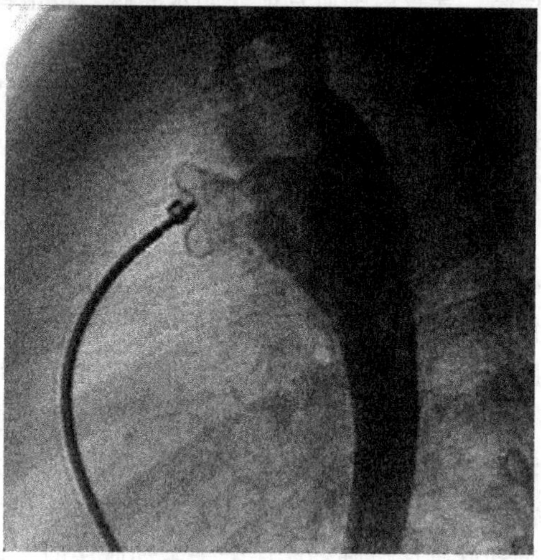

图 16-23 封堵器封堵动脉导管后主动脉造影，显示封堵效果良好

（四）肺动脉瓣狭窄

肺动脉瓣狭窄（pulmonary stenosis，PS）是先天性心脏病的常见类型之一，肺动脉瓣狭窄可为单纯性或合并有其他类型的先天性心脏病，分别占所有先天性心脏病的 10% 和 20%。

1. *病理解剖* 广义的肺动脉狭窄根据累及部位的不同可分为瓣膜部、漏斗部、肺动脉干及其分支狭窄。其中以肺动脉瓣狭窄最为常见，约占 90%，依据狭窄的情况不同，可将肺动脉瓣狭窄分为以下两种。

（1）典型肺动脉瓣狭窄：肺动脉瓣环发育正常，三个瓣叶边缘相互融合，可伴有瓣叶的增厚、缩短、僵硬，使瓣膜开放受限。瓣叶呈鱼嘴样、瓣口狭小。有时仅其中两个瓣叶边缘融合，形成肺动脉瓣二瓣化畸形；或瓣膜无明显瓣叶融合处，仅可见一层瓣膜中心有小孔，为单瓣化畸形（图 16-24）。肺动脉干常呈狭窄后扩张，可能由于狭窄处血流动力学改变，引起肺动脉管壁弹力下降而扩张，但狭窄程度与扩张情况不呈正相关（图 16-24）。

（2）发育不良型肺动脉瓣狭窄：肺动脉瓣环发育不良，瓣叶形态不规则且明显增厚或呈结节状，无法灵活开闭。瓣与瓣间无相互粘连。肺动脉干可伴有轻度或无扩张。常见合并努南综合征，有相关家族史。

2. *病理生理* 肺动脉瓣口狭窄，右心室血液流出受阻。为了使血液顺利进入肺循环，右心

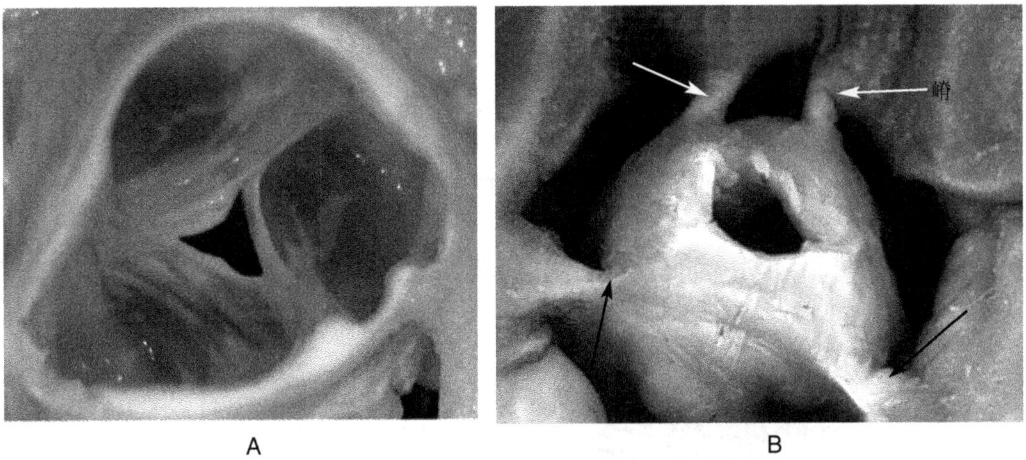

图 16-24　A. 正常肺动脉瓣为三叶，瓣叶间无融合及粘连；B. 肺动脉瓣融合，瓣叶之间交界不清，可见四个嵴（箭头）

室必须提高收缩压以克服瓣口狭窄的阻力。收缩压增高的程度与狭窄程度成正比。若狭窄长期存在，可造成右心室向心性肥厚，心肌顺应性下降，右心室舒张压增高。同时可出现右心房、右心室扩大，三尖瓣相对关闭不全引起三尖瓣反流，后期出现右心衰竭。在胎儿期时，患儿依靠心肌增厚可能维持正常的血液循环。若狭窄十分严重，胎儿右心血液大多通过卵圆孔或房间隔缺损进入左心，右心室营养缺乏导致右心室发育不良，心腔和三尖瓣环偏小。出生后由于大量自心房的右向左分流，可出现严重低氧血症，呈持续性中央性发绀。应及时处理，给予持续静脉滴注前列腺素 E_1 以维持动脉导管开放，改善低氧血症，并尽早行外科手术或经皮球囊肺动脉瓣成形术（PBPV 术）治疗，否则将危及生命。

3. *临床表现*　肺动脉瓣狭窄较轻的患者可无临床症状。相关临床症状通常出现在活动时心排血量不能随代谢需要而增加，或静息时右心室不能维持正常心排血量时。肺动脉瓣狭窄表现出的症状轻重程度悬殊，轻者可无临床症状，随着年龄增长部分患者自觉症状逐渐增多，如活动易感疲乏、气促；重者在新生儿期可出现发绀，之后可有水肿等右心衰竭症状。部分严重狭窄者可出现晕厥或猝死。

患儿生长发育多正常，消瘦者少见，面容多饱满硕圆，面颊和指端可呈暗红色。大多不出现发绀或有周围性发绀。严重狭窄患儿可由于血液经卵圆孔右向左分流出现中央性发绀。颈静脉有明显搏动者提示狭窄严重，也可在肝区触及此收缩期前搏动。体格检查可见心前区饱满、搏动弥散，左侧胸骨旁可触及右心室抬举性搏动。胸骨左缘第 2 ～ 3 肋间可触及震颤，明显者可向胸骨左缘下部及胸骨上窝传导。听诊第一心音正常，可听到收缩早期喀喇音（肺动脉喷射音），由增厚但仍有弹性的瓣膜在右心室开始收缩突然绷紧时产生。狭窄越重，喀喇音出现时间越早，可与第一心音重叠，产生金属样第一心音。第二心音分裂，狭窄越严重，分裂越明显。同时可闻及胸骨左缘第 2 ～ 3 肋间出现收缩期喷射性杂音，该杂音是本病的特征性体征之一，响度与狭窄程度相关。轻者杂音在 3/6 级以下，重度狭窄响度可达 4/6 级及以上。严重狭窄者杂音反而减轻，因为血流通过狭窄处的量减少，形成的湍流较少。这些杂音可向心前区、左上胸、颈部、腋下及背面传导。

4. *辅助检查*

(1) 胸部 X 线检查：轻中度狭窄患者心脏大小可无异常；重度狭窄早期心功能尚可时可无

明显增大。如出现心力衰竭则心影显著增大，尤其是右心室和右心房。肺动脉段突出也是肺动脉瓣狭窄的特征性改变之一，80%～90%的患者有此特征，但婴儿期及发育不良型肺动脉瓣狭窄者不明显。肺动脉扩张在X线片上的表现可被心力衰竭所致的增大心影覆盖而难以被观察到。

（2）心电图：为评估肺动脉瓣梗阻程度的有效检查方式。轻度狭窄患者可为正常心电图。典型改变为P波高耸、电轴右偏、右心室肥大、右心房扩大。右胸前导联R波高耸，严重狭窄时可见T波倒置、ST段压低。

（3）超声心动图：可对肺动脉瓣狭窄的瓣膜形态及功能、狭窄情况、狭窄后扩张进行直观的描述，可鉴别典型与发育不良型肺动脉瓣狭窄，并估测狭窄程度及心脏功能等，还可观察有无心房分流。此检查是重要的检查手段之一。

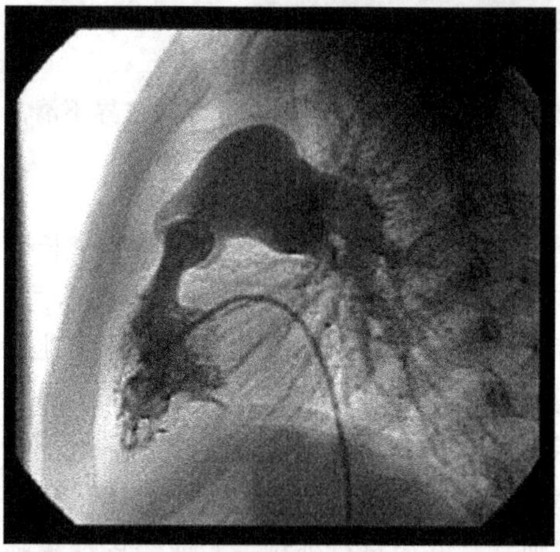

图16-25　右心室造影可见肺动脉瓣开放受限，肺动脉主干呈狭窄后扩张

（4）心导管检查：通常用于介入治疗时。心导管可直接测量右心室及肺动脉的压力。根据右心室压力及跨瓣压力阶差可将肺动脉狭窄分度：右心室压力＜左心室压力50%，跨瓣压力阶差35～40mmHg为轻度；右心室压力＜左心室压力75%，跨瓣压力阶差＞40mmHg为中度；右心室压力＞左心室压力75%，跨瓣压力阶差＞60～70mmHg为重度。

可通过右心室造影观察到“射流征”、肺动脉瓣叶病理改变、肺动脉狭窄后扩张等（图16-25）。

5. *治疗*　药物治疗可帮助患者改善全身症状，但无法解除病理因素。现在一般采用介入治疗或手术治疗的方式解除肺动脉瓣狭窄，达到治疗的目的。

经皮球囊肺动脉瓣成形术（PBPV术）（图16-26）治疗简便、安全、价格低廉，是目前治疗肺动脉瓣狭窄的首选方法，可用于轻度以上的典型肺动脉瓣狭窄及部分瓣环发育不良型肺动脉瓣狭窄，但如无该术适应证或出现禁忌证时，应选用外科手术治疗。轻度肺动脉狭窄患儿可长期随访，无须特殊治疗。

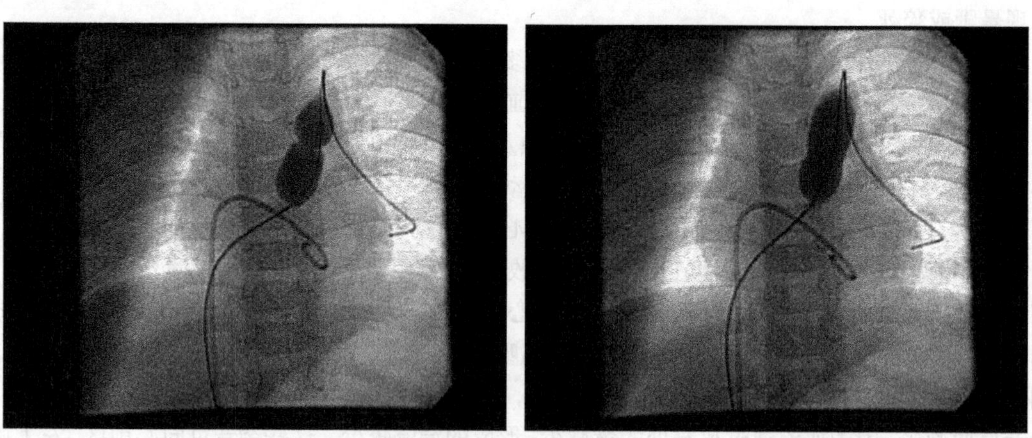

A　　　　B

图16-26　经皮球囊肺动脉瓣成形术

A.球囊中央放到肺动脉瓣水平，扩张开始时狭窄的肺动脉瓣使得球囊呈现“凹征”；B.扩张后球囊“凹征”消失，提示肺动脉瓣狭窄改善

（五）法洛四联症

我国卫生部2012年9月发布的《中国出生缺陷防治报告》显示，我国围生期先天性心脏病发病率呈快速上升趋势，每年新增病例18万～22万，其中，法洛四联症（tetralogy of Fallot，TOF）是一种最常见的发绀型先天性心脏病，发病率约为0.2/1000。

1. *病理解剖*　法洛四联症主要包括四种畸形：右心室流出道梗阻、室间隔缺损、主动脉骑跨、右心室肥厚。其中，右心室流出道狭窄程度是决定患儿病理生理、病情严重程度及预后的关键因素。

（1）右心室流出道梗阻：包括右心室漏斗部、肺动脉瓣、肺动脉总干及左、右肺动脉均可出现狭窄，其中以漏斗部狭窄最为常见，而肺动脉瓣闭锁是最严重的一种类型。

（2）室间隔缺损：为膜周型室间隔缺损，向流出道延伸，多见于主动脉下型，部分为肺动脉瓣下型，称对位不良型室间隔缺损，均为非限制性的室间隔缺损。

（3）主动脉骑跨：主动脉根部右移，顺钟向旋转，骑跨于室间隔上方。

（4）右心室肥厚：与右心室流出道狭窄程度及室水平分流程度有关，属于继发性病变。

此外，法洛四联症还可伴发以下畸形：冠状动脉畸形、侧支循环建立、右位主动脉弓、肺动脉闭锁、左上腔静脉、动脉导管未闭等。了解并明确可能存在的伴发畸形，对患者的进一步治疗具有极大意义，如手术时需警惕畸形冠状动脉与右心室流出道的位置关系，可以极大地避免引起不必要的并发症出现。

2. *病理生理*　法洛四联症中，室间隔缺损通常为非限制性，因而心室水平的分流主要由右心室流出道狭窄情况决定。肺动脉狭窄程度轻时，心室水平左向右分流，患者可无发绀；当肺动脉狭窄程度重时，心室水平可有双向分流，甚至右向左分流，来自右心室的静脉血经骑跨两心室的主动脉，输送至全身各部，因而此时临床可出现明显发绀。同时，由于肺动脉狭窄，进入肺循环的血液减少，气体交换不足，更加重发绀程度。

患法洛四联症的新生儿在出生后由于动脉导管尚未关闭，血液可经开放的动脉导管分流入肺循环，肺循环血流量减少程度较轻，此时患儿发绀可不明显。随年龄增长，动脉导管关闭，右心室漏斗部狭窄程度逐渐加重，此时发绀可日渐明显，久而久之可出现杵状指（趾）。同时，由于供氧不足，骨髓代偿性生成红细胞增多，使血液黏稠度升高，血流变缓，可引起脑血栓，若伴有感染则易出现脑脓肿。

3. *临床表现*

（1）症状

1）发绀：为主要表现，出现的早晚及发绀程度与肺动脉狭窄程度有关。

2）蹲踞症状：婴儿多表现为喜抱，双下肢呈屈曲状；稍年长儿多见于活动时出现主动蹲下歇息。原因是当下肢处于屈曲体位时，静脉回心血量减少，使心脏前负荷减小，同时体循环阻力升高，使右向左分流量减少，可暂时缓解缺氧症状。

3）杵状指（趾）：当长期缺氧时，指（趾）端末梢毛细血管增生扩张，局部组织增生肥大，使指（趾）端出现鼓槌状膨大。

4）缺氧发作：多见于婴幼儿，尤其为出生后6～18个月，常发生于哭闹、喂养、行走、感染等时。起病突然，表现为呼吸急促，精神萎靡，发绀明显加重，甚至晕厥、痉挛等。发作持续时间不等，短则数分钟，长者可达数小时，常能自行缓解，少数亦可因重度缺氧与脑并发症而死亡。

(2)体征

1)生长、发育迟缓:身高及体重等均低于同龄儿童,但神经系统发育可正常。

2)杵状指(趾):常见于发绀超过6个月以上,为法洛四联症中的常见体征。

3)心脏检查:多数患儿无异常心前区隆起,心界正常或稍大,胸骨左缘可触及右心室搏动,部分可于胸骨左缘中上方触及收缩期震颤。听诊时可闻及单一的第二心音,为主动脉瓣关闭产生。若患儿无发绀症状,常可于胸骨左缘闻及室间隔缺损及肺动脉瓣狭窄产生的收缩期杂音,杂音的响度与室间隔缺损大小、肺动脉瓣狭窄程度有关。如合并动脉导管未闭,可于胸骨左缘第2肋间闻及连续性杂音。法洛四联症的杂音通常来自于右心室流出道狭窄,因而当杂音响亮时,通常提示右心室流出道狭窄不重,发绀也较轻;若杂音轻柔,似有若无,须警惕狭窄严重,经肺动脉血流少,右向左分流越多,发绀越严重。

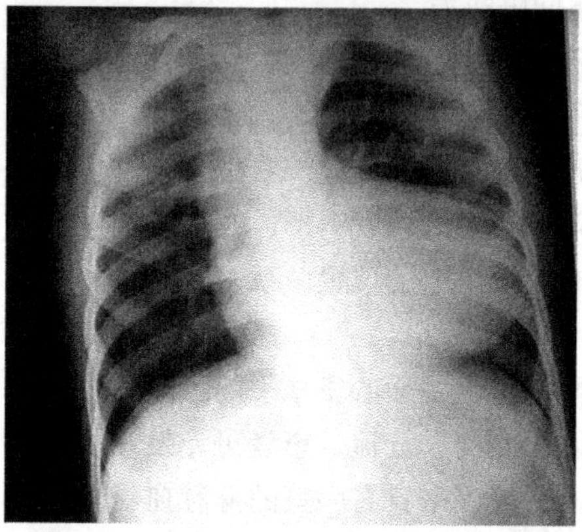

图 16-27 患儿X线胸片心影似古代"朝靴"

4. 辅助检查

(1)X线检查:心影大小可正常或稍增大,呈靴形心(图16-27);上纵隔血管影增宽,少数可见主动脉弓右位;肺门血管影搏动不明显,肺血管影可减少。

(2)心电图:电轴正常或右偏,右心室肥厚,心肌劳损图形不常出现。非发绀型法洛四联症可见双心室肥厚。少数年长儿可见室性期前收缩。

(3)超声心动图:是确诊法洛四联症的首选方法。胸骨旁长轴切面可显示室间隔缺损及主动脉骑跨于室间隔上;胸骨旁和剑下短轴切面可见右心室流出道、肺动脉瓣及其主干和分支的情况,由此评估流出道的狭窄程度;四腔心切面可显示心室腔大小及室壁厚度;胸骨上切面可见主动脉弓位置,是否有侧支血管形成和(或)动脉导管未闭。彩色多普勒超声检查可显示血流情况,测出狭窄处的压力阶差等。除此外,通过超声心动图检查可以安全无创地观察冠状动脉分布情况,对手术方式具有重要指导意义。

(4)CT和MRI检查:可清楚显示心脏畸形情况,尤其三维重建后可明确展示出主动脉、肺动脉及外周肺动脉的发育情况等。但MRI和CT对心内结构的显示仍无法与超声心动图相提并论。

(5)心导管检查:当超声心动图无法明确相关情况时,必要时可行心导管检查,并行心血管造影。

5. 治疗

(1)内科治疗

1)对症处理:纠正低氧血症和代谢性酸中毒,因法洛四联症患者代偿性红细胞、血红蛋白增多,血液黏稠,需注意维持液体平衡,当血红蛋白 > 200g/L,血细胞比容 > 0.65 时可适当给予放血治疗。

2)缺氧发作处理:患儿取膝胸位,高流量吸氧,同时皮下或静脉注射吗啡 0.1 ~ 0.2mg/kg 或静脉注射普萘洛尔 0.01 ~ 0.25mg/kg 以改善缺氧。也可静脉注射去氧肾上腺素 0.05 ~ 0.1mg/kg,提高外周动脉血管阻力,增加心脏后负荷,左心室压力升高,减少心室水平的右向左分流。治疗过程中注意纠正代谢性酸中毒,以减轻酸中毒时对呼吸中枢的兴奋作用,一般以碳酸氢钠 1mmol/kg 剂量静脉注射,注意复查血气分析。

（2）外科治疗

1）手术方式：取决于患儿的左、右肺动脉发育情况，左心室发育情况和冠状动脉情况。肺动脉分支发育情况通常采用 McGoon 比值来判断，即左、右肺动脉发出第一分支前的血管内径之和，除以横膈水平降主动脉内径，所得比值大于 1.2 ～ 1.3 时可考虑行根治手术，否则予以姑息手术治疗。

2）姑息手术：包括球囊房间隔成形术、肺动脉环环缩术等。

3）纠治手术：包括生理纠治术如 Senning 手术或 Mustard 手术；解剖纠正手术则有 Switch 手术。

术后需进行长期随访，建议每 6 ～ 12 个月复查 1 次，尤其仍有室水平残余分流、残余右心室流出道梗阻或心律失常等患者。行法洛四联症纠治手术后的患者在后期可出现肺动脉瓣反流情况，因此更需定期复查超声心动图，当肺动脉瓣反流至中 - 重度，甚至导致右心室扩大引起功能障碍时，则需考虑进行下一步的外科手术治疗。

（六）完全性大动脉转位

完全性大动脉转位（transposition of the great arteries，TGA）是新生儿期导致发绀的最常见的心脏畸形，占小儿先天性心脏病的 5% ～ 7%。男性与女性发病之比约为 3 ∶ 1。

1. *胚胎学* 正常胚胎发育时，主 - 肺动脉隔将原始动脉干及原始心球分割成两根血管，即前位的肺动脉和后位的主动脉。若分割异常可导致大动脉转位，其发病机制尚不清楚。

2. *病理解剖* 大动脉转位时，主动脉发自解剖右心室，位于右前，主动脉瓣下可见圆锥；肺动脉在主动脉后方发自解剖左心室，与二尖瓣为纤维连接，造成左心室血液直接冲入肺动脉，导致肺血增多。常见合并房间隔缺损或卵圆孔未闭、室间隔缺损、左心室流出道狭窄、肺动脉瓣狭窄、肺动脉闭锁、房室瓣骑跨、主动脉缩窄及主动脉弓离断。另外，需注意冠状动脉的异常走行。

3. *病理生理* 本畸形形成两个并行循环，上、下腔静脉回流的静脉血通过右心室射入转位的主动脉供应体循环；而肺静脉回流的氧合血通过左心室射入肺动脉供应肺循环。该两个循环如果并行无任何混合，将会因缺氧产生渐进的酸中毒，患者在新生儿期即死亡，如果不进行手术治疗，90% 的患儿将在 6 月龄之前死亡。因此，必须依靠心内交通或心外交通进行血流混合才能存活，其血流动力学改变取决于是否伴随其他畸形。

TGA 伴室间隔完整，由于出生后动脉导管开始关闭导致氧合不足，患儿出生后不久即会出现发绀。此时应用前列腺素 E_1 可以挽救生命。但虽然开放的动脉导管使非氧合血进入肺循环，但卵圆孔必须开放使氧合血左向右分流进入体循环，而且只有在两者的血流量相仿的情况下才能维持患儿生命体征。

TGA 伴室间隔缺损，因肺循环压力较低，主要为右向左分流（右心室—左心室—肺动脉），左右心血液沟通较多，使发绀相对减轻，但肺血增多可导致心力衰竭。

TGA 伴室间隔缺损及肺动脉狭窄，血流动力学改变类似法洛四联症。

4. *临床表现*

（1）发绀：室间隔完整的 TGA 患儿出生后数小时即可出现发绀，吸氧后无改善，活动可加剧发绀。在不存在心力衰竭的情况下可出现难治性的呼吸过快。如伴有房间隔缺损、室间隔缺损或动脉导管未闭，血液混合较好，发绀可较晚至 1 个月内出现。合并动脉导管未闭的患儿可出现差异性发绀，上肢发绀较下肢重。

（2）充血性心力衰竭：出生后 3 ～ 4 周婴儿出现喂养困难、多汗、气促、肝大和肺部湿啰音等充血性心力衰竭症状。

（3）体格检查：多无明显杂音，第二心音通常亢进且单一，出自靠近胸壁的主动脉瓣关闭音。

若伴有大的室间隔缺损或大的动脉导管或肺动脉狭窄等，可闻及相应畸形所产生的杂音。一般伴大室间隔缺损者早期出现心力衰竭伴肺动脉高压；而伴有肺动脉狭窄者出现明显发绀，心力衰竭少见。

5. 辅助检查

（1）胸部X线检查：由于主动脉与肺动脉成前后位关系，正位片呈上纵隔较窄，形成“蛋形心”表现；心影进行性增大；无肺动脉狭窄者肺纹理增多，伴肺动脉狭窄者肺纹理减少。

（2）心电图：新生儿期可无特殊改变。婴儿期示心电轴右偏，右心室肥大，可有右心房肥大。肺血明显增加时可出现电轴正常或左偏，全心肥大等。

（3）超声心动图：二维超声显示房室连接正常，大动脉连接不一致，主动脉常位于右前，发自右心室；肺动脉位于左后，发自左心室。彩色及频谱多普勒超声检查可明确心内分流方向、大小及其他合并畸形，如卵圆孔未闭、房间隔缺损、动脉导管未闭等。

（4）CT检查：尽管存在电离辐射，但螺旋CT可显示完全性大动脉转位的心内及心外异常结构，能清楚判断冠状动脉解剖类型，可为手术方式的选择提供重要的影像学依据。并能了解气管、肺部等胸腔及纵隔器官的结构和相互关系。

（5）心导管检查：过往心导管检查为诊断新生儿发绀型心脏病的金标准，并行球囊房间隔造口术。随着超声心动图技术的发展及前列腺素的应用，通常不必进行诊断性心导管检查。

6. 治疗　诊断明确后，治疗可分成三步：①即刻的诊断及稳定病情；②外科手术；③随访及远期介入治疗（必要时）。

手术前，尽可能纠正酸中毒、高碳酸血症、低血容量。如果无适当大小的房间隔缺损，则用前列腺素 E_1 维持动脉导管开放直到手术治疗为止。如果前列腺素无法提供适当的血液混合，则可行球囊房间隔造口术，使血液在房水平大量混合，提高动脉血氧饱和度，使患儿存活至适合行根治术之时。

大动脉调转术是现在最常用的术式。室间隔完整的TGA需在2周内进行，而伴有足够大的室间隔缺损时可延至出生后2个月内。该术式包括切断主动脉及肺总动脉、将肺动脉前移并将其与右心室缝接、将主动脉后移并与左心室缝接，然后将冠状动脉从前位的大血管（原主动脉）移至后位的大血管（新主动脉）。该术式优点是从解剖上纠正转位且远期并发症较少。早期可能出现冠状动脉梗阻，远期可能出现肺动脉瓣上狭窄（吻合口），需要远期介入或外科二次手术。

左心室压力低的患儿并不能耐受动脉调转术后的体循环压力，对于这类患儿可先行肺动脉环缩术训练左心室，使左心室压力升高至超过右心室压力85%后再行二期动脉调转术。

对于TGA合并室间隔缺损及严重肺动脉狭窄而不能行动脉调转术的患儿可行其他手术，如Nikaidoh术或REV术。

（王树水）

二、儿童腹泻病

腹泻病是多种病原、多种因素引起的以大便次数增多和大便性状改变为特点的消化道综合征，是我国婴幼儿最常见的疾病之一。6个月至2岁婴幼儿发病率高，1岁以内约占50%，是造成儿童营养不良、生长发育障碍的主要原因之一。

（一）病因

引起儿童腹泻病的病因分为感染因素及非感染因素两种。

1. 感染因素

（1）肠道内感染：可由病毒、细菌、真菌、寄生虫引起，以前两者多见，尤其是病毒。

（2）肠道外感染：有时亦可产生腹泻症状，如患中耳炎、上呼吸道感染、肺炎、泌尿系统感染、皮肤感染或急性传染病时，可由于发热、感染原释放的毒素、直肠局部激惹（膀胱感染）作用而并发腹泻。有时病原体（主要是病毒）可同时感染肠道。

2. 非感染因素

（1）饮食因素

1）喂养不当：多为人工喂养儿，①喂养不定时，饮食量不当，突然改变食物品种或过早喂给大量淀粉或脂肪类食物；②果汁特别是含高果糖或山梨醇的果汁，可产生高渗性腹泻；③肠道刺激物（调料，富含纤维素的食物）也可引起腹泻。

2）过敏性腹泻：如对牛奶或大豆等食物过敏而引起腹泻。

3）原发性或继发性双糖酶（主要为乳糖酶）缺乏或活性降低：肠道对糖的吸收不良而引起腹泻。

（2）气候因素：气候突然变化，腹部受凉使肠蠕动增加；天气过热消化液分泌减少或由于口渴饮奶过多等都可能诱发消化道紊乱而致腹泻。

（二）临床表现

1. 腹泻的共同临床表现

（1）轻型：常由饮食及肠道外感染引起。起病可急可缓，以胃肠道症状为主，食欲缺乏，偶有溢乳或呕吐，大便次数增多，但每次大便量不多，稀薄或带水，呈黄色或黄绿色，有酸味，常见白色或黄白色奶瓣和泡沫。无脱水及全身中毒症状，多在数日内痊愈。

（2）重型：多由肠道内感染引起。常急性起病，也可由轻型逐渐加重转变而来，除有较重的胃肠道症状外，还有较明显的脱水、电解质紊乱和全身感染中毒症状，如发热、烦躁或精神萎靡、嗜睡，甚至昏迷、休克。

（3）胃肠道症状：包括食欲缺乏，常有呕吐，严重者可吐咖啡色液体，腹泻频繁，大便每天十余次至数十次，多为黄色水样便或蛋花汤样便，含有少量黏液，少数患儿也可有少量血便。

（4）水、电解质紊乱及酸碱失衡：由于吐泻丢失体液和摄入量不足，使体液总量尤其是细胞外液量减少，导致不同程度（轻度、中度、重度）脱水。由于腹泻患儿丧失的水和电解质的比例不尽相同，可造成等渗脱水、低渗脱水或高渗脱水，以前两者多见。出现眼窝、囟门凹陷，尿少泪少，皮肤黏膜干燥，弹性下降，甚至血容量不足引起的末梢循环的改变。

（5）代谢性酸中毒：患儿出现精神不振，口唇樱红，呼吸深大，呼出气味有丙酮味等症状，但小婴儿症状可不典型。

（6）低钾血症：精神不振、无力、腹胀、心律失常、碱中毒等。

（7）低钙血症和低镁血症：脱水、酸中毒纠正后易出现低血钙症状（手足搐搦和惊厥）。极少数久泻和营养不良患儿输液后出现震颤、抽搐，用钙治疗无效时应考虑有低镁血症的可能。

2. 几种常见类型肠炎的临床特点

（1）轮状病毒肠炎：是秋冬季婴幼儿腹泻最常见疾病，曾称为秋季腹泻。本病经粪 - 口传播，也可经呼吸道传播。潜伏期为 1 ～ 3 天，多发生于 6 ～ 24 个月的幼儿，起病急，常伴发热和上呼吸道感染症状。病初 1 ～ 2 天常发生呕吐，随后出现腹泻。大便次数多，量多，水分多，黄色水样或蛋花汤样便，带少量黏液，无腥臭味。常并发脱水、酸中毒及电解质紊乱。可伴有惊厥、心肌酶异常。本病为自限性疾病，数日后呕吐渐停，腹泻减轻。自然病程为 3 ～ 8 天，少数较长。大便显微镜检查偶有少量白细胞，感染后 1 ～ 3 天即有大量病毒自大便中排出，最长可达 6 天。

（2）诺沃克病毒肠炎：发病季节为 9 月至次年 4 月，多见于年长儿和成人，潜伏期为 1 ～

2天，起病急慢不一。可有发热、呼吸道症状。腹泻和呕吐轻重不等，大便量中等，为稀便或水样便，伴有腹痛。病情重者体温较高，伴有乏力、头痛、肌肉痛等。本病为自限性疾病，症状持续1～3天。粪便及周围血象检查一般无特殊发现。

(3) 产毒性细菌引起的肠炎：发生在夏季，潜伏期为1～2天，起病急。轻症仅大便次数稍多，重症腹泻频繁、量多，呈水样或蛋花汤样，混有黏液，镜检无白细胞。伴呕吐，常发生脱水、电解质紊乱和酸碱平衡失调。本病呈自限性，自然病程一般为3～7天。

(4) 侵袭性细菌肠炎（包括侵袭性大肠埃希菌、空肠弯曲菌、耶尔森菌、鼠伤寒杆菌等）：全年均可发病，多见于夏季。急性起病，患儿高热时可发生热性惊厥。腹泻频繁，大便呈黏液状，带有脓血，有腥臭味。常伴有恶心、呕吐、腹痛和里急后重，可出现严重的中毒症状，如高热、意识改变，甚至感染性休克。大便镜检有大量白细胞及数量不等的红细胞，粪便培养可找到相应的致病菌。

(5) 出血性大肠埃希菌肠炎：大便次数增多，开始为黄色水样便，后转为血水便，有特殊臭味。大便镜检有大量红细胞，常无白细胞。伴腹痛，个别病例可伴溶血性尿毒综合征和血小板减少性紫癜。

(6) 抗生素相关性腹泻：①金黄色葡萄球菌肠炎；②假膜性小肠结肠炎，由难辨梭状芽孢杆菌引起；③真菌性肠炎，多由白念珠菌所致。

(7) 迁延性和慢性腹泻：病因复杂、感染、食物过敏、免疫缺陷、药物因素、先天性畸形等均可引起。以急性腹泻未彻底治疗或治疗不当、迁延不愈最为常见。营养不良的婴幼儿患病率高。

（三）诊断

1. 根据患儿粪便性状、粪便的肉眼和镜检所见、发病季节、发病年龄及流行情况初步估计病因，急性水样便腹泻患者（约70%）多为病毒或产肠毒素性细菌感染，黏液脓性、脓血便患者（约30%）多为侵袭性细菌感染。必要时进行大便细菌培养及病毒、寄生虫检测。

2. 根据病程分类：急性腹泻病，病程在2周以内；迁延性腹泻病，病程在2周至2个月；慢性腹泻病，病程在2周以上。

3. 对腹泻病患儿须评估有无脱水和电解质紊乱。

(1) 脱水程度评估：分轻度、中度、重度；具体参照表16-17。

(2) 尽可能对中、重度脱水患儿行血电解质检查和血气分析。

表16-17 脱水程度

程度	丢失体液	精神状态	皮肤弹性	唇舌黏膜	前囟、眼窝	尿量	脉搏	血压
轻度脱水	占体重5%～10%	稍差	尚可	稍干燥	稍有凹陷	稍少	正常	正常
中度脱水	占体重5%～10%	萎靡或不安	差	干燥	凹陷	明显减少	快	正常或下降
重度脱水	占体重10%以上	极度萎靡，重症面容	消失（捏起皮肤恢复≥2秒）	干燥	明显凹陷	极少甚至无尿	快而弱	休克

4. 对慢性腹泻病还须评估消化吸收功能、营养状况、生长发育等。

（四）鉴别诊断

1. *大便无或偶见少量白细胞*　为侵袭性细菌以外的病因（如病毒、非侵袭性细菌、喂养不当）引起的腹泻，多为水泻，有时伴有脱水症状，除感染因素外应注意下列情况。

（1）“生理性腹泻”：多见于 6 个月以内婴儿，外观虚胖，常有湿疹，出生不久即出现腹泻，除大便次数增多外，无其他症状，食欲好，不影响生长发育。有学者认为此类腹泻可能为乳糖不耐受的一种特殊类型，或与食物过敏相关，添加辅食后大便逐渐转为正常。

（2）导致小肠消化吸收功能障碍的各种疾病：如双糖酶缺乏、食物过敏性腹泻、失氯性腹泻、原发性胆酸吸收不良等，可根据各病特点进行粪便酸度检测、还原酶检测，查找食物过敏原，行食物回避 - 激发试验等加以鉴别。

2. *大便有较多的白细胞*　表明结肠和回肠末端有侵袭性炎症病变，常由各种侵袭性细菌感染所致，仅凭临床表现难以区别，必要时应进行大便细菌培养、细菌血清型和毒性检测，尚需与下列疾病相鉴别。

（1）细菌性痢疾：常有流行病学史，起病急，全身症状重。便次多，量少，排脓血便伴里急后重，大便镜检有较多脓细胞、红细胞和吞噬细胞，大便细菌培养有志贺痢疾杆菌生长可确诊。

（2）坏死性肠炎：中毒症较严重，腹痛、有腹胀、频繁呕吐、高热等症状，大便呈暗红色糊状，渐出现典型的赤豆汤样血便，常伴有休克。腹部 X 线片呈小肠局限性充气扩张，肠间隙增宽，肠壁积气。

（3）食物蛋白过敏相关性直肠：发病年龄较少（2 月龄左右），母乳喂养或混合喂养婴儿，轻度腹泻粪便带血（多为血丝），无全身其他器官受累，患儿一般状态好，粪便常规检查可见红细胞数增多，隐血阳性，可见白细胞。

（五）治疗原则

1. *预防脱水、治疗脱水*

（1）预防脱水：母乳喂养儿应继续母乳喂养，并且增加喂养的频次及延长单次喂养的时间；混合喂养的婴儿，应在母乳喂养基础上给予口服补液盐（ORS）或其他清洁饮用水；非母乳喂养（人工喂养）婴儿，应选择 ORS 或食物基础的补液如汤汁、米汤水和酸乳饮品或清洁饮用水。建议在每次稀便后补充一定量的液体（< 6 月龄，50ml；6 月龄至 2 岁，100ml；2 ～ 10 岁，150ml；10 岁以上的患儿或成人能喝多少给多少）直到腹泻停止。

（2）轻 - 中度脱水：口服补液及时纠正脱水，应用 ORS，用量（ml）= 体重（kg）×（50 ～ 75），4 小时内服完。以下情况提示口服补液可能失败：①持续、频繁、大量腹泻 [> 10 ～ 20ml/(kg•h)]；② ORS 服用量不足；③频繁、严重呕吐。

（3）重度脱水：①静脉输液，首先以 2 ∶ 1 等张液 20ml/kg，于 30 ～ 60 分钟静脉注射或快速静脉滴注以迅速增加血容量，改善循环和肾脏功能；在扩容后根据脱水性质（等渗性脱水选用 2 ∶ 3 ∶ 1 液，低渗性脱水选用 4 ∶ 3 ∶ 2 液）按 80ml/kg 继续静脉滴注，先补 2/3 量，婴幼儿 5 小时，较大儿童 2.5 小时；在补液过程中，每 1 ～ 2 小时评估一次患者脱水情况，如无改善，则加快补液速度；婴儿在 6 小时后或较大儿童在 3 小时后重新评估脱水情况，选择适当补液的方案继续治疗；一旦患者可以口服，通常婴儿在静脉补液 3 ～ 4 小时后，儿童在 1 ～ 2 小时后即给予 ORS。②鼻饲管补液，重度脱水时如无静脉输液条件，立即转运到其他医疗机构静脉补液，转运途中可以用鼻饲点滴方法进行补液。液体采用 ORS，以 20ml/（kg • h）的速度补充，如患者反复呕吐或腹胀，应放慢鼻饲滴注速度，总量不超过 120ml/kg。每 1 ～ 2 小时评估一次患者的脱水情况。

2. 继续喂养

(1) 调整饮食：母乳喂养儿继续母乳喂养，年龄在6个月以下的非母乳喂养儿继续喂配方乳，年龄在6个月以上的患儿继续食用已经习惯的日常食物。避免给患儿喂食含粗纤维的蔬菜、水果及高糖食物。疑似病毒性肠炎病例可暂时改为低（去）乳糖配方奶，时间为1～2周，腹泻好转后转为原有喂养方式。

(2) 营养治疗：①糖源性腹泻，以乳糖不耐受最多见。治疗宜采用去双糖饮食，可采用低（去）乳糖配方奶或豆基蛋白配方奶。②过敏性腹泻，以牛奶过敏较常见。避免食入过敏食物，或采用口服脱敏喂养法，不限制已经耐受的食物。婴儿通常能耐受深度水解酪蛋白配方奶，如仍不耐受，可采用氨基酸为基础的配方奶或全要素饮食。③要素饮食，适用于慢性腹泻、肠黏膜损伤、吸收不良综合征者。④静脉营养，用于少数重症病例，不能耐受口服营养物质、伴有重度营养不良及低蛋白血症者。

3. 补锌治疗　患儿能进食后即给予补锌治疗，6月龄以上，每天补充元素锌20mg，6月龄以下，每天补充元素锌10mg，共10～14天。元素锌20mg相当于硫酸锌100mg，葡萄糖酸锌140mg。

4. 合理使用抗菌药物　黏液脓血便多为侵袭性细菌感染，需应用抗生素，药物可先根据当地药敏情况经验性选用，用药的第3天随访，如用药48小时后，病情未见好转，考虑更换另外一种抗菌药物；强调抗生素疗程要足够；应用抗生素前应首先行粪便标本的细菌培养，以便依据分离出的病原体及药物敏感试验结果选用和调整抗菌药物。

5. 其他治疗方法　有助于改善腹泻病情、缩短病程。

(1) 肠黏膜保护剂：如蒙脱石散。

(2) 微生态疗法：给予益生菌如双歧杆菌、乳酸杆菌等。

(3) 补充维生素A。

(4) 抗分泌药物：用于分泌性腹泻。

(5) 中医治疗：采用辨证方药、针灸、穴位注射及推拿等方法。

三、急性肾小球肾炎

急性肾小球肾炎（简称急性肾炎）是一组病因不一，临床表现为急性起病，多有前驱感染，以血尿为主，伴不同程度蛋白尿，可有水肿、高血压或肾功能不全等特点的肾小球疾病。本病多见于儿童和青少年，以4～5岁多见，2岁以下少见，男女之比为2∶1。

急性肾炎可分为急性链球菌感染后肾小球肾炎和非链球菌后肾小球肾炎，本部分描述的急性肾炎主要是指前者。

（一）病因

大多数属A组β溶血性链球菌急性感染后引起的免疫复合物性肾小球肾炎。溶血性链球菌肾炎的发生率一般在20%以下。

除A组β溶血性链球菌之外，其他细菌，如草绿色链球菌、肺炎链球菌、金黄色葡萄球菌、伤寒杆菌、流感嗜血杆菌等；病毒，如柯萨奇病毒B_4型、ECHO病毒9型、麻疹病毒、腮腺炎病毒、乙型肝炎病毒、巨细胞病毒、EB病毒、流感病毒等；还有疟原虫、肺炎支原体、白念珠菌、丝虫、钩虫、血吸虫、弓形虫、梅毒螺旋体、钩端螺旋体等也可导致急性肾炎。

（二）临床表现

急性肾炎临床表现轻重悬殊，轻者全无临床表现，仅见镜下血尿，重者可呈急进性过程，短期内出现肾功能不全。

1. *前驱感染*　90% 病例，以呼吸道及皮肤感染为主。在前驱感染后 1 ～ 3 周无症状的间歇期而急性起病。咽炎为诱因者病前 6 ～ 12 天（平均 10 天）多有发热，颈淋巴结肿大及咽部渗出。皮肤感染见于病前 14 ～ 28 天（平均 20 天）。

2. *典型表现*　急性期常有全身不适、乏力、食欲缺乏、发热、头痛、头晕、咳嗽、气急、恶心、呕吐、腹痛及鼻出血等。

（1）水肿：70% 的病例有水肿，一般仅累及眼睑及颜面部，重者 2 ～ 3 天遍及全身，呈非凹陷性。

（2）血尿：50% ～ 70% 的病例有肉眼血尿，一般 1 ～ 2 周后转为镜下血尿。

（3）蛋白尿：程度不等。有 20% 可达肾病水平。蛋白尿患者病理上呈严重系膜增生。

（4）高血压：30% ～ 80% 病例有血压增高。

（5）尿量减少：血尿严重者可伴有尿量减少。

3. *严重表现*　少数患儿在疾病早期（2 周内）可出现下列严重症状。

（1）严重循环充血：常发生在起病 1 周内，由于水钠潴留、血浆容量增加而出现循环充血。当肾炎患儿出现呼吸急促和肺部有湿啰音，应警惕循环充血的可能性，严重者可出现呼吸困难、端坐呼吸、颈静脉怒张、频咳、咳粉红色泡沫痰、两肺满布湿啰音、心脏扩大，甚至出现奔马律、肝大而硬、水肿加剧。少数可突然发生，病情急剧恶化。

（2）高血压脑病：脑血管痉挛导致缺血、缺氧、血管渗透性增高而发生脑水肿。也有学者认为是由脑血管扩张所致。常发生在疾病初期，出现尿少、尿闭等症状，引起暂时性氮质血症、电解质紊乱和代谢性酸中毒，一般持续 3 ～ 5 天，不超过 10 天。

4. *非典型表现*

（1）无症状性急性肾炎：为亚临床病例，患儿仅有显微镜下血尿或仅有血清 C3 降低而无其他临床表现。

（2）肾外症状性急性肾炎：有的患儿水肿、高血压明显，甚至有严重循环充血及高血压脑病，但尿改变轻微，临床表现似肾病综合征。

（三）诊断和鉴别诊断

根据前期链球菌感染史，急性起病，具备血尿、蛋白尿、水肿、高血压等特点，急性期血清 ASO 滴度升高，C3 浓度降低，则可临床诊断急性肾炎，进一步诊断急性肾小球肾炎多不困难。肾穿刺活体组织检查只在考虑有急进性肾炎或临床、实验室检查不典型或病情迁延者才进行以确定诊断。急性肾小球肾炎必须注意与以下疾病相鉴别。

1. *病原体感染后的肾小球肾炎*　多种病原体可引起急性肾炎，可从原发感染灶及各自临床特点相区别。

2. *IgA 肾病*　以血尿为主要症状，表现为反复发作性肉眼血尿，多在上呼吸道感染后 24 ～ 48 小时出现血尿，多无水肿、高血压，血清 C3 正常。确诊依据肾活体组织免疫病理检查。

3. *慢性肾炎急性发作*　既往肾炎史不详，无明显前期感染，除有肾炎症状外，常有贫血、肾功能异常、低比重尿或固定低比重尿，尿改变以蛋白增多为主。

4. *原发性肾病综合征*　具有肾病综合征表现的急性肾炎需与原发性肾病综合征相鉴别。若患儿呈急性起病，有明确的链球菌感染的证据，血清 C3 降低，肾活体组织检查病理为毛细血管内增生性肾炎者有助于急性肾炎的诊断。

5. 其他　还应与急进性肾炎或其他系统性疾病引起的肾炎，如紫癜性肾炎、狼疮性肾炎等相鉴别。

（四）治疗

1. 一般治疗

（1）休息：急性期需卧床 2 ～ 3 周，直到肉眼血尿消失，水肿减退，血压正常，即可下床进行轻微活动。红细胞沉降率正常可上学，但应避免重体力活动。尿检完全正常后方可恢复体力活动。

（2）低盐饮食 [< 1g/d 或< 60mg/（kg•d）]：严重水肿或高血压者需无盐饮食。水分一般不限。有氮质血症者应限蛋白，可给予优质动物蛋白 0.5g/（kg • d）。

（3）抗感染：有感染时用青霉素 10 ～ 14 天。

2. 对症治疗

（1）利尿：经控制水、盐入量后仍水肿、少尿者可用氢氯噻嗪 1 ～ 2mg/（kg • d），分 2 ～ 3 次口服。无效时需用呋塞米，口服剂量为 2 ～ 5mg/（kg • d），注射剂量为每次 1 ～ 2mg/kg，每天 1 ～ 2 次，静脉注射剂量过大时可有一过性耳聋。

（2）降血压：凡经休息，控制水、盐摄入，利尿而血压仍高者均给予降压药。①硝苯地平：系钙通道阻滞药，开始剂量为 0.25mg/（kg • d），最大剂量为 1mg/（kg • d），分 3 次口服。②卡托普利：系血管紧张素转化酶抑制剂，初始剂量为 0.3 ～ 0.5mg/(kg•d)，最大剂量为 5 ～ 6mg/（kg • d），分 3 次口服，与硝苯地平交替使用降压效果更佳。

3. 严重循环充血的治疗

（1）纠正水钠潴留：恢复正常血容量，可使用呋塞米注射。

（2）表现有水肿者除一般对症治疗外，可加用硝普钠，5 ～ 20mg 加入 5% 葡萄糖溶液 100ml 中，以 1μg/（kg • min）的速度静脉滴注，用药时严密监测血压，随时调节药液滴注，每分钟不宜超过 1μg/kg，以防发生低血压。滴注时针筒、输注管等须用黑纸覆盖，以免药物遇光分解。

（3）对难治病例可采用连续血液净化治疗或透析治疗。

4. 高血压脑病的治疗　原则为选用降血压效力强而迅速的药物。首选硝普钠，用法同上。有惊厥者应及时止惊。

（张宇昕）

四、维生素 D 缺乏性佝偻病

（一）概述（常见病因）

维生素 D 缺乏性佝偻病是小儿常见的营养缺乏症，常见于 3 个月～ 1 岁小儿。主要因维生素 D 缺乏，导致钙、磷代谢紊乱及骨骼改变，影响神经、肌肉、造血、免疫等器官的功能。维生素 D 缺乏性佝偻病与肺炎、缺铁性贫血及腹泻病一起统称为“小儿四病”，一直是儿童保健工作的重点。维生素 D 缺乏性佝偻病是一种慢性营养缺乏病，发病缓慢，不容易引起家长的重视，影响小儿生长发育。无论是国内还是发达国家，佝偻病仍是影响儿童，尤其是国内农村儿童及 1 岁以内婴儿健康的主要问题之一。因此，加强佝偻病的防治仍是儿童保健的一项重要任务。

综合性因素导致的维生素 D 缺乏是本病的主要原因。喂养方式、维生素 D 添加、居住环境、户外活动时间、反复呼吸道感染、母亲孕期维生素 D 不足和出生季节等均是佝偻病发病的主要相关因素。

（1）日光照射不足：维生素 D 可由皮肤经日照产生，如日照不足，需定期补充。此外，空气污染、衣物、住在高楼林立的地区、生活在室内、使用人工合成的太阳屏阻碍紫外线、居住在日光不足的地区等都影响皮肤生物合成足够量的维生素 D。对于婴儿及儿童来说，日光浴是使机体合成维生素 D_3 的重要途径。

（2）维生素 D 摄入不足：孕母妊娠期尤其是妊娠后半期如果对维生素 D 摄取不足，可导致胎儿体内储存不足。动物性食品是天然维生素 D 的主要来源，海水鱼、动物肝脏都是维生素 D_2 的良好来源。但是天然食物中所含的维生素 D 不能满足婴幼儿生长的需要，需多晒太阳，同时补充维生素 D。

（3）钙含量过低或钙、磷比例不当：食物中钙含量不足及钙、磷比例不当均可影响钙、磷的吸收。人乳中钙、磷含量虽低，但比例（2 ∶ 1）适宜，容易被吸收，而牛乳钙、磷含量较高，但钙磷比例（1.2 ∶ 1）不当，钙的吸收率较低。

（4）需要量增多：多胎、早产儿因生长速度快和体内储钙不足而易患佝偻病；生长过速的正常婴儿对维生素 D 和钙的需要量增多，如果维生素 D 不足易引起佝偻病。

（5）其他：过多的谷类食物含有大量植酸，可与小肠中的钙、磷结合形成不溶性植素钙，不易吸收。疾病和药物也有影响，肝、肾疾病及胃肠道疾病影响维生素 D、钙、磷的吸收和利用。小儿胆汁淤积、胆总管扩张、先天性胆道狭窄或闭锁、脂肪泻、胰腺炎、难治性腹泻等疾病均可影响维生素 D、钙、磷的吸收而患佝偻病。长期使用苯妥英钠、苯巴比妥钠等药物，可加速维生素 D 的分解和代谢而引起佝偻病。

（二）临床表现

维生素 D 缺乏性佝偻病临床主要为骨骼的改变、肌肉松弛，以及非特异性的精神神经症状。重症佝偻病患者可影响消化系统、呼吸系统、循环系统及免疫系统，同时对小儿的智力发育也有影响。在临床上分为初期、激期、恢复期和后遗症期。初期、激期和恢复期统称为活动期。

1. *初期* 多数从 3 个月左右开始发病，此期以精神神经症状为主，患儿有睡眠不安、好哭、易出汗等现象，出汗后头皮痒而在枕头上摇头摩擦，出现枕部秃发。

2. *激期* 除初期症状外患儿以骨骼改变和运动功能发育迟缓为主，用手指按在 3 ～ 6 个月患儿的枕骨及顶骨部位，感觉颅骨内陷，随手放松而弹回，称为乒乓球征。8 ～ 9 个月及以上的患儿头颅常呈方形（图 16-28），前囟大及闭合延迟。两侧肋骨与肋软骨交界处膨大如珠子，称为肋串珠（图 16-29）。胸骨中部向前突出形似“鸡胸”，或下陷成“漏斗胸”（图 16-30），胸廓下缘向外翻称为“肋缘外翻”；脊柱后突、侧突；会站走的小儿两腿会形成向内或向外弯曲畸形，即“O”形腿或“X”形腿（图 16-31）。患儿的肌肉韧带松弛无力，因腹部肌肉软弱而使腹部膨大，平卧时呈“蛙状腹”，因四肢肌肉无力学会坐站走的年龄都较晚，因两腿无力容易跌倒。出牙较迟，牙齿不整齐，容易发生龋齿。大脑皮质功能异常，条件反射形成缓慢，患儿表情淡漠，语言发育迟缓，免疫力低下，易并发感染、贫血。活动期 X 线表现为干骺端钙化带消失，呈毛刷样、杯口样改变，骨骺软骨明显增宽大于 2mm，骨质稀疏，皮质变薄，骨干可有弯曲或骨折（图 16-32）。

3. *恢复期* 经过一定的治疗后，各种临床表现均消失，肌张力恢复，血液生化改变和 X 线表现也恢复正常。

4. *后遗症期* 多见于 3 岁以上小儿，经治疗或自然恢复后临床症状消失，仅重度佝偻病遗留有不同部位、不同程度的骨骼畸形。

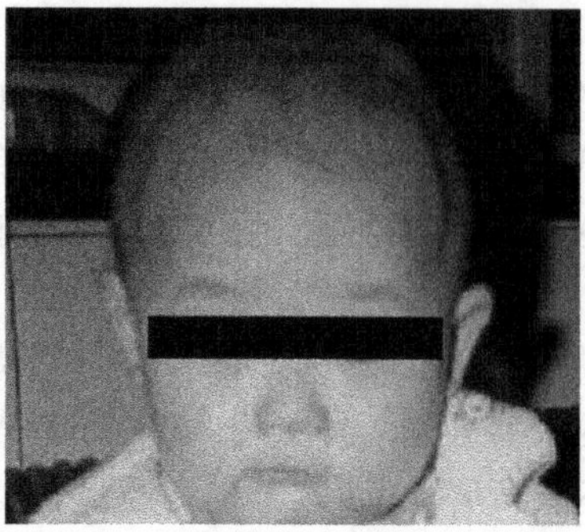

图 16-28 方颅

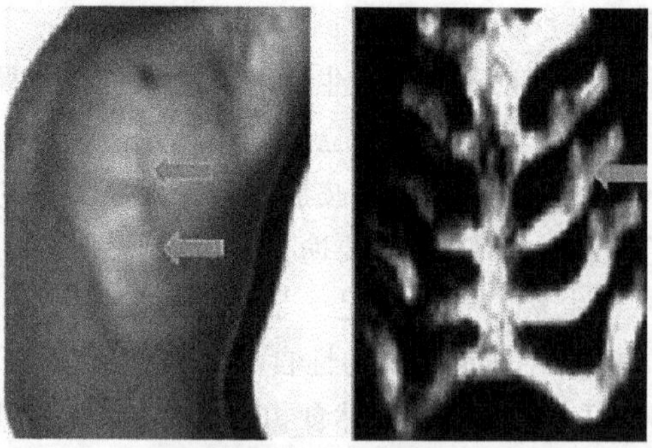

图 16-29 肋串珠

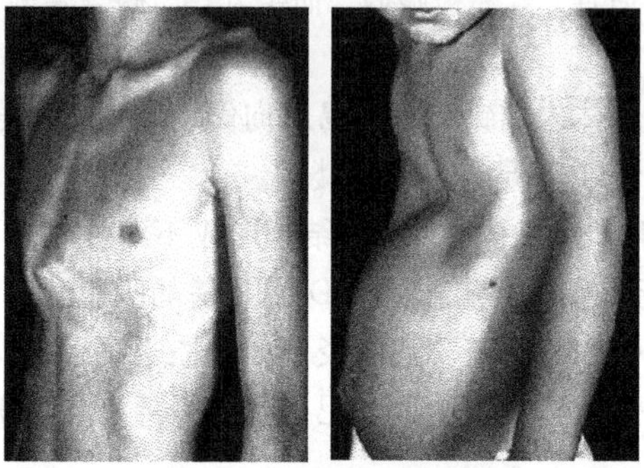

图 16-30 鸡胸及漏斗胸

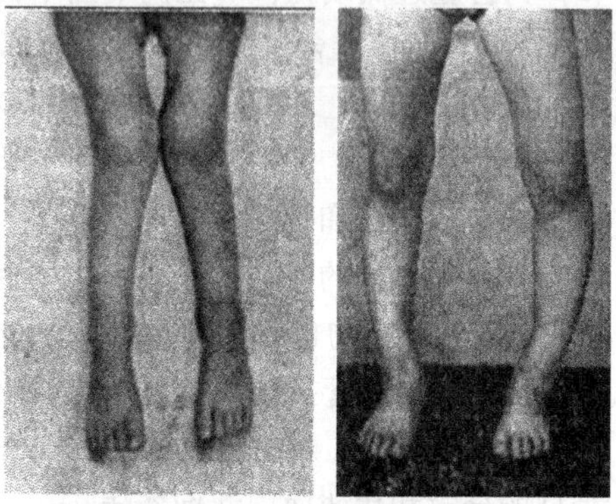

图 16-31 “X”形腿及“O”形腿

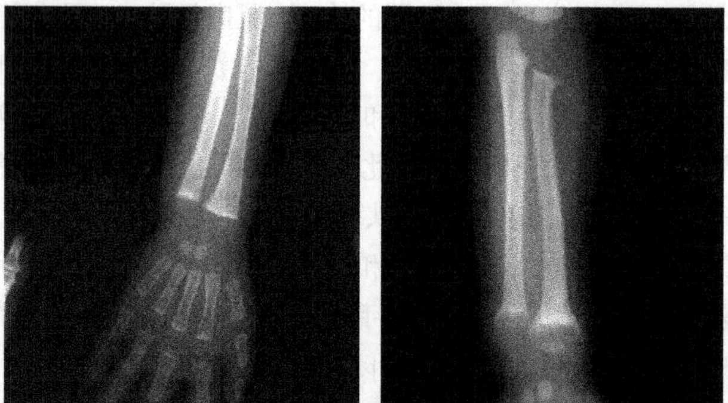

图 16-32 正常上肢长骨 X 线表现与佝偻病上肢长骨 X 线表现

（三）诊断

诊断依据：维生素 D 缺乏的病因、临床表现、血生化及骨骼 X 线检查，其中血生化与骨骼 X 线的检查为诊断的“金标准”。血浆 25-OH-D_3 水平是可靠的诊断标准，但很多基层单位没有开展血浆 25-OH-D_3 水平检测，其浓度应当≥ 50nmol/L（20ng/ml）。碱性磷酸酶（ALP）检测方便、廉价，可以作为佝偻病的筛查，ALP ＞ 500U/L 时，基本可以诊断维生素 D 缺乏和钙营养不良。早期的神经兴奋性增高的症状无特异性。

（四）鉴别诊断

1. 软骨营养不良　是遗传性软骨发育障碍，患儿出生时即可见四肢短、头大、前额突出、腰椎前凸、臀部后凸。根据特殊的体态（短肢型矮小）及骨骼 X 线做出诊断。

2. 低血磷维生素 D 佝偻病　本病多为性连锁遗传，亦可为常染色体显性或隐性遗传，也有散发病例，由肾小管重吸收磷及肠道吸收磷的原发性缺陷所致。佝偻病的症状多发生于1岁以后，因而 2 ～ 3 岁后仍有活动性佝偻病表现，如血钙多正常，血磷明显降低，尿磷增加。对用一般治疗剂量维生素 D 治疗佝偻病无效时应与本病相鉴别。

3. 远端肾小管性酸中毒　为远曲小管泌氢不足，从尿中丢失大量钠、钾、钙，继发甲状旁腺功能亢进，骨质脱钙，出现佝偻病体征。患儿骨骼畸形显著，身材矮小，有代谢性酸中毒，多尿，碱性尿，除低血钙、低血磷之外，血钾降低，血氨增高，并常有低血钾症状。

4. 维生素 D 依赖性佝偻病　为常染色体隐性遗传，可分二型：I 型为肾脏 1- 羟化酶缺陷，使 25-OH-D_3 转变为 1，25-（OH）$_2$-D_3 发生障碍，血中 25-OH-D_3 浓度正常；II 型为靶器官受体缺陷，血中 1，25-（OH）$_2$-D_3 浓度增高。两型临床均有严重的佝偻病体征，如低钙血症、低磷血症、碱性磷酸酶明显升高及继发性甲状旁腺功能亢进，I 型患儿可有高氨基酸尿症；II 型患儿的一个重要特征为脱发。

5. 肾性佝偻病　由先天或后天原因所致的慢性肾功能障碍，导致钙磷代谢紊乱，血钙低，血磷高，甲状旁腺继发性功能亢进，骨质普遍脱钙，骨骼呈佝偻病改变。多于幼儿后期症状逐渐明显，形成侏儒状态。

（五）治疗原则

治疗目的在于控制活动期，防治畸形及复发。早期发现、早期治疗、综合治疗是非常重要的。

1. 维生素 D 治疗　以口服为主，强调个体化给药，维生素 D 剂型、剂量、疗程、给药方式及给药途径根据患儿的具体情况而定。剂量为 2000 ～ 4000U/d 时，1 个月后改为 400U/d 维持。患儿口服困难或腹泻等影响吸收时，可采用大剂量突击疗法，维生素 D 每次 10 万～ 30 万 U 肌内注射，1 ～ 3 个月后再以 400U/d 维持。用药 1 个月后如症状、体征、实验室检查均无改善，应考虑其他疾病，注意鉴别。

2. 其他治疗

（1）钙剂补充：乳类是钙的可靠来源，若奶量充足，一般佝偻病的治疗可不补钙。

（2）微量营养素补充：注意其他多种维生素的摄入。

（3）恢复期的治疗：坚持随访，对坐、立、走训练不宜过早，避免患儿下肢畸形发生。

（4）后遗症的治疗：不需药物治疗。对骨骼畸形可采取主动或被动运动康复方法矫正。严重骨骼畸形可外科手术矫正。

（六）预防

佝偻病的预防应从围生期开始，以 1 岁以内婴儿为重点对象，并系统管理到 3 岁。

1. 普及预防措施。

2. 胎儿期预防　妊娠后期（即第 7 ～ 9 个月），胎儿对维生素 D 和钙磷的需要量不断增加，做好妊娠期保健非常重要。

3. 新生儿期预防　提倡母乳喂养，尽早开始晒太阳（出生后 2 ～ 3 周）。出生后 1 ～ 2 周开始补充维生素D。

4. 婴幼儿期预防　此期生长发育速度快，必须坚持综合性防治措施预防佝偻病的发生。

5. 维生素 D 的补充　综合中华医学会儿科学分会及美国儿科学会营养指南，建议任何母乳喂养儿出生后 1 ～ 2 周开始至少补充维生素 D 400U/d，一直持续到儿童、青少年阶段。配方乳喂养儿每日奶量超过 1L 可考虑不补充维生素 D，但是如此大的奶量基本不现实，建议根据实际奶量调整维生素 D 的补充量。妊娠 28 周开始补充维生素 D 不少于 400U/d。

五、新生儿黄疸

（一）概述（常见病因）

新生儿黄疸是新生儿尤其是早期新生儿常见症状之一。新生儿黄疸可以是新生儿正常发育过程中出现的症状，也可以是某些疾病的表现，严重者可导致脑损伤。正常足月新生儿约有80% 肉眼可观察到生理性黄疸，新生儿出现黄疸应鉴别是生理性黄疸还是病理性黄疸。

生理性黄疸是指单纯因胆红素代谢特点引起的暂时性黄疸，在出生后 2 ～ 3 天出现，4 ～ 6 天达到高峰，7 ～ 10 天消退，早产儿由于肝功能更不成熟，黄疸持续时间较长，可以达到 2 ～ 4 周，除有轻微食欲缺乏外，无其他临床症状。若出生后 24 小时内出现的黄疸，每日血清胆红素升高超过 5mg/dl 或每小时升高大于 0.5mg/dl ；持续时间长，足月儿超过 2 周，早产儿超过 4 周仍不退，甚至继续加深加重或消退后重复出现或出生后一周至数周才开始出现黄疸，均为病理性黄疸。

病理性黄疸的原因主要有以下三种。

1. *胆红素生成过多*　常见的病因有同族免疫性溶血（ABO 血型不合溶血、Rh 血型不合溶血）、红细胞酶缺陷（G-PD）、红细胞形态异常（遗传性球形红细胞增多症、遗传性椭圆形红细胞增多症等）、血红蛋白病（地中海贫血等）、红细胞增多症、血管外溶血、感染、维生素 E 缺乏等。

2. *肝脏胆红素代谢障碍*　肝细胞摄取和结合胆红素的功能低下，使血清未结合胆红素升高。常见的病因有缺氧和感染、低体温、低血糖、低蛋白血症、Crigler-Najjar 综合征（先天性尿苷二磷酸葡萄糖醛酸基转移酶缺乏）、Gilbert 综合征（先天性非溶血性未结合胆红素增高症）、Lucey-Driscoll 综合征（家族性暂时性新生儿黄疸）、药物（吲哚美辛、毛花苷 C 等）、先天性甲状腺功能低下等。

3. *胆汁排泄障碍*　肝细胞排泄结合胆红素障碍或胆管受阻，可致高结合胆红素血症，但如同时伴肝细胞功能受损，也可有未结合胆红素的升高。常见的病因有新生儿肝炎、先天性代谢性缺陷病、胆管阻塞、Dubin-Johnson 综合征（先天性非溶血性结合胆红素增高症）等。

（二）临床表现

1. *生理性黄疸的特点*

（1）黄疸的色泽：轻者浅，重者颜色较深，但皮肤红润，黄里透红。

（2）黄疸部位：多见于躯干、巩膜及四肢近端，一般不过肘、膝。

（3）一般情况好，无贫血，肝脾不肿大，肝功能正常，不发生核黄疸。

（4）出现及持续时间：出生后 2 ～ 3 天出现，4 ～ 6 天达到高峰，7 ～ 10 天消退，早产儿生理性黄疸较足月儿可略延迟 1 ～ 2 天出现，黄疸程度较重，消退也较迟，可延至 2 ～ 4 周。

2. *病理性黄疸特点*　①出现早，出生后 24 小时内出现；②程度重，足月儿大于 12.9mg/dl，早产儿大于 15mg/dl；③进展快，血清胆红素每天上升超过 5mg/dl；④持续时间长，或退而复现。

（1）黄疸颜色：以未结合胆红素升高为主，呈橘黄或金黄色；以结合胆红素升高为主，呈暗绿色或阴黄色。

（2）黄疸部位：除面部、躯干外，还可累及四肢及手心、足心均黄染。

（3）伴随表现：溶血性黄疸多伴有贫血、肝脾大、出血点、水肿、心力衰竭。感染性黄疸多伴发热、感染中毒症状及体征。梗阻性黄疸多伴肝大，大便色发白，尿色黄。

（4）全身症状：重症黄疸时可有反应差、精神萎靡、厌食、肌张力低等表现，继而有易激惹、高声尖叫、呼吸困难、惊厥或角弓反张、肌张力增高等表现。

（三）转诊

可以在乡村 / 基层医院观察的情况：

1. 除黄疸外不伴其他症状，一般情况好，考虑足月儿及早产儿为生理性黄疸。

2. 对于病理性黄疸，如果日龄大于 14 天，一般情况好，无其他症状，纯母乳或以母乳喂养为主，考虑母乳性黄疸的可能性大时，也可以在基层医院观察。

3. 基层 / 乡村医院具备光疗及输液治疗条件，无免疫性溶血及其他原因引起溶血的危险因素，需要干预而无严重高胆红素血症 [出生后 96 小时内胆红素＞ 340μmol/L（20mg/dl）]，无严重感染等危重疾病状态的患儿，也可以考虑在基层医院治疗。

下列情况应转到上级医院治疗：

1. 黄疸出现时间过早，尤其是出生后 24 小时内出现，黄疸进展快，每日胆红素上升速度＞ 85.5μmol/L（5mg/dl），考虑有新生儿溶血的可能；有进展至严重高胆红素血症 [出生后 96 小时内胆红素＞ 340μmol/L（20mg/dl）] 的可能，而基层医院不具备免疫治疗及换血治疗等诊疗条件。

2. 新生儿严重高胆红素血症 [出生后 96 小时内胆红素＞ 340μmol/L（20mg/dl）]，有发生核黄疸或胆红素脑病的风险，应在积极光疗及药物治疗的情况下，即刻联系转诊上级医院。

3. 新生儿黄疸合并严重感染（如新生儿败血症）或其他危重疾病，一般情况差，也应即刻联系转诊上级医院。

4. 黄疸病因不明，经积极光疗及药物治疗无效，应尽早转到上级医院检查和治疗。

5. 黄疸以结合胆红素升高为主，有新生儿肝炎或梗阻性黄疸可能。

6. 基层医院不具备光疗条件，除母乳性黄疸以外的所有病理性黄疸，均应考虑转上级医院治疗。

（刘玉梅）

六、小儿热性惊厥

（一）概述

热性惊厥（febrile seizures，FS）是一种与年龄相关的良性疾病，由中枢神经系统以外的感染引起发热而导致的惊厥，发作时伴随有发热，但无颅内感染等其他特定原因。神经系统检查正常，但复杂热性惊厥可能存在中枢神经系统异常。热性惊厥是儿童时期常见的危急症，若处理不及时，可导致严重的脑损伤，甚至引起呼吸心搏骤停。凡是既往出现无热惊厥者，均不诊断为热性惊厥。

热性惊厥持续状态是指热性惊厥发作持续超过 30 分钟，或在 30 分钟内反复惊厥，其间意识没有恢复。

热性惊厥患病率为 2% ～ 5%，好发年龄为 6 月龄至 5 岁，发病高峰为 18 ～ 24 月龄。男孩较女孩易感。通常具有家族遗传倾向。兄弟姐妹或父母有热性惊厥史的儿童，其热性惊厥的发生率是普通人群的 4 ～ 5 倍。

（二）临床表现

热性惊厥所指的“发热”指肛温至少为 38℃，不典型病例发病时体温低于 38℃。常发生在体温骤然升高的 12 小时以内；78%的热性惊厥发生在发热开始第 1 天。通常在家长发现发热时患儿就已经开始出现惊厥，或在发热的后期出现。

本病的临床经过具有多样性。全面性强直阵挛发作是最常见的类型（80%），其余 20%分别为强直发作（13%）、失张力发作（3%）和单侧或局灶起源的强直阵挛发作（4%）。约 16%的患儿在一次发热性疾病过程中可出现反复多次惊厥。发作后除了出现精神疲倦以外，很少伴有其他症状，否则应考虑其他诊断。热性惊厥分为单纯型热性惊厥和复杂型热性惊厥两种类型(表 16-18)。

1. 单纯型热性惊厥（simple febrile seizure）　约占热性惊厥的 70%，诊断标准如下：

(1) 发病年龄为 6 月龄～ 5 岁。

(2) 发作持续时间短（＜ 15 分钟），发作表现为全面性发作，无局灶性发作特征。

(3) 神经系统检查无异常。

(4) 起病 24 小时之内或同一热性病程中仅发作 1 次。

2. 复杂型热性惊厥（complex febrile seizure）　占热性惊厥的 30% 左右，也称为不典型热性惊厥，诊断标准如下：

(1) 发作表现为局灶性发作。

(2) 发作持续时间长（＞ 15 分钟）。

(3) 反复多次的发作，惊厥在 24 小时之内或同一热性病程中发作 2 次或以上。

(4) 可合并神经系统检查或神经发育异常。

表 16-18　单纯型热性惊厥与复杂型热性惊厥的鉴别

项目	单纯型热性惊厥	复杂型热性惊厥
热性惊厥中所占比例	70%	30%
神经系统检查异常	无	可有但不必需
合并神经发育异常	无	3.5% ～ 7% 可有
发病年龄	6 月龄至 5 岁	6 月龄至 5 岁
发作持续时间	＜ 15 分钟	8% 热性惊厥可有惊厥持续状态
起病 24 小时内发作 1 次	主要诊断条件	非主要诊断条件
起病 24 小时内发作≥ 2 次	除外诊断	11% ～ 16% 热性惊厥可有
全面性强直 - 阵挛发作	主要诊断条件	非主要诊断条件（80% 热性惊厥）
局灶性发作	无	占所有局灶性发作的 4%
发作后瘫痪	有	占所有热性惊厥的 0.4%
日后癫痫发生率	低（1%）	高（6% ～ 49%）

（三）诊断

诊断主要是根据特定的发生年龄及典型的临床表现，最重要的是正确区分“热性惊厥”与“伴随发热的惊厥”，即除外引起发热期惊厥的其他各种疾病，如中枢神经系统感染、急性代谢性紊乱、感染中毒性脑病等。如果热性惊厥诊断明确，不推荐常规进行脑电图和头颅影像学检查。

没有必要常规进行脑电图检查。脑电图可能正常或为非特异性异常。脑电图在预测热性惊厥复发和发展为癫痫方面的作用有限。

对单纯型或复杂型热性惊厥患儿，根据疾病的严重程度和可能的感染，选择必要的辅助检查。通过临床资料和腰椎穿刺排除脑膜炎的可能，尤其是 2 岁以下儿童出现精神差、嗜睡、呕吐、瘀点、食欲下缺乏或复杂型热性惊厥，特别是惊厥持续状态。对 1 岁以下的热性惊厥，尽管目前仍有争议，但仍推荐行腰椎穿刺脑脊液检查。

（四）鉴别诊断

热性惊厥主要与伴随发热的惊厥，如脑膜脑炎、代谢紊乱和神经退行性疾病等相鉴别。如果出现热性惊厥持续状态，应高度怀疑急性细菌性脑膜炎。急性细菌性脑膜炎伴热性惊厥持续状态的患儿，临床上可不出现典型的症状和体征。

热性惊厥还须与伴随发热的惊厥相鉴别，如化脓性或病毒性脑膜炎、单纯疱疹性脑炎和其他急性脑炎、脑瘫儿并发感染、代谢性和神经退行性疾病均可因发热诱发惊厥。对长时间惊厥或 1 小时内仍未能完全恢复的惊厥，应进一步完善相关检查以排除上述疾病。

诊断的另一个问题是首次出现的热性惊厥是否为真的热性惊厥，还是为热性惊厥附加症或为某种遗传性癫痫综合征的首发表现。

（五）急救处理

1. *急救措施*　最重要的是立即控制发作。长时间的发作（> 10 分钟）或惊厥持续状态（> 30 分钟）是需要紧急处理的儿科急症。热性惊厥大多数为良性病程，应避免过度治疗。关键是要加强家长教育，教会家长应对急性发作，避免家长过度紧张焦虑。紧急情况下，发作时应让患儿侧卧，必须保持呼吸道通畅，同时持续吸氧，并经静脉或直肠给予苯二氮䓬类药物控制发作。

地西泮：首选的急救药物，0.25 ～ 0.5mg/kg 静脉注射或 0.5mg/kg 直肠灌肠。直肠能迅速吸收液体地西泮，数分钟内药物可达大脑，产生几乎与静脉注射一样的疗效。缺点是作用持续时间短。

咪达唑仑：0.4 ～ 0.5mg/kg 口服或 0.2mg/kg 经鼻滴入，效果优于地西泮。咪达唑仑正逐渐成为终止长时间惊厥发作的家庭常用药物。

治疗发热和原发病同样重要。治疗发热性疾病时，退热治疗并不能降低热性惊厥的复发率，但能使患儿感到舒适和防止脱水。阿司匹林可导致 Reye 综合征，应避免使用。

物理方法如温水擦身、通风、冷水浴，尽管能快速降温，但其退热效果较解热药物短，而且导致患儿不适，因此在英国通常不推荐这些措施。

2. *预防治疗*　目前认为对于单纯型热性厥患儿不推荐任何预防治疗。再发的风险小，并且抗癫痫药物的潜在副作用大于药物治疗可能带来的获益。预防治疗包括长期预防或仅在发热时间段临时预防。大多数热性惊厥患儿根本不需要预防治疗，预后仍很好。无论是长期预防或者间断临时预防，均应仔细评估用药可能的利与弊，并与家长充分沟通后再决定。

若具备以下 1 个或以上特征，建议给予预防治疗：①复杂型热性惊厥，或者出现过热性惊厥持续状态；②存在神经系统异常；③热性惊厥发作过于频繁（> 5 次 / 年）。

（1）长期预防：包括每日服药，可选用丙戊酸钠、左乙拉西坦或苯巴比妥口服。卡马西平和苯妥英钠对于预防热性惊厥的复发无效。

（2）间断临时预防：在发热早期及时口服或直肠应用地西泮，剂量为每次 0.3mg/kg，可间隔 8 小时应用一次，最多连续使用 3 次。虽然有近 1/3 的患儿出现嗜睡或共济失调等中枢神经系统症状，但地西泮还是可以轻度减少热性惊厥的复发风险。

（3）家庭教育：家庭医师应当给患儿家长提供有关发热和热性惊厥的一般信息。为了让家长对惊厥惊厥能有快速反应，以免延迟治疗，需要对那些以往只能目睹自己的孩子发作而不知所措的父母提供特殊知识及教育。

对家庭的教育和支持治疗包括接受热性惊厥的知识教育，并提供特殊的教育，如退热处理、抗癫痫药物预防治疗及可能出现的发作的急救处理流程。

（六）预后

总体上，热性惊厥预后良好，大多数认知功能预后良好，是一种年龄依赖性自限性疾病，超过 95% 的热性惊厥患儿在日后并不会患癫痫。具备以下 2 个或以上的危险因素者约 30% 发生热性惊厥，包括：①一级或二级亲属有热性惊厥史；②超过预产期28天出生的新生儿；③存在神经发育迟缓的情况；④日托儿童。50%患儿在首次热性惊厥后会复发，其中包括1次(32%)、2次（15%）或多次（7%）。经历2次热性惊厥的患儿有一半复发至少1次。存在以下危险因素的热性惊厥，其复发的风险增加，包括：①热性惊厥首次发作的年龄在18个月以内；②发作时体温＜38℃；③发作表现为复杂型热性惊厥；④一级亲属有热性惊厥病史；⑤持续神经系统异常。热性惊厥后患癫痫的危险因素包括：①复杂型热性惊厥；②存在中枢神经系统异常；③癫痫家族史。

（郭予雄）

七、常见发疹性疾病

（一）麻疹

1. 概述　麻疹是由麻疹病毒引起的急性出疹性呼吸道传染病。临床上以发热、流涕、眼结膜炎、麻疹黏膜斑（Koplik斑）、咳嗽、皮疹、疹退后糠麸样脱屑、遗留色素沉着为特征。麻疹主要发生在5岁以下的小儿。本病具有高度的传染性。我国自20世纪60年代开始广泛应用减毒活疫苗以来，目前麻疹的发病大大减少，多为散发，很少有麻疹流行或变为局部流行。

2. 流行病学

（1）传染源：麻疹患者是唯一的传染源。患儿自接触麻疹后7天至出疹后5天均有传染性。鼻咽部、眼结膜、呼吸道分泌物、血液、尿液中均含有病毒，具有极强的传染性。若出现并发症则传染性可延长至出疹后10天。

（2）传播途径：病毒可通过咳嗽、打喷嚏、说话或哭闹时随飞沫直接传播给他人。密切接触者经污染的双手而传播。通过污染的衣服、玩具、食具等间接传播的机会很少。

（3）易感人群：凡未接种麻疹疫苗或未患过麻疹者均为易感者。

（4）流行特征：全球范围内自推广接种麻疹减毒活疫苗以来，麻疹发病率已显著下降。周期性流行特征消失，季节性发病高峰明显降低。除冬春季以外，其他季节亦可散发。发病年龄向后推移，青少年及成人发病率相对上升。育龄妇女、新生儿、婴儿麻疹较以往增多。临床上不典型麻疹或轻型麻疹增多，容易引起误诊。

3. 临床表现

（1）典型麻疹：未接种麻疹疫苗或接种失败者可表现为典型麻疹，可分为以下四期。

1）潜伏期：接触后一般为10～14天，也有短至1周左右。已接受主动免疫或被动免疫者可延长至3～4周。潜伏期内可有轻度发热。

2）前驱期：从发热至出疹一般为3～4天。主要表现为上呼吸道感染症状：①发热，多为中等以上发热。②咳嗽、流涕、喷嚏、咽部充血等卡他症状，畏光、流泪、眼睑水肿、结合膜充血等眼部突出，下眼睑边缘有一条明显的充血横线（Stimson线），对诊断麻疹极有帮助。③麻疹黏膜斑（Koplik斑），在发疹前24～48小时出现，直径约为1.0mm灰白色小点，周围有红色晕圈，开始仅见于对着臼齿的黏膜上，一天之内很快增多，可累及整个颊黏膜并蔓延至唇黏膜，并在皮疹出现后逐渐消失，可留有暗红色小点。此有助于早期诊断。④全身症状，部分病例可出现一些非特异症状，如全身不适、精神不振、食欲缺乏，或呕吐、腹泻等消化系统症状，尤其在小婴儿。⑤偶见皮疹荨麻疹或猩红热样皮疹，在典型皮疹出现前消失。

3）出疹期：在发热后3～4天出现皮疹，可持续3～15天。体温可骤然升高至40～40.5℃。皮疹先见于耳后，沿着发际边缘，为稀疏不规则的红色斑丘疹，24小时内向下发展，逐渐至面部、颈部、躯干及上肢，疹间皮肤正常，约第 3 天皮疹累及下肢及足部，大部分皮疹压之褪色，亦可出现瘀点。病情严重者皮疹可融合成片，颜色暗红，皮肤水肿，面部水肿变形。出疹时全身症状加重，体温增高，高热时常有谵妄、激惹及嗜睡状态，亦可出现腹痛、腹泻和呕吐，或阑尾炎症状，全身淋巴结肿大、肝脾轻度肿大，此期肺部可有湿啰音，X 线检查可见肺纹理增多。

4）恢复期：出疹 3 ～ 4 天后，皮疹开始消退，皮疹按出疹的顺序消退，同时皮疹颜色由红色转为棕褐色。疹退后，皮肤留有糠麸样脱屑和色素沉着，7 ～ 10 天痊愈。同时，体温开始下降，精神、食欲等全身症状也随之好转。在出疹期或恢复期均可出现各种并发症。

（2）其他类型麻疹

1）轻型麻疹：以往接种过麻疹疫苗，或在潜伏期内接受过丙种球蛋白注射，或为＜ 8 个月的体内尚有母亲抗体的婴儿。感染麻疹后潜伏期长，发热低，麻疹黏膜斑不明显，出疹期短，皮疹稀疏，不留色素沉着，无或少有并发症，整个病程短，约 1 周。此型临床上常易漏诊或误诊，需提高警惕。

2）重型麻疹：多见于营养不良、体弱多病患儿。发热高达 40℃以上，中毒症状重。皮疹融合呈紫蓝色，常有黏膜出血，如鼻出血、血尿、呕血、咯血及血小板减少等，可伴内脏出血，称为黑麻疹，为 DIC 的一种形式。皮疹少且色暗淡常为循环不良表现。此型并发症多，预后差，病死率高。

3）免疫缺陷小儿感染麻疹：多见于应用免疫抑制剂或原发性免疫缺陷患儿。临床特点为感染麻疹后常无前驱期症状或典型皮疹，进行性间质性肺炎（巨细胞肺炎）伴呼吸窘迫，X 线检查显示弥漫性间质性肺泡渗出，出现急性呼吸窘迫综合征（ARDS）。此型的病死率较高。

4）无疹型麻疹：注射过麻疹减毒活疫苗者可无典型麻疹黏膜斑和皮疹，甚至整个病程无皮疹出现。此型不易诊断。只有检查血清麻疹抗体滴度增高才可确诊。

4. 实验室检查

（1）血常规：白细胞计数正常或降低，淋巴细胞相对增多。

（2）病原学检查：出疹后 7 天，在患儿咽部分泌物及血清中可分离出病毒。

（3）血清学检查：采集急性期和恢复期双份血清，检测特异性抗体，4 倍以上升高者诊断近期感染。

5. 诊断和鉴别诊断　根据麻疹接触史，前驱期卡他症状，口腔黏膜斑，出疹时皮疹形态、出疹顺序、出疹与发热的关系，退疹后皮肤糠麸样脱屑和色素沉着等特点，诊断并不困难。本病主要与发热、出疹性疾病相鉴别，如幼儿急疹、风疹、猩红热、水痘、流行性脑脊髓膜炎等。

6. 治疗原则　重点在于加强护理，对症处理，采用综合措施，防治并发症。患儿应给予呼吸道隔离至出疹后 5 天，若有并发症则隔离应延长至出疹后 10 天。本病一般在发病后 7 ～ 10 天恢复。

（1）一般治疗：卧床休息，居室要经常通风，保持空气新鲜，温度、湿度适宜；畏光者避免强光照射；饮食容易消化且富有营养，供给足够的水分；保持皮肤黏膜清洁。

（2）对症治疗：高热时可用小剂量解热药物，切忌骤然退热，以免皮疹隐退而出现险症。烦躁者可适当给予镇静药；剧烈咳嗽时可用镇咳祛痰剂；继发感染可给予抗生素；可补充维生素 A、维生素 B、维生素 C，减轻症状，尤其对维生素 A 需要量大，应及时足量添加，可减少并发症。

（二）幼儿急疹

1. 概述　幼儿急疹是婴幼儿期常见的急性出疹性传染病。人类疱疹病毒 -6（HHV-6）为本病病原体。临床特点为高热 3 ～ 4 天骤然退热后出疹，病情恢复快。

2. 流行病学

（1）传染源：主要传染源为急性期婴儿血清和呼吸道分泌物及无症状成人的唾液排毒者。

（2）传播途径：HHV-6 的感染主要经母亲唾液传播给婴儿，其次还可通过母乳、输血或器官移植传播。

（3）易感人群：发病人群常见于 6 个月至 3 岁，尤以 6 ～ 18 个月的小儿为最多见，发病高峰年龄段为 7 ～ 12 月龄，而年长儿极少发病，提示感染后可能获永久性免疫。

（4）流行特征：本病四季均有发病，冬春二季最多。一般多为散发病例，偶在幼托机构中发生流行。发病率无性别差异。

3. 临床表现

（1）潜伏期：一般为 10 ～ 15 天。

（2）发热期：骤然高热，体温高达 39 ～ 40℃，可伴热性惊厥，发热持续 3 ～ 4 天。一般情况好，无中毒症状，体征不明显，表现为高热与体征不相称。多数病例体格检查有轻度或中度咽部充血，食欲略差，可有腹泻。

（3）出疹期：病程第 3 ～ 4 天，体温骤降，同时出现皮疹，为玫瑰红色斑疹或斑丘疹，压之褪色，很少融合。最初见于颈部及躯干，迅速遍及全身。皮疹 1 ～ 3 天全部消退，不留色素沉着或脱屑。颈部淋巴结轻度肿大较普遍，尤其枕后及颈后淋巴结，无压痛，持续 4 周逐渐消退。

4. 诊断与鉴别诊断　诊断主要依据患儿的年龄、骤起高热、热退疹出、其他一般情况良好的病程短暂的特征，以及外周血白细胞数减少、淋巴细胞增多的变化。但在发热期、未出现皮疹前诊断较困难。须与其他出疹性疾病相鉴别，如风疹、麻疹、药物疹等。

5. 治疗原则

（1）对症治疗：注意休息，多饮水，饮食容易消化，以流质或半流质为主。高热时给予退热剂或物理降温。

（2）抗病毒治疗：鉴于本病大多数预后良好，感染后机体产生的干扰素能有效抑制 HHV-6 的复制，病程短暂、自限，因此临床上大多无须使用抗病毒药物。

（三）猩红热

1. 概述　猩红热是由具有红疹毒素的 A 族 β 溶血性链球菌引起的急性出疹性传染病。临床上以发热、咽炎、草莓舌、全身弥漫性红色皮疹及恢复期成片状蜕皮为特征。少数病例在发病后 2 ～ 3 周可发生风湿热或急性肾小球肾炎。

2. 临床表现　潜伏期一般为 1 ～ 7 天，平均为 3 天；外科型为 1 ～ 3 天。临床表现轻重差别较大，可有以下不同类型。

（1）普通型的典型病例一般可分为以下三期。

1）前驱期：起病较急，体温高低不一，轻者 38 ～ 39℃，严重者高达 40 ～ 40.5℃，伴有头痛、咽痛、全身不适等症状。咽部及扁桃体充血水肿明显，扁桃体隐窝处点状或片状白色脓性分泌物，易剥离。软腭处有针尖样出血点或红疹。舌被白苔，红肿的乳头突出于白苔之外，称为白草莓舌；白苔脱落，舌面光滑鲜红，舌乳头红肿突起，称为红草莓舌。

2）出疹期：多在发热第 2 天出现皮疹，皮疹具有以下特点，①最先见于颈部、腋下、腹股沟等处，在 24 小时内遍及全身。②皮疹呈密集的红色细小丘疹，广发分布，呈鸡皮样，触之似砂纸感；用手按压皮疹可消退，去压后红疹又再出现；疹间皮肤潮红。③口周苍白圈，面部皮肤潮红而口鼻周围皮肤发白。④帕氏线，皮疹在皮肤皱褶处如腋窝、肘窝、腹股沟处分布密集并伴有出血点，形成明显的横纹线。

3）恢复期：发病 1 周末皮疹消退后出现皮肤脱屑，为猩红热的特征性症状之一。皮疹按出疹顺序于 3 ～ 4 天消退，一般情况好转，体温恢复正常，脱皮程度与出疹程度一致，轻者呈糠屑样，重者大片状脱皮，个别患儿可持续长达 6 周。脱屑首见于脸部，渐及躯干、四肢及手背部。

（2）其他类型麻疹

1）轻型：发热、咽炎、皮疹等临床表现轻微，容易漏诊，常因脱皮或并发肾炎等被回顾性诊断。

2）重型：又称为中毒型。全身中毒症状重，并可出现不同程度的嗜睡、烦躁或意识障碍，常并发化脓性脑膜炎、肺炎、败血症，甚至中毒性休克、中毒性肝炎。

3）外科型：细菌经损伤的皮肤侵入，无咽炎及草莓舌，但有局部急性化脓性病变，皮疹首先出现在伤口附近皮肤，随后蔓延至全身。

3. 实验室检查

（1）血常规：白细胞总数在（10 ～ 20）$\times 10^9$/L 或更高，中性粒细胞可高达 0.75 ～ 0.90。

（2）病原学检查：咽拭子或伤口可培养出 A 族 β 溶血性链球菌。

（3）血清学检查：在感染后 1 ～ 3 周至痊愈后数月可检出链球菌溶血素“O”抗体。

4. 诊断与鉴别诊断　根据发热、咽炎、草莓舌、典型皮疹即可诊断。病原学检查阳性者可确诊。主要与金黄色葡萄球菌感染、川崎病及其他出疹传染病如猩红热、麻疹等相鉴别。

5. 治疗原则

（1）一般治疗：做好呼吸道隔离，急性期患者应卧床休息；给予充足水分和营养；保持皮肤清洁及口腔卫生，防止继发感染。

（2）抗生素治疗：首选青霉素，3 万～ 5 万 U/（kg•d），分 2 次肌内注射，疗程为 7 ～ 10 天；重症患者加大青霉素剂量，10 万～ 20 万 U/（kg • d），静脉滴注，或联合使用两种抗生素；对青霉素过敏或耐药菌株，可选用红霉素、头孢菌素等药物。

（四）水痘

水痘是由水痘 - 带状疱疹病毒（varicella-zoster virus，VZV）引起的一种传染性极强的出疹性疾病。本病以儿童期发病为主，2 ～ 6 岁为发病高峰，成人也可发病。主要经飞沫传播，世界范围内均有流行，冬春季多发。感染病毒出现水痘后机体可获得持久的免疫力，但病毒可以在体内潜伏，部分患儿成年后可以发生带状疱疹。水痘的主要临床特点为皮肤黏膜同时或相继出现斑疹、丘疹、疱疹和结痂等各类皮疹，全身症状轻微。

1. 病因及流行病学　VZV 属疱疹病毒科，为 DNA 病毒，目前发现只有一个血清型。VZV 对热、酸和各种有机溶剂敏感，体外抵抗能力差，不能在痂皮中存活。人是其唯一宿主，水痘患者为本病的传染源。主要通过空气飞沫经呼吸道或接触患者疱疹浆液而感染，传染性极强。从出疹前 1 ～ 2 天至病损结痂为传染期，持续时间为 7 ～ 8 天。水痘愈合后机体可获得持久的免疫力，但年老体弱或免疫功能缺陷或低下的人群，可出现感染复发而表现为带状疱疹。

2. 临床表现

（1）潜伏期：一般为 2 周左右，最长为 21 天。

（2）前驱期：婴幼儿前驱期与出疹期分界不明显，全身症状与出疹可同时出现。年长儿可有低热、畏寒、全身乏力、咽痛和头痛等表现，持续时间为 1 ～ 2 天。

（3）出疹期：皮疹先出现于躯干和头部，继而扩展至面部和四肢，末端稀少，呈向心性分布。初为红色斑丘疹或斑疹，数小时后变成椭圆形水滴样小水疱，疱疹呈单房性且疱液清亮，周围有红晕。24 小时左右水疱内容物变得混浊，逐渐出现脐凹、破溃，2 ～ 3 天迅速结痂，皮疹陆续分批出现，伴明显瘙痒感，脱痂后一般不留瘢痕。由于皮疹演变过程快慢不一，同一时间内可见斑疹、丘疹、疱疹和结痂。

水痘多为自限性疾病，10 天左右多可痊愈。虽然预后良好，但若处理不当，水痘会并发严重的并发症，如肺炎或脑炎，甚至导致死亡。白血病、淋巴瘤等恶性病或免疫功能受损的患儿，可出现重症水痘，表现为持续高热、皮疹多且融合形成大型疱疹或出血性皮疹、继发细菌感染，病情极其危重。此外，妊娠期感染可导致畸胎、早产或先天性水痘。

3. 辅助检查

（1）外周血白细胞计数：白细胞总数正常或稍低。

（2）疱疹刮片：刮取新鲜疱疹基底组织涂片，用瑞特或吉姆萨染色可发现多核巨细胞，用苏木精 - 伊红染色查见核内包涵体。

（3）病毒分离：将疱疹液、咽部分泌物或血液进行病毒分离。

（4）血清学检查：补体结合抗体高滴度或双份血清抗体滴度 4 倍以上升高可助于诊断。

（5）PCR 法：检测患者呼吸道上皮细胞和外周血白细胞中的特异性病毒 DNA，是敏感快捷的早期诊断方法。

4. 诊断和鉴别诊断　根据水痘接触史、水痘典型皮疹特点，临床诊断一般不难，实验室诊断不是常规检查。对非典型病例或疑似病例为了确定诊断可选用病毒分离等实验室检查。水痘应与脓疱疮、丘疹性荨麻疹及其他能引起疱疹性皮肤损害疾病（虫咬性皮疹、药物和接触性皮炎等）相鉴别。

5. 治疗

（1）一般治疗：患儿应严密隔离，勤换内衣，剪短指甲，避免皮肤抓伤继发细菌感染。皮肤痛痒可局部涂擦炉甘石洗剂，疱疹破裂可涂甲紫溶液。注意维持水、电解质平衡。

（2）抗病毒治疗：阿昔洛韦是目前治疗水痘 - 带状疱疹病毒的首选抗病毒药物。每次口服 20mg/kg（＜ 800mg），每天 4 次，应尽早使用，一般应在皮疹出现 48 小时内开始；重症患儿需静脉给药，每次 10 ～ 20mg/kg，每 8 小时 1 次。此外，也可选用 α 干扰素、阿昔洛韦。

（3）其他：继发细菌感染时可给予抗生素治疗。皮质激素可能导致病毒播散，故不宜使用。

6. 预防　免疫接种可以有效预防水痘。控制传染源，隔离患儿至皮疹全部结痂为止，对已接触的易感儿，应检疫 3 周。对正在使用大剂量糖皮质激素、免疫功能缺陷、患恶性病、妊娠妇女和接触患水痘母亲的新生儿，在接触水痘 72 小时内肌内注射水痘 - 带状疱疹免疫球蛋白可起到预防作用。国外已开始使用水痘减毒活疫苗，预防效果良好。

（五）风疹

风疹（rubella）是由风疹病毒引起的一种急性传染病，主要临床表现为发热、斑丘疹、枕后或耳后淋巴结肿大及全身症状轻微。病情较轻，预后良好。妊娠早期感染风疹病毒后，病毒可以通过胎盘感染胎儿，导致胎儿出现各种先天性畸形，称为先天性风疹综合征。

1. 病因及流行病学　风疹病毒属披盖病毒科风疹病毒属，风疹病毒是该属的唯一成员。风疹病毒为单股正链 RNA，只有一个血清型，耐寒和干燥，但不耐热，室温中很快灭活。人类是风疹病毒的唯一宿主，出疹前 5 天至出疹后 2 天具有传染性，主要通过空气飞沫经呼吸道传播。人对风疹病毒普遍易感，冬春季发病率高，感染后可获得持久免疫力。

2. 临床表现

（1）潜伏期：2 ～ 3 周。

（2）前驱期：一般 1 ～ 2 天，症状轻微。表现为发热、咳嗽、鼻塞、流涕、咽痛、声音嘶哑等。部分患儿软腭或咽部可见皮疹。

（3）发疹期：多于发热 1 ～ 2 天出疹，先于面部，迅速扩展至躯干和四肢，1 天内波及全身，但手掌及足底常无皮疹，出疹期常伴发热。皮疹呈浅红色，稍隆起，大小约为 2mm，疹间皮肤正常，部分皮疹可出现融合。皮疹多于出疹后 3 天消退，疹退后无色素沉着。此期患儿耳后、枕后及颈后淋巴结肿大，轻压痛，无融合。个别病例出现并发症，如血小板减少、肾小球肾炎等。

此外，妊娠早期妇女感染风疹病毒后，病毒可以通过胎盘屏障感染胎儿，导致胎儿出现先天性心脏病、先天性白内障、耳聋、小头畸形等。胎儿出生时感染可持续存在，导致血小板减少症、脑炎等。

3. 诊断及鉴别诊断　风疹的症状极不一致，诊断比较困难，可结合流行病学、临床表现及血清特异性风疹抗体协助诊断，病原学分离有助于确诊。风疹诊断应注意鉴别麻疹、猩红热、川崎病及幼儿急诊。

4. 治疗与预后　目前无特效治疗方法。注意加强隔离，尤其不要接触妊娠妇女。出现发热、头痛、咽痛等不适时给予对症处理。多数临床表现轻微，预后良好。

5. 预防　患者一般应隔离至皮疹出现后 5 天。妊娠前 3 个月内应避免与风疹患者接触，若有接触史，在接触后 5 天内注射丙种球蛋白则有可能减轻疾病症状或阻止疾病发生。

（郑贵浪）

第九节　传染病与性病、寄生虫病

一、病毒性肝炎

（一）概述

病毒性肝炎（viral hepatitis）是由多种肝炎病毒引起的，以肝脏损害为主的一组全身性传染病。按病原学明确分类的有甲型、乙型、丙型、丁型、戊型五型病毒性肝炎。甲型和戊型主要表现为急性感染，经粪 - 口途径传播；乙型、丙型和丁型多呈慢性感染，少数病例可发展为肝硬化或肝细胞癌，主要经血液、体液等胃肠外途径传播。

1. 病原学

（1）甲型肝炎病毒（hepatitis A virus，HAV）：是 1973 年由 Feinstone 等应用免疫电镜方法在急性肝炎患者的粪便中发现的，1987 年获得 HAV 全长核苷酸序列。20 世纪 80 年代，HAV 灭活疫苗研制成功，并于 90 年代初应用于临床，是一个重要标志。

HAV 是单股线状正链 RNA 病毒，属小 RNA 病毒科中嗜肝 RNA 病毒属。HAV 可分为 7 个基因型，其中 Ⅰ、Ⅱ、Ⅲ、Ⅶ型来自人类，Ⅳ、Ⅴ、Ⅵ型来自猿猴。目前，世界上流行或者散发的人源 HAV 毒株绝大多数为基因 Ⅰ 型（ⅠA 和 ⅠB），约占 80%，少数为基因Ⅲ型（ⅢA 和ⅢB），其他基因型较少。因能感染人的血清型只有 1 个，因此只有 1 个抗原抗体系统，感染后早期产生 IgM 抗体，是近期感染的标志，一般持续 8 ～ 12 周，少数可延续 6 个月左右，IgG 型抗体则是既往感染或免疫接种后的标志，可长期存在。

HAV 对外界抵抗力较强，耐酸碱，室温下可生存 1 周，干粪中 25℃能生存 30 天，在贝壳类动物、污水、淡水、海水、泥水中能生存数月。这种稳定性对HAV通过食物和水传播十分有效。100℃ 5分钟、高压蒸汽、紫外线照射、甲醛、高锰酸钾等均能有效灭活HAV。

（2）乙型肝炎病毒

1）形态及生物学特性：在电镜下观察，HBV感染者血清中存在3种形式的颗粒。①大球形颗粒，为完整的HBV颗粒，又称为Dane颗粒，是病毒复制的主体。②小球形颗粒。③丝状或核状颗粒。后两种颗粒由HBsAg组成，为空心包膜，不含核酸，无感染性。一般情况下，血清中的小球形颗粒最多，Dane颗粒最少。

HBV的抵抗力很强，对热、低温、干燥、紫外线及一般浓度的消毒剂均能耐受。在37℃可存活7天，在血清中30～32℃可保存6个月，－20℃可保存15年。100℃ 10分钟、65℃ 10小时或高压蒸汽消毒可被灭活，对0.2%苯扎溴铵及0.5%过氧乙酸敏感。

2）HBV基因组结构：HBV基因组是部分双链DNA分子，长度约3200bp。HBV负链包含4个开放的读码框架，即Pre-S/S ORF、Pre-C/C ORF、Pol ORF和X ORF，分别编码包膜蛋白（HBsAg）、HBeAg及核心抗原（HBcAg）、HBV多聚酶（Pol）和X多肽（HBx）。

3）HBV的抗原抗体系统

A. HBsAg与抗HBs：成人感染HBV后最早1～2周、最迟11～12周血中首先出现HBsAg。急性自限性HBV感染时血中HBsAg大多持续1～6周，最长可达20周。无症状携带者和慢性患者HBsAg可持续存在多年甚至终身。抗HBs是一种保护性抗体，在急性感染后期，HBsAg转阴一段时间后开始出现，在6～12个月逐步上升至高峰，可持续多年，但滴度会逐步下降。50%病例抗HBs在HBsAg转阴后数月才可检出。少部分病例HBsAg转阴后始终不产生抗HBs。抗HBs阳性表示对HBV有免疫力，见于乙型肝炎恢复期、既往感染及乙肝疫苗接种后。

B. HBeAg与抗HBe：HBeAg一般仅见于HBsAg阳性血清。急性HBV感染时，HBeAg出现的时间略晚于HBsAg。HBeAg的存在表示患者处于高感染低应答期。HBeAg消失而抗HBe产生称为e抗原血清转换。每年有10%左右的病例发生自发血清转换。抗HBe转阳后，病毒复制多处于静止状态，传染性降低。部分患者仍有病毒复制、肝炎活动。

C. HBcAg与抗HBc：血液中HBcAg主要存在于Dane颗粒的核心，游离的HBcAg极少，故较少用于临床常规检测。肝组织中的HBcAg主要存在于受感染的肝细胞核内。HBcAg有很强的免疫原性，HBV感染者几乎均可检出抗HBc，除非HBV C基因序列出现变异或感染者有免疫缺陷。抗HBc IgM是HBV感染后较早出现的抗体，绝大多数出现在发病第1周，多数在6个月内消失，抗HBc IgM阳性提示急性期或慢性肝炎急性发作。抗HBc IgG出现较迟，但可保持多年或终身。

（3）丙型肝炎病毒

1）形态及生物学特性：HCV呈球形颗粒，外有脂质外壳、囊膜和棘突结构，内有核心蛋白和核酸组成的核衣壳。HCV对有机溶剂敏感，10%氯仿可杀灭HCV。煮沸、紫外线灯亦可使HCV灭活。血清经60℃ 10小时或1/1000甲醛溶液37℃ 6小时可使HCV传染性丧失。血制品中的HCV可用干热80℃ 72小时或加变性剂使之灭活。

2）基因组结构及编码蛋白：HCV基因组为单链RNA，根据其核酸序列的差异可将HCV分为不同的基因型和亚型。其中，1型是最常见的基因型，占40%～80%，呈世界性分布，但不同国家和地区的HCV基因型分布有较大的差异。HCV基因型是影响IFN-α疗效的主要因素之一。

3）抗原抗体系统

A. HCV Ag 与抗 HCV：血清中的 HCV Ag 含量很低，检出率不高。抗 HCV 不是保护性抗体，是 HCV 感染的标志。抗 HCV 又分为 IgM 型和 IgG 型。抗 HCV IgM 在发病会后即可检测到，一般持续 1 ～ 3 个月。如果抗 HCV IgM 持续阳性，提示病毒持续复制，易转为慢性。

B. HCV RNA：感染 HCV 后第 1 周即可从血液或肝组织中用 RT-PCR 法检出 HCV RNA，但其含量少，并随病程波动。HCV RNA 阳性是病毒感染和复制的直接标志。HCV RNA 定量测定有助于了解病毒复制程度、抗病毒治疗的选择和疗效评估。HCV RNA 基因分型在流行病学和抗病毒治疗方面有一定意义，但不作为常规检测项目。

（4）丁型肝炎病毒

1）形态学及生物学特性：HDV 是一种较小的缺陷单链 RNA 病毒，病毒颗粒呈球形，直径为 35 ～ 37nm。HDV 是一种缺陷病毒，在血液中由 HBsAg 包被，其复制、表达抗原及引起肝损害须有 HBV 或其他嗜肝 DNA 病毒（如 WHV）的辅佐，但细胞核内的 HDV RNA 无须 HBV 的辅助能自行复制。

HDV 对各种灭活剂敏感，如用甲醛溶液，可使 HDV 丧失感染性，对脂溶性如氯仿等也敏感，但比较耐热。

2）抗原抗体系统

A. HDV Ag：是 HDV 唯一的抗原成分，因此 HDV 只有一个血清型。HDV Ag 最早出现，然后分别是抗 HDV IgM 和抗 HDV IgG，一般三者不会同时存在。抗 HDV 不是保护性抗体。

B. HDV RNA：血清或肝组织中的 HDV RNA 是诊断 HDV 感染最直接的依据。

（5）戊型肝炎病毒

1）形态学及生物学特性：HEV 为圆球状颗粒，无包膜，直径为 27 ～ 34nm，平均为 32nm。根据同源性可将 HEV 分为至少 4 个基因型，基因 1 型和 2 型只感染人。HEV 在碱性环境下较稳定，对高热、氯仿、氯化铯敏感。

2）HEV 抗原抗体系统：HEV Ag 主要定位于肝细胞质。血液中检测不到 HEV Ag。抗 HEV IgM 在发病初期产生，多数在 3 个月内阴转。因此，抗 HEV IgM 阳性是近期 HEV 感染的标志。抗 HEV IgG 持续时间在不同病例差异较大，多数于发病后 6 ～ 12 个月转阴，但也有持续十多年甚至数十年者。

3）HEV RNA：戊型肝炎患者发病早期，粪便和血液中存在 HEV，但持续时间不长。

2. 发病机制及病理

（1）甲型肝炎：HAV 经口进入人体后，由肠道进入血流，引起短暂的病毒血症。1 周后进入肝细胞复制，2 周后由胆汁排出体外。病毒侵犯的主要靶器官是肝脏，咽部或扁桃体可能是 HAV 肝外繁殖的部位。

HAV 引起肝细胞损伤的机制尚未明确。一般认为，HAV 不直接引起肝细胞病变，肝脏损害是由机体针对 HAV 感染肝细胞的免疫病理反应所引起的。在 HAV 感染过程中，HAV 特异的 T 细胞的细胞毒性作用、细胞因子的直接抗病毒作用及中和抗体的产生是 HAV 清除的机制。

（2）乙型肝炎

1）发病机制：乙型肝炎的发病机制非常复杂，目前尚未完全明了。HBV 侵入人体后，未被单核 - 巨噬细胞系统清除的病毒到达肝脏或肝外组织，如胰腺、胆管、脾、肾、淋巴结、骨髓等。病毒包膜与肝细胞融合，导致病毒侵入。HBV 进入肝细胞后即开始其复制过程，HBV DNA 进入细胞核形成共价闭合环状 DNA（cccDNA），以 cccDNA 为模板合成前基因组 mRNA，前基因组 mRNA 进入胞质作为模板合成负链 DNA，再以负链 DNA 为模板合成正链 DNA，两者形成完整的 HBV DNA。HBV 复制过程非常特殊：细胞核内有稳定的 cccDNA 存在，有一个反转录步骤。

2）发病过程：HBV 感染的自然病程复杂多变，同时受到很多因素的影响，包括感染的年龄、病毒因素（HBV 基因型、病毒变异和病毒复制水平）、宿主因素（性别、年龄和免疫状态）和其他外源性因素，如同时感染其他嗜肝病毒和嗜酒等。慢性 HBV 感染的自然病程一般可分为以下 4 个阶段。

第一阶段：免疫耐受期，其特点是 HBV 复制活跃，血清 HBsAg 和 HBeAg 阳性，HBV DNA 滴度较高（$> 10^5$copy/ml），血清 ALT 水平正常或轻度升高，肝组织学无明显异常或轻度异常。患者临床表现无症状，常见于围生期感染的患者，可持续存在数十年。

第二阶段：免疫清除期，患者免疫耐受消失进入免疫活跃期，表现为 HBV DNA 滴度下降，ALT 升高和肝组织学坏死炎症等，这一阶段可以持续数月到数年。

第三阶段：非活动期或非（低）复制期，这一阶段表现为 HBeAg 阴性，抗 HBe 阳性，HBV DNA 检测不到（PCR 法）或低于检测下限，ALT、AST 水平正常，肝细胞坏死炎症缓解，这一阶段也称为非活动性 HBsAg 活动状态。

第四阶段：再活跃期，非活动性抗原携带状态可以持续终身，但也有部分患者可能随后出现自发的或免疫抑制等导致 HBV DNA 复制，出现伴或不伴 HBeAg 血清转换，HBV DNA 滴度升高和 ALT 升高。

感染 HBV 的年龄是判断慢性化的最好指标，感染的年龄越轻，慢性化的可能性越高，慢性乙型肝炎患者中，肝硬化失代偿的年发生率约为 3%，5 年累计发生率约为 16%。发展为肝硬化的患者一般大于 30 岁，通常伴有炎症活动和病毒再激活，常有早期肝功能失代偿的表现。

（3）丙型肝炎

1）发病机制：HCV 进入人体内后，首先引起病毒血症，病毒血症间断地出现于整个病程。第 1 周即可从血液或肝组织中用 PCR 法检出 HCV RNA。第 2 周开始，可检出抗 HCV。少部分病例感染 3 个月后才检测到抗 HCV，目前认为 HCV 致肝细胞损伤有下列因素。

A. HCV 直接杀伤作用：HCV 在肝细胞内复制干扰细胞内大分子的合成，增加溶酶体膜的通透性引起细胞病变；另外，HCV 表达产物（蛋白）对肝细胞有毒性作用。

B. 宿主免疫因素：肝组织内存在的 HCV 特异性细胞毒性 T 淋巴细胞（$CD8^+$T 细胞）可攻击 HCV 感染的肝细胞。另外，$CD4^+$T 细胞被致敏后分泌的细胞因子，在协助清除 HCV 的同时，也导致了免疫损伤。

C. 自身免疫：HCV 感染者常伴有自身免疫改变，如胆管病理损伤与自身免疫性肝炎相似；常合并自身免疫性疾病，血清中可检出多种自身抗体。

D. 细胞凋亡：正常人肝组织无 Fas 分子的表达，HCV 感染肝细胞内有较大量 Fas 表达，HCV 可激活 CTL 表达 FasL，Fas 和 FasL 是一对诱导细胞凋亡的膜蛋白分子，两者结合导致细胞凋亡。

2）HCV 持续感染的机制尚未充分阐明，目前认为有以下四种：① HCV 感染的病毒血症载量低，HCV 抗原对机体刺激不充分，所产生的体液免疫和细胞免疫低下，不足以完全清除病毒；② HCV 的变异，特别是准种的出现逃避了机体的免疫监视，使 HCV 持续存在；③ HCV 感染有肝外嗜性，存在于外周血单个核细胞中的 HCV 也可成为反复感染肝细胞的来源；④ HCV 不同于其他病毒，对 T 细胞产生的细胞因子常不敏感。

（4）丁型肝炎：HDV 的复制效率高，感染的肝细胞内含大量 HDV。丁型肝炎的发病机制还未完全明确，目前认为 HDV 的发生及其表达产物对肝细胞有直接作用，但缺乏确切证据。另外，HDV Ag 的抗原性较强，有资料显示是特异性 $CD8^+T$ 细胞攻击的靶抗原，因此宿主免疫反应参与了肝细胞的损伤。

（5）戊型肝炎：发病机制尚不清楚，可能与甲型肝炎类似。细胞免疫是引起肝细胞损伤的主要原因。

3. 病理改变

（1）急性乙型肝炎：为全小叶病变，主要表现为肝细胞肿胀、水样变性及气球样变、嗜酸性变、嗜酸性小体形成、肝小叶内有散在点状及灶状坏死，同时有肝细胞再生、肝窦库普弗细胞增生。有黄疸者，可见小叶内有胆汁淤积，毛细胆管内有胆栓。

（2）慢性乙型肝炎：根据病变轻重不同，可分为①轻度（G1 ～ 2，S0 ～ 2），肝细胞变性、嗜酸性小体形成、点状及灶状坏死、汇管区有轻度炎性细胞浸润，可见轻度碎屑样坏死，小叶结构完整；②中度（G3，S1 ～ 3），汇管区及肝小叶边缘炎症明显，肝小叶边缘出现明显的碎屑样坏死，肝小叶界板破坏可达 50% 以上，小叶内炎症较重，可见融合坏死或伴少数桥接坏死、纤维间隔形成，但大部分小叶结构仍保持完整；③重度（G4，S1 ～ 4），汇管区炎症及纤维组织增生严重，并伴重度碎屑样坏死，多数小叶有范围广泛的桥接坏死，小叶结构紊乱，有较多的纤维间隔形成或已形成早期肝硬化（表 16-19）。

表 16-19　慢性肝炎组织学分级分期标准

炎症活动度（G）			纤维化程度（S）	
分级	汇管区及周围	小叶内	分期	纤维化程度
0	无炎症	无炎症	0	无
1	汇管区炎症	变性及少数坏死灶	1	汇管区扩大、纤维化
2	轻度 PN	变性、点状、灶状坏死、嗜酸性小体形成	2	汇管区周围纤维化，纤维间隔形成，小叶结构完整
3	中度 PN	变性、坏死较重，可见 BN	3	纤维间隔形成，小叶结构紊乱，无肝硬化
4	重度 PN	BN 范围广，累及多个小叶，小叶结构失常（多小叶坏死）	4	早期肝硬化或肯定的肝硬化

PN. 碎屑样坏死；BN. 桥接坏死

（3）肝衰竭：①急性肝衰竭，肝细胞一次性坏死或亚大块坏死，或桥接坏死，伴存活肝细胞严重变性，肝窦网状支架不塌陷或非完全性塌陷。②亚急性肝衰竭，肝组织呈新旧不等的亚大块坏死或桥接坏死；较陈旧的坏死区网状纤维塌陷，或有胶原纤维沉积，残留肝细胞有程度不等的增生，并可见细、小胆管增生和胆汁淤积。③慢加急性（亚急性）肝衰竭，在慢性肝病病理损害的基础上发生新的程度不等的肝细胞坏死性病变。④慢性肝衰竭，主要为弥漫性肝脏纤维化及异常组织形成，可伴有分布不均的肝细胞坏死。

4. 流行病学

（1）甲型肝炎

1）传染源：甲型肝炎无携带状态，甲型肝炎患者和隐性感染者是该病的主要传染源。甲型肝炎患者在黄疸出现前 2 ～ 3 周和黄疸出现 8 天内可从粪便中检测出 HAV。当血清抗 HAV 出现时，粪便排毒基本停止。

2）传播途径：本病主要通过粪 - 口传播。日常生活接触是散发性发病的主要传播方式，食人被 HAV 污染的水和食物是暴发型流行的最主要传播方式。

3）易感人群：人群对 HAV 普遍易感，但绝大多数为隐性或亚临床型感染。6 个月以下的婴儿一般不发生 HAV 感染。甲型肝炎痊愈后可获得终身免疫力。

（2）乙型肝炎

1）传染源：主要是 HBV 携带者和乙型肝炎患者，由于 HBV 慢性携带者人数众多，多无症状，活动范围大，因而是乙型肝炎最重要的传染源。

2）传播途径：HBV 主要经血和血制品、母婴、破损的皮肤和黏膜及性接触传播。日常工作或生活接触一般不会传染 HBV。经吸血昆虫（蚊、臭虫等）传播未被证实。

3）人群易感性：人群对 HBV 普遍易感。新生儿、HBsAg 阳性者的家庭成员、经常接触乙型肝炎患者的医务人员等是易感人群。

（3）丙型肝炎

1）传染源：主要是丙型肝炎患者和无症状 HCV 携带者。

2）传播途径：HCV 主要经血液途径传播，母婴、破损的皮肤和黏膜及性接触亦可传播。在发达国家，最常见的传播方式是静脉注射毒品，其次为使用未经 HCV 筛查的血液、血制品和器官。在许多欠发达国家，主要的传播方式是输血，其次为使用未经消毒的注射用具。

3）易感人群：人群普遍易感，但高危人群为反复、大量输注血液、血液制品者；接受可疑 HCV 感染者器官的移植患者；静脉药瘾者；HIV 感染者。

（4）丁型肝炎：传染源和传播途径与乙型肝炎相似。与 HBV 以重叠感染或同时感染形式存在。

（5）戊型肝炎：传染源和传播途径与甲型肝炎相似，但其抗 HEV 多在短期内消失，少数可持续 1 年以上。

（二）临床表现

1. 急性肝炎

（1）急性黄疸型：病程分为黄疸前期（前驱期）、黄疸期和恢复期，总病程为 1 ～ 4 个月，偶超过 6 个月，但不会超过 1 年。前驱期多以发热起病，随后出现全身乏力、食欲下降、四肢乏力、厌油、恶心、呕吐，可伴上腹部不适、腹痛及腹泻。部分病例以发热、上呼吸道感染症状起病。尿色逐渐加深，可呈浓茶色。此期肝脏可轻度肿大，伴触痛或叩击痛，血清氨基转移酶升高，一般持续 3 ～ 7 天。黄疸期自觉症状可有好转，但黄疸加重，尿色加深，巩膜、皮肤出现黄染，约 2 周内达高峰，部分病例可出现皮肤瘙痒、大便颜色变浅、心动过缓等。黄疸期肝脏明显肿大，可伴有脾大、氨基转移酶及胆红素明显升高，此期一般持续 2 ～ 6 周。在恢复期，黄疸逐渐消退，症状减轻直至消失，肝脾回缩，肝功能逐渐恢复正常，此期持续 1 ～ 2 个月。总病程为 2 ～ 4 个月。

（2）急性无黄疸型：症状类似急性黄疸型肝炎的黄疸前期，但多数无发热，以乏力和消化道症状为主，无黄疸，血清 ALT 明显升高。

（3）急性淤胆型：为急性黄疸型肝炎的一种特殊形式，表现为肝内胆汁淤积，黄疸较深，持续时间较久，而消化道症状减轻，肝实质损害不明显。常在发病 3 周后黄疸达高峰，结合胆红素比例多数超过 60%，而血清氨基转移酶仅有轻度升高。多数患者有皮肤瘙痒、粪便颜色变浅、肝大。黄疸持续时间一般为 2 ～ 4 个月，预后良好。

2. 慢性肝炎　急性肝炎病程超过半年，或原有乙型、丙型、丁型肝炎急性发作再次出现肝炎症状、体征及肝功能异常者。发病日期不明确或虽无肝炎病史，但根据肝组织病理学或根据症状、体征、检验及 B 型超声检查综合分析符合慢性肝炎表现者。依据病情轻重可分为轻度、中度、重度三度。

（1）轻度：病情较轻，可反复出现乏力、头晕、食欲有所减退、厌油、尿黄、肝区不适、睡眠欠佳、肝稍大有轻触痛，可有轻度脾大。部分病例症状、体征缺如。肝功能指标仅 1 项或 2 项轻度异常。

（2）中度：症状、体征、实验室检查居于轻度和重度之间。

（3）重度：有明显或持续的肝炎症状，如乏力、食欲缺乏、腹胀、尿黄、便溏等，伴肝病面容、肝掌、蜘蛛痣、脾大，ALT 和（或）AST 反复升高，白蛋白降低、丙种球蛋白明显升高。

3. 重型肝炎（肝衰竭）

（1）急性重型肝炎 [急性肝衰竭（acute liver failure，ALF）]：又称为暴发性肝炎，特征是起病急，发病 2 周内出现Ⅱ度以上肝性脑病为特征的肝衰竭综合征。发病多有诱因。本型病死率高，病程不超过 3 周。

（2）亚急性重型肝炎 [亚急性肝衰竭（subacute liver failure，ASLF）]：又称为亚急性肝坏死。起病较急，发病 15 天至 26 周出现肝衰竭。晚期可有难治性并发症，如脑水肿，消化道大出血，严重感染，电解质紊乱及酸碱平衡失调，白细胞计数升高，血红蛋白下降，低血糖，低胆固醇，低胆碱酯酶。一旦出现肝肾综合征，预后极差。本型病程较长，常超过 3 周至数月，容易转为慢性肝炎或肝硬化。

（3）慢加急性（亚急性）重型肝炎 [慢加急性（亚急性）肝衰竭（acute-on-chronic liver failure，ACLF）]：是在慢性肝病基础上出现的急性或亚急性肝功能失代偿。

（4）慢性重型肝炎 [慢性肝衰竭（chronic liver failure，CLF）]：是在肝硬化的基础上，肝功能进行性减退导致的以腹水或门静脉高压、凝血功能障碍和肝性脑病等为主要表现的慢性肝功能失代偿。

4. 淤胆型肝炎　是以肝内淤胆为主要表现的一种特殊临床类型，又称为毛细胆管炎型肝炎。急性淤胆型肝炎起病类似急性黄疸型肝炎，大多数患者可恢复。在慢性肝炎或肝硬化基础上发生上述表现者，为慢性淤胆型肝炎。有梗阻性黄疸临床表现，皮肤瘙痒、粪便颜色变浅及肝大。肝功能检查示血清胆红素明显升高，以直接胆红素为主，谷氨酰转肽酶、碱性磷酸酶、总胆汁酸、胆固醇等升高，有黄疸深，消化道症状较轻，ALT、AST 升高不明显，凝血酶原时间（PT）无明显延长，PTA > 60%。

5. 肝炎肝硬化　肝炎肝硬化是慢性肝炎发展的结果，其病理学定义为弥漫性纤维化伴有假小叶形成。

（1）代偿期肝硬化：一般属 Child-Pugh A 级。影像学、生化学或血液学检查有肝细胞合成功能障碍或门静脉高压症（如脾功能亢进及食管胃底静脉曲张）表现，或组织学符合肝硬化标准，但无食管胃底静脉曲张破裂出血、腹水或肝性脑病等并发症。

（2）失代偿期肝硬化：一般属于 Child-Pugh B 级、C 级。患者已发生食管胃底静脉曲张破裂出血、肝性脑病、腹水等严重并发症。

（三）实验室检查

1. 血、尿常规外周检查　外周血白细胞数一般减少或在正常范围，可有轻度的淋巴细胞或单核细胞比例增高。病程早期尿中尿胆原增加，黄疸期尿胆红素及尿胆原均增加，淤胆型肝炎是尿胆红素强阳性而尿胆原可阴性。

2. 生化学检查

（1）血清 ALT 和 AST：血清 ALT 和 AST 水平一般可反映肝细胞损伤程度，最为常用。

（2）血清胆红素：通常血清胆红素水平与肝细胞坏死程度有关，但须与肝内和肝外胆汁淤积所引起的胆红素升高鉴别。肝衰竭患者血清胆红素可呈进行性升高，每天上升≥1倍正常值上限，也可出现胆酶分离现象。

（3）血清白蛋白：反映肝脏合成功能，慢性肝炎、肝硬化和肝衰竭患者可有血清白蛋白下降。

（4）PT及PTA：PT是反映肝脏凝血因子合成功能的重要指标，PTA是PT测定值的常用表示方法，对判断疾病进展及预后有很大价值。近期以PTA下降至40%以下为肝衰竭的重要诊断标准之一，＜20%者提示预后不良。

（5）胆碱酯酶：可反映肝脏合成功能，对了解病情轻重和检测肝病发展有参考价值。

（6）甲胎蛋白（AFP）：AFP明显升高主要见于HCC，但也可提示大量肝细胞坏死后的肝细胞再生，故应注意AFP升高的幅度、动态变化及其与ALT、AST的消长关系，并结合患者的临床表现、影像学检测及超声现象等结果综合分析。

3. 血清学检查

（1）甲型肝炎：血清抗HAV IgM抗体是甲型肝炎早期诊断最可靠的血清学标志，在病程早期即可出现，阳性率约为100%，假阳性少。HAV IgG出现较晚，但可持续多年或终身。单份血清阳性表示受过HAV感染，但不能区分是现在感染还是既往感染。若恢复期与急性期相比滴度有4倍以上增高，可作为诊断甲型肝炎的依据。

（2）乙型肝炎

1）HBV血清学标志包括HBsAg、抗HBs、HBeAg、抗HBe、抗HBc和抗HBc IgM。HBsAg阳性表示HBV感染；抗HBs为保护性抗体，阳性表示对HBV有免疫力，见于乙型肝炎康复及接种乙型肝炎疫苗者；抗HBc IgM阳性提示HBV复制，多见于乙型肝炎急性期，但亦可见于慢性乙型肝炎急性发作；抗HBc总抗体主要是抗HBc IgG，只要感染过HBV，无论病毒是否被清除，此抗体多为阳性。

2）HBV DNA定量检测：可反映病毒复制水平，主要用于慢性HBV感染的诊断，治疗适应证的选择及抗病毒疗效的判断。

（3）丙型肝炎

1）抗HCV IgM和抗HCV IgG：HCV抗体不是保护性抗体，是HCV感染的标志。抗HCV IgM在发病后即可检测到，一般持续1～3个月，因此抗HCV IgM阳性提示现症HCV感染，抗HCV IgG阳性提示现症感染或既往感染。

2）HCV RNA：是病毒感染和复制的直接标志。HCV RNA的高低与疾病的严重程度和疾病的进展并无绝对相关性，但可作为抗病毒疗效评估的观察指标。

（4）丁型肝炎

1）抗HDV抗体：检测血清中抗HDV是诊断丁型肝炎的最常用方法。HBV和HDV同时感染者抗HDV滴度较低，有时可为阴性。抗HDV IgG不是保护性抗体，高滴度抗HDV IgG提示感染的持续存在，低滴度提示感染静止或终止。

2）HDV RNA：血清或肝组织中的HDV RNA是诊断HDV感染最直接的依据。可用分子杂交和RT-PCR方法检测。

（5）戊型肝炎

1）抗HEV抗体：抗HEV IgM在发病初期产生，是近期感染的标志。抗HEV IgG在急性期滴度较高，恢复期则明显下降。

2）HEV RNA：采用RT-PCR法在粪便和血液标本中检测到HEV RNA，可明确诊断。

4. 影像学检查　可对肝脏、胆囊、脾脏进行超声、CT、MRI 等检查，影像学检查的主要目的是监测慢性肝炎的临床进展，了解有无肝硬化，发现和鉴别占位病变性质，尤其是筛查和诊断 HCC。

5. 肝组织学检查　可以了解肝脏炎症和纤维化的程度，对抗病毒药物的选择、疗效考核、预后判断均有很大的意义，同时有助于肝脏疾病的鉴别诊断。

（四）诊断及鉴别诊断

1. 诊断　根据流行病学资料、临床症状和实验室检查等，很容易诊断出各型肝炎病毒感染。对诊断不明的患者应争取做肝组织学检查。

2. 鉴别诊断

（1）其他原因引起的黄疸

1）溶血性黄疸：常有药物或感染等诱因，表现为贫血、腰痛、发热、血红蛋白尿、网织红细胞升高，大多数黄疸较轻，主要为间接胆红素升高，治疗后黄疸消退快。

2）肝外梗阻性黄疸：常见病因有胆囊炎、胆石症、胰头癌、肝癌、胆管癌等。有原发病症状、体征，肝功能损害轻，以直接胆红素为主，肝内外胆管扩张。

（2）其他原因引起的肝炎

1）其他病毒所致的肝炎：巨细胞病毒、传染性单核细胞增多症等，可根据原发病的临床特点和病原学、血清学检查结果进行鉴别。

2）感染中毒性肝炎：如流行性出血热、恙虫病、伤寒、钩端螺旋体病等。主要根据原发病的临床特点和病原学、血清学检查结果进行鉴别。

3）药物性肝损害：有使用肝损害药物的历史，停药后肝功能可逐渐恢复。肝炎病毒标志物阴性。

4）酒精性肝病：有长期大量饮酒病史，肝炎病毒标志物阴性。

5）其他：自身免疫性肝炎、脂肪肝及妊娠急性脂肪肝、肝豆状核变性。

3. 并发症

（1）肝硬化：在我国，乙型肝炎是引起肝硬化最常见的疾病，但近年来，丙型肝炎引起肝硬化有逐渐增多的趋势。

（2）肝细胞性肝癌：在我国，乙型肝炎是引起肝细胞癌的最常见病因。

（3）肝性脑病：是严重肝病（如重型肝炎、肝硬化和肝癌）的常见并发症之一。常见诱因有上消化道出血、高蛋白饮食、感染、大量排钾利尿、大量放腹水、使用镇静药等，其发生是多因素综合作用的结果。

（4）上消化道出血：病因主要有凝血因子缺乏、血小板减少、胃黏膜广泛糜烂和溃疡、门静脉高压等。

（5）继发感染：重型肝炎、肝硬化、肝癌患者常有免疫功能减退，容易发生感染。常见感染有腹膜炎、肺部感染、肠道感染、胆囊炎和败血症等。

（6）肝肾综合征和急性肾衰竭：重型肝炎和失代偿性肝硬化患者可出现肝肾综合征或急性肾衰竭，后者常提示预后不良。

（五）治疗原则、预后与预防

1. 治疗原则　病毒性肝炎的治疗应根据不同病原、不同临床类型及组织学损害区别对待。各型肝炎的治疗原则均以足够的休息、合理饮食、辅以适当药物，避免饮酒、过劳和损害肝脏药物。

（1）急性肝炎：急性肝炎一般为自限性，多可完全康复。以一般治疗及对症支持治疗为主，急性期应进行消化道隔离，症状明显及有黄疸者应卧床休息，恢复期可逐渐增加活动量，但要避免过劳。饮食宜清淡易消化，适当补充维生素，热量不足者应静脉补充葡萄糖。避免饮酒和应用损害肝脏药物，辅以药物对症及恢复肝功能，药物不宜太多，以免加重肝脏负担。

（2）慢性肝炎：慢性肝炎根据患者具体情况采用综合性治疗方案，包括合理的休息和营养，心理平衡，改善和恢复肝功能，调节机体免疫，抗病毒，抗纤维化等治疗。

慢性肝炎的一般治疗包括：①适当休息，症状明显或病情较重者应强调卧床休息，病情轻者以活动后不觉疲乏为主；②合理饮食，适当的高蛋白、高热量、高维生素的易消化食物有利于肝脏修复，不必过分强调高营养，以防发生脂肪肝，避免饮酒；③心理平衡，使患者有正确的疾病观，对肝炎的治疗应有耐心和信心。

慢性肝炎的治疗目标是长期抑制病毒复制，甚至清除病毒，减轻肝组织炎症反应，阻止肝硬化、肝癌的发生，从而改善生活治疗和延长存活时间。慢性肝炎的药物治疗包括以下方面：

1）改善肝功能、减轻炎症反应：甘草酸二铵、复方甘草酸苷、葡醛内酯。

2）抗肝纤维化：丹参、冬虫夏草、γ 干扰素。

3）退黄：丹参、门冬氨酸钾镁、腺苷蛋氨酸、皮质激素等。

4）抗病毒治疗

A. 慢性乙型肝炎患者抗病毒治疗适应证：① HBeAg 阳性者，HBV DNA ≥ 10^5copy/ml，HBeAg 阴性者，HBV DNA ≥ 10^4copy/ml。② ALT ≥ 2×ULN，如用干扰素治疗，ALT 应≤ 10×ULN，血清胆红素应＜ 2×ULN。③ ALT ＜ 2×ULN，但肝组织学显示 Knodell HAI ≥ 4，或炎症坏死≥ G2，或纤维化≥ S2。

B. 对 HBV DNA 持续阳性没达到上述标准，但有以下情形之一者，亦应考虑给予抗病毒治疗：①对 ALT 大于正常上限且年龄＞ 40 岁者。②对 ALT 持续正常但年龄较大者（＞ 40 岁），应密切随访，肝组织学显示 Knodell HAI ≥ 4，或炎症坏死≥ G2，或纤维化≥ S2 者。③动态观察发现有疾病进展的证据（如脾大）者，建议行肝组织学检测，必要时给予抗病毒治疗。

C. 对于代偿期肝硬化患者，HBeAg 阳性者的治疗指征为 HBV DNA ≥ 10^4copy/ml，HBeAg 阴性者为 HBV DNA ≥ 10^3copy/ml，ALT 正常或升高。对于失代偿期肝硬化患者，只要能检出 HBV DNA，不论 ALT 或 AST 是否升高，建议在知情同意的基础上及时应用核苷（酸）类似物行抗病毒治疗，以改善肝功能并延缓或减少肝移植的需求。

D. 干扰素治疗：我国已批准普通干扰素（IFN-α-2a、IFN-α-2b 和 IFN-α-1b）和聚乙二醇化干扰素（PEG-IFN-α-2a 和 PEG-IFN-α-2b）用于治疗慢性乙型肝炎。①普通 IFN-α 的剂量为 3～5MU，每周 3 次或隔日一次，皮下注射，一般疗程为至少 6 个月，如有应答，为提高疗效亦可延长疗程至 1 年或更长。② PEG-IFN-α-2a 的剂量为 180μg，每周 1 次，皮下注射，或 PEG-IFN-α-2b 的剂量为 1.0～1.5μg/kg，每周 1 次，皮下注射，疗程均为 1 年。具体剂量和疗程可根据患者的应答及耐受性等因素进行调整。③干扰素有导致肝功能失代偿等并发症的可能，应十分慎重，对出现肝硬化患者属禁忌证。④干扰素治疗的监测和随访：治疗前应检查生化指标、肾功能、血常规、尿常规、血糖、甲状腺功能、HBV 血清标志物、HBV DNA 水平、HBsAg 水平、自身抗体、妊娠试验。对于中年以上患者，应做心电图检查和测血压。在治疗开始后的第 1 个月，应每 1～2 周检查一次血常规，以后每月检查一次，直至治疗结束。生化学指标，治疗开始后每月 1 次，连续 3 次，以后随病情改善可每 3 个月 1 次。⑤干扰素的不良反应：流感样综合征、一过性外周血细胞减少、精神异常、自身免疫性疾病。病情严重者应及时停药处理。⑥干扰素的禁忌证：绝对禁忌证包括妊娠、精神病史（如严重抑郁症）、未能控制的癫痫、未戒掉

的酗酒 / 吸毒者、未经控制的自身免疫性疾病、失代偿期肝硬化、有症状的心脏病。相对禁忌证包括甲状腺疾病、视网膜病、银屑病、既往抑郁史、未控制的糖尿病、高血压，治疗前中性粒细胞数＜ 1.0×10^9/L 和（或）血小板计数＜ 50×10^9/L，总胆红素＞ 51μmol/L（特别是非结合胆红素为主者）。

E. 核苷（酸）类似物抗病毒治疗：已经批准用于慢性乙型肝炎治疗的核苷（酸）类似物有五种：拉米夫定（LAM）、阿德福韦酯（ADV）、恩替卡韦（ETV）、替比夫定（LDT）和替诺福韦（TDF）。

a. 核苷（酸）类似物的疗程：对于 HBeAg 阳性的慢性乙型肝炎，患者在达到 HBV DNA 低于检测下限、ALT 复常、HBeAg 血清转换后，再巩固至少 1 年仍保持不变，且总疗程至少已达 2 年者，可考虑停药，但延长疗程可减少复发。停止治疗后要密切监测以防复发。对于 HBeAg 阴性的慢性乙型肝炎，患者在达到 HBV DNA 低于检测下限、ALT 正常后，再巩固至少 1 年半（经过至少 3 次复查、每次间隔 6 个月）仍保持不变，且总疗程至少已达 2.5 年者，可考虑停药，由于停药后复发率较高，可延长疗程。停止核苷（酸）类似物抗病毒治疗后要密切监测以防复发。对于代偿期肝硬化患者，需要长期治疗，最好选用耐药发生率低的核苷（酸）类似物，其停药标准尚不明确。对于失代偿肝硬化和肝移植后肝炎复发者，推荐终身治疗。

b. 核苷（酸）类似物治疗的监测和随访：治疗过程中应对相关指标进行定期监测和随访，以评价疗效和提高依从性。①生化学指标：治疗开始后每月 1 次，连续 3 次，以后随病情改善可每 3 个月 1 次。②病毒学标志：治疗开始后每 3 个月检测 1 次 HBsAg、HBeAg、抗 HBe 和 HBV DNA。③根据病情需要检测血常规、血清肌酸激酶和肌酐等指标。

c. 核苷（酸）类似物耐药的处理：一旦发现耐药，尽早给予挽救治疗。对于发生拉米夫定耐药的患者，可改为替诺福韦单药治疗，或加用阿德福韦酯（如果无替诺福韦）；对于发生阿德福韦酯耐药者，如在用阿德福韦酯之前未应用过核苷（酸）类似物抗病毒治疗，可改用恩替卡韦或替诺福韦，如 HBV DNA 水平较高，优先选择恩替卡韦。如在用阿德福韦酯治疗前已有拉米夫定耐药，可改为特鲁瓦达（恩曲他滨 200mg 和替诺福韦 300mg）治疗，或改为替诺福韦加上一种核苷类似物（如拉米夫定等）；对于替比夫定耐药者，可加用替诺福韦；对于恩替卡韦耐药者，可换用或加用替诺福韦治疗，或加用阿德福韦酯治疗（如无替诺福韦）。因尚未检测到替诺福韦耐药，对替诺福韦的耐药缺乏经验。

F. HBV 感染所致的肝衰竭，包括急性肝衰竭、亚急性肝衰竭、慢加急性肝衰竭和慢性肝衰竭，只要 HBV DNA 可检出，均应使用核苷（酸）类似物抗病毒治疗。

G. 丙型肝炎的抗病毒治疗

a. 急性 HCV 感染治疗：以聚乙二醇干扰素（PEG-IFN-α）单药治疗 HCV 急性感染 12 ～ 24 周的持久性病毒学应答率超过 90%。使用普通干扰素疗效与 PEG-IFN-α 相似，但使用 PEG-IFN-α 的患者依从性更好。对于暂时不能鉴别急性或慢性丙型肝炎的患者，或者经治疗不能根除 HCV 急性感染的患者，则推荐进行干扰素联合利巴韦林治疗。

b. 慢性丙型肝炎的治疗：PEG-IFN-α 联合利巴韦林是目前治疗慢性 HCV 感染的标准治疗方案，但疗程需根据 HCV 基因型而决定。近年来抗丙型肝炎新型药物的研发不断取得新进展，如蛋白酶抑制剂、多聚酶抑制剂，以及新型干扰素和利巴韦林衍生物、HCV 治疗性疫苗等均取得了较大的进展。临床上，对于慢性丙型肝炎患者，只要 HCV RNA 阳性，无 PEG-IFN-α、利巴韦林治疗禁忌证，即应开始行抗病毒治疗。

（3）重型肝炎的治疗：重型肝炎应早期采取抑制肝细胞坏死、促进肝细胞再生和防治并发症等综合治疗措施。同时，早期应用人工肝支持系统治疗，可以改善症状及肝功能，降低病死率。

对有条件者进行肝移植，可显著降低病死率。

1）加强一般和支持治疗：包括绝对卧床休息，保证足够热量，补充维生素 B、维生素 C、维生素 K 等，注意口腔及皮肤清洁，密切观察病情变化和预防并发症发生，检测血清电解质变化，保持水及电解质平衡。可给予输注血浆、白蛋白和凝血因子治疗。此外，可给予乳果糖、静脉滴注支链氨基酸以防止肝性脑病发生。

2）抑制肝细胞坏死和促进肝细胞再生：目前常用的药物有促肝细胞生长素和前列腺素 E_1。

3）防治并发症：重型肝炎多死于严重并发症，如肝性脑病、出血、继发感染、肝肾综合征等。

4）人工肝支持系统：可改善症状、降低血清胆红素水平、纠正肝性脑病和高血钾等。早期应用效果好，可为肝移植创造条件。

5）肝移植：由于重型肝炎的病死率极高，故目前治疗重型肝炎最有效的措施是肝移植。以上治疗措施可为肝移植赢得时间。

(4) 淤胆型肝炎：淤胆型肝炎早期治疗同急性黄疸型肝炎，黄疸持续不退时，可加用泼尼松 40 ～ 60mg/d 口服或静脉滴注地塞米松 10 ～ 20mg/d，2 周后如血清胆红素显著下降，则逐步减量。

(5) 慢性乙型肝炎和丙型肝炎病毒携带者：可照常工作，但应定期检查，随访观察，并动员其做肝脏穿刺活检，以便进一步确诊和做相应治疗。

2. 预后

(1) 急性肝炎：多数急性肝炎患者在 3 个月内临床康复。甲型肝炎预后良好，急性乙型肝炎的 60% ～ 90% 患者可完全康复，10% ～ 40% 转为慢性或病毒携带；急性丙型肝炎易转为慢性或病毒携带者；急性丁型肝炎重叠 HBV 感染时约 70% 转为慢性；戊型肝炎的病死率为 1% ～ 5%，妊娠晚期合并戊型肝炎的病死率为 10% ～ 40%。

(2) 慢性肝炎：轻度慢性肝炎患者一般预后良好；中毒慢性肝炎预后较差，约 80% 的 5 年内发展成肝硬化，少部分可转为肝细胞癌。中度慢性肝炎预后居于轻度和重度之间。慢性丙型肝炎预后较慢性乙型肝炎稍好。

(3) 重型肝炎（肝衰竭）：预后不良，病死率为 50% ～ 70%。年龄较小、治疗及时、无并发症者病死率较低。急性重型肝炎存活者，远期预后较好，多不发展为慢性肝炎和肝硬化；亚急性重型肝炎存活者多数转为慢性肝炎或肝炎后肝硬化；慢性重型肝炎病死率最高，可达 80% 以上，存活者病情可多次反复。

3. 预防

(1) 控制传染源：肝炎患者和病毒携带者都是本病的传染源。急性患者应隔离治疗至病毒消失。慢性患者和携带者可根据病毒复制指标评估传染性大小。符合抗病毒治疗情况的尽可能给予抗病毒治疗。凡现症感染者不能从事食品加工、饮食服务、托幼保育等工作。对献血员进行严格筛查。

(2) 切断传播途径

1）甲型和戊型肝炎：搞好环境卫生和个人卫生，加强粪便、水源管理，做好食品卫生、食具消毒等工作，防止"病从口入"。

2）乙型、丙型、丁型肝炎：加强幼托保育单位及其他服务行业的监督管理，严格执行餐具、食具消毒制度。理发、美容、洗浴等用具应按规定进行消毒处理。养成良好的个人卫生习惯，接触患者后用肥皂和流动水洗手。提倡使用一次性注射用具，各种医疗器械及用具实行一用一消毒措施。对带血及体液污染物应严格消毒处理。加强血制品管理，每一个献血员和每一个单元血液都要经过最敏感方法检测 HBsAg 和抗 HCV，有条件时应同时检测 HBV DNA 和 HCV RNA。采取主动和被动免疫阻断母婴传播。

（3）保护易感人群

1）甲型肝炎：普遍接种疫苗是降低发病率乃至消灭本病的重要措施，已列入我国计划免疫。易感人群（幼儿、儿童和血清抗 HAV IgG 阴性者）和高危人群可接种甲肝灭活疫苗或减毒疫苗。

2）乙型肝炎：① 接种乙肝疫苗是预防 HBV 感染最有效的方法。乙型肝炎疫苗的接种对象主要是新生儿，其次为婴幼儿，15 岁以下未免疫人群和高危人群。新生儿接种乙型肝炎疫苗要求在出生后 24 小时内，越早越好。②母婴阻断。对 HBsAg 阳性母亲的新生儿，应在出生后 24 小时内尽早（最好在出生后 12 小时）注射乙肝免疫球蛋白，剂量≥ 100U，同时在不同部位接种第一针乙型肝炎疫苗，在 1 个月和 6 个月时分别接种第 2 针和第 3 针乙型肝炎疫苗，可显著提高阻断母婴传播的效果。

3）戊型肝炎：预防的主要策略是采取以切断传播途径为主的综合性用水，加强食品卫生和个人卫生，改善卫生设施，提高环境卫生水平。目前我国研制的“重组戊型肝炎疫苗(HEV239)”Ⅲ期临床试验结果显示戊型肝炎疫苗的有效性较高。

4）目前对丙型肝炎、丁型肝炎尚缺乏特异性免疫预防措施。

（杨　航　陈苑莉）

二、流行性脑脊髓膜炎

（一）概念

流行性脑脊髓膜炎（epidemic cerebrospinal meningitis，meningococcal meningitis）简称流脑，是由脑膜炎奈瑟菌（*Neisseria meningitidis*）引起经呼吸道传播的急性化脓性脑膜炎。

流脑是一种古老的疾病，据《医学史纲》（1940 年）中描述，我国于 1896 年首次在武昌确诊 4 例流脑病例。我国历史上每隔 8 ～ 10 年出现一次周期性流脑流行，曾在 1938 年、1949 年、1959 年、1967 年和 1977 年出现过 5 次全国性的 A 群流脑大流行。2003 年安徽省出现 C 群流脑暴发流行。2007 年 A/C 群流脑多糖疫苗被纳入国家免疫规划，有效地控制了 C 群流脑流行。

1. *病原学*　脑膜炎奈瑟菌（又称脑膜炎球菌）属于奈瑟菌属，革兰氏染色阴性双球菌，菌体呈肾形或豆形，直径为 0.6 ～ 1.0μm，多呈凹面相对成双排列或四个菌相连。本菌为专性需氧菌，营养要求高，通常用巧克力琼脂平板进行分离。最适生长条件为 35 ～ 37℃、5% ～ 10% CO_2、pH7.4 ～ 7.6。低于 32℃或高于 41℃不能生长。

本菌按其表面特异性多糖抗原的不同，分为 A、B、C、D、X、Y、Z、E、W135、H、I、K 和 L 13 个群。根据细菌壁脂蛋白多糖成分不同，还可进一步分成不同血清亚群。其中以 A、B、C 三群最常见，占 90% 以上。

人是本菌唯一的天然宿主，可从带菌者鼻咽部和患者的血液、脑脊液、皮肤瘀点中检出，在脑脊液中多见于中性粒细胞内，仅少数在细胞外。本菌裂解可释放内毒素，是重要的致病因子。细菌表面成分也与致病有关，如菌毛、外膜蛋白等。常见菌群中，C 群致病力最强，B 群次之，A 群最弱。本菌可产生自溶酶，在体外易自溶而死亡。

本菌对外界环境抵抗力弱，不耐热，温度高于 56℃及干燥环境极易死亡。对寒冷有一定的耐受力。对一般消毒剂敏感，如接触漂白粉、乳酸等 1 分钟死亡，紫外线照射 15 分钟死亡。

2. *流行病学*

（1）传染源：带菌者和患者是本病的传染源。本病流行期间，50% 以上的正常人鼻腔内可检出脑膜炎球菌，但无任何临床症状，不易被人发现，因此，带菌者是造成本病流行的重要传染源，且当带菌者自身免疫力低下时会导致流脑病例的发生。患者从潜伏期末到急性期均有传染性，但多不超过发病后 10 天，特别是经抗菌治疗后细菌很快消失，故作为传染源的意义远不如带菌者重要。

（2）传播途径：经呼吸道传播，病原菌主要是通过咳嗽、喷嚏、大声说话等形成的飞沫直接从空气中传播。在空气不流通处 2m 以内的接触者均有被感染的危险。由于本菌在外界生活力极弱，故很少间接传播。但密切接触如同睡、怀抱、喂奶、接吻等，对 2 岁以下婴幼儿传染本病有重要意义。

在流脑暴发流行期间，极易发生流脑的二代续发病例，比例可达 10% 以上，而散发时则处于 0.5% ～ 5% 水平。患者在密切接触者感染流脑的危险性比一般人群高 2 ～ 3 倍。流脑指病例出现后 5 天之内，会出现约 50% 的续发病例，另 50% 续发病例出现在 5 天以后，因此流脑的密切接触者是主要的预防对象。

（3）人群易感性：人群普遍易感。发病人群以 5 岁以下儿童尤其是 6 个月至 2 岁的婴幼儿发病率最高。6 个月以内的婴儿因从母体获得免疫，成人因已在多次流行过程中经隐性感染获得免疫而很少发病。人感染后可对本菌群产生持久免疫力，各菌群间有交叉免疫，但不持久。本病隐性感染率高，易感人群感染后 60% ～ 70% 为无症状带菌者，约 25% 呈出血点型，7% 表现为上呼吸道感染，1% 表现为化脓性脑膜炎。一个成年带菌者可以将细菌传播给家庭其他成员，首先是大年龄的儿童，然后是婴幼儿。在家中、兵营或监狱等密闭拥挤的环境里，更容易发生传播。

（4）流行特征：本病全年均可发生，但有明显季节性。我国流脑发病季节分布仍以冬春季发病为主，每年 11 ～ 12 月发病人数开始增多，进入流行季节。次年 1 ～ 2 月发病人数开始明显上升，3 ～ 4 月达到发病高峰，5 ～ 6 月发病人数开始下降，到 9 月流行季节基本结束。60% ～ 90% 的病例发生在 2 ～ 4 月，主要是冬春季节气候寒冷、干燥，呼吸道抵抗力减弱，因此呼吸道疾病易于流行。流脑是一种疫苗可预防疾病。我国在推广流脑多糖疫苗前，基本上每 3 ～ 5 年出现一次小流行，8 ～ 10 年出现一次大流行；随着疫苗的广泛接种和社会经济条件的改善，流脑的发病率已得到了有效控制，流行特征也从“规律的周期性流行”变成了“以散发为主、偶见局部暴发流行”。

本病呈世界性分布。发达国家年平均发病率为（1 ～ 5）/10 万，流行时增高。发展中国家以非洲发病率最高，年平均发病率为 70/10 万左右。20 世纪 90 年代，欧美的散发病例主要由 B 群感染，暴发病例多为 C 群感染。最近在非洲的一些地区出现 W135 群脑膜炎双球菌感染病例。历史上我国 A 群是主要流行菌株；C 群为散发菌株，近年已见暴发流行的报道。在我国，每次流行基本上是从北方向南方扩散，A 群不同优势亚型轮流出现。2004 年冬季以来，全国流脑发病例数较往年明显增加，死亡率也高于往年，流行区域广，发病地点多为中小学校，发病年龄多在 13 ～ 18 岁。近年来，来自偏僻地区流动人口增加，城镇发病年龄组发生变化，流行年发病人群在向高年龄组推移。

（二）临床表现

潜伏期为 1 ～ 10 天，一般为 2 ～ 3 天。根据临床表现，流脑病例可分为普通型、暴发型、轻型和慢性败血症型。

1. 普通型　最常见，占全部病例的 90% 以上。

（1）前驱期（上呼吸道感染期）：患者主要表现为上呼吸道感染症状，如低热、咽痛、咳嗽、鼻塞等，持续 1 ～ 2 天。但因发病急、进展快，此期常被忽视。

（2）败血症期：多数起病后迅速出现此期表现。高热、寒战，体温迅速达 40℃左右，伴明显毒血症症状，如头痛、全身不适及精神萎靡等。幼儿常表现哭闹、拒食、烦躁不安、皮肤感觉过敏及惊厥等。70% ～ 90% 患者可有皮肤、眼结膜或软腭黏膜的瘀点、瘀斑，大小为 1 ～ 2mm 至 1 ～ 2cm，开始为鲜红色，以后为紫红色，病情严重者瘀斑迅速扩大，中央可呈紫黑色坏死或大疱。少数患者脾大。持续 1 ～ 2 天后进入脑膜炎期。

（3）脑膜炎期：此期症状多与败血症期症状同时出现。除高热及毒血症的症状外，主要是中枢神经系统症状。剧烈头痛，频繁呕吐，呈喷射状，烦躁不安，可因神经根受刺激而出现颈项强直、凯尔尼格征及布鲁津斯基征阳性等脑膜刺激征，重者可有谵妄、神志障碍及抽搐。有些婴儿脑膜刺激征缺如，前囟未闭者常可突出，对诊断有很大意义。但应注意因频繁呕吐、失水等可造成前囟下陷。患者通常在 2 ～ 5 天进入恢复期。

（4）恢复期：经治疗后，患者体温逐渐下降至正常，皮肤瘀点、瘀斑消失，大瘀斑中央坏死部位可形成溃疡，以后结痂而愈。其他症状逐渐好转，神经系统检查均恢复正常。病程中约 10% 患者可出现口周单纯疱疹。患者一般在 1 ～ 3 周痊愈。

2. 暴发型　病情凶险，进展迅速，发病 6 ～ 24 小时即可危及生命。

（1）休克型：又称为暴发型脑膜炎球菌败血症。起病急骤，寒战、高热或体温不升，严重中毒症状，短期内（12 小时）出现遍及全身的广泛瘀点、瘀斑，并迅速扩大或继以瘀斑中央坏死。休克表现为面色灰白，唇及指端发绀，四肢湿冷，皮肤花斑状，脉细速，血压下降；易并发弥散性血管内凝血（DIC）。多无脑膜刺激征，脑脊液检查多无异常。

（2）脑膜脑炎型：除有高热、头痛和呕吐外，可迅速陷入昏迷，频繁抽搐，锥体束征阳性；血压持续升高，球结膜水肿。部分患者出现脑疝（小脑幕切迹疝，枕骨大孔疝），表现为双侧瞳孔不等大，对光反应迟钝或消失，可出现呼吸不规则，快慢深浅不一或骤停，肢体肌张力增强等。

（3）混合型：同时具备休克型和脑膜脑炎型的临床表现，此型最为凶险，预后差，病死率高。

3. 轻型　临床表现为低热、轻微头痛、咽痛等上呼吸道感染症状；皮肤黏膜可有少量细小出血点；亦可有脑膜刺激征，脑脊液可有轻度炎症改变。

4. 慢性败血症型　罕见。多见于成人，表现为间歇性发热，反复出现皮肤瘀点或皮疹，关节痛，少数患者脾大，病程可持续数周至数月，但一般状态良好。少数患者发生脑膜炎或心内膜炎导致病情恶化。

（三）诊断

冬春季多发，在有本病发生或流行地区，儿童突发高热、剧烈头痛、频繁呕吐、皮肤黏膜瘀点、瘀斑及脑膜刺激征。应结合实验室检查进行诊断。细菌学检查阳性即可确诊。当患者迅速出现脑实质损害或感染型休克临床症状时提示暴发型，应引起重视。

1. 临床实验室检测

（1）血常规：白细胞计数明显增高，多在 20×10^9/L 以上，中性粒细胞也明显增高，并发 DIC 者血小板减少。

（2）脑脊液检查：是明确诊断的重要方法。可见脑脊液压力升高，外观浑浊，白细胞计数明显升高，达 1000×10^6/L 以上，以中性粒细胞增多为主，蛋白质含量升高，糖及氯化物含量明显减低。如临床上表现为脑膜炎，而病程早期脑脊液检查正常，应于 12 ～ 24 小时后再检查脑脊液，以免漏诊。

2. 细菌学检查　是确诊的重要手段。

（1）涂片：在皮肤瘀点处刺破，挤出少量组织液做涂片及染色，细菌阳性率为60%～80%。在给予抗生素治疗早期也可获得一定的阳性结果。此法简便易行，是早期诊断的重要方法之一。取脑脊液离心沉淀后做涂片染色，有脑膜炎症状患者检测阳性率约50%，而无脑膜炎症状患者检测阳性率小于25%。

（2）细菌培养：可取血液、皮肤瘀点刺出液或脑脊液进行检测，但阳性率较低，应在使用抗菌药物前进行检测。如细菌培养阳性，则须做药物敏感试验。

3. 血清免疫学检测　多应用于已用抗菌药物治疗，细菌学检查阴性者，可协助确诊。

（1）特异性抗原：可用对流免疫电泳法、乳胶凝集试验、葡萄球菌A蛋白协同凝集试验、ELISA或免疫荧光法检测患者早期血液及脑脊液中的细菌抗原。上述方法灵敏、特异、快速，有助于早期诊断。

（2）特异性抗体：可用间接血凝法、杀菌抗体试验、ELISA及RIA法检测，阳性率约在70%。尤其用固相放射免疫分析法（SPRIA）可定量检测A群脑膜炎球菌特异性抗体，阳性率可高达90%，明显高于其他方法。但因抗体多在发病1周后开始升高，故不能作为早期诊断指标。

4. 其他

（1）RIA法检测脑脊液 β_2 微球蛋白：流脑患者明显增高，且与脑脊液中的蛋白含量及白细胞数平行。此项检测更敏感，早期脑脊液检查尚正常时此项检测即可升高，恢复期可正常。故有助于早期诊断、鉴别诊断、病情检测及预后判断。

（2）核酸检测：应用PCR检测患者急性期血清或脑脊液中脑膜炎球菌的DNA特异片段是更敏感的方法，且不受早期抗生素治疗的影响。

（四）鉴别诊断

1. 与流行性乙型脑炎的鉴别　流行性乙型脑炎发病季节多在7～9月，脑实质损害严重，昏迷、惊厥多见，皮肤一般无瘀点。脑脊液较澄清，细胞数大多在500/mm^{3}以下，糖及蛋白量正常或稍增高，氯化物正常。免疫学检查如特异性IgM、补体结合试验等有助于鉴别。

2. 与其他化脓性脑膜炎的鉴别　按侵入途径可初步区别。肺炎球菌脑膜炎大多继发于肺炎、中耳炎的基础上，葡萄球菌性肺炎大多发生在葡萄球菌败血症病程中，革兰氏阴性杆菌脑膜炎易发生于颅脑手术后，流感杆菌脑膜炎多发生在婴幼儿，铜绿假单胞菌脑膜炎常继发于腰椎穿刺、麻醉、造影或手术后。

3. 与虚性脑膜炎的鉴别　败血症、伤寒、大叶性肺炎等急性感染患者有严重毒血症时可出现脑膜刺激征，但脑脊液除压力稍增高外，余均正常。

4. 与中毒型细菌性痢疾的鉴别　中毒型细菌性痢疾主要见于儿童，发病季节在夏秋季。短期内有高热、惊厥、昏迷、休克、呼吸衰竭等症状，但无瘀点，脑脊液检查正常。确诊依靠粪便细菌培养。

5. 与蛛网膜下腔出血的鉴别　蛛网膜下腔出血以成人多见，起病突然，以剧烈头痛为主，重者继而昏迷。体温常不升高。脑膜刺激征明显，但无皮肤黏膜瘀点、瘀斑，无明显中毒症状。脑脊液为血性。脑血管造影可发现动脉瘤、血管畸形等改变。

（五）处理和转诊

及早的诊断、严密的病情观察是本病治疗的基础，对疑似病例要进行隔离，尽早使用抗生素有助于降低流脑的发病率和病死率。普通型流脑可对症治疗，应保证热量及水、电解质平衡。高热时可用物理降温和药物降温；颅内高压时给予20%甘露醇1～2g/kg，快速静脉滴注，根据病情 4 ～ 6 小时一次，可重复使用，应用过程中应注意对肾脏的损害。

流脑的主要死因为败血症导致的休克、DIC 和脑水肿脑疝。患者一般病情较重，基层医疗机构诊断和治疗有一定困难。当怀疑为暴发型或混合型流脑时，基层医疗机构应及时用专车将患者向上级医疗机构转诊。

（倪锡河）

三、狂犬病

（一）概念

狂犬病（rabies）是由狂犬病病毒（rabies virus，RABV）引起的一种嗜中枢神经的烈性人兽共患传染病（由动物传播到人的疾病）。其主要临床表现为特有的狂躁、恐惧不安、恐水、恐声、怕风、流涎和咽肌痉挛、进行性瘫痪，常有典型的恐水症状，故又称为恐水症（hydrophobia）。狂犬病病毒通过被感染的家畜或野生动物，经过抓伤或咬伤人，或者通过密切接触感染动物分泌物而感染人，也可通过吸入包含有病毒粒子的气溶胶而感染人。

狂犬病是一种古老的传染病，大约在公元前 3000 年，已有文字记述犬咬伤可引起人死亡。狂犬病病毒是高度致死性病原，至今没有治愈狂犬病的药物，一旦出现狂犬病症状，病死率几乎是 100%。狂犬病死亡人数一直位于我国传染病报告死亡人数的前三位，对我国人民的健康构成严重威胁。

1. *病原学*　狂犬病病毒的形态酷似子弹，属弹状病毒科，一端圆，另一端扁平，大小约为 75nm × 180nm，病毒中心为单股负链 RNA，外绕以核心壳和含脂蛋白及糖蛋白的包膜。目前已明确狂犬病毒的蛋白质由 5 个主要蛋白和 2 个微小蛋白构成。从世界各地分离的狂犬病毒抗原性均相同，但其毒力可有差异。从自然感染动物体内分离的病毒称为野毒株或街毒株，其特点是接种动物发病潜伏期长，自脑外途径接种后容易侵入脑组织和唾液腺内，在感染的神经细胞中易发现内基小体。若将野毒株连续在家兔脑内传代，经 50 代后，可获得固定毒株，其特点是潜伏期缩短，致病力减弱，不能侵入脑和唾液腺中增殖，但仍保持免疫原性，可供制备疫苗。

在组织细胞内的狂犬病毒，于室温或 4℃其传染性可保持 1 ～ 2 周，若置于中性甘油中，在室温下可保持数周，在 4℃可保存数月。病毒对热、紫外线、日光抵抗力弱。易被强酸、强碱、甲醛、升汞、碘、乙醇、乙醚等灭活。肥皂水、离子型或非离子型去垢剂对狂犬病病毒亦有灭活作用。

2. *流行病学*

（1）传染源：在我国，病犬是狂犬病的主要传染源，由其传播者占 80% ～ 90%，其次是猫、猪及牛、马等家畜和野狼等动物。许多食肉野生动物如狐、獾、浣熊、臭鼬等引起的人狂犬病不断发生，故其流行病学意义应予以重视。南美洲还有带病毒的吸血蝙蝠是当地的重要传染源。

一般来说，狂犬病患者不是传染源，不形成人与人之间的传染。这是因为人唾液中病毒数量相当少。近年来有报道狂犬病患者器官移植到健康人，引起健康人发病的情况；另外有多起报道“健康”带毒动物，如猫或犬抓咬伤人后，引起人发病致死，而伤人动物仍健康存在，应予以高度重视。

（2）传播途径：狂犬病毒主要通过咬伤传播，也可由带病毒犬的唾液经各种伤口和抓伤、舔伤的黏膜和皮肤而入侵。此外，还可通过宰杀病犬、剥皮等过程被感染。偶因吸入蝙蝠群居洞穴中含病毒气溶胶而经呼吸道感染。国外亦有因角膜移植将供体的狂犬病毒传染给受体而引起发病的报道。

(3) 人群易感性：人对狂犬病病毒普遍易感，兽医、野生动物捕捉与饲养者尤易遭受感染。该病全年均可发生，多发季节各地不同，冬季发病较少。患者男性多于女性，以农村青少年居多，与其接触动物的机会较多有关。

人被狂犬咬伤后不一定发病，发病与否和下列因素有关：①咬伤部位，头、面、颈、手等咬伤后，发病机会较多，未进行预防接种的头面部伤口深者发病率为80%左右；②咬伤程度，创口大而深者，感染发病机会多；③咬伤后伤口局部处理情况，未做处理者，或未及时、全程、定量注射狂犬病疫苗，发病机会多；④被咬伤者有免疫功能低下或免疫缺陷。

(4) 流行特征：人和所有的温血动物，包括鸟类都可感染狂犬病，所以该病毒储存宿主广泛，一些野生动物如狐狸、浣熊、蝙蝠等在狂犬病的流行中有重要作用。目前人间流行的狂犬病主要是以犬和猫等家养动物为主要传染源。

狂犬病在全球的流行状况呈现三种类型。

第一种为无狂犬病地区。这类地区一般为相对地理封闭的地区，但在历史上都曾有狂犬病的流行，后来经过一系列的措施，消灭了狂犬病，而成为无狂犬病地区。例如，日本、丹麦、挪威、冰岛、芬兰、瑞典、英国、新加坡、澳大利亚等。

第二种以野生动物传播为主的地区。这类地区在历史上同样是狂犬病的流行地区，主要传染源也曾是犬、猫等家养动物，后来通过积极的家养动物管理与免疫措施，有效控制了狂犬病的流行，人间及家养动物中的狂犬病的发病率很低，几乎完全控制。例如，美国、加拿大、德国、法国、拉美国家、中欧及东欧国家、中亚一些国家等就是采用这样的方式有效控制了狂犬病的流行。

第三种为犬、猫等家畜为主要传染源，狂犬病流行严重的地区。例如，亚洲特别是南亚和东亚是全球狂犬病疫情最严重的地区，印度和我国狂犬病报道发病例数居全球前两位，越南、斯里兰卡等南亚国家也是狂犬病流行的重灾区。

自20世纪50年代以来，我国狂犬病先后出现了3次流行高峰。第一次高峰出现在50年代中期，年报道死亡人数最高达1900多人；第二次高峰出现在80年代初期，整个80年代年均报道死亡人数5537人；第三次高峰出现在21世纪初期，狂犬病疫情重新出现连续快速增长的趋势，2007年全国报道死亡人数高达3300人。从地理分布上看，我国狂犬病疫情主要分布在西南、华南、华东地区，南方发病率高于北方。近年来，南方和东部地区的狂犬病疫情居高不下，既往发病率较低的中原和华北地区疫情急剧上升。从人群分布看，存在“三多”现象，即农村地区病例较多、男性病例较多、15岁以下儿童和50岁以上人群较多。

(二) 临床表现

潜伏期长短不一，大多在3个月内发病。超过1年者约占1%，潜伏期最长可达10年以上。影响潜伏期的因素为年龄（儿童较短）、伤口部位（头面部发病较早）、伤口深浅、病毒入侵数量及毒株的毒力、受伤后是否进行了正规扩创处理和接种狂犬疫苗预防等，其他如外伤、受寒、过累均可促使提前发病。典型病例临床经过以下三期。

1. *前驱期*　低热、头痛、食欲缺乏，少数有呕吐、恶心、全身不适，类似感冒，对痛、声、光、风等刺激开始敏感，并有咽喉紧缩感。具有重大诊断意义的早期症状是已愈合的伤口部位及其神经支配区有麻木、发痒、刺痛或虫爬、蚁行等异常感觉，约发生于80%的病例，此症状可维持数小时至数天。本期持续2～4天。

2. *兴奋期*　表现为高度兴奋、极度恐怖（有大难临头的预兆感），并对水声、风、光等刺激非常敏感，引起发作性咽肌痉挛，讲话吐字不清。恐水是本病的特殊症状。典型者饮水、见水、闻流水声或提及饮水时均可引起严重咽喉肌痉挛。患者渴极而不敢饮，即使饮也不敢下咽。但这种典型症状并非每例都会出现。由于交感神经兴奋，患者大汗、流涎、体温升高、心率快、瞳孔扩大，但多神志清晰，少数患者可出现精神失常、幻视、幻听等。本期为 1 ～ 3 天。

3. *麻痹期*　痉挛停止，有时尚可勉强饮水吞食，患者由安静进入昏迷状态。最后因呼吸、循环衰竭而死亡。本期持续仅 6 ～ 18 小时。

除上述典型表现外，尚有无兴奋期和恐水表现，但有无痛、呕吐、发热、共济失调和腱反射消失等脊髓炎或上行性麻痹的症状，最终因瘫痪而死亡，这类患者属脊髓或延髓受损为主的麻痹型狂犬病。

（三）诊断

有被狂犬或病畜咬伤或抓伤史，出现典型症状，如恐水、怕风、畏光、多汗、流涎及伤口出现麻木、感觉异常即可做出临床诊断。确诊有赖于检查病毒抗原、病毒核酸或尸检脑组织内基小体。

实验室检查项目一般包括以下四方面。

1. *一般检查*

（1）血常规：白细胞总数轻至中度增多，中性粒细胞占 80% 以上。

（2）脑脊液检查：脑脊液细胞及蛋白质可稍增多，葡萄糖及氯化物含量正常。

2. *病原学检查*

（1）病毒分离：取患者的唾液、脑脊液接种鼠脑分离病毒，1 周后可获结果。

（2）内基小体检查：均于死后进行，取动物或死者脑组织做切片、染色，镜检找内基小体，阳性可明确诊断。

（3）抗原检查：应用荧光抗体检查脑组织涂片、角膜印片、冷冻皮肤切片中找病毒抗原，发病前即可获得阳性结果，方法简便，数小时内可完成。

3. *血清学检查*　血清中和抗体或荧光抗体测定，对未注射过疫苗、抗狂犬病血清或人狂犬病免疫球蛋白者有诊断价值。近年来亦有采用 ELISA 法进行抗体检测。WHO 推荐用快速荧光焦点抑制试验检查血清或脑脊液中的抗体，此方法快速、特异、敏感。

4. *核酸检测*　用 RT-PCR 检查狂犬病毒 RNA。

（四）防治原则和转诊

1. *治疗*　目前，发病后以综合对症治疗为主。

（1）隔离患者：防止唾液污染，尽量保持患者安静，减少风、光、声等刺激。

（2）加强监护：包括给氧，纠正酸中毒、维持水电解质平衡。有脑水肿时用脱水剂。有心动过速、心律失常者，用 β 受体阻滞剂或强心剂。对呼吸衰竭者可用人工呼吸机，必要时应做气管切开。

2. *预防*　应以预防动物传染源的发生为主。

（1）管理传染源：大规模的犬类接种活动是控制犬狂犬病的最有效措施。大面积给家犬注射兽用狂犬病毒疫苗，对发现的野犬、狂犬要立即捕杀。对疑似狂犬者，应设法捕获，并隔离观察 10 天，如不死亡，则非狂犬；如出现症状或死亡，应取脑组织检查，并做好消毒、深埋或焚烧工作。

（2）暴露分类：暴露是指被狂犬、疑似狂犬或狂犬病宿主动物抓伤、咬伤、舔舐皮肤或黏膜破损处。

WHO 和我国均按照暴露性质和严重程度将狂犬病暴露分为三级。

1）Ⅰ级暴露：符合以下情况之一者，①接触或喂养动物；②完好的皮肤被舔。

2）Ⅱ级暴露：符合以下情况之一者，①裸露的皮肤被轻咬；②无出血的轻微抓伤或擦伤。

3）Ⅲ级暴露：符合以下情况之一者，①单处或多处贯穿性皮肤咬伤或抓伤（“贯穿性”表示至少已伤及真皮层和血管，临床表现为肉眼可见出血）；②破损皮肤被舔，应注意皮肤皲裂、抓挠等各种原因导致的微小皮肤破损；③黏膜被动物体液污染，常见情况有与家养动物亲吻、小孩大便时肛门被动物舔，以及其他黏膜被动物唾液、血液及其他分泌物污染。

（3）伤口处理：尽快用 20% 肥皂水或 0.1% 新洁尔灭反复冲洗，力求去除狗涎，挤出污血。如果是穿通伤口，应用插管插入伤口内，用注射器灌清水冲洗，冲洗后用 5% 碘酊反复烧灼伤口。除非伤口大，血管需紧急止血外，即使伤口深大，也不应缝合、包扎。对伤口周围的皮肤用针刺，尽量挤压出血或用火罐拔毒。切忌用嘴吮吸伤口，以防口腔黏膜感染。严重咬伤及伤口靠近头部的患者，用抗狂犬病免疫血清或人狂犬病免疫球蛋白在伤口及周围做浸润注射。此外，需要防止细菌感染或破伤风。

（4）预防接种

1）疫苗接种：疫苗接种可用于暴露后预防，也可用于暴露前预防。我国为狂犬病流行地区，凡被犬咬伤者，或被其他可疑动物咬伤、抓伤者，或医务人员的皮肤破损处被狂犬病患者唾液沾污时均需进行暴露后预防接种。暴露前预防主要用于高危人群，即兽医、山洞探险者，从事狂犬病毒研究人员和动物管理人员。WHO 推荐使用的疫苗如下：①人二倍体细胞疫苗，价格较昂贵；②原代细胞培养疫苗，包括地鼠肾细胞疫苗、狗肾细胞疫苗和鸡胚细胞疫苗等；③传代细胞系疫苗，包括 Vero 细胞（非洲绿猴肾传代细胞）疫苗和 BHK 细胞（幼仓鼠肾细胞）疫苗。

我国批准的有地鼠肾细胞疫苗、鸡胚细胞疫苗和 Vero 细胞疫苗，暴露前预防：接种 3 次，每次 1ml，肌内注射，于 0 天、7 天、28 天进行；1 ～ 3 年加强注射一次。暴露后预防：接种 5 次，每次 2ml，肌内注射，于 0 天、3 天、7 天、14 天和 28 天完成，如严重咬伤，可全程注射 10 针，于当天至第 6 天每天一针，随后于 10 天、14 天、30 天、90 天各注射一针。部分 Vero 细胞疫苗可应用 2-1-1 免疫程序：于 0 天在左右上臂三角肌肌内各注射一剂（共两剂），幼儿可在左右大腿前外侧区肌内各注射一剂（共两剂），7 天、21 天各注射本疫苗 1 剂，全程免疫共注射 4 剂，儿童用量相同。

对下列情形之一的建议首剂狂犬病疫苗剂量加倍给予：①注射疫苗前 1 个月内注射过免疫球蛋白或抗血清者；②先天性或获得性免疫缺陷患者；③接受免疫抑制剂（包括抗疟疾药物）治疗的患者；④老年人及患慢性病者；⑤暴露后 48 小时或更长时间后才注射狂犬病疫苗的人员。

2）免疫球蛋白注射：常用的制品有人狂犬病免疫球蛋白和抗狂犬病马血清两种，以人狂犬病免疫球蛋白为佳。抗狂犬病马血清使用前应做皮肤过敏试验。

对有明确流行病学史及典型临床症状的患者，发病后以综合对症治疗为主，防止唾液污染，做好病例管理，因无特效药治疗且病死率几乎为 100%，基层医疗机构对患者的转诊要求不高。

（倪锡河）

四、艾滋病

（一）概述

艾滋病即获得性免疫缺陷综合征（acquired immune deficiency syndrome，AIDS），其病原为人类免疫缺陷病毒（human immunodeficiency virus，HIV），亦称为艾滋病病毒。目前，艾滋

病不仅已成为严重威胁我国人民健康的公共问题，且已影响到经济发展和社会稳定。

1. *病原学* HIV 属于反转录病毒科慢病毒属中的人类慢病毒组，直径为 100 ～ 120nm，呈球形颗粒，由核心和包膜两部分组成。核心包括两条单股 RNA 链、核心结构蛋白和病毒复制所必需的酶类，如反转录酶（RT，P51/P66）、整合酶（INT，P32）和蛋白酶（PI，P10）等。核心外面为病毒衣壳蛋白（P24、P17）。病毒的最外层为包膜，其中嵌有外膜糖蛋白 gp120 和跨膜糖蛋白 gp41。

HIV 是一种变异性很强的病毒，各基因的变异程度不同，*env* 基因变异率高。HIV 发生变异的主要原因包括反转录酶无校正功能导致的随机变异；宿主的免疫选择压力、病毒 DNA 与宿主 DNA 之间的基因重组；以及药物选择压力，其中不规范的抗病毒治疗是导致耐药性的重要原因。

根据 HIV 基因差异，分为 HIV-1 型和 HIV-2 型，两型间氨基酸序列的同源性为 40% ～ 60%。目前全球流行的主要是 HIV-1 型。HIV-2 型的生物学特性与 HIV-1 相似，但其传染性较低，引起的艾滋病临床进展较慢，症状较轻。我国以 HIV-1 型为主要流行株，1999 年在部分地区发现并证实我国有少数 HIV-2 型感染者。

HIV 在外界环境中的生存能力较弱，对物理因素和化学因素的抵抗力较低。一般消毒剂如碘酊、过氧乙酸、戊二醛、次氯酸钠等对乙型肝炎病毒有效的消毒剂对 HIV 也都有良好的灭活作用。75% 的乙醇也可灭活，但紫外线或 γ 射线不能灭活。HIV 对热敏感，对低温耐受性高。56℃处理 30 分钟可使 HIV 体外失去感染性，但不能完全灭活血清中的 HIV，100℃ 20 分钟可将 HIV 完全灭活。

2. *流行病学*

（1）传染源：HIV 感染者和艾滋病患者是本病唯一的传染源。无症状而血清 HIV 抗体阳性的 HIV 患者是具有重要意义的传染源，血清病毒阳性而 HIV 抗体阴性的窗口期感染者亦是重要的传染源。窗口期通常为 2 ～ 6 周。

（2）传播途径：HIV 主要存在于感染者和患者的血液、精液、阴道分泌物、胸腔积液、腹水、脑脊液和乳汁中。经三种途径传播：①性接触，包括同性、异性和双性接触；②血液和血制品传播，包括共用针具静脉吸毒、介入性医疗操作及器官移植等；③母婴传播，包括经胎盘、分娩时和哺乳传播。

（3）易感人群：人群普遍易感。发病年龄以 40 岁以下为多，高危人群为男同性恋者、静脉药物依赖者、性乱者、血友病、多次接受输血或血制品者。

（4）流行状况：联合国艾滋病规划署和 WHO 统计数字显示，截至 2011 年年底，全球估计共有 3400 万名艾滋病病毒感染者。我国 HIV 流行态势为感染率持续下降，综合防治效果显露。传播途径以性接触传播为主，其次为注射吸毒，疫情正在从高危人群向一般人群扩散。

3. *发病机制及病理解剖* HIV 主要侵犯人体的免疫系统，包括 $CD4^+T$ 淋巴细胞、巨噬细胞和树突状细胞等，主要表现为 $CD4^+T$ 淋巴细胞数量不断减少，最终导致人体细胞免疫功能缺陷，引起各种机会性感染和肿瘤发生。

HIV 进入人体后，在 24 ～ 48 小时到达局部淋巴结，约 5 天在外周血中可以检测到病毒成分，继而产生病毒血症，导致急性感染，以 $CD4^+T$ 淋巴细胞数量短期内一过性迅速减少为特点，大多数感染者未经特殊治疗，$CD4^+T$ 淋巴细胞可自行恢复正常水平或接近正常水平。由于机体的免疫系统不能完全清除病毒，形成慢性感染，包括无症状感染期和有症状感染期。无症状感染期持续时间变化较大，数月至数十年不等，表现为 $CD4^+T$ 淋巴细胞数量持续缓慢减少（从 $800/mm^3$ 降至 $350/mm^3$）；进入有症状期后 $CD4^+T$ 淋巴细胞再次较快速地减少，多数感染者 $CD4^+T$ 淋巴细胞在 350/mm³ 以下，部分晚期患者甚至下降至 200/mm³ 以下，并快速减少。

CD4⁺T 淋巴细胞减少的原因：HIV 病毒对受感染细胞溶解破坏和诱导细胞凋亡直接损伤；gp120 与未感染 HIV 的 CD4⁺T 淋巴细胞结合成为靶细胞被 CD8⁺T 细胞毒性 T 细胞（CTL）介导的细胞毒作用及抗体依赖性细胞毒（ADCC）作用攻击而造成免疫损伤破坏，致 CD4⁺T 淋巴细胞减少；HIV 可感染骨髓干细胞，使 CD4⁺T 淋巴细胞产生减少。HIV 引起的相关病理变化中，淋巴结病变明显，艾滋病早期即可见，表现为滤泡增生、增大、融合、大量淋巴细胞浸润，继而发生纤维性病变；也可以是肿瘤性病变，如卡波西肉瘤及非霍奇金淋巴瘤等。胸腺可见萎缩、退行性或炎性病变。中枢神经系统有神经胶质细胞灶性坏死、血管周围炎及脱髓鞘等。

4. *临床表现与分期* 艾滋病的潜伏期平均为 9 年，可短至数月，也可长达 15 年。临床表现多样，根据中华医学会制定的《艾滋病诊疗指南》将艾滋病全过程分为急性期、无症状期和艾滋病期。

（1）急性期：通常发生在初次感染 HIV 后 2 ～ 4 周。部分感染者出现 HIV 病毒血症和免疫系统急性损伤所产生的临床症状。大多数患者临床症状轻微，持续 1 ～ 3 周后缓解。临床表现以发热最常见，可伴有咽痛、盗汗、恶心、呕吐、腹泻、皮疹、关节痛、淋巴结肿大及神经系统症状。此期血清中可检出 HIV RNA 和 P24 抗原，HIV 抗体则在感染后数周才出现。CD4⁺T 淋巴细胞计数一过性降低，同时 CD4/CD8 比值可倒置，部分患者白细胞数和血小板数减少和肝功能异常。

（2）无症状期：可从急性期进入此期，或无明显的急性期症状而直接进入此期。此期持续时间一般为 6 ～ 8 年，其时间长短与感染病毒的数量、型别、感染途径，机体免疫状况的个体差异，营养条件及生活习惯等因素有关。此期由于 HIV 在感染者体内不断复制，免疫系统受损，CD4⁺T 淋巴细胞计数逐渐下降，同时具有传染性。

（3）艾滋病期：为感染 HIV 后的最终阶段。患者 CD4⁺T 淋巴细胞计数明显下降，多数患者＜ 200/mm³，HIV 血浆病毒载量明显升高。此期主要的临床表现为 HIV 相关症状、各种机会性感染及肿瘤。

1）HIV 相关症状：主要表现为持续 1 个月以上的发热、盗汗、腹泻；体重减轻 10% 以上。部分患者表现为神经精神症状，如记忆力减退、表情淡漠、性格改变、头痛、癫痫及痴呆等。另外，可出现持续性全身淋巴结肿大，其特点为：①除腹股沟以外有两个或两个以上部位的淋巴结肿大；②淋巴结直径≥ 1cm，无压痛，无粘连；③持续时间 3 个月以上。

2）各种机会性感染及肿瘤：由于患者的免疫缺陷，故机会性感染的种类很多，常见以下六种。

A. 肺孢子菌肺炎（PCP）：起病隐匿或亚急性，肺部体征少但缺氧、发绀明显，血气分析示低氧血症，胸部影像学显示间质性肺炎，痰或肺泡灌洗液可检出肺孢子菌。

B. 结核病：最常见于肺部，艾滋病患者免疫功能低下，对于某些诊断方法如 PPD 试验、T-SPOT 试验等的评估，与正常患病者不同，因此易出现假阴性，提高病原检出率甚为重要。

C. 非结核分枝杆菌感染：常见的有鸟分枝杆菌，临床表现与结核相似，因此确诊有赖于从血液、淋巴结、骨髓及其他无菌组织和体液中分离出该菌。

D. 巨细胞病毒视网膜炎：巨细胞病毒（CMV）可侵犯肺、食管、肠道及脑，以视网膜炎最常见。

E. 弓形虫脑病：弓形虫可感染器官，而艾滋病合并弓形虫脑病多见，CT 及 MRI 对诊断很重要。

F. 真菌感染：常见的有念珠菌、新型隐球菌、马尔尼菲青霉菌。

3）机会肿瘤：艾滋病相关性淋巴瘤与卡波西肉瘤是最常见的肿瘤，前者以非霍奇金淋巴瘤为主。各种淋巴瘤在艾滋病中的发生率是正常人的数十倍乃至数百倍。卡波西肉瘤主要见于皮肤或口腔黏膜，早期表现为单个或多个红色或紫色斑块，可融合成片，表面溃疡并向四周扩散。

5. 实验室检查

（1）血常规：白细胞、血红蛋白、红细胞及血小板均可有不同程度下降。

（2）HIV 的实验室检测

1）抗体检测：HIV-1、HIV-2 抗体检测是 HIV 感染诊断的金标准，包括筛查试验和确证试验。

2）抗原检测：在抗体出现前的“窗口期”，即可检测到抗 HIV-1 的 P24 抗原，有利于早期诊断，但价格昂贵，仅用于特殊需要。

3）病毒载量测定：常用的方法有 RT-PCR、核酸序列依赖性扩增（NASBA）技术、分支 DNA 信号放大系统（bDNA）和实时荧光定量 PCR 扩增技术（real-time PCR）。病毒载量的测定可了解疾病进展、提供抗病毒治疗依据、评估治疗效果、指导治疗方案调整及为早期诊断提供参考。

4）耐药检测：通过测定 HIV 基因型和表型的变异了解药物变异情况。一般在抗病毒治疗病毒载量下降不理想或抗病毒治疗失败需要改变治疗方案时进行耐药检测。如条件允许，在抗病毒治疗前就进行耐药性检测，以选择合适的抗病毒药物。

5）$CD4^+T$ 淋巴细胞检测：$CD4^+T$ 淋巴细胞是 HIV 最主要的靶细胞，HIV 感染人体后，$CD4^+T$ 淋巴细胞进行性减少，$CD4^+/CD8^+T$ 细胞比例倒置，细胞免疫功能受损。目前常用流式细胞术，可以直接获得 $CD4^+T$ 淋巴细胞数绝对值，也可由 $CD4^+T$ 淋巴细胞的百分数再通过白细胞分类计数换算为 $CD4^+T$ 淋巴细胞绝对数。

（3）其他检查：影像学可有助于了解肺部感染和机会肿瘤，如 PCP、结核病、巨细胞病毒感染、淋巴瘤、卡波西肉瘤等。

6. 诊断和鉴别诊断

（1）诊断原则：HIV/AIDS 的诊断应注意以下原则，结合流行病学史（包括不安全性生活史、静脉注射毒品史、输入未经抗 HIV 抗体检测的血液或血制品、HIV 抗体阳性者所生子女或职业暴露等）、临床表现和实验室检查等进行综合分析，慎重做出诊断。诊断 HIV/AIDS 必须是经过确证试验证实 HIV 抗体阳性，HIV RNA 和 P24 抗原的检测能缩短抗体“窗口期”和帮助早期诊断新生儿的 HIV 感染。

（2）诊断标准

1）急性期：患者近期内有流行病学史和临床表现，结合实验室 HIV 抗体由阴性转为阳性即可诊断，或仅实验室检查 HIV 抗体由阴性转为阳性即可诊断。

2）无症状期：有流行病学史，结合 HIV 抗体阳性即可诊断，或仅实验室检查 HIV 抗体阳性即可诊断。

3）艾滋病期：有流行病学史，实验室检查 HIV 抗体阳性，加之以下各项中任何一项，即可诊断。

A. 原因不明的持续不规则发热 1 个月以上，体温高于 38℃。

B. 慢性腹泻 1 个月以上，次数＞ 3 次 / 天。

C. 6 个月内体重下降 10% 以上。

D. 反复发作的口腔白念珠菌感染。

E. 反复发作的单纯疱疹病毒感染或带状疱疹感染。

F. 肺孢子菌肺炎。

G. 反复发生的细菌性肺炎。

H. 活动性结核或非结核分枝杆菌病。

I. 深部真菌感染。

J. 中枢神经系统病变。

K. 中青年人出现痴呆。

L. 活动性巨细胞病毒感染。

M. 弓形虫脑病。

N. 青霉菌感染。

O. 反复发生的败血症。

P. 皮肤黏膜或内脏的卡波西肉瘤、淋巴瘤。

HIV 抗体阳性，虽无上述表现或症状，但 $CD4^{+}T$ 淋巴细胞数＜ $200/mm^3$，也可诊断为艾滋病。

（3）鉴别诊断

1）原发性 $CD4^{+}$ 淋巴细胞减少症（ICL）：少数 ICL 可并发严重机会性感染，与 AIDS 相似，但无 HIV 感染流行病学资料，以及 HIV-1 和 HIV-2 病原学检测阴性可鉴别。

2）继发性 $CD4^{+}$ 细胞减少：多见于肿瘤及自身免疫性疾病经化学或免疫抑制治疗后，根据病史常可鉴别。

7. 预后　AIDS 病死率很高，平均存活期 12 ～ 18 个月，同时合并卡波西肉瘤及肺孢子菌肺炎者病死率最高。病程 1 年病死率约为 50%，3 年为 80%，5 年几乎全部死亡。合并乙型肝炎、丙型肝炎者，肝病进展加快，预后差。

8. 治疗

（1）高效抗反转录病毒治疗（HAART）：抗反转录病毒治疗是针对病原体的特异性治疗，目标是最大限度地抑制病毒复制，重建或维持免疫功能，降低病死率和 HIV 相关疾病的发生率，提高患者生活质量，减少免疫重建炎症反应综合征，减少艾滋病的传播，预防母婴传播。

目前国际上共有六大类 30 多种药物（包括复合制剂），分为核苷类反转录酶抑制剂（NRTI）、非核苷类反转录酶抑制剂（NNRTI）、蛋白酶抑制剂（PI）、整合酶抑制剂、融合酶抑制剂及 CCR5 抑制剂。鉴于仅用一种抗病毒药物易诱发 HIV 变性，产生耐药性，因而主张联合用药，形成高效抗反转录病毒治疗。

1）治疗方案：国际上推荐的首选抗病毒治疗的原则为一个基本药加上两个核苷类药（双核苷），前者含 NNRTI、PI、整合酶抑制剂，而双核苷则有许多药物可供选择。

A. NRTI

a. 齐多夫定（ADV）：又称为叠氮胸苷（AZT），成人每次 300mg，2 次 / 天。儿童为 $160mg/m^2$ 体表面积，3 次 / 天。新生儿 / 婴幼儿为 2mg/kg，4 次 / 天，注意该药不能与司他夫定合用。

b. 去羟肌苷（DDI）：成人体重≥ 60kg 者，每次 200mg，2 次 / 天；体重＜ 60kg 者，每次 125mg，2 次 / 天；可诱发周围神经炎、腹泻、口腔炎或胰腺炎等。

c. 拉米夫定（LAM）和司他夫定（D4T）：拉米夫定又称为 3TC，用量为 150mg/d，2 次 / 天，与 AZT 合用有协同作用。D4T 的成人用量为 30mg，2 次 / 天。

d. 阿巴卡韦（ABC）：成人用量为 300mg/d，2 次 / 天，对 AZT、LAM、DDI 和奈韦拉平

耐药病例也有效，与 AZT 合用有协同作用。

e. 替诺福韦（TDF）：成人用量为 300mg/d，1 次 / 天，与食物同服。

f. 恩曲他滨（FTC）：成人用量为每次 0.2/g，1 次 / 天，与食物同服。

g. 齐多拉米双夫定（AZT+3TC）：1 片 / 次，2 次 / 天。

h. 阿巴卡韦双夫定（AZT+3TC+ABC）：1 片 / 次，2 次 / 天。

B. NNRTI

a. 奈韦拉平（NVP）：每次 200mg，2 次 / 天。

b. 依非韦伦（EFV）：600mg/d，1 次 / 天。

c. 利匹韦林（RPV）：每次 25mg，1 次 / 天，随餐服用。

C. 蛋白酶抑制剂（PI）

a. 利托那韦（RTV）：2 周内由每次 300mg，2 次 / 天，逐渐递增到每次 600mg，2 次 / 天。

b. 茚地那韦（IDV）：每次 800mg，3 次 / 天。

c. 洛匹那韦 / 利托那韦（LPV/r）：成人 2 片 / 次，2 次 / 天。

d. 替拉那韦（TPV）：成人每次 500mg，2 次 / 天，同时服用 RTV 200mg，2 次 / 天。

e. 达芦那韦 / 考比司他（DRV/c）：成人 800mg 达芦那韦 /150mg 考比司他（1 片），1 次 / 天。随餐服用，不可掰碎。

D. 整合酶抑制剂（INSTI）

a. 拉替拉韦（RAL）：每次 400mg，2 次 / 天。

b. 多替那韦（DTG）：每次 50mg，1 次 / 天。

E. 单片制剂：丙酚替诺福韦 / 恩曲他滨 / 艾维雷韦 / 考比司他（TAF/FTC/EVG/c）：1 片 / 次，1 次 / 天。

成人及青少年初始抗病毒治疗方案：初始患者推荐方案为两种 NRTI 类骨干药物联合第三类药物治疗。第三类药物可以为 NNRTI 或增强型 PI 或者 INSTI，有条件者可以选用复方单片制剂。治疗方案见表 16-20。

表 16-20　成人及青少年初始抗病毒治疗方案

两种 NRTI	第三种药物
推荐方案	+NNRTI：EFV、RPV
TDF（ABC[a]）+3TC（FTC）	或 +PI：LPV/r、DRV/c
	或 +INSTI：DTG、RAL
单片制剂方案	
TAF/FTC/EVG/c[b]	+EFV 或 NVP[c] 或 RPV[d]
替代方案	或 +LPV/r
AZT+3TC	

a 用于 HLA-B*5701 阴性者；b 单片复方制剂；c 对于基线 $CD4^+T$ 淋巴细胞 $250/mm^3$ 的患者要尽量避免使用含 NVP 的治疗方案，合并丙型肝炎病毒感染的避免使用含 NVP 的方案；d 仅用于病毒载量＜ 10^5copy/ml 和 $CD4^+T$ 淋巴细胞＞ $200/mm^3$ 的患者

2) 成人及青少年开始抗病毒治疗的时机：一旦确诊 HIV 感染，无论 $CD4^+T$ 淋巴细胞水平高低，均建议立即开始治疗。出现妊娠、诊断为艾滋病、急性机会性感染、$CD4^+T$ 淋巴细胞＜ $200/mm^3$、HIV 相关性肾脏疾病、急性期感染、合并活动性 HBV 或 HCV 感染时，在开始 HAART 前一定要取得患者的配合和同意，教育患者的依从性，如果存在严重的机会性感染和

既往慢性疾病急性发作期，应在控制病情稳定后开始治疗，一旦启动 HAART，需终身治疗。

（2）婴幼儿和儿童开始 HARRT 治疗的指征和时期：婴幼儿期，对于小于 18 个月婴儿体内有来自母体抗 HIV 抗体，应首先用 PCR 法检测 HIV RNA，阳性可早期诊断 HIV 感染；或 PCR 法，两次检测 HIV RNA 均阳性者，也可诊断为 HIV 感染。小于 12 月龄的婴儿，建议治疗；12 ～ 35 月龄幼儿，$CD4^+T$ 淋巴细胞百分比＜ 20% 或总数低于 $750/mm^3$ 建议治疗；36 ～ 59 月龄儿童，$CD4^+T$ 淋巴细胞百分比＜ 15% 或总数低于 $350/mm^3$ 建议治疗；大于 5 岁的儿童，$CD4^+T$ 淋巴细胞百分比＜ 15% 或总数低于 $350/mm^3$ 建议治疗。

（3）特殊人群的抗病毒治疗

1）儿童：一线治疗方案为 ABC+3TC+EFV, 适用于 3 岁以上或体重大于 10kg 能够吞服胶囊的儿童，3 岁以下或体重小于 10kg 的儿童可用 AZT 或 D4T+3TC+NVP。

2）哺乳期妇女：如进行母乳喂养则必须坚持抗病毒治疗。

3）合并结核分枝杆菌感染：应避免同时开始抗病毒和抗结核治疗。目前倾向于在抗结核治疗 2 周后开始抗病毒治疗。

4）静脉药物依赖者：治疗中应选择至少两种对 HBV 有抑制作用的药物。推荐拉米夫定联合替诺福韦。

5）合并 HCV 感染：抗 HIV 方案应避免使用 NVP。$CD4^+T$ 淋巴细胞大于 $350/mm^3$ 时，可先抗 HCV 治疗；若 $CD4^+T$ 淋巴细胞小于 $200/mm^3$ 时，考虑先进行抗 HIV 治疗。若同时有肝炎活动，则可考虑先抗 HCV 治疗。

6）抗病毒监测：抗病毒治疗过程中要定期进行临床评估和实验室检测，以评价治疗效果，及时发现抗病毒药物的不良反应，以及病毒是否产生耐药性，必要时更换药物以取得抗病毒治疗的成功。

7）病毒学指标：大多数患者在抗病毒治疗 4 周内病毒载量应下降 1 个对数单位以上。在治疗 3 ～ 6 个月后，病毒载量应达到低于检测水平。

8）免疫学指标：在抗病毒治疗 3 个月时，$CD4^+T$ 淋巴细胞增加 30%，或治疗 1 年后，$CD4^+T$ 淋巴细胞增加 $100/mm^3$，提示有效。

（二）机会性感染的处理

1. *肺孢子菌肺炎*（PCP） 首选复方磺胺甲噁唑（SMZ-TMP），轻 - 中度 PCP 患者口服 TMP 20mg/（kg・d），SMZ 100mg/（kg・d），分 3 ～ 4 次服用，疗程 2 ～ 3 周。重症患者可静脉用药，剂量和疗程同口服。

2. *其他真菌感染* 口腔及食管真菌感染用克霉唑 1.5g 或酮康唑 0.1g，2 次 / 天；制霉菌素 2.5 万 U 涂抹黏膜病变处，每天 4 次；肺念珠菌病等可用氟康唑或伊曲康唑治疗，新型隐球菌脑膜炎用两性霉素 B、氟胞嘧啶或氟康唑等治疗。

3. *病毒感染* 全身性 CMV、HSV、EBV 感染及带状疱疹可用阿昔洛韦、更昔洛韦，疗程 2 ～ 4 周。

4. *弓形虫感染* 选用螺旋霉素或克林霉素，0.6 ～ 1.2g/d，前两者常与乙胺嘧啶合用或交替使用，也可用 SMZ-TMP，或磺胺嘧啶 1g，4 次 / 天，疗程 4 周。

5. *鸟分枝杆菌感染* 阿奇霉素 600mg，1 次 / 天；或克拉霉素 500mg，2 次 / 天；或利福布汀，每天 200 ～ 600mg；利福平 600mg/d；环丙沙星 0.5g，3 次 / 天。疗程与抗结核相同。

6. *卡波西肉瘤* AZT 与 INF-α 联合治疗，也可用博来霉素 $10mg/m^2$、长春新碱 $2mg/m^2$ 和阿奇霉素 $20mg/m^2$ 联合化疗等。

（三）对症支持治疗

加强营养支持治疗，有条件可以辅以心理治疗。

（四）预防性治疗

1. HIV 感染而结合菌素试验阳性者，服用 INH 4 周。CD4 细胞＜ 0.2×10^9/L 者可用复方磺胺甲嘧唑预防肺孢子菌肺炎。

2. 医务人员被污染针头刺伤或发生实验室意外，在 2 小时内开始康苄韦（300mg，2 次 / 天）或 D4T+DDI 等治疗，疗程 4 ～ 6 周。

（五）预防

1. *管理传染源*　本病是《传染病防治法》管理的乙类传染病。发现 HIV 者应尽快（城镇于 6 小时内、农村于 12 小时内）向当地疾病预防控制中心（CDC）报告。高危人群普查 HIV 感染有助于发现传染源。隔离治疗患者，监控无症状 HIV 感染者，加强国境检疫。

2. *切断传播途径*　加强艾滋病防治知识宣传教育。高危人群用避孕套，规范治疗性传播疾病。严格筛查血液及血制品，使用一次性注射器。严格消毒患者用过的医疗器械，对职业暴露采取及时干预。对 HIV 感染的妊娠妇女采用产科干预加之抗病毒药物干预及人工喂养措施。注意个人卫生，不共用牙具、剃须刀等。

3. *保护易感人群*　由于 HIV 基因变异率高，基因又整合入人宿主细胞中，HIV 可直接侵犯宿主免疫系统，使疫苗研发的难度加大，现仍无成功疫苗问世。

（蔡银娇）

五、性传播疾病（梅毒、淋病、生殖器疱疹、尖锐湿疣）

（一）概述

性传播疾病（sexually transmitted diseases，STD）简称性病，是一组以性行为或类似性行为为主要传播方式的传染病。病变部位常在性器官，但也可以通过淋巴系统侵犯邻近淋巴结、皮肤黏膜，甚至经血行播散至全身。1975 年世界卫生组织将性传播疾病范畴扩大，进而使该疾病的病种达 20 余种，本章重点介绍常见的 4 种性传播疾病，如梅毒、淋病、生殖器疱疹、尖锐湿疣。

（二）临床表现

常见性传播疾病临床表现见表 16-21。

表 16-21　4 种常见性传播疾病病原体及临床表现

疾病名称	病原体	临床表现
梅毒	梅毒螺旋体	一期硬下疳：牛肉红色溃疡，界清，传染性强 二期梅毒疹、扁平湿疣：形状多样，传染性很强 三期树胶肿：皮下深性结节，侵犯心血管、神经等
淋病	淋病双球菌	尿道炎、宫颈炎、肛门直肠炎等
生殖器疱疹	单纯疱疹病毒	外生殖器簇集性小水疱、溃疡，反复发作
尖锐湿疣	人类乳头瘤病毒	生殖器皮肤黏膜交界处乳头状、菜花样肉色赘生物

（三）诊断

1. *梅毒诊断*　不洁性接触史和典型的临床表现及实验室检查，如皮损分泌物查找梅毒螺旋体、梅毒血清学试验等。

2. *淋病诊断*　不洁性接触史和典型尿道炎症状，如脓性分泌物，尿道刺痛等，结合分泌物细菌涂片或培养等实验室检查。

3. 生殖器疱疹　不洁性接触史和典型临床表现及实验室检查，如血清学抗单纯疱疹病毒抗体检查等。

4. 尖锐湿疣　不洁性接触史和典型外生殖器疣状赘生物，结合实验室检查，如醋酸白试验阳性等，并排除梅毒诊断。

（四）防治原则

常见性传播疾病的防治原则见表16-22。

表16-22　4种常见性传播疾病治疗及预防原则

疾病名称	治疗	防治原则
梅毒	首选青霉素，且要维持到10天以上 早期：苄星青霉素240U，1次/周，2～3次；晚期：苄星青霉素240U，1次/周，3～4次	切断不洁性接触，洁身自好，提倡使用安全套
淋病	及时、足量、规则用药，同时配偶也需治疗，根据病情选择方案，如尿道炎、宫颈炎，用头孢曲松250mg一次肌内注射	注意公共场所卫生，避免使用公用毛巾、坐便器等
生殖器疱疹	内服抗病毒药物，如阿昔洛韦200mg，5次/天，连服7～10天；外用抗病毒制剂如3%阿昔洛韦乳膏，保持干燥清洁等，避免细菌感染	阻断母婴垂直传播，根据不同疾病采取相应措施，如剖宫产
尖锐湿疣	物理治疗如激光、冷冻；光动力治疗；外用药物如5%咪喹莫特乳膏等；手术治疗；内服抗病毒和免疫调节剂	避免医源性传播，医疗物品应严格消毒灭菌

（倪锡河）

六、肠道寄生虫病

（一）蛔虫病

1. 概念　蛔虫病是由蛔虫的幼虫在人体内移行和成虫寄生于人体小肠所致的疾病。成虫在小肠内寄生可引起胃肠功能紊乱，表现为间歇性脐周疼痛或上腹部绞痛、腹胀、便秘及食欲缺乏、恶心、呕吐等。蛔虫阻塞肠管可引起机械性肠梗阻，还可进一步发展成肠扭转或肠套叠。蛔虫有钻孔乱窜习性，侵入胆管、阑尾、腹腔、肝等各种脏器和组织，引起严重并发症。

2. 诊断与鉴别诊断　根据临床表现、粪便找蛔虫卵、X线或试用驱虫方法可诊断肠道蛔虫病。

（1）胆道性蛔虫病：由肠内蛔虫进入胆管所致。临床表现为突发阵发性上腹部钻顶样疼痛，疼痛向右肩、腰背或下腹部放射。常伴有恶心、呕吐，有时可吐出蛔虫。体征不明显，与腹痛程度不相称。粪便中查到蛔虫体黄染或有蛔虫曾钻入胆管的佐证；X线检查发现悬垂于十二指肠内虫段阴影。B型超声可见双线回声（双光带）有助于鉴别诊断。临床常需与胆石症、急性胆囊炎相鉴别，腹部超声有助于鉴别。

（2）蛔虫性肠梗阻：临床表现为腹部阵发性绞痛，以脐周或右下腹为主，呕吐并常吐出蛔虫，停止排气和排便。易误诊为肠套叠、急性阑尾炎等。肠套叠通常表现为排果酱样血便，腹部可触及肿块，空气或钡剂灌肠X线检查可见杯口状阴影。而蛔虫性肠梗阻X线平片可见气液平面，有时可见成团的虫体阴影。

（3）蛔虫性阑尾炎：早期依据吐蛔史及便蛔虫史、B型超声及X线钡剂灌肠等检查，一般可与急性阑尾炎相鉴别，与晚期阑尾炎或穿孔则难以区别。本病早期虽呈右下腹剧烈阵发性绞痛，但依据本病的其他临床特点和物理学检查也能与粪石梗阻性阑尾炎和右侧输尿管中、下段结石相鉴别。

3. 治疗原则　蛔虫病防治应采取综合措施，包括查治感染者、管理粪便和通过健康教育。

（1）驱蛔虫药物：群体驱虫时间宜在感染高峰期之后的秋、冬季节；流行区每半年到1年驱虫一次。驱虫药物可选用噻嘧啶、甲苯达唑、伊维菌素、复方阿苯达、阿苯达唑（肠虫清）等药物驱虫。

1）噻嘧啶：成人及 12 岁以上儿童按 1.2 ～ 1.5g 顿服；12 岁以下（含 12 岁，下同）儿童按 10mg/kg 体重服用。

2）甲苯达唑：成人及 12 岁以上儿童 200mg 顿服；12 岁以下儿童剂量减半。

3）伊维菌素：成人 6mg 顿服；14 岁以下儿童按 0.1mg/kg 体重服用。

4）复方阿苯达唑（每片含阿苯达唑 67mg 和噻嘧啶 250mg）：成人及 7 岁以上儿童，2 片顿服；2 ～ 6 岁儿童，1.5 片顿服。

5）阿苯达唑：成人及 12 岁以上儿童 400mg 顿服，12 岁以下儿童减半，如需重复治疗需间隔 10 天。

（2）局部用药：每晚睡前清洗会阴和肛周，局部涂搽软膏杀虫止痒，或用噻嘧啶塞肛，连用 3 ～ 5 天。

（3）并发症处理

1）胆道蛔虫病：主要有解痉镇痛，保持水、电解质平衡，早期驱虫以防止胆管感染、坏死，处理肝脏病变等并发症；合并感染可采用氨基糖苷类和甲硝唑类抗菌药物；有条件的医院可先行经逆行胆管造影或 B 型超声检查确诊后，行内镜取虫。

2）以下情况考虑手术治疗：经非手术疗法 48 小时后患者腹痛仍无改善或加剧者；黄疸明显者；有明显腹膜炎体征；合并有胆囊炎胆石症；临床症状虽减轻或消失，但 B 型超声反复检查阳性，蛔虫不退出者；或经胆管造影，证明蛔虫已完全钻进胆管或死虫长期不能排出者；合并肝蛔虫、胰腺蛔虫病、蛔虫性肠梗阻、蛔虫性阑尾炎等；中毒症状显著、大汗不止、血压下降和休克体征明显者。

3）蛔虫性肠梗阻：单纯性不完全性梗阻且无明显腹部胀气者可考虑氧气驱虫。但遇到以下情况必须进行手术治疗：①梗阻时间长，呕吐严重者。②非手术治疗无效，病情加重或伴有休克者。③治疗较迟，出现肠管坏死，循环障碍者。④蛔虫团过大而坚实，估计不能消散者。⑤合并其他严重蛔虫性外科并发症，如蛔虫性肠扭转、蛔虫性肠套叠及肝蛔虫病、胰腺蛔虫病、蛔虫性阑尾炎者。⑥无法与其他类型肠梗阻相鉴别者。

（二）蛲虫病

1. *概念*　蛲虫病是由蛲虫（蠕形住肠线虫）寄生于人体肠道而引起的传染病。感染人群主要为儿童。临床主要表现为雌虫产卵引起肛门周围和会阴部瘙痒，一般成虫寄生于肠道时症状不多，偶有肠炎表现，重者有腹泻。蛲虫异位寄生还可引起阑尾炎、泌尿生殖系统病变、皮肤肿块等。

2. *诊断及鉴别诊断*　依据肛门及外阴周围皮肤瘙痒、粪便或肛门拭子查虫卵可明确诊断。但临床须与肛周神经性皮炎、外阴炎、肛周湿疹相鉴别。肛周神经性皮炎亦表现为夜间肛周瘙痒加剧，但皮疹通常呈圆形或多角形丘疹，晚期可形成苔藓样硬化。外阴炎常表现为外阴瘙痒，伴有湿疹或尿布疹，无明显日轻夜重。肛周湿疹通常浆液渗出明显，呈湿疹特有外观，慢性期局部皮肤增厚，呈苔藓样变，皱襞皲裂明显。

3. *治疗原则*　采用驱虫治疗，同时加强对儿童及家长进行健康教育预防，讲究个人卫生。

（1）口服药物：①阿苯达唑，100mg 或 200mg 顿服，2 周后重复一次；②甲苯达唑，100mg/d，连服 3 天；③噻嘧啶，小儿 30mg/kg，成人每次 1.2 ～ 1.5g。两周重复一次，也可选用伊维菌素、三苯双脒。

（2）外用药物：可选用蛲虫膏、2% 氧化氨基汞软膏涂于肛门周围，兼具止痒、杀虫作用。

（三）钩虫病

1. 概念 钩虫病是由钩虫（十二指肠钩虫、美洲钩虫）的幼虫在人体内移行和成虫寄生于人体小肠所引起的疾病，主要表现为肠功能紊乱、营养不良、贫血，严重者可并发消化道大出血。

2. 诊断与鉴别诊断 在流行区有赤足下田和“粪毒”史及贫血等临床表现，同时结合粪便检查钩虫卵可确诊。但本病所引起的消化道症状须与其他消化道疾病相鉴别。

（1）消化性溃疡：钩虫病常引起腹痛、贫血，须与消化性溃疡相鉴别。消化性溃疡通常呈周期性、节律性上腹痛，胃溃疡为餐后疼痛；十二指肠溃疡通常为饥饿痛，进食可缓解，伴有反酸、嗳气等。钩虫病多为上腹部隐痛，无节律性，服用抗酸药或进食不能缓解，伴有异食癖、食欲亢进，严重者有贫血水肿面容。

（2）慢性结肠炎：通常表现为受凉、饮食失调后反复腹泻，多伴有里急后重，病程较长。发作期大便有黏液、脓血样改变，偶见大量出血。而钩虫性结肠炎一般病程较短，结合粪便检查或经验性治疗常可确诊。

（3）其他原因所致消化道大出血：钩虫病并发消化道大出血在临床上易误诊为胃、十二指肠溃疡出血，胃肠道肿瘤，门静脉高压出血等。鉴别诊断主要依据有无钩虫病流行区生活史、粪便可见钩虫卵或钩蚴、钩虫病治疗有效、胃镜或钡剂排除胃或十二指肠溃疡、胃肠肿瘤或其他原因出血。

3. 治疗原则

（1）驱虫治疗（病原学治疗）

1）噻嘧啶：成人及 12 岁以上儿童 1.2 ～ 1.5g 顿服；12 岁以下儿童按 10mg/kg 体重服用。

2）阿苯达唑：成人及 12 岁以上儿童 400mg 顿服；12 岁以下儿童剂量减半。

3）三苯双脒：成人及 14 岁以上儿童 400mg 顿服；14 岁以下儿童剂量减半。

4）复方阿苯达唑（每片含阿苯达唑 67mg 和噻嘧啶 250mg）：成人及 7 岁以上儿童，2 片顿服；2 ～ 6 岁儿童，1.5 片顿服。

（2）对症治疗：驱虫治疗前后，贫血者可服用铁剂、维生素 C 改善贫血，严重贫血或婴幼儿可输血纠正贫血。

（陈苑莉 杨 航）

第十节 五官、皮肤及其他

一、结膜炎

（一）概述

结膜（conjunctiva）是由眼睑缘间部末端开始，覆盖于眼睑后和眼球前的一层半透明黏膜组织，由球结膜、睑结膜和穹窿部结膜三部分构成。

结膜与外界环境的多种物理、化学因素和微生物相接触，眼表的特异性和非特异性防护机制使其具有一定的预防感染和使感染局限的能力，当这些防御能力减弱或外界致病因素增强时，将会引起结膜组织的炎症发生，其特征包括血管扩张、渗出和细胞浸润，这种炎症统称为结膜炎。根据结膜炎的发病快慢可分为超急性结膜炎、急性或亚急性结膜炎、慢性结膜炎。一般情况下，病程少于 3 周者为急性结膜炎，而超过 3 周者为慢性结膜炎。

结膜炎是眼科最常见的疾病之一，其致病原因可分为微生物性结膜炎和非微生物性结膜炎两大类，根据不同来源可分为外源性结膜炎或内源性结膜炎，也可因邻近组织炎症蔓延导致。最常见的是微生物感染，致病微生物可为细菌（如肺炎球菌、流感嗜血杆菌、金黄色葡萄球菌、脑膜炎双球菌、淋球菌等）、病毒（如人腺病毒株、单纯疱疹病毒Ⅰ型和Ⅱ型、微小核糖核酸病毒）或衣原体，偶见真菌、立克次体和寄生虫感染。物理性刺激（如烟尘、风沙、紫外线等）和化学性损伤(如酸碱、医用药品或有毒气体等)也可引起结膜炎。以上因素所致结膜炎为外源性结膜炎。由免疫性病变（过敏性）、与全身情况相关的内因（如肺结核、梅毒、甲状腺病等）、邻近组织（角膜、巩膜、眼睑、眼眶、泪器、鼻腔与鼻旁窦等）炎症蔓延引起的可归结为内源性结膜炎。

（二）临床表现

结膜炎症状包括异物感、烧灼感、痒、畏光、流泪。重要的体征有结膜充血、水肿、渗出物、乳头增生、滤泡、假膜和真膜、肉芽肿、假性上睑下垂，耳前淋巴结肿大等。

1. **结膜充血**　可由多种因素刺激引起，包括感染、风、化学性烟雾、紫外线辐射和长期局部用药等,其他是急性结膜炎最常见的体征。结膜充血的特点是表层血管充血,以穹窿部最明显,向角膜缘方向充血减轻，这些表层血管可随结膜机械性移动而移动，并于局部滴用肾上腺素后充血消失。

2. **结膜分泌物**　是各种急性结膜炎共有的体征，分泌物可为脓性、黏脓性或浆液性。引起脓性分泌物的病原体最常见的是淋球菌和脑膜炎球菌，其他致病菌通常引起黏液脓性分泌物。由于黏液脓性分泌物可粘住睫毛，使睑缘粘在一起，患者晨间醒来，可出现睁眼困难，提示可能为细菌性感染或衣原体感染。过敏性结膜炎分泌物呈黏稠丝状。病毒性结膜炎的分泌物呈水样或浆液性。

3. **乳头增生**　是结膜炎症的一种非特异性体征。多见于睑结膜，乳头较小时，呈现天鹅绒样外观,角结膜缘部多呈圆顶状。在生理状态下,翻转上眼睑后于睑结膜的上缘可见一些大乳头,可能与此部位膈样固定结构较少有关。乳头由增生肥大的上皮层皱叠或隆凸而成，裂隙灯下见中心有扩张的毛细血管到达顶端，并呈轮辐样散开。上睑结膜乳头主要见于春季结膜炎和结膜对异物（如角膜接触镜、缝线、人工角膜等）的刺激反应，下睑也出现时多见于过敏性结膜炎。直径大于1mm的增生乳头，称为巨乳头，其发生由附着在结膜上皮到睑板的膈样固定结构崩解引起乳头融合所致，可见于特应性角结膜炎，春季角结膜炎，接触镜、义眼或缝线引起等。

4. **滤泡形成**　由淋巴细胞反应引起，呈外观光滑、半透明隆起的结膜改变。滤泡散在分布，常发生在上睑结膜和下穹窿结膜，也可见于角结膜缘部结膜。滤泡的直径一般为0.5～2.0mm，也有些超过2.0mm，和乳头不同，滤泡中央无血管，血管从周边基底部向顶部逐渐消失。滤泡的鉴别非常重要，是某些结膜炎的相对特异的炎症反应体征。大多数病毒性结膜炎、衣原体结膜炎（除外新生儿包涵体结膜炎)、一些寄生虫引起的结膜炎、药物（碘苷、地匹福林、缩瞳剂）引起的结膜炎都会造成滤泡形成。滤泡位于下穹窿睑板边缘，诊断价值不大，如果位于上睑板，则要考虑衣原体、病毒或药物性结膜炎的可能。儿童和青少年的滤泡增殖并不都意味着病理性改变，正常年轻人的颞侧结膜有时也可见小滤泡，通常于穹窿部明显，近睑缘部消失，这是一种生理性改变，称为良性淋巴样滤泡增殖症。

5. **真膜和假膜**　某些病原体感染可引起真膜或假膜，由脱落的结膜上皮细胞、白细胞、病原体和富含纤维素性的渗出物混合形成。真膜是严重炎症反应渗出物在结膜表面凝结而成，累及整个上皮，如强行剥除，创面粗糙，易出血。假膜是上皮表面的凝固物，去除后上皮仍保持完整。腺病毒结膜炎是膜形成的最常见病因，其次是原发性单纯疱疹病毒性结膜炎，其他常见病因还包括春季结膜炎、包涵体性结膜炎和念珠菌感染性结膜炎。多形性红斑或Stevens-Johnson综合征常累及黏膜和皮肤，导致双侧假膜形成，最终形成严重结膜瘢痕、杯状细胞丢失、睑内翻、倒睫和角膜缘干细胞衰竭。

6. *球结膜水肿* 血管扩张时的渗出液进入到疏松的球结膜下组织，导致结膜水肿，水肿严重时，球结膜可突出于睑裂之外。急性过敏性结膜炎、淋球菌或脑膜炎球菌结膜炎、腺病毒结膜炎都有明显的结膜水肿。结膜水肿的出现可以早于细胞浸润和分泌物等体征。除炎症外，眶静脉受损或淋巴回流受阻、血管内渗透压低等都可引起结膜水肿。

7. *结膜下出血* 严重的结膜炎如腺病毒和肠道病毒所致的流行性结膜炎和 Koch-Weeks 杆菌所致的急性结膜炎等，除可出现结膜充血外，还可出现点状或片状的球结膜下出血，色鲜红，量多时呈暗红色。

8. *结膜肉芽肿* 肉芽肿一般由增殖的纤维血管组织和单核细胞、巨噬细胞构成。常见睑板腺囊肿及一些内源性疾病如梅毒、猫抓病、肉瘤病、Parinaud 眼腺综合征等。Parinaud 眼腺综合征表现为单眼肉芽肿性结膜炎和局部滤泡增殖，时常伴有耳前或下颌下淋巴结肿大，发热和其他全身表现。组织活检有助于这些疾病的诊断。

9. *结膜瘢痕* 单纯的结膜上皮损伤不会导致瘢痕的产生，只有损害累及基质层才形成瘢痕。瘢痕早期表现为结膜穹窿变浅，线状或星状、花边状的上皮纤维化。长期的结膜下瘢痕化可引起睑内翻和倒睫等并发症。随着病程的发展，变浅的结膜穹窿损害加重。严重的瘢痕化终末期表现为结膜穹窿消失，上皮角质化，睑球粘连，如眼类天疱疮病。膜性结膜炎后期可导致上皮下纤维化和睑球粘连，这种瘢痕化可出现在结膜的任何部位。特发性结膜炎后期的并发瘢痕常呈灶性且位于巨乳头的中央，最后可导致结膜下穹窿广泛性收缩，但一般不出现睑内翻和倒睫。沙眼的瘢痕特异性病理改变是瘢痕边缘围有滤泡，称为 Herbert 小凹。沙眼的结膜下纤维化可发生于上睑板上界的附近，称为 Arlt 线。

10. *假性上睑下垂* 细胞浸润或瘢痕形成使上睑组织肥厚、重量增加而造成上睑下垂，多见于沙眼、浆细胞瘤等。轻度上睑下垂也可由炎症细胞浸润 Müller 肌造成。

11. *耳前淋巴结肿大* 是病毒性结膜炎的一个重要体征，也是和其他类型结膜炎的重要鉴别点，疾病早期或症状轻者无此表现。此外还可见于淋球菌性、衣原体性和各种可致肉芽肿性结膜炎和泪腺炎的疾病。另外，还需注意儿童睑板腺感染时也可有耳前淋巴结肿大。

（三）诊断与鉴别诊断

临床上可根据结膜炎的基本症状和体征，如分泌物增多、结膜充血、眼睑肿胀等做出诊断，但确诊是何病因所致的结膜炎尚需依靠实验室检查。实验室检查包括细胞学、病原体的培养和鉴定，以及免疫学和血清学检查等。

病史对诊断非常重要。感染性结膜炎多为双眼发病，因此常传染至家人及社区人群。急性病毒性结膜炎的患者多于疾病早期出现一眼发病，数天后对侧眼也受累。单眼发病常见于药物性、中毒性或外伤引起的结膜炎。另外，渗出物的类型和炎症发生的部位亦是明确诊断的重要依据。

1. *临床检查* 临床症状和主要体征出现的部位不同有助于结膜炎的鉴别诊断，其中结膜滤泡和乳头出现的位置、形态、大小均是重要的诊断和鉴别诊断依据，如沙眼的炎症上睑结膜较下睑严重，滤泡常出现于上睑结膜边缘部，而包涵体性结膜炎的滤泡增殖性改变更常见于下睑结膜。此外，分泌物的多少及性质、真膜（假膜）、溃疡、疱疹、角膜炎及血管翳是否存在，耳前淋巴结是否肿大，皆有助于诊断，不同结膜炎的临床特征和诊断要点将在各论中详细阐述。

2. *病原学检查* 为了病因诊断和正确治疗，有时必须进行病原学检查。结膜分泌物涂片可帮助诊断有无细菌感染，如淋球菌引起的结膜感染，在结膜上皮和中性粒细胞的细胞内可以找到成双排列的淋球菌。必要时可做细菌和真菌的培养、药物敏感试验等。如无细菌生长，则应考虑衣原体或病毒的可能性，需做分离鉴定。病毒的分离和培养因其技术复杂、价格昂贵且耗时长而在临床上不常进行。另外，还可应用免疫荧光、酶联免疫测定、聚合酶链反应（PCR）等方法来检测病原体的抗原。检查患者急性期和恢复期血清中血清抗体的效价也有助于诊断病毒性结膜炎，特别是单纯疱疹病毒性结膜炎，其急性期的外周血中血清抗体滴度可升高四倍甚至更多。

3. *细胞学检查*　不同类型的结膜炎，其细胞反应也不相同，结膜分泌物涂片检查革兰氏染色（鉴别细菌种属）、吉姆萨染色（分辨细胞形态、类型）有助于临床诊断。结膜刮片的取材部位应选择在炎症最明显的区域以提高检出率，如果病变波及睑结膜，则上睑结膜是理想的进行结膜刮片取材的部位。

细菌性结膜炎涂片多形核白细胞占多数。病毒性结膜炎则是单核细胞特别是淋巴细胞占多数。假膜形成（流行性角结膜炎）时中性粒细胞增多，提示结膜坏死。衣原体结膜炎涂片中性粒细胞和淋巴细胞各占一半。过敏性结膜炎活检标本中见嗜酸性粒细胞和嗜碱性粒细胞，但结膜涂片中数量很少。春季结膜炎上皮细胞中见大量嗜酸性颗粒。春季结膜炎、遗传性过敏结膜炎和过敏性结膜炎患者泪液中可以检出嗜酸性粒细胞分泌的蛋白产物。各种类型的结膜炎基质中都有浆细胞浸润，通常它们不能通过上皮细胞层，如果上皮层坏死，浆细胞才能到达结膜表面而被检出，如沙眼滤泡破裂后结膜分泌物涂片和刮片检出浆细胞阳性。结膜刮片找到包涵体也有助于沙眼的确诊。

（四）治疗原则与预防

本病主要针对病因治疗，以局部给药为主，必要时全身用药。急性期忌遮盖、包扎患眼。

1. *滴眼剂滴眼*　是治疗结膜炎最基本的给药途径。对于微生物性结膜炎，应选用敏感的抗菌药物和（或）抗病毒滴眼剂。必要时可根据病原体培养和药物敏感试验选择有效的药物。重症患者在未行药物敏感试验前可用几种混合抗生素滴眼剂滴眼。急性期应频繁滴用滴眼剂，每 1 ～ 2 小时 1 次。病情好转后可减少滴眼次数。

2. *眼膏涂眼*　眼膏在结膜囊停留的时间较长，宜在睡前使用，可发挥持续的治疗作用。

3. *冲洗结膜囊*　当结膜囊分泌物较多时，可用无刺激性的冲洗液（如生理盐水或 3% 硼酸水）冲洗，每天 1 ～ 2 次，以清除结膜囊内的分泌物。注意冲洗液勿流入健眼，以免引起交叉感染。

4. *全身治疗*　发生严重的结膜炎如淋球菌性结膜炎和衣原体性结膜炎时，除了局部用药外还须全身使用抗生素或磺胺类药物。

大多数类型的结膜炎愈合后不会遗留后遗症，但是少数可因并发角膜炎症进而损害视力。严重或慢性的结膜炎症可发生永久性改变，如结膜瘢痕导致的睑球粘连、眼睑变形或继发性干眼。传染性结膜炎可造成流行性感染，因此必须做好预防。结膜炎多为接触传染，故提倡勤洗手、洗脸，不用手和衣袖擦眼。传染性结膜炎患者应隔离，患者用过的盥洗用具必须采取隔离及消毒处理。医务人员检查患者后要洗手消毒，防止交叉感染。对理发店、饭店、工厂、学校、托儿所、游泳池等人员集中场所进行卫生宣传、定期检查、加强管理。对于患有过敏性疾病的患者，尽量避免接触过敏原。注意培养自我保护意识，不接触各类有毒有害物品，减少意外发生，增强体质，提高抵抗力，降低感染风险。

（江稳强）

二、中耳炎

（一）概述

中耳介于外耳与内耳之间，是位于颞骨中的不规则含气腔和通道，包括鼓室（图 16-33）、咽鼓管（图 16-34）、鼓窦及乳突（图 16-35，图 16-36）四部分。中耳的主要功能为将外界的声

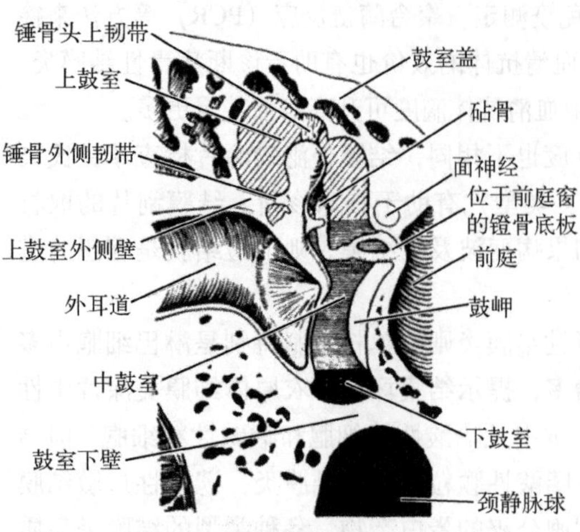

图 16-33 鼓室额断面前面观（右侧）

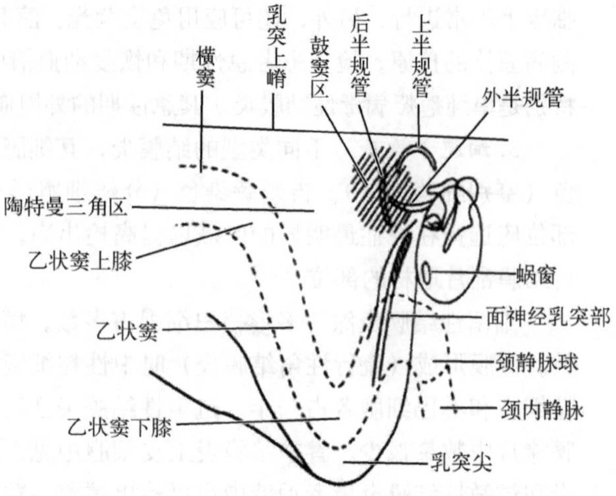

图 16-34 咽鼓管纵断面（右侧）

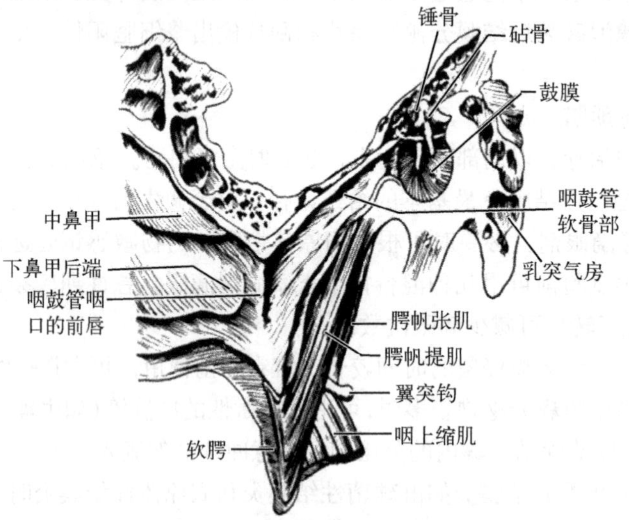

图 16-35 乳突及鼓室示意图

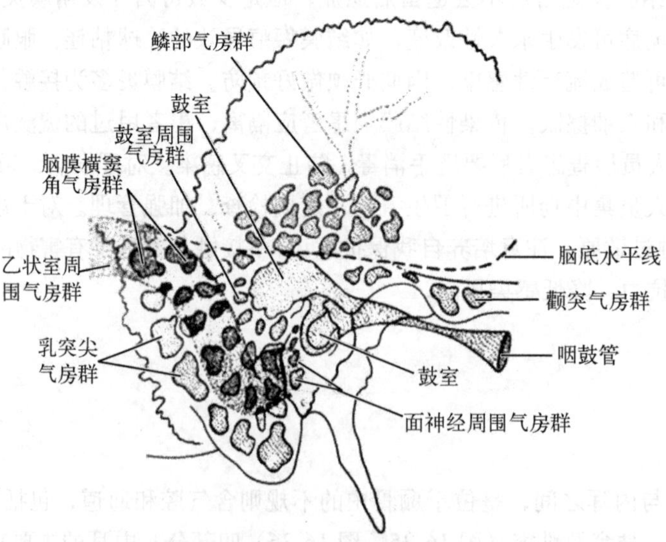

图 16-36 乳突气房分布

音传递到内耳。

中耳炎是累及中耳（包括咽鼓管鼓室、鼓窦及乳突气房）全部或部分结构的炎性病变，绝大多数为非特异性炎症，尤其好发于儿童。它经常是普通感冒或咽喉感染等上呼吸道感染所引发的疼痛并发症。其可分为非化脓性中耳炎及化脓性中耳炎两大类。非化脓性者包括分泌性中耳炎，气压损伤性中耳炎；化脓性者有急性和慢性之分，特异性炎症太少见，如结核性中耳炎等。常见有分泌性中耳炎、急性化脓性中耳炎、胆脂瘤型中耳炎和气压损伤性中耳炎。中耳炎的病因病理有以下几种。

（1）急性中耳炎是中耳黏膜的急性化脓性炎症，以咽鼓管途径感染最多见。感冒后咽部、鼻部的炎症向咽鼓管蔓延，咽鼓管咽口及管腔黏膜出现充血、肿胀，纤毛运动发生障碍，致病菌乘虚侵入中耳，引起中耳炎。常见的致病菌主要是肺炎球菌、流感嗜血杆菌等，因此预防感冒就能减少中耳炎发病的机会。

（2）慢性中耳炎是中耳黏膜、鼓膜或深达骨质的慢性炎症，常与慢性乳突炎合并存在。急性中耳炎未能及时治疗或病情较重，也可能形成慢性中耳炎。

（3）擤鼻涕方法不正确可导致中耳炎。有的人擤鼻涕时往往用两手指捏住两侧鼻翼，用力将鼻涕擤出。这种擤鼻涕的方法不但不能完全擤出鼻涕，而且很危险，鼻涕中含有大量的病毒和细菌，如果两侧鼻孔都捏住用力擤，则压力迫使鼻涕向鼻后孔挤出，到达咽鼓管引发中耳炎。因此，应提倡正确的擤鼻方法：用手指按住一侧鼻孔，稍用力向外擤出对侧鼻孔的鼻涕，用同法再擤另一侧。如果鼻腔发堵鼻涕不易擤出时，可先用麻黄碱滴鼻液滴鼻，待鼻腔通气后再擤。

（4）游泳时应避免将水咽入口中，以免水通过鼻咽部而进入中耳引发中耳炎。外伤所致的鼓膜穿孔禁止滴任何水样液体，以免影响创口的愈合，可用消毒棉球堵塞外耳道以免感染诱发中耳炎。

（5）如果婴幼儿仰卧位吃奶，由于幼儿的咽鼓管比较平直，且管腔较短，内径较宽，乳汁可经咽鼓管呛入中耳引发中耳炎。因此，母亲给孩子喂奶时应取坐位，把婴儿抱起呈斜位，头部竖直吸吮乳汁。

（6）吸烟包括吸二手烟，也会引起中耳炎。吸烟可引起全身性的动脉硬化，尤其是香烟中的尼古丁进入血液，使小血管痉挛，血液黏度增加，给内耳供应血液的微动脉发生硬化，造成内耳供血不足，严重影响听力。因此，家庭中有婴幼儿及中耳炎患者的，应不吸烟，尽量使患者不接触二手烟环境。

（7）长时间用耳机听摇滚类的大分贝的音乐，如果时间较长的话，也容易引起慢性中耳炎，对耳朵造成组织性的损伤，严重时听力下降及引发中耳炎等。

（二）临床表现

1. 化脓性中耳炎

（1）急性化脓性中耳炎：由化脓性细菌感染引起的中耳炎症，其症状主要是耳痛、流脓。小儿的全身症状比成人明显，可有发热、呕吐等。严重的并发症有颅内并发症，如脑膜炎、脑脓肿等。其他并发症有迷路炎、面神经麻痹等。

（2）慢性化脓性中耳炎：是指中耳黏膜、骨膜或深达骨质的慢性化脓性炎症。本病在临床上较为常见，常以耳内间断或持续性流脓、鼓膜穿孔、听力下降为主要临床表现，严重时可引起颅内、颅外的并发症。①全身症状：轻重不一，可有怕冷、发热、乏力、食欲缺乏。小儿全身症状较重，常伴呕吐、腹泻等消化道症状。鼓膜一旦穿孔，体温逐渐下降，全身症状明显减轻。②耳痛：耳深部疼痛，逐渐加重。如搏动性跳痛或刺痛，可向同侧头部或牙齿放射。吞咽及咳嗽时耳痛加重，耳痛剧烈者夜不能眠、烦躁不安。鼓膜穿孔流脓后，耳痛顿减。③耳流脓：是本病的主要症状，可为黏液、黏脓或纯脓性。非危险型流脓较稀薄，无臭味。危险型流脓虽不多，但较稠，多为纯脓性，并伴有异臭味。④听力减退及耳鸣：开始感耳闷，继则听力渐降，伴耳鸣。耳痛剧者耳聋可被忽略。有些患者可伴眩晕，穿孔后耳聋反而减轻。⑤耳聋：轻重不一，因多是单耳发病，易被忽视。一般为传导性聋。

2. 非化脓性中耳炎（分泌性中耳炎）

（1）听力下降：急性分泌性中耳炎大多可于感冒后、乘飞机下降或潜水时出现听力下降，可有“自声增强”现象。慢性分泌性中耳炎患者耳聋的严重程度常有波动。压迫耳屏或头位改变时，听力可有所改善，中耳积液黏稠时，听力不会因为头位的变动而改变。儿童多无听力下降的主诉，表现为对父母的呼唤不理睬，注意力不集中或看电视时要求过大的音量。

（2）耳痛：急性分泌性中耳炎时可有轻微耳痛，慢性分泌性中耳炎多在继发感染时可出现耳痛。

（3）耳内闷胀感或闭塞感。

（4）耳鸣：一般不重，可为间歇性，当头部运动、打哈欠或擤鼻时可闻及气过水声。少数分泌性中耳炎患者还可出现耳内流水，但是持续时间甚短，仅为数小时或 1 天左右。

（5）耳镜检查：急性期鼓膜周边有放射状血管纹。鼓膜紧张部内陷，表现为光锥缩短、变形或消失；锤骨柄向后、上方移位；锤骨短突外突明显。鼓室积液时鼓膜失去正常光泽，呈淡黄色、橙红色或琥珀色；慢性者鼓膜呈乳白色或灰蓝色，不透明。若分泌物为浆液性，且未充满鼓室，可透过鼓膜见到液平面，呈凹面向上的弧形线，透过鼓膜有时可见到气泡，咽鼓管吹张后气泡增多；若鼓室内积液多，则鼓膜外突，鼓膜活动度受限。

（三）诊断

1. 检查

（1）鼓膜：松弛部或全鼓膜内陷，表现为光锥缩短、变形或消失，锤骨柄向后、上移位，锤骨短突明显外突，前后皱襞夹角变小。鼓室积液时鼓膜失去正常光泽，呈单黄色、橙红色或琥珀色，光锥变形或移位。慢性者可呈灰蓝色或乳白色，鼓膜紧张部有扩张的微血管，短突呈比垩色，锤骨柄呈浮雕状。若液体为浆液性，且未充满鼓室，可透过鼓膜见到液平面。此液面状如弧形发丝，称为发状线，凹面向上。头位变动时，其与地面平行的关系不变。透过鼓膜有时尚可见到气泡，咽鼓管吹张后气泡可增多。鼓气耳镜检查示鼓膜活动受限。

（2）拔瓶塞声：分别紧压耳屏后速放，双耳分别试验，患者自觉患耳有类似拔瓶塞时的声响。

（3）听力检查：音叉试验及纯音乐听阀测试结果显示传导性聋。听力损失正负不一，重者可达 40dB HL 左右。听力障碍显著者，应行听性脑干反应和耳声发射检查以确定是否对内耳产生影响。

（4）CT 扫描：可见中耳系统气腔有不同程度密度增高。

2. 并发症　慢性化脓性中耳炎并发症可分为颅外并发症和颅内并发症。颅内并发症则包括脑膜炎、脑膜外脓肿及脑脓肿。不论出现哪一种情况，都会有生命危险。颅外并发症有以下三种。

（1）各种脓肿：如耳后骨膜下脓肿、颞肌下脓肿、外耳道后壁脓肿等，出现脓肿后，在局部可摸到很软的包块，红肿、疼痛剧烈，并有高热。如果处理不及时，脓肿向颈部扩散，引起颈部转动时疼痛，严重时会有破坏颈部大血管，导致死亡。

（2）面瘫：面神经距中耳腔很近，若损伤它，就会引起口角歪斜、闭眼不全等。

（3）迷路炎：如果炎症向内侵犯，进入内耳会引起迷路炎，导致眩晕和恶心、呕吐等。

从上述各种并发症我们可以看出，慢性中耳炎绝不是小病，应该引起患者高度重视，患有慢性中耳炎，平时应注意用药，保证脓液及时排出，如果条件允许，最好手术治疗，这样不但可避免并发症，还可以提高听力，并且也不再受耳流脓不止之苦。

3. 对大脑的危害

（1）中耳炎有化脓性与非化脓性两类，慢性化脓性中耳炎又有单纯性、胆脂瘤型和骨疡型三种。一般来说非化脓性和单纯性化脓性中耳炎还是比较安全的，不会发生严重的并发症。但胆脂瘤型和骨疡型两种可发生各种并发症，如果是颅内合并症就有危害。

（2）即使是后两种中耳炎，只要早期手术治疗，不发生颅内并发症，对大脑亦不会有危害。胆脂瘤型和骨疡型中耳炎之所以会发生并发症，是因为中耳的顶壁称为鼓室盖，鼓室仅借此薄骨壁与颅中窝大脑颞叶分隔，乳突后壁又借乙状窦骨板与小脑相近，这两种中耳炎具有侵蚀、破坏骨质的因素，一旦骨壁腐蚀，感染可经此进入颅内，引起脑膜外、脑膜、脑实质的炎症，局限形成脓肿。常见的有大脑颞叶脓肿和小脑脓肿。这种并发症是很严重的，如不及时抢救治疗，可因脑疝形成或脓肿破入脑室，引起脑室炎和暴发性弥漫性脑膜炎而死亡。

（四）治疗原则及预防

1. 治疗

（1）积极治疗上呼吸道病灶性疾病，如慢性鼻窦炎、慢性扁桃体炎。

（2）药物治疗：单纯型以局部用药为主，可用抗生素水溶液或抗生素与类固醇激素类药物混合液，如 0.25% 氯霉素液、氯霉素可的松液、氧氟沙星滴耳液等。

（3）局部用药注意事项：①用药前先清洗外耳道及中耳腔内脓液，可用 3% 过氧化氢溶液或硼酸水清洗，后用棉签拭净或以吸引器吸尽脓液，方可滴药。②脓量多时用水剂，量少时可用硼酸、乙醇。

（4）滴耳法：患者取坐位或卧位，患耳朝上。将耳廓向后上方轻轻牵拉，向外耳道内滴入药液 3 ～ 4 滴。然后用手指轻按耳屏数次，促使药液经鼓膜穿孔流入中耳。数分钟后方可变换体位。注意滴耳药液应尽可能与体温接近以免引起眩晕。

（5）鼓膜大穿孔影响听力，在干耳后 2 个月左右可行鼓膜修补术或鼓室成形术。

（6）骨疡型中耳炎：引流通畅者，以局部用药为主，但应注意定期复查。引流不畅或疑有并发症者及胆脂瘤型中耳炎，应及早施行改良乳突根治术或乳突根治术，彻底清除病变，预防并发症。

2. 治疗后观察　耳朵渗出的汁液有时可能会在耳内留存长达 3 个月，所以患儿仍然可能会有部分听力丧失。耳膜裂开 1 周左右就可以痊愈。耳咽管会随着孩子的长大而日渐加宽，这样汁液更容易排出。因此，中耳也就更不容易发生感染了。在儿童七八岁后，就不太可能再发生中耳炎了。

3. 护理

（1）注意休息，保证睡眠时间。

（2）注意室内空气流通，保持鼻腔通畅。

（3）积极治疗鼻腔疾病，擤鼻涕不能用力和同时压闭两只鼻孔，应交叉单侧擤鼻涕。

（4）游泳后要让耳内的水流出，患慢性中耳炎者不宜游泳。

（5）积极防治感冒。

1）吹干耳朵：每当你弄湿耳朵，不论是否有感染的迹象，应记得去除耳朵内的水分。将外耳向上及向外拉，使耳道伸直。让吹风机距离耳朵 5 ～ 10cm 远，向耳内吹。以暖风或冷风吹 30 秒。如此可以消除细菌及真菌生长的温湿环境。

2）游泳时请戴耳塞：爱游泳的人不要因为怕患中耳炎就不下水，你可以戴上柔软的耳塞，并选择干净的游泳池，不要在肮脏的水域游泳。洗头发或洗澡时，也别忘了戴耳塞。如果你容易患中耳炎，则保持耳朵干燥是特别要紧的。

3）使用镇痛药：如果耳朵痛，在就医前，可先用阿司匹林镇痛。

4）热敷：用一块清洁的毛巾热敷耳部，或用热敷垫皆可缓解耳痛。

5）勿经常清除耳垢：耳垢有若干用途，包括提供良性菌栖身处。这是耳内天然的防御措施，勿用棉签挖除。此外，被耳垢覆盖的耳道有防潮功效。

6）使用家庭配方：你若经常发生中耳炎或经常与水为伍，应记得在每次弄湿耳朵后，使用干燥剂。消毒乙醇、白醋、矿物油都是很好的干燥剂。将头偏一边，使耳朵朝上，或将耳朵向后上方拉，使耳道伸直，滴入数滴干燥剂，晃动头部，使乙醇抵达耳道的底部，再将头偏向另一边，使乙醇排出来。

7）从鼻孔喷入溶液：如果耳鸣，可用 500ml 的温水加 1 茶匙盐及 1 茶匙甘油，配成溶液，然后装入喷鼻瓶中，喷入鼻孔直到此溶液由喉咙后面流下。

8）使用抗生素：严重时，需要手术处理，并使用抗生素。

9）补充营养素：①锰，每天补充 10mg，耳部疾病通常与缺乏锰有关。②维生素 A 及维生 E 乳剂，维生素 A 25 000U，维生素 E 600U，可控制感染。小儿可使用茶匙鱼肝油代替。③维生素 C，每天 3000 ～ 7000mg，分成数次。④维生素 D 群，每天 3 次，各 50mg，可以满足原组织及免疫系统每天所需，并能减轻耳朵压力。

10）危险讯号：如果你或你的孩子出现下列情况，应去医院就诊。发热达 39℃以上，这可能是一个更严重的感染讯号。 中耳炎反复发作，可能会造成听力丧失或更严重的并发症。

4. 注意事项

(1) 飞机起飞或下降时，可吃零食，使用吞咽、软腭运动、下颌活动等动作来减少患病机会。

(2) 患病后可以做自我耳咽管吹张术，不拘时间和次数。

(3) 尽量多休息，保持周围环境的安静。

(4) 保持情绪稳定，并注意按时服药。

(5) 如有鼓膜损伤，则要注意保持外耳道的洁净与干燥，也可用消毒药棉松松地堵塞在外耳道口。

(6) 如有鼓膜损伤者，注意淋浴、洗发时防止水侵入。游泳是禁忌。

5. 预防 作为父母，您可以采取一些措施来降低儿童罹患中耳炎的概率。

(1) 教儿童正确的擤鼻涕方法：儿童够大的时候应该教他擤鼻涕时要温和而不要用力过猛，否则会导致耳朵感染。还应教儿童不要捏住鼻子强忍喷嚏，因为这样也会使感染进入耳朵。

(2) 戒烟：与无烟家庭相比，和吸烟者一起生活的儿童似乎更容易患中耳炎。香烟会刺激鼻腔通道和中耳腔的内膜，进而干扰耳咽管的正常活动。如果您戒不了烟，那至少别在家里吸烟。

(3) 让儿童远离病源：中耳炎大多由感冒或其他上呼吸道感染引起，让儿童远离患病儿童将有助于减少耳朵感染的危险。若儿童患有鼻过敏，则控制好病情也有利于预防耳朵感染。为儿童选择日托机构时，应查明该机构对患病儿童的处理方法。

(4) 警惕发病迹象：怀疑儿童的耳朵被感染时应尽快就医，这非常重要。为此，您需要了解预示耳朵感染的症状。耳朵感染时，年龄较大的儿童会抱怨耳朵疼痛或有充胀感。但年龄较小的儿童还不能描述耳痛，因此您需要注意预示耳朵即将感染的其他征兆，如孩子拉扯或抓挠耳朵；听力或平衡出现问题；比平时更爱哭闹；耳内有液体流出（已经受感染的症状，如发热、哭闹、抓挠耳朵、恶心和呕吐）。

（5）避免在婴儿仰卧位时用奶瓶喂奶或给予其他婴儿食品，因为在婴儿躺着吞咽时，营养丰富的液体会流入耳咽管并聚集，为传染性生物体创造非常舒适的滋生场所。

三、鼻炎及鼻窦炎

鼻部分为外鼻（图 16-37）、鼻腔（图 16-38，图 16-39）和鼻窦（图 16-40）三部分；外鼻和鼻腔可统称为鼻及鼻窦两部分。鼻腔被鼻中隔(图 16-41)分为左右两腔,前有鼻孔与外界相通,后连通于鼻咽部。在鼻腔的上方、上后方和两旁，由左右成对的四对鼻窦环绕。

（一）鼻炎

鼻炎即鼻腔炎性疾病，是病毒、细菌、变应原、各种理化因子及某些全身性疾病引起的鼻腔黏膜的炎症。鼻炎的主要病理改变是鼻腔黏膜充血、肿胀、渗出、增生、萎缩或坏死等。

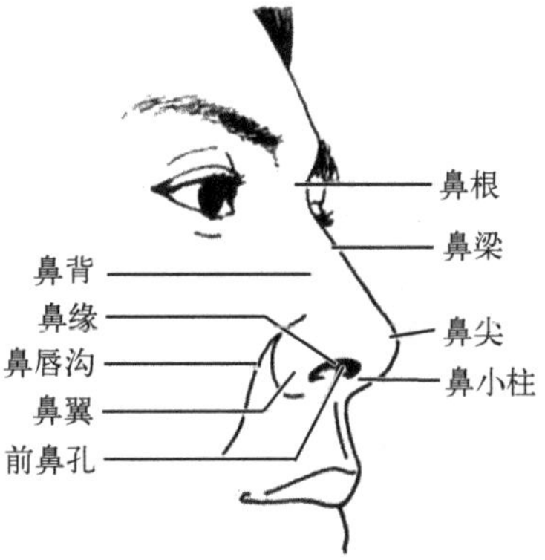

图 16-37　外鼻解剖结构

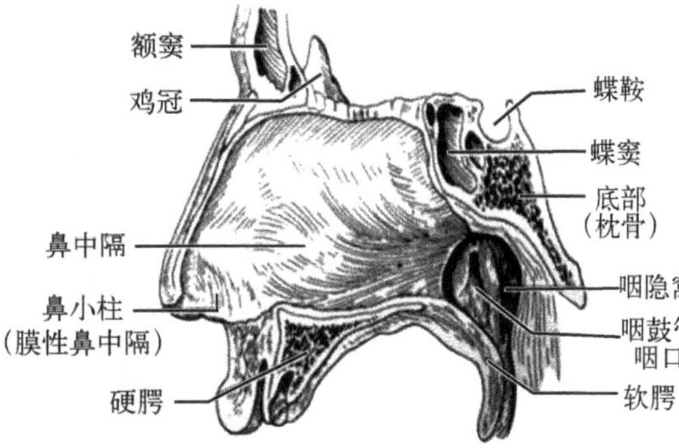

图 16-38　鼻腔内侧壁

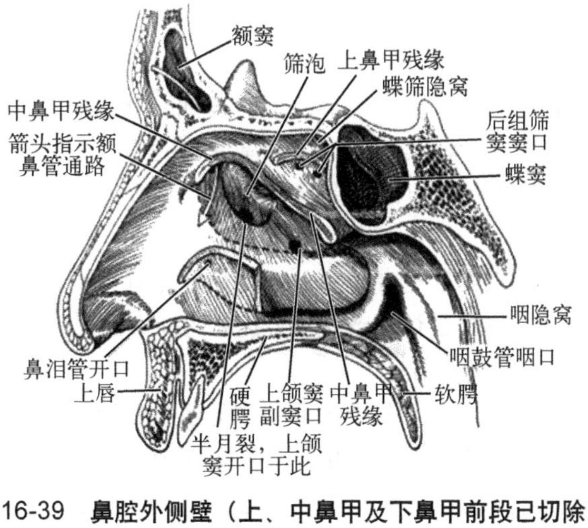

图 16-39　鼻腔外侧壁（上、中鼻甲及下鼻甲前段已切除）

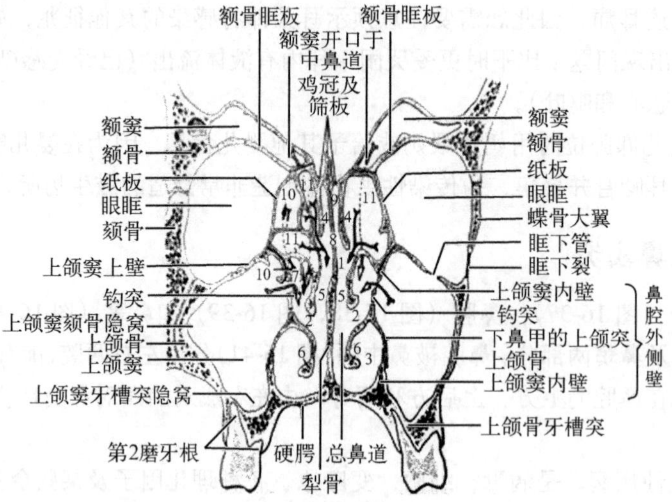

图 16-40　鼻窦的额切面

1. 上鼻道；2. 中鼻道；3. 下鼻道；4. 上鼻甲；5. 中鼻甲；6. 下鼻甲；7. 筛泡；8. 筛骨正中板；9. 嗅裂；10. 前组筛窦开口于中鼻道；11. 后组筛窦开口于中鼻道

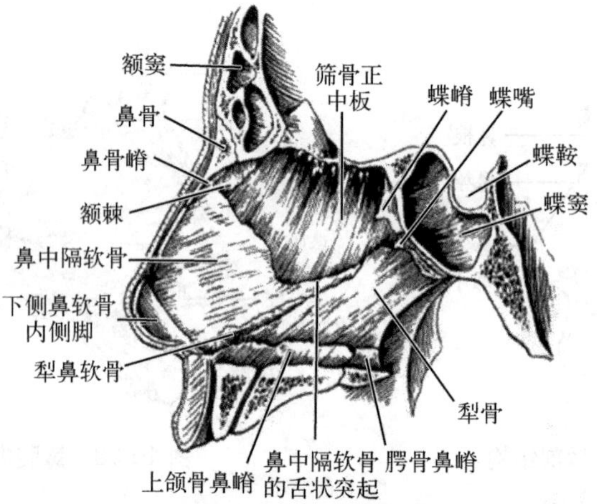

图 16-41　鼻中隔支架

1. 病因

（1）病毒感染：是其首要病因，或在病毒感染的基础上继发细菌感染。已知有 100 多种病毒可引起本病，最常见的是鼻病毒，其次是流感和副流感病毒、腺病毒、冠状病毒、柯萨奇病毒及黏液和副黏液病毒等。病毒传播方式主要是经过呼吸道吸入，其次是通过被污染体或食物进入机体。

（2）遗传因素：有变态反应家族史者易患此病。患者家庭人员多有哮喘、荨麻疹或药物过敏史。以往称此患者为特应性个体，其体内产生 IgE 抗体的能力高于正常人。但近年有学者发现，孪生与普通人群中的发病率无显著差异。

（3）鼻黏膜易感性：易感性的产生源于抗原物质的经常刺激，但其易感程度则视鼻黏膜组织中肥大细胞、嗜碱性粒细胞的数量和释放化学介质的能力。现已证实，变应性鼻炎患者鼻黏膜中上述细胞数量不仅高于正常人，且有较强释放化学介质的能力。

（4）抗原物质刺激机体产生 IgE 抗体的抗原物质称为变应原。该变应原物质再次进入鼻黏膜便与相应的 IgE 结合而引起变态反应。引起本病的变应原按其进入人体的方式分为吸入性和食物性两大类。

1）吸入性变应原：①花粉，不是所有植物花粉都能引起疾病，只有那些花粉量大、植被面积广、变应原性强，并借助风来传播的花粉才最有可能成为变应原。由于植被品种的差异，不同地区具有变应原性的花粉也不同。②真菌，在自然界分布极广，主要存在于土壤和腐败的有机物中。其菌丝和孢子皆具有变应原性，但以孢子较强。③屋尘螨，属节肢动物门蜘蛛纲。成虫大小一般为 300 ～ 500μm，主要寄生于居室内各个角落，其中以床褥、枕头、沙发垫等处的灰尘中最多。螨的排泄物、卵、脱屑和其碎解的肢体皆可成为变应原。④动物皮屑，是最强的变应原之一。对易感个体，若长期与有关动物接触，则可被致敏。致敏后若再接触即使很小数量的皮屑，也可激发出鼻部症状。⑤室内尘土，是引起常年性鼻炎的常见变应原之一。

2）食入性变应原：指由消化道进入人体而引起鼻部症状的变应原物质。其作用于鼻黏膜的方式十分复杂，至今仍不甚清楚。牛奶、蛋类、鱼虾、肉类、水果，甚至某种蔬菜都可成为变应原。

2. 临床表现

（1）症状

1）鼻塞：为间歇性。在白天、天热、劳动或运动时鼻塞减轻，而夜间，静坐或寒冷时鼻塞加重。鼻塞的另一特点为交替性，如侧卧时，居下侧之鼻腔阻塞，上侧鼻腔通气良好。由于鼻塞，间或有嗅觉减退、头痛、头晕、说话呈闭塞性鼻音等症状。

2）多涕：常为黏液性或黏脓性，偶为脓性。脓性多于继发性感染后出现。

3）嗅觉下降：多为两种原因所致，一为鼻黏膜肿胀、鼻塞，气流不能进入嗅觉区域；二为嗅区黏膜受慢性炎症长期刺激，嗅觉功能减退或消失。

4）头痛、头晕：慢性鼻窦炎多表现为头沉重感。

5）全身表现：多数人还有头痛、食欲缺乏、易疲倦、记忆力减退及失眠等症状。

（2）鼻炎的种类：鼻炎症状有很多种，依据鼻炎的种类不同，鼻炎症状也有所不同。

1）慢性鼻炎：长期间歇性或交替性鼻塞，导致头昏脑涨，严重影响睡眠、工作和学习。黏脓性鼻涕常倒流入咽腔，出现咳嗽、多痰。

2）急性鼻炎：①初期为 1 ～ 2 天。患者常有全身不适、畏寒、发热、食欲缺乏、头痛等表现，鼻腔及鼻咽部干燥、灼热感，鼻内发痒，频发喷嚏。②急性期为 2 ～ 5 天，原有症状加重。成人体温 38℃左右，小儿高达 39℃以上，常因高热出现呕吐、腹泻、昏迷甚至抽搐。

3）药物性鼻炎：长期使用各种伤害鼻黏膜的鼻炎药物或激光、手术，导致鼻腔持续性鼻塞，时常流鼻血。

4）萎缩性鼻炎：呼吸恶臭，鼻腔分泌物呈块状、管筒状脓痂，不易擤出，用力抠出干痂时有少量鼻出血。常误以为是感冒的初期鼻炎。天气转凉后，有些患者早上起床后连续打喷嚏、流鼻涕，温差大时鼻塞，误以为是感冒而随便吃点感冒药，导致病情日益加重。

3. 诊断

（1）前鼻镜检查：鼻黏膜充血、肿胀，下鼻甲充血、肿大，总鼻道或鼻底有较多分泌物，初期呈水样，以后逐渐变为黏液性、黏脓性或脓性。

（2）X 线检查：鼻泪管造影明确有无并发鼻窦感染。

（3）鼻腔分泌物涂片检测致病菌。

(4) 鼻腔分泌物细菌培养+药敏。

(5) 必要时病毒检查，需特殊培养、分离与鉴定。

根据鼻塞为交替性和间歇性的特点，结合临床检查，诊断不难。

4. 鉴别诊断

(1) 肥厚性鼻炎：持续性鼻塞常较重，鼻涕不多，呈黏液性或黏脓性，一般有不同程度的头痛、头晕和嗅觉减退。

(2) 过敏性鼻炎：鼻塞程度轻重不一，多突发性出现。鼻涕清稀，量多，常伴有鼻痒、喷嚏频发等症状。

(3) 血管运动性鼻炎：症状与变异性鼻炎相似，发作突然，消退迅速。有明显的诱发因素。

(4) 流感：全身症状重，如高热、寒战、头痛、全身关节及肌肉酸痛等。上呼吸道症状反而不明显。

(5) 急性传染病：一些呼吸道急性传染病，如麻疹、猩红热、百日咳等早期可出现急性鼻炎症状。这些疾病除有急性鼻炎表现外，尚有其本身疾病的表现，且全身症状重，如高热、寒战、头痛、全身肌肉酸痛等。通过详细的体格检查和对病程的严密观察可鉴别。

(6) 鼻白喉儿童患者要注意鉴别本病。鼻白喉有血涕、全身症状重等表现，常并发咽白喉。

5. 并发症

(1) 急性鼻窦炎：鼻腔炎症经鼻窦开口向鼻窦内蔓延，引起急性化脓性鼻窦炎，其中以上颌窦炎及筛窦炎多见。

(2) 急性中耳炎：感染经咽鼓管向中耳扩散所致。

(3) 急性咽炎、喉炎、气管炎及支气管炎：感染经鼻咽部向下扩散引起。小儿、老年人及抵抗力低下者还可并发肺炎。

(4) 鼻前庭炎：感染向前直接蔓延。

(5) 其他：感染经鼻泪管扩散，尚可引起眼部并发症，如结膜炎、泪囊炎等。

6. 治疗原则及预防

(1) 病因治疗：找出全身和局部病因，及时治疗全身性慢性疾病、鼻窦炎、邻近感染病灶和鼻中隔偏曲等。改善生活和工作环境，锻炼身体，提高机体抵抗力。

(2) 局部治疗

1) 鼻内用糖皮质激素：慢性鼻炎首选用药，具有良好抗炎作用，并最终产生减轻充血效果。根据需要可较长时间应用，疗效和安全性好。

2) 鼻腔清洗：鼻内分泌物较多或较黏稠者，可用生理盐水清洗鼻腔，以清除鼻内分泌物，改善鼻腔通气。

3) 鼻内用减充血剂：可选用盐酸羟甲唑啉喷雾剂，连续应用不宜超过 7 天。若需继续使用，则需间断 3 ～ 5 天。长期应用 0.5% ～ 1% 麻黄碱滴鼻液可损害鼻黏膜纤毛结构，应尽量避免。若不得不使用，应少量间断使用。禁用萘甲唑林，因已证实其可引起药物性鼻炎。

4) 其他治疗：包括封闭疗法、针刺疗法等，已很少应用。

(二) 过敏性鼻炎

过敏性鼻炎即变应性鼻炎，是指特应性个体接触变应原后，主要由 IgE 介导的介质（主要是组胺）释放，并有多种免疫活性细胞和细胞因子等参与的鼻黏膜非感染性炎性疾病。其发生的必要条件有 3 个：①特异性抗原即引起机体免疫反应的物质；②特应性个体即所谓个体差异、过敏体质；③特异性抗原与特应型个体二者相遇。变应性鼻炎是一个全球性健康问题，可导致许多疾病和劳动力丧失。

1. 病因　变应性鼻炎是一种由基因与环境互相作用而诱发的多因素疾病。变应性鼻炎的危险因素可能存在于所有年龄段。

(1) 遗传因素：变应性鼻炎患者具有特应性体质，通常显示出家族聚集性，已有研究发现某些基因与变应性鼻炎相关联。

(2) 变应原暴露：变应原是诱导特异性 IgE 抗体并与之发生反应的抗原。它们多来源于动物、植物、昆虫、真菌或职业性物质。其成分是蛋白质或糖蛋白，极少数是多聚糖。变应原主要分为吸入性变应原和食物性变应原。吸入性变应原是变应性鼻炎的主要原因。

1) 螨：在亚热带和热带地区最主要的螨为屋尘螨、粉尘螨等。屋尘螨以人类皮屑为食，并主要生活在床垫、床底、枕头、地毯、家具及绒毛玩具中。在热（20℃以上）且潮湿（相对湿度大于 80%）的环境中繁殖最快。屋尘螨变应原包含在其排泄物颗粒中，当沾染的织物被碰动后，这些颗粒便暴露于空气中并能够很快再次沉积下来。空气中的螨变应原浓度与变应性鼻炎的发病有关。

2) 花粉：风媒花粉由于飘散量巨大且能远距离传输，因而可影响远离花粉源数百公里的人群。虫媒花粉只有直接接触才会致敏，如农艺师和花店店员。花粉的致敏能力随季节、地理位置、温度和植物种类而变化。大多数花粉致敏者会患有结膜炎。

3) 动物皮屑：动物的皮屑及分泌物携带致敏原。猫、狗变应原在室内尘土和家具装饰中广泛存在。

4) 真菌变应原：真菌向室内、室外环境中释放变应原性孢子，在湿热环境生长迅速。

5) 蟑螂变应原：变应原见于其粪便及甲壳中，颗粒较大，不在空气中播散。

6) 食物变应原：在变应性鼻炎不伴有其他系统症状时，食物变态反应少见。另外，在患者多个器官受累的情况下，食物变态反应常见。对婴儿来说，多数是由牛奶和大豆引起的；对成人来说常见食物变应原包括花生、坚果、鱼、鸡蛋、牛奶大豆、苹果、梨等。

2. 临床表现　变应性鼻炎的典型症状主要是阵发性喷嚏、清水样鼻涕、鼻塞和鼻痒。部分伴有嗅觉减退。

(1) 喷嚏：每天数次阵发性发作，每次多于 3 个，多在晨起或者夜晚或接触过敏原后立刻发作。

(2) 清涕：大量清水样鼻涕，有时可不自觉从鼻孔滴下。

(3) 鼻塞：间歇或持续，单侧或双侧，轻重程度不一。

(4) 鼻痒：大多数患者鼻内发痒，花粉症患者可伴眼痒、耳痒和咽痒。

3. 诊断

(1) 体征：鼻黏膜苍白、双下甲水肿，总鼻道及鼻底可见清涕或黏涕。

(2) 皮肤点刺试验：使用标准化变应原试剂，在前臂掌侧皮肤点刺，20 分钟后观察结果。每次试验均应进行阳性和阴性对照，阳性对照采用组胺，阴性对照采用变应原溶媒。按相应的标准化变应原试剂说明书判定结果。皮肤点刺试验应在停用抗组胺药物至少 7 天后进行。

(3) 血清特异性 IgE 检测：抽患者静脉血，做免疫学检测，不受药物及皮肤状态的影响。确诊变应性鼻炎的过敏原需要结合临床表现、病史、皮肤点刺试验、血清特异性 IgE 检测结果综合考虑。

(4) 鼻激发试验：是变应性鼻炎诊断的金标准，但具有风险，临床不作为常规方法。

喷嚏、清水样涕、鼻塞、鼻痒等症状出现 2 项以上（含 2 项），每天症状持续或累计在 1 小时以上。可伴有眼痒、结膜充血等眼部症状。体征常见鼻黏膜苍白、水肿、鼻腔水样分泌物。变应原皮肤点刺试验阳性和（或）血清特异性 IgE 阳性，必要时可行鼻激发试验。

4. 鉴别诊断 变应性鼻炎需与急性鼻炎卡他期、脑脊液鼻漏及血管运动性鼻炎相鉴别。

5. 并发症 变应性鼻炎伴发疾病可分为相同的致病途径（如变态反应）或合并其他疾病（黏膜肿胀，黏液潴留引起的合并感染），包括哮喘、结膜炎、慢性鼻炎 - 鼻窦炎、腺样体肥大、分泌性中耳炎等。变应性鼻炎的存在加重哮喘，大多数哮喘患者患有变应性鼻炎。室外变应原较室内变应原更易引起变应性结膜炎。

6. 治疗原则与预防

（1）避免接触变应原

1）减少室内的尘螨数量；维持居住空间相对湿度至 60% 以下，但过低（如低于 30% ～ 40%）会造成不适；清扫地毯；清洗床上用品、窗帘，螨变应原溶于水，水洗纺织品可清除其中的大部分变应原；使用有滤网的空气净化机、吸尘器等。

2）相应花粉致敏季节，规避致敏原。

3）对动物皮毛过敏的患者回避过敏原。

（2）药物治疗：应考虑以下因素，如疗效、安全性、费用 / 效果比等。常用鼻内和口服两种方式给药，疗效在不同患者之间可能有差异。停药后无长期持续疗效，因此对持续性变应性鼻炎需维持治疗。延长治疗时间并不发生快速耐药性。鼻内给药具有许多优点，高浓度药物可直接作用于鼻部，避免或减少了全身不良反应。但对于伴有其他过敏性疾病患者，药物需要作用于不同靶器官，鼻内给药不是最佳选择，推荐全身药物治疗。妊娠期患者应慎用各种药物。

1）抗组胺药：口服或鼻用第 2 代或新型 H_1 抗组胺药，可有效缓解鼻痒、喷嚏和流涕等症状。其适用于轻度间歇性和轻度持续性变应性鼻炎，与鼻用糖皮质激素联合治疗中 - 重度变应性鼻炎。

2）糖皮质激素：鼻用糖皮质激素可有效缓解鼻塞、流涕和喷嚏等症状。对其他药物治疗无反应或不能耐受鼻用药物的重症患者可采用口服糖皮质激素进行短期治疗。

3）抗白三烯药：对变应性鼻炎和哮喘有效。

4）色酮类药：对缓解鼻部症状有一定效果，滴眼液对缓解眼部症状有效。

5）鼻内减充血剂：对鼻充血引起的鼻塞症状有缓解作用，疗程应控制在 7 天以内。

6）鼻内抗胆碱能药物：可有效抑制流涕。

7）中药：部分中药对缓解症状有效。儿童和老年人的治疗原则与成人相同，但应特别注意避免药物的不良反应。

（3）免疫治疗：免疫治疗诱导了临床和免疫耐受，具有长期效果，可预防变应性疾病的发展。变应原特异性免疫治疗常用皮下注射和舌下含服。疗程分为剂量累加阶段和剂量维持阶段，总疗程不少于 2 年。应采用标准化变应原疫苗。

1）适应证：主要用于常规药物治疗无效的变应性鼻炎患者。

2）禁忌证：①哮喘发作期。②患者正使用 β 受体阻滞剂；③合并其他免疫性疾病；④妊娠期妇女；⑤患者无法理解治疗的风险性和局限性。

免疫治疗可能出现局部和全身不良反应。

（4）外科治疗：其适应证为经药物或免疫治疗鼻塞症状无改善，有明显体征，影响生活质量；鼻腔有明显的解剖学变异，伴有功能障碍；合并慢性鼻 - 鼻窦炎、鼻息肉，药物治疗无效。

外科治疗不作为常规治疗变应性鼻炎的方法。

（三）鼻 - 鼻窦炎

一个或多个鼻窦发生炎症称为鼻窦炎，累及的鼻窦包括上颌窦、筛窦、额窦和蝶窦，这是一种在人群中发病率较高的疾病，影响患者生活质量。鼻窦炎可分为急性鼻窦炎、慢性鼻窦炎两种。急性鼻窦炎多由上呼吸道感染引起，细菌与病毒感染可同时并发。慢性鼻窦炎较急性者多见，常为多个鼻窦同时受累。

1. *病因*　急性鼻窦炎病程 12 周。根据严重度的视觉模拟刻度（VAS）评分（10cm），将这种疾病分为轻度和中 / 重度：轻度 VAS 为 0 ～ 4cm；中 / 重度 VAS 为 5 ～ 10cm。

（1）急性鼻窦炎：急性鼻窦炎多由上呼吸道感染引起，细菌与病毒感染可同时并发。常见细菌菌群是肺炎链球菌、溶血性链球菌和葡萄球菌等多种化脓性球菌，其次为流感嗜血杆菌和卡他莫拉菌属，后者常见于儿童。其他的致病菌还有链球菌类、厌氧菌和金黄色葡萄球菌等。由牙病引起者多属厌氧菌感染，脓液常带恶臭。真菌及过敏也有可能是致病因素。

急性鼻窦炎的感染常来自于窦源性感染、鼻腔源性感染、邻近组织源性感染、血源性感染、创伤源性感染，还有全身因素和中毒因素导致的。

（2）慢性鼻窦炎

1）由急性鼻窦炎转变而来，多因对急性鼻窦炎治疗不当，或对其未给予彻底治疗以致反复发作，迁延不愈，使之转为慢性。此为本病之首要病因。

2）阻塞性病因：鼻腔内的阻塞性疾病，如鼻息肉、鼻甲肥大、鼻腔结石、鼻中隔偏曲、鼻腔肿瘤、鼻腔填塞等阻碍鼻腔鼻窦通气引流，是本病的重要病因。

3）致病菌毒力强：某些毒力较强的致病菌，如患猩红热时的乙型溶血性链球菌，其所致的急性鼻窦炎，极易转为慢性。

4）牙源性感染：因上列磨牙的牙根与上颌窦底部毗邻，若牙疾未获根治，易成为牙源性慢性上颌窦炎。

5）外伤和异物：如外伤骨折、异物存留或血块感染等，可导致慢性鼻窦炎。

6）鼻窦解剖因素：由于各个鼻窦特殊的或异常的解剖构造，不利于通气引流，亦为不可忽略的自身因素。

7）全身性因素：如各种慢性疾病、营养不良、疲劳过度而导致的机体抵抗力低下。同时，还有各种变应性因素及支气管扩张所诱发的病因。

2. *临床表现*

（1）急性鼻窦炎

1）好发群体：所有人群均易发生，低龄、年老体弱者更多见。

2）疾病症状

A. 全身症状：常在急性鼻炎病程中患侧症状加重，继而出现畏寒发热、周身不适、精神不振、食欲缺乏等，以急性牙源性上颌窦炎的全身症状较剧。儿童发热较高，严重者可发生抽搐、呕吐和腹泻等全身症状。

B. 局部症状：①鼻阻塞，因鼻黏膜充血肿胀和分泌物积存，可出现患侧持续性鼻塞。②脓涕，患侧鼻内有较多的黏脓性或脓性分泌物擤出，初起时涕中可能带少许血液，牙源性上颌窦炎者脓涕有臭味。③局部疼痛和头痛，急性鼻窦炎除发炎导致鼻部疼痛外常伴有较剧烈的头痛，这由窦腔黏膜肿胀和分泌物潴留压迫或分泌物排空后负压引发，刺激三叉神经末梢而引起。急性鼻窦炎疼痛有其时间和部位的规律性。前组鼻窦接近头颅表面，其头痛多在前额、内眦及面颊部，后组鼻窦在头颅深处，其头痛多在头顶部、后枕部。急性上颌窦炎常有前额部、面颊部或上列磨牙痛，晨起轻，午后重。急性额窦炎晨起前额部剧痛，渐渐加重，午后减轻，至晚间全部消失。筛窦炎多头痛较轻，局限于内眦或鼻根部，也可能放射至头顶部。蝶窦炎表现为眼球深处疼痛，可放射到头顶部，还可出现早晨轻、午后重的枕部头痛，但有些人的疼痛症状不典型，无法单纯根据头痛的特点来确定受累的鼻窦。④嗅觉下降。

（2）慢性鼻窦炎

1）好发群体：所有人群均易发生，低龄、年老体弱者更多见。

2）疾病症状

A. 全身症状：症状较轻缓或不明显，一般可有头晕、易倦、抑郁、精神萎靡、食欲缺乏、失眠、记忆力减退、注意力不集中、工作效率降低等症状。极少数病例若已成为病灶者，可有持续低热。

B. 局部症状：①脓涕，鼻涕多为脓性或黏脓性，呈黄色或黄绿色，量多少不定，可倒流向咽部，单侧有臭味者，多见于牙源性上颌窦炎或真菌感染。②鼻塞，轻重不等，多因鼻黏膜充血肿胀和分泌物增多所致。③嗅觉障碍，鼻塞和炎症反应可导致嗅觉障碍。④头痛，慢性鼻窦炎一般无明显局部疼痛或头痛。如有头痛，常表现为钝痛或头部沉重感，白天重，夜间轻。前组鼻窦炎多表现前额部和鼻根部胀痛或闷痛，后组鼻窦炎的头痛在头顶部、后枕部。患牙源性上颌窦炎时，常伴有同侧上列牙痛。⑤其他，由于脓涕流入咽部和长期用口呼吸，常伴有慢性咽炎症状，如痰多、异物感或咽干痛等。若影响咽鼓管，也可有耳鸣、耳聋等症状。

C. 其他症状：眼部有压迫感，亦可引起视力障碍，但少见。头部有沉重压迫感，或仅有钝痛或闷胀痛。

3. 诊断

（1）急性鼻窦炎

1）查体：局部红肿及压痛。前组急性鼻窦炎由于病变接近头颅表面，其病变部位的皮肤及软组织可能发生红肿，炎症波及骨膜，故窦腔在体表投影的相应部位可以有压痛。后组急性鼻窦炎由于位置较深，表面无红肿或压痛。

2）鼻腔检查：鼻腔黏膜充血肿胀，尤以中鼻甲、中鼻道及嗅裂等处为明显。前组鼻窦炎可见中鼻道积脓，后组鼻窦炎可见嗅裂积脓，或脓液自上方流至后鼻孔。

3）鼻内镜检查：鼻腔内可见脓液，鼻腔黏膜充血水肿。

4）体位引流：如疑为鼻窦炎，鼻道未查见脓液，可行体位引流试验，以助诊断。

5）X 线鼻窦摄片：X 线鼻颏位和鼻额位摄片有助于诊断，急性鼻窦炎时可显示鼻窦黏膜肿胀、窦腔混浊、透光度减弱，有时可见液平面。因颅骨重叠，观察效果欠佳。

6）鼻窦 CT 检查：可见鼻窦内液平面或软组织密度影。CT 的分辨率高，观察病变较为细致和全面，是目前诊断急性鼻窦炎的较好方法。

7）鼻窦 MRI 检查：可见鼻窦内长 T_2 信号，可以与鼻窦软组织影像相鉴别。

（2）慢性鼻窦炎

1）鼻腔检查：病变以鼻腔上部变化为主，可见中鼻甲水肿或肥大，甚至息肉样变。有的可见多发性息肉。前组鼻窦炎可见中鼻道及下鼻甲表面有黏脓性分泌物附着，后组鼻窦炎可见嗅裂及中鼻道后部存有黏脓液，严重者鼻咽部可见脓性分泌物。

2）辅助检查：①鼻内镜检查，即前、后鼻孔镜检查，用麻黄碱收缩鼻黏膜，然后仔细检查鼻腔各部，可见水肿、脓涕或息肉。②体位引流，疑有慢性鼻窦炎而中鼻道或嗅裂无脓液存留时，可行体位引流检查。③上颌窦穿刺冲洗术，上颌窦穿刺冲洗既是对上颌窦炎的一种诊断方法，也是一种治疗措施。冲出液宜做需氧细菌培养和药物敏感试验。④ X 线鼻窦摄片，对诊断不明确或怀疑有其他病变者，可协助诊断。⑤牙的检查，在可疑牙源性上颌窦炎时，应进行有关牙的专科检查。⑥鼻窦 CT，诊断鼻窦 CT 不仅有助于明确病变范围及局部骨质的变化情况，还有助于与鼻腔肿瘤相鉴别。CT 由于其较高的分辨率，观察病变较为细致和全面，是目前诊断慢性鼻窦炎的良好方法。⑦鼻窦 MRI，MRI 对鼻窦内软组织和液体有较好的区分度，对术前制订完备的手术方案有益。根据典型症状及相关检查可确诊。

4. 鉴别诊断　急、慢性鼻窦炎主要与引起头痛的其他疾病相鉴别，如偏头痛、颅内肿瘤；因有鼻塞，要与鼻腔鼻窦肿瘤相鉴别，如鼻内翻性乳头状瘤、鼻腔鳞癌等，病理诊断可以明确。

5. 并发症

（1）急性鼻窦炎：该病影响病患的生活质量，可能会导致下呼吸道感染，严重者有可能引起眼眶、颅内并发症。

1）眼部并发症：眶骨壁骨炎、骨膜炎、眶壁骨膜下脓肿、眶内蜂窝织炎、眶内脓肿、球后视神经炎。

2）颅内并发症：硬脑膜外脓肿、硬脑膜下脓肿、化脓性脑膜炎、脑脓肿、海绵窦血栓性静脉炎。

（2）慢性鼻窦炎：影响病患的生活质量，加重患者的呼吸道感染症状，严重者有引起眼眶、颅内并发症的可能，导致视力改变，甚至感染加重而死亡。

6. 治疗原则

（1）急性鼻窦炎

1）全身治疗：采用足量抗生素控制感染，因多为球菌感染，以青霉素类、头孢菌素类为首选药物，药物治疗强调选择敏感抗生素足量、足疗程使用。若头痛或局部疼痛剧烈，可适当选用镇静剂或镇痛剂。一般疗法与急性鼻炎相同。中医中药治疗以散风清热、芳香通窍为主，以解毒去瘀为辅。

2）改善鼻窦引流：常用含 1% 麻黄碱的药物滴鼻，收缩鼻腔，改善引流。急性鼻窦炎还可以通过体位改变而改善鼻窦的通气、引流情况，以减轻头痛。

3）上颌窦穿刺冲洗术：急性上颌窦炎宜在全身症状消退、局部急性炎症基本控制后施行。冲洗后可注入抗菌溶液，每周 1 ～ 2 次。

4）鼻窦置换疗法：适用于儿童多组鼻窦炎患者。

5）病因治疗：如为牙源性上颌窦炎应同时治疗牙病。

6）黏液促排剂治疗：可以使用黏液促排剂，改善分泌物性状并易于排出。

7）激素治疗：可以应用鼻用局部激素或全身应用激素，改善局部炎症状态，加强引流。

8）手术：急性鼻窦炎在药物控制不满意或出现并发症时可采用鼻内镜手术，通过内镜引导直达病灶，开放鼻窦口，清除病变，改善局部引流，进而恢复鼻窦正常的生理功能。

（2）慢性鼻窦炎

1）大环内酯类抗生素：虽然不可以清除细菌，但可以减少慢性细菌感染的毒性和减少细胞损害。在激素治疗失败的病例中，选择性地应用长期低剂量大环内酯类抗生素治疗是有效的。具体起效机制不是很明确，但可能同局部宿主免疫反应的下调及繁殖细菌的毒性较弱有关。

2）血管收缩剂：能收缩鼻腔肿胀的黏膜，以利鼻窦引流。但血管收缩剂不宜长期使用，会有引起继发药物性鼻炎的可能。

3）黏液促排剂：在标准的治疗方法上加入黏液促排剂可以获得更好的治疗效果，主要是可以减少治疗时间。

4）抗组胺药：尽管在慢性鼻-鼻窦炎的治疗中并没有建议使用抗组胺药，但在美国，一项研究显示在慢性鼻-鼻窦炎的治疗中，抗组胺药还是经常被使用的，它可以明显减轻患者喷嚏、流涕和鼻塞症状，但对鼻息肉的大小无明显影响。

5）高渗盐水：可以改善鼻黏膜纤毛清除率，有临床试验结果显示高渗盐水在咳嗽、流涕、鼻后滴漏症状的各个评价指标中均有明显效果。

6）中医治疗：中药以芳香通窍、清热解毒、祛湿排脓为原则。

7）理疗：一般用超短波透热疗法，以辅助治疗。

8）鼻窦置换法：适用于多个鼻窦发炎患者。

9）手术治疗：①鼻内镜下鼻窦手术，为目前首选方法。在鼻内镜明视下，彻底清除各鼻窦病变，充分开放各鼻窦窦口，改善鼻窦引流，并尽可能保留正常组织，是一种尽可能保留功能的微创手术。②其他手术上颌窦鼻内开窗术、上颌窦根治术、鼻内筛窦切除术、鼻外筛窦切除术、额窦钻孔术、额窦切开术、蝶窦切开术等。

对于一个确诊的慢性鼻窦炎患者，推荐的治疗程序应该是首先进行药物治疗（包括局部和全身应用），在药物治疗无效的情况下进行鼻窦 CT 扫描，如果有影像学改变及手术指征，再行鼻内镜手术。

7. 预后

（1）急性鼻窦炎：大多数急性鼻窦炎通过合理的药物治疗都可以在短期内痊愈，个别情况下会转为慢性鼻窦炎，出现眼部或头颅的并发症。

（2）慢性鼻窦炎：在药物、手术治疗下大多数患者可以治愈，少数伴过敏、哮喘、阿司匹林不耐受等特异体质的患者，疾病常反复发作。

8. 预防

（1）加强体育锻炼，增强体质，预防感冒。

（2）应积极治疗急性鼻炎（感冒）和牙病。

（3）鼻腔有分泌物时不要用力擤鼻，应堵塞一侧鼻孔擤净鼻腔分泌物，再堵塞另一侧鼻孔擤净鼻腔分泌物。

（4）及时、彻底治疗鼻腔的急性炎症和矫正鼻腔解剖畸形，治疗慢性鼻炎和鼻中隔偏曲。

（5）游泳时避免跳水和呛水。

（6）患急性鼻炎时，不宜乘坐飞机。

（7）妥善治疗变态反应性疾病，改善鼻腔鼻窦通风引流。

（魏永新）

四、牙周炎

（一）概述（常见病因）

牙周炎是成人牙齿丧失的首要原因，其病因为龈齿结合部持续存在的牙菌斑对牙周支持组织造成破坏，从而引起牙龈炎症、牙齿松动和牙槽骨吸收。牙周炎起病隐匿，初期常不引起患者重视，在人群中发病率高，因此牙周炎的早期诊断和早期治疗具有重要意义。

（二）临床表现

1. 自觉症状　牙周炎早期症状不甚明显，可仅有牙龈出血及口腔异味，常被患者忽略；当牙周炎进展至中晚期，患者可因咀嚼无力、牙齿松动或牙周脓肿而就诊。牙周炎的病程是一个缓慢的过程，间歇期与活动期互相交替。

2. 好发部位　牙周炎一般累及口腔内多个牙齿，其中磨牙区和下前牙区最易被侵犯。其原因是磨牙区存在根分叉结构，菌斑一旦堆积不易清洁；下前牙区为唾液腺导管开口处，较易堆积牙石。

3. 临床检查　牙周炎患者一般口腔卫生状况差，牙面有牙石和软垢堆积，且疾病破坏程度常与局部刺激因素相一致。牙龈呈鲜红色或暗红色，水肿松软，有时可出现增生，探诊出血，甚至流脓。沿牙龈与牙面之间探入，可探及大于 3mm 牙周袋，袋宽，口深。牙周炎中晚期可出现牙齿松动、移位。X 线检查提示有牙槽骨吸收，早期一般为水平型吸收，晚期可有垂直型吸收。

（三）诊断（鉴别诊断）

牙周炎的诊断主要依赖于临床检查，即明显的牙龈炎症、探诊牙周袋及 X 线片中牙槽骨吸收。牙龈炎是牙周炎的前驱表现，其临床表现与早期牙周炎的区别不明显，因此需要仔细鉴别诊断。其主要鉴别要点为牙龈炎无附着丧失和牙槽骨吸收，经常规治疗后，牙周组织可完全恢复正常，是可逆性病变。

（四）治疗原则与预防

牙周炎的治疗原则为彻底清除菌斑、牙石等病原刺激物，消除牙龈炎症，改善牙周附着水平，并争取适当的牙周组织再生。对于有深牙周袋、过于松动的无保留价值患牙，应该尽早拔除以控制感染。牙周炎的基本治疗方法有通过龈上洁治、龈下刮治及根面平整术等机械方法清除牙石，必要时辅助局部或全身抗菌药物治疗。

牙周炎的“防”重于“治”，因此在牙周炎的早、中、晚期均应进行充分的口腔卫生宣教，如菌斑的危害、清除菌斑的重要性及控制和清除菌斑的方法。同时应该建议患者定期进行口腔检查，必要时进行牙周基础治疗，做到早检查、早诊断、早治疗。

（林　颖）

五、过敏性皮肤病

（一）接触性皮炎

1. 概述　接触性皮炎（contact dermatitis）为皮肤或黏膜接触某些外界刺激物质或变应原发生的炎症反应。本病发生于夏季，女性略多于男性，有过敏体质的人较易发生本病。

2. 临床表现　皮损一般仅局限于接触部位，以露出部位为多，境界边缘清楚，形态与接触物大抵一致。本病也可因搔抓或其他原因将接触物带至身体其他部位而发病，甚至因机体处在高度敏感状态而泛发全身。去除病因和恰当处理后，通常数天或十余天后即可痊愈。但由于搔抓或处理不当、感染或刺激物未能及时除去，致使病程迁延变为慢性皮炎，类似慢性湿疹。自觉灼痒，重者感疼痛，少数患者尤其是皮疹泛发全身者有时可引起全身反应，如畏寒、发热、恶心、头痛等。

3. 诊断　急性发病，有接触史，皮损发于接触或露出部位，皮肤损伤的部位及范围与接触物的接触部位一致，呈红斑、丘疹、丘疱疹、肿胀、水疱，当病因去除后皮炎迅速消退，若再接触又复发。变应性者必要时可做接触物的皮肤斑贴试验以寻找致敏原，一般呈阳性反应。

4. 鉴别诊断

（1）急性湿疹：病因常不明确，以内因为主。急性发作，但不骤然起病。无明确接触史，表现为原发性多形红斑，界线不清，可见于身体任何部位，多对称、泛发。病程较长，易变为慢性，有复发倾向，斑贴试验不易发现致敏原。

（2）丹毒：皮损颜色鲜红，境界边缘清楚，无接触史，局部触痛明显，伴有畏寒、发热、头痛、恶心等全身症状，末梢血检查见白细胞计数常增高。

5. *治疗原则*

（1）首先应追查病因，避免再接触，清除刺激因子并告知患者以免今后再接触患病。

（2）避免搔抓、摩擦，热水或肥皂水洗涤及其他附加刺激。摒除辛辣刺激食品，清理胃肠，保持大便通畅，避免精神过度紧张。

（3）药物疗法：以脱敏止痒为主，轻者可口服赛庚啶片、氯苯那敏片或注射抗组胺药，如皮损面积大，炎症显著者可选用10%葡萄糖酸钙、10%硫代硫酸钠静脉注射；对重症泛发患者可短期应用皮质类固醇激素，口服泼尼松20～30mg/d或肌内注射倍他米松或二丙酸倍他米松（得宝松），或静脉滴注氢化可的松或地塞米松等。有感染者可酌情选用抗生素。

（4）外用疗法：根据皮损情况，选择适应的剂型和药物，以消炎、收敛、缓和对症为原则，禁用刺激性或易致敏的药物。急性期红肿炎症严重、渗出糜烂者可用3%硼酸溶液进行湿敷，轻者可选用皮质类固醇激素乳剂或收敛、消炎的油膏外用。如已形成慢性炎症，可酌用低浓度角质形成剂，如3%黑豆馏油或糠馏油糊剂、皮质类固醇激素等配为油膏或乳剂外用。

（二）湿疹

1. *概述* 湿疹（eczema）是由多种内外因素引起的一种常见多发的变态反应性炎症性皮肤病，其临床特点为多形性皮疹，倾向渗出，对称分布，反复发作，病程迁延而趋向慢性化，自觉剧烈瘙痒。本病好发于夏季，有过敏体质的人多发，婴幼儿的发病率高于成年人。

2. *临床表现* 按发病过程及表现可分为急性湿疹、亚急性湿疹和慢性湿疹。

（1）急性湿疹：发病较为迅速，皮疹为多形性，初起为弥漫性红斑，常伴水肿，很快其上出现多数密集粟粒大小的丘疹、丘疱疹或水疱，疱破后形成糜烂、渗出、结痂，常数种皮损同时并存。损害逐渐扩大且融合成片，可发生于身体任何部位，而以头、面、四肢远端、阴囊多见，常呈对称性，严重者可泛发全身。急性期往往经过急剧，炎症明显，且倾向湿润糜烂，经适当治疗后，2～3周可以治愈，但常易反复发作，或转为亚急性或慢性湿疹。自觉瘙痒或灼热，重者可影响睡眠和工作，其程度依病情轻重、病变部位及患者耐受性而不同，常因搔抓、烫洗使病情加重。

（2）亚急性湿疹：为介于急性湿疹和慢性湿疹之间，常由于急性湿疹未能及时治疗或治疗不当，使病程迁延所致。皮损较急性湿疹轻，以小丘疹、结痂、鳞屑为主，仅有少数水疱及糜烂、渗出，瘙痒剧烈，亦可有轻度炎症浸润。病变较急性期局限。

（3）慢性湿疹：常由于急性和亚急性湿疹处理不当，反复迁延不愈或反复发作转变而来。亦可一开始即呈慢性损害。临床特点为常局限于某一部位，如手背、小腿、肘窝、阴囊、女性会阴部位等处，皮损界线明显，炎症不显著。患部皮肤肥厚粗糙，嵴沟明显，呈苔藓样变。颜色为褐红色或褐色，表面常覆有糠状鳞屑，伴有色素沉着、抓痕血痂等。部分皮损上仍可出现新的丘疹或水疱，抓后有少量浆液渗出。发生于手足及关节部位者，常呈皲裂或疣状，有疼痛感。自觉瘙痒，以遇热或入睡或精神紧张时显著。慢性病程，时轻时重，无规律性，常反复呈急性或亚急性发作，尤以精神紧张时为甚。

湿疹的发病，有的仅呈急性期或亚急性期，数周后治愈，但一般常反复发作，各期经过可交叉或同时存在。因此，在不同的部位可见各期皮疹同时存在。既有皮肤增厚苔藓样变，又可见新起的丘疹、水疱或伴有红肿、糜烂、结痂、脱屑等。亦有少数患者开始时急性湿疹的表现不明显，而表现为亚急性或慢性湿疹者。在经过中由于搔抓、摩擦常会出现糜烂、渗出及继发感染，此时炎症显著，有脓疱或脓液。

3. 诊断

（1）急性期皮损呈多形性，常循一定的规律，开始为弥漫性潮红，以后发展为丘疹、水疱、糜烂、渗出、结痂，常数种皮损同时存在。慢性期则局限于一定部位，如手背、小腿、肘窝、阴囊、女性会阴部位等处，皮肤肥厚呈苔藓化。

（2）常反复发作，时轻时重，无一定规律性。

（3）慢性病程，经过中倾向渗出湿润变化。

（4）自觉瘙痒，程度因人而异，当夜晚或精神紧张时瘙痒剧烈。

4. 鉴别诊断

（1）接触性皮炎：应与急性湿疹相鉴别。

（2）神经性皮炎：应与慢性湿疹相鉴别。多因神经症引起，初起瘙痒为主，后呈苔藓样变。好发于颈部、骶尾部及四肢伸侧等处，常不对称，皮损近正常皮色，苔藓化明显，周围可有正常皮色扁平丘疹，无渗出倾向，偶可自愈。

（3）脂溢性皮炎：经过中可有湿疹样改变，但本病主要发生于头部、胸前、背部中央、腋窝、阴部等皮脂分泌较多的部位，常先自头部开始发病，向下蔓延，损害主要表现为黄红色或鲜红色斑，上覆有油腻性鳞屑或痂皮。

5. 治疗原则　根据不同病因及临床表现，采取综合措施。

（1）一般疗法

1）尽可能追寻病因，隔绝致敏源，避免再刺激。去除病灶，治疗全身慢性疾病，如消化不良、肠寄生虫病、糖尿病、精神神经异常、小腿静脉曲张等。

2）注意皮肤卫生，勿用热水或肥皂清洗皮损，不任用刺激性止痒药物。

3）禁食酒类、辛辣刺激性食品，避免鱼虾等易于致敏和不易消化的食物，注意观察饮食与发病的关系。

4）劳逸结合，避免过度疲劳和精神过度紧张。

（2）全身疗法

1）抗组胺药物：H_1 受体拮抗剂有镇静、止痒、减少渗出等作用，常用药有氯苯那敏（扑尔敏）、赛庚啶、苯海拉明；亦可选择无中枢镇静副作用的药物，如特非那定、西替利嗪。可两种药物交替应用或联合应用，也可与 H_2 受体拮抗剂联合应用，以增强疗效。

2）非特异性脱敏治疗：急性或亚急性湿疹可用 10% 葡萄糖酸钙或 10% 硫代硫酸钠静脉注射；或 0.25% 普鲁卡因加维生素 C 静脉注射。

3）糖皮质激素：一般不主张应用，对急性期炎症显著且泛发者可考虑短期服用，如泼尼松，见效后可酌情减量以至停用。

4）抗生素：对伴有细菌感染、发热、淋巴结肿大者，可选用如内服红霉素、环丙沙星或肌内注射青霉素等。

（3）物理及放射疗法：液氮冷冻治疗，浅层 X 线或放射性核素（^{32}P 或 ^{90}Sr）敷贴疗法等，可用于病期较久和顽固的慢性局限性湿疹。

（4）局部治疗

1）急性期：①在疾病初期仅有潮红、丘疹或少数小疱而无渗液，治宜缓和消炎，避免刺激，可选用湿敷或具有止痒作用的洗剂，常用 2% ～ 3% 硼酸水湿敷或明矾炉甘石洗剂等。②水疱糜烂渗出明显者，宜收敛、消炎，以促进表皮恢复，可选用防腐收敛性药液进行湿敷，常用者如复方锌铜溶液，2% ～ 3% 硼酸水。有继发感染者可用 0.1% 依沙吖啶（利凡诺）溶液，对糜烂渗出较轻者或结痂期除用湿敷外，亦可用氧化锌油外用。

2）亚急性期：治疗原则为消炎、止痒、干燥、收敛，以选用氧化锌油、泥膏或乳剂为宜。可根据渗出糜烂的轻重，皮肤浸润肥厚的有无、瘙痒的程度而加入适当的收敛剂、角质促成剂及止痒剂。

3）慢性湿疹：治疗原则为止痒，抑制表皮细胞增生，促进真皮炎症浸润吸收。以选用软膏、乳剂、泥膏为宜，根据瘙痒及皮肤肥厚的程度加入不同浓度的止痒剂、角质促成剂或角质溶解剂。

（三）荨麻疹

1. 概述　荨麻疹（urticaria）俗称风疹块，是由于皮肤、黏膜小血管扩张及渗透性增加而出现的一种局限性水肿反应。临床表现为大小不等的风疹块损害，骤然发生，迅速消退，瘙痒剧烈，愈后不留任何痕迹。

2. 临床表现　根据病程分为急性荨麻疹和慢性荨麻疹，前者经数天或数周可治愈，后者则反复发作持续数月。

（1）急性荨麻疹（acute urticaria）：在所有荨麻疹中约占 1/3。皮损常突然发生，为局限性红色大小不等的风团，界线清楚，形态不一，可为圆形、类圆形或不规则形。开始孤立散在，逐渐可随搔抓而增多增大，互相融合成不整形、地图形或环状。如微血管内血清渗出急剧，压迫管壁，风团可呈苍白色，周围有红晕，皮肤凹凸不平，呈橘皮样。皮损大多持续半小时至数小时自然消退，消退后不留痕迹，但新的风团陆续发生，1 天内可反复多次发作。自觉剧烈瘙痒、灼热感。有时黏膜亦可受累，如累及胃肠，引起黏膜水肿，出现恶心、呕吐、腹痛、腹泻等症状。喉头黏膜受侵时则有胸闷、气喘、呼吸困难，严重者可引起喉头水肿发生窒息而危及生命。如伴有高热、寒战、脉速等全身症状，应特别警惕有无严重感染如败血症的可能。皮肤划痕症可呈阳性。血常规检查有嗜酸性粒细胞计数增高，若有严重金黄色葡萄球菌感染时，白细胞总数增多或细胞计数正常而中性粒细胞百分比增多，或同时有中性颗粒。

（2）慢性荨麻疹（chronic urticaria）：发病约占荨麻疹的 2/3。风团反复发生，时多时少，常经年累月不愈，可达 2 个月以上。时轻时重，如晨起或临睡前加重，有的无一定规律，全身症状一般较轻，大多数患者找不到病因。

3. 诊断　荨麻疹根据皮损为风团，骤然发生，迅速消退，消退后不留痕迹等特征，再根据各型的特点，不难诊断。寻找病因比较困难，必须详细询问病史，进行认真细致的体格检查，全面综合分析病情，并结合各型特点努力寻找发病有关因素，甚为重要。

4. 鉴别诊断　荨麻疹须和丘疹性荨麻疹及多形红斑相鉴别，伴有腹痛腹泻者，应注意与急腹症及胃肠炎等相鉴别。伴有高热和中毒症状者，应考虑为严重感染的症状之一。血管性水肿须与实质性水肿如丹毒、蜂窝织炎及眼睑部接触性皮炎、成人硬肿病、面肿型皮肤恶性网状细胞增生症等鉴别。获得性血管性水肿和遗传性血管性水肿可根据以上所述几点进行鉴别。

5. 治疗原则

（1）一般疗法

1）首先应详细询问病史，仔细分析观察，寻找病因，尽量加以除去是合理的根本治疗方法。但荨麻疹尤其是慢性荨麻疹往往难于发现病因，要特别注意有无胃肠道障碍、肠寄生虫、体内病灶及其他内科疾病等。

2）若病因不明者可对症处理，尽量减少促发的因素。在发病期间不吃海味及牛羊肉等蛋白类食物，以及不饮酒、浓茶、咖啡等辛辣刺激性食物，慎用青霉素及血清制品。

（2）全身疗法

1）抗组胺药：为本病的主要治疗药物，约 80% 病例可获得症状缓解。经典的组胺 I 型受体拮抗剂如苯海拉明、曲吡那敏（扑敏宁）、美吡拉敏（新安替根）、氯苯那敏（扑尔敏）、异丙嗪（非那根）、赛庚啶。经典组胺 I 型受体拮抗剂由于其能进入血 - 脑屏障，因此在发挥治疗作用的同时会出现头晕、疲乏、镇静、嗜睡等明显中枢神经受到抑制的表现，对高空作业、驾驶、机床操作或其他精细工作人员，则不宜使用。

近些年来，新型第二代组胺 I 型受体拮抗剂已开始应用，其最大优点是不易进入血 - 脑屏障（除非大剂量），因此不易引起镇静、嗜睡等副作用，如特非那定（敏迪）、氯雷他定（克敏能）、咪唑斯汀（皿治林）等。

三环类抗抑郁药多塞平可能是目前最强的组胺拮抗剂，慢性荨麻疹用常规抗组胺药无效时，多塞平是可供选择的有效药物。

2）皮质类固醇激素：有很强的抗过敏和抗炎作用，可降低血管通透性，减少组胺释放，可抑制风团的发生，适用于重症、伴有全身症状或喉头水肿的急性荨麻疹、荨麻疹性血管炎、用其他方法难以控制而反复发作的慢性特发性荨麻疹、用其他药物治疗无效的压力性荨麻疹。

3）拟交感神经药：主要治疗急性荨麻疹，尤其是喉头水肿，应用 0.1% 肾上腺素皮下注射，对重症患者可隔 20 ～ 30 分钟再注射一次，其次为口服麻黄碱。此类药物有明显的心血管刺激和震颤等肾上腺素能作用，因此其应用受到限制。

（3）脱敏疗法：对吸入性抗原如花粉、屋尘、真菌等经过敏原检测阳性者，可针对性地进行脱敏治疗，从小量渐增至正常耐受量，肌内注射或皮下注射，2 次 / 周。

六、真菌性皮肤病

（一）皮肤癣菌病

1. 概述　皮肤癣菌病（dermatophytosis）是由皮肤癣菌引起的毛发、皮肤和指（趾）甲感染，临床上常见者为头癣、体癣、股癣、手癣、足癣及癣菌疹等。偶可累及深部组织，引起深部感染。皮肤癣菌及其代谢产物通过血液循环可引起病灶外皮肤的变态反应，称癣菌疹。皮肤癣菌病是一组常见病和多发病，在皮肤科就诊病例中，次于皮炎和湿疹，而在感染性皮肤病中则居首位。在我国，患病人数至少以亿计算，所以积极防治皮肤癣菌病具有重要的临床意义和社会意义。

2. 临床表现　皮肤癣菌病传统上一直按解剖部位命名，如头癣、体癣、股癣、手足癣等，这种分类法有利于按不同解剖部位的皮肤特点使用不同的药物。有的也按病原菌命名，如黄癣、叠瓦癣、红色毛癣菌病等。

（1）头癣（tinea capitis）：是由皮肤癣菌侵入头皮和毛发引起的。根据病原菌和临床特征，分为黄癣、白癣、黑点癣和脓癣四型：①白癣临床上最常见，主要发于学龄前儿童。致病菌主要为亲动物性小孢子菌，如犬小孢子菌和铁锈色小孢子菌，皮损为圆形或不规则之灰白色鳞屑斑，病发在距头皮 3 ～ 5cm 折断，发根部有一白色套状物。青春期可自愈，不留痕迹。②黑点癣，多由紫色毛癣菌及断发毛癣菌感染引起，由于孢子寄生于发内使毛发变脆，病损处毛发出头皮即折断，断发残根留在毛囊口内呈黑点状，故又称为黑点癣。本病病程较长，病变进展缓慢，至成年也不能自愈。③黄癣，目前少见，致病菌为许兰毛癣菌，初发损害为毛囊性小脓疱，干后即变成黄痂。毛发由于病原菌侵入，变得干枯无光泽或出现弯曲，易拔除，但无断发，最后毛囊破坏，遗留萎缩性瘢痕和永久性秃发。碟形黄癣痂、萎缩性瘢痕、永久性秃发是黄癣三大临床特征。④脓癣，多发生于儿童，尤其是学龄前儿童。最初表现为化脓性毛囊炎，群集性小脓疱融合形成隆起炎性结节或肿块，界线清楚，触之较软，表面有与毛囊口一致的小脓点，似蜂窝状，挤压时有多孔溢脓现象。毛发松动而易拔除，自觉疼痛或无症状。若继发细菌感染，则有明显疼痛及压痛，附近淋巴结常肿大。损害常单发，亦有少数多发，愈后常伴瘢痕及秃发。

（2）体癣（tinea corporis）：比较常见，其发病主要受气候、患者年龄、机体抵抗力及卫生条件等因素影响。病菌侵入表皮后一般只寄生于角质层，因此只在局部引起轻度的炎症反应，初起为红丘疹或小水疱，继之形成鳞屑，再向周围逐渐扩展成边界清楚的环形损害，表面一般无渗液。边缘具有活动性，不断扩展，中央则趋于消退，因而有圆癣或钱癣之称。有的环形皮损内还可以再出现环形的丘疹、水疱、鳞屑，继而呈同心环形损害，伴有不同程度的瘙痒。

（3）股癣（tinea cruris）：初发时为股部内侧靠近阴囊处出现潮红、小丘疹，继而在丘疹顶部形成小片白色鳞屑，皮疹逐渐向周围扩延，界线清楚。在进行期，边缘可同时出现丘疹、水疱和鳞屑，偶见脓疱。自觉瘙痒个体差异很大，严重时奇痒难忍，轻则毫无痒感。经常搔抓可呈苔藓化并伴色素沉着，皮损也可扩延到下腹部、会阴及臀部，阴囊和阴茎皮肤也可能累及。病情与季节密切相关，夏季易扩延加重、痒感显著，冬季可自然缓解、病情稳定。本病如不及时治疗可以长期迁延不愈。

（4）手癣（tinea manuum）：是手掌及指间的皮肤癣菌感染，可蔓延到手背。多见于中老年人，男性多于女性，多为单侧，久之可发展为双侧。夏季多发生水疱，冬季常见皲裂，常因疼痛影响活动。由于手部经常受外界因素如洗涤剂的刺激，手癣表现不典型，易于被忽视而致迁延不愈。手癣多由足癣传染或继发于指（趾）甲癣，但也可以原发，原发者部位多见于拇指与示指的侧面、指间及掌心部，早期皮损为丘疱疹，然后逐渐扩延。

（5）足癣（tinea pedis）是发生于足跖部、趾间皮肤的皮肤癣菌感染，有时可延及足跟及足背，但仅发生于足背者称体癣。本病多发于中年人、青年人，儿童少见，男性一般多于女性。由于病原菌的不同，患者的卫生状况和体质的差异，其临床表现也各异。常见有汗疱型、趾间型、鳞屑角化型、湿润糜烂型。

皮肤癣菌在较少见的情况下会引起深部组织感染，表现为蜂窝织炎、毛囊炎、脓癣、皮下组织脓肿、淋巴结脓肿、Majocchii 肉芽肿、足菌肿、疣状增生等。

3. *诊断* 根据临床表现、组织病理特征可以做出正确诊断。皮肤癣菌的鉴定根据菌落形态、镜下特征，尤其是大分生孢子的大小、形状、分隔、胞壁的特点及着生方式，有时需要配合其他一些试验如营养试验、毛发穿孔试验、午氏灯试验和配对试验等，组织病理检查可以帮助确诊。

4. *治疗原则* 皮肤癣菌病的治疗主要使用抗真菌剂或角质剥脱剂局部外用。头癣、股癣或广泛体癣及局部治疗无效者需内服抗真菌药物，如灰黄霉素、氟康唑、伊曲康唑、特比萘芬等。贯彻预防为主、防治结合的方针，实行一系列体格检查、隔离、管理和治疗制度，争取早发现、早诊断、早治疗。

（二）甲真菌病

1. *概述* 甲真菌病（onychomycosis）是由皮肤癣菌、酵母菌和非皮肤癣菌性丝状真菌（霉菌）引起的指（趾）甲感染。仅由皮肤癣菌感染甲板引起的甲病称为甲癣（tinea unguium），甲癣俗称灰指甲，多为手足癣日久蔓延所致。趾甲癣大多由足癣直接传播，指甲癣则可能由手癣传播或因搔抓身体其他部位的癣病而直接接触感染。

2. *临床表现*　根据甲损害的不同临床特点，甲真菌病可分为下列四型。

（1）远端甲下甲真菌病（distal subungual onychomycosis，DSO）：这是最常见的一种。真菌开始侵犯远端侧缘甲下角质层，再侵犯甲板底面，逐渐导致甲板变色变质，失去正常光滑外观，甲板下堆积甲床角质层的碎屑，使得甲板与甲床分离脱落，或被患者剪掉，使整个甲板缺失，遗留下角化过度的甲床。

（2）白色表浅甲真菌病（white superficial onychomycosis，WSO）：较少见。真菌直接通过甲板浅层侵入，形成小的、浅表性白色斑点并增大、融合。最终甲变软、变粗糙，呈琥珀色。

（3）近端甲下甲真菌病（proximal subungual onychomycosis，PSO）：典型的可见于手指甲近端，开始像白点，可扩大为白斑。表现为甲板底面受累，但整个指甲均可被累及。原发型少见。外伤、糖尿病、银屑病、慢性甲沟炎和外周脉管疾病可继发本型感染。本型在国外随艾滋病发病上升而增多。

（4）全营养不良性甲真菌病（total dystrophic onychomycosis，TDO）：为上述三型发展的最后阶段，全层甲受累。

3. *诊断*　甲真菌病的诊断有赖于甲屑的直接镜检和培养。

（1）真菌学检查：收集足够的标本是关键。远端甲下型可用刮匙、牙科刮铲及甲起子取甲下碎屑。近端甲下型可用甲钻或解剖刀，白色浅表型可用刮匙。刮取病变区和正常区交界部位靠近甲床的甲屑，加 10% 氢氧化钾直接镜检，见到分枝菌丝即可支持诊断。

（2）组织病理学：角质增厚、疏松，角质细胞呈网篮状排列，并有不同程度的破坏，可见裂隙、空腔。甲板内如见细长规则菌丝或关节菌丝，提示为皮肤癣菌，其菌丝多横行生长，少数斜行或纵行生长，有的沿腔壁生长，常位于甲板的外层或内层。当甲板严重受损时，甲板全层均可见密集排列的菌丝和孢子；如检出圆形或椭圆形的小细胞，聚集成团，可见芽生孢子、假菌丝及厚壁孢子，提示为酵母菌。这些菌细胞多位于甲板内层，少数见于甲板外层或中层；甲板中若出现不规则的粗大菌丝，有叶状结构，色泽不均匀，部分呈褐色或黑褐色，生长紊乱，提示为非皮肤癣菌性真菌。

4. *治疗原则*　甲真菌病的治疗应有全面和持久的观点，不仅治疗病甲，还须同时治疗手癣、足癣，坚持长期治疗。念珠菌性甲沟炎要考虑职业因素，避免潮湿。也应避免甲外伤。

（1）局部治疗：适用于病甲数较少的病例。可坚持外涂 5% 阿莫罗芬指甲油，8% 环吡酮胺指甲涂剂，30% 醋酸、乳酸碘配液（10% 碘配和乳酸各 50% 混匀）或复方水杨酸软膏。在涂药前用温水泡足，并以小刀或小锉轻轻刮除病甲，一般需要坚持 6 ～ 12 个月。也可用 40% 尿素软膏使甲软化后刮去病甲，再使用抗真菌药物。还可用外科手术方法将病甲拔除，后涂抗真菌药物。

（2）系统治疗：适用于多发病甲或局部治疗无效者，治疗过程中，根据患者的年龄、病甲情况及甲生长速度等因素调整疗程。

1）特比萘芬：对皮肤癣菌和真菌感染有效，对酵母菌甲感染疗效偏低。

2）伊曲康唑：对皮肤癣菌、酵母菌和真菌感染均有效，目前多采用短程间歇冲击疗法。

3）氟康唑：对皮肤癣菌、酵母菌和真菌感染均有效。

（朱高峰）

七、浅表软组织急性化脓性感染

（一）概念

皮肤及软组织感染（SSTI）是由化脓性致病菌侵袭表皮、真皮和皮下组织引起的炎症性疾病。

（二）病因

致病菌常见有金黄色葡萄球菌、溶血性链球菌、厌氧菌等细菌，侵入毛囊丰富的部位或者组织损伤部位引起感染，也可以继发于其他疾病，通过淋巴或血液传播而感染。

（三）疖

疖是单个毛囊及其附属皮脂腺的急性化脓性感染，常扩展至皮下组织。常发生于毛囊和皮脂腺丰富的部位，如头面部、颈部、背部、腋部及会阴部等。致病菌以金黄色葡萄球菌为主。本病临床特点为开始局部出现红肿和疼痛小结节，以后逐渐增大，呈锥形隆起。继之，结节中央组织坏死、软化，在其中央出现一个脓头，脓头可自行溃破，排出脓液而自愈，很少有炎症扩大形成周围蜂窝织炎或脓肿，一般无明显全身症状。面疖特别是鼻、上唇及周围所谓“危险三角区”的疖症状常较重，如被挤压或处理不当，病菌可经内眦静脉、眼静脉进入颅内海绵状静脉窦，引起化脓性海绵状静脉窦炎（海绵窦栓塞症），出现颜面部进行性肿胀，可有寒战、高热、头痛、呕吐、昏迷等，死亡率很高。若炎症反应较严重，可出现毒血症，可表现为明显畏寒、寒战、发热、头痛、精神萎靡等全身症状及血白细胞计数升高。

1. *治疗*　早期应涂以聚维酮碘或外敷鱼石脂软膏，也可用热敷或物理疗法，促使炎症结节消退。已有脓头时，避免挤压，可在其顶部点涂聚维酮碘。如已形成脓肿，须及时切开引流。注意观察并发症。严禁挤压面部危险三角区的疖，以免引起颅内海绵状静脉窦炎。

2. *切开原则*　①切口：在痈的肿胀处做“＋”形切开；②通畅引流，排脓；③清洗创面：创面用过氧化氢溶液清洗后，然后包扎。

（四）痈

痈是多个相邻的毛囊及其所属皮脂腺或汗腺的急性化脓性感染，相当于多个疖融合而成。常发生于皮肤较厚的颈部、背部。致病菌以金黄色葡萄球菌为主。本病临床特点：起初感染开始从毛囊基地部开始，沿皮下深筋膜向四周扩散，再向上侵及相邻的毛囊群，形成多个坏死、溃烂的脓头。初起时局部呈一片稍微隆起的紫红色浸润区，质地坚韧，界线不清，明显疼痛，继之在中央部的表面有多个粟粒状脓栓，破溃后呈蜂窝状，以后中央部发生组织坏死、溶解、塌陷，像火山口，其内含有脓液和大量坏死组织。痈易向四周和深部发展，周围呈浸润性水肿，疼痛剧烈。局部淋巴结有肿大和疼痛。多有明显的全身症状，如畏寒、发热、全身不适、食欲缺乏等，易并发全身性化脓性感染。唇痈易引起颅内的海绵状静脉窦炎及急性化脓性脑膜炎，危险性更大。

1. *治疗*　一般处理外，应使用抗生素，加强支持疗法。化脓后，做切开引流，加强换药。注意患者有无糖尿病、免疫缺陷疾病。

2. *切开原则*　①切口：在痈的肿胀处做“+”形或“++”形切开，深度须达痈的基底部（深筋膜层），长度须达病灶边缘的健康组织。②翻开皮瓣：切开皮肤后，向外翻开皮瓣，清除皮下全部腐烂和坏死的组织达深筋膜；如深筋膜下已被波及，也应予以切开。③清洗创面：创面用过氧化氢溶液清洗后，用浸透抗生素（如青霉素）溶液或50%硫酸镁溶液的纱布条堵塞止血，然后包扎。

（五）丹毒

丹毒是皮内网状淋巴管的急性感染。常见于下肢和面部可迅速蔓延，不累及皮下组织，一般不化脓。致病菌以乙型溶血性链球菌为主。本病临床特点：开始即有恶寒、发热、头痛、全身不适等。局部表现为皮肤发红且鲜艳（早期）、灼热、疼痛、稍微隆起，界线较清楚，按压红色区颜色变淡，离开后迅速复红。病变范围扩展较快，有的可起水疱，其中心处红色稍褪，隆起也稍平复。近侧的淋巴结常肿大、有触痛。丹毒继续加重时全身性脓毒症状加重。本病可能复发，反复发作可使淋巴管阻塞和淋巴淤滞导致皮肤粗厚和肢体肿胀（象皮肿）。

本病的治疗，除一般处理外，应使用抗生素，首选青霉素，过敏者可选择大环内酯类抗菌药。局部治疗：皮损表面可外用各种抗菌药物；加压治疗可减轻淋巴水肿，有助于预防复发；物理疗法等。外科疗法：对以上治疗方案无效的持续性硬性水肿，可推荐行整形外科治疗。

（六）急性蜂窝织炎

急性蜂窝织炎是皮下、筋膜下、深部疏松结缔组织的一种急性弥漫性化脓性感染。多为皮肤或软组织损伤后感染引起，也可由局部原发感染病灶直接蔓延或经由血液、淋巴循环传播而发生。主要致病菌是化脓性链球菌，其次是金黄色葡萄球菌和无芽孢厌氧菌。

1. *临床特点*　①表浅的急性蜂窝织炎：局部红、肿、热、痛，红肿以中心部最为明显，外围逐渐减轻，与正常皮肤之间的界线不清，水肿的皮肤有坚硬感，压之凹陷。②深部急性蜂窝织炎：严重肿胀能使局部血液循环障碍而发生部分坏死。全身症状明显，患者常伴有寒战、发热、白细胞计数升高等全身症状。口底、颌下与颈部的急性蜂窝织炎易致喉头水肿、气管受压，甚至会引起窒息。

2. *治疗*　积极给予局部和全身的治疗，注意观察并发症。若形成脓肿，应及时切开引流。颌下、口底部蜂窝织炎，当非手术疗法无效时，更应及早切开减压，以防喉头水肿，气管受压而窒息，必要时气管切开，保持患者气道通畅。

（七）急性淋巴管炎与淋巴结炎

急性淋巴管炎是指致病菌经皮肤破损处或其他感染病灶侵入淋巴管内，引起淋巴管及其周围组织的急性炎症；感染扩散到淋巴结，可引起急性淋巴结炎。致病菌主要是化脓性链球菌。

1. *临床特点*　急性淋巴管炎可使管内淋巴回流障碍，同时使淋巴管周围组织有炎症变化浅层淋巴管炎，常在原发病灶的近侧出现 1 条或多条“红线”，韧而有压痛；深层淋巴管炎无红线，但局部肿胀，有条形压痛区。淋巴管炎都可有全身症状。轻度急性淋巴结炎局部淋巴结肿大，略有压痛，可与周围软组织相分辨，表面皮肤正常；病变加重时形成肿块（不能分辨淋巴结个数），疼痛和触痛加重，表面皮肤可发红发热，形成脓肿时有波动感，少数甚至可破溃，并伴有全身症状。

2. *治疗*　首先控制原发感染病变，临床表现明显者应积极采取局部或全身性治疗措施，适当休息，抬高患肢，局部理疗。一旦形成脓肿则要及早切开引流。

（八）脓性指头炎

脓性指头炎是手指末节掌面的皮下化脓性感染。多由刺伤引起，致病菌多为金黄色葡萄球菌。

1. *临床特点*　是初期指尖有针刺样疼痛，以后组织肿胀，压力增高，疼痛剧烈；当指动脉受压，疼痛转为搏动性跳痛，患肢下垂时加重，剧痛使患者烦躁不安，彻夜难眠；严重者，脓性指头炎可形成压力很高的脓腔，不仅可以引起剧烈的疼痛，还能压迫指骨的滋养血管，引起指骨缺血、坏死，如脓液直接侵及指骨，可引起骨髓炎，常伴有全身症状。

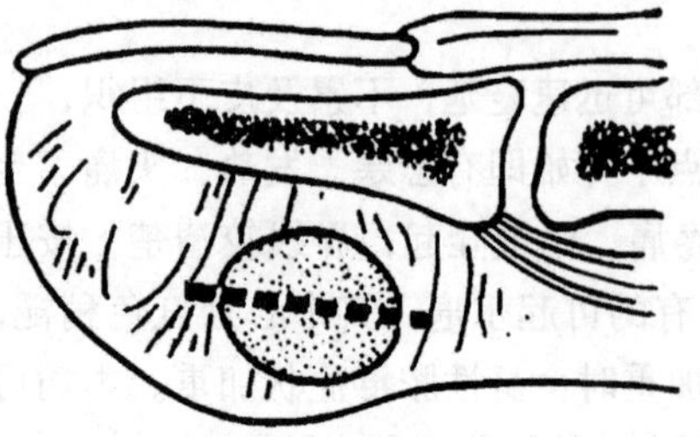

图 16-42 脓性指头炎手术切口示意图

2. 治疗 患手抬高、制动，充分休息。局部可用热敷或温热水浸浴等物理疗法；给予抗生素治疗，一般用青霉素类或其他常用抗生素药物；应尽早切开引流或切开减压；术后固定于功能位置，以悬带吊起；感染控制后，立即开始练习自动活动或被动活动，防止指关节强直。

指头脓肿切开方法：在指神经阻滞麻醉下，在末节指侧面做纵向切口（图 16-42），切口远端不超过甲沟 1/2，近端不超过指节横纹，为引流通畅换药便利，可于切口处切除一个梭形皮条。术中清除坏死组织，彻底打开已发生感染的纤维隔，但应保护深层骨膜和鞘管的完整，以免炎症扩散。置入乳胶片引流。

八、急性乳腺炎

（一）概念

急性乳腺炎是乳腺的急性化脓性感染，是乳腺管内和周围结缔组织炎症，多发生于产后哺乳期的妇女，尤其是初产妇更为多见，哺乳期的任何时间均可发生，但以产后 3 ～ 4 周最为常见，故又称为急性哺乳期乳腺炎。

（二）病因

1. 乳头皲裂 通常是由于哺乳姿势不正确，婴儿未将乳头及大部分乳晕含吮在口内，且固定于一侧的哺乳时间过长所致。

2. 乳腺管阻塞 常见于继发性的乳汁淤积，不完全吸空乳房、不规律性经常哺乳及乳房局部受压是其主要原因。

3. 细菌入侵 急性乳腺炎主要的病原菌是金黄色葡萄球菌，少见于链球菌。

（1）细菌可直接经乳管侵入，因由乳汁淤积潴留，容易感染。因潴留的乳汁易分解，分解的产物为酸性，不仅对乳腺管有刺激，而且是细菌繁殖很好的培养基。

（2）细菌可通过乳头小创口或裂缝进入，经淋巴管侵入乳叶间质形成蜂窝织炎。

（3）产妇身体其他部位感染的病原菌，可经血循环引起乳腺感染。

（4）另一条感染途径是由婴儿体内的病原菌（如口腔、鼻咽部感染）在哺乳时直接沿乳腺管逆行侵入乳腺小叶，在淤积的乳汁中生长繁殖引起乳腺感染。

4. 乳汁淤积

（1）产妇哺乳无经验，乳汁多，婴儿往往不能把乳汁吸尽，致使有多余的乳汁淤积在腺小叶中，有利于细菌生长繁殖。初产妇的乳汁中含有比较多的脱落上皮细胞，易引起乳腺管的堵塞，使乳汁淤积加重。乳汁的淤积促使急性炎症发生。

（2）产妇如孕期不经常擦洗乳头，上皮脆弱，小儿吸吮时间过长，乳头表皮浸软，易发生皲裂，发生皲裂后婴儿吸吮引起母亲剧烈疼痛，影响充分哺乳，乳房不易排空，乳汁易淤积。此外，乳头发育不良，短平、小、内陷等，乳汁更易淤积。

根据病变发展过程分为淤积性乳腺炎和化脓性乳腺炎两种。

（三）临床表现

1. 淤积性乳腺炎 产褥期乳腺炎即急性乳腺炎时乳房的化脓性感染，临床主要表现为乳房的红、肿、热、痛，局部肿块、脓肿形成，体温升高，白细胞计数增高。在脓肿形成前以抗感染促进乳汁排出为主，脓肿形成后以切开引流为主。预后较好。

2. 化脓性乳腺炎　多由葡萄球菌或链球菌通过破裂的乳头感染所致。如前所述，产后乳汁淤积，如不及时排空，易致感染。细菌侵入乳腺管后，继续向实质部侵犯，则可形成各种类型的化脓性乳腺炎。

（1）炎症扩散至表浅淋巴管，导致丹毒样淋巴管炎。患者突发高热，往往伴有寒战，乳房触痛，局部皮肤出现红点或红线，为此型特征。

（2）炎症局限于乳晕部结缔组织，形成乳晕下脓肿。

（3）感染沿着淋巴管扩散到乳腺间质内，可自表面至基底，横贯乳房组织。由于结缔组织化脓而形成间质部脓肿。此种脓肿可局限于单一乳腺小叶，亦可扩散至大部乳腺。

（4）感染迅速扩散，深达位于乳房基底部与胸大肌之间的乳房后疏松结缔组织，形成乳房后脓肿。

炎症或脓肿所在部位，均表现红肿及压痛。脓肿部按之有波动感，必要时可行试验穿刺，抽出脓液做细菌学检查，并做药物敏感试验，以供选择抗生素时参考。

（四）治疗

1. 脓肿形成之前

（1）早期仅有乳汁淤积的产妇全身症状轻，可继续哺乳，采取积极措施促使乳汁排出通畅，减轻淤积。手法排乳或使用吸奶器；局部用冰敷，以减少乳汁分泌。

（2）局部治疗：对乳房肿胀明显或有肿块形成者，局部热敷有利于炎症的消散，每次热敷 20 ～ 30 分钟，3 次 / 天，严重者可用 25% 硫酸镁湿敷。

（3）抗生素使用：选用针对金黄色葡萄球菌的敏感抗生素，根据病情口服、肌内注射或静脉滴注抗生素。

2. 脓肿已形成　应及时切开引流，切口一般以乳头、乳晕为中心呈放射形，乳晕下浅脓肿可沿乳晕做弧形切口（图 16-43），脓肿位于乳房后，应在乳房下部皮肤皱襞 1 ～ 2cm 处做弧形切口（图 16-44）。

（五）预防

1. 保持乳头清洁，经常用温肥皂水洗净，如有乳头内陷者更应注意清洁，禁用乙醇擦洗。

2. 养成良好的习惯，定时哺乳，每次将乳汁吸尽，如吸不尽时要挤出或不让婴儿含乳头睡觉。

3. 如有乳头破损要停止哺乳，用吸乳器吸出乳汁，在伤口愈合后再行哺乳。

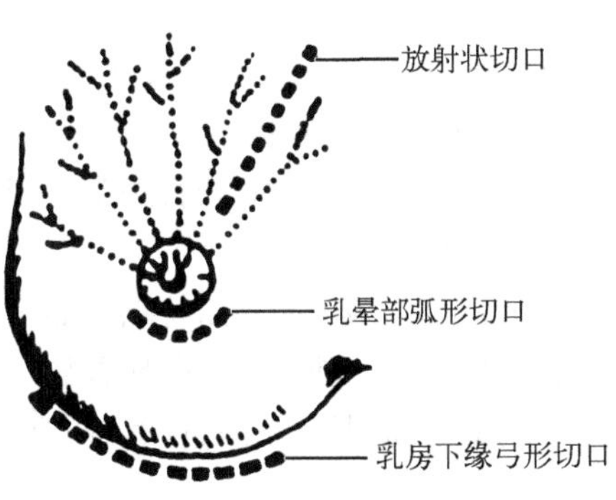

图 16-43　乳腺脓肿切口示意图

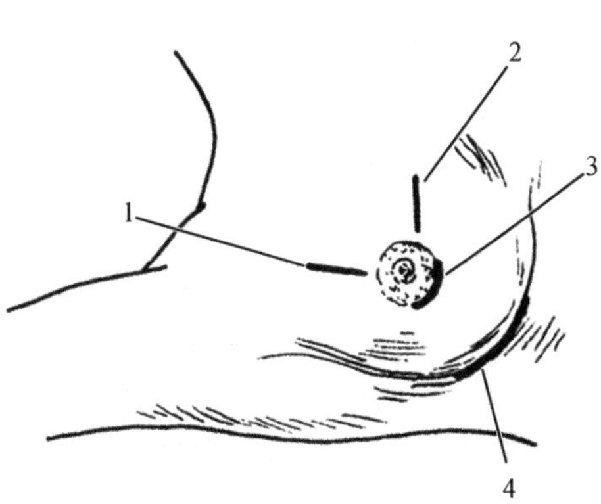

图 16-44　乳腺脓肿切开引流示意图

1. 放射状切口；2. 放射状切口；3. 乳晕边缘切口；4. 乳腺皱襞下切口

九、腹股沟疝

（一）概述

腹股沟疝是指腹腔内脏器通过腹股沟区的缺损向体表突出所形成的包块，腹股沟区是位于下腹壁与大腿交界的三角区。

（二）病因

腹壁肌肉强度降低，腹内压力增高是引起腹股沟疝的主要原因。老年人肌肉萎缩，腹壁薄弱，而腹股沟区更加薄弱，内有血管、精索或子宫圆韧带穿过，给疝的形成提供了通道。此外，老年人因咳喘、便秘、前列腺增生导致的排尿困难等疾病，致使腹压升高，为疝的形成提供了动力。

（三）分类

腹股沟疝分为腹股沟斜疝和腹股沟直疝两种（表 16-23）。

表 16-23　腹股沟斜疝和腹股沟直疝的鉴别

鉴别点	腹股沟斜疝	腹股沟直疝
患者年龄	多见于儿童及青壮年	多见于老年人
突出途径	经腹股沟管突出，可进阴囊	由直疝三角突出，不进阴囊
疝块外形	椭圆或梨形，上部呈蒂柄状	半球形，基底较宽
回纳疝块后压住内环	疝块不在突出	疝块仍可突出
精索与疝囊的关系	精索在疝囊后方	精索在疝囊前外方
疝囊颈与腹壁下动脉的关系	疝囊颈在腹壁下动脉外侧	疝囊颈在腹壁下动脉内侧
嵌顿机会	较多	极少

腹股沟斜疝有先天性和后天性两种。①先天性斜疝：先天鞘状突环不闭锁，就可形成先天性斜疝，而未闭的鞘状突就成为先天性斜疝的疝囊。②后天性斜疝：较先天性者为多，其发病机制则完全不同，由腹股沟区存在着解剖上的缺陷所致，腹股沟管区既是腹壁薄弱区，又有精索通过，从而造成局部腹壁强度减弱，但主要是发育不良或腹肌较弱，如腹横肌与腹内斜肌对内环括约作用减弱，以及腹横肌弓状下缘（或为联合肌腱）收缩时不能靠拢腹股沟韧带，均诱发后天性斜疝。

（四）临床表现

1. *可复性疝*　临床特点是腹股沟区出现一个可复性肿块，开始肿块较小，仅在患者站立、劳动、行走、跑步、剧咳或患儿啼哭时出现，平卧或用手压时肿块可自行回纳、消失。

2. *滑动性斜疝*　临床特点为较大而不能完全回纳的难复性疝。滑出腹腔的盲肠常与疝囊前壁发生粘连。除了肿块不能完全回纳外，尚有消化不良和便秘等症状。

3. *嵌顿性疝*　常发生在劳动或排便等腹内压骤增时，通常都是斜疝。临床特点为疝块突然增大，并伴有明显疼痛。平卧或用手推送肿块不能回纳。肿块紧张发硬，且有明显触痛。嵌顿的内容物为大网膜时，局部疼痛常轻微；如为肠袢，不但局部疼痛明显，还可伴有阵发性腹部绞痛、恶心、呕吐、便秘、腹胀等机械性肠梗阻的体征。

4. *绞窄性疝*　是指腹疝因囊颈弹性收缩发生嵌顿后，未能及时解除，导致肠壁动脉血流障碍甚至完全阻断，并快速发展为肠壁坏死。

（五）鉴别诊断

1. *睾丸鞘膜积液* 完全在阴囊内，肿块上缘可触及，无蒂柄进入腹股沟管内。透光试验检查呈阳性。肿块呈囊性弹性感。睾丸在积液之中，故不能触及；而腹股沟斜疝时，可在肿块后方扪及实质感的睾丸。

2. *精索鞘膜积液* 肿块位于腹股沟区睾丸上方，无回纳史，肿块较小，边缘清楚，有囊性感、牵拉睾丸时，可随之而上下移动。但无咳嗽冲击感，透光试验阳性。

3. *交通性鞘膜积液* 肿块于每日起床或站立活动后慢慢出现逐渐增大，平卧和睡觉后逐渐缩小，挤压肿块体积也可缩小，透光试验阳性。

4. *睾丸下降不全* 隐睾多位于腹股沟管内，肿块小，边缘清楚，用手挤压时有一种特殊的睾丸胀痛感，同时患侧阴囊内摸不到睾丸。

5. *髂窝部寒性脓肿* 肿块往往较大，位置多偏右腹股沟外侧，边缘不清楚，但质软而有波动感。腰椎或骶髂关节有结核病变。

（六）治疗

1. *非手术治疗*

（1）可复性疝：婴儿在长大过程中，腹肌逐渐强壮，部分有自愈可能，一般主张对一周岁内的婴儿可暂不手术，先用棉线束带或绷带压迫腹股沟管内环，以防疝的突出；对于年老体弱或伴其他重疾病不宜手术者，可配用疝带。

1）复位方法：回纳疝内容物后，将疝带一端的软压垫对着疝环顶住，可阻止疝块突出。疝带可以白天佩戴，晚间除去。

2）缺点：长期使用疝带可使疝囊颈经常受到摩擦变得肥厚坚韧而增高疝嵌顿的发病率，并有促使疝囊与疝内容物粘连的可能。

（2）嵌顿性疝：嵌顿性疝原则上应紧急手术，以防止肠管坏死。但在下列少数情况下：①嵌顿时间较短（3 ～ 5 小时），没有腹部压痛和腹膜刺激症状，估计尚未形成绞窄。尤其是小儿，因其疝环周围组织富于弹性，可以试行复位。②病史长的巨大疝，估计腹壁缺损较大，而疝环松弛者。

1）复位方法：注射哌替啶以镇静、镇痛、松弛腹肌，让患者取头低足高位，医师用手托起阴囊，将突出的疝块向外上方的腹股沟管做均匀缓慢、挤压式还纳，左手还可轻轻按摩嵌顿的疝环处以协助回纳。手法复位，切忌粗暴，以免挤破肠管。回纳后，应反复严密观察 24 小时，注意有无腹痛、腹肌紧张及大便带血现象，也须注意肠梗阻现象是否得到解除。

2）缺点：手法复位成功也仅是一种姑息性临时措施，有一定的危险性，须严格控制应用，成功后建议患者尽早进行手术治疗以防复发。

2. *手术治疗* 术前如有慢性咳嗽、排尿困难、便秘、腹水、妊娠等腹内压增加情况，应先予以处理，减少手术治疗后复发。

斜疝的手术方法很多，但可归为高位结扎术（适用于婴幼儿或斜疝绞窄严重感染的病例）、疝修补术 [斜疝常用手段；加强腹股沟前壁的方法：佛格逊（Ferguson）法；加强腹股沟后壁的方法有三种：巴西尼（Bassini）法、赫尔斯坦（Halsted）法、麦克凡（McVay）法；加强后壁的方法亦宜于不同情况的腹股沟直疝修补术] 和疝成形术（适用于巨型斜疝、复发性疝、腹股沟管后壁严重缺损，腹横腱膜弓完全萎缩，不能用于缝合修补的病例三类）。

3. *嵌顿性疝和绞窄性疝的处理原则*

（1）嵌顿性疝需要紧急手术，以防止疝内容物坏死并解除伴发的肠梗阻。

（2）绞窄性疝的内容物已坏死，更须手术。

（3）术前应做好必要的准备。手术的主要关键在于正确判断疝内容物的生命力，然后根据病情确定处理方法。

（4）少数嵌顿性或绞窄性疝临手术时因麻醉的作用而回纳腹内，以致在术中切开疝囊时无肠袢可见。遇此情况，必须仔细探查肠管，以免遗漏坏死肠袢于腹腔内。必要时另做腹部切口探查之。

（5）凡施行肠切除吻合术的患者，因手术区污染，在高位结扎疝囊后，一般不宜做疝修补术，以免因感染而致修补失败。

（6）绞窄的内容物如为大网膜，可给予切除。

十、痔

痔（hemorrhoids）或称为痔疮，是临床上一种最常见的肛门疾病，痔是直肠下端的肛垫出现了病理性肥大。根据发生部位的不同，痔可分为内痔、外痔和混合痔。

（一）病因

目前认为内痔（internal hemorrhoid）是肛垫（肛管血管垫）的支持结构、血管丛及动静脉吻合支发生的病理性改变或移位。外痔（external hemorrhoid）是齿状线远侧皮下血管丛的病理性扩张或血栓形成。混合痔（mixed hemorrhoid）是内痔和外痔混合体。

（二）临床表现

1. 内痔的常见临床症状是间歇性便后出鲜血，部分患者可伴发排便困难。内痔可分为 4 度（表 16-24）。当内痔合并发生血栓、嵌顿、感染时则出现疼痛。

表 16-24　内痔分度标准

分度	特点
Ⅰ度	排便时带血、滴血，便后出血自行停止，痔不脱出肛门
Ⅱ度	常有便血，便时有痔脱出，便后可自行还纳
Ⅲ度	偶有便血，排便或久站、负重时痔脱出，需手辅助还纳
Ⅳ度	偶有便血，痔脱出后不能还纳或还纳后再次脱出。均可伴有齿状线区黏膜糜烂、小血管裸露、肛裂等

2. 外痔主要为结缔组织外痔（皮垂、皮赘）和炎性外痔。静脉曲张性外痔一般不痛，局部隆突，刺激肛门，肛周不适；血栓性外痔：剧烈疼痛、排便、活动时加重；局限性肿突、质硬、皮下淤紫血栓、触痛明显。

3. 混合痔是临床上最主要的发病形式，内痔和外痔的症状可同时存在，主要表现为便血、肛门疼痛及坠胀、肛门瘙痒等。

（三）诊断依据

1. 便血，伴或不伴痔脱出的临床症状。
2. 肛门视诊和指检依据。
3. 肠镜或肛门镜观察到典型镜下表现。

内痔初起时，症状不明显，仅在体格检查时才被发现。但随着痔核逐渐增大，症状亦会逐渐加重。

鉴别诊断：肛门溃疡，如溃疡性结肠炎、克罗恩病；肛门良恶性肿瘤；直肠脱垂；肛裂；

肛乳头肥大；肛周黑素瘤；肛门尖锐湿疣。

（四）治疗

1. *痔的治疗原则*　①无症状的痔无须治疗；②有症状的痔正在减轻或消除症状，而非根治；③以非手术治疗为主。

（1）一般治疗：改善排便，避免食物及饮酒刺激；药物治疗：外用膏栓剂，温水坐浴，中药坐浴、熏洗；活血消肿，止痛止血。

（2）注射治疗：传统硬化剂、内镜下硬化剂。

（3）常见的手术治疗：结扎术（贯穿结扎、胶圈套扎）外痔剥离、内痔结扎术；切除缝合术；血栓外痔剥离术；吻合器痔上黏膜环切术（PPH）；多普勒超声引导下痔动脉结扎术（HAL）。

2. *适应证*　硬化剂注射疗法适合Ⅰ度、Ⅱ度出血性内痔患者；胶圈套扎疗法用于治疗Ⅰ～Ⅲ度内痔患者；多普勒超声引导下痔动脉结扎术用于治疗Ⅱ～Ⅳ度内痔患者；痔单纯切除术用于治疗Ⅱ、Ⅲ度内痔和混合痔患者。吻合器痔上黏膜环切术主要用于治疗Ⅲ、Ⅳ度内痔、非手术治疗失败的Ⅱ度内痔和环状痔患者，也可用于治疗直肠黏膜脱垂患者。

十一、破伤风

（一）概念

破伤风（tetanus）是破伤风梭菌经由皮肤或黏膜伤口侵入人体，在缺氧环境下生长繁殖，产生毒素而引起肌痉挛的一种特异性感染。

（二）病因

致病菌破伤风梭菌为绝对厌氧菌，革兰氏染色阳性。家畜和人的粪便中均可含菌，随粪便排出体外后，以芽孢状态分布于自然界，尤以土壤中为常见，在土壤中可生存数年之久。各种类型和大小的创伤都可能受到污染，特别是开放性骨折、含铁锈的伤口、伤口小而深的刺伤、盲管外伤、火器伤，更易受到破伤风杆菌的污染。小儿患者以手足刺伤多见。若以泥土、香灰、柴灰等土法敷伤口，更易致病。

（三）临床特点

感染破伤风梭菌至发病，有一个潜伏期，破伤风潜伏期长短与伤口所在部位、感染情况和机体免疫状态有关，通常为 7～8 天，可短至 24 小时或长达数月、数年。潜伏期越短者，预后越差。约 90% 的患者在受伤后 2 周内发病，新生儿破伤风的潜伏期为断脐带后 5～7 天，偶见患者在摘除体内存留多年的异物后出现破伤风症状。

（四）诊断

破伤风症状比较典型，其诊断主要依据临床表现和有无外伤史。重点在于早期诊断，因此凡有外伤史，不论伤口大小、深浅，如果伤后出现肌紧张、张口困难、颈部发硬、反射亢进等，均应考虑此病的可能性。伤口分泌物培养阴性亦不能排除本病。破伤风毒素主要侵袭神经系统中的运动神经元，因此本病以牙关紧闭、阵发性痉挛、强直性痉挛为临床特征，主要波及的肌群包括咬肌、背棘肌、腹肌、四肢肌等。典型症状主要为运动神经系统脱抑制的表现，包括肌强直和肌痉挛。通常最先受影响的肌群是咀嚼肌，随后顺序为面部表情肌，颈、背、腹、四肢肌，最后为膈肌。肌强直的征象为张口困难和牙关紧闭，腹肌坚如板状，颈部强直、头后仰，当背、腹肌同时收缩，因背部肌群较为有力，躯干因而扭曲成弓，形成“角弓反张”或“侧弓反张”。阵发性肌痉挛是在肌强直基础上发生的，且在痉挛间期肌强直持续存在。相应的征象为蹙眉、口角下缩、咧嘴“苦笑”（面肌痉挛）；喉头阻塞、吞咽困难、呛咳（咽肌痉挛）；通气困难、发绀、呼吸骤停（呼吸肌和膈肌痉挛）；尿潴留（膀胱括约肌痉挛）。强烈的肌痉挛，可使肌断裂，甚至发生骨折。患者死亡原因多为窒息、心力衰竭或肺部并发症。需注意与其他引起肌痉挛的疾病如各种化脓性脑膜炎、脑炎、手足搐搦症相鉴别。

（五）治疗

破伤风是一种极为严重的疾病，死亡率高，尤其是新生儿和吸毒者，为此要采取积极的综合治疗措施，包括清除毒素来源，中和游离毒素，控制和解除痉挛，保持呼吸道通畅和防治并发症等。

1. 伤口处理　抗毒素治疗后，控制痉挛下进行伤口处理，彻底清创、排除窦道或无效腔，充分引流，局部可用 3% 过氧化氢溶液冲洗，敞开伤口。

2. 抗毒素的应用　目的是中和游离的毒素，所以只在早期有效，毒素已与神经组织结合，则难收效。用药前须做皮内过敏试验。破伤风人体免疫球蛋白在早期应用有效，一般只用一次。

3. 支持治疗　应住隔离病室，避免光、声等刺激；避免打扰患者，减少痉挛发作。据情况可交替使用镇静、解痉药物，以减少患者的痉挛和痛苦。新生儿破伤风要慎用镇静解痉药物，可在儿科专科医师指导下使用。

4. 注意防治并发症、保护呼吸道　必要时气管切开；预防肺部感染；严格无菌技术，防止交叉感染。已并发肺部感染者，根据菌种选用抗生素。密切观察腹部体征。

5. 营养支持　由于患者不断阵发痉挛，出大汗等，故每天消耗热量和水分丢失较多。注意营养（高热量、高蛋白、高维生素）补充和水与电解质平衡的维持。必要时可采用中心静脉肠外营养。

6. 抗生素治疗　抗生素可选用青霉素肌内注射或大剂量静脉滴注，可抑制破伤风梭菌。也可给予甲硝唑，分次口服或静脉滴注，持续 7 ～ 10 天。如伤口有混合感染，则相应选用抗菌药物。

（六）预防

目前对破伤风的认识是防重于治。破伤风是可以预防的，措施包括注射破伤风类毒素行主动免疫，正确处理伤口，以及在伤后采用被动免疫以预防发病。

1. 主动免疫　注射破伤风类毒素作为抗原，使人体产生抗体以达到免疫目的。

2. 被动免疫　该方法适用于未接受或未完成全程主动免疫注射，而伤口污染、清创不当及严重的开放性损伤患者。破伤风抗毒素血清（TAT）是最常用的被动免疫制剂，但有抗原性，可致敏。TAT 皮内试验过敏者，可采用脱敏法注射。

（李　越　龙梅菁）

第十一节　常见肿瘤

一、肺癌

肺癌是全球发病率和病死率最高的恶性肿瘤，据 2018 年 WHO 癌症报告显示，每年肺癌新发 209 万例，占全部恶性肿瘤的 11.6%，死亡 176 万，占肿瘤全死因的 18.4%。肺癌的发病年龄多在 40 岁以上，男女比例（3 ～ 5）：1，但近年来女性的发病率有增高的趋势。

（一）常见病因

1. 吸烟　是肺癌最主要的致病因素，吸烟量的多少和吸烟时间长短与肺癌的发病呈正相关，有研究表明，吸烟指数（每天吸烟支数 × 吸烟年数）大于 400 者为肺癌的高危人群。戒烟是最好的肺癌预防措施。

2. 大气污染 如工业废气、汽车尾气中的苯并芘，室内装饰材料中的甲醛和氡气，室内燃烧产生的煤烟、油烟等均为肺癌致癌物。

3. 职业接触 在某些工业、矿工等行业中，肺癌的发病可能与长期接触石棉、砷、镍、铬、铜、锡、电离辐射等致癌物有关。

4. 遗传易感性、基因变异 癌基因如 *Ras* 家族、*EGFR*、*ALK* 等，抑癌基因如 *p53*、*nm23-H1* 等基因结构及功能异常与肺癌的发病密切相关。

（二）临床表现

早期肺癌症状缺乏特异性，大多在胸部 X 线平片或胸部 CT 检查时发现。肺癌的临床症状与肿瘤本身的大小、部位、有无压迫、有无侵犯邻近器官及有无合并远处转移等相关。

1. 早期症状 肺癌最常见的症状为咳嗽、血痰、胸闷、气促、发热。肿瘤在较大的支气管内生长，常出现刺激性干咳。当肿瘤继续生长阻塞支气管，可导致气促，并继发肺部感染，可有发热、痰量增多伴脓性痰。肿瘤侵犯支气管黏膜微细血管后可引起血痰，常表现为痰中带血点、血丝或间断少量咯血。另外，还可出现非特异性的全身症状，如食欲缺乏、体重下降等。

2. 肿瘤局部压迫及外侵症状 ①压迫或侵犯喉返神经，出现声音嘶哑；②压迫或侵犯膈神经，可出现同侧或双侧膈肌麻痹，进而引起呼吸功能障碍；③压迫上腔静脉，可出现上腔静脉阻塞综合征，表现为头颈及双上肢水肿，颈部和上胸部静脉怒张、毛细血管扩张；④侵犯胸膜，可引起血性胸腔积液，当累及壁胸膜、胸壁时，可引起该部位持续性的疼痛；⑤侵入纵隔、压迫食管，可引起吞咽困难；⑥压迫及侵犯第 7 颈椎至第 1 胸椎外侧旁的交感神经可出现霍纳综合征，表现为患侧眼球凹陷、上眼睑下垂、眼裂变小、瞳孔缩小，患侧面部无汗；⑦在霍纳综合征基础上，肿瘤进一步破坏第 1、2 肋骨及臂丛神经，可出现肺尖肿瘤综合征，引起上肢疼痛、上肢运动障碍。

3. 远处转移症状 转移至不同部位会引起不同的临床症状，如脑转移会出现头痛、呕吐、偏瘫、癫痫等；骨转移会引起相应部位的持续性疼痛、病理性骨折；肝转移可导致右上腹痛、肝大、肝酶及胆红素升高、腹水等。

4. 副瘤综合征 在某些病例中，肺癌可产生内分泌物质，表现为非转移性全身症状，如肺性肥大性骨关节病（杵状指、骨关节痛、骨膜增生等）、Cushing 综合征、类癌综合征（腹痛、腹泻、面部潮红、支气管痉挛等）、男性乳房发育、多发性肌肉神经痛等。

（三）诊断

肺癌的临床诊断须结合临床表现和影像学资料，但最后的病理学确诊是金标准。完整的肺癌诊断包括肿瘤的 TNM 分期（T 代表原发灶、N 代表淋巴结转移状态、M 代表远处转移灶情况）、具体病理类型及基因分子分型等。与肺癌诊断相关的检查如下：

1. 胸部 X 线正侧位片 是最常用的筛查方法，可发现大部分肺内病灶。支气管管腔被肿瘤完全阻塞，可导致相应的肺叶肺不张，肿瘤转移至肺门及纵隔淋巴结时，不张的上叶肺与肺门肿块可形成“反 S 征”。肿瘤晚期还可见胸腔积液或肋骨破坏等。

2. 胸部平扫 + 增强 CT 检查 是目前评估肺癌胸内侵犯程度及范围的常规方法，优点在于可发现一般 X 线检查隐藏区的病变，容易判断肺癌与周围组织器官的关系、淋巴结的转移情况。其他部位包括肝、肾上腺等的 CT 检查，可以协助排除肺癌相关部位的远处转移病灶，为肺癌的治疗方案提供重要的依据。

3. MRI 检查 对肺部小结节的检出效果不如 CT，但显示胸壁侵犯、实质性肿块与血管的关系、臂丛神经的受累情况等有一定的优势；另外，对于鉴别肺的原发灶与阻塞性肺炎有一定的价值，逐渐引起临床的重视。对于脑的转移病灶诊断与排除，优先推荐行平扫 + 增强的 MRI

检查。对于肝脏及骨等转移灶，行平扫 + 增强的 MRI 检查亦非常有价值。

4. PET/PET-CT 检查 PET 检查时利用正常细胞和肿瘤细胞对放射性核素标记的脱氧葡萄糖的摄取不同而显像，恶性肿瘤的糖代谢高于正常组织。其主要用于肺结节的鉴别诊断、转移灶的检测、疗效评价、肿瘤复发转移监测等。但缺点在于该检查费用偏高，难以普及。

5. 病理学检查 ①痰细胞学检查：是一种简单、无创诊断方法，肺癌脱落的癌细胞可随痰液咳出，但阳性率较低，连续 3 ～ 5 天的痰细胞学检查可提高检出率。②胸腔积液检查：对怀疑肺癌转移所致胸腔积液的患者，可行胸腔穿刺抽液，胸腔积液找癌细胞。③经皮肺穿刺检查：对于常规痰细胞学或支气管镜等检查难以确诊的病例，尤其是靠近外周肿块，可在 B 型超声或 CT 引导下行经皮肺穿刺，取得病理组织。④支气管镜检查：是肺癌诊断中重要的方法，可直接观察到气管和支气管中的病变，并可直视下钳取获得病理组织，对于中央型肺癌诊断的阳性率较高，而对于周边的病变，可通过留取深部痰液或支气管肺泡灌洗，提高肿瘤细胞的检出率。⑤支气管超声内镜检查：利用超声技术对紧贴气管支气管腔外壁的肿物或淋巴结定位、穿刺，在确定肺癌有无纵隔淋巴结转移有重要作用。⑥纵隔镜：可直接观察气管周围、隆突下区域淋巴结情况，并做病理活检，取材量大，诊断准确率高。⑦胸腔镜检查：属有创性检查，可全面探查胸腔内情况，可对胸膜病变、肺的弥漫型病变、肺门纵隔淋巴结等进行活组织检查，明确诊断及分期。

6. 分子检测 随着靶向治疗药物大大改善了携带相应驱动基因的肺癌患者的预后和生存，部分靶向药物已作为临床一线推荐使用。临床上推荐对肺腺癌的患者常规进行 *EGFR* 突变、*ALK* 融合基因及 *c-Met* 基因等检测，阳性者可进行精准靶向治疗。另外，对于鳞癌患者亦建议进行突变基因的检测，进而发现潜在获益的人群。另外，免疫治疗在肺癌领域的进展日新月异，对于与免疫治疗相关的分子靶点检测如 PD-1/PD-L1、CTLA-4 等亦日益成熟并广发应用于临床。

二、食管癌

（一）概述

食管癌为常见的上消化道恶性肿瘤，发病率位于所有恶性肿瘤的第 9 位，占 11.6%，欧美发病率低，我国是高发地区之一，死亡率居恶性肿瘤第 6 位，占 5.3%。食管癌发病年龄多在 40 岁以上，男女比例为（1.3 ～ 2.7）：1。食管癌的病因未明确，主要危险因素包括吸烟、重度饮酒、亚硝胺、微量元素及微量维生素缺乏、遗传易感性、饮食霉变食物、不良生活习惯如经常进食过硬或过热食物等。在我国，90% 以上食管癌的病理类型为鳞癌，部分为腺癌、小细胞癌、恶性黑素瘤、平滑肌肉瘤等。

（二）临床表现

1. 早期症状 症状常不典型，吞咽粗、硬食物时可偶有不适，如哽噎感、胸骨后烧灼感、摩擦感、异物感。此类症状始为间歇性，时轻时重，后逐渐进展为经常性发作。

2. 中、晚期症状 典型症状为进行性吞咽困难，初期是进食固体食物时出现，继而是半流质食物，最后流质饮食也不能咽下。合并食管溃疡及局部炎症时可出现胸部和（或）背部持续性隐痛，出现剧烈疼痛常提示穿孔。由于进食的减少、疼痛，容易引起营养不良、消瘦、脱水、贫血甚至恶病质。晚期可侵犯食管外组织，如侵犯喉返神经，可出现声音嘶哑；如侵犯颈交感神经，可产生 Horner 综合征；如侵犯气管、支气管，可形成食管、气管或支气管瘘，进食时出现剧烈呛咳，并导致吸入性肺炎。若有肝、肺、脑等转移时，可出现黄疸、腹水、咳嗽、呼吸困难、头痛等神经及精神症状。

（三）诊断

对于吞咽不适或异物感，特别是进行性吞咽困难且合并食管癌高危因素患者，应积极完善食管钡剂造影及胃镜检查，以明确诊断。

1. *食管钡餐造影检查*　是诊断食管癌的一种简单实用的检查方法，在确定黏膜破坏、肿瘤的大小、长度、有无溃疡与穿孔等方面有一定优势。早期可见食管黏膜皱襞紊乱或有中断现象，如小的充盈缺损和（或）小龛影。中、晚期有不规则狭窄、充盈缺损、管壁僵硬。

2. *电子胃镜及食管超声内镜*　电子胃镜是临床上最常用并能取得病理的确诊方法，可了解病变部位、性质、范围。食管超声内镜则是电子胃镜的补充，可判断肿瘤侵犯的深度及判断可疑淋巴结是否为阳性淋巴结。

3. *CT、MRI 检查*　胸、腹部 CT、MRI（平扫 + 增强）等检查可在横截面显示肿瘤原发灶最大左右径和前后径、肿瘤与其毗邻组织器官的关系，有无淋巴结及远处脏器转移等。对食管癌的进一步分期和制订治疗方案提供帮助。

4. *食管拉网检查*　食管癌高发区进行普查的主要手段，通过吞入带有乳胶气囊与套网的乙烯塑料管，充气后缓慢将充盈的囊从食管内拉出，用套网擦取物涂片做细胞学检查，阳性率可达 90% 以上。

（四）防治原则

1. *一级预防*　①减少霉变类及含亚硝胺成分食物摄入，如酸菜、霉窝窝头和鱼露等，增加鲜菜和水果的摄入，补充维生素 C 等；②改善不良生活习惯，不吃过热、过硬食物，进食不要过快；③戒烟、限酒；④患有食管炎、食管白斑、食管息肉、食管憩室、Barret 食管等食管相关疾病患者，积极治疗原发疾病，避免发生长期刺激导致恶化。

2. *二级预防*　有食管癌家族史或食管癌高发地区患者，特别是大于 40 岁的人群，应定期体检、筛查，以食管拉网细胞学检查为主，发现可疑患者，尽快行内镜检查，以达到早诊目的，有条件的单位可直接开展内镜筛查，应用内镜检查及碘染色，并指导活组织检查。做到早发现、早诊断、早治疗。

3. *三级预防*　以提高患者治愈率、生存率和生存质量为目标，注重康复、姑息和镇痛治疗，辅以生理、心理、营养和康复等方面指导。对确诊食管癌的患者，应及时转诊至综合医院或专科医院，为患者提供规范抗肿瘤治疗方案。早期患者以根治性手术或根治性放、化疗（如颈段食管癌）为主要治疗手段，晚期患者以手术、放疗、化疗等综合治疗为主。

三、胃癌

胃癌是常见的消化道恶性肿瘤，其发病率位于所有恶性肿瘤第 6 位，死亡率居恶性肿瘤第 3 位，严重威胁着人们的生命健康。我国属于胃癌高发国家，总体而言，农村高于城市，男性高于女性。

（一）常见病因

1. *幽门螺杆菌（Hp）感染*　Hp 阳性患者发生胃癌的危险度是 Hp 阴性者的 3 ～ 6 倍，其可能致癌机制在于 Hp 将硝酸盐转化成亚硝酸盐及亚硝胺并产生毒性产物 CagA、VacA 等，胃黏膜上皮细胞在慢性炎症及周围上述致病因素的刺激下发生过度增殖与基因突变，进而导致癌变发生。

2. *不良饮食因素*　长期食用熏烤、煎炸、高盐、霉变食物的人群中胃癌发病率高，与食品中亚硝酸盐、真菌毒素、多环芳烃化合物等致癌物或前致癌物含量高有关。食物中缺乏新鲜蔬菜、水果也与发病有一定的关系。

3. 吸烟　是导致胃癌发生的重要因素之一，吸烟者发生胃癌的危险度比不吸烟者高 50%。

4. 胃的癌前病变　如慢性萎缩性胃炎、胃溃疡、胃息肉、残胃等，这些病变多伴有不同程度的慢性炎症、肠上皮化生或异性增生，有可能转变为癌。

5. 遗传因素　有胃癌家族史的患者其胃癌发病率较无癌家族史者高 4 倍，说明在家族中有聚集性。

（二）临床表现

1. 症状　早期胃癌多数无特异性症状，随着病情进展，逐渐出现恶心、呕吐、进食后饱胀等上消化道症状，主要表现为：①食欲缺乏、上腹饱胀、反酸、嗳气、恶心、呕吐等；②体重下降、乏力、贫血，晚期患者出现恶病质；③上腹部疼痛，若腹痛加剧呈板状腹，则提示消化道穿孔。④贲门癌可出现吞咽困难及反流症状，胃窦部肿瘤导致幽门梗阻可呕吐宿食；⑤出血、黑便，肿瘤侵犯血管可导致消化道出血，少量出血仅大便隐血试验阳性，大量出血可表现为呕血及黑便；⑥其他转移灶的症状，侵入不同的器官产生不同的症状。

2. 体征　早期胃癌常无明显体征，进展期胃癌可有以下体征：①上腹部肿块，胃窦部及胃体部肿瘤较大时，上腹部可扪及肿块；②上腹部轻压痛，可伴有轻度肌紧张；③胃窦部肿瘤导致幽门梗阻时，可有胃型及振水音；④锁骨上淋巴结肿大，提示淋巴结转移；⑤直肠指检触及盆腔包块时，常提示晚期胃癌的种植转移；⑥其他转移灶的体征，如腹水、脐部肿物等。

（三）诊断

胃癌的临床诊断需结合临床表现和辅助检查结果，最终确诊需病理活组织检查。为提高早期胃癌的诊断率，应对以下人群进行定期筛查：①胃溃疡内科治疗后反复不愈者；② 40 岁以上，出现中上腹不适或疼痛，无明显节律性并伴有明显食欲缺乏和消瘦者；③有癌前病变，近期症状加重者；④有胃癌家族史。临床上胃癌的相关检查主要有如下五种。

1. 胃镜、食管超声内镜检查　电子胃镜可直视下发现原发灶病变，并行病理活组织检查，是诊断胃癌的最有效方法。食管超声内镜则是胃镜的很好补充，可判断肿瘤侵犯的深度及淋巴结转移情况。

2. X 线钡剂造影检查　可对胃黏膜的变化、胃的形态及蠕动情况、排空时间等进行动态观察，早期胃癌的主要改变为黏膜相的异常，进展期胃癌的征象有龛影、充盈缺损、胃壁僵硬、胃腔狭窄、蠕动异常及排空障碍等。

3. CT、MRI、PET 检查　可评价胃癌病变范围、与周围脏器的关系、淋巴结及远处脏器转移情况等，对胃癌术前的临床分期提供依据。

4. 肿瘤标志物检查　在部分胃癌患者中，肿瘤标志物如 CEA、CA19-9、CA125、CA724 等可见升高，但敏感性和特异性均不高，可用于肿瘤预后与疗效评价，但无助于胃癌的诊断。

5. HER-2 检测　胃癌 HER-2 扩增和过表达的总体发生率为 20% 左右，目前认为其在胃癌的发生、发展中发挥重要作用。近年来针对 HER-2 的分子靶向治疗可显著改善 HER-2 扩增和过表达患者的总体治疗效果。目前，HER-2 检测被推荐为胃癌患者常规检测项目。

四、结、直肠癌

（一）概述

结、直肠癌是常见的消化道肿瘤，我国结直肠癌的发病率和死亡率一直飙升，发病率居所有癌症的第 3 位，死亡率居第 5 位，我国以 41 ～ 65 岁人群发病率最高，男性高于女性，城市高于农村，发病部位从高到低依次为直肠、乙状结肠、盲肠、升结肠、降结肠及横结肠。高动物蛋白、高脂肪、低纤维饮食是结直肠癌的高危因素，家族性肠息肉病、慢性溃疡型结肠炎、结肠腺瘤、克罗恩病等消化道疾病可发生癌变，其他因素如超重肥胖、久坐并缺乏体力活动、大便习惯不良、石棉接触史、肠腔菌群失调、结直肠癌家族史等也被认为与结、直肠癌的发生密切相关。因此，为预防结直肠癌的发生，可采取下述措施：①合理膳食，多进食新鲜蔬菜、水果，合理分配进食中的蛋白质、脂肪的比例；②积极治疗原发肠道疾病；③在人群中进行普查，可用粪隐血试验进行筛查，阳性且合并结直肠癌高危因素者完善内镜检查；④养成良好的生活习惯，戒烟限酒，积极锻炼身体、控制体重等。

（二）临床表现

结、直肠癌早期无明显症状，病情进展时可表现为腹痛、肠刺激征、排便习惯与粪便形状改变、血便、肠梗阻症状、腹部包块及贫血、消瘦、发热等全身中毒症状。结、直肠癌因原发部位不同，临床表现有一定的差异。

1. *右半结肠癌*　以全身症状、贫血、腹部肿块为主要表现。其大体病理类型以隆起型为主，因此临床上体检可扪及腹部肿块。右侧结肠吸收功能较强，当肿瘤缺血坏死且合并感染时，肠道容易吸收细菌产生的毒素，出现贫血、消瘦、发热、无力等全身中毒症状。

2. *左半结肠癌*　以肠梗阻、便秘、腹泻、血便等为主要表现。其大体病理类型以溃疡型为主，易导致肠腔狭窄，加上左半结肠肠腔较右侧狭小，肠腔内容物经右半结肠吸收水分后，已变为固定状态的粪便，因此易出现肠梗阻的症状。

3. *直肠癌*　以血便、排便习惯及粪便性状改变（大便次数增加、肛门坠胀感、里急后重、大便变细等）等为主要表现，肿瘤部位较低、粪块较硬者，易受粪块摩擦引起出血，多为鲜红色或暗红色，当直肠癌浸润肠壁可造成狭窄，早期表现为直肠刺激征、粪便变形、变细，晚期表现为不全性梗阻。

4. *晚期结直肠癌*　可因侵及周围组织或器官而出现相应症状，如肿瘤向前浸润阴道、膀胱，可引起阴道出血、血尿，严重者出现直肠阴道瘘、直肠膀胱瘘；肿瘤造成肠穿孔，可出现急性腹膜炎、腹部脓肿等；直肠癌侵及骶神经丛可出现肛门失禁、下腹及腰骶部持续疼痛；肿瘤在腹盆腔内广泛种植转移时可形成腹水；肿瘤远处转移到肝、脑、肺、骨等造成相应器官的临床表现，最终引起恶病质。

（三）诊断

结、直肠癌早期临床表现多不明显，易被忽视。因此，超过 40 岁合并结、直肠癌高危因素患者应积极进行体检及筛查。

1. *大便隐血试验*　大规模普查的初筛手段，阳性者应行进一步检查。

2. *直肠指检*　是一种简单易行的方法，我国 80% 以上的直肠癌可在直肠指检中发现，指检内容包括肿瘤的部位、大小、范围、活动度、距离肛门的距离、有无侵犯邻近组织，还应注意指套有无血染。

3. *内镜检查及内镜超声检查*　检查结、直肠癌的内镜包括肛门镜、乙状结肠镜和纤维结肠镜等，可直视下观察到病变原发灶，并钳取癌组织获得病理确诊。腔内超声可监测肿瘤侵犯肠壁的深度、范围、邻近器官的侵犯情况。

4. *影像学检查*　如钡剂灌肠 X 线、CT、MRI、PET-CT、腹部超声检查等，可评估病变范围、与周围器官的关系、淋巴结及远处转移情况等，有助于临床分期及指导治疗。

5. *肿瘤标志物检查*　CEA 和 CA19-9 是目前评估结直肠癌患者预后、术后疗效监测与肿瘤复发等方面最有意义的肿瘤标志物，但并非结直肠癌的特异性抗原，亦不能用于早期诊断。

五、乳腺癌

乳腺癌是女性最常见的恶性肿瘤，好发于45～50岁人群，主要是女性，男性乳腺癌仅占所有乳腺癌患者的0.6%～1.0%。近年来，乳腺癌发病率呈逐年上升、死亡率呈逐年下降的趋势，原因可能是钼靶筛查的普及以及包括手术、放疗、化疗、靶向治疗、内分泌治疗等综合治疗的进步。乳腺癌的病因尚不明确，发病与月经初潮年龄小、绝经晚、月经周期短、不孕、首次生育年龄晚、生育后未哺乳、绝经后使用激素替代治疗等因素有关，另外乳腺重度不典型增生、乳头状瘤病被视为乳腺癌的癌前病变，有乳腺癌家族史、易感基因如BRCA-1、BRCA-2突变者发病率高。

（一）临床表现

1. 肿块　最常见的首发症状是发现乳腺无痛性肿块，可单发或多发，质硬，边界不清，表面欠光滑，无压痛。若肿块活动度差往往提示肿瘤固定于胸壁，病变趋于晚期。

2. 皮肤改变　肿瘤侵犯连接乳腺皮肤和深层胸肌筋膜的Cooper韧带，导致皮肤内陷，形成“酒窝征”；肿瘤阻塞皮下淋巴管，导致淋巴回流障碍，形成皮肤水肿、毛囊内陷，呈橘皮样改变；肿瘤经皮下淋巴管浸润到皮内生长，在原发灶周围的皮肤形成散在的质硬结节，呈皮肤卫星结节；肿瘤侵犯皮肤时，可呈红色或暗红色改变，局部可发生缺血、溃烂或菜花样改变；肿瘤播散到皮下淋巴管导致癌性淋巴管炎，表现为皮肤红肿、皮温升高，酷似炎症，但无疼痛、发热等全身症状，临床上称为炎性乳腺癌，常见于妊娠、哺乳期乳腺癌，该型预后较差。

3. 乳头改变　肿瘤侵犯乳头下方组织时，可导致乳头回缩、偏歪；肿瘤侵犯大导管或病理类型为导管内乳头状癌时，可导致乳头溢液（多为血性）；乳腺癌的特殊类型如乳头湿疹样癌，即乳腺Paget病，表现为乳头皮肤瘙痒、糜烂、破溃、结痂、脱屑、伴灼痛等。

4. 区域淋巴结肿大　早期可出现同侧腋窝淋巴结肿大，质硬、散在、可推动。其后淋巴结可发生融合，并与皮肤粘连、固定。晚期可出现锁骨上和对侧腋窝淋巴结肿大。

5. 远处转移体征　晚期乳腺癌可扩散至全身各个器官，常见的转移部位为骨、肺、肝、脑等，可产生相应器官的临床表现。

（二）诊断与鉴别诊断

1. 诊断　详细询问病史及临床检查，结合辅助检查，大多数乳房肿块可得出诊断。完整的诊断包括肿瘤的部位，病理类型，临床及术后病理的T（原发癌瘤）、N（区域淋巴结）、M（远处转移）分期等，另外，亦应包括激素受体ER、PR、HER-2/neu、Ki-67等免疫组化检测信息等，进而有助于指导临床实践、评估预后。乳腺癌相关的辅助检查包括以下方面。

（1）双侧乳腺X线摄片：诊断符合率约80%。

（2）乳腺超声：可判断肿块为囊性还是实性，同时可了解血液供应及与周围组织情况。

（3）乳腺MRI：可用于分期评估，有助于指导制订手术计划，也有助于发现一些其他检查未发现的隐匿性癌肿。

（4）细针抽吸细胞学检查：是一种简单、安全的方法，能进行病理学检查，准确率达90%以上。

（5）空芯针活检：在临床上广泛应用，可满足组织学诊断及免疫组化检测的标本量，病理检查应包括免疫组化检测，如激素受体ER、PR、HER-2/neu、Ki-67等。

（6）肿物切除活组织检查：一般做术中快速冷冻切片，待病理报告再决定下一步手术方案。

（7）CT、MRI、放射性核素扫描、PET-CT等：用于评估各脏器的转移情况。

（8）肿瘤标志物检查：迄今尚未发现乳腺癌特异性标志物，但CEA、CA153等在部分乳腺癌患者中高表达，可指导临床筛查、疗效监测及后续随诊。

2. 鉴别诊断

（1）乳腺纤维腺瘤：好发于青年女性，肿块为圆形或椭圆形，质地中，表面光滑、活动良好，发展缓慢，超过 40 岁的患者应排除乳腺癌可能。

（2）乳腺囊性增生病：多见于中年女性，表现为乳房胀痛，肿块大小、质地可随月经周期变化，月经前有胀痛感，月经后胀痛减轻伴肿物缩小。若无明显周期性，应考虑手术切除或活组织检查。

（3）浆细胞性乳腺炎：该病为乳腺无菌性炎症。急性炎症时，肿块增大，皮肤可呈橘皮样改变。慢性炎症时，表现为乳晕旁肿块、边界不清、皮肤粘连及乳头凹陷。急性期应给予抗感染治疗，观察炎症消退后有无肿块消退，若肿块未消退，则考虑手术切除。

（4）乳腺结核：多见于中年妇女，肿块增大缓慢，部分患者伴腋窝淋巴结结核，可有低热、盗汗等全身症状，鉴别须病理确诊。

（三）预防

1. 一级预防　鉴于乳腺癌的病因尚未明确，因此一级预防主要在于减少与乳腺癌发生、发展相关的危险因素，如：①积极治疗乳腺疾病；②培养良好的饮食习惯，减少摄入过多动物脂肪，增加摄入粗纤维，多吃新鲜水果、蔬菜，不过量饮酒；③坚持体育锻炼，控制体重，避免肥胖；④不乱用外源性雌激素；⑤鼓励适龄生育。

2. 二级预防　包括乳房自我检查、定期健康检查及乳腺癌的普查。有乳腺癌易感基因如 *BRCA-1*、*BRCA-2* 突变者可预防性乳腺切除，对乳腺重度不典型增生、原位癌的患者应积极行手术切除，做到早期发现、早期诊断和早期治疗。

3. 三级预防　对已经诊断为乳腺癌的患者应积极治疗，根据乳腺癌的分期、病理类型、分子分型等及患者的意愿，为患者提供手术、放疗、化疗、靶向治疗、内分泌治疗等个体化的综合治疗，提高治愈率，改善或提高患者生活质量，延长生存期。

六、宫颈癌

宫颈癌是女性生殖系统最常见的恶性肿瘤，在我国，每年新发病约为 13.15 万，严重威胁我国女性生命健康。近年来，宫颈癌的发病呈年轻化趋势，好发年龄通常在 35 岁以上，45 ～ 50 岁为高峰。90% 以上的宫颈癌伴有高危型 HPV 感染，主要为 HPV16 型、HPV18 型，其他高危因素包括宫颈其他病原体感染、首次性生活过早、多个性伴侣、多孕多产、初孕年龄过早等。

（一）临床表现

1. 主要症状

（1）阴道出血：癌组织脱落、血管外露可引起阴道出血，早期为接触性出血，中晚期为不规则阴道出血，严重者可发生大出血。

（2）阴道流液：宫颈腺体受到肿瘤的刺激分泌亢进或伴有炎症。早期为白带增多，中晚期流液增多，稀薄如水，有腥臭味，合并感染时可有脓性恶臭白带。

（3）晚期症状：若肿瘤侵犯膀胱，可出现血尿、脓尿，甚至形成膀胱阴道瘘；若肿瘤压迫或侵犯输尿管，引起肾盂积水、尿毒症、肾区疼痛；若肿瘤压迫或侵犯直肠，可造成排便困难、血便，甚至直肠阴道瘘；若肿瘤压迫或侵犯盆腔神经，可引起下肢、臀部、骶部疼痛；若肿瘤血道转移至肺、肝、骨、脑、皮肤等部位，产生相应器官的症状。

（4）非特异性全身症状：如食欲缺乏、乏力、发热、贫血、体重下降等。

2. 体征　早期宫颈癌无肉眼可见病灶，随着病情进展，外生型宫颈癌可见菜花样生长，常伴感染，肿瘤质脆易出血；内生型宫颈癌表现为宫颈肥大、质硬、宫颈管膨大；糜烂型表面呈糜烂状或颗粒状，触之易出血；溃疡型可见小溃疡或深在的火山口样溃疡改变。当肿瘤向两侧主韧带浸润时，双合诊或三合诊可触及宫旁组织结节状病灶，严重者子宫固定，呈“冰冻骨盆”。

（二）诊断

宫颈癌的诊断主要通过“三阶梯”诊断步骤（细胞学→阴道镜检查→组织病理学检查）。结合患者的病史、体格检查、影像学检查、一些特殊的辅助检查及组织病理学检查，可得出宫颈癌的完整诊断。临床上宫颈癌相关的检查有以下方面。

1. *妇科检查* 包括双合诊、三合诊等，可充分了解宫颈病灶的大小、质地及对周围组织的浸润情况。

2. *病理学检查* ①子宫颈细胞学检查：是早期宫颈癌筛查的基本方法。凡婚后或性生活过早的女性都建议做宫颈刮片细胞学检查，每1～3年1次，定期复查。传统的方法为巴氏涂片检查，现代常用的是液基细胞学检查，能提高癌细胞的检出率。②子宫颈活组织检查：可确诊宫颈癌，一般在病变处或宫颈转化区3点、6点、9点、12点钟处活组织检查，在阴道镜下取材可提高准确率。③子宫颈锥切术：可完整切除宫颈转化区，同时获得病理标本，既是治疗手段，又是诊断手段。

3. *阴道镜检查* 可在强光源下直接观察宫颈、阴道的病变，当宫颈细胞学检查发现异常细胞时，应进一步做阴道镜检查，指导活组织检查，提高活组织检查的准确率。

4. *盆腔CT、MRI检查* 可评估肿瘤的大小、范围、有无侵犯邻近组织器官、有无淋巴结转移，有助于指导治疗方案、评估预后。

5. *HPV DNA检测* 可监测出患者有无高危型HPV感染如HPV16型、HPV18型、HPV31型、HPV33型、HPV45型、HPV52型、HPV58型等，其敏感性高，但特异性欠佳，临床上常将HPV DNA监测与宫颈细胞学检查联合开展。

6. *胸、腹部B型超声、PET-CT检查* 用于了解有无存在远处转移病灶，有助于指导治疗及评估预后。

7. *特殊辅助检查* ①静脉肾盂造影：了解输尿管下段有无被肿瘤压迫或侵犯。②膀胱镜：了解膀胱黏膜和肌层有无受累，可指导病理活组织检查。③肠镜：了解直肠、结肠有无被肿瘤侵犯，可指导病理活组织检查。

（三）防治原则与转诊

1. *HPV疫苗接种* 据统计，超过80%的女性一生中将至少获得一种高危型HPV感染，而25%的峰值落在25岁以下的女性。鉴于高危型HPV感染与宫颈癌发生发展的相关性，针对性活动开始前的女性接种HPV疫苗可有效预防高危型HPV感染，实现宫颈癌的一级预防（病因预防），重点接种年龄是10～14岁的女性。

2. *早期发现、早期治疗癌前病变* 定期进行宫颈癌的普查，宫颈细胞学检查和HPV DNA检测可筛查出宫颈癌的高危人群及癌前病变的人群，如高级别宫颈上皮内瘤变（CIN2、CIN3）及原位癌（AIS），应积极治疗癌前病变，可采用宫颈锥切术，能大大减少宫颈浸润癌的发生，术后也要密切随访。

3. *已诊断为宫颈癌的患者* 手术、放疗、化疗为其主要的治疗手段，应结合妇科检查、影像学资料、病理等临床资料确定肿瘤的大小、侵犯深度、与周围组织关系、淋巴结及远处器官的转移情况等，根据分期综合评估，给予患者个体化抗肿瘤治疗。一般而言，早期的患者通过手术或放疗可获得较好的疗效，对于中晚期的患者，应给予放疗为主的综合治疗。治疗后应做好随访，一般推荐前2～3年每3～4个月一次，随后半年一次，5年后每年一次。

4. 宫颈癌的转诊　经宫颈癌初筛后异常的患者，全科医师应向患者及其家属说明目前的情况，以及进一步诊断的必要性和可能需要做的检查，全科医师应指导转诊的流程，将患者转诊给具有诊治条件的综合医院或肿瘤专科医院。转诊后全科医师应做好患者登记，协助肿瘤专科治疗及随访跟踪。

（陈宏博　肖　林）

参考文献

柏树令, 2008. 系统解剖学 . 第 7 版 . 北京 : 人民卫生出版社 .
曹务春, 2015. 流行病学 . 第 3 版 . 北京 : 人民卫生出版社 .
陈孝平, 2018. 外科学 . 第 9 版 . 北京 : 人民卫生出版社 .
陈孝平, 石应康, 邱贵兴, 等, 2018. 外科学 . 第 9 版 . 北京 : 人民卫生出版社 .
陈孝平, 张建平, 赵继宗 .2018. 外科学 . 第 9 版 . 北京 : 人民卫生出版社 .
崔丽英, 2005. 神经内科诊疗常规 . 北京 : 人民卫生出版社 .
丁文龙, 2018. 系统解剖学 . 第 9 版 . 北京 : 人民卫生出版社 .
杜立中, 2015. 新生儿高胆红素血症 . 北京 : 人民卫生出版社 .
段恕诚, 刘湘云, 朱启镕, 2003. 儿科感染病学 . 上海 : 上海科学技术出版社 .
方鹤松, 魏承毓, 1995. 中国腹泻病诊断治疗方案 . 中国临床医生杂志 ,(7): 381-384.
葛均波, 徐永健, 2013. 内科学 . 第 8 版 . 北京 : 人民卫生出版社 .
葛均波, 徐永健, 王辰, 等, 2018. 内科学 . 第 9 版 . 人民卫生出版社 .
桂永浩, 2017. 儿科学 . 第 3 版 . 北京 : 高等教育出版社 .
胡亚美, 江载芳, 2008. 诸福堂实用儿科学 . 第 7 版 . 北京 : 人民卫生出版社 : 1286-1300.
胡亚美, 江载芳, 2015. 诸福堂实用儿科学 . 第 8 版 . 北京 : 人民卫生出版社 : 1726-1729.
黄绍良, 陈述枚, 何政贤, 2004. 小儿内科学 . 北京 : 高等教育出版社 .
江开达, 2007. 精神药理学 . 北京 : 人民卫生出版社 .
江开达, 2010. 精神病学 . 第 2 版 . 北京 : 人民卫生出版社 .
黎晓新, 2014. 现代眼科手册 . 第 3 版 . 北京 : 人民卫生出版社
李兰娟, 任红, 2013. 传染病学 . 第 8 版 . 北京 : 人民卫生出版社 .
李慎秋, 陈兴平, 周礼义, 2013. 皮肤病性病诊疗指南 . 第 3 版 . 北京 : 科学出版社 : 161-184.
林庆, 2004. 实用小儿癫痫病学 . 北京 : 北京科学技术出版社 .
刘民新, 2013. 变态心理学 . 北京 : 人民卫生出版社 .
刘树伟, 2013. 局部解剖学 . 第 8 版 . 北京 : 人民卫生出版社 .
刘文忠 . 2017. 第五次全国幽门螺杆菌感染处理共识报告 . 中国内科实用杂志 , 37(6): 38-53.
刘湘云、陈荣华、赵正言, 2011. 儿童保健学 . 第 4 版 . 南京 : 江苏科学技术出版社 .
美国疾病预防控制中心, 2015. 性传播疾病诊疗指南 . 孙丽君等译 .2018. 北京 : 人民卫生出版社 .
美国眼科协会, 2013. 眼科临床指南 . 第 2 版 . 中华医学会眼科学分会译 . 北京 : 人民卫生出版社 .
彭波, 2008. 急诊科手册 . 北京 : 科学出版社 .
秦兵, 2012. 癫痫综合征及临床治疗 . 第 2 版 . 北京 : 人民卫生出版社 .
饶明俐, 2005. 中国脑血管病防治指南 . 北京 : 人民卫生出版社 .
邵肖梅, 叶鸿瑁, 丘小汕, 2011. 实用新生儿学 . 第 4 版 . 北京 : 人民卫生出版社 .
沈渔邨, 2009. 精神病学 . 第 5 版 . 北京 : 人民卫生出版社 .
王维治, 2013. 神经病学 . 第 2 版 . 北京 : 人民卫生出版社 .
王卫平, 毛萌, 2013. 儿科学 . 第 8 版 . 北京 : 人民卫生出版社 .
王卫平, 孙锟, 常立文, 2018. 儿科学 . 第 9 版 . 北京 : 人民卫生出版社 .

王伟，卜碧涛，朱遂强，2018. 神经内科疾病诊疗指南 . 北京：科学出版社 .

吴江，2012. 神经病学 . 第 2 版 . 北京：人民卫生出版社 .

吴孟超，吴在德，2008. 黄家驷外科学 . 第 7 版 . 北京：人民卫生出版社 .

吴逊，2001. 神经病学 - 癫痫和发作性疾病 . 北京：人民军医出版社 .

薛新东，2012. 儿科学 . 第 2 版 . 北京：人民卫生出版社 .

杨绍基，2008. 传染病学 . 第 8 版 . 北京：人民卫生出版社 .

杨永弘，2013. 儿科疫苗学 . 北京：北京科学技术出版社 .

于学忠，郭树彬，周荣斌，等，2015. 中国急性胃黏膜病变急诊专家共识 . 中国急救医学，9: 769-775.

张学军，郑捷，2018. 皮肤性病学 . 第 9 版 . 北京：人民卫生出版社：106-120.

张亚林，2007. 高级精神病学 . 长沙：中南大学出版社 .

赵桂秋，孙为荣，2014. 眼科病理学 . 第 2 版 . 北京：人民卫生出版社 .

赵堪兴，杨培增，姚克，2013. 眼科学 . 第 8 版 . 北京：人民卫生出版社 .

中国医师协会呼吸医师分会，中国医师协会急诊医师分会，2012. 普通感冒规范诊治的专家共识 . 中华内科杂志，51(4): 330-333.

《中华儿科杂志》编辑委员会，中华医学会儿科学分会儿童保健学组，全国佝偻病防治科研协作组，2008. 维生素 D 缺乏性佝偻病防治建议 . 中华儿科杂志，46(3): 190-191.

中华人民共和国国家卫生和计划生育委员会，2017. 慢性阻塞性肺疾病分级诊疗服务技术方案 .

中华人民共和国国家卫生和计划生育委员会，2018. 流行性感冒诊疗方案 .

中华医学会，中华医学会杂志社，中华医学会全科医学分会，等，2018. 慢性阻塞性肺疾病基层诊疗指南 (2018 年). 中华全科医师杂志，17(11): 871-877.

中华医学会儿科学分会消化病学组，中华儿科杂志编委会，2016. 中国儿童急性感染性腹泻病临床实践指南 . 中华儿科杂志，54(7): 483.

中华医学会结核病学分会，2013. 肺结核诊断和治疗指南 2013 版 . 中国实用乡村医师杂志，20(2): 7-11.

中华医学会消化病学分会，2017. 中国慢性胃炎共识意见 (2017 年，上海). 中华消化杂志，37(11): 721-738.

朱学骏，顾有守，王京，2017. 实用皮肤病性病治疗学 . 第 4 版 . 北京：北京大学出版社 .

诸欣平，2013. 人体寄生虫学 . 第 8 版 . 北京：人民卫生出版社 .

邹典定，2002. 现代儿科诊疗学 . 北京：人民卫生出版社 .

ATS/ERS 药物敏感型肺结核治疗指南，2016.

MacFarlane J, Holmes W, Gard P, et al, 2001. Prospective study of the incidence, aetiology and outcome of adult lower respiratory tract illness in the community. Thorax, 56:109-114.

Mists M, Pacaud D, Petryk A, et al, 2008. Vitamin D deficiency in children and its management: review of current knowledge and recommendations. Pediatrics, 122: 398-417.

Nelson E, Ko W, Kwan E, et al, 2003. Guidelines for the Management of Acute Diarrhoea in Young Children. HKJ Paediatr (new series), 8: 203-236.

Williamson HA Jr, 1987. Pulmonary function tests in acute bronchitis: evidence for reversible airway obstruction. J Fam Pract, 25: 251-256.

第17章 合理用药

一、原则

临床药物治疗应遵循的合理用药原则：安全性、有效性、经济性、适当性。

1. 安全性　作为医师开具处方首先强调的合理用药原则，是指使用的药品要符合国家食品药品监督管理局的质量要求，以及毒副作用低，用药风险低的要求。只有在这几个前提下，才能促进用药的合理性。同时，在联合使用多种药物的情况下，还须注意联合用药时的配伍禁忌、毒副作用的叠加。

2. 有效性　是选择药物的关键。医师在治疗疾病时应有针对性地选择药物，即处方药应为适宜的药物，做到辨明病证、对症下药、因病施治。治疗的有效性应达到治愈疾病、延缓疾病进展、缓解症状、预防疾病发生及避免不良反应等目的。

3. 经济性　作为合理用药的基本要素。在安全性与有效性得以保证的前提下，还应考虑患者的经济水平，即以最少的药费支出获得最大的治疗效益。

4. 适当性　是合理用药的核心内容。适当性用药是指患者使用适当的药物、时间、用法用量和疗程，以达到合理用药治疗目标。

（1）适当的药物：医师在明确诊断的基础上应根据患者的生理病理特点，选择合适的药物。

（2）适当的时间：药物应按照时辰药理学理论的要求，以最佳给药时机进行治疗，以实现最大化的药物疗效，最小化的不良反应影响。

（3）适当的用法用量：包括剂量、给药途径和给药方法。

1）药物的剂量应遵照药品说明书规定的剂量给药，但应考虑到个体化差异，故应结合患者的年龄、性别、体重以及肝肾功能状况，制订合适的剂量。对于治疗范围窄的药物，有条件地开展血药浓度监测调整用药剂量。对于部分特定疾病或状态下需要超剂量给药时，应遵循超说明书用药及《处方管理办法》等有关规定执行。

2）不同给药方式各有特点：选择合适的给药途径、给药方法应遵循国际公认“能口服就不肌内注射，能肌内注射就不静脉给药”的原则，根据病情急缓、用药目的及药物特点等因素来决定。

3）适当的疗程：用药疗程因疾病不同而异，不能盲目延长药物治疗周期，也不能为节省医疗费用而缩短药物治疗，医师应遵循药物治疗学的原则按疗程规范用药，避免因疗程不足而导致细菌耐药性、疾病复发、药物不良反应等不良的结局。

4）适当的患者：对于特殊人群（包括老年患者、儿童、妊娠期女性、哺乳期女性、肝肾功能不全者等）或特殊生理病理状态下的用药选择应当注意用药禁忌。如四环素类不可用于8岁以下小儿；利巴韦林对于妊娠期女性是禁用的。

二、抗菌药物、激素、解热镇痛药的合理应用

（一）抗菌药物的合理应用

为了规范抗菌药物的合理应用，减少和遏制细菌耐药，国家卫生部出台了《关于抗菌药物临床应用管理有关问题的通知》(卫办医政发 2009 年 [38 号])《全国抗菌药物专项整治活动方案》（2001—2013 年）《抗菌药物临床应用管理办法》（卫生部令第 84 号）等一系列法律法规及政策来促进抗菌药物的合理应用。

抗菌药物临床应用是否合理，基于以下两个方面：

1. 抗菌药物应用有无应用指征。

2. 选用的品种及给药方案是否适宜。

（二）糖皮质激素的合理应用

卫生部于 2011 年 2 月颁布了《糖皮质激素类药物临床应用指导原则》，旨在避免或减少药品不良反应，规范糖皮质激素的合理使用。由于糖皮质激素适应证广，具有抗炎、抗毒、抗过敏、抗休克和免疫抑制作用，其合理应用主要也取决于以下两方面：一是治疗适应证掌握是否准确；二是品种及给药方案选用是否适宜。

1. *严格把握糖皮质激素的适应证* 严格限制没有明确适应证的糖皮质激素的使用，如不能单纯以解热和镇痛为目的使用糖皮质激素；也不宜用于治疗一些自身免疫性疾病，如寻常型银屑病、1 型糖尿病、慢性淋巴细胞性甲状腺炎（桥本病）等。

2. *合理制订糖皮质激素的用药方案*

（1）品种选择：应根据不同疾病和各种糖皮质激素的药动学及药效学特点正确选用糖皮质激素品种。

（2）给药剂量：生理剂量和药理剂量的糖皮质激素具有不同的作用，按不同治疗目的来制订剂量。给药剂量可分为以下五种情况，以泼尼松为例：

1）维持剂量：2.5 ～ 15.0mg/d。

2）小剂量：＜ 0.5mg/（kg·d）。

3）中等剂量：0.5 ～ 1.0mg/（kg·d）。

4）大剂量：＞ 1.0mg/（kg·d）。

5）冲击剂量（以甲泼尼龙为例）：7.5 ～ 30.0mg/（kg·d）。

（3）用药疗程：因不同疾病而异，用药疗程也分为以下五种情况，①冲击疗法须配合其他有效措施，可迅速停药：疗程＜ 5 天，适用于危重症患者的抢救，如过敏性休克和严重哮喘持续状态、喉头水肿、重症大疱性皮肤病、重症药疹等。②短程治疗，停药时须逐渐减量至停药：＜ 1 个月，用于感染或变态类疾病，如剥脱性皮炎、急性排斥反应、结核性脑膜炎及胸膜炎等。③中程治疗，生效后减至维持剂量，停药时需要逐渐递减：＜ 3 个月，适用于多器官受累性疾病，如风湿热等。④长程治疗，采用每日或隔日给药，停用前逐步过渡到隔日疗法后逐渐停药：＞ 3 个月，适用于器官移植后排斥反应的防治和易复发的多器官受累的慢性自身免疫病，如系统性红斑狼疮、大疱性皮肤病、溶血性贫血等。⑤终身替代治疗，在应激情况下需适当增加剂量，用于慢性肾上腺皮质功能减退症。

（4）给药途径：分为口服、注射、吸入、外用。

（5）作用时间：分为短效、中效、长效。短效的糖皮质激素作用时间 8 ～ 12 小时，如氢化可的松、可的松；中效者作用时间 12 ～ 36 小时，如泼尼松、泼尼松龙、甲泼尼龙及曲安西龙；

长效者作用时间 36 ～ 54 小时，如地塞米松、倍他米松。

3. 重视疾病的综合治疗 糖皮质激素常作为综合治疗方案的一部分，注意其他治疗方法的联合应用。

4. 注意糖皮质激素不良反应的监测和用药注意事项

（1）糖皮质激素不良反应的严重程度与用药剂量及用药时间成正比，主要不良反应有医源性库欣综合征、电解质紊乱、诱发或加重感染、血压异常、体重增加、精神症状加重等，儿童还需注意对生长发育的影响。

（2）应尽量避免糖皮质激素应用有以下几种情况：①对糖皮质激素药物过敏者；②寻常型银屑病；③严重骨质疏松、骨折、创伤修复期；④未控制的感染性疾病、活动性肺结核；⑤癫痫；⑥严重精神病史；⑦活动性消化性溃疡、新近胃肠吻合术后；⑧单纯疱疹性角、结膜炎及溃疡性角膜炎、角膜溃疡；⑨严重高血压、糖尿病；⑩妊娠早期及产褥期。但若危及生命或必须使用糖皮质激素才能控制疾病时，应积极治疗原发疾病，慎用本类药物，并严密监测病情变化。

（3）应慎用糖皮质激素，应用时有以下几种情况：①消化性溃疡症、肠道疾病或慢性营养不良者；②库欣综合征、糖尿病、高脂蛋白血症者；③动脉粥样硬化、高血压、急性心力衰竭者；④重症肌无力者；⑤有精神病倾向者；⑥近期手术后者；⑦骨质疏松者；⑧妊娠、哺乳期女性及儿童；⑨病毒性感染者。

（4）其他注意事项：①防止交叉过敏的可能。②为预防不良反应发生，可酌情采取下列措施：改变饮食结构（摄入低钠高钾及高蛋白饮食）；适当补充维生素 D 和钙剂；使用预防消化性溃疡、消化道出血等药物；若存在感染应联合应用抗生素。③根据病情和不同的糖皮质激素药动学特性，选择合适的品种、剂型以及给药途径。④注意药物的相互作用：卡马西平、巴比妥酸盐、苯妥英、扑米酮或利福平等药物可增加代谢并降低全身性皮质激素的作用；而口服避孕药、利托那韦可减弱代谢并加强全身性皮质激素的作用。与排钾利尿药（如呋塞米或噻嗪类）合用可以造成大量失钾；与非甾体抗炎药合用时会增加消化道出血和溃疡的风险。

5. 注意停药反应和反跳现象

（1）停药反应：长期中、大剂量使用糖皮质激素时，突然停用或过快减量可出现肾上腺皮质功能减退样症状，轻者表现为乏力、精神萎靡、食欲缺乏、关节和肌肉疼痛，重者表现为发热、恶心、呕吐、低血压等，甚至出现肾上腺皮质危象。

（2）反跳现象：长期服用糖皮质激素时，突然停药或减量过快可使病情复发或原发病加重，应立即恢复治疗并加大剂量，待病情稳定后再逐渐减量。

6. 儿童及妊娠、哺乳期女性应用糖皮质激素的基本原则

（1）长期应用糖皮质激素对儿童生长、发育是有影响的，故应根据患儿的年龄、体重或体表面积、病情严重程度和治疗反应制订合适的治疗方案。

（2）妊娠期女性仅在特殊情况下（如慢性肾上腺皮质功能减退症、先天性肾上腺皮质增生症、妊娠性类天疱疮等）酌情应用糖皮质激素。

（3）哺乳期女性因疾病需要应用维持剂量糖皮质激素时对婴儿一般无影响，但接受中剂量、中长程治疗的哺乳期妇女应暂停哺乳。

7. 糖皮质激素的适应范围 糖皮质激素在不同疾病的应用范围及注意事项时可详细参考《糖皮质激素类药物临床应用指导原则》。

（1）内分泌系统疾病：原发性肾上腺皮质功能减退症、继发性肾上腺皮质功能减退症、先天性肾上腺皮质增生症；肾上腺、垂体、甲状腺危象；重症亚急性甲状腺炎、Graves 眼病、激

素类生物制品过敏。

(2) 风湿性疾病和自身免疫疾病：类风湿关节炎、红斑狼疮、原发性干燥综合征、多发性肌病 / 皮肌炎、系统性血管炎和系统性硬化症等。

(3) 血液系统疾病：自身免疫性溶血性贫血、特发性血小板减少性紫癜、急性淋巴细胞白血病、淋巴瘤、多发性骨髓瘤等。

(4) 呼吸系统疾病：主要用于支气管哮喘、放射性肺炎、外源性过敏性肺泡炎、特发性间质性肺炎、结节病、嗜酸性粒细胞性支气管炎等。

(5) 肾脏疾病：多种肾小球肾炎、原发性肾病综合征和部分间质性肾炎等。

(6) 严重感染性疾病：当严重细菌性疾病（中毒型细菌性痢疾、暴发型流行性脑脊髓膜炎、重症肺炎等）、严重病毒性疾病（急性重型肝炎等）伴有休克、脑病或其他与感染有关的器质性损伤时，在应用有效抗感染药物时，可加用糖皮质激素以缓解中毒症状和器质性损伤。

(7) 神经系统疾病：重症肌无力、急性炎症性脱髓鞘性多发性神经病、多发性硬化、急性脑损伤、急性脊髓损伤等。

(8) 危重患者：各种原因所致的休克；急性脑水肿、急性肺损伤等。

(9) 异体器官移植：预防及治疗异体器官移植的排斥反应、干细胞移植后的移植物抗宿主病。

(10) 过敏性疾病：严重荨麻疹、重症药疹等。

(11) 慢性运动系统损伤：腱鞘炎、肌腱末端病等。

(12) 炎症反应后遗症：预防组织粘连、瘢痕挛缩等。

8. 糖皮质激素的管理应用

(1) 严格限制没有明确适应证的糖皮质激素的使用。

(2) 冲击疗法须具有主治医师以上专业技术职务任职资格的医师决定。

(3) 长程治疗方案，须由相应学科主治医师以上专业技术职务任职资格的医师制订。先天性肾上腺皮质增生症的长程治疗方案的制订须三级医院内分泌专业主治医师以上专业技术职务任职资格的医师决定。随访和剂量调整可由内分泌专业主治医师以上专业技术职务任职资格的医师决定。

(4) 紧急情况下临床医师可以高于上条所列权限使用糖皮质激素，但仅限于 3 天内用量，并严格记录救治过程。

(三) 解热镇痛药的合理应用

解热镇痛药是一类具有解热、镇痛作用，且大多数还有抗炎、抗风湿作用的药物，但基于化学结构的不同，其抗炎作用各具特点，如阿司匹林的抗炎作用较强，而对乙酰氨基酚几乎无抗炎作用。

药理作用及应用

(1) 解热：发热本身不是疾病，是许多疾病共有的症状之一。使用本类药物进行解热只是缓解症状，属于治标不治本。对于体温＞ 38.5℃，或体温＜ 38.5℃但精神、进食差，或小儿高热惊厥时，应考虑使用解热药物。

1) 阿司匹林：可使水痘或流感患儿引起瑞氏综合征，造成白细胞数、血小板数减少。因此，在许多国家卫生部门立法已撤销本品儿童制剂。同时，WHO 推荐急性呼吸道感染引起发热的儿童不应使用阿司匹林，仅限用于儿童风湿热、幼年关节炎和川崎病；我国规定在对发热的非典型肺炎儿童禁用阿司匹林。

2) 尼美舒利：在儿童应用治疗中引起较多严重不良反应，国家食品药品监督管理局于

2011 年 5 月 20 日发布通知，禁止尼美舒利口服制剂用于 12 岁以下儿童。

3）安乃近：作为儿童退热的应用已受到许多国家禁止或多方面限制，原因是本品可产生较多不良反应，且用于肌内注射时可致注射部位红肿、疼痛，使用不当甚至有可能造成儿童臀部肌肉萎缩。

4）目前认为最适于儿童使用的解热镇痛药为对乙酰氨基酚和布洛芬，但应注意用药剂量和给药间隔时间。对乙酰氨基酚退热起效快，控制体温时间约 2 小时，但有明显剂量依赖性，两次用药间隔须相隔 4 小时，且 24 小时内服用不超过 4 次；《中国药典》规定成人对乙酰氨基酚最大日剂量是 2g。布洛芬控制体温时间 4 ～ 6 小时，两次用药间隔可相隔 4 ～ 6 小时，且 24 小时内服用不超过 4 次。

（2）镇痛：本类药物具有中等程度的镇痛作用，对慢性钝痛如头痛、牙痛、神经痛、肌肉痛、关节痛及月经痛等有较好的镇痛效果，但对创伤性剧痛和内脏平滑肌痉挛引起的绞痛几乎无效。对于癌症镇痛已规定每天限制剂量：布洛芬为 2400mg/d，塞来昔布为 400mg/d，对乙酰氨基酚为 2000mg/d。若每天剂量或长期使用量已超出限制用量时，应考虑更换为阿片类药物。

（3）应用时注意事项

1）用药前应详细咨询患者是否存在下列情况，对于药物过敏者、阿司匹林过敏的哮喘患者、严重肝肾功能不全患者应禁用。有下列情况者应慎用：支气管哮喘、肝肾功能不全、凝血功能障碍、消化性溃疡、胃肠道出血、高血压、心功能不全等，因病情必须使用时应密切监测不良反应的发生。

2）本类药物用于解热不得超过 3 天，用于镇痛不得超过 5 天，若症状不缓解，应及时咨询医师或药师。

3）不能同时应用其他解热镇痛的药品，包括复方制剂，以免加重不良反应的发生。

4）服用本类药物期间不得饮酒或含有酒精的饮料。

5）避免长期大剂量应用本类药物，同时加强不良反应的监测。

三、特殊人群的用药原则与禁忌

（一）老年患者的用药基本原则与禁忌

老年人因多病，治疗时应用的药品品种较多，其不良反应发生率也较大，且其发生率与用药品种数成正比。老年人机体耐受性降低，对药物的反应差，且肝肾功能较成年人下降，肝肾脏器主要参与药物代谢、转化及排泄，这会直接影响到药物在人体内的正常转化和排出，导致老年人更容易发生药物不良反应。因此，老年人用药应遵循以下原则。

1. 选药原则

（1）根据病症选药：用药前必须了解患者的病史和用药情况，明确诊断及用药指征，对症选药。

（2）根据药物特点选择适宜的药物：①选择的药物必须安全有效，选择疗效好、不良反应少的药物。②治疗时应考虑药物的近期和远期，制订合理用药方案。如利尿药虽为一线抗高血压药，但长期应用可导致电解质紊乱，而血管肾张素转化酶抑制剂近期降压疗效好，长期应用也不易引起电解质和脂质代谢紊乱，且可防治心血管重构。

（3）避免使用不适合老年人的药物：部分药物虽然有效，但同时可产生严重不良反应，若有其他药物替代时，应禁用或慎用这类药物。

（4）合理应用维生素及保健品：老年人不宜盲目自行或长期大量服用维生素及保健品，应在医师指导下合理使用。在应用本类药物时应注意：①辨证施补，年老体弱伴有消化吸收功能不良者，患有慢性消耗性疾病，长期服用某些药物导致维生素缺乏或某些疾病需要维生素辅助治疗者等可酌情适量补充维生素。②避免滥用，补充维生素应该是缺哪种维生素则补哪种维生素，以维持平衡，避免大范围补充多种维生素导致滥用。③用法用量、疗程应用适当，长期大量应用维生素可产生不良反应。如长期大量服用维生素 E（每天 0.3g 以上，持续 6 个月以上）易引起血小板聚集、血栓形成等，还可以降低肠道对维生素 A、维生素 K 的吸收，导致夜盲症、角膜软化和皮肤粗糙等。④注意维生素与其他各种药物的相互作用，如维生素 C 与磺胺类药物合用，可使尿呈酸性而析出结晶损害肾脏。

2. *应用原则*

（1）选择合适的剂量：《中国药典》规定 60 岁以上的老年人使用量是成人剂量的 3/4，但老年人对药物反应的个体差异大，具体用药应根据年龄、体重、体质及肝肾功能情况调整剂量。

（2）选择合适的剂型：由于老年人的生理特点，吞咽功能减退，故对片剂、胶囊剂较颗粒剂、口服液等更难吞服；老年人胃肠功能减退和不稳定，可影响缓释、控释药物制剂的释放和吸收。

（3）选择最佳用药时间：一般来说，对胃肠道有刺激性的药物应在饭后服用，利胆药、健胃药、抗酸药、盐类泻药、驱虫药等宜在饭前服用。对于昼夜节律性变化明显的药物（如糖皮质激素、胰岛素、β_2 受体激动剂等）可根据时辰药理学的原理通过选择最佳用药时间以提高疗效和减少不良反应。应用胰岛素控制血糖时，上午 10 点用药的降血糖作用较下午强；对于长期应用糖皮质激素的老年患者，用隔日上午 6 ～ 8 点一并服药代替 2 天给药总量会明显提高疗效，减少库欣综合征等不良反应。

（4）加强血药浓度和不良反应的监测：对治疗窗窄、毒性较大的药物（茶碱、万古霉素、卡马西平等）应进行血药浓度监测，以便及时调整剂量。应用降压药时定期监测血压变化；应用降糖药时定期监测血糖变化；应用抗凝药如华法林，应检查凝血功能等；应用具有肝肾毒性的药物时，应定期检查肝肾功能。

（5）合理地联合用药：避免不必要的多药联用，联用时注意药物的相互作用、配伍禁忌等。

（6）控制饮食与嗜好：烟、酒、茶等会影响药物的疗效或引起不良反应。因此，在用药期间控制烟、酒、茶等摄入，调整好饮食结构。

（7）提高用药依从性：一方面可通过简化治疗方案，减少用药次数和合并用药的种类，另一方面可加强用药交代、社区保健监控等措施来提高用药依从性。

（二）妊娠妇女的用药基本原则与禁忌

1. 注意药物对胎儿影响的周期。药物对胎儿的影响分为致畸的相对不敏感期（末次月经后 14 ～ 28 天及妊娠 0 ～ 2 周）、致畸的敏感期（末次月经后 29 ～ 70 天及妊娠 3 ～ 8 周）和低敏感期（妊娠 9 ～ 38 周）。因此，在给育龄妇女或其配偶用药时须注意这一点。在致畸的相对不敏感期，此期细胞尚未分化，药物对胚胎的影响是“全或无”；在致畸的敏感期，胎儿器官处于分化时期，此时胚胎对药物是最敏感的，易发生严重畸形；在低敏感期，药物影响可能涉及生长和功能方面，如精神发育和生殖功能。

2. 避免选用引起胎儿致畸的药物。以 FDA 妊娠期用药分级作为参考，但由于许多药物的特点尚未明确，各类药物对胎儿的生长发育有待研究，故不能忽视可能对胎儿有害的药物。妊娠期前 3 个月应避免使用 D 类、X 类药物。

3. 对妊娠妇女疾病单用药有效时应避免联合用药；应选择疗效肯定的老药，避免选择尚未确定对胎儿是否有不良影响的新药；对妊娠妇女疾病小剂量有效时应避免应用大剂量。

（三）哺乳期妇女的用药基本原则与禁忌

几乎所有的药物都可通过乳汁分泌。一般来说，乳汁中药物的含量一般不超过母体摄入量的 1% ～ 2%。影响药物从乳汁中排泄的因素分为以下三方面。

1. *药物分子量* 分子量大于 600 的药物不宜进入乳汁，如胰岛素、肝素。

2. *药物的脂溶性与血浆蛋白结合率* 脂溶性高的药物易转运到乳汁中，并在乳汁中形成较高浓度；血浆蛋白结合率高的药物转运到乳汁中的量则很少。

3. *药物的离解度* 弱酸性药物较易解离，不易转运至乳汁中，碱性药物则相反。

在治疗哺乳期患者时应避免使用乳汁分泌高的药物或对乳儿有潜在严重影响的药物，如四环素类、磺胺类、甲氨蝶呤、异烟肼、环孢素 A 等。若病情需要必须服用对乳儿有影响的药物时均宜暂停哺乳。

（四）新生儿的用药基本原则与禁忌

新生儿由于一些重要器官尚未完全发育成熟，其药动学过程与成人有很大的差异，因此在新生儿期间应遵循以下用药原则。

1. 严格掌握用药指征，避免应用毒性大、可能发生严重不良反应或加重病情的药物，如万古霉素、氨基糖苷类等具有肾毒性药物；磺胺类、头孢曲松、水杨酸类及吲哚美辛等会竞争与血浆蛋白结合，使血中游离胆红素增高，从而加重新生儿黄疸；非那西丁、硝酸盐和氨基水杨酸等具有氧化性的药物可引起高铁血红蛋白血症。

2. 影响新生儿生长发育障碍的药物，如糖皮质激素，除有明确应用指征外，应避免应用。

3. 新生儿期由于肝肾功能尚不完善，应用主要经肾排泄的药物时需减量应用或延长给药间隔，应用主要经肝代谢的药物时应减少剂量。

4. 用药期间应密切监测疗效与不良反应。

5. 新生儿的组织器官日益成熟，用药的剂量应按日龄调整给药方案。

（五）小儿的用药基本原则与禁忌

1. 严格把握适应证，选择合适的药物。作为安全用药的第一步，在选用药物时，既要考虑疾病的需要，又要考虑药物对小儿身体的不利影响。根据药物的特点，选用安全、有效、可靠、易得的药物，尽可能选用儿童专用剂型。

2. 根据儿童的特点，选择合适的给药途径。口服给药作为首选，但要避免使用牛奶、果汁等送服药物。肌内注射给药可引起局部结块、坏死，故要注意注射部位的吸收状况，必要时更换注射部位。静脉注射易给患儿带来痛苦和不安全因素。栓剂和灌肠剂对儿童较安全，但品种较少。

3. 小儿的给药剂量应根据体重、体表面积进行计算。目前儿童剂量的计算方法有年龄折算法、体重折算法、体表面积折算法等。

4. 严密观察儿童用药后反应，防止不良反应的发生。

（六）肝脏疾病患者的用药原则与禁忌

肝脏代谢是许多药物的主要消除途径，在严重肝脏疾病时药物代谢发生很大的变化。肝功能减退时，药物的选用或剂量调整需要考虑肝功能减退对药物体内过程的影响程度，以及药物及其代谢物发生毒性反应的可能性。根据现有资料，肝功能减退或患有严重肝脏疾病患者药物应用有以下几种情况。

1. 对所有患严重肝病的患者应使用小剂量。

2. 避免或减少使用主要经肝脏清除或代谢的药物，这类药物肝功能减退时清除减少，并可导致毒性反应的发生。如抗肿瘤药多柔比星，抗结核药异烟肼、利福平等。常用镇痛药、麻醉药对严重肝病患者几乎不易耐受。

3. 根据肝功能损害程度选择药物或调整剂量。

（七）肾脏疾病患者的用药原则与禁忌

肾功能减退时会影响药物或其代谢物的排泄，可致药物在体内蓄积，甚至导致毒副作用发生。

1. 根据肾功能减退的水平调整药物的剂量，肾功能减退水平可用肾小球滤过率、肌酐清除率来衡量。

2. 应尽量避免使用有肾毒性的药物，若确有指征使用该类药物时，宜进行血药浓度监测，用以调整给药方案，达到个体化给药，用药期间须密切监测患者肾功能。

3. 对于血液透析或持续非卧床腹膜透析的肾脏疾病患者，需要考虑药物是否被透析、透析次数及透析前后肾功能等因素，需要查阅更专业的资料与文献作为参考。

四、相关药物的配伍禁忌

药物的配伍禁忌分为物理配伍禁忌和化学配伍禁忌。物理配伍禁忌是某些药物配合在一起会发生改变原先药物的溶解度、外观形状等物理变化，包括分离、沉淀、潮解和液化。化学性配伍禁忌是某些药物配合一起改变了药物性状，使药物减效、失效或毒性增加，甚至引起燃烧、爆炸等化学反应，包括变色、产气、沉淀、水解、燃烧或爆炸等。常见的配伍禁忌有以下六种。

1. *溶媒选择不当引起* 部分药物不能直接溶解，如乳糖酸红霉素在生理盐水中不溶，直接相溶会生成不溶胶状物，可先用灭菌注射用水用力振摇至溶解后再加入生理盐水。部分药物需要用配备的溶剂溶解后，再进一步稀释，如注射用硫普罗宁（凯西来）、注射用奥美拉唑钠等。

2. *溶剂性质变化引起* 部分药物的制剂里含有有机溶剂，配制时注意是否有沉淀析出，如氢化可的松注射液的溶剂为乙醇和注射用水，地西泮注射液的溶剂为丙二醇、乙醇、苯甲基和乙酰胺，尼莫地平注射液（尼莫同）的溶剂为乙醇、聚乙二醇 400 等。

3. *盐析* 是指因蛋白质水溶液加入了中性盐，随着盐浓度增大而致蛋白质沉淀析出，如甘露醇注射液加入电解质后可加速甘露醇盐析产生结晶。

4. *酸碱度改变引起* 每种输液都有规定的 pH 范围，对加入的药物的稳定性都有一定影响，如青霉素类含有内酰胺环，在酸性或碱性环境下易分解，导致药物失效。葡萄糖 pH 为 3.5 ～ 5.5，属偏酸性，故青霉素类不宜与葡萄糖进行配伍，易导致分解失效；注射用泮托拉唑用 5% 葡萄糖溶液溶解，易引起变色。

5. *氧化还原反应* 维生素 K 是氧化剂，与还原剂维生素 C 配伍时，会发生氧化还原反应，使疗效减弱或失效。

6. *中成药注射液配伍* 中药注射液成分复杂，受 pH、杂质等因素影响，混合滴注或溶媒不当可使溶解度下降或产生沉淀，所以根据《中成药注射液临床应用指导原则》的要求，中成药注射液应单独静脉滴注，严格混合配伍；若需同时使用两种或两种以上中药注射剂，应分开使用，且同时共用一条输液通道。

五、常见的药物不良反应

1. 副作用　是指药物在常规剂量下发生的与治疗目的无关的不良反应。多为一过性、可逆的功能变化，反应较轻微。产生副作用的原因是由于药物选择性低，作用范围广，非治疗目的的作用就成了副作用。例如，阿托品用于解痉时，同时引起口干、视物模糊等副作用；钙离子拮抗剂如硝苯地平、氨氯地平用于降压，同时会水肿、头痛和皮肤潮红等副作用；麻黄碱用于平喘，同时能引起失眠等兴奋中枢神经的副作用。

2. 过敏反应　又称为变态反应，与药物剂量无关。是指药物作用于机体而产生的非正常的免疫反应，可分为速发型和迟发型两种类型，轻者出现皮疹、药物热、瘙痒等，重者则可出现过敏性休克，甚至引起死亡。化学结构相同或相似的药物易发生交叉的过敏反应，如患者对某种青霉素类过敏，为了避免交叉反应，也禁止使用其他青霉素类；阿司匹林可引起哮喘。

3. 毒性反应　是指药物造成机体某种功能或器质性的损害，多与用药剂量大、疗程长或个体的生理病理状态、联合用药等引起药物敏感性增高有关。例如，万古霉素致肾毒性、氨基糖苷类致失聪、抗肿瘤药致骨髓抑制等。

4. 特异质反应　是指少数患者在用药后，发生与药物本身药理作用无关的反应，不同于变态反应。多为先天性遗传异常，如体内缺乏葡萄糖-6-磷酸脱氢酶的患者，服用磺胺类、伯氨喹等药物时易引起溶血反应；乙酰化酶缺乏患者服用肼屈嗪时容易引起红斑狼疮样反应。

5. 继发反应　是指药物治疗作用引起的不良后果，是药物作用的间接结果，由药物作用诱发的反应。例如，长期应用广谱抗生素使肠道菌群失调导致二重感染，青霉素类引起的赫氏反应。

6. 后遗效应　是指停药后血药浓度已降至最低有效浓度以下残存的药理效应。例如，服用长效镇静催眠药后，次晨仍有困倦、头晕、乏力等反应。

7. 首剂效应　是指首次服用某些药物时引起的强烈反应。例如，哌唑嗪，首剂按常量应用，常出现血压骤降现象；特拉唑嗪首次用药即给常规剂量可引起血压骤降。因此，对于具有这种性质的药物，其用量应从小剂量开始较为安全。

8. 撤药反应　又称为停药综合征。是指长期服用某些药物后突然停药，会引起机体不适应，出现一系列症状反跳。例如，抗抑郁药、糖皮质激素类等需要采取逐步减量法，避免出现突然停药后引起的症状反跳。

9. 成瘾性　是指患者对药物产生了生理上依赖，停药后产生戒断症状。如长期服用催眠药的患者突然停药，可出现乏力、焦虑、恶心、呕吐、肌肉震颤，严重的还发生意识模糊；还有阿片类药物如吗啡。

10. 致突变、致畸、致癌作用　致突变效应是指引起生物细胞遗传物质损伤性变化的一种作用。致畸作用是指药物影响通过母体影响胚胎发育而致器官或形态结构上的畸形。致癌作用是指化学物质诱发恶性肿瘤的作用。

（易燕桃）

第18章 急诊与急救

第一节 急、危、重症

一、休克

（一）概述

休克是机体有效循环血容量减少、组织灌注不足、细胞代谢紊乱和功能受损的病理过程，它是一个由多种病因引起的综合征。氧供给不足和需求增加是休克的本质，产生炎症介质是休克的特征，因此恢复对组织细胞的供氧、促进其有效的利用，重新建立氧的供需平衡和保持正常的细胞功能是治疗休克的关键环节。

休克的分类方法有很多，可将休克分为低血容量性休克、感染性休克、心源性休克、神经性休克和过敏性休克五类。有效循环血容量锐减及组织灌注不足，以及产生炎症介质是各类休克共同的病理生理基础。

（二）临床表现

按照休克的发病过程可分为休克代偿期和休克抑制期，或称休克早期和休克期。

1. *休克代偿期* 由于机体对有效循环血容量减少的早期有相应的代偿能力，患者的中枢神经系统兴奋性提高，交感-肾上腺轴兴奋。表现为精神紧张、兴奋或烦躁不安、皮肤苍白、四肢湿冷、心率加快、脉压小、呼吸加快、尿量减少等。此时，如处理及时、得当，休克可较快得到纠正。否则，病情继续发展，进入休克抑制期。

2. *休克抑制期* 患者表情淡漠、反应迟钝，甚至可出现意识模糊或昏迷，出冷汗、口唇肢端发绀、脉搏细速、血压进行性下降。严重时，全身皮肤、黏膜明显发绀，四肢湿冷，脉搏摸不清，血压测不出，尿少甚至无尿。若皮肤、黏膜出现瘀斑或消化道出血，提示病情已发展至弥散性血管内凝血阶段。若出现进行性呼吸困难、脉速、烦躁、发绀，一般吸氧而不能改善呼吸状态，应考虑并发急性呼吸窘迫综合征。

诊断关键是应早期及时发现休克。要点是凡遇到严重损伤、大量出血、重度感染及过敏患者和有心脏病史者，应想到并发休克的可能；临床观察中，对于有出汗、兴奋、心率加快、脉压小或尿少等症状者，应疑有休克。若患者出现表情淡漠、反应迟钝、皮肤苍白、呼吸浅快、收缩压降至90mmHg以下及尿少者，则标志患者已进入休克抑制期。

（三）早期处理和转诊

治疗休克这个由不同原因引起、但有共同临床表现的综合征时应当针对引起休克的原因和休克不同发展阶段的重要生理紊乱采取下列相应的措施。治疗休克重点是恢复灌注和对组织提供足够的氧气，防止多器官功能障碍综合征（MODS）的发生。

1. 一般紧急治疗 包括积极处理引起休克的原发伤病，如创伤制动、大出血止血、保证呼吸道通畅等。采取头和躯干抬高 20° ～ 30° 、下肢抬高 15° ～ 20° 体位，以增加回心血量。及早建立静脉通路，并用药物维持血压。早期给予鼻管或面罩吸氧，注意保温。

2. 补充血容量 是纠正休克引起的组织低灌注和缺氧的关键。应在连续监测动脉血压、尿量和 CVP 的基础上，结合患者皮肤温度、末梢循环、脉搏幅度及毛细血管充盈时间等微循环情况，判断补充血容量的效果。首先采用晶体液和人工胶体液复苏，必要时进行成分输血。也有用 30℃ 7.5% 高渗盐溶液行休克复苏治疗。

3. 积极处理引起休克的原发病 多存在需手术处理的原发病变，如内脏大出血的控制、坏死肠袢切除、消化道穿孔修补和脓液引流等。应在尽快恢复有效循环血量后，及时施行手术处理原发病变，才能有效地治疗休克。某些情况下，应在积极抗休克的同时进行手术，以免延误抢救时机。

4. 纠正酸碱平衡失调 酸性内环境对心肌、血管平滑肌和肾功能均有抑制作用。在休克早期，又可能因过度换气引起低碳酸血症、呼吸性碱中毒。按照血红蛋白氧合解离曲线的规律，碱中毒使血红蛋白氧离曲线左移，氧不易从血红蛋白中释出，可使组织缺氧加重。因此，不主张早期使用碱性药物。而酸性环境有利于氧与血红蛋白解离，从而增加组织供氧。根本措施是改善组织灌注并适时和适量地给予碱性药物。目前对酸碱平衡的处理多主张宁酸勿碱，酸性环境能增加氧与血红蛋白的解离，从而增加向组织释氧，对复苏有利。另外，使用碱性药物须首先保证呼吸功能完整，否则会导致 CO_2 潴留和继发呼吸性酸中毒。

5. 血管活性药物的应用 在充分容量复苏的前提下须应用血管活性药物，以维持脏器灌注压。随着对休克发病机制和病理生理变化的深入研究，对血管活性药物的应用和疗效也不断进行重新评价。血管活性药物辅助扩容治疗，可迅速改善循环和升高血压，尤其是感染性休克患者，提高血压是应用血管活性药物的首要目标。理想的血管活性药物应能迅速提高血压，改善心脏和脑血流灌注，又能改善肾和肠道等内脏器官血流灌注。

（1）血管收缩剂有多巴胺、去甲肾上腺素和间羟胺等。

1）多巴胺：是最常用的血管活性药，其药理作用与剂量有关。小剂量时，可增强心肌收缩力和增加 CO，并扩张肾和胃肠道等内脏器官血管；大剂量时则增加外周血管阻力。抗休克时主要取其强心和扩张内脏血管的作用，宜采取小剂量。为提升血压，可将小剂量多巴胺与其他缩血管药物合用，而不增加多巴胺的剂量。

2）多巴酚丁胺：对心肌的正性肌力作用较多巴胺强，能增加 CO，降低 PCWP，改善心泵功能。常用量为 2.5 ～ 10μg/（kg • min），小剂量有轻度缩血管作用。

3）去甲肾上腺素：以兴奋 α 受体为主、轻度兴奋 β 受体的血管收缩剂能兴奋心肌，收缩血管，升高血压及增加冠状动脉血流量，作用时间短。常用量为 0.5 ～ 2mg 加入 5% 葡萄糖溶液 100ml 内静脉滴注。去甲肾上腺素与多巴酚丁胺联合应用是治疗感染性休克最理想的血管活性药物。多巴酚丁胺能增加全身氧输送，改善肠系膜血流灌注。通过兴奋 β 受体增加心排血量和氧输送，改善肠道灌注，也明显降低动脉血乳酸水平。

4）间羟胺（阿拉明）：间接兴奋 α 受体，对心脏和血管的作用同去甲肾上腺素，但作用弱，维持时间约 30 分钟。常用量 2 ～ 10mg 肌内注射或 2 ～ 5mg 静脉注射；也可 10 ～ 20mg 加入 5% 葡萄糖溶液 100ml 内静脉滴注。

5）异丙肾上腺素：是能增强心肌收缩和提高心率的 β 受体激动剂，剂量为 0.1 ～ 0.2mg 溶于 100ml 静脉注射液中。因对心肌有强大收缩作用和容易发生心律失常，不能用于心源性休克。

（2）血管扩张剂分 α 受体阻滞剂和抗胆碱能药两类。前者包括酚妥拉明、酚苄明等，能解除去甲肾上腺素所引起的小血管收缩和微循环淤滞，并增强左心室收缩力。其中酚妥拉明作用快，持续时间短，剂量为 0.1 ～ 0.5mg/kg 加于 100ml 静脉输液中。酚苄明是一种 α 受体阻滞剂，兼有间接反射性兴奋 α 受体的作用，能轻度增加心脏收缩力、心排血量和心率，同时能增加冠状动脉血流量，降低周围循环阻力和血压。作用可维持 3 ～ 4 天。用量为 0.5 ～ 1.0mg/kg，加入 5% 葡萄糖溶液或 0.9% 氯化钠溶液 200 ～ 400ml，1 ～ 2 小时滴完。

抗胆碱能药物包括阿托品、山莨菪碱和东莨菪碱。临床上较多用于休克治疗的是山莨菪碱（人工合成品为 654-2），可对抗乙酰胆碱所致平滑肌痉挛，使血管舒张，从而改善微循环。还可通过抑制花生四烯酸代谢，降低白三烯、前列腺素的释放而保护细胞，是良好的细胞膜稳定剂。尤其是在外周血管痉挛时，对提高血压、改善微循环、稳定病情方面，效果较明显。用法是每次 10mg，每 15 分钟一次，静脉注射，或者 40 ～ 80mg/h 持续泵入，直到临床症状改善。

（3）强心药包括兴奋 α 和 β 肾上腺素能受体兼有强心功能的药物，如多巴胺和多巴酚丁胺等，其他还有强心苷如毛花苷 C（西地兰），可增强心肌收缩力，减慢心率。当在中心静脉压监测下，输液量已充分但动脉压仍低而其中心静脉压显示已达 1. 47kPa（15cmH_2O）以上时，可经静脉注射毛花苷 C 行快速洋地黄化（0.8mg/d），首次剂量 0.4mg 缓慢静脉注射，有效时可再给予维持量。

休克时血管活性药物的选择应结合当时患者的主要病情，如休克早期主要病情与毛细血管前微血管痉挛有关；后期则与微静脉和小静脉痉挛有关。因此，应采用血管扩张剂配合扩容治疗。在扩容尚未完成时，如果有必要，也可适量使用血管收缩剂，但剂量不宜太大、时间不能太长，应抓紧时间扩容。

为了兼顾各重要脏器的灌注水平，常将血管收缩剂与扩张剂联合应用。例如，去甲肾上腺素 0.1 ～ 0.5μg/（kg • min）和硝普钠 1 ～ 10μg/（kg • min）联合静脉滴注，可增加心脏指数 3000，减少外周阻力 4500，使血压提高到 80mmHg 以上，尿量维持在 40ml/h 以上。

6. *治疗 DIC，改善微循环*　对诊断明确的 DIC，可用肝素抗凝，一般 1.0mg/kg，6 小时一次，成人首次可用 10 000U（1mg 相当于 125U 左右）。有时还使用抗纤溶药如氨甲苯酸、氨基己酸，抗血小板黏附和聚集的阿司匹林、双嘧达莫和小分子右旋糖酐。

7. *皮质类固醇和其他药物的应用*　皮质类固醇可用于感染性休克和其他较严重的休克。其作用主要有：①阻断 α 受体兴奋作用，使血管扩张，降低外周血管阻力，改善微循环；②保护细胞内溶酶体，防止溶酶体破裂；③增强心肌收缩力，增加心排血量；④增进线粒体功能和防止白细胞凝集；⑤促进糖异生，使乳酸转化为葡萄糖，减轻酸中毒。一般主张应用大剂量，静脉滴注，一次滴完。为了防止多用皮质类固醇后可能产生的副作用，一般只用 1 ～ 2 次。

加强营养代谢支持和免疫调节治疗，适当的肠内和肠外营养可减少组织的分解代谢。联合应用生长激素，谷氨酰胺具有协同作用。谷氨酰胺是肠黏膜细胞的主要能源物质及核酸的合成物质。

其他类药物包括：①钙通道阻滞药，如维拉帕米、硝苯地平和地尔硫䓬等，具有防止钙离子内流、保护细胞结构与功能的作用。②吗啡类拮抗剂，如纳洛酮，可改善组织血液灌流和防止细胞功能失常。③氧自由基清除剂，如超氧化物歧化酶（SOD），能减轻缺血再灌注损伤中氧自由基对组织的破坏作用。④调节体内前列腺素（PGS），如输注前列环素（PGI_2）以改善微循环。⑤应用三磷酸腺苷 - 氯化镁（ATP-$MgCl_2$）疗法，具有增加细胞内能量、恢复细胞膜钠 - 钾泵的作用及防治细胞肿胀和恢复细胞功能的效果。

（杨　轶）

二、气胸

（一）概念

气胸（pneumothorax）是指气体进入胸膜腔，造成积气状态。

（二）病因

多因肺部疾病或外力影响使肺组织和脏胸膜破裂，或靠近肺表面的细微气肿泡破裂，肺和支气管内空气逸入胸膜腔。因胸壁或肺部创伤引起者称为创伤性气胸；因疾病致肺组织自行破裂引起者称为自发性气胸，如因治疗或诊断而需人为地将空气注入胸膜腔称为人工气胸。

1. 原发性气胸　又称特发性气胸，它是指肺部常规 X 线检查未能发现明显病变的健康者所发生的气胸。常见病因：先天性易感性、气道解剖异常、心尖肺段缺血、营养不良—体重指数低、结缔组织结构异常、其他未知的因素、大气压力发生变化（与潜水、乘飞机旅行或暴力飓风有关）、α_1 抗胰蛋白酶分泌异常于青年人，特别是男性瘦长者；吸烟为原发性气胸的最主要致病因素，气胸发生率与吸烟量呈明显的剂量反应关系。

2. 继发性气胸　其产生机制是在其他肺部疾病的基础上，形成肺大疱或直接损伤胸膜所致。常为慢性阻塞性肺气肿或炎症后纤维病灶（如矽肺、慢性肺结核、弥漫性肺间质纤维化、囊性肺纤维化等）。

3. 创伤性气胸　多由于肺被肋骨骨折断端刺破，亦可由于暴力作用引起的支气管或肺组织挫裂伤，或因气道内压力急剧升高而引起的支气管或肺破裂；锐器伤或火器伤穿通胸壁，腹部穿透性伤；医源性胸壁损伤。

4. 特殊类型的气胸　月经性气胸，即与月经周期有关的反复发作的气胸（子宫内膜异位症）。

（三）临床表现

1. 分类

（1）闭合性气胸：主要表现为轻度气喘、重度胸痛、胸闷、呼吸困难、气管向健侧位移动，患侧语颤减弱或消失，叩诊呈鼓音，听诊呼吸减弱或消失。

（2）张力性气胸：胸膜腔内只能进气不能排气，形成胸腔内高压。患者常表现为精神高度紧张、恐惧、烦躁不安、气促、窒息感、发绀、出汗，并有脉搏细弱而快，血压下降、皮肤湿冷等休克状态，甚至出现意识不清、昏迷，若不及时抢救，往往引起死亡。气管向健侧位移动，颈前及胸部可扪及皮下气肿，肋间隙饱满，患侧语颤减弱或消失，叩诊呈鼓音，听诊呼吸减弱或消失。

（3）双侧性气胸：少数患者可发生双侧性气胸，以呼吸困难为突出表现，其次为胸痛和咳嗽。继发性气胸与基础肺疾病相关，其症状较多较重，并发症亦较多，易致张力性气胸。

（4）开放性气胸：胸膜腔通过胸壁伤口与外界相通，可出现胸痛、呼吸困难、休克，呼吸时伤口可有吸吮声。

2. 辅助检查

（1）影像学检查：X 线检查是诊断气胸的重要方法。胸部 X 线检查作为气胸诊断的常规手段，若临床高度怀疑气胸而后前位胸部 X 线片正常时，应该进行侧位胸部 X 线片或侧卧位胸部 X 线片检查。A-ACCP 指南：将气胸的大小定义为胸膜顶与肺塌陷肺尖之间的距离（< 3cm：小气胸；≥ 3cm：大气胸）。

（2）CT 检查：是检测小气胸的金标准，可以精确计算其气胸量。其中，Light 指数，它包括在肺门水平测量肺和气胸的平均尺寸，并将其代入下列公式：气胸大小（%）=100 －［（平均肺部尺寸（cm）/ 平均气胸尺寸（cm）］$\times$ 100。CT 扫描还是气胸与某些疑难病例（如肺压缩不明显而出现窒息的外科性肺气肿、复杂性囊性肺疾病有可疑性肺大疱等）相鉴别的唯一有效手段。

（四）现场急救

气胸患者应绝对卧床休息，充分吸氧，尽量少讲话，使肺活动减少，有利于气体吸收和肺的复张；保持呼吸道通畅，及时清除咽、口腔内分泌物，防止窒息；给予吸氧。

排气疗法，适用于呼吸困难明显、肺压缩程度较重的患者，尤其是张力型气胸需要紧急排气者。血流动力学不稳定提示张力性气胸可能，需立即行锁骨中线第2肋间穿刺减压，包括胸膜腔穿刺抽气法和胸腔闭式引流术。

开放性气胸，立即于深呼气末用棉垫、毛巾、绷带、三角巾等加压包扎，严密封闭伤口，防止漏气；立即呼叫急救中心。

（五）转诊注意事项

张力性气胸必须解除胸腔内高压；开放性气胸必须严密封闭胸壁伤口；尽量采取必要措施，保证呼吸、血压生命体征平稳；给予吸氧，必要时保持静脉通道通畅，行心电监护；密切观察患者神志、面色、呼吸、心率、血压、局部伤口、穿刺部位及原发伤情变化。

三、气道异物

气道异物指气管、支气管异物，是耳鼻咽喉科常见的危重急症之一，治疗不及时可发生窒息及心肺并发症而危及患者生命，所以现场急救非常重要。常见于食物（或异物）卡喉，常于进食或口含异物时嬉笑、打闹、啼哭而发生，尤其多见于儿童。

（一）初步判断

异物吸入气管时，患者极度不适，不自主手呈“V”形紧贴颈前喉部，苦不堪言。不完全梗阻时，患者可有咳嗽、喘气或咳嗽微弱无力，呼吸困难、张口呼吸，可闻及异物冲击性的高啼声，皮肤、甲床和口腔黏膜、面色发绀。完全梗阻时，患者突然呛咳、不能发音、呼吸急促、皮肤发绀，严重者可迅速出现意识丧失，甚至呼吸、心搏停止。

（二）现场急救

1. *儿童急救法* 让患儿俯卧在两腿间，头低足高，然后用手掌适当用力在患儿的两肩胛骨间拍击4次。拍背不见效，可让患儿背贴于救护者的腿上，然后，救护者用两手示指和中指用力向后、向上挤压患儿中上腹部，压后即放松，可重复几次，必要时急送医院。

2. *成人“海姆立克”急救法* 救护者站在患者身后，用双臂围绕患者腰部，一手握拳，拳头的拇指侧顶在患者的上腹部（脐稍上方）；另一手握住握拳的手，向上、向后猛烈挤压患者的上腹部。挤压动作要快速，压后随即放松。

3. *卧位急救法* 患者仰卧，救护者两腿分开跪在患者大腿外侧的地面上，双手掌叠放在患者脐稍上方，向下、向前快速挤压，压后随即放松。

（三）转诊注意事项

“海姆立克”手法虽有效，但也可产生合并症。实施腹部冲击定位要准确，不要冲击胸骨剑突下缘或肋下缘。腹部冲击也要注意胃反流导致误吸。“海姆立克”手法无效时或情况危急时应拨打“120”，及时送医院行气管切开或环甲膜穿刺，以暂时解除通气障碍。

（李　越　李伟峰）

四、心搏骤停

心搏骤停是指心脏射血功能的突然终止，大动脉搏动与心音消失，重要器官（如脑、心、肾）

严重缺血、缺氧，导致生命终止。这种出乎意料的突然死亡，医学上又称为猝死。

心搏骤停的生存率很低，根据不同的情况，其生存率为 5%～60%。抢救成功的关键是尽早进行心肺复苏（CPR）和尽早进行复律治疗。心肺复苏又分为初级心肺复苏和高级心肺复苏。

（一）初步判断

当患者意外发生意识丧失时，首先需要判断患者的反应，观察皮肤颜色，有无呼吸运动，可以拍打或摇动患者，并大声问“你还好吗？”如判断患者无反应时，应立即开始初级心肺复苏，并以最短时间判断有无脉搏（10 秒内完成）。确立心搏骤停的诊断。

（二）现场急救

1. *呼救*　在不延缓实施心肺复苏的同时，应设法（打电话或呼叫他人打电话）通知急救医疗系统（EMS）。

2. *初级心肺复苏*　即基础生命活动的支持（BLS），一旦确立心搏骤停的诊断，应立即进行。其主要措施包括开通气道、人工呼吸和胸外按压，被简称为 ABC（airway，breathing，circulation）。首先应该保持正确的体位，仰卧在坚固的平面上，在患者的一侧进行复苏。

（1）开通气道：保持呼吸道通畅是成功复苏的重要一步，可采用仰头抬颏法开放气道。方法是：术者将一手置于患者前额用力加压，使头后仰，另一手的示、中两指抬起下颏，使下颌尖、耳垂的连线与地面呈垂直状态，以通畅气道。应清除患者口中的异物和呕吐物，患者义齿松动应取下。

（2）人工呼吸：开放气道后，先将耳朵贴近患者的口鼻附近，感觉有无气息，再观察胸部有无起伏动作，最后仔细听有无气流呼出的声音。若无上述体征可确定无呼吸，应立即实施人工通气，判断及评价时间不应超过 10 秒。

首先进行两次人工呼吸，每次持续吹气时间 1 秒以上，保证足够的潮气量使患者胸廓起伏。无论是否有胸廓起伏，两次人工通气后应该立即胸外按压。

气管内插管是建立人工通气的最好方法。当时间或条件不允许时，可以采用口对口、口对鼻或口的通气防护装置呼吸。口对口呼吸是一种快捷有效的通气方法，施救者呼出气体中的氧气足以满足患者需求，但首先要确保气道通畅。术者用置于患者前额的手的拇指与示指捏住患者鼻孔，吸一口气，用口唇把患者的口全罩住，然后缓慢吹气，每次吹气应持续 1 秒以上，确保呼吸时有胸廓起伏。施救者实施人工呼吸前，正常吸气即可，无须深吸气。无论是单人还是双人进行心肺复苏时，按压和通气的比例为 30 ：2，交替进行。上述通气方式只是临时性抢救措施，应争取马上气管内插管，以人工气囊挤压或人工呼吸机进行辅助呼吸与输氧，纠正低氧血症。

（3）胸外按压：是建立人工循环的主要方法，胸外按压时，血流产生的原理比较复杂，主要是基于胸泵机制和心泵机制。通过胸外按压可以使胸内压力升高和直接按压心脏而维持一定的血液流动，配合人工呼吸可为心脏和脑等重要器官提供一定含氧的血流，为进一步复苏创造条件。

人工胸外按压时，患者应仰卧平躺于硬质平面，救助者跪在其旁。若胸外按压在床上进行，应在患者背部垫以硬板。胸外按压的部位是胸骨下半部，双乳头之间。用一只手掌根部放在胸部正中双乳头之间的胸骨上，另一手平行重叠压在手背上，保证手掌根部横轴与胸骨长轴方向一致，保证手掌用力在胸骨上，避免发生肋骨骨折，不要按压剑突。按压时肘关节伸直，依靠肩部和背部的力量垂直向下按压，按压胸骨的幅度为 3～5cm，按压后使胸廓恢复原来位置，按压和放松的时间大致相等。放松时双手不要离开胸壁，按压频率为 100 次 / 分。在胸外按压中应努力减少中断，尽量不超过10秒，除外一些特殊操作，如建立人工气道或者进行除颤。

胸外按压的并发症主要包括肋骨骨折、心包积血或心脏压塞、气胸、血胸、肺挫伤、肝脾撕裂伤和脂肪栓塞。应遵循正确的操作方法，尽量避免并发症发生。

（4）除颤：心脏体外电除颤是利用除颤仪在瞬间释放高压电流经胸壁到心脏，使得心肌细胞在瞬间同时除极，终止导致心律失常的异常折返或异位兴奋灶，从而恢复窦性心律。由于室颤是非创伤心搏骤停患者中最常见的心律失常，可以在EMS到达之前，进行一段时间CPR（如5个循环或者大约2分钟）后。如果具备AED自动电除颤仪，应该联合应用CPR和AED。由于AED便于携带、容易操作，能自动识别心电图并提示进行除颤，非专业人员也可以操作。

不推荐进行胸前叩击法除颤，有可能使心律恶化，如使室性心动过速转为心室颤动，或转为完全性心脏阻滞，或引起心脏停搏。

3. *高级心肺复苏* 即高级生命支持（advanced life support，ALS），是在基础生命支持的基础上，应用辅助设备、特殊技术等建立更为有效的通气和血供循环，主要措施包括气管插管建立通气、除颤转复心律为血流动力学稳定的心律、建立静脉通路并应用必要的药物维持已恢复的循环。心电图、血压、脉搏血氧饱和度、呼气末二氧化碳分压测定等必须持续监测，必要时还需要进行有创血流动力学监测，如动脉血气分析、动脉压、中心动脉压、肺动脉压等。

（1）通气与氧供：如果患者自主呼吸没有恢复应尽早行气管插管，充分通气的目的是纠正低氧血症，给予吸入氧浓度100%。院外患者通常用面罩、简易球囊维持通气，医院内的患者常用呼吸机，潮气量为6～7ml/kg或500～600ml，然后根据血气分析结果进行调整。

（2）电除颤、复律与起搏治疗：心搏骤停时最常见的心律失常是心室颤动。及时的胸外按压和人工呼吸虽可部分维持心脑功能，但极少能将心室颤动转为正常心律，而迅速恢复有效的心律是复苏成功至关重要的一步。终止心室颤动最有效的方法是电除颤，时间是治疗室颤的关键，每延迟除颤1分钟，复苏成功率下降7%～10%。心脏停搏与无脉性电生理活动时电除颤均无益。

除颤电极应放在患者裸胸的胸骨外缘前外侧部。右侧电极板放在患者右锁骨下方，左电极板放在与左乳头齐平的左胸下外侧部。其他位置还有左右外侧旁线处的下胸壁，或者左电极放在标准位置，其他电极放在左右背部上方。

如采用双向波电除颤可以选择150～200J，如使用单项波电除颤应选择360J。一次电击无效应继续胸外按压和人工通气，5个周期的CRP后（约2分钟）再次分析心律，必要时再次除颤。

心搏骤停后电除颤的时间是心肺复苏成功最重要的决定因素。电除颤虽然列为高级复苏的手段，但如有条件应越早进行越好，并不拘泥于复苏的阶段，提倡在初级心肺复苏中即行电复律治疗。

起搏治疗：对心搏骤停患者不推荐使用起搏治疗，而对有症状心动过缓患者则考虑起搏治疗。如果患者出现严重症状，尤其是当高度房室传导阻滞发生在希氏束以下时，则应该立即施行起搏治疗。如果患者对经皮起搏没有反应，则需要进行经静脉起搏治疗。

（3）药物治疗：心搏骤停患者在进行心肺复苏时应尽早开通静脉通道。周围静脉通常选用肘前静脉或颈外静脉，手部或下肢静脉效果较差尽量不用。中心静脉可选用颈内静脉、锁骨下静脉和股静脉。如果静脉穿刺无法完成，某些复苏药物可经气管给予。

肾上腺素是CPR的首选药物。可用于电击无效的心室颤动及无脉性室性心动过速、心脏停搏或无脉性电生理活动。常规给药方法是静脉注射1mg，每3～5分钟重复1次，可逐渐增加剂量至 5mg。血管升压素与肾上腺素作用相同，也可以作为一线药物，只推荐使用一次 40U 静脉注射。严重低血压可以给予去甲肾上腺素、多巴胺、多巴酚丁胺。

复苏过程中产生的代谢性酸中毒通过改善通气常可得到改善，不应过分积极补充碳酸氢盐纠正。心搏骤停或复苏时间过长者，或早已存在代谢性酸中毒、高钾血症患者可适当补充碳酸氢钠，初始剂量 1mmol/kg，在持续心肺复苏过程中每 15 分钟重复 1/2 量，最好根据动脉血气分析结果调整补给量，防止产生碱中毒。

给予 2 ～ 3 次除颤加 CPR 及肾上腺素之后仍然是心室颤动及无脉性室性心动过速，考虑给予抗心律失常药。常用药物胺碘酮，可考虑用利多卡因。利多卡因，给予 1 ～ 1.5mg/kg 静脉注射，如无效可每 3 ～ 5 分钟重复一次，如果总剂量达到 3mg/kg 仍不能成功除颤，下一步可给予胺碘酮或溴苄胺治疗。胺碘酮首次 150mg 缓慢静脉注射（大于 10 分钟），如无效，可重复给药总量达 500mg，随后 10mg/（kg • d）维持静脉滴注；或者先按 1mg/min 持续静脉滴注 6 小时，然后 0.5mg/min 持续静脉滴注，每日总量可达 2g，根据需要可维持数天。

对于一些难治性多形性室性心动过速、尖端扭转型室性心动过速、快速单形性室性心动过速或心室扑动（频率＞ 260 次 / 分）及难治性心室颤动，可试用静脉 β 受体阻滞剂。美托洛尔每隔 5 分钟，每次 5mg 静脉注射，直至总剂量 15mg；艾司洛尔 0.5mg/kg 静脉注射（1 分钟），继以 50 ～ 300μg/min 静脉维持。由急性高钾血症触发的难治性心室颤动的患者可给予 10% 的葡萄糖酸钙 5 ～ 20ml，注射速率为 2 ～ 4ml/min。异丙肾上腺素或心室起搏可能有效终止心动过缓和药物诱导的 TDP。当心室颤动 / 无脉 VT 心脏骤停与长 QT 间期的尖端扭转型室性心动过速（TDP）相关时，可以 1 ～ 2g 硫酸镁稀释静脉注射 5 ～ 20 分钟，或 1 ～ 2g 硫酸镁加入 50 ～ 100ml 液体中静脉滴注。

经过心肺复苏使心脏节律恢复后，应着重维持稳定的心电与血流动力学状态。儿茶酚胺不仅能较好地稳定心脏电活动，而且具有良好的正性肌力和外周血管作用。其中，肾上腺素为首选药，升压时最初剂量为 1μg/min，根据血流动力学调整，剂量为 1 ～ 10μg/min。去甲肾上腺素明显减少肾和肠系膜血流，现已较少应用。当不需要肾上腺素的变时效应时，可考虑使用多巴胺或多巴酚丁胺，多巴胺建议剂量为 5 ～ 20μg/（kg • min），剂量大于 10μg/（kg • min）时可出现体循环及腹腔脏器血管收缩；多巴酚丁胺是一较强的增强心肌收缩力的药物，无明显血管收缩作用，剂量为 5 ～ 20μg/（kg • min）。心搏骤停时纤溶治疗的作用不确定，但怀疑肺栓塞的患者可考虑使用。

4. 复苏后处理　心肺复苏后的处理原则和措施包括维持有效的循环和呼吸功能，特别是脑灌注，预防再次心搏骤停，维持水、电解质和酸碱平衡，防治脑水肿、急性肾衰竭和继发感染等，其中重点是脑复苏，开始有关提高长期生存和神经功能恢复治疗。

（1）维持有效循环：应进行全面的心血管系统及相关因素的评价，仔细寻找引起心搏骤停的原因，尤其是否有急性心肌梗死发生及电解质紊乱存在，并进行及时处理。如果患者血流动力学状态不稳定，则需要评估全身循环血容量状况和心室功能。对危重患者常须放置肺动脉漂浮导管进行有创血流动力学监测。为保证血压、心脏指数和全身灌注而使用血管活性药（如去甲肾上腺素）、正性肌力药（多巴酚丁胺）和增强心肌收缩力（米力农）等。

（2）维持呼吸：自主循环恢复后，患者可有小同程度的呼吸系统功能障碍，一些患者可能仍然需要机械通气和吸氧治疗。呼气末正压通气（PEEP）对肺功能不全合并左心衰竭的患者可能很有帮助，但需注意此时血流动力学是否稳定。临床上可以依据动脉血气结果和（或）无创监测来调节吸氧浓度、PEEP 值和每分通气量。持续性低碳酸血症（低 PCO_2）可加重脑缺血，因此应避免常规使用高通气治疗。

（3）防治脑缺氧和脑水肿：脑复苏是心肺复苏最后成功的关键。在缺氧状态下，脑血流的自主调节功能丧失，脑血流的维持主要依赖脑灌注压，任何导致颅内压升高或体循环平均动脉压降低的因素均可减低脑灌注压，从而进一步减少脑血流。对昏迷患者应维持正常的或轻微增高的平均动脉压，降低增高的颅内压，以保证良好的脑灌注。

主要措施包括：①降温，复苏后的高代谢状态或其他原因引起的体温升高可导致脑组织氧供需关系的明显失衡，从而加重脑损伤。所以心搏骤停复苏后，应密切观察体温变化，积极采取降温退热措施。体温以 33 ～ 34℃为宜。②脱水，应用渗透性利尿剂配合降温处理，以减轻脑组织水肿和降低颅内压，有助于大脑功能恢复。通常选用 20%甘露醇（1 ～ 2g）快速静脉滴注（2 ～ 4 次 / 天）。联合使用呋塞米（首次 20 ～ 40mg，必要时增加至 100 ～ 200mg 静脉注射）、25%白蛋白（20 ～ 40ml 静脉滴注）或地塞米松（5 ～ 10mg，每 6 ～ 12 小时静脉注射）有助于避免或减轻渗透性利尿导致的“反跳现象”。在脱水治疗时，应注意防止过度脱水，以免造成血容量不足，难以维持血压的稳定。③防治抽搐，通过应用冬眠药物控制缺氧性脑损害引起的四肢抽搐及降温过程的寒战反应，但无须预防性应用抗惊厥药物。可选用二氢麦角胺 0.6mg、异丙嗪 50mg 稀释于 5%葡萄糖溶液 100ml 内静脉滴注；亦可应用地西泮 10mg 静脉注射。④高压氧治疗，通过增加血氧含量及弥散，提高脑组织氧分压，改善脑缺氧，降低颅内压。有条件者应早期应用。⑤促进早期脑血流灌注，抗凝以疏通微循环，用钙通道阻滞药解除脑血管痉挛。

（4）防治急性肾衰竭：如果心搏骤停时间较长或复苏后持续低血压，则易发生急性肾衰竭。原有肾脏病变的老年患者尤为多见。心肺复苏早期出现的肾衰竭多由急性肾缺血所致，其恢复时间较肾毒性者长。由于通常已使用大剂量脱水剂和利尿剂，临床可表现为尿量正常甚至增多，但血肌酐升高（非少球型急性肾衰竭）。

防治急性肾衰竭时应注意维持有效的心脏和循环功能，避免使用对肾脏有损害的药物。若注射呋塞米后仍然无尿或少尿，则提示急性肾衰竭。此时应按急性肾衰竭处理。

（5）其他：及时发现和纠正水、电解质紊乱和酸碱失衡，防治继发感染。对于肠鸣音消失和机械通气伴有意识障碍患者，应该留置胃管，并尽早地应用胃肠道营养。

（三）转诊注意事项

心搏骤停往往来势凶猛，预后不良，尤其当存在原发性疾病时，有再次心搏骤停可能。当医师没有足够把握时，把患者转给有经验的医师或专家，也是对患者高度负责的行为。

转诊前，转诊医师要先与接诊医师或医院联系，讨论有关患者的诊断、治疗风险、可供选择的其他方案、转诊的理由，并记录在案。在得到接诊医师同意接诊的答复后，让患者及家属充分了解患者的疾病的诊断、治疗方案、预期结果、治疗风险，并拟定知情同意书请患者或其家属签署。

在转诊患者的时候，要告诉患者及家属到接诊医师处的首次就诊的性质，是单纯的检查、咨询，还是治疗，以便患者有足够的思想和物质准备。

转诊过程中，严密监测患者生命体征，进行心电监护，如果再度发生心律失常或心搏骤停，以便及时处理。保持患者呼吸道通畅，对于复苏后仍无意识的患者，应进行气管插管后再行转运。

五、急性心肌梗死

急性心肌梗死是心肌的缺血性坏死，是在冠状动脉病变的基础上，发生冠状动脉血供急剧中断或减少，相应的心肌发生严重而持久的急性缺血，从而导致心肌坏死。临床上表现为持久的胸骨后剧烈疼痛、发热、白细胞计数和血清坏死标志物增高及心电图进行性改变。常可发生心律失常、心源性休克或心力衰竭，属冠心病的严重类型。

本病的基本病因是冠状动脉硬化（偶为冠状动脉栓塞、炎症、先天性畸形、痉挛和冠状动脉口阻塞所致），造成一支或多支血管管腔狭窄或供血不足，而侧支循环尚未建立。一旦血供急剧下降或中断，使心肌严重而持久的急性缺血维持 1 小时以上，即可发生心肌梗死。心肌梗死的原因多数是不稳定粥样斑块破溃，继而出血或管腔内血栓形成，使血管腔完全闭塞，少数情况是粥样斑块内或其下发生出血或血管持续痉挛，也可以使冠状动脉完全闭塞。

使粥样斑块破溃出血及血栓形成的诱因有休克、脱水、出血外科手术或严重心律失常，使心排血量骤降，冠状动脉灌流量锐减；体力活动，饱餐或进食多量高质饮食后、情绪过分激动或血压升高，心肌需氧量猛增，冠状动脉供血明显不足；6 ～ 12 点时交感神经活动增加，机体应激反应增强，冠状动脉张力增高。

（一）初步判断

1. 临床评估

（1）病史采集：重点询问胸痛和相关症状。STEMI 的典型症状为胸骨后或心前区剧烈的压榨性疼痛（通常超过 10 ～ 20 分钟），可向左上臂、下颌、颈部、背或肩部放射；常伴有恶心、呕吐、大汗和呼吸困难等；口含硝酸甘油不能完全缓解。应注意不典型疼痛部位和表现及无痛性心肌梗死（特别是女性、老年、糖尿病及高血压患者）。既往史包括冠心病史（心绞痛、心肌梗死、CABG 或 PCI）、高血压、糖尿病、外科手术或拔牙史，出血性疾病（包括消化性溃疡、脑血管意外、大出血、不明原因贫血或黑粪），脑血管疾病（缺血性卒中、颅内出血或蛛网膜下腔出血）及抗血小板、抗凝和溶栓药物应用史。

（2）体格检查：应密切注意生命体征。观察患者的一般状态，有无皮肤湿冷、面色苍白、烦躁不安、颈静脉怒张等；听诊有无肺部啰音及心律失常、心脏杂音和奔马律；评估神经系统体征。建议采用 Killip 分级法评估心功能。

2. 实验室检查

（1）心电图：对疑似 STEMI 的胸痛患者，应在首次医疗接触（FMC）后 10 分钟内记录 12 导联心电图 [下壁和（或）正后壁心肌梗死时须加做 V_{3R} ～ V_{5R} 和 V_7 ～ V_9 导联]。典型的 STEMI 早期心电图表现为 ST 段弓背向上抬高（呈单向曲线）伴或不伴病理性 Q 波、R 波减低（正后壁心肌梗死时，ST 段变化可以不明显）。超急期心电图可表现为异常高大且两支不对称的 T 波。首次心电图不能明确诊断时，需在 10 ～ 30 分钟后复查。

（2）血清心肌损伤标志物：cTn 是诊断心肌坏死最特异和敏感的首选心肌损伤标志物，通常在 STEMI 症状发生后 2 ～ 4 小时开始升高，10 ～ 24 小时达到峰值，并可持续升高 7 ～ 14 天。肌酸激酶同工酶（CK-MB）对判断心肌坏死的临床特异性较高，STEMI 时其测值超过正常上限并有动态变化。

（3）影像学检查：超声心动图等影像学检查有助于对急性胸痛患者的鉴别诊断和危险分层。

3. 鉴别诊断

（1）心绞痛：主要是不稳定型心绞痛的症状可类似于心肌梗死，但胸痛性质轻，持续时间短，硝酸甘油效果好，无心电图动态演变及心肌酶的序列变化。

（2）急性心包炎：心前区疼痛持久而剧烈，深吸气时加重，疼痛同时伴有发热和心包摩擦音。心电图除 aVR 外，其余多数导联 ST 段呈弓背向下型抬高，T 波倒置，无 Q 波。

（3）急性肺动脉栓塞：常有突发胸痛、咯血、呼吸困难、发绀和休克，多有骨折、盆腔或前列腺手术或长期卧床史。右心室前负荷急剧增加、P_2 亢进、颈静脉怒张、肝大等。心电图肺性 P 波、电轴右偏、呈 $S_IQ_{III}T_{III}$ 型，即 I 导联出现深 S 波，Ⅲ导联有明显 Q 波（＜ 0.03 秒）及 T 波倒置。胸部 X 线片显示肺梗死阴影。放射性核素肺灌注扫描可见放射性稀疏或缺失区。

（4）主动脉夹层动脉瘤：前胸出现剧烈撕裂样锐痛，常放射至背部、肋部、腹部及腰部。在颈动脉、锁骨下动脉起始部可听到杂音，两上肢血压、脉搏不对称。胸部 X 线片示纵隔增宽、血管壁增厚。超声心动图和磁共振显像可见主动脉双重管腔图像。心电图无典型的心肌梗死演变过程。

（5）急腹症：急性胰腺炎、消化性溃疡穿孔、急性胆囊炎和胆石症等均有上腹部疼痛，易与以上腹部剧烈疼痛为突出表现的心肌梗死相混淆，但腹部有局部压痛或腹膜刺激征。无心肌酶及心电图特征性变化。

（二）现场急救

1. STEMI 的治疗

（1）急救：早期、快速和完全地开通梗死相关动脉是改善 STEMI 患者预后的关键。

1）缩短自发病至 FMC 的时间：应通过健康教育和媒体宣传，使公众了解急性心肌梗死的早期症状。教育患者在发生疑似心肌梗死症状（胸痛）后尽早呼叫“120”，及时就医。

2）缩短自 FMC 至开通梗死相关动脉的时间：有条件时应尽可能在 FMC 后 10 分钟内完成首份心电图记录，优先将发病 12 小时内的 STEMI 患者送至可行直接 PCI 的医院。

（2）入院后一般处理：所有 STEMI 患者应立即给予吸氧和心电、血压和血氧饱和度监测，及时发现和处理心律失常、血流动力学异常和低氧血症。合并左心衰竭（肺水肿）和（或）机械并发症的患者常伴严重低氧血症，需面罩加压给氧或气管插管并机械通气。STEMI 伴剧烈胸痛患者应迅速给予有效镇痛剂，如静脉注射吗啡 3mg，必要时间隔 5 分钟重复 1 次，总量不宜超过 15mg。注意保持患者大便通畅，必要时使用缓泻剂，避免用力排便导致心脏破裂、心律失常或心力衰竭。

（3）再灌注治疗

【溶栓治疗】

1）总体考虑：溶栓治疗快速、简便，在因各种原因使 FMC 至 PCI 时间明显延迟时，对有适应证的 STEMI 患者，静脉内溶栓仍是较好的选择。院前溶栓效果优于入院后溶栓。

2）适应证：①发病 12 小时以内，预期 FMC 至 PCI 时间延迟大于 120 分钟，无溶栓禁忌证；②发病 12 ～ 24 小时仍有进行性缺血性胸痛和至少 2 个胸前导联或肢体导联 ST 段抬高＞ 0.1mV，或血流动力学不稳定的患者，若无直接 PCI 条件，溶栓治疗是合理的；③计划进行直接 PCI 前不推荐溶栓治疗；④ ST 段压低的患者（除正后壁心肌梗死或合并 aVR 导联 ST 段抬高）不应采取溶栓治疗；⑤ STEMI 发病超过 12 小时，症状已缓解或消失的患者不应给予溶栓治疗。

3）禁忌证

A. 绝对禁忌证：①既往脑出血史或不明原因的卒中；②已知脑血管结构异常；③颅内恶性肿瘤；④ 3 个月内缺血性卒中（不包括 4.5 小时内急性缺血性卒中）；⑤可疑主动脉夹层；⑥活动性出血或出血素质（不包括月经来潮）；⑦ 3 个月内严重头部闭合伤或面部创伤；⑧ 2 个月内颅内或脊柱内外科手术；⑨严重未控制的高血压 [收缩压＞ 180mmHg 和（或）舒张压＞ 110mmHg，对紧急治疗无反应。

B. 相对禁忌证：①年龄≥ 75 岁；② 3 个月前有缺血性卒中；③创伤（3 周内）或持续＞ 10 分钟心肺复苏；④ 3 周内接受过大手术；⑤ 4 周内有内脏出血；⑥近期（2 周内）不能压迫

止血部位的大血管穿刺；⑦妊娠；⑧不符合绝对禁忌证的已知其他颅内病变；⑨活动性消化性溃疡；⑩正在使用抗凝药物。

4）溶栓剂选择：建议优先采用特异性纤溶酶原激活剂。重组组织型纤溶酶原激活剂如阿替普酶可选择性激活纤溶酶原，对全身纤溶活性影响较小，无抗原性，是目前最常用的溶栓剂。非特异性纤溶酶原激活剂包括尿激酶和尿激酶原，可直接将循环血液中的纤溶酶原转变为有活性的纤溶酶，无抗原性和过敏反应。

5）冠状动脉再通的判断

A. 直接指标：冠状动脉造影发现再通。

B. 间接指标：① 60 ～ 90 分钟心电图抬高的 ST 段至少回落 50%；② cTn 峰值提前至发病 12 小时内，CK-MB 酶峰提前到 14 小时内；③ 2 小时内胸痛症状明显缓解；④ 2 ～ 3 小时出现再灌注心律失常。

【介入治疗】

1）直接 PCI：①发病 12 小时内（包括正后壁心肌梗死）或伴有新出现左束支传导阻滞的患者；②伴心源性休克或心力衰竭时，即使发病超过 12 小时者；③常规支架置入；④一般患者优先选择经桡动脉入路，重症患者可考虑经股动脉入路。

2）溶栓后 PCI：溶栓后尽早将患者转运到有 PCI 条件的医院，溶栓成功者于 3 ～ 24 小时进行冠状动脉造影和血运重建治疗；溶栓失败者尽早实施挽救性 PCI。

3）冠状动脉旁路移植术（CABG）：当 STEMI 患者出现持续或反复缺血、心源性休克、严重心力衰竭，而冠状动脉解剖特点不适合行 PCI 或出现心肌梗死机械并发症需外科手术修复时可选择急诊 CABG。

（4）抗栓治疗

【抗血小板治疗】

1）阿司匹林：通过抑制血小板环氧化酶使血栓素 A_2 合成减少，达到抗血小板聚集的作用。

2）$P2Y_{12}$ 受体抑制剂：干扰二磷酸腺苷介导的血小板活化。

3）GP（血小板糖蛋白）Ⅱ b/ Ⅲ a 受体拮抗剂：高危患者或造影提示血栓负荷重、未给予适当负荷量 $P2Y_{12}$ 受体抑制剂的患者可静脉使用替罗非班或依替巴肽。

【抗凝治疗】

1）直接 PCI 患者：静脉注射普通肝素（70 ～ 100U/kg），维持活化凝血时间 250 ～ 300 秒。使用肝素期间应监测血小板计数，及时发现肝素诱导的血小板减少症。

2）静脉溶栓患者：应至少接受 48 小时抗凝治疗（最多 8 天或至血运重建）。

3）溶栓后 PCI 患者：可继续静脉应用普通肝素，根据 ACT 结果及是否使用 GP Ⅱ b/ Ⅲ a 受体拮抗剂调整剂量。

4）发病 12 小时内未行再灌注治疗或发病＞ 12 小时的患者：须尽快给予抗凝治疗。

5）预防血栓栓塞。

（5）其他抗心肌缺血药物治疗

1）β 受体阻滞剂：有利于缩小心肌梗死面积，减少复发性心肌缺血、再梗死、心室颤动及其他恶性心律失常，对降低急性期病死率有肯定的疗效。无禁忌证的 STEMI 患者应在发病后 24 小时内常规口服 β 受体阻滞剂。建议口服美托洛尔，从低剂量开始，逐渐加量。

2）硝酸酯类：静脉滴注硝酸酯类药物用于缓解缺血性胸痛、控制高血压或减轻肺水肿。静脉滴注硝酸甘油应从低剂量（5 ～ 10μg/min）开始，酌情逐渐增加剂量，直至症状控制且收缩压降低 10mmHg（血压正常者）或 30mmHg（高血压患者）的有效治疗剂量。

3）钙通道阻滞药：不推荐 STEMI 患者使用短效二氢吡啶类钙通道阻滞药；对无左心室收缩功能不全或 AVB 的患者，为缓解心肌缺血、控制心房颤动或心房扑动的快速心室率，如果 β 受体阻滞剂无效或禁忌使用（如支气管哮喘），则可应用非二氢吡啶类钙通道阻滞药。

（6）其他治疗

1）ACEI 和 ARB：ACEI 主要通过影响心肌重构、减轻心室过度扩张而减少慢性心力衰竭的发生，从而降低死亡率。所有无禁忌证的 STEMI 患者均应给予 ACEI 长期治疗。应从低剂量开始，逐渐加量。不能耐受 ACEI 者用 ARB 替代。

2）醛固酮受体拮抗剂：通常在 ACEI 治疗的基础上使用。对 STEM 后 LVEF ≤ 0.40、有心功能不全或糖尿病，无明显肾功能不全 [血肌酐男性≤ 221μmol/L（2.5mg/dl），女性≤ 177μmol/L（2.0mg/dl）、血钾≤ 5.0mmol/L] 的患者，应给予醛固酮受体拮抗剂。

3）他汀类药物：除调脂作用外，他汀类药物还具有抗炎、改善内皮功能、抑制血小板聚集的多效性，因此所有无禁忌证的 STEMI 患者入院后应尽早开始他汀类药物治疗，且无须考虑胆固醇水平。

（7）并发症的处理

1）心力衰竭：轻度心力衰竭（Killip Ⅱ级）时，利尿剂治疗常有迅速反应。严重心力衰竭（Killip Ⅲ级）或急性肺水肿患者应尽早使用机械辅助通气，适量应用利尿剂。

2）心源性休克：除 STEMI 的一般处理措施外，静脉滴注正性肌力药物有助于稳定患者的血流动力学。大剂量多巴胺无效时也可静脉滴注去甲肾上腺素 2 ～ 8μg/min。

3）机械性并发症：如左心室游离壁破裂、室间隔穿孔、乳头肌功能不全或断裂均可考虑手术治疗。

4）心律失常：心室颤动或持续多形性室性心动过速应立即行非同步直流电除颤。心房颤动的转复和心室率控制过程中应充分重视抗凝治疗。STEMI 急性期发生影响血流动力学的 AVB 时应立即行临时起搏术。

2. *USTEMI 的治疗*　其治疗措施与 STEMI 基本相同，但不宜应用溶栓疗法，对于症状较重、并发症严重者则以介入治疗为首选。

（三）转诊注意事项

同“心搏骤停”的转诊注意事项。

六、高血压急症

（一）初步判断

高血压急症指短时间内（数小时或数天）血压重度升高，舒张压＞ 130mmHg 和（或）收缩压＞ 200mmHg，伴有重要器官组织如心、脑、肾、眼底、大动脉的严重功能障碍或不可逆性损害，并且需要紧急处理。高血压次急症是指仅有血压突然显著升高，而无靶器官损害。高血压急症和次急症的主要区别在于有无急性靶器官损害，而不是单纯血压升高水平上的差别。多发生于高血压患者，表现为高血压危象或高血压脑病，也可发生在其他疾病过程中，如脑出血、蛛网膜下腔出血、急性左心衰竭等。高血压危象指血压突然和显著升高，通常大于（210 ～ 220）/（130 ～ 140）mmHg，伴有症状或有心、脑、肾等靶器官急性损害为特点的高血压。

高血压急症是临床常见急症，多数患者病情危重，若不及时有效处理，可能后果严重。根据病因及合并症不同，高血压急症的处理策略也存在很大差异。充分了解不同类型高血压急症的处理原则，对于改善患者预后具有重要意义。

（二）现场急救

处理原则为首先不是盲目降压，而是通过间断的病史询问、体格检查及必要的实验室检查，寻找引起患者血压急性升高的临床情况或诱因，同时初步评估是否有靶器官的急性损伤。初诊为高血压急症的患者，应及时有效地给予降压治疗，积极预防或减轻靶器官的损伤，同时去除引起血压急性升高的临床情况或诱因。

1. *不伴靶器官损害的高血压* 对于不伴靶器官损害的高血压次急症患者，一般无须过于激进的降压治疗，血压下降速度过快或幅度过大对患者可能弊大于利。一般情况下，可将高血压次急症患者血压在 24 ～ 48 小时缓慢降至 160/100mmHg，数周内将血压降至目标值。多数患者可通过口服降压药控制，一般不需静脉用药，但同样不建议口服快速降压药物。

与高血压亚急症不同，高血压急症患者病情更为危重，应在急诊抢救室或重症监护室治疗，并持续监测血压。接诊患者后，若确诊为高血压急诊，应及时应用降压药，最好为静脉降压药物，如硝普钠、乌拉地尔。可遵照以下原则控制血压下降的幅度与速度：1 小时内平均动脉压降至≤治疗前的 25%，此为高血压急症的第一目标，随后 2 ～ 6 小时达到第二目标：降至＜ 160/（100 ～ 110）mmHg。如患者能耐受，且临床情况稳定，可在 24 ～ 48 小时逐步将血压降至正常水平，即降压的第三目标。在高血压急症患者的降压治疗过程中，须密切监测尿量、生命体征、靶器官功能状况（如神经系统症状、体征变化及胸痛程度等）。由于已经存在靶器官的损害，过快或过度降压容易导致组织灌注压降低，诱发缺血事件，故初始降压目标不宜降至正常。合理的做法是首先将血压降至相对安全的水平，最大程度地防止或减轻心、脑、肾等靶器官损害。

2. *伴靶器官损害的高血压*

（1）主动脉夹层：高血压急症伴主动脉夹层患者的病情凶险，易突然发生夹层破裂而致命，也须尽快控制血压。在保证脏器灌注的基础上，迅速将血压降低并维持在尽可能低的水平，应在 30 分钟之内将收缩压降低至 100mmHg 左右，心率控制在 60 ～ 75 次 / 分。若患者不能耐受，可将血压降低至 120/80mmHg 以下即可。降低外周血管阻力及减慢心率是治疗主动脉夹层的主要原则。血管扩张剂及受体阻滞剂是标准治疗方案。如静脉持续泵入硝普钠、艾司洛尔。

（2）脑血管意外

1）急性缺血性卒中：急性缺血性卒中患者在发病后不要急于降压。若血压≥ 220/120mmHg 或伴有严重心功能不全、主动脉夹层、高血压脑病，可在密切监护下谨慎使用降压药物，应以利尿剂为基础，静脉使用拉贝洛尔、乌拉地尔，使血压维持在略高于发病前水平，若准备溶栓治疗，应将血压控制在 185/110mmHg 以下。

2）急性出血性脑卒中：急性脑出血患者若血压＞ 200/110mmHg，在降低颅内压的同时应慎重平稳降压，应将血压维持在发病前水平或者维持在 180/105mmHg。血压为（170 ～ 200）/（100 ～ 110）mmHg 时，暂时可不用降压治疗。先行脱水降颅压，密切注意监测血压。

3. *急性心力衰竭* 合并急性心力衰竭的患者需要在 1 小时之内将血压降至正常水平以降低心脏后负荷、减少心肌耗氧量、缓解心肌缺血、防止缺血性损伤进一步加重。此类患者宜首选降压疗效肯定且有助于改善心脏供血的静脉途径药物，如硝酸甘油、艾司洛尔、地尔硫䓬、尼卡地平等。

4. *子痫* 子痫是妊娠高血压疾病的严重类型，处理不当可对母婴产生严重危害，显著增加围生期严重不良事件的风险。此类患者的治疗原则是止痉、降压，必要时可终止妊娠。肌内注射或静脉滴注硫酸镁可通过抑制神经肌肉活动、抑制抽搐、扩张血管而发挥降压作用，故常作为首选药物。若单用硫酸镁不能有效控制血压，可加用肼屈嗪、拉贝洛尔或尼卡地平。该类患者的初步血压控制目标为＜ 160/110mmHg。

总之，因患者血压水平及伴随的靶器官损害不同，高血压急症患者的降压治疗原则也不同。在临床实践中，应根据患者的具体情况制订个体化的治疗方案。不顾患者实际情况，一味追求血压的迅速达标是不可取的。

（三）转诊注意事项

1. 转诊指征包括初步处理后血压控制不满意，或存在靶器官功能损害。

2. 转诊前，转诊医师要先与接诊医师或医院联系，讨论有关患者的诊断、治疗风险、可供选择的其他方案、转诊的理由，并记录在案。在得到接诊医师同意接诊的答复后，让患者充分了解自己疾病的诊断、治疗方案、预期结果、治疗风险，并拟定知情同意书请患者签字。

3. 在转诊患者的时候，要告诉患者及其家属到接诊医师处的首次就诊的性质，是单纯的检查、咨询，还是治疗，以便患者有足够的思想和物质准备。

4. 转诊过程中，严密监测生命体征，进行心电监护，如果发生意外情况，应及时处理。保持呼吸道通畅，必要时进行气管插管后再行转运。

七、糖尿病酮症酸中毒

糖尿病酮症酸中毒（DKA）是指糖尿病患者在某些诱因（如感染等）的作用下，由于体内胰岛素严重不足及升糖激素（胰高血糖素、肾上腺素、皮质醇等）升高所导致的以高血糖、高血酮和代谢性酸中毒为主要改变的临床综合征，它是糖尿病最常见的急性并发症之一，一旦延误诊治，通常会危及患者生命。

凡是能加重体内胰岛素不足或者使升糖激素显著升高的各种因素均可诱发酮症酸中毒。

一般说来，1 型糖尿病的酮症酸中毒多与胰岛素减量不当或停用有关；而 2 型糖尿病的酮症酸中毒则常与感染、应激及呕吐腹泻引起的脱水有关。

临床常见的诱因包括：① 急性感染，如呼吸道感染、尿路感染、急性胃肠炎等；②胰岛素减量不当或停用；③ 饮食不当，如暴饮暴食、过度饥饿、大量饮用甜品、酗酒等；④应激因素：如急性心肌梗死、脑卒中、手术、创伤、妊娠与分娩、精神刺激等；⑤运动过度，特别是胰岛素严重缺乏的 1 型糖尿病患者，激烈运动可诱发酮症酸中毒。

（一）初步判断

1. 临床表现

（1）最初往往表现为口渴、多饮、多尿、疲乏无力等，伴食欲缺乏、恶心、呕吐、腹痛等消化道症状。

（2）随着病情的进展，患者出现脱水及酸中毒症状，如皮肤黏膜干燥、眼球凹陷、尿量减少、心搏加快、血压下降及呼吸深快、呼气中带有烂苹果味（丙酮的味道）。

（3）随着病情进一步恶化，患者可发生头痛、嗜睡、意识不清甚至昏迷等精神意识障碍，如不及时抢救，可导致死亡。

DKA 分轻度（仅酮症无中毒）、中度（酮症 + 轻中度酸中毒）和重度（酸中毒伴意识障碍 / 昏迷）。

2. 诊断　主要依据以下 6 点。

(1) 患者有糖尿病史，特别是 1 型糖尿病史。

(2) 存在相关诱因，如急性感染或并发其他疾病、药量不足或停药、严重应激、精神刺激、暴饮暴食、妊娠及分娩等。

(3) 具备酮症酸中毒的症状及体征，如极度口渴、多饮多尿、厌食呕吐、脱水、深大呼吸、消化道症状、意识障碍等。

(4) 若血糖显著增高（16.7 ～ 33.3mmol/L），尿糖呈强阳性（+++ ～ ++++），血渗透压正常或略高。

(5) 血酮升高（> 5mmol/L），尿酮体呈阳性到强阳性。

(6) 动脉血气分析示：血 pH 低于 7.35 或 HCO_3^- < 15mmol/L，并排除其他原因所致酸中毒。

其中，高血糖（血糖≥ 16.7mmol/L）、酮症（高血酮或尿酮体阳性）和代谢性酸中毒（血 pH 低于正常）三项是诊断标准的核心和必要条件。

DKA 的诊断并不困难，关键在于想到有 DKA 发生的可能性。临床上，当糖尿病患者症状突然加重，尤其是出现消化道症状、脱水及意识障碍时，应高度怀疑糖尿病酮症酸中毒，并立即进行血糖、尿糖、尿酮体、血清电解质及血气分析等相关检查，以尽快明确诊断。DKA 中毒的危重指标：①临床表现有重度脱水、酸中毒呼吸和昏迷。②血 pH < 7.1，CO_2CP < 10mmol/L。③血糖> 33.3mmol/L 伴有血浆高渗现象。④出现水、电解质紊乱，如血钾过高或过低。⑤血尿素氮持续增高。

（二）现场急救

1. 院前处置　酮症酸中毒是一种严重的糖尿病急症，一旦确诊为酮症酸中毒，患者须立即去医院诊治。但在去医院以前和去医院途中，患者不能坐等医院的治疗，而应积极做好下面几件事。

(1) 大量饮水，以淡盐水（1000ml 水加 9g 食盐）最佳。

(2) 皮下注射短效胰岛素，不要因为进食少而停止胰岛素注射。

(3) 停用双胍类降糖药（尤其是苯乙双胍）。

(4) 每 2 小时监测一次血糖和尿酮体。

(5) 迅速送去医院，到达医院后，将由医师指导进行进一步的治疗。

2. 院内治疗

(1) 补液：通常按发病前体重的 10% 估计补液总量，轻度脱水不伴酸中毒者可口服补液，中度以上 DKA 需静脉补液，先补给生理盐水，血糖降至 13.9mmol/L 时根据血钠情况补充 5% 葡萄溶糖液或葡萄糖盐液（每 2 ～ 4g 葡萄糖加入 1U 短效胰岛素）。

补液速度先快后慢，开始 2 小时输入 1000 ～ 2000ml，前 4 小时输入计算失水量的 1/3，之后每 4 ～ 6 小时补液 500 ～ 1000ml，第 1 个 24 小时的输液总量为 4000 ～ 5000ml，严重失水者可达 6000 ～ 8000ml。

如治疗前已有低血压或休克，快速补液不能有效升高血压时，应输入胶体溶液，并采用其他抗休克措施。鼓励饮水（或盐水），以减少静脉补液量。

补液应注意的几个细节：①补液总量应按发病前体重估计；②补液应足量、先快后慢、先盐后糖、先晶体后胶体、口服与静脉配合；③几个关键数值：10%、13.9、1/3；④鼓励患者口服补液，减少静脉补液量；⑤血糖降至 13.9mmol/L 时，停用生理盐水，根据血钠情况决定换用葡萄糖溶液还是葡萄糖盐液。

(2) 胰岛素治疗：①主张小剂量持续静脉滴注胰岛素，不推荐一次大剂量静脉注射胰岛素；②应使用短效人胰岛素或速效胰岛素类似物（如门冬胰岛素、赖普胰岛素），不宜使用中效人胰岛素或长效胰岛素类似物；③严重低钾血症（< 3.3mmol/L）者，应先补钾，当血钾升至 3.5mmol/L 时，再开始胰岛素治疗；④勤测血糖，根据血糖下降情况调整胰岛素用量；⑤停滴胰岛素前 1 小时应皮下注射胰岛素 1 次，或于餐前胰岛素注射后 1 ～ 2 小时停滴；⑥待酮体消失、血糖降至低于 13.9mmol/L 且患者能规律进食后可改为皮下注射胰岛素。

（3）补钾：①血钾正常、尿量 < 30ml/h，应暂缓补钾，待尿量增加后再开始补钾；②血钾高于正常，暂缓补钾；③监测血钾和尿量，做好心电监护，以从 T 波变化中灵敏反映血钾高低，调整补钾的浓度和速度；④钾入细胞内较慢，病情恢复后仍应继续口服钾盐数天。

（4）补碱：①不是所有 DKA 都要补碱，只有 pH < 7.0 时才考虑补碱；②补碱宜少、宜慢，不宜过早、过快；③有补碱指征者，补碱至 pH > 7.0 时应停止补碱，不宜补充过多，以免增加尿钾丢失、加重脑水肿和组织缺氧；④补碱溶液溶媒以注射用水为宜，不宜选用生理盐水、葡萄糖（盐）液等。

（5）其他：加强护理，祛除诱因（如休克、感染、心力衰竭、脑水肿等），防治并发症及对症支持治疗等。

需注意：①感染虽然常为 DKA 的诱因，但其临床表现常被 DKA 的表现掩盖，故不能单靠有无发热或血象来判断，应积极处理；② DKA 常伴有血尿素氮和肌酐轻中度升高，一般为肾前性，可随治疗恢复而下降，不能盲目认为存在肾功能损害；③部分 DKA 患者即使无胰腺炎存在，也可出现血清淀粉酶和脂肪酶升高，治疗后数天内降至正常，不需特别处理；④部分 DKA 患者血清谷草转氨酶和谷丙转氨酶可呈一过性增高，一般在治疗后 2 ～ 3 天恢复正常，不需处理。

最后，在临床诊治 DKA 时应注意避免一些常见误区，如补液量不足、输液种类不当、胰岛素不足或过量、不注意补钾、盲目补碱、不控制诱因、忽视补糖等。

（三）转诊注意事项

1. 转诊指征，初步处理后血糖控制不满意或存在意识障碍的。

2. 转诊前，转诊医师要先与接诊医师或医院联系，讨论有关患者的诊断、治疗风险、可供选择的其他方案、转诊的理由，并记录在案。在得到接诊医师同意接诊的答复后，让患者充分了解自己的疾病的诊断、治疗方案、预期结果、治疗风险，并拟定知情同意书请患者签字。

3. 在转诊患者时，要告诉患者及家属到接诊医师处的首次就诊的性质，是单纯的检查、咨询，还是治疗，以便患者有足够的思想和物质准备。

4. 转诊过程中，严密监测患者生命体征，进行心电监护，如果发生意外情况，及时处理。保持呼吸道通畅，对于有意识障碍的患者，建议进行气管插管后再行转运。

八、低血糖症

（一）初步判断

低血糖是指血糖浓度低于一定水平而引起交感神经过度兴奋和脑功能障碍。低血糖不是一种独立的疾病，而是多种病因引起的血葡萄糖水平降低，并以低于 2.8mmol/L 作为低血糖症的诊断标准。

由于中枢神经系统功能的维持主要依赖糖代谢提供能量，因此本病常以神经精神症状为主要表现。症状出现常与血糖降低速度及程度有关。低血糖的症状主要表现有两组：一组是代偿性儿茶酚胺大量释放导致交感神经兴奋症状，表现为心悸、冷汗、面色苍白、四肢湿冷、手足震颤、饥饿、无力等，约 65% 的患者有这类症状。另一组是神经精神方面的症状，表现为头痛、头晕、视物模糊、焦虑不安、易激动、精神恍惚或反应迟钝、举止失常、性格改变、意识不清、昏迷、惊厥等。约 80% 的患者有此类症状。长期而严重的低血糖反复发作可致中枢神经系统发生器质性改变，老年人可逐渐出现持续的性格异常、记忆力减退、精神失常、妄想乃至痴呆等精神障碍。

（二）现场急救

低血糖症最重要的治疗原则是防重于治。

1. *及时发现，有效治疗*　有以下临床表现者应怀疑低血糖症存在：有较为明显的低血糖症状；惊厥或发作性神经精神症状；不明原因的昏迷；在相同的环境条件下，如禁食、体力活动或餐后数小时，出现类似的综合性症状；有发生低血糖症的危险者，如用胰岛素或口服促胰岛素分泌降糖药治疗的糖尿病患者及酗酒者等。在确诊低血糖症之前，必须及时进行详细的检查，用准确可靠的血糖测定方法确定低血糖的存在。

2. *急症处理*　用于有急性低血糖症或低血糖昏迷者。

（1）葡萄糖：最快速有效，为急症处理的首选制剂。轻者可口服葡萄糖水适量，重者则需静脉注射 50% 葡萄糖溶液 40 ～ 100ml，可能需要重复注射，直至患者清醒。尤其要注意在患者清醒后，常需继续静脉滴注 10% 葡萄糖溶液，将其血糖维持在较高的水平，如 11.1mmol/L，并密切观察数小时直至 1 ～ 2 天。

（2）胰升糖素：常用剂量为 0.5 ～ 1.0mg，可皮下、肌内或静脉注射，作用迅速，但维持时间较短，以后必须让患者进食或静脉给予葡萄糖。

（3）糖皮质激素：如果患者的血糖维持在 11.1mmol/L 水平一段时间但仍神志不清，则可考虑静脉输入氢化可的松，以利患者的恢复。

（4）病因治疗：及时确定病因或诱因，对有效解除低血糖状态并防止病情反复极为重要。

（三）转诊注意事项

同“糖尿病酮症酸中毒”的转诊注意事项。

九、癫痫持续状态

癫痫持续状态（SE）是常见的急危重症，指持续时间超过大多数同种发作类型患者绝大部分发作的时长而无停止征象，或反复发作，期间意识状态不能恢复至基线的发作。

（一）初步判断

凡一次癫痫发作持续 30 分钟以上，或反复发作而间歇期意识不能恢复超过 30 分钟，即可判断为癫痫持续状态。

（二）现场急救

1. *目的*　①尽快终止发作，一般应在 30 分钟内终止；②保护脑神经元；③寻找病因，去除促发因素。

2. *一般措施*　①保持呼吸道通畅；②低流量吸氧；③监护生命体征：如呼吸、心脏功能、血压、血氧等；④建立大静脉通道；⑤对症治疗，维持生命体征和内环境的稳定；⑥根据具体情况进行实验室检查：如白细胞计数、尿常规、肝功能、肾功能、血糖、凝血、血气分析等。

3. *在 30 分钟内终止发作的治疗*

（1）地西泮（安定）为首选药。其特点是作用快，一般 1 ～ 3 分钟生效，缺点是作用维持时间短，其主要副作用是呼吸抑制。具体用法：儿童 0.2 ～ 0.5mg/kg，最大剂量不超过 10mg，或按年龄（年龄 +1）mg 计算，如 1 岁 2mg，2 岁 3mg，以此类推，以每分钟 1 ～ 2mg 的速度缓慢静脉注射。因为小儿用量少,不容易控制注射速度,可将原液稀释后注射。原液稀释后混浊，但不影响疗效。如在患儿注射过程中患儿停止发作，则剩余的药液不必继续注入。成人首次静脉注射 10 ～ 20mg，注射速度为 2 ～ 5mg/min，如癫痫持续或复发，可于 15 分钟后重复给药，或用 100 ～ 200mg 地西泮溶于 5% 葡萄糖溶液中，于 12 小时内缓慢滴注。

（2）苯妥英钠：成人静脉注射每次 150 ～ 250mg，静脉注射速度＜ 5mg/min，必要时 30 分钟后可再次静脉注射 100 ～ 150mg，一日总量不超过 500mg，静脉滴注用量（16.4±2.7）mg/kg。小儿常用的静脉注射剂量为 5mg/kg，分 2 ～ 3 次给药，以每天不超过 250mg 为度或按体表面积 250mg/m^2,分 1 ～ 2 次注射给药。静脉注射速度过快易导致房室传导阻滞、低血压、心动过缓，甚至心搏骤停、呼吸抑制，还有引起结节性动脉周围炎的报道。因此，应注意监测心电图及血压。此药达到高峰时间比地西泮长 15 ～ 30 分钟。

（3）苯巴比妥：成人静脉注射每次 200 ～ 250mg，注射速度＜ 60mg/min，必要时 6 小时后重复 1 次，极量一次 250mg，一日 500mg，可引起呼吸抑制、低血压。如已应用过地西泮，则会增加呼吸抑制的风险。静脉注射应选择较粗的静脉，减少局部的刺激，否则可引起血栓的形成。应避免药物外渗或注入动脉内，外渗可引起局部组织化学性损伤，注入动脉内则可引起局部动脉痉挛、剧痛，甚至发作肢端坏疽。

（4）丙戊酸钠：丙戊酸钠注射液 15 ～ 30mg/kg，静脉注射后以 1mg/（kg • h）速度静脉滴注维持。

（5）水合氯醛：10% 水合氯醛 20 ～ 30ml，加等量的植物油保留灌肠。

（6）利多卡因：主要用于地西泮静脉注射无效者。用量 2 ～ 4mg/kg，加入 10% 葡萄糖溶液内，以 50mg/（kg•h）速度静脉滴注。心脏传导阻滞及心动过缓者慎用，必要时进行心电监护。

（三）转诊注意事项

1. 转诊标准，初步处理后不能缓解；持续发作超过 30 分钟；缓解后仍存在意识障碍或精神状况异常者。出现呼吸衰竭，意识水平下降者。

2. 转诊前，转诊医师要先与接诊医师或医院联系，讨论有关患者的诊断、治疗风险、可供选择的其他方案、转诊的理由，并记录在案。在得到接诊医师同意接诊的答复后，让患者充分了解自己的疾病的诊断、治疗方案、预期结果、治疗风险，并拟定知情同意书请患者签字。

3. 在转诊患者时要告诉患者及家属到接诊医师处的首次就诊的性质，是单纯的检查、咨询，还是治疗，以便患者有足够的思想和物质准备。

4. 转诊过程中，严密监测患者生命体征，进行心电监护，如果发生意外情况，及时处理。保持呼吸道通畅，对于有意识障碍的患者，建议进行气管插管后再行转运。

十、小儿热性惊厥

热性惊厥又称为高热惊厥，为小儿时期最常见的惊厥原因，主要见于婴幼儿时期（3 个月至 6 岁）。惊厥多于发热 24 小时内、体温骤然上升时发生。本病以单纯型最多见，预后良好。部分热性惊厥可能发展为癫痫或因反复严重发作导致惊厥性脑损伤。

（一）初步诊断

大部分热性惊厥发生在 38.5℃以上、在高热 24 小时内，发作每次持续数十秒至数分钟，很少超过 10 分钟，发作停止后意识较快恢复，发作后无神经系统阳性体征等表现。

高热为小儿时期最常见的惊厥原因，主要见于婴幼儿时期（3 个月至 6 岁）。惊厥大多在发热性疾病初期，70% 的热性惊厥发病与上呼吸道感染有关，少数伴发于中耳炎、胃肠道感染或出疹性疾病初期。惊厥多于发热 24 小时内、体温骤然上升时发生。

临床以单纯型最多见，预后良好。40% 的患儿在以后的发热性疾病时可有再次发作，但大多于 3 岁后发作减少，6 岁后不再发作。复杂型 6 岁后仍可能继续发作，伴发热或无热发作，易发展为癫痫或因反复严重发作导致惊厥性脑损伤。

1. *分类*　热性惊厥分为单纯型热性惊厥和复杂型热性惊厥。

（1）单纯型热性惊厥：约占热性惊厥 80%。①初次发作在 6 个月至 3 岁，末次发作多数不超过 4 岁；②大多数惊厥发生在 38.5℃以上、在高热 24 小时内；③同一热程中仅发作 1 次；④惊厥发作形式主要为全身性发作；⑤发作每次持续数十秒至数分钟，很少超过 10 分钟；⑥发作后意识较快恢复，发作后无神经系统阳性体征；⑦惊厥发作 10 天后脑电图无异常；⑧总发作次数不超过 5 次。

（2）复杂型热性惊厥：约占热性惊厥 20%。①可见于任何年龄；② 38℃以下也可发作；③同一热程中可发作 2 次或以上；④惊厥发作较长，可达 15 分钟以上；⑤发作形式可为全身性，也可为局限性；⑥发作后神经系统可遗留不同程度异常体征；⑦总发作次数大于 5 次。

（3）简单型热性惊厥和复杂型热性惊厥明确诊断前需排除颅内感染和其他导致惊厥的器质性或代谢性异常；既往若有热性惊厥史则更支持本病诊断。

2. *辅助检查*

（1）常规检查：血常规、大便常规、尿液分析，快速 C 反应蛋白、心电图、胸部 X 线片等。

（2）临床需排除水、电解质紊乱及代谢紊乱，可行血气分析、血电解质、血生化、血糖、血氨、血乳酸、微量元素、遗传代谢病筛查（尿有机酸分析、血氨基酸分析、酰基肉碱等）检查。

（3）疑似颅内感染者应做脑脊液、病原学、脑电图、头颅 CT 或 MRI、经颅多普勒等方面检查。

（4）脑电图：抽搐后及发热与抽搐停止 10 天后分别做脑电图检查，以对比协判预后。

（二）现场急救

治疗主要是控制惊厥，治疗引起发热的原发病，对于复杂型的热性惊厥可酌情采取预防治疗，必要时使用抗癫痫药物，如丙戊酸钠、苯巴比妥等。

1. *一般治疗*　有发作预兆的患者，将患者移至床上，如来不及可顺势使其躺倒，防止患者意识突然丧失而跌伤，迅速移开周围硬物、锐器，减少发作时对身体的伤害。将缠有纱布的压舌板放在患者上、下磨牙之间，以免咬伤舌头。使患者平卧，松开衣领，头转向一侧，以利于呼吸道分泌物及呕吐物排出，防止流入气管引起呛咳及窒息。养成良好的生活习惯，保证充足睡眠，避免过度劳累。嘱患者锻炼身体，提高健康水平，预防上呼吸道感染等疾病。清除慢性感染病灶，尽量减少或避免在婴幼儿期患急性发热性疾病，这对降低高热惊厥的复发率有重要作用。

2. *药物治疗*

（1）地西泮是首选药物。剂量每次 0.25 ～ 0.5mg/kg，注射速度＜ 1mg/min。根据病情 20 分钟后可重复应用 1 次，24 小时可重复应用 2 ～ 4 次。

（2）苯巴比妥钠盐每次 5 ～ 10m/kg，肌内注射，为使苯巴比妥迅速达到有效浓度，应采取负荷量治疗，负荷量按 15 ～ 20mg/（kg・d）计算，分 2 次肌内注射，2 次间隔 2 ～ 4 小时，24 小时后给予维持量。

（3）10% 水合氯醛每次 0.5ml/kg 加等量生理盐水灌肠。

如首次用药无效，可依据患儿抽搐发作情况，将上述 3 种抗惊厥药物循环使用，构成镇静环，但须密切观察患儿生命体征。

3. *病因治疗*

(1) 治疗感染。

(2) 控制原发病。

4. *对症支持治疗* 解热药物降温，物理降温。纠正缺氧、低血糖等，抽搐时间长时须防治脑水肿：以20%甘露醇5ml/kg或肾上腺皮质激素静脉注射（本院临床较少使用，斟酌！）。

5. *预防*

(1) 积极控制体温，体温达38℃即服用解热药，可两种退热药间隔4小时交替使用。

(2) 再发热时可口服地西泮每次0.3～0.5mg/kg,若仍发热再用同样剂量；或口服苯巴比妥，初次6mg/kg，以后3mg/kg，6～8小时一次维持至热退。

(3) 复杂型热性惊厥需考虑长期服药的问题，选用药物有丙戊酸类或苯巴比妥等。疗程1～3年或服至4～6岁。其服药指征：①高热惊厥反复发作，2年达5次以上者；②热性惊厥持续状态以后；③热性惊厥转变为无热惊厥，如果证实为癫痫，则要按癫痫进行正规治疗；④热性惊厥发作后2周，脑电图有特异性癫痫波形；⑤预防治疗要掌握用药时机，每次热程中或热程前及早投药，并注意药物的毒副作用。

（三）转诊注意事项

1. 转诊标准，惊厥发作超过2次以上、惊厥缓解后仍存在意识障碍或精神状况异常者；出现惊厥持续状态；发热不退，反复惊厥持续30分钟，已使用常规镇静止惊药不能控制惊厥发作；出现呼吸衰竭，意识水平下降。

2. 转诊前，转诊医师要先与接诊医师或医院联系，讨论有关患者的诊断、治疗风险、可供选择的其他方案、转诊的理由，并记录在案。在得到接诊医师同意接诊的答复后，让患者充分了解自己的疾病的诊断、治疗方案、预期结果、治疗风险，并拟定知情同意书请患者签字。

3. 在转诊患者时要告诉患者及家属到接诊医师处的首次就诊的性质，是单纯的检查、咨询，还是治疗，以便患者有足够的思想和物质准备。

4. 转诊过程中，严密监测患者生命体征，进行心电监护，如果发生意外情况，及时处理。保持呼吸道通畅，对于有意识障碍的患者，建议进行气管插管后再行转运。

（杨 轶）

第二节 常见损伤与骨折

一、颅脑损伤

（一）概述

颅脑损伤是一种常见外伤，可单独存在，也可与其他损伤复合存在。其分类根据颅脑解剖部位分为头皮损伤、颅骨损伤与脑损伤，三者可合并存在。

（二）头皮损伤

1. *头皮裂伤的处理* 清创缝合；检查伤口深处有无骨折或碎骨片；脑脊液或脑组织外溢，需要安排开放性颅脑损伤处理。

2. *头皮撕脱伤* 多因发辫受机械力牵扯，使大块头皮子帽状腱膜下层或连同颅骨骨膜被撕脱所致，可导致失血性或疼痛性休克。头皮撕脱伤的处理：压迫止血、镇痛、防治休克、清创、抗感染。

3. *手术方法*　头皮皮瓣复位再移植；清创后自体植皮；晚期创面植皮。

（三）头皮血肿

头皮血肿多因钝器伤所致，按血肿出现于头皮内的具体层次分为皮下血肿，帽状腱膜下血肿和骨膜下血肿（表 18-1）。

表 18-1　头皮血肿的类型、临床表现及处理

血肿类型	临床表现	处理
皮下血肿	血肿体积小，位于头皮损伤中央，中心软，周围硬，无波动感	清创缝合 脑脊液或脑组织外溢，需要安排开放性颅脑损伤处理
帽状腱膜下血肿	血肿范围广，可蔓延全头，张力低，波动感明显	抽吸；切开引流；加压包扎
骨膜下血肿	血肿范围不超过颅缝，张力高，大者有波动感，常伴有颅骨骨折	抽吸；切开引流；加压包扎

（四）颅底骨折

1. *颅前窝骨折*　常累及眶顶及筛骨；常见症状：鼻出血、脑脊液鼻漏、外伤性气颅。广泛球结膜下淤血斑，眼眶周围淤血（“熊猫眼”征）；若筛板或视神经管骨折，可合并损伤嗅视神经。

2. *颅中窝骨折*　常累及颞骨岩部，伴脑膜、骨膜、中耳骨膜破裂时，合并有脑脊液耳漏，第Ⅱ～Ⅷ对脑神经及垂体均可能受损；颈内动脉海绵窦瘘，出现搏动性突眼及颅内杂音；破裂孔或颈内动脉管处的破裂，可发生致命性的鼻出血或耳出血。

3. *颅后窝骨折*　骨折累及颞骨岩部后侧，乳突部皮下瘀斑、Battle 征。可合并后组脑神经（第Ⅸ～Ⅻ对脑神经）的损害。

4. *治疗*　绝对卧床休息；保持耳、鼻清洁通畅，忌堵、挖耳鼻道；预防感染；观察病情变化并记录。

（五）脑损伤

按损伤原因和类型分为原发性脑损伤和继发性脑损伤；开放性脑损伤和闭合性脑损伤。

1. *脑震荡*　是最常见的轻度原发性脑损伤，脑表现一过性、广泛性脑组织的功能障碍。无明显结构上的器质性变化，无肉眼可见的神经病理改变，有时在显微镜下可见神经组织结构紊乱。

临床表现：短暂的意识丧失，有逆行性遗忘；神经查体无阳性体征，腰椎穿刺检查正常，CT 无异常发现；能完全恢复。

2. *脑挫裂伤*　外力造成的原发性器质性损伤。

（1）临床表现：①意识障碍；②颅内压增高与脑疝；③头痛与恶心、呕吐；④局灶症状与体征。

（2）辅助检查：CT、MRI 检查是目前最常应用、最有价值的检查手段。

（3）治疗（图 18-1）：①严密观察病情。②一般处理：绝对卧床休息；保持呼吸道畅通；预防感染；观察病情变化并记录；预防癫痫。③防止脑水肿和脑肿胀。④手术治疗。

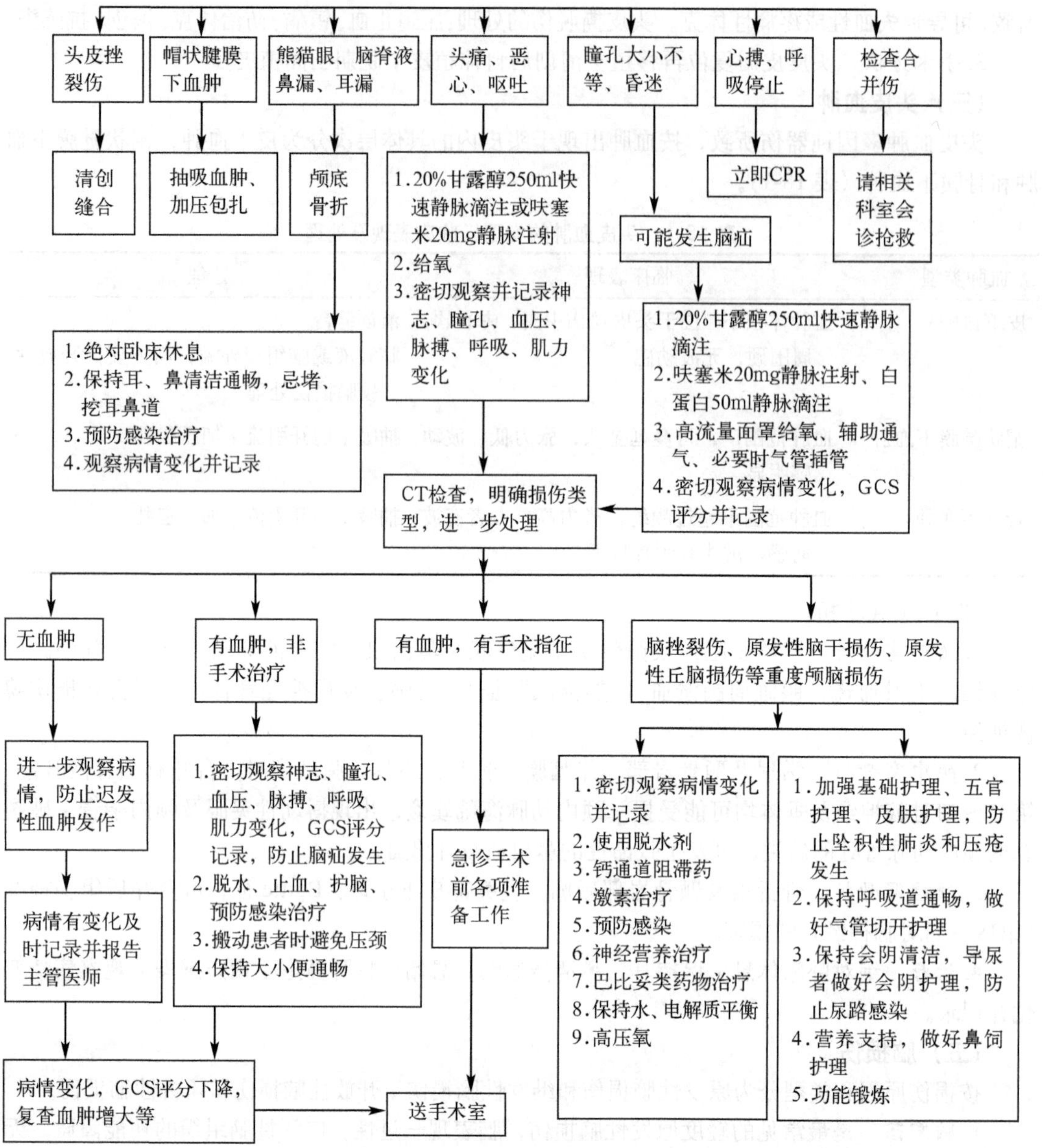

图 18-1 急性颅脑损伤急救流程

（六）颅脑血肿

临床上根据血肿发生部位不同，分为三型：硬膜外血肿、硬膜下血肿和脑内血肿；根据血肿临床征象出现早晚可分为急性（72 小时内），亚急性（3 天至 3 周）和慢性（> 3 周）。

1. *诊断* CT 检查可确诊。

2. *治疗* ①手术治疗，原则上经确诊即应手术；②非手术治疗：病情稳定，CT 所示血肿量< 30ml，中线结构移位< 1cm，可动态评估格拉斯哥评分（表 18-2）。

3. *颅脑损伤的处理原则* 观察病情（动态评估格拉斯哥评分）；一般支持治疗；药物治疗（脱水 / 预防癫痫等）；手术治疗；并发症治疗。

表 18-2　格拉斯哥评分量表

睁眼反应	评分	语言反应	评分	运动反应	评分
自动睁眼	4	回答正确	5	遵嘱运动	6
呼唤睁眼	3	回答错误	4	刺痛运动	5
刺痛睁眼	2	语无伦次	3	刺痛躲避	4
不能睁眼	1	智能发音	2	刺痛肢屈	3
		不能言语	1	刺痛肢伸	2
				无反应	1

轻型：13 ～ 15 分，伤后昏迷 20 分钟；中型：9 ～ 12 分，伤后昏迷 20 分钟～ 6 小时；重型：3 ～ 8 分，伤后昏迷 6 小时，或伤后 24 小时内意识恶化并昏迷 6 小时

二、腹部损伤

（一）概念

腹部损伤可分为开放性和闭合性两大类。在开放性损伤中，分为穿透伤（多伴内脏损伤）和非穿透伤（有时伴内脏损伤）。根据入口与出口的关系，分为贯通伤和非贯通伤。在闭合性伤损伤中，分为单纯腹壁伤和腹腔脏器伤（可合并）。根据致伤源的性质不同，将腹部损伤分为锐器伤和钝性伤。锐器伤引起的腹部损伤均为开放性的；钝性伤一般为闭合性损伤。

（二）腹部外伤常见病因

1. 撞击伤、压砸伤、锐器刺伤、火器伤、跌打伤、吞食异物伤（金属类）等各种伤害。

2. 高处坠落拍击伤。

3. 剧烈爆炸引起的气浪或水浪的冲击伤。

4. 化学性损伤如腐蚀性的强酸、强碱或毒物等的损伤。

（三）现场初步判断

1. 评估患者神志，排除呼吸道问题，保护脊柱，评估胸部情况，排除有无合并伤。

2. 腹部疼痛较重，且呈持续性疼痛，进行性加重的趋势，同时伴有恶心、呕吐等消化道症状者。

3. 有明显的腹膜刺激征（腹部压痛、肌紧张和反跳痛）者；腹腔积有气体，肝浊音界缩小或消失者；肠蠕动减弱或消失者；腹部出现移动性浊音者；有便血、呕血或尿血者；直肠指检发现前壁有压痛或波动感，或指套染血者。

4. 伤者腹部有无破口，肠道有无外露；也会有腹部内脏的破裂出血，如胃、胰、肝、脾、肠，以及肾、膀胱等，如微量出血，症状不明显；腹腔大量出血，腹部膨胀，很快出现恶心、呕吐、疼痛，有时大小便会带血。

5. 伤者出现面色苍白，脉快弱，血压下降，甚至出现休克，可能有腹内其他脏器损伤。

（四）现场急救

1. 如遇呼吸、心搏停止应立即进行人工复苏。

2. 控制外出血。

3. 伤者屈膝仰卧，安静休息，绝对禁食。

4. 若伤者肠露在腹外时，不要把肠送回腹腔，应将上面的泥土等用清水冲干净，再用干净的碗盆扣住或用干净的布、手巾覆盖，并用绷带、布带缠住，防止感染，尽快将伤者送往医院。

（五）转诊注意事项

严密观察患者生命体征；扩容防止休克；给予广谱抗生素防止感染；疑似空肠破裂，腹胀

时胃肠减压；伤者屈膝仰卧，安静休息，绝对禁食。

三、常见骨折

（一）锁骨骨折

骨折多位于中、外1/3交界处，青壮年及幼儿多见小儿常为青枝骨折，成人常为横断、斜形或粉碎性骨折。

1. *病因* ①直接暴力：多为外1/3，多为横断或粉碎。②间接暴力（多见）：多为中1/3或中外1/3交界，多为短斜形。

2. *骨折移位* ①无移位骨折：横断、粉碎及青枝骨折；②侧方：近段一后上，远端一前下；重叠；③成角。

3. *诊断* X线检查；精确明确肩锁关节及胸锁关节的骨折，CT检查。

4. *临床表现* 伤后局部肿胀、压痛，触及骨折端，患肢活动障碍，少见合并其他损伤，如气胸、胸部、肩部的骨折及神经、血管损伤。

5. *治疗* ①幼儿青枝骨折：三角巾悬吊3周。②移位骨折：手法复位，“8”字绷带固定，3～4周，注意上肢血管、神经压迫症状，随时调整。

锁骨骨折的复位方法：两端分别绕两肩呈“8”字形，拉紧三角巾的两头在背后打结，尽量使两肩后张。也可于背后放一“T”形夹板，然后在两肩及背部用绷带包扎固定。仅一侧锁骨骨折，用三角巾把患侧手臂兜在胸前，限制上肢活动即可。

（二）肋骨骨折

肋骨共12对，平分在胸部两侧，前与胸骨、后与胸椎相连，构成一个完整的胸廓。胸部损伤时，无论是闭合性损伤或开放性损伤，肋骨骨折最为常见，约占胸廓骨折的90%。儿童的肋骨富有弹性，不易折断，而成人，尤其是老年人，肋骨弹性减弱，容易骨折。

1. *病因* ①直接暴力，作用于胸廓，骨折端向内折断，同时胸内脏器造成损伤；②间接暴力，暴力作用胸廓以外的部位，骨折端向外，容易损伤胸壁软组织；③开放性骨折多见于火器或锐器直接损伤；④病理性疾病如骨质疏松、骨质软化、原发性和转移性肋骨肿瘤等。

2. *临床表现* ①局部疼痛，且随咳嗽、深呼吸或身体转动等运动而加重，有时患者可自己听到骨摩擦音或感觉到骨摩擦感。②胸廓稳定性受破坏，呼吸动度受限，呼吸浅快，恐惧咳嗽，痰潴留，引起下呼吸道分泌物梗阻，肺实变或肺不张、肺部感染等。③相邻肋骨各自发生两处或以上骨折（又称“连枷胸”），吸气时，胸腔负压增加，软化部分胸壁向内凹陷；呼气时，胸腔压力增高，损伤的胸壁浮动凸出，这与其他胸壁的运动相反，称为反常呼吸运动，反常呼吸运动可使两侧胸腔压力不平衡，纵隔随呼吸而左右来回移动，称为纵隔摆动，影响血液回流，造成循环功能紊乱，是导致和加重休克的重要原因。

3. *诊断* 胸部X线片上大都能够显示肋骨骨折，但对于肋软骨骨折、青枝骨折，骨折无错位或肋骨中段骨折，在胸部X线片上因两侧的肋骨相互重叠，均不易发现，应行CT进一步检查并结合临床表现来判断。

4. *治疗* 肋骨骨折的治疗原则为镇痛、清理呼吸道分泌物、固定胸廓、恢复胸壁功能和防治并发症。

（1）单处闭合性肋骨骨折：固定胸廓主要是为了减少骨折端活动和减轻疼痛，注意避免撞击胸廓。单纯性肋骨骨折的治疗原则是止痛、固定和预防肺部感染。方法有：多带条胸布固定或弹力胸带固定。

（2）连枷胸：纠正反常呼吸运动、抗休克、防治感染和处理合并损伤。当胸壁反常呼吸运动不明显或不严重时，可采用局部夹垫加压包扎。当反张呼吸引起严重的呼吸与循环功能紊乱，双侧连枷胸形成软胸综合征时，可迅速导致死亡，必须进行紧急处理。

（3）开放性骨折：应及早彻底清创治疗。原则：清除碎骨片及坏死组织，咬平骨折断端，以免刺伤周围组织；肋间血管破损者，应分别缝扎破裂血管远近端；胸膜破损者按开放性气胸处理。

肋骨骨折多可在 2 ～ 4 周自行愈合，对合断端不是很严格。

（三）肱骨干骨折

肱骨干骨折指肱骨外科颈以下 1 ～ 2cm 至肱骨髁上 2cm 之间的骨折。多发于骨干的中部，其次为下部，上部最少。中下 1/3 骨折易合并桡神经损伤，下 1/3 骨折易发生骨不连。

1. 病因

（1）直接暴力：多为横行骨折、粉碎骨折或开放性骨折，有时可发生多段骨折。

（2）间接暴力：跌倒时手或肘着地，地面反向暴力向上传导，与跌倒时体重下压暴力相交于肱骨干某部即发生斜行骨折或螺旋形骨折，多见于肱骨中下 1/3 处。

（3）旋转暴力：扭转前臂时，所引起的肱骨骨折多为典型螺旋形骨折，多可引起肱骨中下 1/3 交界处骨折。

肱骨干骨折肌肉附着点不同，肱骨干骨折可有不同的移位情况：骨折于三角肌止点以上者，近侧骨折端受到胸大肌、大圆肌和背阔肌的牵拉作用向内侧移位，远侧骨折端因三角肌的牵拉的作用而向外上移位；骨折于三角肌止点以下者，近侧骨折端因受三角肌和喙肱肌的牵拉作用而向外向前移位，远侧骨折端受到肱二头肌和肱三头肌的牵拉作用，而发生向上重叠移位；骨折于下 1/3 部，远侧骨折端多内旋移位。

2. 临床症状　疼痛 、肿胀、畸形 、异常活动、血管神经损伤症状体征。

3. 诊断　X 线片。

4. 治疗

（1）非手术治疗：①上臂悬垂石膏；② U 形接骨夹板；③小夹板固定；④肩“人”字形石膏；⑤尺骨鹰嘴骨牵引，适用于长时间卧床的患者和开放粉碎性肱骨干骨折，或短期内无法进行手术治疗的患者；⑥功能支架。

（2）手术治疗：①开放骨折；②合并血管、神经损伤的骨折；③漂浮肘肱骨干中下 1/3 骨折伴有肘关节内骨折时，手法复位及维持复位均比较困难，应行切开复位内固定；④手法复位不满意的骨折；⑤非手术治疗效果不满意；⑥多发伤合并肱骨干骨折；⑦病理性骨折手术治疗可使患者感到舒适及增加上肢的功能。

手术治疗方法有多种。根据医院器械设备及接诊医师自身的经验，患者骨折类型，软组织条件及全身状况决定手术方式。

（3）急诊处理：用长短两块夹板，长夹板放于上臂的后外侧，短夹板置于前内侧，在骨折部位上下两端固定。将肘关节屈曲 90°，使前臂呈中立位，再用三角巾将上肢悬吊，固定于胸前。

（四）桡骨远端骨折

桡骨远端骨折指骨折发生在桡骨下端 2 ～ 3cm，桡骨与尺骨小头构成下桡尺关节，常伴桡腕关节及下尺桡关节的损坏。

1. 病因

（1）伸直型骨折（Colles 骨折）：最常见，跌倒时腕关节处于背伸及前臂旋前位、手掌着地，暴力集中于桡骨远端松质骨处而引起骨折。骨折远端向背侧及桡侧移位。儿童可为骨骺分离；老年人由于骨质疏松，轻微外力即可造成骨折且常为粉碎性骨折，骨折端因嵌压而短缩。粉碎性骨折可累及关节面或合并尺骨茎突撕脱骨折及下尺桡关节脱位。

（2）屈曲型骨折（Smith 骨折）：较少见，骨折发生原因与伸直形骨折相反，故又称反 Colles 骨折。跌倒时手背着地，骨折远端向掌侧及尺侧移位。

（3）巴尔通骨折（Barton 骨折）：是指桡骨远端关节面纵斜型骨折，伴有腕关节脱位者。跌倒时手掌或手背着地，暴力向上传递，近排腕骨的撞击引起桡骨关节面骨折，在桡骨下端掌侧或背侧形成一带关节面软骨的骨折块，骨块常向近侧移位，并有腕关节脱位或半脱位。

2. *临床表现* 腕部肿胀、压痛明显，手和腕部活动受限。伸直型骨折有典型的餐叉状和枪刺样畸形，尺桡骨茎突在同一平面，直尺试验阳性。屈曲型骨折畸形与伸直型相反。注意正中神经有无损伤。

3. *诊断* X 线片可清楚显示骨折及其类型。

4. *治疗*

（1）无移位的骨折：用石膏四头带或小夹板固定腕关节于功能位 3 ～ 4 周。

（2）有移位的伸直型骨折或屈曲型骨折：多可手法复位成功。伸直型骨折复位后，保持腕关节掌屈及尺偏位，石膏或外固定架固定 4 周。屈曲型骨折纵向牵引后复位方向相反，复位后，腕关节背屈和旋前位固定 4 周。固定后即拍 X 线片检查对位情况外，1 周左右消肿后需摄片复查，如发生再移位应及时处理。

（3）粉碎性骨折复位困难或复位后不易维持者应行手术治疗。

（4）特殊情况处理：骨折畸形伴功能障碍，手术治疗。合并正中神经损伤时，应行神经探查松解术。

（5）功能锻炼：骨折固定期间要注意肩、肘及手指的活动锻炼。

（五）股骨干骨折

股骨干骨折包括粗隆下 2 ～ 5cm 至股骨髁上 2 ～ 5cm 的骨干骨折。股骨干由三组肌肉所包围。

1. *病因* 由直接暴力、间接暴力撞击所致。

由于大腿的肌肉发达，骨折后多有错位及重叠。骨折远端常有向内收移位的倾向，已对位的骨折，常有向外凸倾向。股骨下 1/3 骨折时，由于血管位于股骨折的后方，而且骨折远断端常向后成角，故易刺伤该处的腘动脉、腘静脉。

2. *临床症状* ①局部症状：疼痛、局部肿胀、成角畸形、异常活动、肢体功能受限及纵向叩击痛或骨擦音。如合并有神经、血管损伤，出现远端足背动脉无搏动或搏动轻微，循环血供异常，感觉、运动异常。②全身症状：股骨干骨折，出血量可达 1000 ～ 1500ml。开放性或粉碎性骨折，出血量可能更大，患者可伴有出血性休克的表现；首先测量血压并严密动态观察，并注意末梢血液循环。

3. *诊断* X 线片检查有助于骨折和骨折类型的诊断。

4. *治疗* ①持续牵引：根据不同年龄可采用垂直悬吊皮牵引（适用于 3 岁以下）、平衡持续牵引（皮牵引适于 12 岁以下小儿）和固定持续牵引。②手术治疗方法有多种。根据医院器械设备及接诊医师自身的经验，患者骨折类型，软组织条件及全身状况决定手术方式。③急诊固定：取一长夹板放在伤腿的外侧，长度自足跟至腰部或腋窝部，另用一短夹板置于伤腿的内侧，长度自足跟至大腿根部，然后用绷带或三角巾分段将夹板固定。

（六）胫骨骨折

胫骨骨折包括胫骨干骨折和胫骨平台骨折。

1. 病因 ①直接暴力：暴力多来自小腿的外前侧；骨折线多呈横断形或短斜行；巨大暴力或交通事故伤多为粉碎性骨折。胫骨前面位于皮下，所以骨折端穿破皮肤的可能性极大，肌肉被挫伤的机会较多。②间接暴力由高处坠下、旋转暴力扭伤或滑倒等所致的骨折，特点是骨折线多呈斜行或螺旋形。

2. 临床症状 胫骨骨干骨折小腿肿胀、疼痛，可有畸形和异常动度；胫骨平台骨折膝关节肿胀疼痛、活动障碍，关节腔积血。

3. 诊断 X 线检查有助于骨折和骨折类型的诊断。

4. 治疗 ①石膏固定：无移位或整复后骨折面接触稳定等。石膏固定时膝关节应保持 15° 左右轻度屈曲位。②骨牵引：不稳定骨折，单纯外固定不可能维持良好的对位。③开放复位内固定。④手术治疗。⑤急诊固定：取长短相等的夹板（从足跟至大腿）两块，分别放在伤腿的内、外侧，后用绷带分段扎牢。紧急情况下无夹板时，可将患者两下肢并紧，两脚对齐，然后将健侧肢体与伤侧肢体分段绷扎在一起，注意在关节和两小腿之间的空隙处垫以毛巾、纱布或其他软布以防包扎后骨折部弯曲。

（七）脊柱骨折

脊柱骨折多由间接外力引起，多由高处跌落时臀部或足着地、冲击性外力向上传至胸腰段发生骨折，骨以胸腰段骨折发生率最高，其次为颈椎、腰椎，胸椎最少，常可并发脊髓或马尾神经损伤。

1. 病因 多由高处跌落时臀部或足着地、冲击性外力向上传至胸腰段发生骨折；少数由直接外力引起，如房子倒塌压伤、汽车压撞伤或火器伤。病情严重者可致截瘫，甚至危及生命；治疗不当的单纯压缩骨折，亦可遗留慢性腰痛。

2. 临床症状 脊柱可有畸形，脊柱棘突骨折可见皮下淤血。棘突有明显浅压痛，脊背部肌肉痉挛，骨折部有压痛和叩击痛。合并脊髓损伤，可有不全或完全瘫痪的表现，如感觉、运动功能丧失，大小便障碍等。

3. 诊断 ① X 线片：是首选的检查方法，正侧位加摄斜位片，在斜位片上则可以看到有无椎弓峡部骨折；② CT 检查：可以显示出椎体的骨折情况，还可显示出有无碎骨片突出于椎管内，并可计算出椎管的前后径与横径损失量；③ MRI：CT 片不能显示出脊髓损伤情况，因此必要时应做 MRI 检查。

4. 治疗

（1）上颈椎损伤：①寰椎前后弓双骨折（Jefferson 骨折）治疗，主要是 Halo 架固定 12 周和颅骨牵引。②寰枢椎脱位治疗，主要是牵引下复位和寰枢椎融合术。③齿突骨折可分为 I 型（齿突尖撕脱性骨折）；II 型（齿突基底部和枢椎体交界处骨折）；III 型（齿突骨折延伸及枢椎体部）。非手术治疗适用于 I 型、III 型、无移位的 II 型，用 Halo 架固定 6 ～ 8 周（III 型延长至 12 周）。手术治疗主要适用于移位较大的 II 型骨折。④枢椎椎弓骨折（绞刑者骨折 / 枢椎创伤性滑脱）：无移位者主要是依靠牵引或者 Halo 架固定 12 周；有移位者则须牵引、内固定和植骨融合。

（2）下颈椎损伤：①屈曲压缩性骨折，非手术治疗适用于 I 度，主要是颈部支具固定 8 ～ 12 周；手术治疗适用于 II 度以上，主要是骨折椎体切除术、内固定术及植骨融合术。②爆裂性骨折，依靠手术治疗；注意有无脊髓损伤。③关节突关节脱位，手术治疗；注意有无合并椎间盘突出。④颈椎后结构骨折、外固定 8 ～ 12 周。⑤颈椎过伸性损伤，有明显移位时须手术治疗。

（3）胸、腰椎损伤：①压缩性骨折，非手术治疗适用于前柱压缩小于Ⅰ度、脊柱后凸成角小于30° 患者，主要是卧床、加强腰背肌功能锻炼；手术治疗适用于脊柱压缩近Ⅱ / Ⅲ度、脊柱后凸成角大于30° 、有神经症状患者，主要是复位、减压、固定和植骨融合术。②爆裂性骨折，非手术治疗适用于脊柱后凸成角较小、椎管受累小于30%、无神经症状的患者，主要是卧床2个月左右；手术治疗适用于脊柱后凸明显、椎管受累大于30%、有神经症状的患者，主要是复位、减压、固定和植骨融合术。③ Chance骨折，过伸位外固定3～4个月，伴明显脊柱韧带 / 椎间盘损伤时手术治疗。④骨折 - 脱位，多合并脊髓损伤，需手术治疗。⑤附件骨折：卧床休息即可。

（4）急诊固定：①立即将伤员俯卧于硬板上，不能移动；②用绷带将伤员胸、腹、髂、膝、踝部固定于木板上。

（八）骨盆骨折

骨盆骨折是一种严重外伤，多由高能外伤所致，50% 以上者伴有合并症或多发伤，最严重的是创伤性失血性休克及盆腔脏器合并伤。

不稳定型骨盆骨折：骨盆环的连接遭到破坏，环的前后部分至少有两处完全性骨折伴移位，或骶髂关节分离、耻骨联合分离、髋臼骨折脱位等。此类骨折使骨盆严重变形，甚至伴有盆腔内器官损伤，如膀胱、尿道、子宫等破裂或盆腔内大血管破裂等损伤。

稳定型骨盆骨折：不影响骨盆的总体形态结构（骨盆环）的骨折。如髂骨翼骨折、耻骨支骨折、坐骨支骨折等，骨折无移位或轻微移位。骨折愈合后，对骨盆的稳定性、负重影响较小。

1. *病因*　多由高能外伤所致。骨盆骨折由汽车车祸造成、摩托车外伤、高处坠落伤，多为严重挤压伤。

2. *临床症状*　局部压痛、淤血，活动下肢或坐位时加重、下肢旋转、短缩畸形，可见尿道口出血，会阴部肿胀、骨盆分离挤压试验、4字征、扭转试验为阳性，但禁用于检查严重骨折患者。

3. *诊断*　① X线检查：骨盆正位片是常规、必需的基本检查。② CT检查：CT是对于骨盆骨折最准确的检查方法。患者病情平稳，应尽早行CT检查。优点：CT三维重建可以更真实地显示骨盆的解剖结构及骨折之间的位置关系，形成清晰逼真的三维立体图像，对于判断骨盆骨折的类型和决定治疗方案均有较高价值，CT还可以同时显示腹膜后及腹腔内出血的情况。

4. *治疗*

（1）急救：主要是对休克及各种危及生命的合并症进行处理。遵循高级创伤生命支持的基本原则，首先抢救生命，稳定生命体征后再对骨盆骨折进行相应的检查及处理。

（2）手术治疗

1）根据骨折分类选择治疗方式。

2）手术指征：①闭合复位失败；②外固定术后残存移位；③耻骨联合分离大于2.5cm或耻骨联合交锁；④垂直不稳定骨折；⑤合并髋臼骨折；⑥骨盆严重旋转畸形导致下肢旋转功能障碍；⑦骨盆后环结构损伤严重；⑧耻骨支骨折合并股神经、血管损伤；⑨开放骨折。

（3）急诊固定：令患者取仰卧位，两膝下放置软垫，膝部屈曲以减轻骨盆骨折的疼痛。用宽布带从臀后向前绕骨盆，捆扎紧，在两腿间或一侧打结固定；在两膝之间加放衬垫，用宽绷带捆扎固定；两踝间加放衬垫，用宽绷带“8”字捆扎固定。

四、关节脱位

关节脱位是指组成关节各骨的关节面失去正常的对合关系，关节的功能丧失。常见的关节脱位：下颌、肩关节、肘关节、髋关节。

（一）颞下颌关节脱位

颞下颌关节脱位，双侧性，老年人居多，多发生于大笑或打哈欠开口过大时。

1. *诊断*　呈半张口弹性固定位，唾液外流，说话不清，进食、咀嚼、吞咽有困难。

2. *查体*　耳屏可触及明显凹陷区。

3. *复位*　双侧关节腔局部麻醉；人靠墙低坐，头后部紧抵墙壁。术者面对而站，纱布包好两拇指伸进其口，分别按在两侧最后一颗磨牙上，其余手指托住下颌。两拇指向前下方压拖至感到骨端滑动牵开，其余手指逐渐将下颌后、上方托起，可听到“咔嗒”一声，迅速双拇指移向两侧颊部以免咬伤。患者口能张合，咬合关系良好，复位成功。

4. *注意事项*　避免张大口；宜进软食；固定下颌适当固定 2 ～ 3 天，松紧能以小口进食，说话无障碍。

（二）肩关节脱位

创伤是肩关节脱位的主要原因，多为间接暴力所致。临床分为前后、上下脱位。

前脱位常见，因腋窝部肌力较弱当侧身跃倒或受到撞击，上肢外展、外旋位手掌着地时，间接暴力上达肱骨头推向腋窝部冲破关节囊前臂致前脱位，肱骨头可能位于锁骨下、喙突下、肩前方及关节盂下，以喙突下脱位最常见。

1. *诊断*　明确上肢外展外旋或后伸着地的外伤史，肩部肿痛，畸形，功能障碍；方肩畸形；触诊关节盂空虚，在不同的位置可触及肱骨头。①盂下型：腋窝可触及肱骨头。②喙突下型：喙突下可触摸肱骨头。③锁骨下型：锁骨下可触及肱骨头。④后脱位：冈骨下触及肱骨头。⑤ Dugas 征阳性（搭肩试验）：患侧肘部紧贴胸部时，手掌触不到侧肩部，或手掌搭在健侧肩部，肘部无法贴近胸壁。

2. *复位*　①可给予利多卡因局部麻醉或臂丛麻醉；② Hippocratis 法复位：患者仰卧位，术者双手握患者腕部持续牵引，足跟置于腋下，加大牵引力同时外旋患肢并内收保持 3 ～ 5 分钟即可复位，常能听到或感到复位的弹响声；再做 Dugas 征检查，由阳性转阴性。

（1）旋转法：患者取坐位或仰卧位，助手对抗引力。术者一手握腕部，屈肘 90°，另一手握肘部持续牵引，同时使上臂外展，然后外旋内收，肘贴胸壁，内旋上臂将患侧手放到肩侧上，即可复位。

（2）固定：单纯肩关节脱位可用三角巾悬吊上肢，屈肘 90°，腋窝垫棉垫固定 3 周，合并骨折者，酌情延长时间。

（3）功能锻炼：早起做腕、手关节活动。解除固定后，练习肩关节各个方向活动。

（三）肘关节脱位

肘关节后脱位，常因肘关节直立跃倒，手掌着地，暴力上达尺骨鹰嘴撞击鹰嘴窝，产生杠杆作用，肱骨下端突破关节囊滑向前方，尺骨鹰嘴则滑向后方。肘关节前脱位：常由直接暴力造成尺骨鹰嘴骨折引起。

1. *诊断*　外伤机制；肘部疼痛，功能障碍；肘部后突畸形；前臂处于半屈位；肘后空虚；时后三角发生改变；辅助检查：X 线时片可诊断。

（1）前脱位：肘关节后伸，屈曲受限，肘窝部隆起，可见前臂掌侧变长，肘后触诊可触到尺骨鹰嘴骨折裂隙及骨折端。

（2）后脱位：鹰嘴后突，上方凹陷，肘部呈鞋样畸形；在肘后可触及尺骨鹰嘴上窝，肘窝饱满；肘后三角改变：前臂缩短，肘内（外）翻畸形。

（3）侧方脱位：周内外径增宽，肘内外翻畸形，肘内侧或外侧可触及移位的尺骨鹰嘴。前臂处于半屈位，并有弹性固定。

2. 复位　单纯脱位，无副损伤，手法复位；关节脱位合并血管损伤、骨折等，手术治疗。

（1）复位方法：采用一人复位，术者站在患者前面提起患者患肢，环抱术者腰部，使肘关节置于半屈曲位置。术者一手握住患者腕部，沿前臂纵轴做持续牵引，另一拇指压住尺骨鹰嘴突，沿着前臂纵轴方向做持续推挤动作直至复位。

患者坐位，助手立于患者背后，双手握上臂向后拔伸；术者站于伤侧前面，双手握腕部在前臂旋后位牵引数分钟后，一手继续牵引，一手按在肘部，拇指放在肱骨下端前方后推，四肢将鹰嘴向前托起，同时屈肘可复位（完全伸肘位牵引易撕断肱肌、屈肘易裂三头肌）。

（2）固定：用超肘关节夹板或石膏固定肘关节屈曲 90°，并悬吊胸前三周，做肱骨二头肌收缩，活动手指和腕部等处的活动。拆除固定后及早练习肘关节屈曲、伸和前臂旋转活动。

（四）髋关节脱位

髋关节脱位常由屈曲、内收位时间接暴力导致，如弯腰劳动时重物压背、坐车膝部猛然碰撞，可将股骨头推向后上方而致后脱位；前脱位或中心型脱位即股骨头冲破髋臼穿入骨盆。

1. 诊断

（1）髋关节后脱位：患肢缩短，髋关节呈屈曲、内收、内旋畸形；髋关节平片排除髋臼骨折。

（2）髋关节前脱位：前脱位时患髋伸直外展畸形。

（3）中心脱位：患肢短缩畸形，髋活动受限。

2. 复位

（1）髋关节后脱位

1）提拉法（Allis 法）：患者仰卧，助手用两手按压髂嵴固定骨盆。术者骑跨于屈髋屈膝 90° 的患肢上，将前臂、肘窝部套套在伤肢腘窝部，逐渐拔伸，在向上牵位的同时，稍将患肢旋转，促使股骨头滑入髋臼，感到入臼感后，再将患肢伸直。

2）回旋法：患者仰卧，助手用两手按压髂嵴固定骨盆。术者立于患侧，一手握住患肢踝部，另一手以肘窝提拉腘窝部，向上提拉，将髋关节内收、内旋、极度屈曲，然后外展、外旋、伸直。在此过程中听到入臼声时，复位即告成功。

（2）髋关节前脱位

1）屈髋拔伸法：患者仰卧，一助手以两手按压髂嵴固定骨盆，另一助手握住患肢小腿并屈其膝关节，在髋外展、外旋位徐徐向上拔伸牵位引至屈髋 90° 位。与此同时，术者用双手环抱大腿根部，将大腿根部向后外方扳位，股骨头即可纳入髋臼。

2）反回旋法：其操作步骤与后脱位相反，先将髋关节外展、外旋，然后屈髋、屈膝，再内收、内旋，最后伸直患肢。

（3）中心性脱位拔伸扳拉法：患者仰卧，一助手握患肢踝部，轻轻旋转，使足中立、髋外展 30°，另一助手双手把住两侧腋窝，相对拔伸牵拉。术者立于患侧，一手推髋骨部，一手抓住绕过患侧大腿根部之布带，向外拉，即可将内移之股骨头拉出，触摸大转子与健侧比较，两侧对称，双下肢等长，即已复位。也可采用股骨髁上持续牵引，移位的骨碎片可能与脱位的骨头一并复位。中心脱位宜用骨牵引复位，牵引 4 ～ 6 周。如晚期发生严重的创伤性关节炎，可考虑人工关节置换术或关节融合术。

（李　越　李伟峰）

第三节 意 外

一、急性农药中毒

农药是指用来杀灭害虫、啮齿动物、真菌和调节植物生长的化学药品。农药种类很多，目前常用的包括杀虫药（有机磷类、氨基甲酸酯类、拟除虫菊酯类和甲脒类等）、灭鼠药和除草剂等。

本节重点介绍有机磷杀虫药中毒、灭鼠药中毒和百草枯中毒。

（一）有机磷杀虫药中毒

有机磷杀虫药中毒主要通过抑制体内胆碱酯酶活性，失去分解乙酰胆碱能力，引起体内生理效应部位乙酰胆碱大量蓄积，使胆碱能神经持续过度兴奋，表现毒蕈碱样、烟碱样和中枢神经系统等中毒症状和体征。严重者，常死于呼吸衰竭。

有机磷杀虫药中毒的常见原因：在生产过程中引起中毒的主要原因是在杀虫药精制、出料和包装过程中，手套破损或衣服和口罩污染；也可因生产设备密闭不严，化学物跑、冒、滴、漏，或在事故抢修过程中，杀虫药污染手、皮肤或吸入呼吸道引起。在使用过程中，施药人员喷洒时，药液污染皮肤或湿透衣服由皮肤吸收，以及吸入空气中杀虫药所致；配药浓度过高或手直接接触杀虫药原液也可引起中毒。在日常生活中，急性中毒主要由于误服、故意吞服，或饮用被杀虫药污染水源或食入污染食品；也有因滥用有机磷杀虫药治疗皮肤病或驱虫而中毒。

1. *初步判断*　急性中毒发病时间与毒物种类、剂量、侵入途径和机体状态（如空腹或进餐）密切相关。口服中毒在 10 分钟至 2 小时发病；吸入后约 30 分钟；皮肤吸收后 2 ～ 6 小时发病。中毒后，出现急性胆碱能危象，表现如下：

（1）毒蕈碱样症状：又称为 M 样症状。主要是副交感神经末梢过度兴奋，产生类似毒蕈碱样作用。平滑肌痉挛表现：瞳孔缩小、胸闷、气短、呼吸困难、恶心、呕吐、腹痛、腹泻；括约肌松弛表现：大小便失禁；腺体分泌增加表现：大汗、流泪和流涎；气道分泌物明显增多：表现咳嗽、气促，双肺有干啰音或湿啰音，严重者发生肺水肿。

（2）烟碱样症状：又称为 N 样症状。在横纹肌神经 - 肌肉接头处乙酰胆碱蓄积过多，出现肌纤维颤动，甚至全身肌肉强直性痉挛，也可出现肌力减退或瘫痪，呼吸肌麻痹引起呼吸衰竭或停止。交感神经节受乙酰胆碱刺激，其节后交感神经纤维末梢释放儿茶酚胺，表现为血压增高和心律失常。

（3）中枢神经系统症状：过多乙酰胆碱刺激所致，表现为头晕、头痛、烦躁不安、谵妄、抽搐和昏迷，有的发生呼吸、循环衰竭而死亡。

（4）局部损害：有些有机磷杀虫药中毒接触皮肤后发生过敏性皮炎、皮肤水疱或剥脱性皮炎；污染眼部时，出现结膜充血和瞳孔缩小。

（5）迟发性多发神经病：急性重度和中度有机磷杀虫药中毒（甲胺磷、敌敌畏、乐果和敌百虫等），患者症状消失后 2 ～ 3 周出现迟发性神经损害，表现为感觉、运动型多发性神经病变，主要累及肢体末端，发生下肢瘫痪、四肢肌肉萎缩等。

（6）中间型综合征：多发生在重度有机磷杀虫药（甲胺磷、敌敌畏、乐果、久效磷）中毒后 24 ～ 96 小时及复能药用量不足患者，经治疗胆碱能危象消失、意识清醒后突然出现屈颈肌和四肢近端肌无力，以及第Ⅲ、Ⅶ、Ⅸ、Ⅹ对脑神经支配的肌肉无力，出现睑下垂、眼外展障碍、面瘫和呼吸肌麻痹，引起通气障碍性呼吸困难或衰竭，可导致死亡。

根据患者有机磷杀虫药中毒接触史、呼出气大蒜味、瞳孔缩小、多汗、肌纤维颤动和意识障碍等，一般不难诊断。对于不明原因的意识障碍、瞳孔缩小，并伴有肺水肿患者，也要考虑到有机磷杀虫药中毒的可能。

2. 现场急救

（1）迅速清除毒物：立即将患者撤离中毒现场。彻底清除未被机体吸收入血的毒物，如迅速脱去污染衣服，用肥皂水清洗污染皮肤、毛发和指甲；眼部污染时，用清水、生理盐水、2% 碳酸氢钠溶液或 3% 硼酸溶液冲洗。口服中毒者，用清水、2% 碳酸氢钠溶液（敌百虫忌用）或 1 ：5000 高锰酸钾溶液（对硫磷忌用）反复洗胃，即首次洗胃后保留胃管，间隔 3 ～ 4 小时重复洗胃，直至洗出液清亮为止。然后将硫酸钠 20 ～ 40g 溶于 20ml 水中，口服，观察 30 分钟，无导泻作用时，再口服或经鼻胃管注入水 500ml。

（2）紧急复苏：有机磷杀虫药中毒常死于肺水肿、呼吸肌麻痹、呼吸中枢衰竭。对上述患者，要紧急采取复苏措施：清除呼吸道分泌物，保持呼吸道通畅，给氧，据病情应用机械通气。肺水肿应用阿托品，不能应用氨茶碱和吗啡。心脏停搏时，行体外心脏按压复苏等。

（3）解毒药：在清除毒物过程中，同时应用乙酰胆碱复能药和胆碱受体阻滞药治疗。

1）用药原则：根据病情，要早期、足量、联合和重复应用解毒药，并且选用合理给药途径及择期停药。中毒早期即联合应用抗胆碱能药与乙酰胆碱复能药才能取得更好疗效。

2）乙酰胆碱复能药：①氯解磷定，复能作用强，毒性小，水溶性大，可供静脉或肌内注射，是临床上首选的解毒药。首次给药要足量，指征为外周 N 样症状（如肌颤）消失。如洗胃彻底，轻度中毒无须重复给药；中度中毒首次足量给药后一般重复 1 ～ 2 次即可；重度中毒首次给药后 30 ～ 60 分钟未出现药物足量指征时，应重复给药。②碘解磷定，复能作用较差，毒性小，水溶性小，仅能静脉注射，是临床上次选的解毒药。

乙酰胆碱复能药对甲拌磷、内吸磷、对硫磷、甲胺磷、碘依可酯和肟硫磷等中毒疗效好，对敌敌畏、敌百虫中毒疗效差，对乐果和马拉硫磷中毒疗效不明显。双复磷对敌敌畏及敌百虫中毒疗效较碘解磷定为好。乙酰胆碱复能药对中毒 24 ～ 48 小时后已老化的乙酰胆碱无复活作用。对乙酰胆碱复能药疗效不佳者，以胆碱受体阻滞药治疗为主。

3）胆碱受体阻滞药：胆碱受体分为 M 和 N 二类。M 有三个亚型：M_1、M_2 和 M_3。肺组织为 M_1 受体，心肌为 M_2 受体，平滑肌和腺体上主要有 M_3 受体。N 受体有 N_1 和 N_2 两个亚型，自主神经节和肾上腺髓质为 N_1 受体，骨骼肌上为 N_2 受体。

A. M 胆碱受体阻滞药：又称为外周性抗胆碱药。阿托品和山莨菪碱等主要作用于外周 M 受体，能缓解 M 样症状，对 N 受体无明显作用。根据病情，阿托品每 10 ～ 30 分钟或 1 ～ 2 小时给药一次，直到患者 M 样症状消失或出现“阿托品化”。阿托品化指征为瞳孔较前扩大、口干、皮肤干燥、心率增快（90 ～ 100 次 / 分）和肺湿啰音消失。此时，应减少阿托品剂量或停用阿托品。如出现瞳孔明显扩大、意识模糊、烦躁不安、抽搐、昏迷和尿潴留等为阿托品中毒症状，立即停用阿托品。

B. N 胆碱受体阻滞药：又称为中枢性抗胆碱药，如东莨菪碱、苯那辛、苯扎托品、丙环定等，对中枢 M 和 N 受体作用强，对外周 M 受体作用弱。盐酸戊乙奎醚（penehyclidine，长托宁）对外周 M 受体和中枢 M、N 受体均有作用，但选择性作用于 M_1、M_3 受体，对 M_2 受体作用极弱，对心率无明显影响；较阿托品作用强，有效剂量小，作用时间（半衰期 6 ～ 8 小时）长，不良反应少；首次用药须与氯解磷定合用。

根据有机磷杀虫药中毒程度，可采用胆碱酯酶复活剂与阿托品联合用药。轻度中毒可单用胆碱酯酶复能药。两药合用时，应减少阿托品用量，以免发生阿托品中毒。

4）复方制剂：是将生理性拮抗剂与中毒酶复能药组成的复方制剂。国内有解磷注射液（每支含阿托品 3mg、苯那辛 3mg 和氯解磷定 400mg）。首次剂量：轻度中毒 0.5 ～ 1 支肌内注射；中度中毒 1 ～ 2 支；重度中毒 2 ～ 3 支。但尚需分别另加氯解磷定，轻度中毒 0 ～ 0.5g，中度中毒 0.5 ～ 1.0g，重度中毒 1.0 ～ 1.5g。

对重度患者，症状缓解后逐渐减少解毒药用量，待症状基本消失，通常至少观察 3 ～ 7 天再出院。

（4）对症治疗：重度有机磷杀虫药中毒患者常伴有多种并发症，如酸中毒、低钾血症、严重心律失常、脑水肿等。特别是合并严重呼吸和循环衰竭时，如处理不及时，应用的解毒药尚未发挥作用患者即已死亡。

（5）中间型综合征治疗：立即给予人工机械通气。同时应用氯解磷定每次 1.0g，肌内注射，酌情选择给药间隔时间，连用 2 ～ 3 天。积极对症治疗。

3. *转诊注意事项*

（1）未知患者哪种农药中毒，需保留其胃内容物样本，送疾控中心检测。

（2）监测患者生命体征，保持呼吸道通畅，必要时气管插管、心肺复苏。

（二）灭鼠药中毒

灭鼠药（rodenticide）是指一类可以杀灭啮齿类动物（如鼠类）的化合物。当今国内外已有十多种灭鼠药。目前，灭鼠药广泛用于农村和城市。

1. *初步判断* 灭鼠药中毒的常见原因有：①误食、误用灭鼠药制成的毒饵；②有意服毒或投毒；③二次中毒：灭鼠药被动、植物摄取后，以原型存留其体内，当人食用或使用中毒的动物或植物后，造成二次中毒；④皮肤接触或呼吸道吸入：在生产加工过程中，经皮肤接触或呼吸道吸入引起中毒。

常见的灭鼠药中毒为磷化锌中毒、敌鼠钠中毒、安妥中毒、毒鼠强中毒。

（1）磷化锌中毒：锌是传统的杀鼠剂，高毒，人致死剂量约为 4.0mg/kg。磷化锌口服后遇到胃酸可产生磷化氢和氯化锌，能腐蚀胃肠道黏膜发生炎症反应，引起黏膜充血、溃疡和出血。磷化氢和氯化锌也能吸收入血，损伤中枢神经系统、心血管系统及肝、肾等重要器官。发生多脏器功能衰竭。磷化锌中毒后，潜伏期一般为 24 小时。轻度中毒者表现为恶心、呕吐、胃烧灼感、腹痛、腹泻，少数患者有消化道出血。严重者有心悸、气短、全身麻木、头晕甚至昏迷或抽搐。

（2）敌鼠钠中毒：敌鼠钠是日常生活中常用的灭鼠剂，低毒，口服最低致死剂量为 5mg/kg，且有积累毒性。敌鼠钠可溶于水和乙醇，进入人体后可干扰肝脏对维生素 K 的利用，从而影响身体的凝血功能，引起皮肤或内脏的出血。敌鼠钠中毒后，潜伏期为 1 ～ 2 天，然后中毒症状逐渐出现，开始表现为恶心、呕吐、食欲缺乏、关节肿痛及低热等，之后出现全身出血的症状，表现为全身紫斑、牙龈出血、鼻出血，也可有尿血和便血，严重者出现休克。

（3）安妥中毒：安妥是白色结晶，中等毒性，口服致死剂量为 4 ～ 10g。安妥进入身体后可以分布于身体的各个脏器，损伤其毛细血管及使内脏细胞发生变性或坏死，也能抑制身体的正常代谢功能。中毒后患者表现为恶心、呕吐、口渴、口臭、胃胀伴有灼热，头晕嗜睡或躁动、惊厥或昏迷，也可有呼吸困难。重者肺水肿、休克。

（4）毒鼠强中毒：毒鼠强即四亚甲基二砜四胺，无味、无臭、有剧毒的粉状物，对人致死量为一次口服 5 ～ 12mg（0.1 ～ 0.2mg/kg）；口服中毒后，轻度中毒表现头痛、头晕、乏力、恶心、呕吐、口唇麻木、酒醉感，重度中毒表现为突然晕倒、癫痫样大发作，发作时全身抽搐、口吐白沫、小便失禁、意识丧失。

2. 现场急救　清除胃内毒物应尽可能及时给予彻底洗胃，催吐导泻，以尽可能减少毒物的吸收。患者处于深昏迷状，先进行气管插管再置入胃管洗胃。常见的灭鼠剂中毒抢救有以下四种。

（1）磷化锌中毒：根据服毒史和临床表现，磷化锌中毒不难判断。诊断明确后立即给予洗胃，清醒患者嘱其饮适量清水，通过刺激会厌而催吐，如有条件，最好用 1：5000 高锰酸钾液洗胃，因为它可使毒性的磷化锌转化为无毒的磷酸盐。饮食以清淡、流质或半流质为宜，但禁食含脂类饮食，因磷化锌能溶于脂类，不利于毒物的排除。为了促进毒物的排出，还可服用一些泻药，如液状石蜡，不仅能溶解磷化物，而且肠道不能吸收。注意不能用硫酸镁作为泻药，因其与磷化锌可结合卤碱类有毒物质。对重度或症状较重的则应尽快送医院治疗。

（2）敌鼠钠中毒：一旦发现为敌鼠钠中毒，立即给予洗胃催吐，尽力排出毒物，同时送医院抢救。轻者给予维生素 $K_1$10mg 肌内注射或静脉注射，每天 3 ～ 4 次，病情好转后改为口服维生素 K_4。重症者应输新鲜全血或进行成分输血。

（3）安妥中毒：抢救安妥中毒的关键是及时用 1 ：5000 高锰酸钾液洗胃，忌用碱性液，因安妥在碱性溶液中可大量溶解，促进毒物的吸收，不利毒物的排出。特别是应避免油类食物，因脂类也能加速毒物的吸收，但可用硫酸镁导泻。到达医院后可用 5% 硫代硫酸钠 5 ～ 10ml 静脉注射用以解毒。呼吸困难者给予吸氧及其他对症治疗。

（4）毒鼠强中毒：毒鼠强中毒目前无特效治疗药物，口服中毒患者应立即入院催吐、洗胃、导泻，进行对症支持治疗。保持呼吸道通畅，必要时人工通气。改善缺氧状态患者呼吸急促，面色、口唇及指端重度发绀，且一直强直抽搐，为预防脑水肿和减轻脑部缺氧状态遵医嘱给予吸氧（4L/min），同时静脉快速滴注 20% 甘露醇 250ml，在 30 分钟内滴完。肌内注射地西泮 10mg，苯巴比妥钠 0.1g，还没发现毒鼠强有特效解毒剂。纳洛酮能促进患者的神志清醒，是抢救的关键之一。纳洛酮 0.8mg 静脉注射或静脉滴注；因纳洛酮有引起室性心动过速及心室颤动的可能，在使用过程中应监测心率、血压变化。抽搐时，应适当保护患者，要加以床档，以防跌伤。同时还要注意不要碰伤，但不可强按患者肢体，那样容易发生肌肉撕裂、骨折或关节脱位。背部应垫上衣物，避免背部擦伤和椎骨骨折，为防止患者咬伤舌头，用纱布缠压舌板塞入患者上、下齿之间，但要注意不要造成舌后坠，以免影响呼吸。

3. 转诊注意事项

（1）保持呼吸道通畅。必要时人工通气。

（2）过程中应监测心率、血压变化。

（3）抽搐时，应适当保护患者，要加以床档，以防跌伤。防止患者咬伤舌头。

（三）百草枯中毒

百草枯的商品名有一扫光、克芜踪等，是一种高效能的非选择性接触型除草剂，对人畜具有很强毒性，误服或自服可引起急性中毒，已成为农药中毒致死事件的常见病因。成人致死量为 20% 水溶液 5 ～ 15ml（20 ～ 40mg/kg）。百草枯经消化道、皮肤和呼吸道吸收，毒性累及全身多个脏器，严重时可导致多器官功能不全综合征，肺是主要靶器官，可导致“百草枯肺”，早期表现为急性肺损伤或急性呼吸窘迫综合征，后期出现肺泡内和肺间质纤维化，是百草枯中毒致死的主要原因，病死率高达 50% ～ 70%。

1. 初步判断　百草枯中毒多为自服或误服，经消化道吸收。完整皮肤能够有效阻止百草枯的吸收，长时间接触、阴囊或会阴部被污染、破损的皮肤大量接触仍有可能造成全身毒性。

经口中毒者，有口腔烧灼感，口腔、食管黏膜糜烂溃疡，恶心、呕吐、腹痛、腹泻，甚至呕血、便血，严重者并发胃穿孔、胰腺炎等；部分患者出现肝大、黄疸和肝功能异常，甚至肝衰竭。患者可有头晕、头痛，少数患者发生幻觉、恐惧、抽搐、昏迷等中枢神经系统症状。肾损伤最常见，表现为血尿、蛋白尿、少尿，血尿素氮、肌酐升高，严重者发生急性肾衰竭。肺损伤最为突出也最为严重，表现为咳嗽、胸闷、气短、发绀、呼吸困难，体格检查可发现呼吸音减低，两肺可闻及干、湿啰音。大量口服者，24 小时内出现肺水肿、肺出血，常在数天内因急性呼吸窘迫综合征死亡；非大量摄入者呈亚急性经过，多于 1 周左右出现胸闷、憋气，2 ～ 3 周呼吸困难达高峰，患者常死于呼吸衰竭。少数患者发生气胸、纵隔气肿、中毒性心肌炎、心包出血等并发症。

局部接触百草枯中毒临床表现为接触性皮炎和黏膜化学烧伤，如皮肤红斑、水疱、溃疡等，眼结膜、角膜灼伤形成溃疡，甚至穿孔。长时间大量接触可出现全身性损害，甚至危及生命。

根据有百草枯服用或接触史、临床表现特点等，可做出急性百草枯中毒的临床诊断。

根据服毒量早期可做如下分型。

（1）轻型：百草枯摄入量＜ 20mg/kg，患者除胃肠道症状外，其他症状不明显，多数患者能够完全恢复。

（2）中 - 重型：百草枯摄入量 20 ～ 40mg/kg，患者除胃肠道症状外可出现多系统受累表现，1 ～ 4 天出现肾功能、肝功能损伤，2 周内出现肺部损伤，多数在 2 ～ 3 周死于呼吸衰竭。

（3）暴发型：百草枯摄入量＞ 40mg/kg，有严重的胃肠道症状，1 ～ 4 天死于多器官功能衰竭。

2. 现场急救

（1）尽早阻断毒物吸收，主要措施有催吐、洗胃与吸附、导泻、清洗等。可刺激咽喉部催吐，争分夺秒洗胃。洗胃液首选清水，也可用肥皂水或 1% ～ 2% 碳酸氢钠溶液。洗胃液不少于 5L，直到无色无味。上消化道出血可用去甲肾上腺素冰盐水洗胃。洗胃完毕注入吸附剂，如 15% 漂白土溶液。用 20% 甘露醇、硫酸钠或硫酸镁等导泻，促进肠道毒物排出，减少吸收。患者可连续口服漂白土或活性炭 2 ～ 3 天，也可试用中药（大黄、芒硝、甘草）导泻。皮肤接触者，立即脱去被百草枯污染或呕吐物污染的衣服，用清水和肥皂水彻底清洗皮肤、毛发，不要造成皮肤损伤，防止增加毒物的吸收。百草枯眼接触者需要用流动的清水冲洗 15 ～ 20 分钟，然后专科处理。

（2）促进毒物排出，百草枯急性中毒者都存在脱水，适当补液联合静脉注射利尿剂有利于维持循环血量与尿量 [1 ～ 2ml/（kg · h）]，对于肾功能的维护及百草枯的排泄都有益。

（3）临床尚无急性百草枯中毒的特效解毒药物。尽早使用防治靶器官肺损伤的药物，常用药物包括糖皮质激素、免疫抑制剂、抗氧化剂等。可选用甲泼尼龙、氢化可的松、环磷酰胺、谷胱甘肽、维生素 C、维生素 E 等。

3. 转诊注意事项

（1）抽血送检百草枯浓度。

（2）急性百草枯中毒应避免常规给氧。基于对百草枯中毒毒理机制的认识，建议将 PaO_2 ＜ 40mmHg（5.3kPa）或 ARDS 作为氧疗指征。

（3）就近转送至有血液净化的医院。

（4）对呕吐频繁者，让患者取端坐位或侧卧位以避免窒息，可用 5- 羟色胺受体拮抗剂或吩噻嗪类止吐剂控制症状，避免用甲氧氯普胺等多巴胺拮抗剂，因为药物有可能减弱多巴胺对肾功能的恢复作用。

(5) 对腐蚀、疼痛症状明显者，使用镇痛药如吗啡等，同时使用胃黏膜保护剂、抑酸剂等。

(6) 监测患者生命体征，必要时进行气管插管、心肺复苏术。

二、急性一氧化碳中毒

一氧化碳（carbon monoxide，CO）含碳物质燃烧不完全时产生的一种无色、无味和无刺激性的气体。一氧化碳在自然界极为稳定，不自行分解，也不被氧化，进入人体可引起中毒。

在生产和建筑过程中，采矿、隧道的放炮、铜铁冶炼、化肥生产制造等都可产生大量的一氧化碳。在日常生活中，如生煤炉烟筒堵塞漏气等；家用管道煤气，如煮沸液体溢出熄火，造成泄漏煤气时间较长；煤气热水器在浴室内的不当安装等，加上室内门窗紧闭、通风不良，产生的大量一氧化碳浓度很高，从而导致人们中毒。

一氧化碳经呼吸道进入人体血液后，与血红蛋白、碳氧血红蛋白的亲和力约比氧合血红蛋白的亲和力大 240 倍，其解离又比氧合血红蛋白慢 3600 倍。因此，一氧化碳一经吸入，即与氧争夺血红蛋白，使大部分血红蛋白变成碳氧血红蛋白，不但使血红蛋白丧失携带氧的能力和作用，同时还能阻碍氧合血红蛋白的解离，更加重组织缺氧。高浓度的一氧化碳还能与细胞色素氧化酶中的二价铁离子相结合，直接抑制细胞内呼吸造成内窒息。由于中枢神经系统和心肌对缺氧特别敏感，在受一氧化碳损害时也表现得最严重。

（一）初步判断

急性一氧化碳中毒的症状轻重与空气中的一氧化碳浓度、接触时间长短、患者的健康情况等有关，通常分为三度。

1. *轻度中毒* 头痛、头晕、头胀、耳鸣、恶心、呕吐、心悸、站立不稳，有短暂的意识模糊。

2. *中度中毒* 除上述症状加重外，颜面潮红，口唇呈樱桃红色，脉速多汗，步态蹒跚，嗜睡甚至昏迷。

3. *重度中毒* 除昏迷外，主要表现有各种反射明显减弱或消失，大小便失禁，四肢湿冷，口唇苍白或发绀，大汗，体温升高，血压下降，瞳孔缩小、不等大或扩大；呼吸浅表或出现潮式呼吸。可发生严重并发症，如脑水肿、肺水肿、心肌损害、休克、酸中毒及肾功能不全等。

昏迷时间的长短,常表示缺氧的严重程度及急性一氧化碳中毒的预后及后遗症的严重程度。

（二）现场急救

因为一氧化碳的比重为 0.967，比空气轻，救护者应俯伏入室，立即打开门窗，并将患者迅速移至空气清新、通风良好处，松解衣扣、裤带，注意保暖。昏迷初期可针刺“人中”“少商”“十宣”“涌泉”等穴位，有助于患者苏醒。有条件时应立即对中度和重度中毒患者给予高浓度氧，给予面罩高流量（10L/min）吸氧。对呼吸困难者，应立即进行人工呼吸并迅速送医院进行进一步的检查和抢救。

（三）转诊注意事项

1. 应把中度和重度一氧化碳中毒者转送至有条件进行高压氧舱治疗的医院。高压氧舱治疗对中重度患者见效快，副作用少，为首选急救手段。

2. 转运路上可注射呼吸兴奋剂，有脑水肿者可给予脑脱水剂（20% 甘露醇、地塞米松等静脉滴注）。对于发生休克、酸中毒、电解质平衡失调者均应妥善处理，及早应用抗生素，以防肺部感染。

3. 告知患者及家属出院后仍有可能出现迟发性脑病。一氧化碳中毒迟发性脑病是指急性中毒意识障碍恢复后，经过 2 ～ 60 天假愈期，又出现神经精神症状。常见临床表现有：①精神障碍，定向力丧失、计算力显著下降、记忆力减退、反应迟钝、生活不能自理，部分患者可发展为痴呆综合征，或有幻觉、错觉、语无伦次、行为失常、兴奋冲动、打人毁物等表现。②锥体外系症状，表现为呆板面容，肌张力增高、动作缓慢、步态碎小、双上肢失去伴随运动，小书写症与静止性震颤，出现帕金森综合征。③锥体系神经损害，表现为轻偏瘫、假性延髓性麻痹、病理反射阳性或小便失禁。④大脑皮质局灶性功能障碍，如失语、失明、失写、失算等，或出现继发性癫痫。头颅 CT 检查可发现脑部有病理性密度减低区。脑电图检查可发现中度或高度异常。如有上述神经系统症状，应及时送医院治疗。

（彭玉维）

三、急性酒精中毒

酒精中毒是由酒精过量进入人体引起的中毒。医学上将其分为急性中毒和慢性中毒两种。急性酒精中毒是指患者一次性饮用大量酒精后发生的机体功能异常状态，对神经系统和胃肠、肝脏伤害最严重。

酒精主要损害人体中枢神经系统，使神经系统功能紊乱和抑制，严重中毒者可导致呼吸循环中枢抑制和麻痹而死亡。中毒多为饮酒过量造成，也有将其他药物或毒物掺入酒内进行自杀或他杀的，偶见于医疗上误将酒精输液造成中毒。酒精代谢途径：饮酒后的酒精约 20% 在胃内吸收，80% 在十二指肠及小肠吸收。酒精的中毒量和致死量因人而异，中毒量一般为 70 ～ 80g，致死量为 250 ～ 500g。是否发生中毒与下述因素有关：胃内有无食物（空腹者吸收快）、是否食入了脂肪性食物（脂肪性食物可减慢酒精的吸收）、胃肠功能好坏（胃肠功能好的吸收迅速）、人体转化剂处理酒精的能力（能迅速将酒精转化为乙酸的不易中毒）。

（一）初步判断

1. *毒物接触史*　有明确的过量酒精摄入史。

2. *临床表现*　与患者的饮酒量、耐受性和血液中酒精浓度有关。

（1）酒精中毒者呼出气中有浓厚的酒精味。

（2）急性酒精中毒：分为兴奋期、共济失调期、昏迷期三期。兴奋期表现为头痛、欣快感、健谈、情绪不稳定、易激怒，有时可沉默、孤僻或入睡。共济失调期表现为言语不清、视物模糊、复视、眼球震颤、步态不稳、行动笨拙、共济失调等，易并发外伤。昏迷期表现为昏睡、瞳孔散大、体温降低、心率增快、血压降低、呼吸减慢并有鼾音，严重者因呼吸、循环衰竭而死亡。

（3）辅助检查

1）血及呼出气中酒精含量明显增高。

2）血液生化检查：可出现低血糖、低钾血症、低镁血症和低钙血症等；动脉血气分析可有轻度代谢性酸中毒表现。

3）心电图检查：酒精中毒性心肌病可见心律失常和心肌异常。

3. *急性酒精中毒紧急评估*　可采用“ABBCS”快速评估。

A：气道是否通畅。

B：是否有呼吸。

B：是否有体表可见大量血。

C：是否有脉搏。

S：神志是否清醒。

（二）现场急救

1. 轻症（意识清醒）患者的治疗

（1）侧卧（防止呕吐误吸导致窒息），保暖，维持体温。

（2）轻症中毒患者无须治疗，可以适当吃一些含糖较多的食品，以及富含维生素 C 及维生素 B 的食品，同时鼓励患者多饮水，以促进排尿。

（3）反复催吐，这是防止酒精中毒最有效的措施，可以大大减轻酒精吸收，减轻患者的痛苦和伤害；以 1% 碳酸氢钠或生理盐水洗胃，如果饮酒超过 1 小时，洗胃效果下降，因为饮入的酒精大多数在 1 小时内被吸收。因此，如果饮酒后超过 1 小时不推荐洗胃。

（4）对于躁动者可以适当加以约束，重点保护其头面部，以免碰伤。

2. 对于昏迷患者的治疗

（1）对于昏睡和昏迷的患者，以及有心血管疾病的患者，应该送其去医院检查治疗。在到达医院前要让患者采取侧卧体位，并注意保持患者呼吸道通畅。对昏迷者，可静脉注射纳洛酮每次 0.4mg，5 ～ 10 分钟注射 1 次，直至苏醒、呼吸平稳。

（2）对于不去医院的患者，最重要的是患者身边一定要有人看护，直至患者清醒为止；千万不要让其独睡，否则患者在睡眠时有可能因呕吐而发生窒息死亡。

（3）重症患者在医院的治疗多为密切观察生命体征，最好实施心电监护，同时补液补糖及维持水、电解质平衡，防止酮症酸中毒，防止合并症的发生；脑水肿者，给予脱水利尿，并限制对深昏迷的患者应用纳洛酮促醒治疗，对狂躁患者可以应用安定类药物治疗。

（三）转诊注意事项

1. 窒息　酒精中毒昏迷者失去了自我防护功能，如果处于仰卧位，呕吐物堵塞呼吸道，就有可能导致窒息缺氧死亡。

2. 诱发心脏病　酒精可诱发冠状动脉痉挛及恶性心律失常，进而导致心源性猝死的发生。

3. 诱发脑出血　酒精可兴奋交感神经，造成血压急剧升高，进而导致脑出血发生。

4. 其他　酒精可以诱发胰腺炎、低血糖昏迷、代谢紊乱等，这些都和患者死亡有关。

（李　越　龙梅菁）

四、镇静催眠药中毒

镇静催眠药通常分为四类：苯二氮䓬类（地西泮、硝西泮、氟西泮、艾司唑仑、阿普唑仑、咪达唑仑等）、巴比妥类（巴比妥、苯巴比妥、异戊巴比妥、司可巴比妥、硫喷妥钠等）、非苯二氮䓬非巴比妥类（水合氯醛、格鲁米特、甲丙氨酯等）、吩噻嗪类（氯丙嗪、硫利达嗪、奋乃静等）。镇静催眠药对中枢神经系统有抑制作用，具有安定、松弛横纹肌及抗惊厥效应，过量则可抑制延髓呼吸中枢与血管运动中枢，导致呼吸衰竭和循环衰竭。

（一）初步判断

1. 病史　有误服、有意自杀或投药过量的病史。

2. 临床表现　镇静催眠药的急性中毒症状因药物的种类、剂量、作用时间的长短、是否空腹及个体体质差异而轻重各异。

（1）神经系统症状：轻者表现为头晕、嗜睡、言语含糊不清，动作不协调，重者神志昏迷、瞳孔缩小、腱反射减弱或消失。

（2）呼吸与循环系统：表现为呼吸减慢或不规则，严重时呼吸浅慢甚至停止；皮肤湿冷、脉搏细速、发绀、尿少、血压下降、休克等。

(3) 其他：①肝脏损害，表现为恶心、呕吐、肝大、黄疸、出血便秘、肝功能异常；②肾脏损害，蛋白尿、肾功能不全；③骨髓抑制，白细胞和粒细胞计数降低，部分发生溶血或全血细胞减少等；④免疫系统损害，各种形态的皮疹。

(二) 现场急救

现场急救的基本原则为清除毒物，维持重要脏器器官功能和使用特效解毒剂。

1. 意识清醒者立即催吐。尽快用 1 ∶ 5000 高锰酸钾溶液或清水洗胃。洗胃后胃内灌入药用活性炭，吸附残存药物，30 ～ 60 分钟后给予硫酸钠导泻。

2. 保持呼吸道通畅，吸氧；酌情使用呼吸兴奋剂，维持呼吸功能；对昏迷患者可选择侧卧位或选用口咽通气管以维持气道开放，及时清除口腔及气道分泌物，防止吸入性肺炎或窒息，必要时气管插管行人工通气。维持血压：镇静催眠药中毒导致血压下降多为血管扩张所致，故治疗首选补液扩容，如扩容无效，可选用血管活性药，如多巴胺，维持平均动脉压在 65mmHg 或收缩压 90mmHg 以上，心电监护，防治心律失常。促进意识恢复：纳洛酮与内啡肽竞争阿片受体，可对抗巴比妥类和苯二氮䓬类药物中枢抑制，成人常用量一次 0.4 ～ 0.8mg，肌内注射或静脉注射，儿童酌减，根据病情可重复给药。

3. 氟马西尼是苯二氮䓬类药物过量时中枢作用的特效逆转剂，对苯二氮䓬类药有解毒作用。本药半衰期短，推荐的首次静脉注射剂量为 0.3mg。如果在 60 秒内未达到所需的清醒程度，可重复使用直至患者清醒或达总量 2mg。如果再度出现昏睡，可以每小时静脉滴注 0.1 ～ 0.4mg 药物，滴注的速度应根据所要求的清醒程度进行个体调整。在重症监护情况下，对大剂量和（或）长时间使用苯二氮䓬类药物的患者只要缓慢给药并根据个体情况调整剂量并不会引起戒断症状。如果出现意外的过度兴奋体征，可静脉注射 5mg 地西泮或 5mg 咪达唑仑并根据患者的反应小心调整用量。可用 5% 的葡萄糖溶液、乳酸林格液或普通生理盐水稀释后注射，稀释后应在 24 小时内使用。

4. 输液、利尿、促进药物排泄。必要时转上级医院行血液净化治疗。

5. 对症支持治疗：①震颤麻痹，苯海索、东莨菪碱。②黄疸，护肝。③皮疹，抗组胺药、皮质激素。④脑水肿，脱水、利尿。

(三) 转诊注意事项

1. 监测生命体征，有条件者最好进行心电监护，防治心律失常。

2. 保持呼吸道通畅、吸氧，必要时气管插管行人工通气。

3. 维持血压、扩容、升压。

4. 保留胃内容物标本用于上级医院检验。

五、中暑

中暑是在高温、高湿环境下以体温调节中枢功能障碍、汗腺功能障碍和水、电解质丢失过多为体征的疾病。患者对高温环境适应能力减退，体内产热和吸收热量超过散热量是致病的主要原因，在大气温度高（> 32℃），湿度大（> 60%）的环境中长时间工作，从事体力劳动、军事训练或体育运动，缺乏对高热环境的适应，又无充分防暑降温措施时极易常发生中暑。根据发病机制和临床表现将中暑分为轻症中暑和重症中暑，重症中暑又包括热痉挛、热衰竭和热射病。根据产热和散热异常，将中暑分为典型中暑和运动型中暑（常发生在年轻人，强烈和长时间肌肉运动后出现）。热衰竭是热痉挛的继续和发展，也可为热射病的中介过程，如不及时治疗，可发展为热射病。

中暑损伤主要是体温过高对细胞的直接毒性作用。酶变性，线粒体功能障碍，细胞膜稳定性丧失和有氧代谢途径中断，导致相应脏器衰竭：①中枢神经系统受损时出现脑水肿、局部出血、颅内压升高和昏迷。②心血管系统受损时，出现低血压、心肌缺血、坏死，促发心律失常，心功能减退或心力衰竭。③呼吸系统受损时出现急性呼吸窘迫综合征、代谢性酸中毒或呼吸性碱中毒。④水、电解质代谢紊乱，出现高钠高氯血症、高磷血症、低钙血症等。⑤急性肾衰竭也可发生，急性肾小管坏死由脱水、横纹肌溶解、低灌注、溶血产物过多和尿酸盐肾病所致。⑥中暑对肠道直接热毒性作用和血液灌注相对减少，引起缺血性肠溃疡，发生大出血。⑦几乎每例患者都会发生不同程度的肝细胞坏死和胆汁淤积。⑧白细胞计数明显升高，血压黏稠度增加，并发血栓严重者可出现 DIC。⑨运动型中暑时，肌肉局部温度增加，缺氧和代谢性中毒常见肌肉组织损伤、溶解，血清 CK 明显升高，出现横纹肌溶解症。

（一）初步判断

根据在高温环境中劳动、运动和生活时出现体温升高、肌肉痉挛或晕厥，除外其他疾病后容易判断中暑。

中暑的症状

（1）先兆中暑：出现大量出汗、口渴、头晕、耳鸣、胸闷、心悸、恶心、体温升高、全身无力。

（2）轻度中暑：除上述病症外，体温 38℃以上，面色潮红或有面色苍白，胸闷，恶心、呕吐、大汗、皮肤湿冷、血压下降等呼吸循环衰竭的早期症状。

（3）重度中暑：除上述症状外，出现昏倒痉挛，皮肤干燥无汗、体温 40℃以上等症状。重度中暑可分为以下三型。

1）热痉挛：在高温环境下进行剧烈运动大量出汗，活动停止后常发生肌肉痉挛，主要累及骨骼肌，持续约数分钟后缓解，无明显体温升高。肌肉痉挛可能与严重钠缺失（大量出汗和饮用低张液体）和过度通气有关。热痉挛也可为热射病的早期表现。

2）热衰竭：常发生于老年人、儿童和慢性疾病患者。严重热应激时，由体液和体钠丢失过多引起循环容量不足所致。患者表现为多汗、疲乏、无力、头晕、头痛、恶心、呕吐和肌痉挛，可有明显脱水征，如心动过速、直立性低血压或晕厥。体温轻度升高，无明显中枢神经系统损伤表现。根据患者病情轻重不同，检查可见血细胞比容增高、高钠血症、轻度氮质血症和肝功能异常。热衰竭可以是热痉挛和热射病的中介过程，治疗不及时可发展为热射病。

3）热射病：是一种致命性急症，主要表现为高热（直肠温度≥ 41℃）和神志障碍。早期受影响的器官依次为脑、肝、肾和心脏。根据发病时患者所处的状态和发病机制，临床上分为两种类型：劳力性和非劳力性（或典型性）热射病。劳力性主要是在高温环境下内源性产热过多；非劳力性主要是在高温环境下体温调节功能障碍引起散热减少。

（二）现场急救

1. 体外降温　迅速将患者脱离高温环境，转移至通风良好的低温环境，可进行肌肉按摩，促进散热，对无循环障碍者可用冰水擦浴，或将躯体进入 27 ～ 30℃水中或降温。对循环障碍者，可采用蒸发散热降温，如用冷水反复擦拭皮肤和同时应用电风扇或空调，有条件者可将患者放置在特殊的蒸发降温房间。

2. 体内降温　对重症中暑体外降温无效，患者可用冰盐水进行胃或直肠灌洗，也可送医院用 20℃或 9℃无菌生理盐水进行血液透析或腹膜透析。

3. 药物降温　与物理降温合用效果更好，将氯丙嗪 25 ～ 50mg 稀释在 250 ～ 500ml 生理盐水中静脉滴注 0.5 ～ 1 小时，如肛降温至 38.5℃，应暂停。氯丙嗪药理作用是调节体温中枢、扩张血管、松弛肌肉和降低耗氧，用药过程中需要密切观察患者意识水平和生命体征，如患者昏迷加深、呼吸抑制、血压明显下降应停药。

4. *对症支持治疗*　保持呼吸通畅，吸氧，必要时气管插管，控制抽搐和癫痫，纠正水、电解质紊乱与酸碱失衡，应用能量合剂、维生素及脑细胞活化剂，积极防治感染，防治肾肝功能不全，必要时送医院及早行血液净化治疗和相关支持治疗。

（三）转诊注意事项

1. 明确诊断为重症中暑，初步处理和采取体外降温措施后，立即转诊，护送至上级医院。

2. 轻症中暑经治疗处理后，症状进一步加重，或出现四肢抽搐、呼吸困难；体温持续不降者，应转送上级医院。

乡村医师根据季节、病史和体征，一般不难做出中暑诊断。最重要的是早期识别重症中暑，初步进行降温处理后，立即护送至上级医院进一步治疗。

（彭玉维）

六、窒息

窒息是因氧气不足或其他气体过多或呼吸系统发生通气障碍导致的呼吸困难甚至呼吸停止，主要分为机械性窒息、中毒性窒息和病理性窒息。

（一）初步判断

1. 主要通过病史和临床表现做出诊断，然后检查患者是否清醒和清醒的程度。方法是在患者耳边呼唤，看是否有反应。对有意识的成年患者进行简明的病史询问。对婴幼儿或意识不清的患者，则要询问家属或旁人发病原因。

2. 快速检查，确认脉搏、心跳、血压、呼吸、瞳孔情况，颈部、胸腹部有无伤痕，有无呛咳、发绀。重点排查呼吸道外伤、肿瘤、气道异物、严重呼吸系统疾病、脑血管疾病、中枢系统等疾病引致的窒息。

（二）现场急救

到达现场前，可电话指导在场的人。重点询问引起窒息最可能的原因，尽量保持患者呼吸道通畅，指导急救人员到达。无论何种窒息，首先要争取迅速恢复患者呼吸，尽可能准备氧气及气管导管、麻醉喉镜、气管切开包，吸引器、简易呼吸机、强心剂、呼吸兴奋剂等物品和药品。

（三）转诊注意事项

转送过程中注意监测生命体征，开放静脉通道，确保气道通畅。将患者送到医院后，在医护人员指导下送进抢救室，指导家属就医。向急诊医师交代病情和救护、用药情况。而进一步的诊断、治疗和护理将根据窒息病因不同而有针对性进行。

七、淹溺

淹溺又称为溺水，是指人体淹没于水中，由于水吸入肺内（湿性淹溺 90%）或喉头、气管反射性痉挛（干性淹溺 10%）所致窒息与缺氧及二氧化碳潴留，甚至由此造成呼吸、心搏骤停而死亡的过程。呼吸、心搏骤停是导致淹溺者死亡的主要原因。病因见于游泳时间过长，或受冷水刺激手足抽搐而致淹溺；潜水时间过长致血氧饱和度降至 40% ～ 60% 时可出现协调与共济障碍而发生淹溺；心血管疾病患者于游泳时突然发病或其他疾病不可胜任者而致淹溺；有意外落水和自杀者突然投水后，瞬间发生窒息而淹溺。发病机制：由于淹溺时水的物理成分不同，其病变性质和发病机制也有所不同，临床上可分为干性淹溺和湿性淹溺。

干性淹溺指人入水后，因受强烈刺激（惊慌、恐惧、骤然寒冷等），引起喉头痉挛，以致呼吸道完全梗阻，造成窒息死亡。当喉头痉挛时，心脏可反射性地停搏，也可因窒息、心肌缺氧而致心脏停搏。干性淹溺占所有溺死者的10%左右。

湿性淹溺分为淡水淹溺和海水淹溺。淡水淹溺发病机制：淡水进入呼吸道影响通气和气体交换，水损伤气管、支气管和肺泡壁的上皮细胞，并使肺泡表面活性物质减少，引起肺泡塌陷，进一步阻滞气体交换，造成全身严重缺氧；淡水进入血液循环稀释血液，引起低钠、低氯和低蛋白血症；红细胞在低渗血浆中破碎，引起血管内溶血，导致高钾血症，致心室颤动、心脏停搏；过量的游离血红蛋白堵塞肾小管，引起急性肾衰竭。海水淹溺（海水含3.5%氯化钠及大量钙盐、镁盐，呈高渗）的发病机制：海水对呼吸道和肺泡有化学性刺激作用；肺泡上皮细胞和肺毛细血管内皮细胞受海水刺激后，大量蛋白质及水分向肺间质和肺泡腔内渗出，引起急性非心源性肺水肿；高钙血症可导致心律失常，甚至心脏停搏；高镁血症可抑制中枢和周围神经，导致横纹肌无力、血管扩张和血压降低。

淹溺的临床表现包括面部肿胀、结膜充血、口鼻腔充满血性泡沫、皮肤黏膜发绀、肢体湿冷、烦躁不安或神志不清、呼吸不规则、肺部啰音、心音弱而不整、上腹胀满；重者心搏、呼吸停止而死亡，从淹溺至临床死亡一般为5～6分钟；淡水淹溺者有血液稀释和溶血的表现；海水淹溺者有血液浓缩和高钾血症的表现。

（一）初步判断

1. 有淹溺史。

2. 可有面部发绀、肿胀、肢体湿冷、腹胀、意识障碍甚至呼吸、心搏骤停。

（二）现场急救

1. 清除口腔、呼吸道异物，通畅气道，维持有效通气。必要时采用鼻面罩或气管插管，使用呼吸复苏气囊或便携式呼吸机进行呼吸支持。

2. 迅速倒出呼吸道、胃内积水。

3. 有缺氧指征者给予吸氧。

4. 呼吸、心搏骤停者即刻予以心肺复苏。

5. 建立静脉通道，维持有效循环。

6. 淡水淹溺者选用0.9%～3%氯化钠溶液静脉滴注，如有血液稀释，以限制水并用利尿剂及脱水剂。

7. 海水淹溺者选用5%葡萄糖溶液静脉滴注，或静脉滴注右旋糖酐40及血浆，切勿输盐水。

8. 其他对症处理包括纠正休克，抗生素防治感染，纠正水、电解质紊乱及酸碱平衡失调等。

（三）转诊注意事项

1. 危重患者建立静脉通道。

2. 监测患者生命体征。

3. 呼吸、心搏骤停者应持续心肺复苏。

（龙梅菁）

八、热烫伤

（一）初步判断

1. 热烫伤是指由热力引起的组织损伤。生活中常见的热力有火焰、热液、热蒸气、热金属。

2. 根据烧伤的深度可将烧伤分为四型（表18-3）。

表 18-3　烧伤深度分型

分度	烧伤深度	皮肤表现	临床表现
一度	累及角质层、颗粒层、透明层	红斑性	疼痛不剧烈，可自然愈合，无瘢痕
浅二度	累及真皮浅层，部分生发层存在	水疱性	剧烈疼痛、感觉过敏、无瘢痕
深二度	累及真皮深层	皮肤暗红	感觉迟钝、拔毛疼痛、有瘢痕
三度	累及皮肤全层和皮下、肌肉、骨	苍白、焦痂、血管栓塞	感觉迟钝、拔毛不痛、有瘢痕

3. 烧伤面积是指皮肤烧伤区域占全身体表面的百分数

（1）中国新九分法（表 18-4）：以人全身体表面积为 100%，即头颈部占体表面积 9%（1×9%），每一上肢占 9%（双上肢 2×9%），躯干（含会阴 1%）占 27%（3×9%），双下肢（含臀部）占 46%（5×9%+1%），共为 11×9%+1%=100%。

表 18-4　中国新九分法对烧伤面积的计算

部位		占成人体表（%）		占儿童体表（%）
头部	发部	3	9×1	9+（12 －年龄）
	面部	3		
	颈部	3		
双上肢	双上臂	7	9×2	9×2
	双前臂	6		
	双手	5		
躯干	躯干前	13	9×3	9×3
	躯干后	13		
	会阴	1		
双下肢	双臀	5	9×5+1	9×5+1 －（12 －年龄）
	双大腿	21		
	双小腿	13		
	双足			

（2）手掌法：不论年龄或性别，将患者手的五指并拢，单掌面积大约为本身体表面积的 1%，应急时可估算，待条件允许时，可结合九分法计算。

4. 烫伤严重程度：临床上通常把成人烧伤面积在 10% 以下的二度烧伤称为轻度烧伤；烧伤面积 11% ～ 30% 或是三度烧伤 10% 以下称为中度烧伤；烧伤面积 31% ～ 50% 或三度烧伤 11% ～ 20% 称为重度烧伤。以上患者如果伴有休克，中度吸入性损伤或是伴有合并伤者则严重程度升一级。总烧伤面积超过 50% 或三度烧伤超过 20% 则称为特重度烧伤。

（二）现场急救

热力、电、化学物质、反射线等造成的烧伤，其严重程度都与接触面积与接触时间密切相关，现场急救原则是迅速移除致伤原因，脱离现场，同时给予必要的急救处理。

1. 冲（急性烫烧伤用流动冷水冲淋）。

2. 脱（充分冲洗和泡湿伤口后冷水下除去衣物）。

3. 泡（冷水继续浸泡 30 分钟，主要目的为缓解疼痛）。

4. 盖（无菌敷料覆盖伤口，固定；避免弄破水疱）。

5. 送（烧伤整形外科）。伤口范围占整体面积的 10% ～ 20% 时，需要入院治疗。

（三）转诊注意事项

1. 观察呼吸道及呼吸情况和脉搏；做好心肺复苏的急救准备工作。

2. 面部、口腔和咽喉烧伤是十分危险的，易导致呼吸道阻塞而使患者呼吸困难。

3. 冷水浸泡，不要太久，以免体温下降过度，造成休克；意识不清应停止浸泡。

4. 如有条件，尽快建立静脉通道，口渴烦躁不建议饮用白开水，建议饮用糖水或电解质水。

（李　越　龙梅菁）

九、冻伤

冻伤是低温袭击所引起的全身性或局部性损伤。轻时可造成皮肤一过性损伤，要及时救治；重时可致永久性功能障碍，须进行专业救治。严重时可危及生命，须紧急抢救。引起冻伤的原因主要是低温、身体长时间暴露、潮湿、风、水所造成的大量热量流失。

（一）初步判断

局部冻伤多发生在手指、脚趾、手背、足跟、耳廓、鼻尖、面颊部等处。

1. 一度冻伤最轻，即常见的“冻疮”，受损在表皮层，受冻部位皮肤红肿充血，自觉热、痒、灼痛，症状在数天后消失，愈后除有表皮脱落外，不留瘢痕。

2. 二度冻伤伤及真皮浅层，伤后除红肿外，伴有水疱，疱内可为血性液，深部可出现水肿，剧痛，皮肤感觉迟钝。

3. 三度冻伤伤及皮肤全层，出现黑色或紫褐色，痛感觉丧失。伤后不易愈合，除遗有瘢痕外，可有长期感觉过敏或疼痛。

4. 四度冻伤伤及皮肤、皮下组织、肌肉甚至骨头，可出现坏死，感觉丧失，愈后可有瘢痕形成。

全身性冻伤，伤员皮肤苍白、冰凉，有时面部和周围组织有水肿，意识模糊或昏迷，肌肉强直，瞳孔对光反射迟钝或消失，心动过缓，心律失常，血压降低而测不到，可出现心房和心室纤颤，严重时心搏停止。呼吸慢而浅，严重者偶尔可见一二次微弱呼吸。

（二）现场急救

冻伤救护原则：尽快脱离低温环境，保暖，尽可能将伤员送往专业医院进行救护。

1. 一度冻伤时可让患者自己主动活动，并按摩受冻部位，促进血液循环。可用温水（40 ～ 42℃）浸泡，再涂以冻疮膏即可。

2. 二度冻伤的水疱可在消毒后刺透，使黄水流出再包扎，伤口已破溃者按感染伤口处理。

3. 三度冻伤时应尽快脱离低温环境，保暖，促进肢体复温，不可用雪擦、火烤或温水浸泡，否则会加重伤情。

4. 当全身冻伤者出现脉搏、呼吸变慢的话，就要保证呼吸道畅通，并进行人工呼吸和胸外心脏按压。要渐渐使患者身体恢复温度，然后速去医院。

5. 多喝热饮料（姜糖水、感冒冲剂），如疼痛可服两片索米痛片治疗。

6. 除去湿的衣服，进入羽绒睡袋保暖。

7. 用温水轻轻地清洁伤处，由于解冻的伤处很痛，并且皮肤及肌肉有可能失去知觉，所以要格外小心。

8. 确保伤处完全干燥（包括趾间）。有创面的用消毒棉花，无创面的用干净、松软的棉垫子包裹以保护伤处并保温。

9. 全身体温过低的患者，为促进复温，可采用全身浸浴法，浴水温度保持在 35 ～ 42℃。

（三）转诊注意事项

1. 二度以上的局部冻伤，需到医院进一步处理伤口。

2. 全身冻伤者出现脉搏、呼吸变慢时就要保证其呼吸道畅通，并进行人工呼吸和胸外心脏按压。

3. 转诊路上持续保持复温措施。

十、坠落伤

坠落伤是指人体由高处坠落碰撞到地面或其他物体所形成的损伤。可以发生在任何年龄，中年、青年多见，儿童次之。大多数患者从事高空建筑业。坠落伤预后与坠落高度、着地姿势与致伤部位、伤情程度及救治效果相关。一般来说，因坠落的高度越高，患者受伤的病情也越重。一般高度在 3m 以内，四肢骨折是比较常见的原因，特别是跟骨骨折。3m 以上的高处坠落主要为盆骨骨折，患者的胸腹腔是最容易发生伤害的地方，因为落地时会有剧烈的反冲力，这会致使患者出现严重的损伤。不同的年龄、不同的地面性质、体重的情况都会有不一样的病情。如果患者直接坠落到地面上，一般其冲击力时间很短，其可以致使患者身体多处出现骨折。患者病情复杂，变化快，漏诊率、死亡率、休克发生率及并发症发生率高，随时都有生命危险，但早期如能得到及时正确地抢救则能降低死亡率。多发性损伤多，除骨关节损伤外，身体任何部位都有受伤的可能。其中以四肢骨折和（或）脊柱损伤合并颅脑损伤，内脏破裂、肋骨骨折、骨盆骨折为多见。

（一）初步判断

1. *主要检查生命体征*　是对患者全身状态的概括性观察，以望诊为主，也需使用触诊。检查内容包括性别、年龄、意识、呼吸、脉搏、血压、面容表情、体位姿势、步态、皮肤黏膜等。

（1）神经系统：意识状态是大脑功能活动的综合表现。正常人意识清晰、思维合理、语言清晰、表达准确。凡因各种原因引起的大脑皮质受到严重 、广泛的抑制 ，均可出现意识障碍，如意识模糊、谵妄、嗜睡、昏迷等。可见于颅脑损伤、重度休克及各种疾病，还应检查瞳孔、肢体感觉与运动等。

（2）呼吸：判断气道是否通畅，呼吸是否存在、有无呼吸困难，呼吸的频率、深度是否正常，是否发生气胸或连枷胸等。

（3）循环：判断颈动脉是否搏动，桡动脉搏动的速率、强度等，有无血压改变，有无休克发生的可能。

（4）局部：有无大出血，尤其活动性出血，有无异物插入体内。疼痛的部位往往就是受伤的部位，检查有无形态改变、压痛等。

2. *进一步评估*

（1）损伤部位：可按以下顺序依次检查，不易漏诊。①头面部：有无畸形、肿胀、破损 、出血及脑组织膨出等。眼有无出血或瘀肿，有无视力障碍，眼球活动是否正常，瞳孔大小、对光反射有无改变等。耳鼻有无畸形、破损、出血，有无耳漏 、鼻漏等。口腔颌面有无畸形、破损、出血，下颌关节活动及牙齿咬合关系是否正常，口腔内有无血块、脱落的牙齿等异物，咽部有无肿胀等。②颈部：有无肿胀、出血、皮下气肿，气管是否居中，颈部活动是否正常等。③胸部：有无畸形、破损、出血、皮下气肿，有无压痛，有无反常呼吸，疼痛是否与咳嗽、深吸气、转动体位有关。④腹部：有无压痛、反跳痛，有无膨隆、破损及脏器脱出等。⑤脊柱：有无疼痛、压痛 、畸形，有无肢体感觉、运动障碍等。注意不可因检查而造成或加重脊柱、脊髓损伤。

⑥骨盆及外生殖器：有无疼痛、压痛、肿胀、畸形、破损，骨盆挤压试验及骨盆分离试验是否加重局部疼痛，有无血尿及尿外渗等。⑦四肢：有无畸形、压痛、破损、出血、断离、活动障碍等。⑧其他部位：如有无背部、腰部、臀部等处异常。

(2) 损伤程度：各种损伤程度之间没有截然的界限，并可互相转化。抢救应按轻重缓急进行。①轻度损伤：多为软组织损伤、轻度骨折等，无脏器损伤，生命体征无改变，不影响生活能力,多可行走。②中度损伤:多为四肢骨折或一般脏器损伤。生命体征可有改变，较为严重，已影响生活能力，但暂缓处理并无生命危险或导致身体残疾。③重度损伤：多为重要脏器严重损伤、生命体征可有明显改变，可危及生命。这部分患者是我们首先要重点抢救的患者。通过抢救可能有生存的机会。④死亡：心搏、呼吸已经停止。虽经全力抢救，也不可能救活者，即可放弃抢救，不必浪费急救资源。

(二) 现场急救

1. *常规处理* 院前急救人员到达现场后，要一问、二看、三测、四摸。一问：及早明确诊应尽可能询问目击者；二看：看面色、呼吸、结膜、瞳孔、受伤部位情况；三测：测血压，以初步判断患者是否处于休克状态；四摸：脉搏、皮肤的温度与湿度、气管的位置、腹部有无压痛及反跳痛、四肢有无异常活动。

2. *伤者急救的主要的处理内容* 心肺复苏、有效止血、固定骨折、及时送医院。根据评估结果进行相应后续处理，包括常规给予开放气道、吸氧、输液、包扎、止血、固定、搬运等。严重高坠落伤会导致患者出现休克、窒息、大出血、心搏骤停、连枷胸、腹部内脏损伤等危急症状，需要优先处理。首先要保持患者呼吸道通畅，维持呼吸畅顺，清除患者口腔呼吸道痰液、呕吐物、血液，去除义齿，避免窒息，必要时行气管插管建立人工气道。对于开放性骨折引起大出血患者，应立即给予止血（加压包扎或扎止血带）和固定等处理，以利于搬运。对于休克患者必须保证循环系统的有效运作,及时建立2条以上的静脉通道,补充晶体液以平衡液为首选,胶体液以右旋糖酐40为主。监测生命体征，同时密切观察伤者的神志、瞳孔变化、血压、脉搏、呼吸等改变，纠正水、电解质紊乱及酸碱平衡失调，预防并控制感染、全身性炎症反应综合征、多器官功能衰竭等 。呼吸停止、心搏骤停者及时行心肺复苏。脊柱骨折、脊髓损伤者首先保持患者取平卧位，采用脊柱板或铲式担架固定搬运，避免二次损伤。

(三) 转诊注意事项

在患者转送医院途中,急救人员及时向急救中心通报急救情况，报告患者伤情、性别、年龄，同时报告医院急诊科，准备检查、手术及抢救等程序。

十一、电击伤

电击伤也称为触电，指一定强度的电流通过人体时，造成机体损伤及功能障碍。电流能量转化为热量，还可造成电烧伤。雷电即闪电，是一瞬间的超高压直流电，其能造成人的一种特殊电击伤。

电击伤的常见原因包括：缺乏安全用电知识，安装和维修电器、电线时违反操作规程；电器年久失修绝缘性能降低；雷雨天气树下避雨、撑铁柄伞被闪电击中；意外事故中电线折断落到人体；抢救触电者时，抢救者用手直接拉触电者。

影响电击损伤因素:电流强度、电流种类、电压高低、通电时间、人体电阻、电流途径。通常，直流电比交流电的危险性小。无论是交流电还是直流电，电压与电流强度越高，损伤越大。通电时间越长，损害越大。身体各组织单独对电流的阻力自小而大顺序排列为血管、神经、肌肉、皮肤、脂肪、肌腱、骨组织。电流通过心脏易导致心搏骤停，通过脑干使中枢神经麻痹、呼吸暂停。

（一）初步判断

根据触电后出现临床症状，诊断电击伤不难。电击伤临床表现分为全身表现和局部症状。

1. *全身表现*　分为轻型和重型。轻型表现为痛性肌肉收缩、精神紧张、头痛、头晕、面色苍白、心悸等；体格检查：无阳性体征。重型可导致昏迷、休克、心搏、呼吸骤停；电击后常出现肌肉抽搐、血压下降、呼吸由浅快转为不规则，以致呼吸停止、心律失常，很快导致心脏停搏；可能有强制性肌肉损伤并骨折、内脏器官损伤和体内外烧伤；体格检查：神志、呼吸改变，心脏听诊异常。

2. *局部症状*　低压电引起的烧伤，创面小，与健康皮肤分界清楚，呈焦黄色或灰白色，无痛干燥。高压电引起的烧伤，面积大，伤口深，伤口多呈干性创面。

（二）现场急救

1. *迅速脱离电源*　①关闭电掣；②挑开电线；③切断电源；④拉开触电者。

2. *轻型触电*　就地观察和休息。

3. *重型触电*　伤口处理，包括减张切开预防筋膜室综合征。如有心搏、呼吸骤停，立即进行心肺复苏。

（三）转诊注意事项

1. 严密观察患者生命体征。如有心搏、呼吸骤停，立即进行心肺复苏，并延长心肺复苏时间，直达上级医院。

2. 保持患者呼吸道通畅。

3. 注意患者有无其他合并伤存在。

4. 准确记录尿量。

5. 加强伤口护理，防止并发症。

十二、毒蛇咬伤

世界上有蛇 2000 多种，其中我国有 170 余种，有近 50 种为毒蛇，危害较大的有蝮蛇、眼镜蛇、眼镜王蛇、金环蛇、银环蛇、五步蛇及竹叶青蛇等。其主要分布在南方省区。毒蛇咬伤是我国南部农村、山区和沿海一带的常见病，以夏秋季多见，多发生于凌晨或夜间。毒蛇咬伤能使人中毒，救治不及时常危及生命安全。毒蛇头部有毒牙、排毒导管和毒腺，毒腺位于头侧眼后下方的皮肤下面。当毒蛇咬人时，毒腺中的毒液通过排毒导管输送到毒牙而注入咬伤的伤口内。毒液主要经淋巴和血循环扩散，引起局部的和全身中毒症状。蛇毒主要含蛋白质、多肽类和多种酶，依成分不同分为神经毒、血液循环毒和混合毒 3 种，毒素不同其临床表现也有差异。

（一）初步判断

1. *血液循环毒素中毒*　见于蝰蛇、五步蛇和竹叶青蛇咬伤。咬伤局部剧痛、红肿、出血、水疱、皮下瘀斑或组织坏死，引起淋巴管炎和淋巴结炎，伤口不易愈合，并迅速向肢体近端蔓延。全身反应多在咬伤 2 ～ 3 小时出现，有发热、胸闷、心悸、气短、恶心、呕吐等。重者出现皮肤黏膜出血、呕血、便血、尿血、鼻出血等，可有溶血性黄疸，还可出现心律失常、心肌损害、心力衰竭甚至休克，有的出现急性肝肾衰竭。

2. *神经毒素中毒*　主要由金环蛇、银环蛇、部分蝮蛇和海蛇咬伤引起。咬伤局部症状相对较轻，伤口可仅有轻度红肿、麻木、流血不多，所以往往易被忽视。在咬伤后 1 ～ 3 小时，开始出现全身症状并迅猛发展，有视物模糊、眼睑下垂、声音嘶哑、言语和吞咽困难、恶心、呕吐、牙关紧闭、共济失调、瞳孔散大、光反射消失、大小便失禁。严重者肢体瘫痪、惊厥、昏迷、休克、呼吸麻痹以致呼吸停止。虽然神经毒素的症状很重，但病程较短，只要渡过前两天的危险期，一般均可恢复。

3. 混合毒素中毒　见于眼镜蛇、眼镜王蛇和蝮蛇咬伤。兼有以上两者的特点，但又有所侧重，如眼镜蛇咬伤以神经毒素为主，蝮蛇咬伤以血液循环毒素为主。

一般毒蛇咬伤患者均有明确蛇咬伤病史及有明显毒蛇咬伤牙痕，结合体征及临床表现一般诊断并无困难。

（二）现场急救

被毒蛇咬伤后切忌惊慌，首先要判明是否为毒蛇咬伤。这可通过蛇的牙痕进行判断，无毒蛇的牙痕多呈一排或两排，而毒蛇的牙痕则多呈两点（一对）或数点（2 ～ 3 对）。被蛇咬伤，如不能确切排除毒蛇咬伤者，应按毒蛇咬伤观察和处理。咬伤处无毒蛇牙痕或无红肿及疼痛，则可能是非毒蛇咬伤或毒素未进入体内，可不需治疗，但应观察 6 小时以上。

1. 防止毒物的吸收和扩散　被毒蛇咬伤后，蛇毒在 3 ～ 5 分钟就迅速进入体内，应尽早采取有效措施，防止蛇毒的吸收与扩散。被毒蛇咬伤后，应保持冷静，走动要缓慢，不能奔跑，以免促使蛇毒快速扩散。

2. 立刻对伤口进行局部处理　立即在伤口近心端 2 ～ 3cm 处用绳带结扎，每 15 分钟左右放松 1 分钟，防止肢体缺血坏死。立即在咬伤处用利器纵向扩大伤口皮肤，然后用手术钳等钝器扩创，可深达毒牙尖端，以利蛇毒液体流出体外，不主张“十”字或“米”字切开和挤压伤口排毒。也不宜切断血管和切口太深，以免毒液渗入而加快扩散。

尽快把伤口内毒液吸出：用吸毒器（紧急制作方法：将注射器底部割去磨平，底部罩在伤口上即可抽吸）吸吮或拔火罐尽可能吸出伤口内毒液并反复冲洗伤口。越快越好，15 分钟内持续吸引 1 小时可吸出 30% ～ 50% 的毒液。若在伤口周围注射生理盐水同时抽吸可以起到“伤口内冲洗”的作用，蛇毒排出更彻底。对伤口周围水疱或血疱，可先用消毒注射器抽出渗出液，然后再湿敷或外敷药膏（如磺胺嘧啶银冷霜）。如伤口已发生坏死、溃烂，应予以清创，用 1 ∶ 5000 呋喃西林溶液湿敷有利坏死组织溶脱和肉芽组织生长。指端坏死应尽快做功能修复手术。

3. 尽快到医院急诊室进行处理　伤口切开、冲洗、吸毒和排毒。

4. 特效解毒　抗毒血清应用越早越好，最好选用多价抗毒血清。

5. 蛇药治疗　可选用南通蛇药、上海蛇药等局敷或口服。

6. 对症及支持治疗　防止继发感染等。

（三）转诊注意事项

1. 就近送往有抗蛇毒血清的医院。

2. 保持镇静，受伤肢体保持低位，伤口近心端 2 ～ 3cm 处用绳带结扎，每 15 分钟左右放松 1 分钟，防止肢体缺血坏死。

3. 保持呼吸道通畅，必要时气管插管行人工通气。

十三、蜂蜇伤

蜂蜇伤包括蜜蜂和黄蜂蜇伤。蜂蜇伤是蜂尾的毒刺刺入人体，黄蜂刺入后多将尾刺收回，而蜜蜂的尾刺和毒囊多留在皮内。蜂毒含溶血肽、神经肽和组胺样物质，发病与蜂毒素对人体的毒害作用和机体的变态反应有关。

（一）初步判断

有蜂蜇伤病史，轻者伤处见有瘀点的红斑、风团、丘疹，有烧灼感及刺痛，或者有剧烈的瘙痒。重者见于多次被蜂蜇伤或群蜂蜇伤，引起大面积皮肤潮红、肿胀、水疱形成，局部剧痛或瘙痒，有发热、头痛、恶心、呕吐、烦躁不安、痉挛、昏迷。有特异体质者对蜂毒过敏，可迅速发生颜面、眼睑肿胀，荨麻疹，喉头水肿，腹痛、腹泻，呼吸困难，血压下降，神志不清等过敏性休克，甚至可致心脏和呼吸麻痹而死亡。

（二）现场急救

1. 判断何种蜂蜇伤，简单评估病情。

2. 保持镇静，限制活动，患肢处于低处，适当冰敷，减少毒素吸收。

3. 处理伤口：一拔、二涂洗、三就医服药。

（1）患部如有毒刺须先拔除。用强黏胶带粘除或用镊子拔除蜂刺。若蜂刺附有毒腺囊，不能用镊子夹，以免挤入毒液使之加重，应用针挑出。

（2）蜜蜂的毒液呈酸性，局部可用肥皂水，5% 碳酸氢钠溶液或 3% 淡氨水等弱碱性溶液洗敷伤口，以中和毒液。黄蜂的毒液呈碱性，可用 1% 醋酸或食醋洗敷伤口，局部红肿处可外用炉甘石洗剂以消散炎症，红肿严重伴水疱渗液，可用 3% 硼酸水溶液湿敷，疼痛严重时刻酌情使用镇痛剂。现场可用当地的草药如野菊花、马齿苋、夏枯草等捣烂，外敷。玉露散、季德胜蛇药、南通蛇药片等，用凉开水调成糊状外涂。

（3）内服季德胜蛇药、南通蛇药片、解毒消炎丸、牛黄解毒片等。

（三）转诊注意事项

大黄蜂蜇伤可导致患者休克、昏迷、抽搐、心脏和呼吸麻痹等，可致死亡。如果肉眼尿液呈洗肉水样、浓茶色样、酱油色样，提示已发生了溶血，护士应密切观察病情变化，如果出现 24 小时尿量少于 400ml，或者 24 小时尿量少于 100ml 提示已发生急性肾衰竭。黄蜂群蜇伤所致急性肾衰竭病情严重，常合并多器官功能衰竭。尽快转送上级医院进行持续床旁血液净化，以清除体内毒物，改善全身中毒症状。应警惕过敏性休克的发生，同时给予大剂量激素应用，碱化尿液，保肝，保护胃黏膜，营养心肌，抗感染，预防水、电解质紊乱及对症支持治疗。积极正确的院前急救，尽可能缩短蜇伤后的无治疗期是减少休克、肾衰竭和死亡率的关键。快速建立静脉通路，积极给予补液、利尿、抗过敏，防治休克等治疗，早期持续血液净化能有利于患者受损器官功能的恢复，缩短患者的住院时间。

十四、急性高原肺水肿

高原肺水肿（high altitude pulmonary edema，HAPE）是高原地区特发病，是人们快速进入高海拔地区（一般 3000m 以上），初次进入或重返高原，或从高原至另一更高处后 1 ～ 5 天发生的非心源性肺水肿，是一种重型急性高原病。病理改变主要为肺组织高度充血和水肿，肺的重量比正常人大 2 ～ 4 倍。气管和支气管内充满粉红色泡沫液体，肺泡腔充满水肿液，肺泡壁增厚。肺小动脉和毛细血管扩张、充血及破裂，管腔内有广泛性微血栓形成。肺泡内纤维蛋白渗出及透明膜形成。左心房、左心室正常；右心房、右心室和主肺动脉扩张。本病常因上呼吸道感染、劳累、过度体力活动和寒冷而诱发。以发病急、病情进展迅速为其特点，如能及时诊断与治疗，能够完全治愈。

（一）初步判断

发病时为 1 ～ 5 天进入高海拔地区（一般 3000m 以上），初次进入或重返高原，或从高原至另一更高处。出现极度疲乏、严重头痛、胸闷、心悸、恶心、呕吐，呼吸困难和频繁干咳，夜间加重难以入睡。口唇及指甲床发绀。心率加快，呼吸快而浅，呼吸频率可达 40 次 / 分。有些患者发冷低热、面色苍白、皮肤湿冷。随着病情的发展，呼吸困难加剧，少数患者不能平卧呈端坐呼吸。咳出泡沫痰，初为白色或淡黄色，后即变为粉红色，量多者可从口腔和鼻孔涌出。神经系统症状为意识模糊、幻觉、感觉迟钝，严重者出现昏迷。最重要的体征为肺部听到湿啰音。啰音以双下肺最多见，但也可只出现在单侧。肺动脉瓣区第二音亢进，部分患者心前区可听到Ⅱ～Ⅲ级收缩期杂音。右心衰竭时，颈静脉怒张，水肿，肝大并有压痛。

（二）现场急救

早期诊断是有效治疗的关键。在发达国家，由于高山急救设施的现代化，一旦发生肺水肿就迅速转移到低海拔地区。但在我国青藏高原，主张就地抢救，以免因长途转送、路途颠簸或供氧中断致患者死于途中。

1. *氧疗* 吸入高浓度、高流量氧是挽救患者的关键。100% 氧以 4 ～ 8L/min 面罩输入。当患者有大量泡沫痰时，可用 75% 乙醇湿化吸氧。输氧应持续 12 ～ 24 小时及以上，直到患者完全恢复。

2. *药物治疗*

（1）氨茶碱：是治疗高原肺水肿很有效的药物，有降低肺动脉压，强心利尿，扩张支气管平滑肌的作用。首次量为 5 ～ 6mg/kg 稀释于葡萄糖溶液 40ml 中，缓慢静脉注射。根据病情每 4 ～ 6 小时可重复。

（2）利尿剂：它有脱水，减少血容量，减轻右心负荷，降低肺血管阻力的作用。常用呋塞米（速尿）20mg 静脉注射。利尿时要注意补充氯化钾，以防低钾低氯血症，同时也要注意血液浓缩。

（3）血管扩张剂：硝苯地平（硝苯吡啶）能阻滞血管平滑肌钙内流，降低血管阻力，改善微循环。酚妥拉明是 α 受体阻滞剂，可扩张体循环小动脉和大静脉，有正性肌力作用。硝酸异山梨酯（消心痛）可直接作用于血管平滑肌，扩张细小动脉及静脉，兴奋心肌作用。

（4）皮质激素：高原肺水肿患者肾上腺皮质功能可能是低下的，故对一些严重患者使用皮质激素治疗，效果良好。它可稳定血管内皮细胞及肺泡上皮细胞功能，降低毛细血管通透性，解除支气管痉挛，促进肺内渗出液的吸收。常用氢化可的松 200 ～ 300mg 静脉滴注，或地塞米松 10 ～ 20mg 静脉滴注。

（5）吗啡：曾有学者提出吗啡可抑制呼吸中枢，故应禁用。但有些危重患者使用后效果很好。其作用是该药能消除焦虑和不安，降低中心静脉压，减少肺血容量，减轻心室负荷的作用。因此，对烦躁不安、剧烈咳嗽、咳大量泡沫痰、劳力性呼吸的严重患者可使用吗啡。但嗜睡、昏迷、休克、呼吸不规则的患者则不宜使用吗啡。用法为 5 ～ 10mg 皮下注射或肌内注射。

（6）其他：如患者发生心功能不全、呼吸衰竭、呼吸道感染时，根据症状和病情给予强心剂，行兴奋呼吸、抗感染等治疗。

（三）转诊注意事项

1. 尽快将患者转送至具备医疗条件的医院，转送途中不中断治疗。

2. 保持患者呼吸道通畅，必要时气管插管，人工通气。

3. 若患者出现心搏、呼吸骤停，立即给予心肺复苏抢救。

（彭玉维）

参考文献

沈洪，刘中民，2013. 急诊与灾难医学 . 第 2 版 . 北京：人民卫生出版社：171-172.

葛云波，徐永健，2013. 内科学 . 第 8 版 . 北京：人民卫生出版社：916-919.

第19章 基本技能

第一节 病史采集

一、发热

发病时间、季节；发病缓急、病程、程度和热型（每日体温变化规律）；有无畏寒、寒战、大汗或盗汗；相关系统症状：是否伴有咳嗽、咳痰，咯血、胸痛，腹痛、呕吐、黄疸，尿频、尿急、尿痛，皮疹、出血，头痛、肌肉痛、关节痛；是否伴有昏迷等；精神状态、食欲、体重、睡眠及大小便情况。

二、皮肤黏膜出血

出血部位皮肤的颜色、数量，是否高出皮肤表面，有无瘙痒。除四肢外，其他部位皮肤有无类似情况。

三、咳嗽与咳痰

1. 咳嗽　性质、音色、程度，发生的时间和规律，加重或缓解因素；有无咳痰，咳痰的性状和量。

2. 咳痰　性状、量、颜色，有无异味，有无季节性，加重或缓解因素；伴随症状：是否伴有发热、胸痛、呼吸困难、大量脓痰、咯血及进行性体重下降等。

四、咯血

病因及前驱症状、痰中带血的量、颜色、性状；此次咯血的急缓、性状和量；发病年龄；伴随症状：是否伴有发热、胸痛、咳嗽、咳痰及刺激性干咳、杵状指等；既往有无结核病接触史、吸烟史、职业性粉尘接触史、生食海鲜史（肺寄生虫病）及月经史（子宫内膜异位症所致咯血）等。

五、疼痛

具体部位、性质、程度、发作频率、持续时间，加重或缓解因素。

1. 头痛　具体部位、性质、程度、发作频率、持续时间，加重或缓解因素。

2. 胸痛　具体部位、性质、程度、发作频率、持续时间，有无放射痛，有无加重或缓解因素（与活动、呼吸的关系）。

3. 腹痛　具体部位、性质、程度、发作频率，有无放射痛，与排便的关系，有无加重或缓解因素（与饮食的关系）。

4. *关节痛* 性质、程度、发生频率、持续时间，加重或缓解因素。发病关节部位、个数，有无关节红肿、变形、运动障碍。

5. *腰痛* 具体部位、性质、程度，起病缓急，发生频率，有无放射。是否进行性加重，加重或缓解因素。

六、呕血与便血

1. *呕血* 既往有无上腹痛、反酸、嗳气及消化不良史；有无肝病和长期药物摄入史（非甾体抗炎药物）；排除口腔、鼻咽部出血及咯血；诱因：呕血前有无饮食不洁、大量饮酒、接触毒物或服用特殊药物史；呕血次数、量、具体颜色，是否混有食物。有无寒战、发热、腹痛、黄疸、皮肤黏膜出血、少尿等；一般情况：有无口渴、头晕、心悸、出汗等症状；有无循环问题。

2. *便血* 病因和诱因，便血次数、量、具体性状，与排便的关系；伴随症状：是否伴有腹痛、里急后重，腹部包块、梗阻，全身出血性疾病；既往有无腹痛、腹泻、痔疮、肛裂病史，胃肠道手术史，抗凝药物使用史。

七、腹泻与便秘

1. *腹泻* 每天大便次数、量、形状，加重或缓解因素。

2. *便秘* 每天大便次数、量、形状，加重或缓解因素；与腹泻的关系。

八、黄疸

发生部位、颜色，有无巩膜黄染、皮肤瘙痒及皮肤黏膜出血；起病急缓，有无群集发病，有无旅游史、服用药物史；大小便：尿色、尿量，粪便颜色（如有无白陶土样便）。

九、尿急、尿频、尿痛

1. *尿急* 程度，有无排尿困难、溢尿。

2. *尿频* 排尿频率、每次排尿量，与尿急的关系。

3. *尿痛* 具体部位、性质、程度、出现的时间。

近期有无接受过导尿、尿路器械检查或人工流产；有无新婚、蜜月期；既往有无结核病、泌尿系统感染、泌尿系统结石、盆腔疾病及手术史，中枢神经受损和精神疾病史，不洁性生活史；伴随症状：是否伴有发热、腰痛、血尿、脓尿、排尿困难和尿道分泌物等。

十、血尿

具体尿色，有无血凝块，是否为全程血尿，是否呈间歇或持续性；伴随症状：是否伴有全身或泌尿系统症状；有无高血压、水肿、蛋白尿史；年轻人注意询问家族中有无失聪和肾炎病史。

十一、恶心与呕吐

恶心与呕吐发生的关系；呕吐发生的时间、频率，是否呈喷射性；呕吐物气味、性状和量，加重或缓解因素。

十二、消瘦

起病急缓、体重变化程度，是否与饮食相关。

十三、无尿、少尿与多尿

1. 无尿与少尿　减少速度及具体尿量，有无泡沫尿，有无尿频、尿急、尿痛、排尿困难。

2. 多尿　增多速度及具体尿量，有无泡沫尿，有无尿频、尿急、尿痛。

十四、抽搐与惊厥

1. 肢体抽动部位和抽动次数，持续时间，发作时有无意识障碍、大小便失禁、发绀。

2. 发热与惊厥的关系，惊厥出现时间，惊厥时的体温，发作后患者的意识状态。

十五、意识障碍

发病时间，起病急缓；诱因，病程长短，轻重；意识障碍的进程；发病前后有无发热、头痛，呕吐腹泻、皮肤黏膜出血点及瘀斑，运动障碍，急性感染；既往有无高血压、动脉硬化、肺源性心脏病、糖尿病、肝肾疾病、癫痫、肿瘤、颅脑外伤等；发病环境和现场情况，发病季节、时间；服用药物及毒物接触史。

第二节　体格检查

一、生命体征

1. 体温（T）（℃）　包括口测法、肛测法和腋测法 3 种测量方法（表 19-1）。

表 19-1　3 种体温测量方法的鉴别

项目	口测法	肛测法	腋测法
方法	舌下含 5 分钟	涂润滑剂，插入肛内 1/2 表长，5 分钟	腋下 10 分钟
正常值	36.3 ～ 37.2℃	36.5 ～ 37.7℃	36 ～ 37℃
优缺点	可靠，但小儿及昏迷患者不能用	安全可靠，小儿及昏迷患者可用	门诊患者使用方便，不易交叉感染

2. 脉率（P）（次 / 分）　以适当的压力触摸桡动脉（＞ 30 秒）正常值：60 ～ 100 次 / 分。

3. 呼吸频率（R）（次 / 分）　16 ～ 20 次 / 分。

4. 血压（BP）（mmHg）　正常血压：收缩压＜ 130mmHg、舒张压＜ 85mmHg；高血压：收缩压＞ 140mmHg、舒张压＞ 90mmHg。

二、一般情况

1. 发育与体型

（1）判断成人发育正常的指标：胸围＝ 1/2 身高，两手距＝身高，坐高＝下肢长度。

（2）体型：无力型（瘦长型）、超力型（矮胖型）、正力型（均称型）。

（3）发育异常：巨人症、侏儒症、呆小症、佝偻病。

2. 营养状态　对营养状态的描述常用良好、中等和不良。

（1）身高和体重。

（2）BMI：中国成人正常为 18.5 ～ 23.9kg/m^2。

3. *意识状态* 意识障碍程度分为以下五种。

（1）嗜睡：持续睡眠状态，能唤醒，很快又入睡。

（2）意识模糊：定向障碍（时间空间颠倒、人物识别障碍）。

（3）昏睡：熟睡状态，不易唤醒，醒时答话含糊或答非所问。

（4）昏迷

1）轻度昏迷：无自主运动，对疼痛刺激有防御反射、角膜反射、瞳孔对光反射、吞咽反射、眼球运动等存在。

2）中度昏迷：对各种刺激均无反应，角膜反射减弱，瞳孔对光反射迟钝，眼球无转动，强烈刺激可能出现防御反射。

3）深昏迷：全身肌肉松弛，各种刺激全无反射。

（5）谵妄：意识模糊、定向力丧失、感觉错乱（幻觉、错觉）、躁动不安、言语杂乱。

4. *面容与表情*

（1）急性病容：潮红、不安、呼吸急促。

（2）慢性病容：憔悴、灰暗或苍白、目光黯淡。

（3）贫血病容：苍白、无力。

（4）二尖瓣面容：面色晦暗、两颊紫红及口唇发绀。

（5）甲状腺功能亢进症面容：面容惊愕、眼裂大、突眼、目光闪闪有神、不安、烦躁易怒。

（6）黏液性水肿面容：面色苍白、水肿、脸厚面宽、目光呆滞、反应迟钝、眉毛稀疏。

（7）满月脸：面如满月、皮肤发红伴痤疮。

（8）肢端肥大症面容：头颅增大、面长颌大、眉弓及两颧隆起、唇舌肥厚、耳鼻增大。

5. *体位* 指患者在卧位时所处的状态。

（1）自主体位：身体活动自如，不受限制。

（2）被动体位：患者不能自己调整或变换身体的位置。

（3）强迫体位：为减轻痛苦，被迫采取某种体位，如强迫坐位（端坐呼吸）、强迫侧卧位、强迫仰卧位等。

三、皮肤及黏膜

1. *颜色* 潮红、发绀（还原血红蛋白增多）、苍白、黄染、色素沉着。

2. *弹性* 正常：示指及拇指捏起手背内侧或上臂内侧的皮肤，松手后皮肤能很快平展；减弱：松手后皮肤不能很快平展，见于严重脱水、长期消耗性疾病、老年人。

3. *皮疹*

（1）斑疹：不隆起皮肤表面，只有颜色改变。

（2）丘疹：隆起皮肤表面，且有颜色改变。

（3）斑丘疹：在斑疹的底盘上出现丘疹。

（4）荨麻疹：局部暂时性水肿性隆起。

（5）疱疹：局限性高出皮肤表面的腔性皮损。

4. *皮肤黏膜下出血* 瘀点：直径＜ 2mm，压之褪色；紫癜：直径 3 ～ 5mm；瘀斑：直径＞ 5mm；血肿：片状出血伴皮肤显著隆起。

5. *蜘蛛痣* 皮肤小动脉末端分支性扩张所形成的血管痣，形似蜘蛛，提示雌激素升高。

6. 水肿

（1）轻度水肿：见于疏松组织如眼睑、胫前、踝部，指压后轻度凹陷。

（2）中度水肿：全身水肿，指压下陷较深，平复缓慢。

（3）重度水肿：全身明显水肿，皮肤发亮甚至有液体渗出或体腔积液。

四、淋巴结检查

1. 正常　很小不易触及，直径 0.2 ～ 0.5cm，质软，表面光滑，无粘连，无压痛。

2. 浅表淋巴结分组及引流范围

3. 检查顺序　耳前→耳后乳突区→枕骨下区→颌下→颏下→颈后三角→颈前三角→锁骨上窝→腋窝→滑车→腹股沟→腘窝。

4. 检查内容（记录内容）及方法　①部位；②大小；③数目；④硬度；⑤压痛；⑥活动度；⑦红肿；⑧瘘管；⑨瘢痕。

5. 淋巴结肿大的意义

（1）局部肿大：非特异性淋巴结炎、淋巴结结核、恶性肿瘤淋巴结转移。

（2）全身淋巴结肿大：急、慢性淋巴结炎、传染性单核细胞增多症、淋巴瘤、各种白血病、结缔组织疾病。

五、头颈部检查

1. 头颅　头颅可有正常和异常两种（表 19-2）。

表 19-2　正常头颅和异常头颅的鉴别

分类	大小	形态	运动
正常	新生儿头围 34cm，18 岁达 53cm	圆，比较匀称	运动自如
异常	小颅、巨颅	方颅，尖颅	颈椎病、震颤麻痹、Musset 征

2. 眉眼

（1）眉毛：稀疏脱落、外 1/3 稀疏或脱落。

（2）眼睑：水肿、上睑下垂、眼裂增宽、睑内翻。

1）睑内翻：见于沙眼。

2）上睑下垂：①双侧睑下垂：先天性上睑下垂、重症肌无力。②单侧上睑下垂：动眼神经麻痹（蛛网膜下腔出血、白喉、脑脓肿、脑炎等）。

3）眼睑闭合障碍：①双侧，甲状腺功能亢进症；②单侧，面神经麻痹。

4）眼睑水肿：肾炎、慢性肝病、营养不良、贫血、血管神经性水肿。

（3）结膜：充血水肿、颗粒与滤泡、出血点、苍白。

（4）巩膜：黄疸、黄色色素。

（5）角膜：正常，透明；异常，角膜薄翳、白斑、溃疡。

（6）眼球：①突出，单侧，如局部炎症或眶内占位性病变；双侧，如甲状腺功能亢进症。②眼球运动，上斜肌（滑车神经），如外下方；下斜肌（动眼神经），如外上方。③眼球震颤，如双侧眼球发生有规律、快速来回运动，见于耳源性眩晕、小脑疾患和视力严重低下者。④眼球下陷，双侧，如严重水肿或老年人；单侧，如 Horner 综合征、眶尖骨折。

（7）瞳孔：交大副小。

1）正常：①直径 3 ～ 4mm，圆形，两侧对称，等大；②对光反射，直接、间接对光反射存在；③调节反射、辐辏反射正常。

2）异常：缩小、扩大、双侧大小不等（颅内病变：脑外伤、脑肿瘤）。

3）定位诊断

A. 动眼神经核下性损伤：累及缩瞳核的纤维，引起瞳孔改变，症状常为单侧，早期刺激性病变时瞳孔缩小，对光反射减弱或消失，进一步形成破坏性症状时，瞳孔散大，对光反射消失，常伴动眼神经麻痹。

B. 交感神经病变：其通路中任何部位病变均可出现，表现为霍纳综合征，病变侧瞳孔缩小，眼球凹陷，眼裂变小及半侧面部无汗。

C. 脑干病变：当四叠体及顶盖前区病变时常出现双侧瞳孔散大，对光反射消失，会聚运动障碍，在脑桥病变时出现双侧瞳孔变小，如针尖样。

D. 对光反射的检查：①一侧视神经病变：出现同侧的直接对光反射和间接对光反射减弱或消失，对侧正常。②一侧动眼神经病变，出现同侧直接对光反射减弱或消失，间接对光反射正常，而对侧的直接对光反射正常，间接对光反射减弱或消失。

3. 耳

（1）外耳：耳廓、外耳道。

（2）乳突：内腔与中耳道相连，乳突炎出现压痛。

（3）听力。

4. 鼻

（1）外形（蛙鼻、鞍鼻）、鼻翼扇动、鼻出血。

（2）鼻腔：鼻中隔偏曲，鼻出血，鼻黏膜充血、肿胀、萎缩，分泌物。

（3）鼻窦压痛：上颌窦，左右颧部；额窦，眼眶上缘内侧；筛窦，鼻根部与眼内眦之间；蝶窦，位置较深，不能在体表检查。

5. 口腔

（1）口唇：颜色、口角溃疡、疱疹。

（2）口腔黏膜：出血、溃疡、色素沉着、麻疹黏膜斑、鹅口疮。

（3）牙齿：龋齿、缺牙、义齿。

（4）牙龈：出血、牙槽溢脓（慢性牙周炎、牙龈瘘管）、铅线。

（5）舌：干燥舌、舌体增大、地图舌等。

（6）咽和扁桃体：①咽部，黏膜充血、肿胀、淋巴滤泡增生。②扁桃体肿大，Ⅰ度为舌腭弓与咽腭弓之间；Ⅱ度为超出咽腭弓；Ⅲ度为达咽后壁中线。

6. 腮腺　位于耳屏、下颌角、颧弓所构成的三角区内，腮腺肿大见于急性腮腺炎、急性化脓性腮腺炎、腮腺肿瘤。

7. 颈静脉

（1）正常：立位或坐位颈静脉不显露，平卧时可稍见充盈，充盈水平仅限于锁骨上缘至下颌角距离的下 2/3 以内。

（2）颈静脉充盈：30° ～ 45° 的半卧位时静脉充盈度超过正常水平，见于右心衰竭、心包积液、缩窄性心包炎、上腔静脉阻塞综合征。

（3）颈静脉搏动：三尖瓣关闭不全。

8. 颈动脉搏动　正常安静时不明显；搏动增强：主动脉瓣关闭不全、高血压、甲状腺功能亢进症、严重贫血。

9. 甲状腺

（1）甲状腺峡部：位于环状软骨下方第 2 至第 4 气管环前面。

（2）甲状腺肿大分度：一度，不能看出肿大但能触及者；二度，能看见肿大又能触及，但在胸锁乳突肌以内；三度，超过胸锁乳突肌外缘。

（3）甲状腺肿大的临床意义：甲状腺功能亢进症、单纯性甲状腺肿、甲状腺癌、慢性淋巴细胞性甲状腺炎、甲状旁腺腺癌。

10. 气管

（1）偏向健侧：胸腔积液、积气、纵隔肿瘤，单侧甲状腺肿大。

（2）偏向患侧：肺不张、肺硬化、胸膜粘连。

六、胸部检查

1. 胸部体表标志

（1）骨骼标志：胸骨上切迹、胸骨柄、胸骨角、腹上角、剑突、肋骨、肋间隙、肩胛骨、脊柱棘突、肋脊角。

（2）垂直线标志：前正中线、锁骨中线、胸骨线、胸骨旁线、腋前线、腋后线、腋中线、肩胛线、后正中线。

（3）自然陷窝：腋窝、胸骨上窝、锁骨上下窝、肩胛上下区、肩胛间区。

2. 胸壁

（1）静脉（充盈或曲张）：①上腔静脉阻塞，胸壁静脉血流自上而下；②下腔静脉阻塞，胸壁静脉血流自下而上。

（2）皮下气肿：肺、气管或胸膜受损后，气体自病变部位逸出，积存于皮下。

（3）胸壁压痛：正常情况下无压痛，阳性见于肋间神经炎、肋软骨炎、胸壁软骨组织炎及肋骨骨折。

（4）胸骨压痛或叩击痛：见于白血病患者。

（5）肋间隙：①吸气时肋间隙回缩，提示呼吸道阻塞；②肋间隙膨隆，见于大量胸腔积液、张力性气胸或严重肺气肿患者用力呼气时。

3. 胸廓

（1）扁平胸：见于瘦长体型者、慢性消耗性疾病（肺结核等）。

（2）桶状胸：见于严重肺气肿患者、老年或体型矮胖者。

（3）佝偻病胸：佝偻病（佝偻病串珠、肋膈沟、漏斗胸、鸡胸）。

（4）一侧或局限性胸廓变形：①一侧膨隆和肋间隙饱满，一侧胸腔积液、气胸；②胸壁局限性隆起，心前区隆起、胸壁肿瘤、肋软；③胸廓一侧或局限性凹陷，肺不张、肺纤维化、胸膜粘连。

4. 乳房　从健侧开始，由外上象限，左侧顺时针，右侧逆时针进行检查。

七、肺和胸膜检查

（一）视诊

1. 呼吸频率及深度的改变　正常为 16 ～ 20 次 / 分，呼吸与脉搏之比为 1 ∶ 4。

（1）呼吸增快：发热、贫血、疼痛、甲状腺功能亢进症、心力衰竭。

（2）呼吸深度受限：呼吸肌麻痹、腹部病变（如腹水）、肺胸病变（如肺炎、胸膜炎、气胸）、肥胖。

（3）呼吸浅慢：麻醉剂或镇静剂过量、颅内高压等。

（4）呼吸深长（Kussmaul 呼吸）：见于酸中毒。

（5）呼吸深快（过度换气）：见于癔症、神经紧张。

2. 呼吸运动

（1）胸式呼吸减弱：见于胸膜炎、胸壁病变。

（2）腹式呼吸减弱：见于腹部疾病，如腹膜炎、腹水、肝脾高度肿大、腹腔内瘤。

（3）胸腹矛盾呼吸：膈肌麻痹或疲劳。

（4）呼吸困难：吸气性呼吸困难、呼气性呼吸困难、混合性呼吸困难。

3. 呼吸节律

（1）潮式呼吸：是一种由浅慢逐渐变为深快，然后再由深快转变为浅慢，随之出现一段呼吸停止后，又开始如上变化的周期性呼吸。

（2）间停呼吸（Biots 呼吸）：有规律呼吸几次后，突然停止一段时间，又开始呼吸，见于中枢神经系统疾病、中毒。

（3）Kussmaul 呼吸：呼吸深快，见于代谢性酸中毒。

（二）触诊

1. 胸廓扩张度　一侧减弱：大量胸腔积液、气胸、胸膜增厚和肺不张等；双侧减弱：肺气肿、支气管炎等。

2. 语音震颤

（1）语颤减弱及消失：①肺部变化，肺疱内含气量过多（如肺气肿）、支气管阻塞（如阻塞性肺不张）；②胸腔病变，胸腔积液、气胸、胸膜增厚粘连；③胸壁病变，水肿、皮下肿。

（2）语颤增强：①肺实变，如大叶性肺炎；②肺空洞，如结核空洞；③肺组织受压，如胸腔积液上方。

3. 胸膜摩擦感　急性胸膜炎、肺梗死、胸膜肿瘤、尿毒症等。

（三）叩诊

1. 肺部叩诊音　正常胸部有 4 种叩诊音。

（1）前胸：右肺上部比左肺上部浊，左前 3、4 肋间比右侧浊，肝脏部位稍浊。

（2）背部：背部比前胸浊，背上部比背下部浊，右腋下部较浊。

（3）左腋前线下部：靠近胃泡为鼓音（Traube 区）。

2. 肺界叩诊

（1）肺上界：肺尖宽度。①检查方法：自斜方肌前缘中央部开始，先向外后向内，均标记从清音至浊音的那一点，清音带的长度为肺尖的宽度。②正常值：4 ～ 6cm。③临床意义：缩小见于肺结核；增宽见于肺气肿。

（2）肺下界：①检查方法和正常值，平静呼吸时，于锁骨中线、腋中线、肩胛线从上向下叩，由清音叩至浊音的点分别为第 6、8、10 肋间隙。②临床意义：肺下界降低见于肺气肿、腹腔内脏下垂等；肺下界上升见于肺不张、腹内压升高使膈肌上升，如腹水、肝脾大。

（3）肺下界移动度：深吸气与深呼气时肺下界移动的范围。①方法：深吸气后屏气与深呼气后屏气各再叩一次肺下界，记下从清音至浊音的那一点。②正常值：深吸气与深呼气两点间距为 6 ～ 8cm。③临床意义：肺下界移动度正常示胸膜无粘连、肺组织弹性好；肺下界移动度减弱示肺气肿、肺不张、肺纤维化及肺组织炎症等；肺下界移动度叩不出示胸腔积液、积气、胸膜粘连。

（四）听诊

1. 正常呼吸音　见表 19-3。

表 19-3　几种正常呼吸音的听诊部位及特点

正常呼吸音	呼吸示意图	听诊部位及特点
气管呼吸音	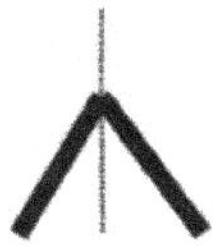	胸外气管上面可听及，粗糙、响亮且高调
支气管呼吸音	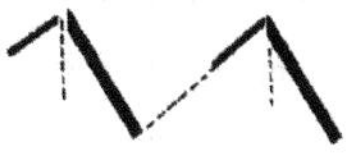	喉部、胸骨上窝，呼吸音强而高调，吸气相＜呼气相
支气管肺泡呼吸音		胸骨两侧第 1、2 肋间隙（主支气管），强度稍弱、音调稍低，吸气相＝呼气相
肺泡呼吸音	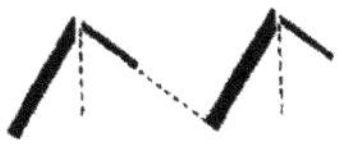	大部分肺野，强度柔和、音调低，吸气相＞呼气相

升支为吸气项，降支为呼气项。吸、呼气相间的空隙为短暂间歇。线条粗细表示声响强弱；长短表示时相；斜线与垂直的夹角表示音调高低，角度小为音调高

2. 异常呼吸音　见表 19-4。

表 19-4　几种常见异常呼吸音的听诊部位及鉴别

异常呼吸音	听诊部位	常见疾病
异常支气管呼吸音	在正常肺泡呼吸音部位听到支气管呼吸音	支气管肺炎、肺结核、大叶性肺炎初期
异常支气管肺泡呼吸音	在正常肺泡呼吸音区域听到支气管肺泡呼吸音	支气管肺炎、肺结核、大叶性肺炎初期
异常肺泡呼吸音	肺泡呼吸音减弱或消失	（1）胸廓活动受限、胸痛、肋软骨骨化等 （2）呼吸肌疾病：重症肌无力、膈肌瘫痪 （3）支气管阻塞：阻塞性肺气肿、支气管狭窄 （4）胸腔积液或气胸 （5）腹部疾病：大量腹水、腹部巨大肿瘤等
	肺泡呼吸音增强	（1）机体需氧量增加 （2）缺氧兴奋呼吸中枢 （3）血液酸度增加
	呼气音延长	下呼吸道部分阻塞、痉挛或狭窄
	断续性呼吸音	肺内局部性炎症或支气管狭窄：肺结核、肺炎
	粗糙性呼吸音	支气管或肺部炎症早期

3. 啰音 见表 19-5。

表 19-5 啰音的分类、性质及常见疾病鉴别

分类	性质	常见疾病
湿啰音	粗湿啰音：气管、主支气管	支气管扩张、肺水肿、肺结核或肺脓肿空洞
	中湿啰音：中等大小支气管	支气管炎、支气管肺炎
	细湿啰音：小支气管	细支气管炎、支气管肺炎、肺淤血和肺梗死
	捻发音	细支气管炎、肺泡炎症或充血
干啰音	弥漫性干啰音	慢性支气管炎、支气管哮喘、阻塞性肺气肿、心源性哮喘
	局限性干啰音	支气管内膜结核、肺癌、支气管异物

4. 语音共振 产生方式与语音震颤基本相同，嘱被检查者用一般的声音强度重复“yi”长音，喉部发音产生的振动经气管、支气管、肺泡传至胸壁，由听诊器听及即为语音共振。

5. 胸膜摩擦音 当胸膜面由于炎症而变得粗糙时，随着呼吸便可出现脏胸膜和壁胸膜间的摩擦声，常见于纤维素性胸膜炎、肺梗死、尿毒症、胸膜肿瘤、少量胸腔积液、严重脱水等疾病。

肺部常见病变的体征，见表 19-6。

表 19-6 肺部常见病变的体征

项目	肺实变	肺气肿	肺不张	胸腔积液	气胸
胸廓外形	对称	桶状	患侧凹陷	患侧饱满	患侧饱满
呼吸动度	患侧减弱	两侧减弱	患侧减弱	患侧减弱	患侧减弱
气管位置	正中	正中	移向患侧	移向健侧	移向健侧
语音震颤	患侧增强	两侧减弱	消失或减弱	消失或减弱	消失或减弱
叩诊音	浊音或实音	过清音	浊音	实音	鼓音
呼吸音	支气管呼吸音	减弱	消失或减弱	消失或减弱	消失或减弱
啰音	湿啰音	无	无	无	无
语音震颤	患侧增强	减弱	消失或减弱	消失或减弱	消失或减弱

八、心脏检查

（一）视诊

1. 胸廓畸形 心前区隆起、鸡胸、漏斗胸、脊柱畸形。

2. 心尖搏动

（1）正常位置：第 5 肋间左锁骨中线内侧 0.5 ～ 1.0cm，波动范围 2.0 ～ 2.5cm。

（2）心尖搏动移位

1）生理性因素：①正常仰卧，略上移。②左侧卧位，左移 2.0 ～ 3.0cm。③右侧卧位，右移 1.0 ～ 2.5cm。

2）病理性因素（表 19-7）

（3）负性心尖搏动：见于粘连性心包炎或心包与周围组织广泛粘连。

表 19-7　心尖搏动移位的病理性因素及临床常见疾病

因素	病因	心尖搏动移位	临床常见疾病
心脏因素	左心室增大	向左下移位	主动脉瓣关闭不全
	右心室增大	向左侧移位	二尖瓣狭窄
	左右心室增大	向左下移位，伴心浊音界两侧扩大	扩张性心肌病等
心外因素	纵隔移位	心尖搏动向患侧移位	一侧胸膜增厚或肺不张
		心尖搏动移向病变对侧	一侧胸腔积液或气胸
	横膈移位	心尖搏动向左外侧移位	大量腹水
		心尖搏动移向内下，可达第 6 肋间	严重肺气肿

3. 心前区搏动

(1) 胸骨左缘第 3 ～ 4 肋间搏动：房间隔缺损。

(2) 剑突下搏动：肺源性心脏病右心室肥大、腹主动脉瘤。两者的鉴别：患者深吸气后，搏动增强则为右心室搏动，搏动减弱为腹主动脉搏动。

(3) 心底部搏动：①胸骨左缘第 2 肋间搏动，见于肺动脉扩张、肺动脉高压。②胸骨右缘第 2 肋间搏动，见于主动脉弓动脉瘤、升主动脉扩张。

(二) 触诊

1. 震颤　指心脏跳动时，用手触诊而感觉到的一种细小的振动，是器质性心血管病的特征性体征之一。

(1) 原理：由于血流经口径较狭窄的部位，或循异常方向流动而产生漩涡，使心壁或血管壁振动，传至胸壁而被触及。

(2) 常见于先天性心脏病和心脏瓣膜狭窄，见表 19-8。

表 19-8　震颤的常见部位及疾病

时期	部位	常见疾病
收缩期	胸骨右缘第 2 肋间	主动脉瓣狭窄
	胸骨左缘第 2 肋间	肺动脉瓣狭窄
	胸骨左缘第 3、4 肋间	室间隔缺损
舒张期	心尖部	二尖瓣狭窄
连续期	左胸部第 2 肋间	动脉导管未闭

2. 心包摩擦感　心包膜发生炎性变化时，渗出的纤维蛋白使其表面变得粗糙，当心脏跳动时，脏层、壁层心包发生摩擦产生的振动经胸壁传导到体表而触到的摩擦感，通常在胸骨左缘第 3、4 肋间处较易触及。

(三) 叩诊

1. 心脏的相对浊音界　被肺遮盖的部分，见表 19-9。

表 19-9　心脏的相对浊音界

右侧 (cm)	肋间	左侧 (cm)
2 ～ 3	Ⅱ	2 ～ 3
2 ～ 3	Ⅲ	3.5 ～ 4.5
3 ～ 4	Ⅳ	5 ～ 6
	Ⅴ	7 ～ 9

2. 浊音界改变及其临床意义

（1）心脏病变：①左心室增大，心左界向左下扩大，心腰加深接近直角，使心脏浊音区呈靴形，或称主动脉型，可见于主动脉瓣关闭不全、高血压性心脏病等。②右心室增大，显著性增大时，相对浊音界向两侧扩大，但由于心脏同时沿长轴发生顺时针转位，因此向左增大较显著，常见于肺源性心脏病等。③左、右心室增大，心浊音界向两侧扩大，且左界向左下扩大，呈普大型，常见于扩张型心肌病、重症心肌炎、全心衰竭。④左心房增大，左心房显著增大时，胸骨左缘第3肋间心浊音界向外扩大，使心腰部消失甚至膨出，二尖瓣狭窄时，左心房及肺动脉均扩大，心腰部饱满或膨出，心脏浊音界的外形成为梨形，或称二尖瓣型。⑤主动脉扩张或升主动脉瘤，第1、2肋间心浊音区增宽，常伴收缩期搏动。⑥心包积液，心包积液达一定量时，心脏浊音界向两侧扩大，其相对浊音区与绝对浊音区几乎相同，坐位时呈三角烧瓶形。

（2）心外因素：胸壁较厚、肺部病变、胸腔积液等。

（四）听诊

1. 心脏瓣膜听诊区　听诊顺序：心尖区→肺动脉瓣区→主动脉瓣区→主动脉瓣第二听诊区→三尖瓣区。

（1）心尖区（二尖瓣）：心尖搏动最强点。

（2）肺动脉瓣区：胸骨左缘第2肋间。

（3）主动脉瓣区：胸骨右缘第2肋间。

（4）主动脉瓣第二听诊区：胸骨左缘第3～4肋间。

（5）三尖瓣区：胸骨体下端左缘或右缘。

2. 听诊的内容　心率、心律、心音、额外心音、心脏杂音、心包摩擦音。

3. 心率　健康成人的正常值为60～100次/分。

4. 心律　期前收缩、心房颤动。

5. 期前收缩　心脏的兴奋和收缩是依靠窦房结的节律进行的，如果在心室的有效不应期后，给予人工刺激或心室受到病理性的异位起搏点刺激，则心室肌可以接受这一额外的刺激而产生期前兴奋，引起期前收缩。

（1）室性期前收缩：①提前出现的QRS波，其前无P波；②室性期前收缩的QRS波宽大畸形（＞0.12秒），T波方向与之相反；③完全性代偿间歇，窦房结的节律未被扰乱，室性期前收缩前后PP间期恰好为窦性者的2倍。

（2）房性期前收缩：①期前出现的房性异位P波，其形态与窦性P波不同；②P'R间期＞0.12秒；③不完全性代偿间歇：房性期前收缩前后PP间期短于窦性者的2倍。

（3）交界性期前收缩：①期前出现的QRS波，其形态与窦性QRS波相同；②完全性代偿间歇。

6. 心房颤动　①心率绝对不规则；②第一心音强弱不等；③脉搏短绌。

心电图特征：①P波消失代之以大小不等、形态各异、间隔不规则的小f波（颤动波）；②f波的频率350～600次/分；③心室率绝对不规则，QRS波一般不增宽。

7. 心音　指由心肌收缩、心脏瓣膜关闭和血液撞击心室壁、大动脉壁等引起的振动所产生的声音。

（1）第一心音：主要是由二尖瓣和三尖瓣关闭，瓣叶突然紧张引起的振动（表19-10）。

1）听诊：音调较低、声音较响、性质较钝、占时较长（0.1秒）、心尖听诊。

2）第一心音增强：①二尖瓣狭窄，心室充盈减少，收缩时二尖瓣位置低垂，振动幅度增大；

② PR 间期缩短，左心室充盈减少，瓣膜位置低；③完全性房室传导阻滞，房室分离，心房和心室同时收缩，“大炮音”；④心动过速或心室收缩力加强，运动、发热、甲状腺功能亢进症等。

3）第一心音减弱：①二尖瓣关闭不全；② PR 间期延长；③主动脉瓣关闭不全；④心肌收缩力下降，心肌炎、心肌病等。

4）第一心音强弱不等：心房颤动、频发性室性期前收缩。

（2）第二心音：主要是由主动脉瓣和肺动脉瓣关闭，瓣叶突然紧张引起的振动（表 19-10）。

1）听诊特点：音调较高、强度较低、性质较清脆、占时较短（0.08 秒）。

2）S_2 增强：P_2 增强和 A_2 增强。

P_2 增强：①肺血流量增多（如间隔缺损），肺血管阻力增加；②肺静脉压力增高（如二尖瓣狭窄）；③在肺动脉瓣区听到。

A_2 增强：体循环阻力增高或血流量增多，见于高血压等。

3）S_2 减弱：P_2 减弱和 A_2 减弱。

P_2 减弱：肺动脉压低、肺血流量减少或肺动脉瓣狭窄等。

A_2 减弱：体循环阻力低、血流减少、血压低、主动脉瓣狭窄或严重关闭不全。

表 19-10 常见心音异常及疾病

心音变化	常见疾病
S_1 增强	二尖瓣狭窄、高热、贫血、甲状腺功能亢进
S_1 减弱	二尖瓣关闭不全、心肌炎、心肌病、心肌梗死或心力衰竭
S_2 增强	主动脉压增高（A_2 亢进）、肺动脉压力增高（P_2 亢进）
S_2 减弱	体循环或肺循环阻力降低、血流减少、主动脉瓣或肺动脉瓣狭窄等

（3）第三心音：发生在第二心音后 0.1 ～ 0.2 秒，频率低，它的产生与血液快速流入心室使心室和瓣膜发生振动有关，通常仅在儿童期能听到。

（4）第四心音：舒张晚期出现，S_1 前约 0.1 秒处，和心房收缩有关，正常人听不到。

（5）心音分裂：三尖瓣关闭晚于二尖瓣，肺动脉瓣关闭迟于主动脉瓣，S_1 和 S_2 的两个主要成分的间距延长（超过 0.03 秒），听诊时则出现一个心音分成两个心音。

1）S_1 分裂

A. 生理条件下：见于少数儿童、青年。

B. 病理条件下：常见于左、右心室收缩明显不同步时，如完全性右束支传导阻滞、右心衰竭、先天性心脏病伴左向右分流。

2）S_2 分裂

A. 生理性分裂：正常人在深吸气时，因胸腔负压增加，进入右心室血量较多，右心室排血时间延长，肺动脉瓣关闭则迟于主动脉瓣，见于健康儿童及青年。

B. 通常分裂：见于右心室排血延长或肺动脉瓣关闭延迟的情况，常见于完全性右束支传导阻滞、肺动脉狭窄、二尖瓣狭窄合并肺动脉高压。

C. 固定分裂：见于房间隔缺损时，S_2 分裂程度几乎不受呼气、吸气时相的影响，都可以听到，吸气时右心血量增加，肺动脉瓣关闭延迟；呼气时左心房向右心房分流增加，右心室血量仍增加，肺动脉瓣关闭延迟。

D. 反常分裂（逆分裂）：见于主动脉瓣狭窄或左束支阻滞时，主动脉瓣关闭在肺动脉瓣关闭之后，吸气时分裂互相接近甚而消失，而呼气时则明显。

（6）额外心音：在原有的第一、第二心音外额外出现的病理性附加心音。

1）舒张期额外心音：①奔马律；②开瓣音，二尖瓣弹性和活动性尚好；③心包叩击音，缩窄性心包炎；④肿瘤扑落音，心房黏液瘤。

2）收缩期额外心音：收缩早期喷射音、喀喇音。

3）医源性额外心音：起搏音、人工瓣膜音。

（7）奔马律：在 S_2 之后出现的响亮额外心音，心率快时与 S_1 和 S_2 组成类似马奔跑的声音。

1）舒张早期奔马律：最常见，为病理性 S_3，与 S_1、S_2 一起称为室性奔马律，是舒张早期血液极快的充盈到扩大的心室引起室壁的振动或振动房室瓣所产生的声音，反映左心室功能下降，舒张期容量负荷过重，心功能严重障碍。临床特点：①器质性心脏病；②多伴心率增快；③ 3 个心音时距大致相同；④不受体位影响。“奔马律”是心肌严重受损的重要体征之一，其消失是病情好转的标志之一。

2）舒张晚期奔马律：出现在收缩期前也称为收缩期前奔马律或 S_4 奔马律，是心室舒张末压增高或顺应性减退，心房克服心室充盈阻力加强收缩所产生的异常心房音，也称为房性奔马律。

3）重叠性奔马律：舒张早晚期奔马律同时存在，再加上 S_1、S_2，构成四音律，“ke-len-da-la”“火车头”奔马律，见于心肌病、左心衰竭或右心衰竭伴心动过速。

（8）心脏杂音：在心音与额外心音之外，在心脏收缩或舒张时血液在心脏或血管内产生湍流所致的室壁，瓣膜或血管振动所产生的异常声音。

1）产生机制：①血流加速，容易产生漩涡，冲击心壁大血管、瓣膜腱索形成杂音；②瓣膜口狭窄或大动脉狭窄，血流经过狭窄处形成湍流产生杂音；③器质性或相对性瓣膜关闭不全：血液反流经过瓣口产生漩涡，形成杂音；④异常血流通道：房间隔缺损、室间隔缺损、动脉导管未闭、A-V 瘘；⑤心腔内漂动物或异常结构，假腱索、腱索断裂残端，产生涡流，形成杂音；⑥大血管瘤样病变，动脉瘤，血流经过扩张的部位形成湍流，产生杂音。

2）临床常见杂音（表 19-11）。

表 19-11　临床常见杂音的性质及常见疾病

杂音出现时期	杂音位置	杂音性质	传导情况	常见疾病
收缩期	二尖瓣区	粗糙、吹风样、高调	向左腋下	风湿性心脏病二尖瓣关闭不全
	主动脉瓣区	喷射性、响亮、粗糙、常伴有震颤（A_2 减弱）	向颈部传导	主动脉瓣狭窄
	肺动脉瓣区	喷射性、粗糙、伴震颤	局限	肺动脉瓣狭窄
舒张期	二尖瓣	心尖 S_1 亢进，隆隆样递增型	局限于心尖区	风湿性心脏病二尖瓣狭窄
	主动脉瓣区	递减型柔和叹气样	向胸骨左缘及心尖传导	主动脉瓣关闭不全
	肺动脉瓣区	柔和、吹风样，P_2 亢进	局限	肺动脉瓣相对关闭不全
	三尖瓣	低调隆隆样	局限	三尖瓣狭窄

（9）心包摩擦音：胸骨左缘第 3、4 肋间最响，常见于感染性心包炎、非感染性心包炎（尿毒症性、肿瘤性、创伤性、急性心肌梗死等）。

九、血管检查

1. *脉搏* 异常脉搏常见的有水冲脉、支替脉、奇脉和无脉四种类型（表 19-12）。

表 19-12 常见异常脉搏分类及鉴别

名称	定义	常见疾病
水冲脉	脉搏骤起骤降，犹如潮水涨落	甲状腺功能亢进症、主动脉瓣关闭不全
交替脉	节律规则而强弱交替的脉搏	高血压性心脏病、急性心肌梗死、主动脉瓣关闭不全
奇脉	吸气时脉搏明显减弱或消失（又称为吸脉）	心脏压塞、心包缩窄
无脉	即脉搏消失	严重休克、多发性大动脉炎

2. *周围血管征* 指在某些疾病条件下检查周围血管时所发现的血管搏动或波形的改变。主要见于主动脉瓣关闭不全、甲状腺功能亢进症、严重贫血等脉压增大的疾病。检查方法如表 19-13 所示。

表 19-13 周围血管征的临床表现及检查方法

类型	检查方法
枪击音	选择股动脉，轻放听诊器模型体件时可闻及与心跳一致短促如射枪的声音
Duroziez 双重杂音	用听诊器稍加压力于股动脉，并使体件开口方向稍向近心端，可闻及收缩期与舒张期双期吹风样杂音
毛细血管搏动征	用手指轻压患者指甲末端或用玻片轻压患者口唇黏膜，使其发白，当心脏收缩和舒张时发白的局部边缘发生有规律的红、白交替改变
水冲脉	脉搏骤起骤降，犹如潮水涨落

十、腹部检查

（一）视诊

1. *腹部外形* 腹部膨隆（表 19-14）。

表 19-14 腹部异常膨隆的常见临床鉴别

全腹膨隆	腹水	肝硬化、心力衰竭、肾病综合征等
	腹内积气	肠梗阻、肠麻痹
	腹内巨大肿块	巨大卵巢肿瘤、畸胎瘤、足月妊娠等
局部膨隆	上腹中部膨隆	肝左叶肿大、胃癌、胃扩张、胰腺肿瘤或囊肿
	右上腹膨隆	肝大、胆囊肿大、结肠肝曲肿瘤
	左上腹	脾大、结肠脾曲肿瘤、巨结肠
	腰部	多囊肾、巨大肾上腺肿瘤、肾盂积水或积脓
	脐部	脐疝、腹部炎症性肿块
	下腹	子宫增大、膀胱胀大
	右下腹	回盲部结核或肿瘤、克罗恩病、阑尾周围脓肿
	左下腹	降结肠及乙状结肠肿瘤

2. 呼吸运动

(1) 腹式呼吸减弱：见于腹膜炎症、腹水、急性腹痛、腹腔内巨大肿物或妊娠。

(2) 腹式呼吸消失：见于胃肠道穿孔所致的急性腹膜炎或膈肌麻痹等。

(3) 腹式呼吸增强：不多见，常为癔症性呼吸或胸腔疾病（大量积液）。

3. 腹壁静脉

(1) 正常：一般不显露，少数正常人可表现为静脉显露。

(2) 异常：扩张、曲张，常见于门静脉高压或上、下腔静脉梗阻等。

检查静脉血流方向方法：指压法。①门静脉阻塞：以脐为中心向四周。②下腔静脉阻塞：静脉血流向上。

4. 胃肠型及蠕动波　正常时看不出，胃肠梗阻时可见。

（二）听诊

听诊内容见表 19-15。

表 19-15　腹部异常听诊的常见临床鉴别

类别		听诊部位	意义
肠鸣音		右下腹部	(1) 正常：4～5 次 / 分 (2) 肠鸣音活跃：＞ 10 次 / 分，见于急性胃肠炎、腹泻药后或胃肠道出血 (3) 肠鸣音亢进：＞ 10 次 / 分且响亮、亢进，见于机械性肠梗阻 (4) 肠鸣音减弱：肠鸣音减弱、减少，见于腹膜炎、低钾血症、胃肠动力低下 (5)肠鸣音消失：3～5 分钟未听到肠鸣音，见于急性腹膜炎、麻痹性肠梗阻
血管杂音	动脉性杂音（收缩期喷射性）	中腹部	腹主动脉瘤或腹主动脉狭窄
		左右上腹	肾动脉狭窄
		下腹两侧	髂动脉狭窄
	静脉性杂音	脐周或上腹部	门静脉高压时侧支循环形成
摩擦音			脾梗死、脾周围炎、肝周围炎累及局部腹膜
搔弹音			协助测定肝下缘及微量腹水

（三）叩诊

1. 腹部正常叩诊音　鼓音（除肝、脾等所在位置外）。

2. 肝脏叩诊

(1) 肝上界：右锁骨中线第 5 肋间，矮胖者可高于第 1 肋间，瘦长形可低于第 1 肋间。

(2) 肝下界：不易叩准，多以触诊确定。

(3) 肝浊音界扩大见于肝癌、肝脓肿、肝炎、多囊肝。

(4) 肝浊音界缩小：急性重型肝炎、肝硬化、胃肠胀气等。

(5) 肝浊音界消失：急性胃肠穿孔。

3. 胃泡鼓音区

(1) 明显扩大：见于胃扩张、幽门梗阻。

(2) 明显缩小：见于心包积液、左侧胸腔积液。

4. 移动性浊音　腹腔游离腹水＞1000ml。

（1）卵巢囊肿：腹中部为浊音；腹部两侧为鼓音。

（2）腹水：下腹部为浊音；上腹部肠曲为鼓音。

5. 肋脊角叩诊　主要检查肾脏病变，肋脊角叩痛见于肾炎、肾结石、肾结核、肾周围炎等。

6. 膀胱叩诊　尿液充盈时，耻骨上方呈浊音区，排尿后转为鼓音。

（四）触诊

触诊注意事项：①低枕，两腿屈曲，张口做腹式呼吸；②医师立于患者右侧，两手温暖，动作轻柔；③转移注意力，减少腹肌紧张；④检查顺序：健侧→患侧、左→右、下→上、浅→深；⑤触诊可在听诊后进行。

1. 紧张度　正常时柔软。

（1）增加：因腹膜受刺激而痉挛。

（2）板状腹：急性胃肠道穿孔或脏器破裂所致急性弥漫性腹膜炎，腹膜刺激而引起腹肌痉挛，腹壁常有明显紧张，甚至强直硬如木板。

（3）柔面感：腹壁柔软而具抵抗力，不易压陷，常见于结核性腹膜炎、癌性腹膜炎。

（4）局部腹肌紧张：急性胆囊炎、急性阑尾炎。

（5）减低或消失：见于慢性消耗性疾病，大量放腹水后，腹肌瘫痪等。

2. 压痛及反跳痛　见图19-1。

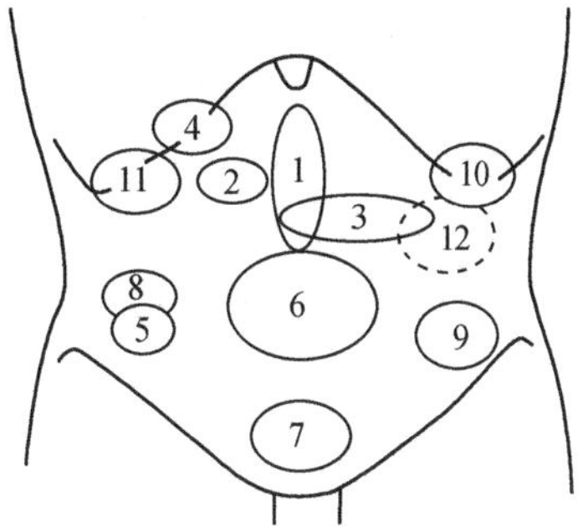

图19-1

1. 胃炎或溃疡；2. 十二指肠溃疡；3. 胰腺炎或肿瘤；4. 胆囊；5. 阑尾炎；6. 小肠疾病；7. 膀胱或子宫；8. 回盲部；9. 乙状结肠；10. 脾或结肠；11. 肝或结肠；12. 胰腺炎

3. 脏器触诊

（1）肝脏触诊：双手触诊法、单手触诊法；正常时肋下＜1cm，剑突下＜5cm，质软，表面光滑，无压痛；注意：大小、质地、表面状态和边缘、压痛、搏动等情况。

（2）脾脏触诊：双手触诊法；注意其形态，大小，质地，表面情况，有无压痛及摩擦感，切迹等。

脾脏大小测量：①轻度肿大，肋下＜2cm，见于慢性肝炎、伤寒、粟粒性结核、败血症等；②中度肿大，肋下＞2cm，在脐水平以上，见于肝硬化、疟疾后遗症、慢性溶血性黄疸；③高度肿大，超过脐水平线或前正中线，见于慢性粒细胞性白血病、骨髓纤维化。

（3）胆囊触诊：单手滑行触诊法或钩指触诊法。①肿大：见于急性胆囊炎、壶腹周围癌、胆囊结石、胆囊癌。② Murphy征：检查时医师以左手掌平放于患者右胸下部，以拇指指腹勾压于右肋下胆囊点处，然后嘱患者缓慢深呼吸，在吸气过程中发炎的胆囊下移时碰到用力按压的拇指，即可引起疼痛，此为胆囊触痛，如因剧烈疼痛而致吸气终止称为Murphy征阳性。

（4）肾脏触诊：双手触诊法，正常肾一般不能触及，有时可触及右肾下极，肾肿大见于肾积水或积脓、肾肿瘤、多囊肾。

（5）输尿管点压痛 。

4. 腹部包块　注意形态、大小、质地、压痛、搏动、移动度及与邻近的关系。

正常腹部可触及的包块有：①腹直肌肌腹和腱划；②腰椎椎体和骶骨岬；③乙状结肠粪块；④横结肠；⑤盲肠；⑥右肾下极；⑦腹主动脉。

5. 液波震颤　冲击触诊法。方法：体格检查的腹部检查时，当腹腔内有大量游离液体时，如用手指叩击腹部，可感到液波震颤，常见于大量腹水者（3000～4000ml）。

6. 振水音　冲击触诊法，正常人在餐后或饮大量液体后可有振水音。清晨空腹或餐后 6～8 小时后仍有振水音，提示幽门梗阻或胃扩张。

十一、脊柱、四肢、关节、肛门、直肠检查

（一）脊柱

1. 弯曲度

（1）脊柱后凸：脊柱过度后弯称为脊柱后凸，也称为驼背，见于佝偻病、结核病和强直性脊柱炎。

（2）脊柱前凸：脊柱过度向前凸出性弯曲，称为脊柱前凸，多发生在腰椎部位，患者腹部明显向前突出，臀部明显向后突出，多见于晚期妊娠、大量腹水、腹腔巨大肿瘤、髋关节结核及先天性髋关节后脱位。

（3）脊柱侧弯：脊柱离开后正中线向左或右偏曲称为脊柱侧弯，见于坐姿不对、佝偻病、慢性胸膜增厚、胸膜粘连、肩部或胸廓的畸形。

2. 活动度　检查脊柱的活动度时应让患者做前屈、后伸、侧弯、旋转等动作，以观察脊柱的活动情况及有无变形，如有外伤骨折或关节脱位时应避免脊柱活动，以免损伤脊髓。

3. 压痛与叩击痛

（1）脊柱压痛阳性：提示脊椎结核、椎间盘、脊椎外伤或骨折。

（2）椎旁肌肉压痛阳性：腰肌纤维炎、腰肌劳损。

（二）四肢

1. 匙状甲　又称为反甲，其特点为指甲中央凹陷，边缘翘起，指甲变薄、表面粗糙、干脆有条纹，常为组织缺铁或某些氨基酸紊乱所致的营养障碍，多见于缺铁性贫血、高原疾病，偶见于甲癣及风湿热。

2. 杵状指（趾）　手指或足趾末端增生、肥厚、呈杵状膨大，称为杵状指，其特点为末端指（趾）节明显增宽增厚，指（趾）甲从根部到末端呈拱形隆起，使指（趾）端背面的皮肤与指（趾）甲所构成的基底角等于或大于 180°。

机制：肢体末端慢性缺氯，代谢障碍，中毒性损伤。

常见于呼吸系统疾病、某些心血管疾病、营养障碍性疾病、锁骨下动脉瘤（单侧杵状指）。

3. 肢端肥大症　在青春期发育成熟之后（骨髓端已愈合）发生垂体前叶功能亢进，如垂体前叶嗜酸细胞瘤或垂体前叶嗜酸细胞增生等使生长激素分泌增多，因骨髓已愈合、躯体不能变得异常高大而造成骨末端及其韧带等软组织增生、肥大，使肢体末端异常粗大，称为肢端肥大症。

4. 足内、外翻　正常人当膝关节固定时，足掌可向内翻、外翻均达 35°。

5. 骨折与关节脱位　骨折可使肢体缩短或变形，局部可有红肿、压痛，有时可触到骨擦感或听到骨擦音，关节脱位后可有肢体位置改变、关节活动受限，如伸屈、内翻、外展或旋转功能发生障碍。

6. 肌肉萎缩　某一肢体的部分或全部肌肉的体积缩小、松弛无力，常见于脊髓灰质炎后遗症、偏瘫、周围神经损伤，双下肢的部分或全部肌肉萎缩多见于神经炎、多肌炎、横贯性脊髓炎、外伤性截瘫、进行性肌萎缩。

7. 下肢静脉曲张　多见于小腿，主要由下肢的浅静脉（大、小隐静脉）血液回流受阻所致。特点为静脉如蚯蚓状怒张、弯曲、久立者更明显，严重者有小腿肿胀感，局部皮肤暗紫、色素沉着，

严重者溃疡经久不愈。常见于从事站立性工作或栓塞性静脉炎者。

8. 水肿　全身性水肿时双侧下肢水肿较上肢明显，常为压陷性水肿。双下肢非压陷水肿：甲状腺功能减退症；单侧肢体水肿：多为静脉回流受阻，见于血栓性静脉炎；淋巴液回流受阻，见于丝虫病。

（三）关节

1. 腕关节

（1）腱鞘滑膜炎：腕关节背面和掌面呈结节状隆起、压痛、见于类风湿关节炎、关节结核。

（2）腱鞘囊肿：腕关节背面或横侧，为圆形无痛性隆起，触之坚韧，推之可沿肌腱的垂直方向稍微移动。

（3）腕关节僵硬：见于类风湿关节炎。

2. 指关节

（1）近端指间关节梭形肿胀：见于类风湿关节炎。

（2）爪形手：手指关节呈鸟爪样变形，见于尺神经损伤、进行性肌萎缩。

（3）远端指间关节可扪及坚硬增生结节（Heberden 结节），见于骨关节炎。

3. 膝关节　红、肿、热、痛、功能障碍、积液征，见于类风湿关节炎、骨关节炎、外伤结核。

4. 踇趾、跖趾关节　红、肿、痛及痛风石，见于痛风，中年男性多见。

（四）肛门

肛周皮肤颜色和皱褶、有无皮损、脓血、黏液、肛裂、瘢痕、外痔。

（五）直肠指检

1. 检查肛门皮肤，如痛觉、触觉、温度觉。

2. 肛内触诊可检查肛瘘的行径、瘘管与肛门直肠环的关系、肛管腔有无狭窄及肛门括约肌的紧张程度。

3. 了解毗邻脏器的情况。

十二、神经系统检查

（一）脑神经

1. 嗅神经损坏　嗅觉丧失。

2. 动眼神经麻痹　眼球运动向内、向上及向下活动受限，以及上睑下垂、调节反射消失等。

3. 滑车神经损害　眼球向下及向外运动减弱。

4. 三叉神经痛　发病骤发、骤停，闪电样、刀割样、烧灼样、顽固性、难以忍受的剧烈性疼痛。

（1）面部感觉障碍。

（2）角膜反射：①间接与直接反射均消失，见于三叉神经传入障碍。②直接反射消失、间接反射存在，见于患侧面神经瘫痪（三叉神经传出障碍）。

（3）运动功能：咀嚼肌肌力减弱或出现萎缩，张口下颌偏向患侧。

5. 展神经受损　眼球向外转动障碍。

6. 面神经　主要支配面部表情肌和具有舌前 2/3 味觉功能。

（1）运动功能（表 19-16）。

表 19-16 面瘫的临床体征鉴别

分类	临床体征
周围性面神经损害（核或核下性）	病侧额纹减少、眼裂增大、鼻唇沟变浅；不能皱眉、闭眼微笑或露齿时口角歪向健侧、鼓腮及吹口哨时病变侧漏气
中枢性面神经损害（核上）	能皱眉、闭眼，只出现病灶对侧下半部面部表情肌的瘫痪

（2）味觉功能：舌前 2/3 味觉丧失。

（二）运动功能检查

1. *肌力* 肌力可分为 6 级（表 19-17）。

表 19-17 肌力的等级及临床表现

分级	临床表现
0	完全瘫痪，测不到肌肉收缩
1	仅测到肌肉收缩，但不能产生动作
2	肢体在床面上能水平移动，但不能抵抗自身重力，即不能抬离床面
3	肢体能抬离床面，但不能抗阻力
4	能做抗阻力动作，但不完全
5	正常肌力

2. *不自主运动（锥体外系损害）* 震颤、舞蹈样运动、手足徐动。

3. *共济运动失调（小脑损害）* 指鼻试验阳性、跟 - 膝 - 胫试验阳性、快速轮替动作阳性、闭目难立征阳性。

（三）感觉功能检查

1. *浅感觉* 痛觉、触觉、温度觉。

2. *深感觉* 运动觉、位置觉、震动觉。

3. *复合感觉* 皮肤定位觉、两点辨别觉、实体觉、体表图形觉。

（四）神经系统检查

1. *浅反射*

（1）角膜反射。

（2）腹壁反射

1）上腹壁反射消失：胸髓 7 ～ 8 病损（肋缘下）。

2）中腹壁反射消失：胸髓 9 ～ 10 病损（脐平）。

3）下腹壁反射消失：胸髓 11 ～ 12 病损（腹股沟上）。

4）一侧上、中、下部腹壁反射均消失：同侧锥体束病损。

（3）提睾反射：①双侧反射消失，腰髓 1 ～ 2 节病损；②一侧反射减弱或消失，锥体束损害。

（4）跖反射：反射消失为骶髓 1 ～ 2 病损。

（5）肛门反射：反射障碍为骶髓 4 ～ 5 或肛尾神经病损。

2. 深反射 见表 19-18。

表 19-18 深反射的种类、表现及反射中枢

反射	表 现	反射中枢
肱二头肌反射	患者前臂屈曲	颈髓 5 ～ 6
肱三头肌反射	前臂伸展	颈髓 6 ～ 7
桡骨膜反射	屈肘和前臂旋前动作	颈髓 5 ～ 6
膝反射	小腿伸展	腰髓 2 ～ 4
跟腱反射	腓肠肌收缩，足向跖面屈曲	骶髓 1 ～ 2
踝阵挛	足部出现交替性屈伸动作	腱反射极度亢进
髌阵挛	股四头肌发生节律性收缩使髌骨上下移动	

3. 病理反射（锥体束病损） 见表 19-19。

表 19-19 锥体束病损病理反射

名称	检查方法	阳性表现
Babinski 征	用竹签沿患者足底外侧缘，由后向前至小趾近跟部并转向内侧	踇趾背伸，余趾呈扇形展开
Oppenheim 征	用拇指及示指沿患者胫骨前缘用力由上向下滑动	同 Babinski 征
Gordon 征	用手捏压腓肠肌	同 Babinski 征
Hoffmann 征	左手持患者腕部，然后以右手中指与示指夹住患者中指并稍向上提，使腕部处于轻度过伸位，以拇指迅速弹刮患者中指指甲	其余四指掌屈

4. 脑膜刺激征 见于脑膜炎、蛛网膜下腔出血和颅内压增高。

（1）颈强直。

（2）Kernig 征：正常人膝关节可伸达 135° 以上，如伸膝受阻且伴疼痛与屈肌痉挛，则为阳性。

（3）Brudzinski 征：患者仰卧，下肢伸直，检查者一手托起患者枕部，另一手按于其胸前，当头部前屈时，双髋与膝关节同时屈曲则为阳性。

（李 越 李伟峰）

第三节 操作项目

一、初级心肺复苏

心肺复苏是指对于早期心脏呼吸停止的患者，通过采取人工呼吸、人工循环、电除颤等方法帮助患者恢复自主心跳和自主呼吸的一种急救技术。

（一）抢救过程

基本生命支持（basic life support，BLS）。

[A]=Airway 开放气道。

[B]=Breathing 人工通气。

[C]=Circulation 人工循环。

[D]=Defibrillation 电除颤。

（二）复苏程序

判断、启动急救医疗系统（emergency medical system，EMS）、心肺复苏术（CPR）。

1. 适应证

（1）呼吸骤停：包括溺水、卒中、气道异物阻塞、药物过□、各种原因引起的昏迷等。

（2）原发性呼吸停止后，心脏仍可在数分钟内得到已氧合的血液供应。当呼吸骤停时，保证气道通畅，进行急救人工通气非常重要，可防止心脏发生停搏。

（3）心搏骤停：造成心搏骤停的各种原因包括心源性因素如冠心病、心肌炎，心肌病等；非心源性因素如电击、严重电解质紊乱、药物过敏等。心脏骤停早期，可出现无效的"叹息样"呼吸动作，但不能与有效的呼吸动作相混淆。

2. 抢救的体位　①呼救的同时，应迅速将患者摆放成仰卧位；②翻身时整体转动，保护颈部；③身体平直，无扭曲；④摆放的地点：地面或硬板床。

（1）徒手开放气道

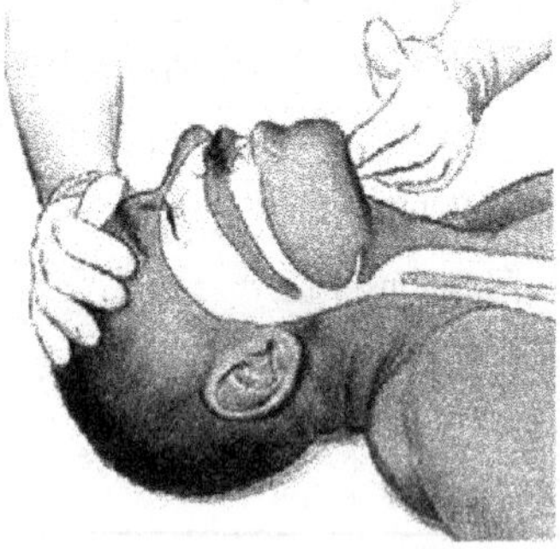

图 19-2　仰头抬颏法

1）仰头抬颏法：一只手放在患者前额，用手掌把额头用力向后推，使头部向后仰。另一只手的手指放在下颏骨处，向上抬颏，使舌离开咽喉部，气道开放（图 19-2）。此手法可导致颈部后仰，在无颈部创伤时使用。

2）托颌法：把手放置患者头部两侧，肘部支撑在患者躺的平面上，握紧下颌角，用力向上托下颌。对于怀疑有头、颈部创伤患者，此法更安全。清洁气道时如果患者义齿松动，应取下，以防脱落阻塞气道。同时清除患者口中的异物和呕吐物。

（2）人工呼吸：①口对口呼吸（图 19-3）；②口对鼻呼吸；③口对气管套管呼吸；④球囊面罩通气；注意人工呼吸时，每次吹气必须使患者的肺膨胀充分。

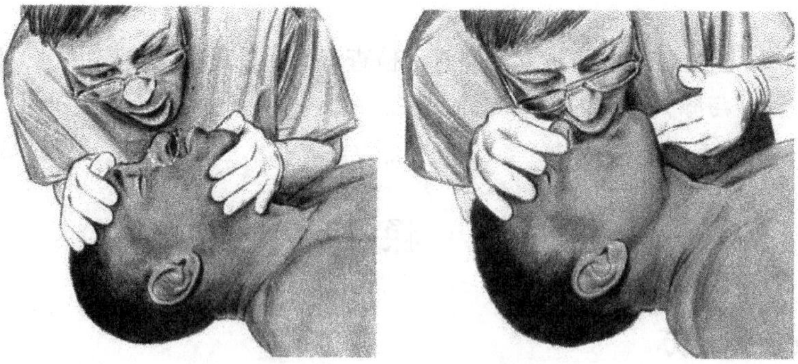

图 19-3　口对口人工呼吸

（3）人工循环：胸外按压是在胸骨下段提供一系列压力，这种压力通过增加胸膜腔内压或直接挤压心脏产生血液流动，可为脑和其他重要器官供血、供氧。

1）胸外按压技术：①用手指按压在患者近侧的胸廓下缘；②手指向中线滑动，找到肋骨与胸骨连接处；③将手掌贴在患者胸骨的下半部，另一手掌重叠放在这只手背上，不要按压剑突（图 19-4）。注意：无论手指是伸直还是交叉在一起，都不应离开胸壁。

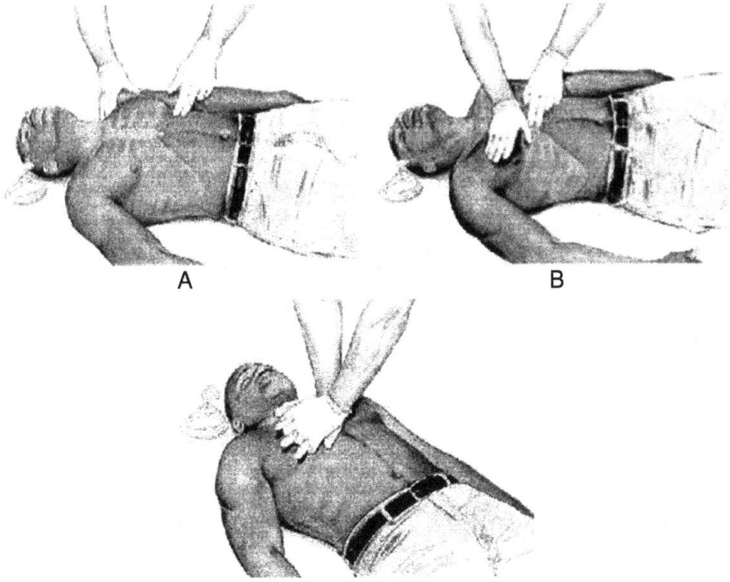

图 19-4　胸外按压

A. 手指按压患者胸廓下缘；B. 找到肋骨与胸骨连接处；C. 双手重叠按压患者胸骨下半部

2）胸外按压要求：频率为 100 次 / 分（9 秒内完成 15 次）；深度为胸骨下陷 4 ～ 5cm；每次按压都应触摸到颈动脉搏动；B 与 C 反复交替进行，胸部按压与人工呼吸的比例为 30 ： 2。

（4）电除颤：大多成人突发非创伤性心搏骤停的原因是心室颤动，对这些患者除颤时间的早晚是决定能否存活的关键。“室颤”后每延迟电除颤 1 分钟，其死亡率会增加 7% ～ 10%。要求装备：除颤器，培训专业急救人员，并尽可能早期行电除颤。

CPR 成功的指标：自主呼吸逐渐恢复；触摸到规律的颈动脉搏动；患者面色转为红润；双侧瞳孔缩小、对光反应恢复；昏迷变浅，出现各种反射；人体出现无意识的挣扎动作。

3. 抢救用药　肾上腺素仍是复苏抢救中推荐的主要用药。心肺复苏时静脉应用肾上腺素的方法为每 3 ～ 5 分钟给药 1mg，此称为标准剂量。

4. 其他药物　建议减少氯化钙、碳酸氢钠、去甲肾上腺素和异丙肾上腺素的应用。新近研究表明，上述药物效果不肯定，无证据显示能改善患者存活率。

二、吸氧术

1. 目的　通过提高吸入其中的氧浓度，增加肺泡氧气浓度，促进氧弥散，提高氧分压和血氧饱和度，缓解和纠正机体缺氧的医疗措施供给氧气，改善症状。

2. 适应证　①呼吸系统疾病；②心脏功能不全致呼吸困难者；③中毒，使氧不能由毛细血管渗入组织而产生缺氧者；④昏迷患者，如脑血管意外等；⑤某些外科手术患者，大出血休克或颅脑疾病、产程不定期延长或胎心音不良等。

3. 禁忌证　①百草枯中毒患者；②可能造成氧中毒；③肺泡增大不宜吸氧；④面部充血不宜吸氧；⑤剧烈运动后不宜吸氧。

4. 目前吸氧方式　鼻导管吸氧（单腔、双腔）；面罩（普通面罩、储氧面罩）；吸氧头罩；高压氧舱；无创吸氧（面罩、鼻式无创呼吸机、简易呼吸球囊）；有创呼吸机（经口、鼻气管插管，气管切开）。

5. 操作步骤

（1）操作者洗手，戴口罩。

（2）物品准备：治疗盘，吸氧导管，生理盐水，消毒镊子缸，小镊子，污物缸，无菌棉签，弯盘，绷带，胶布，氧气扳手，氧气表，湿化瓶，瓶内盛 1/2 的蒸馏水，氧气筒，记录表。

（3）治疗车携带物品至床旁，核对患者，解释操作目的；协助患者取舒适卧位。

（4）检查患者鼻腔，生理盐水棉签清洁两侧鼻孔。

（5）安装氧气表并检查是否漏气。连接吸氧管，打开总开关，使氧气从气门流出（除尘），随即迅速关好开关。

（6）将氧气表接于氧气筒的气门上用手初步旋紧，将表直立于氧气筒旁。

（7）连接湿化瓶，湿化瓶内长管连接氧气筒。

（8）关闭流量表开关，打开总开关，再开流量表，检查氧气流出是否通畅。关闭氧气清洗量表待用。

（9）连接鼻导管，湿润鼻导管前端。

（10）打开流量表开关，调节氧流量，量好长度（鼻尖到耳垂的 2/3），润滑吸氧管并检查是否通畅，将吸氧管轻轻插入两侧鼻孔内并妥善固定在面颊部。

（11）停用氧气时，先取下鼻导管，再关流量表，最后关总开关。

6. 注意事项　严格操作规程，防止交叉感染；做好四防：防火、防震、防热、防油；持续吸氧的患者，先取鼻导管，调节氧流量，再吸氧；停止吸氧时，取下鼻导管，再关流量表。观察、评估患者吸氧效果。

三、切开、缝合、打结、拆线

（一）切开

切开是外科手术的第一步，是指使用某种器械（通常为各种手术刀）在组织或器官上造成切口的外科操作过程，是外科手术最基本的操作之一。

1. 选择切口原则　①切口应选择于病变部位附近，通过最短途径以最佳视野显露病变。②切口应对组织损伤小，不损伤重要的解剖结构如血管神经等，不影响该部位的生理功能。③照顾美观，不遗留难看的瘢痕，如颜面部手术切口应与皮纹一致，并尽可能选取较隐蔽的切口。④切口必须有足够的长度，使能容纳手术的操作和放进必要的器械，切口宁可稍大而勿太小，并且需要时应易于延长。应根据患者的体型、病变深浅、手术的难度及麻醉条件等因素来计划切口的大小。

2. 常见执刀方式　包括执弓式、执笔式、握持式和反挑式四种（图 19-5）。

（1）执弓式：是最常用的一种执刀方式，动作范围广而灵活，用力涉及整个上肢，主要在腕部。用于较长的皮肤切口和腹直肌前鞘的切开等。

（2）执笔式：用力轻柔，操作灵活准确，便于控制刀的动度，其动作和力量主要在手指。用于短小切口及精细手术，如解剖血管、神经及切开腹膜等。

（3）握持式：全手握持刀柄，拇指与示指紧捏刀柄刻痕处。此法控刀比较稳定。操作的主要活动力点是肩关节。用于切割范围广、组织坚厚、用力较大的切开，如截肢、肌腱切开、较长的皮肤切口等。

（4）反挑式：是执笔式的一种转换形式，刀刃向上挑开，以免损伤深部组织。操作时先刺入，动点在手指。用于切开脓肿、血管、气管、胆总管或输尿管等空腔脏器，切断钳夹的组织或扩大皮肤切口等。

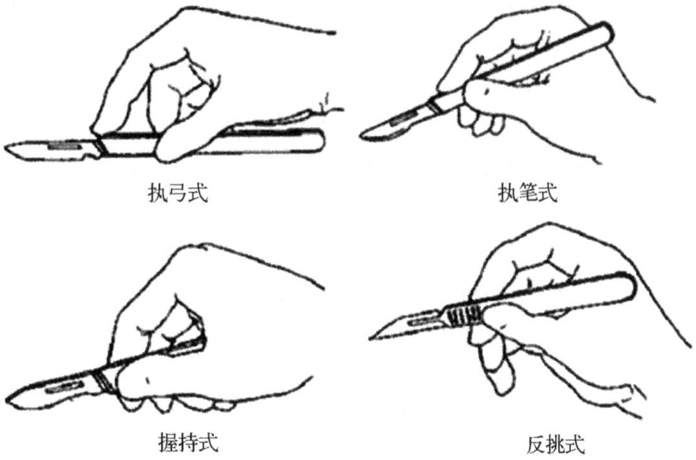

图 19-5 常见执刀方式

（二）缝合

缝合技术是手术操作基本的关键技术之一。目的是使创缘相对闭合，消灭无效腔，促进愈合。

1. 缝合方法（图 19-6）

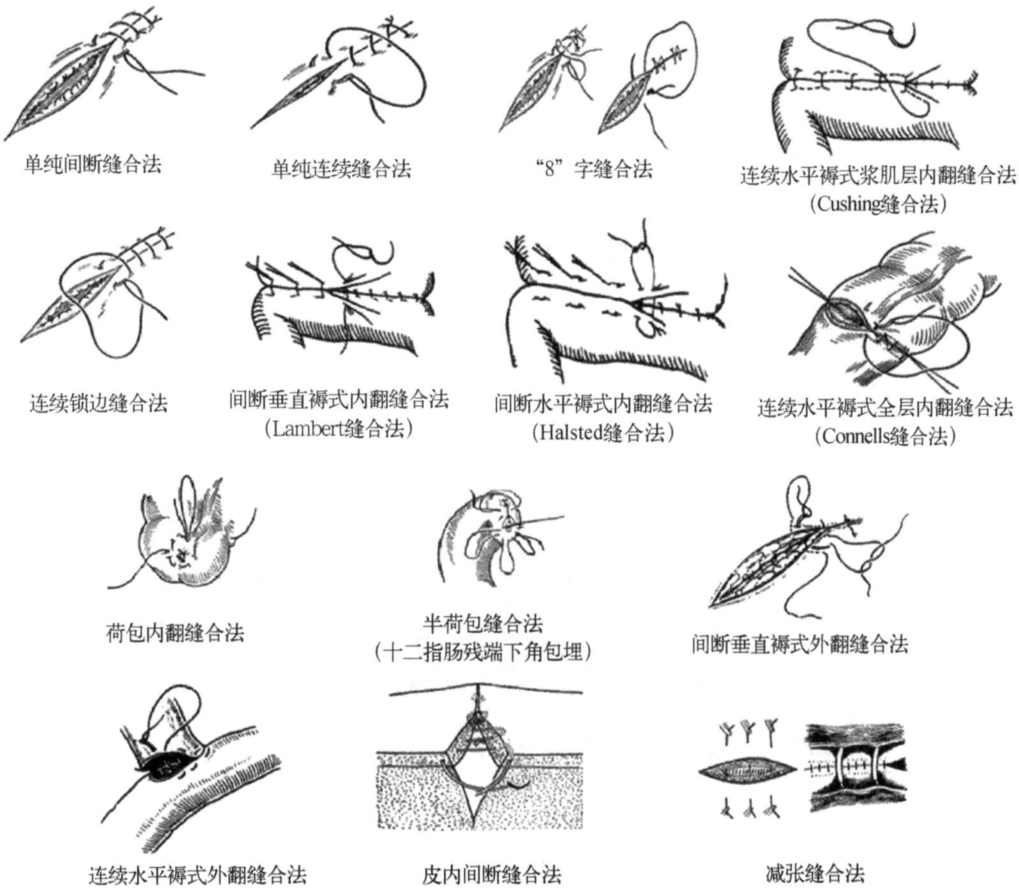

图 19-6 缝合方法

（1）单纯缝合法：单纯间断缝合法；连续缝合法；“8”字缝合法；连续锁边缝合法。

（2）皮内缝合法：将缝合组织内翻，以保证缝合外表面光滑，避免粘连，多用于胃肠道吻合和膀胱缝合等；如间断垂直褥式缝合法、连续水平褥式浆肌层内翻缝合法、全层间断内翻缝合法、连续全层水平褥式内翻缝合法、荷包口内翻缝合法。

（3）外翻缝合法：缝合时组织边缘向外翻转，有利于保证内光滑及皮肤切口的愈合。常用于血管、腹膜、松弛皮肤等的缝合。如垂直间断褥式外翻缝合法、间断水平褥式外翻缝合法、连续水平褥式外翻缝合法。

2. 目前常用的方法为掌握法　其优点：①钳环握在掌根部，比指套法有力量，动作能够“稳、准”；②灵活性大，缝合幅度几乎可达 360°，有利于手术操作中应用；③可以正缝，反缝，转针缝合。

3. 要求和技术指标　掌握法主要是右手，左手可练习指套法。

4. 缝合注意事项

（1）按层对合，不留无效腔。

（2）两层组织等厚，皮缘不内卷。

（3）针线合适。

（4）针距边距适当：皮肤缝合，针距 1.0 ～ 1.2cm，边距 0.5 ～ 0.6cm。

（5）结扎松紧适当。

5. 剪线方法　靠、滑、斜、剪。

（三）打结

1. 结的种类（图 19-7）

（1）单结：是外科结口的基本组成部分，易松脱，解开，仅用于暂时阻断。

（2）方结：由方向相反的两个单结组成，是常用的结扎方式。

（3）三叠结：是在方结的基础上再加上一个单结，共三个结，第三个结与第一个结的方向相同。加强结扎线间的摩擦力，防止线松散滑脱，牢固。

（4）外科结：第一结的线圈绕两次，使接触面扩大，摩擦面增加，打第二个结时不易松散滑脱，牢固可靠，可用于结扎大血管。

（5）假结：为两个方向相同的单结，其张力仅为方结的 1/10，结扎后易自行松散、滑脱。

（6）滑结：两个单结的形式与方向相同，但由于在打结的过程中将其中一个线头拉紧，只用了另一个线头打结所造成。

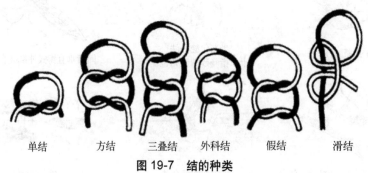

图 19-7　结的种类

2. 常用打结方法　①器械打结（图 19-8）；②单手打结（图 19-9）；③双手打结（图 19-10）。

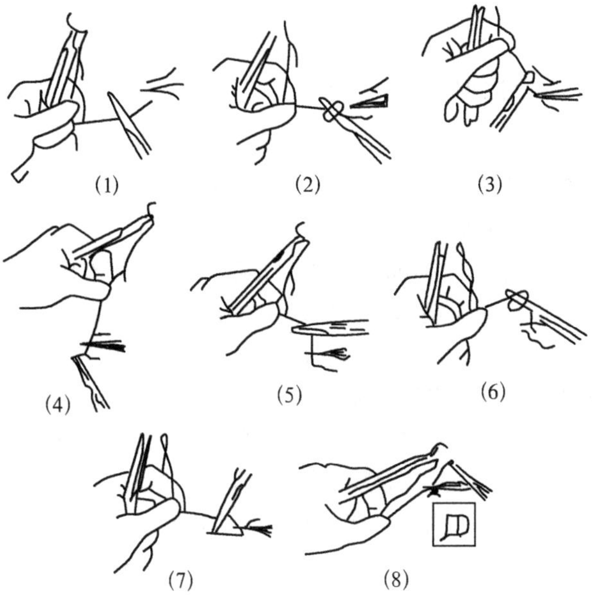

图 19-8　器械打结

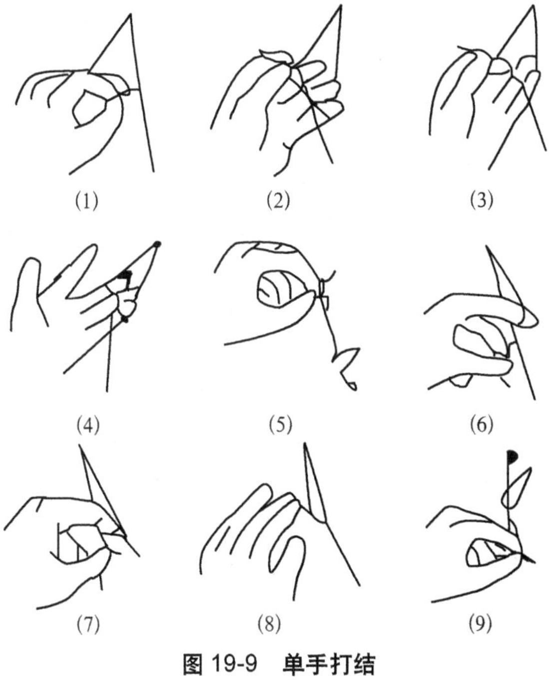

图 19-9　单手打结

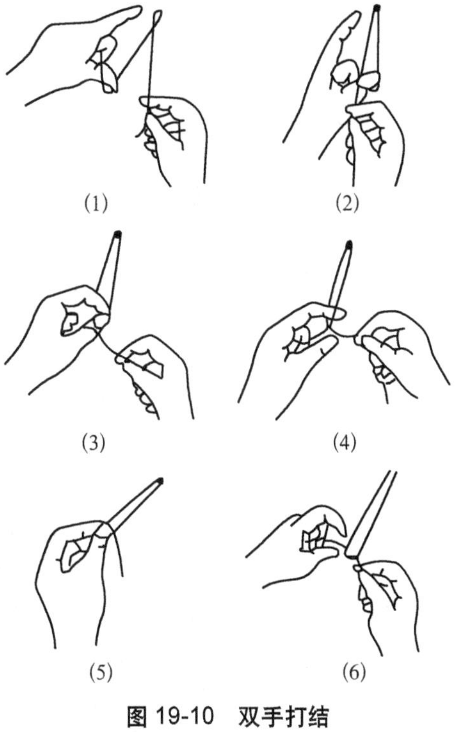

图 19-10　双手打结

（四）拆线

1. 拆线的时间　原则上应早期，以减少针眼炎症反应，改善局部血液循环。拆线的早期应考虑：①切口部位及各部位血流循环情况；②切口的大小、张力；③全身一般情况和营养状况；④年龄等。

2. 拆线日期　①头面颈为 4 ～ 5 天。②下腹部、会阴部为 6 ～ 7 天。③胸部、上腹部、背部、臀部为 7 ～ 9 天。④四肢为 10 ～ 12 天（近关节处可适当延长）、减张缝合后 14 天拆线。肠线可以不拆，可自行吸收。

四、开放性伤口的止血包扎

（一）止血

动脉出血呈鲜红色，速度快，呈间歇性、喷射状；静脉出血呈暗红色，为速度慢的涌出；毛细血管出血为渗血。常用止血法如下。

（1）加压止血法：适用于：创面大，渗血多的毛细血管出血。如皮肤撕脱伤、擦伤等；中小静脉出血，如锐器伤。具体操作：①暴露伤口；②检查损伤部位末梢的脉搏和神经功能；③无菌纱布等，覆盖伤口，手掌压迫，或绷带等加压包扎。禁忌：骨折或伤口有异物不宜采用；敷料或绷带渗透，可再加敷料，绷带缠绕。

（2）填塞止血法：用无菌敷料或干净的布料填入较深较大的伤口内，外加大块敷料加压包扎，如穿透伤、腋窝、肘窝、腘窝或腹股沟等处伤口。

（3）指压止血法：只适用于头面颈部及四肢的动脉出血急救，注意压迫时间不能过长。

1）上臂出血：一手抬高患肢，另一手四个手指对准上臂中段内侧压迫肱动脉。

2）手掌出血：将患肢抬高，用两手拇指分别压迫手腕部的尺、桡动脉。

3）大腿出血：在腹股沟中稍下方，用双拇指向后用力压迫股动脉。

4）足部出血：用两手拇指分别压迫足背动脉和内踝与跟腱之间的胫后动脉。

5）颞动脉指压：位于耳屏前方，颧弓根部，用于眼睛以上部位、头顶部和额部出血，用拇指压向颧弓。

6）面动脉指压点：位于咬肌前缘下端，可压迫下颌角前约 2.0cm 处（必要时双侧压迫），用于眼以下、下颌骨以上部位的止血。

7）颈动脉指压点：位于气管与胸锁乳突肌之间，平环状软骨处，用中间的三个指头放在搏动的动脉上，拇指放在颈后，将动脉压向第 6 颈椎横突上，用于头面部、颈部出血。禁忌双侧同时压迫。

8）锁骨下动脉指压点：胸锁关节至锁骨中点引一弓形线，弓背最高点距锁骨上 1cm，用示指、中指在锁骨上窝向下压至第 1 肋骨上，用于肩部、腋部、上臂的出血。

（4）止血带止血法：一般适用于四肢大、中动脉的出血，在采用其他止血方法后仍不能有效控制大出血时采用，使用不当会造成严重的出血或肢体缺血坏死。其有橡皮和布制两种。在紧急情况下，常选用绷带、布带（衣服扯成条状）、裤带、面巾代替。

1）勒紧止血法：在伤口上部用绷带或三角巾或现有的布条等勒紧止血。

2）绞紧止血法：使三角巾或布料成带状，绕肢体一圈，两端向前拉紧打一活结，并在一头留出一小套。取小棒、笔杆、筷子等做绞棒以绞紧。

橡胶止血带止血和充气止血带止血的注意事项：

1）上止血带前，应先将伤肢抬高，促使其中静脉血液流回体内，从而减少血液丢失。

2）止血带的位置应在有效止血的前提下，尽量靠近出血部位；上臂中段禁止使用止血带，止血带的压迫可造成桡神经损伤。

3）止血带不能直接绑在肢体上，准备上止血带的部位应先垫一层敷料、毛巾等柔软的布垫，用以保护皮肤。

4）严禁使用电线、铁丝、细绳等过细且无弹性物品充作止血带。

5）绑止血带时其松紧度以刚压住动脉出血为宜，上止血带成功的标准是远端动脉性出血停止、动脉搏动消失、肢端变白。

6）上止血带的伤员要有明显标志，并在止血带附近或皮肤上明确写上上止血带时间。为防止伤肢缺血坏死，每隔 40 ～ 60 分钟放松止血带 1 ～ 2 分钟，松带时动作要缓慢，同时需要指压伤口以减少出血。

（5）结扎止血法：有单纯结扎和缝合结扎两种方法。单纯结扎法和缝合结扎法经常使用，在手术操作过程中，对可能出血的部位或已见的出血点，首先进行钳夹，钳夹出血点时结扎线的粗细要根据钳夹的组织多少及血管粗细进行选择，血管粗时应单独游离结扎。对于粗大的血管要双重结扎、重复结扎，同一血管两道线不能结扎在同一部位，须间隔一些距离，结扎时收线不宜过紧或过松，过紧易拉断线或切割血管导致出血，过松可引起结扎线松脱出血。

（二）包扎

1. 目的　保护伤口，减少污染，固定敷料、药物、骨折位置，压迫止血，减轻疼痛等。

2. 用物　①绷带、三角巾、头带；②无菌纱布；③急救下可用洁净的毛巾、衣服等替代。

3. 方法

（1）绷带包扎法

1）绷带环形法：第一圈环绕稍做斜状，第二圈、第三圈做环形，并将第一圈斜出的一角压于环形圈内，这样固定更牢靠些。最后用粘膏将尾固定，或将带尾剪开成两头打结。

2）绷带蛇形法：多用在夹板的固定上。方法是先将绷带环形法缠绕数圈固定，然后按绷带的宽度做间隔的斜向上缠或下缠即成。

3）绷带螺旋法：多用在粗细差不多的地方。方法是先按环形法缠绕数圈固定，然后上缠每圈盖住前圈的 1/3 或 2/3 呈螺旋形。

（2）三角巾包扎法

1）三角巾头部包扎：先把三角巾基底折叠放于前额，两边拉到脑后与基底先做一半结，然后绕至前额打结，固定。

2）三角巾风帽式包扎：将三角巾顶角和底边各打一结，即成风帽状。在包扎头面部时，将顶角结放于前额，底边结放在后脑勺下方，包住头部，两角往面部拉紧，向外反折包绕下颌，然后拉到枕后打结即成。

3）胸部包扎：如右胸受伤，将三角巾顶角放在右面肩上，将底边扯到背后在右面打结，然后再将右角拉到肩部与顶角打结。

4）背部包扎：与胸部包扎的方法一样，唯位置相反，结打在胸部。

5）手足的包扎：将手、足放在三角巾上，顶角在前，拉在手、足的背上，然后将底边缠绕打结固定。

6）手臂的悬吊：如上肢骨折需要悬吊固定，可用三角巾吊臂。悬吊方法是将患肢成屈肘状放在三角巾上，然后将底边一角绕过肩部，在背后打结即成悬臂状。

五、换药

1. 目的　检查伤口，清除伤口分泌物，去除伤口内异物和坏死组织，通畅引流，控制感染。

2. 适应证

（1）术后无菌的伤口，2 ～ 3 天 / 次。

（2）感染伤口，分泌物较多，每天换药一次。

（3）新鲜肉芽创面，1 ～ 2 天换药 1 次。

（4）严重感染或置引流管的伤口及粪瘘，换药次数酌情而定。

（5）烟卷引流口，每天 1 ～ 2 次，12 ～ 24 小时转动烟卷，适时拔出引流（7 ～ 9 天）；皮条引流，术后 48 小时内。

3. 器械和敷料

（1）常用换药器械：持物钳、长镊、无齿和有齿镊、换药碗、弯盘、血管钳、手术剪、探针、手术刀、持针器、缝线等。

（2）换药常用敷料：棉球、纱布、纱条、棉垫，其他尚应备有胶布、绷带、棉签、胸腹带、治疗单、普通剪刀及污物桶等。

4. 操作步骤

（1）用手取下外层敷料，再用镊子取下内层敷料。粘连者应用盐水湿润后再揭去敷料，避免损伤肉芽或伤口出血。

（2）两把镊子操作，一把镊子接触伤口，一把接触敷料；医用乙醇清洁伤口周围皮肤，盐水棉球清洁创面，清理分泌物，清洗由内到外。

（3）分泌物较多且创面较深时，生理盐水冲洗，如坏死组织较多，可用聚维酮碘或其他消毒液冲洗。

（4）高出皮肤或不健康肉组织，用剪刀剪平，再用生理盐水棉球清洁创面或压迫止血。肉芽组织较明显水肿时，可用高渗盐水湿敷。

（5）纱布或棉垫包扎固定。

5. 注意事项

（1）换药前应事先了解伤口情况，以便按伤口情况准备应用的器械、敷料及药品等，避免浪费和临时忙乱。

（2）严格无菌操作，换药者穿戴衣服、帽子和口罩，洗手后准备换药物品。一般常规换药物品包括换药碗两个，一个盛放无菌纱布及油纱布条等干敷料，另一个盛放聚维酮碘棉球、乙醇棉球或湿纱布等湿敷料；弯盘一个，盛放从创面上取下的敷料、引流物和换药时用过的棉球、敷料等污秽物。

六、肌内注射、静脉注射

（一）肌内注射

1. 概念　肌内注射（intramuscular injection，IM）是一种常用的药物注射治疗方法，指将药液通过注射器注入肌肉组织内，达到治病的目的。

2. 部位　肌内注射最常用的注射部分为臀大肌，其次为臀中肌、臀小肌、股外侧肌及三角肌。

3. 定位

（1）臀大肌注射定位法

1）十字法：从臀裂顶点向左或向右划一水平线，从髂嵴最高点向下做一垂直平分线，将臀部分为四个象限，其中外上象限避开内角为注射区。

2）连线法：从髂前上棘到尾骨连线的外 1/3 为注射部位。

3）臀中肌、臀小肌注射定位：①以示指尖和中指尖分别置于髂前上棘和髂嵴下缘处，在髂嵴、示指、中指之间构成一个三角形区域。注射部位在示指和中指构成的角内。②髂前上棘外侧三横指处。患儿应以其手指的宽度为标准。

4）股外侧肌内注射定位：位置为大腿中段外侧。一般成人可取髋关节下 10cm 至膝上

10cm 的一段范围，该处大血管、神经干很少通过，且部位较广，可供多次注射。

（2）上臂三角肌注射定位：上臂外侧，肩峰下 2 ～ 3 横指处。此处肌肉较臀部肌肉薄，只能进行小剂量注射。

4. 操作程序

（1）备齐用物，三查三对，向患者解释，以取得合作。

（2）确定注射位置，决定合适体位，用 2% 碘酒和 70% 乙醇或单独用 3% 络合碘消毒皮肤，待干。

（3）排尽抽取药物（应注意配伍禁忌）。

（4）用左手拇指和示指分开皮肤，右手持针如握笔姿势，用中指固定针栓。针头和注射部位垂直，快速刺入肌肉内，一般进针 2.5 ～ 3cm（针头的 2/3，消瘦者及患儿酌减）。

（5）松开左手，抽动活塞，如无回血，固定针头，注入药物。注射毕，以干棉签按压进针处，同时快速拔针。

（6）帮助患者卧于舒适体位，清理用物。

5. 注意事项

（1）应注意配伍禁忌。

（2）回抽无回血时，方可注入药物。

（3）注射部位个体化：2 岁以下婴幼儿不宜选用臀大肌注射，应选用臀中肌、臀小肌注射。臀大肌注射有损伤坐骨神经的危险。

（4）定位准确，尤其是臀大肌注射应避免损伤坐骨神经。

（5）切勿将针头全部刺入，以防针头从衔接处折断。针头折断，保持局部及肢体不动，拔出或手术取出。

（6）需要长期肌内注射的患者，注射部位要经常更换，以防局部形成硬结；若出现硬结，则可采取热水袋或热湿敷、理疗等处理。

（二）静脉注射

1. 概念　静脉注射（intravenous injection，IV）是一种医疗方法，即把血液、药液、营养液等液体物质直接注射到静脉中。

2. 适应证

（1）药物不宜口服、皮下或肌内注射，需迅速发生药效时，可采用静脉注射或静脉滴注。

（2）药物因浓度高、刺激性大、量多而不宜采取其他注射方法。

（3）做诊断、试验检查时，由静脉注入药物，如为肝、肾、胆囊等 X 线摄片。

（4）输液和输血。

（5）用于静脉营养治疗。

3. 操作部位　常用的有肘窝的贵要静脉、正中静脉、头静脉，或手背、足背、踝部等处的浅静脉。

4. 注射步骤

（1）将备齐用物携至床边，三查三对，向患者解释，以取得合作。

（2）用注射器吸取药液，排尽空气，套上安瓿。

（3）选择合适静脉，以手指探明静脉方向及深浅，在穿刺部位的肢体下垫治疗巾或纸巾，在穿刺部位的上方（近心端）约 6cm 处扎紧止血带，用 2% 碘酊消毒皮肤，待干后以 70% 乙醇脱碘，嘱患者握拳，使静脉充盈。

（4）穿刺时，用左手拇指绷紧静脉下端皮肤，使其固定，右手持注射器，针头斜面向上，针头和皮肤成35°，由静脉上方或侧方刺入皮下，再沿静脉方向潜行刺入。

（5）见回血，证实针头已入静脉，可再顺静脉进针少许，松开止血带，嘱患者松拳，固定针头，缓慢注入药液。

（6）在注射过程中，若局部肿胀疼痛，提示针头滑出静脉，应拔出针头更换部位，重新注射。

（7）注射毕，以消毒棉签按压穿刺点，迅速拔出针头，嘱患者屈肘按压片刻，清理用物。

5. 注意事项

（1）注射时应选择粗直、弹性好、不易滑动的静脉。如需长期静脉给药者，应由远心端到近心端进行注射。

（2）根据病情及药物性质，掌握注入药液的速度，并随时听取患者的主诉，观察体征及其病情变化。

（3）对组织有强烈刺激的药物，注射前应先进行穿刺，注入少量等渗盐水，证实针头确在血管内，再注射药物，以防药液外溢于组织内而发生坏死。

6. 静脉注射失败的常见原因

（1）针头斜面一半在血管内，一半在血管外，回血断断续续，注药时溢出至皮下，皮肤隆起，患者局部疼痛。

（2）针头刺入较深，斜面一半穿破对侧血管壁，见有回血，但推药不畅，部分药液溢出至深层组织。

（3）针头刺入过深，穿透对侧血管壁，药物注入深部组织，有痛感，没有回血，如只注射少量药液，局部不一定隆起。

七、导尿术

1. 概念　导尿术是在严格无菌操作下，将无菌导尿管经尿道插入膀胱引出尿液。

2. 适应证

（1）各种下尿路梗阻所致尿潴留。

（2）危重患者抢救。

（3）膀胱疾病诊断与治疗。

（4）进行尿道或膀胱造影。

（5）留取未受污染的尿标本做细菌培养。

（6）产科手术前的常规导尿。

（7）膀胱内药物灌注或膀胱冲洗。

（8）探查尿道有无狭窄，了解少尿或无尿原因。

3. 物品准备

（1）无菌导尿包：内有治疗碗1个，尿管2根，小药杯一个，血管钳2把，液状石蜡棉球1个，标本瓶1个，洞巾1块，纱布数块，20ml注射器1个（内有生理盐水20ml）（单腔、双腔、三腔）。

（2）外阴初步消毒用物：无菌治疗碗一个（内盛消毒液棉球10余个，血管钳1把），清洁手套1只。

（3）其他：无菌持物钳，无菌手套，消毒溶液（聚维酮碘），中单，便盆。

（4）方法

1）核对解释，取得患者合作，保护患者隐私（男医师给女患者导尿时，护士陪同），患者仰卧，两腿屈膝外展，臀下垫油布或中单，清洗外阴；男患者翻开包皮清洗。

2）以0.1%新洁尔灭或0.1%氯己定溶液由内向外环形消毒尿道口及外阴部，然后外阴部盖无菌洞巾，男性则用消毒巾裹住阴茎，露出尿道口；第二次消毒。

3）术者戴无菌手套，向尿管气囊注水抽吸，确定球囊安全；接无菌尿袋；以左手拇指、示指挟持阴茎，女性则分开小阴唇露出尿道口，右手将涂有无菌润滑油的导尿管慢慢插入尿道。男性进入15～20cm（男性尿道长、弯曲、细，三个狭窄，两个弯曲），女性进入6～8cm（女性尿道短、直、粗），见导尿管中尿液溢出到尿袋中，可气囊注水；如未见尿液，可尝试挤压下腹部，未见尿液，千万不能注射球囊。

4）需做细菌培养者，留取中段尿于无菌试管中送检。

5）导尿完毕，清理物品，整理衣物，固定尿袋。

6）拔管：抽气囊中水致负压，轻拔出导尿管。

4. 注意事项

（1）急性尿潴留患者，一次放尿不应该超过400～600ml，避免膀胱压力骤减，致血尿现象出现，甚至低血压休克。

（2）注水量选择：成年男性10～15ml，前列腺增生者8～10ml；成年女性15～20ml，妊娠妇女3～5ml，重度凹陷性水肿者5～9ml。

（3）导尿管留置时间越短越好，一般不超过7天。

（4）保持引流通畅，避免尿管受压、扭曲、堵塞。

（5）每天外阴消毒1～2次。

（6）严格无菌操作，预防尿路感染。

（7）插入尿管动作要轻柔，以免损伤尿道黏膜。若插入时有阻挡感（切忌蛮插）可更换方向（也可稍退2～3cm，向导尿管中灌注液状石蜡，润滑尿道）再插，见有尿液流出时再插入2cm，勿过深或过浅，尤忌反复抽动尿管（有导丝的虽插入时候能够很快很有力，但最易损伤尿道黏膜，故可在插入前抽出导丝；液状石蜡一定要反复涂满导尿管两次）。

（8）选择导尿管的粗细要适宜，对小儿或疑有尿道狭窄者，尿管宜细。

（9）留置导尿时，应经常检查尿管固定情况，有无脱出；每隔5～7天更换尿管一次。

八、四肢骨折现场急救外固定

1. 概念　创伤中，四肢外伤骨折较为常见，由于四肢的活动度大，疼痛引起肌群的不规则收缩，转运过程中，不合理的外固定，骨折断端的异常活动，防止伤肢的肌肉和神经血管发生继发性损伤。所以，一旦确定存在四肢骨折，在转运伤员前，必须对骨折局部进行现场局部处理。

2. 材料准备

（1）木质、铁质、塑料制作的夹板或固定架。

（2）就地取材，选用适合的木板、竹竿、树枝、纸板等简便材料。

3. 方法　四肢各部位骨折的简易固定方法如下。

（1）前臂骨折的现场急救固定

1）有支撑物固定时，使前臂处于中立位，肘关节屈曲成直角，腕关节稍向背屈，掌心朝向胸部（即拇指指向患者鼻子的位置），五指张开。固定范围由肘部到手掌，骨突部垫好棉花或软布，取宽窄合适的两块木板，如无木板用厚纸板或多层折叠的书报亦可，分别放在前臂掌侧与背侧，只有一块木板时放在背侧，并在手心放棉花等柔软物，让患者握住，然后用布带或三角巾将上下两端固定，再屈肘 90°，用布条或三角巾将前臂悬吊在胸前。

2）无支撑物如现场找不到木板、纸板或书报类物品，为了救急，也可将伤臂用衣襟直接固定在躯干上。方法是利用伤员身穿的上衣，将伤臂屈曲贴于胸前，把手放在第三、第四纽扣间的前衣襟内，再将伤侧衣襟向外翻，反折上提，托起前臂衣襟角系带，拉到健肢肩上，绕到伤肢肩前与上衣的衣襟打结。无带时可在衣襟角剪一小孔，挂在第一、第二纽扣上，再用腰带或三角巾经肘关节上方绕胸部一周打结固定。

（2）上臂骨折及肩关节脱臼的临时固定：将宽窄合适的两块木板分别置于上臂内外侧，如只有一块木板时则放在上臂外侧，用绷带或布条将上下两端扎牢固定，肘关节屈曲 90°，前臂用布条或三角巾吊起。如无小夹板及替代品，也可用宽布带或三角巾将上臂固定到胸壁上，屈肘 90°，再用三角巾或布条将前臂吊于胸前。

（3）大腿骨折的现场急救：①健肢固定法，用绷带或三角巾将双下肢绑在一起，在膝关节、距小腿关节及两腿之间的空隙处加棉垫。②躯干固定法，用长夹板从脚跟至腋下，短夹板从脚跟至大腿根部，分别置于患腿的外、内侧，用绷带或三角巾捆绑固定。

（4）小腿骨折的现场急救固定：取长短大致相等的两块木板，长度为由脚跟部到大腿中段，在骨突部用棉花或布料加垫后分别放于小腿的内侧和外侧（只有一块木板则放在外侧），用三角巾或布条分别固定。如无木板，也可像大腿骨折一样采取双下肢固定在一起的方法。

4. 注意事项

（1）有创口者应先止血、消毒、包扎，再固定；先救命，后治伤原则。

（2）固定前应先用布料、棉花、毛巾等软物，铺垫在夹板上，以免损伤皮肤。

（3）用绷带固定夹板时，应先从骨折的下部缠起，以减少患肢充血水肿。

（4）夹板应放在骨折部位的下方或两侧，应固定上下各一个关节。

（5）大腿、小腿及脊柱骨折者，不宜随意搬动，应临时就地固定。

（6）固定应松紧适宜，露出指（趾），随时观察血循环。

（7）肢体固定时，上肢屈肘，下肢伸直。

（8）开放性骨折禁用水冲，外露断骨严禁送回伤口，避免增加污染、刺伤血管、神经。

九、脊柱损伤患者的搬运

只要怀疑有脊柱损伤就应按脊柱损伤情况处理，将患者仰卧固定在一块坚硬长背板上并将患者放置在中心直线位置，即头部、颈部、躯干、骨盆应以中心直线位置逐一固定，保持脊柱伸直位，严禁弯曲或扭转。各项抢救措施的重要性排序为：环境安全→生命体征平稳（CPR）→开放性创伤及严重骨折（创口止血、骨折固定）→搬运。

1. 适应证　钝性创伤者出现下列情况应行脊柱固定：①脊柱疼痛或触痛；②出现神经性缺损主诉或体征；③脊柱结构变形。

2. 器材准备　脊柱固定担架、短脊板、固定带、颈托、头部固定器，必要时可就地取材，如木板、门板等。

3. 脊柱损伤固定操作

（1）体位：仰卧位，头部、颈部、躯干、骨盆应在中心直线位，脊柱不能屈曲或扭转。

（2）操作方法：用脊柱板、担架等。三人至患者同侧跪下插手，同时抬高、换单腿、起立、搬运、换单腿、下跪、换双腿同时施以平托法将患者放于硬质担架上，禁用搂抱或一人抬头、一人抬足的搬运方法，在伤处垫一薄枕，使此处脊柱稍向上突，然后用 4 条带子把患者固定在木板或硬质担架上（一般用带子固定胸与肱骨水平、前臂与腰水平、大腿水平、小腿水平，将伤员绑在硬质担架上），使患者不能左右转动。如果伴有颈椎损伤，患者的搬运应注意先用颈托固定颈部，如无颈托用"头锁或肩锁"手法固定头颈部，其余人协调一致用力将患者平直地抬到担架上或木板上，然后头部的左右两侧用软枕或衣服等物固定（图 19-11）。

（3）监测与转运：检查固定带、观察患者生命体征、选择合适转运工具，保证患者安全。

（4）转运过程中需注意观察生命体征和病情变化。

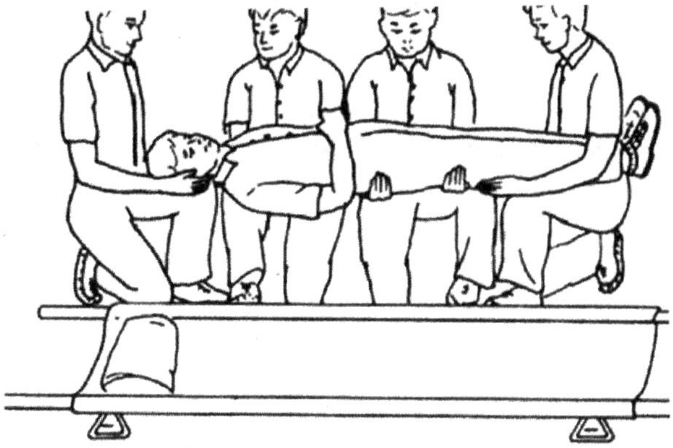

图 19-11 脊柱损伤患者的搬运

十、刷牙指导

刷牙是日常清洁牙齿、控制菌斑，最基本、有效的方法。刷牙能够清除牙面和牙间隙的菌斑、软垢、食物残屑，减少口腔细菌和有害物质，防止牙结石的形成。刷牙还能够给牙周组织以适当的按摩刺激，促进牙龈组织的血液循环和新陈代谢，提高上皮的角化程度，增强牙龈组织的抵抗力，对预防各种口腔疾病，特别是牙周病等具有重要作用。不适当的刷牙方法还会引起牙齿软组织、硬组织损伤，如牙龈组织萎缩、牙颈部楔状缺损等。

改良 Bass 刷牙法又称龈沟清扫法或水平颤动法。是国际公认有效去除龈缘附近及龈沟内菌斑的刷牙方法，也是中华口腔医学会推荐的刷牙方法。90% 的蛀牙都发生在牙龈和牙齿交界的牙龈沟，改良 Bass 刷牙法最大的优点是能刷进牙龈沟内侧，把牙菌斑除掉。具体方法如图 19-12 所示。

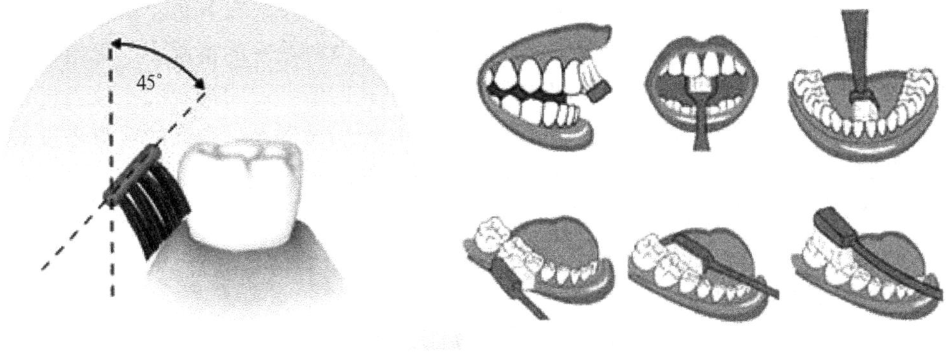

图 19-12 改良 Bass 刷牙法图解

（1）刷牙频率：早晚各1次，最好3餐后各一次。牙菌斑清除后的6个小时内，新的牙菌斑又重新形成。细菌滞留的时间越长，牙菌斑形成的可能性就越大。

（2）持续时间：每次2～3分钟，以达到口腔、牙面不滞留食物残渣为准则。

（3）刷牙方法：手持刷柄，牙刷的刷毛斜向龈尖及牙面成45°。刷上牙时，刷毛向上；刷下牙时，刷毛向下。略加压使刷毛贴近牙龈，并且刷毛一部分伸入龈沟、牙间隙。刷前牙的舌面、腭侧面时可将牙刷竖放在前牙舌、腭侧牙面，使刷毛垂直，并指向和进入龈沟。

（4）重复次数：每个刷牙区重复刷8～10次。

（5）颤动方向：在一或两颗牙齿的范围轻轻水平震颤8～10次，震动的范围不超过一颗牙的宽度，注意不要使毛端离开龈沟。

（6）清洁顺序：牙刷放置的起始部位，可因人的习惯而异，一旦设定则必须循序渐进。刷拂每组邻牙，刷完一组，将牙刷移至下一组邻牙，注意重叠放置。在上、下颌牙弓的唇、舌面的每个部位重复刷拂。

（李　越　龙梅菁）

第四节　医学文书书写

一、门诊病历

我国在2010年卫生部发布的《病历书写基本规范》中指出，病历是指医务人员在医疗活动过程中形成的文字、符号、图表、影像、切片等资料的总和，包括门（急）诊病历和住院病历。根据我国1994年卫生部令第35号发布的《医疗机构管理条例实施细则》第五十三条医疗机构的门诊病历的保存期不得少于十五年。

病历书写是指医务人员通过问诊、体格检查、辅助检查、诊断、治疗、护理等医疗活动获得有关资料，并进行归纳、分析、整理形成医疗活动记录的行为。病历书写应当客观、真实、准确、及时、完整。住院病历书写应当使用蓝黑墨水、碳素墨水，门（急）诊病历和需复写的资料可以使用蓝黑或黑色油水的圆珠笔。病历书写应当使用中文和医学术语。通用的外文缩写和无正式中文译名的症状、体征、疾病名称等可以使用外文。病历书写应当文字工整，字迹清晰，表述准确，语句通顺，标点正确。书写过程中出现错字时，应当用双线划在错字上，不得采用刮、粘、涂等方法掩盖或去除原来的字迹。

对按照有关规定需取得患者书面同意方可进行的医疗活动（如特殊检查、特殊治疗、手术、实验性临床医疗等），应当由患者本人签署同意书。患者不具备完全民事行为能力时，应当由其法定代理人签字；患者因病无法签字时，应当由其近亲属签字，没有近亲属的，由其关系人签字；为抢救患者，在法定代理人或近亲属、关系人无法及时签字的情况下，可由医疗机构负责人或被授权的负责人签字。因实施保护性医疗措施不宜向患者说明情况的，应当将有关情况通知患者近亲属，由患者近亲属签署同意书，并及时记录。患者无近亲属的或患者近亲属无法签署同意书的，由患者的法定代理人或关系人签署同意书。

1. 门（急）诊病历书写的要求

（1）门（急）诊病历内容包括门诊病历首页（门诊手册封面）、病历记录、检验单（检验报告）、医学影像检查资料等。

（2）门（急）诊病历首页内容应当包括患者姓名、性别、年龄、工作单位或住址、药物过敏史等项目。门（急）诊病历记录分为初诊病历记录或复诊病历记录。

(3) 急诊病历书写：就诊时间应当具体到分钟。因抢救急危患者，未能及时书写病历的，有关医务人员应当在抢救结束后6小时内据实补记，并加以注明。

2. 门（急）诊病历书写的内容

(1) 初诊病历记录书写内容应当包括就诊时间、科别、主诉、现病史、既往史、阳性体征、必要的阴性体征和辅助检查结果，诊断及治疗意见或医师签名。

(2) 复诊病历记录书写内容应当包括就诊时间、科别、主诉、病史、必要的体格检查和辅助检查结果、诊断、治疗处理意见和医师签名等。

抢救危重患者时，应当书写抢救记录。对收入急诊观察室的患者，应当书写留观期间的观察记录。

3. 全科医师的病历书写　全科医师在社区，可书写以问题为导向SOAP格式的病历。其中，S（subjective）即主观性资料，包括患者的主诉、病史、药物过敏史、药品不良反应史、既往用药史等；O（objective）即客观性资料，包括患者的生命体征、临床各种生化检验值、影像学检查结果、血、尿及粪培养结果、血药浓度监测值等；A（assessment）即临床诊断及对药物治疗过程的分析与评价；P（plan）即治疗方案，包括选择具体的药品名称、给药剂量、给药途径、给药时间间隔、疗程及用药指导的相关建议（图19-13）。

日期	问题：糖尿病
02.5.6	S：糖尿病10年，近3年小腿麻木，时有针刺样跳痛，双手发麻，全身乏力
	O：身高168cm，体重81kg；血压120/80mmHg，心率78次/分；四肢对称性手套或袜套样感觉障碍，双膝腱反射减弱，心电图正常，余无异常发现
	A：根据病史，缓慢进展的周围神经病变，对称性，下肢重于上肢，分布如手套、袜套样等特点。诊断：糖尿病末梢神经病变，肥胖 鉴别诊断：营养缺乏和代谢性周围神经炎、中毒性周围神经炎
	P：1. 诊断计划：①血糖及肾功能；②肌电图；③眼底检查 2. 治疗计划：①控制糖尿病；②缓解疼痛；③控制体重 3. 指导计划：①饮食治疗的重要性；②遵医嘱的重要性等
02.7.5	继续SOAP记录

图19-13　SOAP书写范例

二、处方（书写规则）

2007年由我国卫生和计划生育委员会颁布的《处方管理办法》中说明，处方是指由注册的执业医师和执业助理医师（以下简称医师）在诊疗活动中为患者开具的、由取得药学专业技术职务任职资格的药学专业技术人员（以下简称药师）审核、调配、核对，并作为患者用药凭证的医疗文书。处方包括医疗机构病区用药医嘱单。

1. 处方权的获得　经注册的执业医师在执业地点取得相应的处方权。经注册的执业助理医师在医疗机构开具的处方，应当经所在执业地点执业医师签名或加盖专用签章后方有效。经注册的执业助理医师在乡、民族乡、镇、村的医疗机构独立从事一般的执业活动，可以在注册的执业地点取得相应的处方权。医师应当在注册的医疗机构签名留样或专用签章备案后，方可开具处方。试用期人员开具处方，应当经所在医疗机构有处方权的执业医师审核并签名或加盖专用签章后方有效。进修医师由接收进修的医疗机构对其胜任本专业工作的实际情况进行认定后授予相应的处方权。

医疗机构应当按照有关规定，对本机构执业医师和药师进行麻醉药品和精神药品使用知识和规范化管理的培训。执业医师经考核合格后取得麻醉药品和第一类精神药品的处方权，药师经考核合格后取得麻醉药品和第一类精神药品调剂资格。医师取得麻醉药品和第一类精神药品处方权后，方可在本机构开具麻醉药品和第一类精神药品处方，但不得为自己开具该类药品处方。药师取得麻醉药品和第一类精神药品调剂资格后，方可在本机构调剂麻醉药品和第一类精神药品。

2. 处方的开具　医师应当根据医疗、预防、保健需要，按照诊疗规范、药品说明书中的药品适应证、药理作用、用法、用量、禁忌、不良反应和注意事项等开具处方。开具医疗用毒性药品、放射性药品的处方应当严格遵守有关法律、法规和规章的规定。医师利用计算机开具、传递普通处方时，应当同时打印出纸质处方，其格式与手写处方一致；打印的纸质处方经签名或加盖签章后有效。药师核发药品时，应当核对打印的纸质处方，无误后发给药品，并将打印的纸质处方与计算机传递处方同时收存备查。

医师开具处方应当使用经药品监督管理部门批准并公布的药品通用名称、新活性化合物的专利药品名称和复方制剂药品名称。医师开具院内制剂处方时应当使用经省级卫生行政部门审核、药品监督管理部门批准的名称。医师可以使用由卫生部公布的药品习惯名称开具处方。

处方开具当日有效。特殊情况下需延长有效期的，由开具处方的医师注明有效期限，但有效期最长不得超过 3 天。处方一般不得超过 7 天用量；急诊处方一般不得超过 3 天用量；对于某些慢性病、老年病或特殊情况，处方用量可适当延长，但医师应当注明理由。

医师应当按照卫生部制定的麻醉药品和精神药品临床应用指导原则，开具麻醉药品、第一类精神药品处方。除需长期使用麻醉药品和第一类精神药品的门（急）诊癌症疼痛患者和中、重度慢性疼痛患者外，麻醉药品注射剂仅限于医疗机构内使用。门（急）诊癌症疼痛患者和中、重度慢性疼痛患者需长期使用麻醉药品和第一类精神药品的，首诊医师应当亲自诊查患者，建立相应的病历，要求其签署知情同意书。病历中应当留存下列材料复印件：①二级以上医院开具的诊断证明。②患者户籍簿、身份证或其他相关有效身份证明文件。③为患者代办人员身份证明文件。医疗机构应当要求长期使用麻醉药品和第一类精神药品的门（急）诊癌症患者和中、重度慢性疼痛患者，每 3 个月复诊或随诊一次。

为门（急）诊患者开具的麻醉药品注射剂，每张处方为一次常用量；控缓释制剂，每张处方不得超过 7 天常用量；其他剂型，每张处方不得超过 3 天常用量。第一类精神药品注射剂，每张处方为一次常用量；控缓释制剂，每张处方不得超过 7 天常用量；其他剂型，每张处方不得超过 3 天常用量。哌甲酯用于治疗儿童多动症时，每张处方不得超过 15 天常用量。第二类精神药品一般每张处方不得超过 7 天常用量；对于慢性病或某些特殊情况的患者，处方用量可以适当延长，医师应当注明理由。

为门（急）诊癌症疼痛患者和中、重度慢性疼痛患者开具的麻醉药品、第一类精神药品注射剂，每张处方不得超过 3 天常用量；控缓释制剂，每张处方不得超过 15 天常用量；其他剂型，每张处方不得超过 7 天常用量。为住院患者开具的麻醉药品和第一类精神药品处方应当逐日开具，每张处方为 1 天常用量。对于需要特别加强管制的麻醉药品，盐酸二氢埃托啡处方为一次常用量，仅限于二级以上医院内使用；盐酸哌替啶处方为一次常用量，仅限于医疗机构内使用。

3. 处方内容的书写

(1) 前记：包括医疗机构名称、费别、患者姓名、性别、年龄、门诊或住院病历号，科别或病区和床位号、临床诊断、开具日期等，也可添列特殊要求的项目。麻醉药品和第一类精神药品处方还应当包括患者身份证明编号、代办人姓名、身份证明编号。

（2）正文：以“℞”标示（℞源于拉丁文 Recipe“取”的缩写），分列药品名称、剂型、规格、数量、用法用量。中药饮片应另外开具处方。每种药品应当另起一行，每张处方不应超过 5 种药品。

（3）后记：医师签名或加盖专用签章，药品金额及审核、调配，核对、发药药师签名或加盖专用签章。

4. 处方范例　见图 19-14。

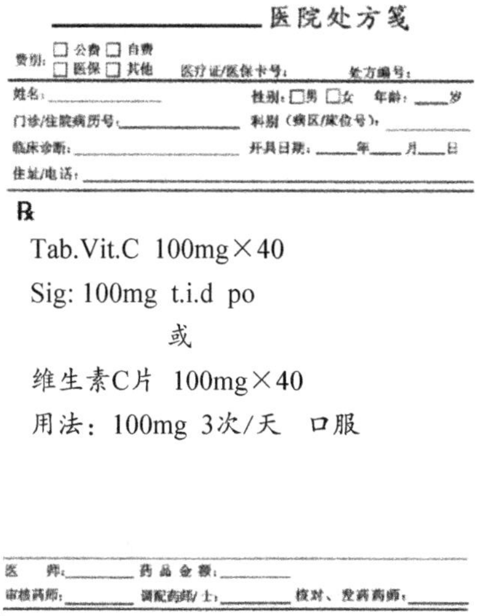
______医院处方笺
费别：□公费 □自费 □医保 □其他　医疗证/医保卡号：　处方编号：
姓名：　性别：□男 □女　年龄：　岁
门诊/住院病历号：　科别（病区/床位号）：
临床诊断：　开具日期：　年　月　日
住址/电话：
℞
Tab.Vit.C 100mg×40
Sig: 100mg t.i.d po
或
维生素C片 100mg×40
用法：100mg 3次/天 口服
医　师：　药品金额：
审核药师：　调配药师/士：　核对、发药药师：

A

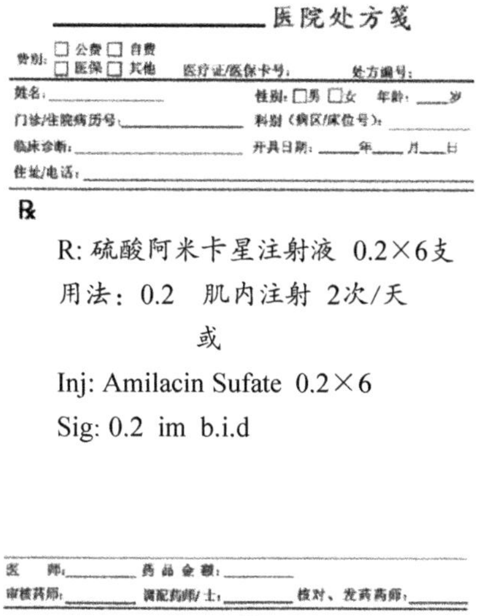
______医院处方笺
费别：□公费 □自费 □医保 □其他　医疗证/医保卡号：　处方编号：
姓名：　性别：□男 □女　年龄：　岁
门诊/住院病历号：　科别（病区/床位号）：
临床诊断：　开具日期：　年　月　日
住址/电话：
℞
R: 硫酸阿米卡星注射液 0.2×6支
用法：0.2 肌内注射 2次/天
或
Inj: Amilacin Sufate 0.2×6
Sig: 0.2 im b.i.d
医　师：　药品金额：
审核药师：　调配药师/士：　核对、发药药师：

B

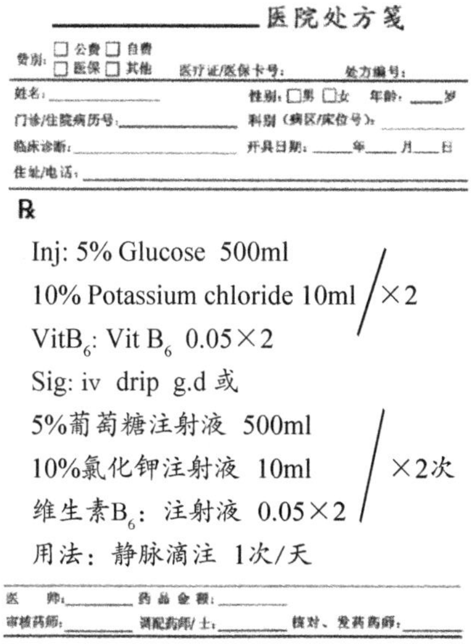
______医院处方笺
费别：□公费 □自费 □医保 □其他　医疗证/医保卡号：　处方编号：
姓名：　性别：□男 □女　年龄：　岁
门诊/住院病历号：　科别（病区/床位号）：
临床诊断：　开具日期：　年　月　日
住址/电话：
℞
Inj: 5% Glucose 500ml
10% Potassium chloride 10ml　/×2
$VitB_6$: Vit B_6 0.05×2
Sig: iv drip g.d 或
5%葡萄糖注射液 500ml
10%氯化钾注射液 10ml　/×2次
维生素B_6：注射液 0.05×2
用法：静脉滴注 1次/天
医　师：　药品金额：
审核药师：　调配药师/士：　核对、发药药师：

C

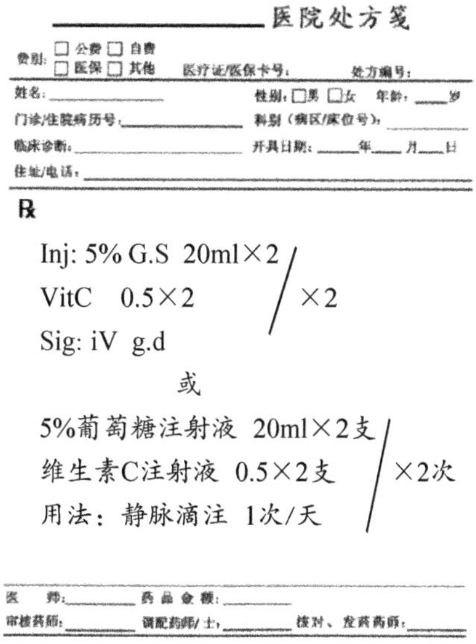
______医院处方笺
费别：□公费 □自费 □医保 □其他　医疗证/医保卡号：　处方编号：
姓名：　性别：□男 □女　年龄：　岁
门诊/住院病历号：　科别（病区/床位号）：
临床诊断：　开具日期：　年　月　日
住址/电话：
℞
Inj: 5% G.S 20ml×2
VitC 0.5×2　/×2
Sig: iV g.d
或
5%葡萄糖注射液 20ml×2支
维生素C注射液 0.5×2支　/×2次
用法：静脉滴注 1次/天
医　师：　药品金额：
审核药师：　调配药师/士：　核对、发药药师：

D

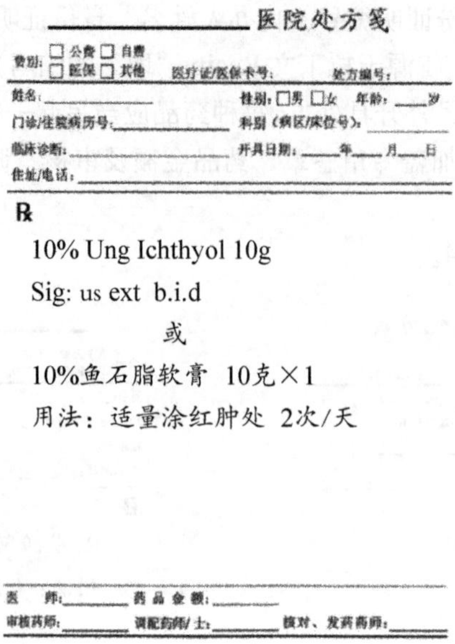

______医院处方笺

费别：□公费 □自费 □医保 □其他　医疗证/医保卡号：　处方编号：

姓名：______　性别：□男 □女　年龄：___岁

门诊/住院病历号：______　科别（病区/床位号）：______

临床诊断：______　开具日期：____年___月___日

住址/电话：______

R

10% Ung Ichthyol 10g

Sig: us ext b.i.d

或

10%鱼石脂软膏 10克×1

用法：适量涂红肿处 2次/天

医　师：______　药品金额：______

审核药师：______　调配药师/士：______　核对、发药药师：______

E

图 19-14　处方范例

A. 口服；B. 肌内注射；C. 静脉滴注；D. 静脉注射；E. 外用

（龙梅菁　甘　翔）

参考文献

卫生部关于印发《病历书写基本规范》的通知 . http：//www.gov.cn/gzdt/2010-02/04/content_1528415.htm. [2019-9-1]

于晓松，季国忠，2016. 全科医学 . 北京：人民卫生出版社：44-128.